《神农本草经》理论与临床

蔡定芳　著

復旦大學 出版社

内容提要

　　《神农本草经》是中国医药学经典药学专著，影响极其深远。《〈神农本草经〉理论与临床》从原文、重辑、理论、临床、按语5个部分阐述《神农本草经》365味药物的理论与临床意义。原文部分以清顾观光辑《神农本草经》为底本，因其考校简略，便于反复诵读。重辑部分是作者根据研读理解而对《神农本草经》的重新编辑，目的在于使原文条理清晰而便于记忆。理论部分主要辑取《名医别录》《本草经集注》《新修本草》《药性论》《日华子本草》等晋唐时期药物著作内容，用以启迪对该药物的理论感悟。临床部分主要辑录《肘后备急方》《备急千金要方》《外台秘要》《太平圣惠方》《圣济总录》《普济方》等晋唐及宋明重要临床著作中以某药命名的方剂主治，既佐证《神农本草经》药物的适应证，又拓展《神农本草经》药物的主治范围。这既是本书创新之处，又是全书精华所在。按语部分在确定该药物定义基础上，或简录该药物现代药理作用，或总结该药临床主治病种，或阐释《神农本草经》主治病证含义。

　　本书可供中医及中西医结合临床与教学人员阅读参考。

自 序

　　《神农本草经》之名首见于《隋书·经籍志》:《神农本草经》三卷,未言存佚与否,亦无撰著人名氏。丹波元胤《中国医籍考》曰:《神农本草经》,《隋书·经籍志》作三卷,佚。皇甫谧认为神农著《神农本草经》,《帝王世纪》曰:炎帝神农氏长于姜水,始教天下耕种五谷而食之,以省杀生。尝味草木,宜药疗疾,救夭伤之命,百姓日用而不知,著《本草》四卷。《淮南子》曰:神农始教民播种五谷,相土地宜,燥湿肥饶高下,尝百草之滋味,水泉之甘苦,令民知所辟就。当此之时,一日而遇七十毒。由是医方兴矣。盖上世未著文字,师学相传,谓之本草。两汉以来,名医益众。张机、华佗辈始因古学附以新说,通为编述,《本草》由是见于经录。

　　"本草"一词最早见于汉代。《汉书·郊祀志》有"本草待诏"职位的设置。《汉书·平帝纪》载元始五年征天下通知逸经、古记、天文、历算、钟律、小学、史编、方术、本草等教授来京师。《汉书·楼护传》曰:护少随父为医长安,出入贵戚家。护诵医经、本草、方术数十万言,长者咸爱重之。嵇康《养生论》载:神农曰上药养命,中药养性。葛洪《抱朴子》曰:《神农经》曰上药令人身安命延,中药养性,下药除病。陶弘景《本草经集注·序录》曰:旧说皆称《神农本草经》,余以为信然。昔神农氏之王天下也,画八卦以通鬼神之情,造耕种以省杀生之弊,宣药疗疾以拯夭伤之命……遭汉献迁徙,晋怀奔进,文籍焚靡,千不遗一。今之所存,有此四卷,是其《本经》所出郡县,乃后汉时制,疑仲景、元化等所记。颜之推《颜氏家训》曰:秦人灭学,董卓焚书,典籍错乱,非止于此。譬犹《本草》,神农所述而有豫章、朱崖、赵国、常山、奉高、真定、临淄、冯翊等郡县名,出诸药物……由后人所羼,非本文也。苏敬《新修本草》曰:《汉书·艺文志》有《黄帝内外经》……而无《本草》之名,惟梁《七录》有《神农本草》三卷。

　　综上所述,拙著认为:①炎帝神农著《本草》只是传说而已;②《隋书·经籍志》所载《神农本草经》三卷,非一时一人之作,抑或是代代口耳相传,由秦汉时期众多医学家集结整理而成;③丹波元胤《中国医籍考》认为《隋书·经籍志》所载《神农本草经》三卷隋朝已佚。王应麟《困学纪闻》曰:今详神农作《本草》,非也。三五之世,朴略之风,史氏不繁,纪录无见。斯实后医工知草木之性,托名炎帝耳。

　　《神农本草经》问世后不久失佚。以下典籍是研究《神农本草经》的重要相关著作。

　　1. 陶弘景《名医别录》。

　　《隋书·经籍志》载:陶氏《名医别录》三卷,佚。《通志·艺文略》作陶弘景撰。《旧唐书·经籍志》《新唐书·艺文志》均载《名医别录》三卷,均无撰著人名氏。《名医别录》三卷,约成书于汉末,作者有姓无名。《名医别录》原书早佚,南北朝梁·陶弘景撰注《本草经集注》而收载《名医别录》,使《名医别录》基本内容得以保存。《新唐书·于志宁传》载:帝曰:《本草》《别录》何为而二。对曰:班固唯记《黄帝内外经》,不载《本草》,至齐《七录》乃称之。世谓神农氏尝药以拯含物。而黄帝以前文字不传,以识相付,至桐雷乃载篇册。然所载郡县多在汉时,疑张仲景、华佗窜记其语。《别录》者,魏晋以来吴普、李当之所记,其言华叶形色,佐使相须,附经为说,故弘景合而录之。李时珍认为《名医别录》为陶弘景所著,《本草纲目》曰:《神农本草》药分三品,计三百六十五种,以应周天之要。梁陶弘景复增汉魏以下名医所用药三百六十五种,谓之《名医别录》。凡七卷,首叙药性之源,论病名之诊,次分玉石一品,草一品,木一品,果菜一品,米食一品,有名未用三品。以朱书《神农》墨书《别录》,进上梁武帝。丹波元胤认为《名医别录》非陶弘景所著,《中国医籍考》曰:《隋书·经籍志》将《名医别录》与《本草经集注》各自单行。而若《别录》,唯著陶氏撰,不审其果为弘景否。查《证类本草》五石脂、女萎、雷丸、玄石,弘景《集注》所引《别录》之文,与黑字所记不异。苏敬《新修本草》注曰:梁《七录》有《神农本草》三卷。陶据此以《别录》加之为七卷。《开宝本草》序曰:三坟之书,《神农》预其一。百药既辨,《本草》存其录。旧经三卷,世所流传,《名医别录》互为编纂。至梁贞白先生陶弘景乃以《别录》参其本书,朱墨杂书,时谓明白。又曰:白字为《神农》所说,黑字为《名医》所传。《嘉祐补注本草》总叙曰:旧经才三卷,药止三百六十五种,至陶隐居又进《名医别录》,亦三百六十五种,因而注释分为七卷。又曰:凡陶隐居所进者,谓之《名医别录》云。考弘景序称进《名医副品》三百六十五则,似《别录》与副品为一矣。而《别录》之文,苏敬《新修本草》所引四十则,李珣《海药本草》所引二则,全然与黑字所记不同,则似《别录》非《副品》矣。盖弘景之撰《本草经集注》,就《名医别录》中摭三百六十五品以副旧经之数而别录之。书至唐有单行。

苏敬、李珣辈犹得见之。乃以弘景采录之余，有可备施用者，故收入注中。是其文所以与黑字所记不同也。《名医副品》本自《别录》中所采记，而《别录》不是成乎弘景之手，《隋志》所谓陶氏别是一人。《艺文略》直题陶弘景集，李时珍以《本草经集注》为《名医别录》，其说并误矣。

《名医别录》主要学术贡献：①补充《神农本草经》某些药物的主治功用；②在《神农本草经》365 味药物基础上又补记 365 味新药。

2. 陶弘景《本草经集注》。

《本草经集注》卷上叙药性之本源，诠病名之形诊，题记品录，详览施用之。卷中叙玉石、草木三品，合三百五十六种。卷下叙虫兽、果菜、米食三品，合三百七十四种。上三卷，其中下二卷，药合七百卅种，各别有目录，并朱墨杂书并子注大书。

《隋书·经籍志》载：梁阮孝绪《七录》载有陶弘景《本草经集注》七卷。《中国医籍考》考证其书已佚。陶弘景（公元 456—536 年），字通明，自号华阳隐居，亦号山中宰相，谥贞白先生，南朝齐梁丹阳秣陵（今江苏南京）人。南朝齐梁时道教学者、炼丹家、医药学家。《本草经集注》自序曰：隐居先生在乎茅山岩岭之上，以吐纳余暇，颇游意方技，览本草药性，以为尽圣人之心，故撰而论之……今辄苞综诸经，研括烦省，以《神农经》三品合三百六十五为主，又进《名医副品》亦三百六十五，合七百三十种。精粗皆取，无复遗落，分别科条，区畛物类。兼注铭时用土地所出及仙经道术所须，并此序录合为七卷。虽未足追踵前良，盖亦一家撰制。吾去世之后。可贻诸知音尔。《梁书·陶弘景》传曰：陶弘景字通明，丹阳人。性爱林泉，尤好著述。常曰我读书未满万卷。以内典参之乃当小出耳。先生性好医方。专以拯济欲利益群品，故修撰《神农本草经》三卷为七卷。

《本草经集注》主要学术贡献：①将《神农本草经》《名医别录》两书合而为一，使两书得以保存至今，厥功甚伟。②阐明药物虽有单行、相须、相使、相畏、相恶、相反、相杀七情理论，但检旧方用药，亦有相恶相反者，服之不乃为忤。③阐明药有宜丸者、宜散者、宜水煮者、宜酒渍者、宜膏煎者，亦有一物兼宜者，亦有不可入汤酒者，并随药性，不得违越。亦兼参用，察病之源，以为其制耳。④首创治病药物归类，如治风通用、治伤寒通用、治大热通用、治霍乱通用、治痰饮通用、治癫痫通用、治大腹水肿通用、治肠澼下利通用，治消渴通用、治黄疸通用、治上气咳嗽通用、治积聚癥瘕通用等 79 种。临床意义极大，后世名医如孙思邈等皆师其法而有发挥焉。

3. 苏敬《新修本草》。

《旧唐书·经籍志》《新唐书·艺文志》均载：苏敬撰《新修本草》二十一卷，《新修本草图》二十六卷，《本草图经》七卷，总计五十四卷。《新唐书·艺文志》载唐显庆二年（公元 657 年），苏敬等上疏朝廷，要求编修新的本草。唐高宗准允此事，参与编修者凡 23 人，他们是：英国公李勣，太尉长孙无忌，兼侍中辛茂将，太子宾客弘文馆学士许敬宗，礼部郎中兼太子洗马弘文馆大学士孔志约，尚药奉御许孝崇、胡子豪、蒋季璋，尚药局直长蔺复珪、许弘直，侍御医巢孝俭，太子药藏监蒋季瑜、吴嗣宗，承蒋义方，太医令蒋季琬、许弘，丞蒋茂昌，太常丞吕才、贾文通，太史令李淳风，潞王府参军吴师哲，礼部主事颜仁楚，右监门府长史苏敬等 23 人集体修订新本草。《新修本草》于唐显庆四年（公元 659 年）编成，本草正文 20 卷（现残存 11 卷），目录 1 卷；本草图 25 卷，目录 1 卷；图经 7 卷（已佚），全书共 54 卷，共收集药物 800 余种。《通志·艺文略》将《新修本草》称作《唐本草》。《新唐书·于志宁传》载：初，志宁与司空李勣修定《本草》并图，合五十四篇。帝曰：《本草》尚矣今复修之，何所异邪？对曰：昔陶弘景以《神农经》合杂家《别录》注铭之，江南偏方不周晓药石，往往纰缪四百余物，今考正之，又增后世所用百余物，此以为异。帝曰：善。其书遂大行。

《新修本草》主要学术贡献：①修正补充《本草经集注》，"《本经》虽阙有验必书，《别录》虽存无稽必正"。《新修本草》问世后不久失佚。日本冈西为人 1964 年重辑《新修本草》载药 850 种，仿原书朱墨体例，考校精当。②意大利的佛罗伦萨药典颁行于 1498 年；著名的纽伦堡药典颁行于 1535 年；俄国的第一部药典颁行于 1778 年。均比《新修本草》晚 8 个世纪以上。

4. 唐慎微《证类本草》。

唐慎微字审元，成都华阳人，宋代医药学家，生卒未详。北宋元祐年间（公元 1086—1094 年）应蜀帅李端伯之招，唐慎微至成都行医，居华阳，后迁居成都。《宋史·艺文志》载唐慎微《大观经史证类备急本草》32 卷，《通志·艺文略》作《证类本草》，《读书附志》作《大观本草》。《大观经史证类备急本草》最早名《经史证类备急本草》，约撰于公元 1082 年,本草 31 卷,目录 1 卷,收载药物 1746 种,引据经史方书 240 余家,开创了药物学方剂对照研究先河。《证类本草》在继承《神农本草经》《名医别录》《本草经集注》《新修本草》基础上,合并掌禹锡《嘉祐补注神农本草》和苏颂《本草图经》两书,全书分玉石、草木等 13 类,阐述药物别名、药性、主治、产地、采集、炮炙、辨析、附方等,内容丰富,学术造诣深邃,标志宋代最高药物学成就。《经史证类备急本草》问世后经过三次重大修订:①北宋大观二年(公元 1108 年),杭州仁和县尉管句学事艾晟补订《经史证类备急本草》,是为大观本《经史证类备急本草》;②北宋政和六年(公元 1116 年),北宋政府重新修订《经史证类备急本草》,是为北宋本《重修政和经史证类备用本草》;③南宋绍兴二十九年(公元 1159 年),南宋政府修订刊行《经史证类备急本草》,考证名方五百余首,修订舛错八千余字,是为南宋本《绍兴校定经史证类备急本草》,简称《绍兴本草》,作为国家药典颁行全国。唐慎微《证类本草》后世影响最为深远。

《经史证类备急本草》是本草学研究范本,在本草学研究领域具有重要学术地位,其学术贡献有:①汇集《神农本草经》《名医别录》《本草经集注》《雷公炮炙论》《新修本草》《药性论》《日华子本草》《本草拾遗》等宋以前本草著作于一炉,使本草重要著作主要内容得以保存。②选辑《重广英公本草》《嘉祐补注神农本草》《本草图经》《本草衍义》等宋代著名本草专著,使宋代本草重要著作主要内容得以保存。③辑录《备急千金要方》《千金翼方》《外台秘要》《太平圣惠方》《灵苑方》等临床著作方剂或医案印证《神农本草经》药物临床应用,拓展《神农本草经》药物使用视野,开创药物方剂对照先河。

5. 缪希雍《神农本草经疏》。

缪希雍(公元 1546—1627 年),字仲淳,南直隶常熟人,著有《神农本草经疏》《先醒斋医学广笔记》等。《神农本草经疏》又名《本草经疏》,全书 30 卷,刊于明天启五年(公元 1625 年)。卷 1、卷 2《续序例》有医论 30 余篇,为药物学总论,是全书精华部分。卷 3 至卷 29 依《证类本草》编次,每药之后附有主治参互和简误,考证药效及处方、宜忌等。卷 30 收载《证类本草》未载或未详之药。其自序曰:予因据经以疏义,缘义以致用,参互以尽其长,简误以防其失,而复详列病忌药忌以别其微,条析诸药,应病分门以究其用。刊定七方十剂以定其法,阐发五脏苦欲补泻以畅其神。著论三十余首以通古今之变,始悉一经之趣,命之曰《神农本草经疏》。读之者宜因疏以通经,因经以契往,俾炎黄之旨晦而复明,药物之生利而罔害,乃余述疏意也。《四库全书总目提要》曰:《神农本草经疏》三十卷,明缪希雍撰。其书分本草为十部。首玉石,次草,次木,次人,次兽,次禽,次虫,次鱼,次果,次米谷,次菜,皆以《神农本经》为主而发明之。附以名家主治,药味禁忌,次序悉根据宋《大观证类本草》,部分混杂者为之移正。首为序例二卷,论三十余首,备列七方十剂及古人用药之要。自序云:据经以疏义,缘义以致用,参互以尽其长,简误以防其失。考王懋竑《白田杂著》有《用石膏辨》一篇,篇末附记,极论是书多用石膏之非,其说良是。至云缪仲淳以医名于近世而其为《经疏》。议论甚多纰缪。前辈云《经疏》出而《本草》亡,非过论也。是则已甚之词矣。

6. 张志聪《本草崇原》。

张志聪(公元 1616—1674 年),字隐庵,浙江杭州人。著有《黄帝内经素问集注》《黄帝内经灵枢集注》《侣山堂类辨》《本草崇原》等,门徒甚众,以高世栻最为有名。《本草崇原》三卷,始撰于清康熙十三年(公元 1674 年),书未竞稿而殁,弟子高世栻续成。清乾隆三十二年(公元 1767 年)王琦校刊后刻入《医林指月》丛书。《本草崇原》选取《本经》药 233 味作崇原之论,另有附品 56 种。自序曰:六气者,厥阴、少阴、太阴、少阳、阳明、太阳,三阴三阳是也。五行者,申己运土、乙庚运金、丙辛运水、丁壬运木、戊癸运火,五运五行是也。本五运六气之理,辨草木金石虫鱼禽兽之性,而合人之五脏六腑十二经脉,有寒热升降补泻之治。后人纂集药性,不明《本经》,但言某药治某病,某病须某药,不探其原,只言其治。是药用也,非药性也。知其性而用之,则用之有本。神变无方,袭其用而用之,则用之无本,窒碍难通。余故诠释《本经》,阐明药性,端本五运六气之理,解释详备,俾上古之言了如指掌,运气之理炳如日星,为格物致知三才合一之道,其后人之不经臆说,逐末忘本者,概置勿录。学人能于此会悟之,则神农观天察地穷理尽性之学,庶几近之。后世之书有涉讹谬者,屏弃勿道可也。

7. 汪昂《本草备要》。

汪昂(公元 1615—1695 年),字讱庵,安徽休宁人。著有《素问灵枢类纂约注》《医方集解》《汤头歌诀》等。《本草备要》四卷,汪昂增订撰刊于清康熙三十三年(公元 1694 年)。自序曰:自唐宋而下,名家百氏方书非不灿陈,而义蕴殊少诠释。如《本草》,第言治某病某病,而不明所以主治之由。医方第云用某药某药,而不明所以当用之理,千书一律，开卷茫如，即间有辨析病源，训解药性者，率说焉而不详，语焉而不畅，医理虽云深造，文本多欠通明，难以豁观者之心目，良用怃然。不揣固陋，爰采诸家之长，辑为《本草备要》《医方集解》二编，理法全宗古人，体裁更为创制。《本草》则字浅句释，仿传注之详明，医疗则诠症释方，兼百家之论辨。书分两帙，用实相资，要令不知医之人读之了然，庶裨实用。

8. 张璐《本经逢原》。

张璐（公元1617—1700年），字路玉，晚号石顽老人，江苏吴县人。著有《伤寒缵论》《伤寒绪论》《伤寒兼证析义》《张氏医通》《千金方衍义》《诊宗三昧》等。《本经逢原》四卷，张璐撰刊于清康熙三十四年（公元1695年），载药786条。《四库全书总目提要》曰：《本经逢原》四卷以《神农本经》为主而加以发明，兼及诸家治法。部分次第悉依李氏《本草纲目》，而疏通大义较为明显。自序云：濒湖博洽今古，尚尔舍本逐末。仅以《本经》主治冠列于首，以为存羊之意。缪氏仲淳开凿经义迥出诸家之上，而于委曲难明之处，则旁引《别录》等说疏作经言，未免朱紫之混。盖时珍书多主考订，希雍书颇喜博辨，璐书则惟取发明性味，辨别功过，使制方者易明云。

9. 徐大椿《神农本草百种录》。

徐大椿（公元1693—1771年），字灵胎，号洄溪，苏州吴江人。性通敏，喜豪辩。自《周易》《道德》《阴符》家言，以及天文、地理、音律、技击等无不通晓，尤精于医。初以诸生贡太学。后弃去，往来吴淞、震泽，专以医活人。大椿著书颇多，有《兰台轨范》《医学源流论》《论伤寒类方》等，都为医学之籍。著《神农本草经百种录》一卷，择耳目习见不疑而理有可测者共得百种，探本溯源，发其所以然之义。

10. 陈念祖《神农本草经读》。

陈念祖（公元1753—1823年），字修园，号慎修，福建长乐人。清乾隆五十二年（公元1787年）其就读福州鳌峰书院，苦攻经史之余，钻研医学，专心研究古代医学经典。清乾隆五十七年（公元1792年）中举，后会试不第，寄寓京师。适光禄寺卿伊朝栋中风手足瘫痪，群医束手，念祖治之而愈，声名大噪。后回长乐任吴航书院山长。清嘉庆三年（公元1798年）主讲泉州清源书院。清嘉庆二十四年（公元1819年）请休讲学于福州石井巷井上草堂，开办陈念祖医馆，悬壶济世。主要著作有《神农本草经读》《医学三字经》《时方妙用》《时方歌括》《医学实在易》《医学从众录》《女科要旨》《新方八陈砭》《十药神书注解》《金匮要略浅注》《金匮方歌括》《伤寒医诀串解》等30余种。其子元豹、元犀，其孙子典、心兰和学生周易园、黄奕润等都以医名行世。清嘉庆八年（公元1803年）著《神农本草经读》，蒋庆龄序曰：陈修园老友精于岐黄之术，自负长沙后身，世医环而姗笑之。尝以李时珍《纲目》为谫陋者，有《神农本草经注》六卷，其言简，其旨赅，其义奇而不于正。其钩深索隐也，元之又元，如李将军之画，不肯使一直笔。其局辟奥启也，仍复明白坦易，如白香山诗句，虽灶下老妪，亦可与知，解不可解而后解，及其解之了，不异人也。可谓金心在中，银手如断矣。出山后，敛抑才华。每诊一病，必半日许，才出一方，有难之者，其言讷讷然如不能出壬戌冬回籍读礼，闭门谢客。复取旧著六卷，中遴其切用者，一百余种，附以《别录》，分为四卷，俱从所以然处发挥，与旧著颇异，名曰《本草本草经读》。盖欲读经者，读于无字处也。

11. 邹润安《本经疏证》《续本经疏证》《本经序疏要》。

邹润安（公元1790—1845年），名澍，字润安，江苏武进人，清代医药学家。有孝行，家贫绩学，隐于医。道光初，诏举山林隐逸，乡人议以澍名上，固辞。澍通知天文推步，地理形势沿革，诗古文亦卓然成家，不自表襮。所著书，医家言为多。《伤寒通解》《伤寒金匮方解》《医理摘要》《医经书目》等，并不传。所刊行者《本经疏证》《续本经疏证》《本经序疏要》。谓明潜江刘氏《本草述》贯串金元诸家说，反多牵掣，故所注悉本《伤寒》《金匮》，疏通证明，而以《千金》《外台》副之。深究仲景制方精意，成一家之言。一生勤苦自励，所著甚丰。其学识渊博，文理淹通，为世通儒。《本经疏证》26卷，邹润安撰于道光十二年至二十年（公元1832—1840年）间。全书以《本经》《别录》为经，以《伤寒论》《金匮要略》《千金要方》《外台秘要》为纬，交互参证，阐释药性理论。其中《本经疏证》12卷，收药173味，以仲景医理方药疏证《本经》药物。《本经续疏》6卷，收录后世常用药物142味予以阐解。此两部分例则笺疏之例，体则辨论之体，辨析药物理论紧扣临床实际。《本经序疏要》8卷，继承陶弘景辨病用药思路，以病聚药，阐述诸病通用药物，内容较前人有很大发展。

《神农本草经》全书三卷，分上、中、下三品，载药365种，原书早佚。《神农本草经》三卷365药之说最早见于陶弘景《本草经集注·序录》：上药120种为君，主养命以应天，无毒，多服久服不伤人。欲轻身益气，不老延年者本上经。中药 120 种为臣,主养性以应人,无毒、有毒,斟酌其宜。欲遏病补虚赢者,本中经。下药 125 为佐使,主治病以应地,多毒,不可久服。欲除寒热邪气,破积聚愈疾者,本下经。三品合 365 种,法 365 度,一度应一日,以成一岁。本说如此。上品药性亦皆能遣疾,但其势力和浓,不为仓卒之效,然而岁月将服,必获大益,病既愈矣,命亦兼申。天道仁育,故云应天。独用百廿种者,当谓寅卯辰巳之月,法万物生荣时也。中品药性治病之辞渐深,轻身之说稍薄,于服之者,祛患当速,而延龄为缓,人怀性情,故云应人。下品药性,专主攻击,毒烈之气,倾损中和,不可恒服,疾愈则止,地体收煞,故云应地。陶弘景认为上中下三品合 365 味药物是《神农本草经》,本说如此。此后,治《神农本草经》者多持三经 365 药之说。张志聪尊此说而著《本草崇原》,陈修园遵此而作《神农本草经读》,姚球遵此而作《本草经解》,孙星衍辑《神农本草经》及顾观光重辑《神农本草经》悉遵此说。

2022 年,我院中医 - 中西医结合科开设《中医经典著作学堂》,我授课《神农本草经》。课余整理讲稿,名《〈神农本草经〉理论与临床》,该书出版得到上海市临床重点专科 - 中医急诊项目(shslczdzk04403)的资助。在此书与读者见面之际,感谢学生张雯为此书病名考证等做出的重要贡献,感谢施佳、花竟秀两位同事认真为此书校稿。

2023 年癸卯夏月蔡定芳序于复旦大学附属中山医院

目 录

上 经

中　经

下 经

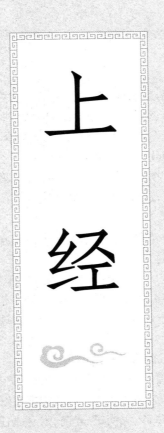

001 丹 砂

【原文】

丹砂味甘微寒。主身体五脏百病,养精神,安魂魄,益气,明目,杀精魅邪恶鬼。久服通神明不老。能化为汞。

【重辑】

丹砂味甘性微寒。主治:五脏百病。功效:①养精神;②安魂魄;③益气;④明目;⑤杀精魅;⑥邪恶鬼;⑦能化为汞。

【理论】

《名医别录》 丹砂通血脉止烦满消渴,益精神,悦泽人面,除中恶腹痛、毒气、疥瘘诸疮。

《本草经集注》 丹砂化为汞及名真朱者即是今朱砂也。炼饵之法,备载《仙方》,最为长生之宝。

《新修本草》 丹砂大略二种,有土砂、石砂。土砂复有块砂、末砂,出水银乃多。石砂便有十数种,最上者光明砂。经言末之名真朱,谬矣。岂有一物而以全、末为殊名者也。

《本草衍义》 丹砂今人谓之朱砂。此物镇养心神,但宜生使,炼服少有不作疾者。李善胜尝炼朱砂为丹,经岁余沐浴再入鼎,误遗下一块,其徒丸服之,遂发懵冒,一夕而毙。

【临床】

《肘后备急方》 卷1,丹砂丸(名见《圣济总录》卷100)治尸注、鬼疰、变动多端:丹砂、雄黄、鬼臼、莽草、蜈蚣、巴豆等6味,常规剂量,捣末蜜丸,温酒送服。

《刘涓子鬼遗方》 卷5,丹砂膏治百病。伤寒,温毒热疾,鼻塞,耳聋,寒癖腹满坚胀及飞尸恶毒楚痛,霍乱当成未成,已吐未痢,或已痢一两行,而腹烦痛,眼中风膜,膜或痛,常下泪,胸背喉颈痛:丹砂、川芎、大黄、蜀椒、白芷、麝香、升麻、野葛皮、麻黄、丹参、巴豆、桂心、附子、皂荚等14味,常规剂量,猪脂煎膏,温酒送服。

《外台秘要》 卷13引《删繁方》,丹砂丸治五尸蛊疰,中恶客忤,心腹刺痛:丹砂、干姜、川芎、芫花、乌头、芍药、桂心、野葛皮、吴茱萸等9味,常规剂量,捣筛蜜丸,清饮送服。

《太平圣惠方》 ①卷20,丹砂丸治风虚惊悸,心神烦闷,睡卧不安:丹砂、铁粉、金箔、银箔、人参、茯神、秦艽、升麻、黄芩、白鲜皮、麦门冬、龙齿、木香、枳实、炙甘草等15味,常规剂量,捣末蜜丸,分服。②卷23,丹砂丸治中风手足不遂,言语謇涩,缓纵不仁,肢节疼痛:朱砂、天南星、赤箭、附子、防风、牛膝、汉防己、白附子、独活、白僵蚕、麻黄、川芎、桂心、白花蛇肉、蝉壳、川乌头、羚羊角屑、全蝎、桑螵蛸、乌犀角屑、雄黄、麝香、龙脑、牛黄等24味,常规剂量,捣末蜜丸,分服。③卷24,丹砂丸治风癫:朱砂、水银、桂心、干姜、乌头、石菖蒲、柏子仁、川椒、藜芦等9味,常规剂量,捣末蜜丸,分服。④卷27,丹砂丸治虚劳骨热心躁虚汗:朱砂、薯蓣、犀角屑、虎头骨、肉苁蓉、安息香、升麻、牡蛎、槟榔、人参、茯苓、牛黄、麝香、炙甘草、麦门冬、龟甲、豉心等16味,常规剂量,捣末蜜丸,分服。⑤卷80,丹砂丸治产后血邪攻心迷闷如癫邪,恒惊怕,或啼或笑,或惊或恐,言无准凭,状如鬼魅:朱砂、白矾、金箔等3味,常规剂量,捣末蜜丸,分服。

《伤寒总病论》 卷5,丹砂丸治温疟寒热相半,兼治间日疟:丹砂、人参、附子等3味,常规剂量,捣末蜜丸如梧桐子大,竹叶汤送服。

《伤寒微旨论》 卷下,丹砂丸治伤寒劳复发热烦躁,咽干而渴,或目中及遍身皆发黄:丹砂、马牙硝、砂石、麦门冬、犀角、金箔、牛黄等7味,常规剂量,捣末蜜丸,茅根汤送服。

《类证活人书》 卷16,丹砂丸治伤寒阴阳二毒相伏危恶形证:丹砂、舶上硫黄、水银、太阴石、太阳石、玄精石、硝石等7味,常规剂量,捣末生姜汁浸,蒸饼为丸,龙脑、牛黄、生姜蜜水送服。

《苏沈良方》 卷2,辰砂散治风邪诸痫,狂言妄走,精神恍惚,思虑迷乱,乍歌乍哭,饮食失常,疾发仆地,吐沫戴目,魂魄不守:辰砂、酸枣仁、乳香等3味,常规剂量,捣末蜜丸,分服。

《宣明论方》 卷11,辰砂大红丸治产后寒热运闷,血气硬块疼痛:朱砂、附子、没药、海马、乳香、苁蓉、肉桂、玄胡、姜黄、硇砂、斑蝥、生地等12味,常规剂量,捣末蜜丸,当归或红花酒送服。

《圣济总录》 ①卷15,丹砂丸治五种风痫:丹砂、腻粉、蛇蜕、兔头灰、铜青、硇砂、古字钱、白矾、龙骨、老鸦灰、盐花、铅丹、虎睛、虎牙、发灰、金箔、银箔等17味，常规剂量，捣末蜜丸，分服。②卷15，丹砂煎治风癫时发时省，涉历年月：丹砂、石膏、黄连、生地黄等4味，常规剂量，水煎如饧，温水调服。③卷16，丹砂丸治诸风头痛：丹砂、石膏、白附子、龙脑等4味，常规剂量，捣末蜜丸，分服。④卷43，丹砂酒治心神不定，言语不避亲疏，时时自笑，高声叫呼，举止无常，解衣露体不能安处：丹砂、麝香2味，捣末温酒送之。⑤卷55，丹砂丸治卒心痛及九种心痛：丹砂、乌头、巴豆等3味，常规剂量，捣末蜜丸，分服。⑥卷173，丹砂丸治小儿五疳八痢：丹砂、青黛、丁香、肉豆蔻、无食子、麝香、干虾蟆等7味，常规剂量，捣末蜜丸，分服。⑦卷174，丹砂丸治小儿中风，口眼牵急：丹砂、全蝎、白僵蚕、天南星、白附子等5味，常规剂量，捣末蜜丸，分服。

《太平惠民和剂局方》 卷1，辰砂天麻丸治诸风痰盛，头痛目眩，眩晕欲倒，呕哕恶心，恍惚健忘，神思昏愦，肢体疼倦，颈项拘急，头面肿痒，手足麻痹：辰砂、天麻、川芎、麝香、白芷、白附子、天南星等7味，常规剂量，捣末面糊为丸，荆芥汤送服。

《鸡峰普济方》 ①卷9，丹砂丸治积聚积冷作痛不止：当归、槟榔、白术、木香、雄黄、乳香、麝香、犀角、沉香、安息香、朱砂、桃仁等12味，常规剂量，捣末面糊为丸如梧桐子大，生姜汤送服。②卷24，丹砂丸治癞气：辰砂、海带、海藻、茴香、木香、莱菔等6味，常规剂量，捣末面丸，温酒送服。

《幼幼新书》 ①卷8引《王氏手集》，辰砂丹治小儿惊风，夜啼，搐搦潮发：朱砂、天麻、南星、僵蚕、白芷、牛黄、龙脑、麝香等8味，常规剂量，捣末米饭为丸，金银薄荷汤送服。②卷8，辰砂膏治小儿惊热：天南星、辰砂、全蝎、僵蚕、乳香、麝香等6味，常规剂量，捣末蜜煎，金银汤送服。

《内外伤辨惑论》 朱砂安神丸治惊悸怔忡，寤寐不安：朱砂、甘草、黄连、当归、生地黄等4味，捣末蒸饼为丸、朱砂为衣，温水送服。以黄连之苦寒去心烦，除湿热为君。以甘草、生地黄之甘寒泻火补气，滋生阴血为臣。以当归补其血不足。朱砂纳浮溜之火，而安神明也。《删补名医方论》：朱砂具光明之体，色赤通心，重能镇怯，寒能胜热，甘以生津，抑阴火之浮游，以养上焦之元气，为安神之第一品。心若热，配黄连之苦寒，泻心热也，更佐甘草之甘以泻之。心主血，用当归之甘温，归心血也，更佐地黄之寒以补之。心血足则肝得所藏而魂自安，心热解则肺得其职而魄自宁也。

《卫生宝鉴》 ①卷16，辰砂丹治疟疾：朱砂、信砒、雄黄等3味，常规剂量，捣末面丸，温水送服。②卷16，辰砂丹治心经热痫：猪心、辰砂煎煮枣肉为丸，入茯苓、甘草捣末，沸汤点咽。

《普济方》 卷243，辰砂丹治足掌疼痛：辰砂、麝香、全蝎、乳香等4味，常规剂量，捣末如皱皮草乌末，米醋为丸，温酒送服。

《丹溪心法附余》 卷22，辰砂汤治邪热心惊：朱砂、白芍、人参、炙甘草、茯苓、石莲肉等6味，常规剂量，捣末，薄荷汤调服。

《痘疫传心录》 卷17，辰砂饼治小儿惊风：蛤蟆胆、辰砂等2味，常规剂量，研均，薄荷汤化下。

《袖珍方》 ①卷3，辰砂膏治痔漏：瓜蒂末、密陀僧、朱砂、片脑等4味，捣末，调贴。②卷3，辰砂锭子治痔瘘等疮：人言、白矾、密陀僧、辰砂等4味，常规剂量，捣末作锭如小麦大，纳疮上。

《永乐大典》 卷981，引《灵苑方》，辰朱虎睛丸治小儿惊痫：辰锦朱砂、茯苓、黄芩、山栀子仁、人参、虎睛、牛黄、龙脑、麝香、犀角屑、钩藤、大黄等12味，捣末，蜜丸，人参汤送服。

《观聚方》 卷3，引蓝溪公定辰香散治气滞上逆寒热头痛：香附子、辰砂等2味，捣末，白汤搅服。

【按语】

　　丹砂为天然辰砂矿石。劈开辰砂矿石，取出岩石中夹杂的少数朱砂。朱砂主要成分为硫化汞。但常夹杂种种物质，其中最常见者为雄黄、磷灰石、沥青质等。药理作用：①镇静；②催眠；③外用可杀菌及寄生虫。注释：①精魅即鬼魅，鬼神之属。②邪恶鬼即邪恶鬼毒，鬼疰传染病的病源。后世丹砂主治尸注、鬼疰、惊悸、中风、风癫、虚劳、骨热、癫邪、风痫、头痛、卒心痛、疳痢等，较《神农本草经》大为扩展。

002 云 母

【原文】

云母味甘平。主身皮死肌,中风寒热如在车船上,除邪气,安五脏,益子精,明目,久服轻身延年。一名云珠,一名云华,一名云英,一名云液,一名云砂,一名磷石。

【重辑】

云母味甘性平。主治:①身皮死肌;②中风寒热如在车船上。功效:①除邪气;②安五脏;③益子精;④明目。

【理论】

《名医别录》 云母下气坚肌,续绝补中,治五劳七伤,虚损少气,止痢;久服悦泽不老,耐寒暑志高神仙。

《本草经集注》 云母有八种:向日视之,色青白多黑者名云母;色黄白多青名云英;色青黄多赤名云珠;如冰露乍黄乍白名云砂;黄白晶晶名云液;皎然纯白明澈名磷石。此六种并好服而各有时月。

《药性论》 云母粉有六等,白色者上,主下痢肠癖补肾冷。

《本草衍义》 云母古虽有服炼法,今人服者至少,谨之至也。市廛多折作花朵以售之,今唯合云母膏治一切痈毒疮等,《太平惠民和剂局方》别有法。

【临床】

《金匮要略方论》 卷上,蜀漆散治疟疾寒多热少:蜀漆、云母、龙骨 3 味,等分捣散。《本经疏证·云母》谓:地之气交于天,天气不应则霜露坠焉;天之气交于地,地气不应,此云母所以生也。仲景于蜀漆散中同蜀漆、龙骨为用者,乃取云母龙骨固护神气,以成蜀漆快吐之功,使痰涎之壅于中者,决去净尽,而火自依于土,金自吸于土。火者心气而主神,金者天气而主魂,神与魂之不成,即所谓中风寒热如在舟车上者。

《备急千金要方》 卷 4,云母川芎散治五崩身瘦,阴中肿如有疮状:云母、川芎、代赭、东门边木、白僵蚕、乌贼骨、白垩、猬皮、鳖甲、桂心、伏龙肝、生鲤鱼头等 12 味,常规剂量,捣散酒服。

《太平惠民和剂局方》 云母膏治一切疮肿伤折等病:云母、蜀椒、白芷、没药、赤芍药、肉桂、当归、白蔹、松脂、人参、猬皮、高良姜、梓白皮、水银、黄芪、硝石、麒麟竭、没药、麝香、乳香、黄丹、盐花等 22 味,常规剂量,捣末煎膏,外用或内服。

《苏沈良方》 云母膏:云母、硝石、甘草、槐枝、柏叶、柳枝、桑白皮、陈橘皮、桔梗、防风、桂心、苍术、菖蒲、黄芩、高良姜、柴胡、厚朴、人参、芍药、胡椒子、龙胆草、白芷、白及、白蔹、黄芪、芎劳、茯苓、夜合花、附子、盐花、松脂、当归、木香、麒麟竭、没药、麝香、乳香、黄丹、水银、大麻油等 40 味,常规剂量,捣末煎膏,外用或内服。

《外科理例》 云母膏治一切疮疽肠痈折伤:云母、蜀椒、白芷、没药、赤芍、肉桂、当归、盐花、血竭、菖蒲、黄芪、白及、黄芩、夜合皮、乳香、附子、良姜、茯苓、硝石、甘草、柏叶、桑白皮、槐枝、柳枝、陈皮、清油、黄丹、血竭、乳香、没药、射罔、黄丹、盐花、硝石等 34 味,常规剂量,捣末煎膏,外用或内服。

《圣济总录》 云母散治久痢经年不愈:云母粉、茯苓、附子、龙骨、赤石脂等 5 味,常规剂量,捣散,水煎服。

《华佗神方》 华佗云母丸延年益寿,强身健体,聪强耳目,流通营卫,补养五脏,调和六腑颜色,不知衰老:云母粉、石钟乳、白石英、肉苁蓉、石膏、天门冬、人参、续断、菖蒲、菌桂、泽泻、秦艽、紫芝、五加皮、鹿茸、地肤子、薯芋、石斛、杜仲、桑寄生、细辛、干地黄、荆花、柏叶、赤箭、酸枣仁、五味子、牛膝、菊花、远志、草薢、茜根、巴戟天、赤石脂、地黄花、枸杞子、桑螵蛸、茯苓、菴䕡子、天雄、山茱萸、白术、菟丝子、松实、黄芪、麦门冬、柏子仁、荠子、冬瓜子、蛇床子、决明子、蒺葜子、车前子等 53 味,常规剂量,捣末蜜丸,分服。

【按语】

云母为硅酸盐类矿物白云母。采得后洗净泥土,除去杂石。云母含铝钾硅酸盐外,还含有钠、镁、铁、锂等,并含有微量的氟、钛、钡、锰、铬等成分。因此,显色各异。药理作用:①镇静;②利尿消炎。注释:①子精即生子之精;②死肌即坏死或失去感觉的肌肉。后世云母主治病证有疟疾、五崩身瘦、疮肿伤折、久痢等,较《神农本草经》大为扩展。

003 玉 泉

【原文】

玉泉味甘平。主五脏百病,柔筋强骨,安魂魄,长肌肉,益气。久服耐寒暑,不饥渴,不老神仙。人临死服五斤,死三年色不变。一名玉札。

【重辑】

玉泉味甘性平。主治五脏百病。功效:①柔筋强骨;②安魂魄;③长肌肉;④益气。

【理论】

《名医别录》 玉泉利血脉治妇人带下十二病,除气癃,明耳目。玉屑主治胃中热、喘息、烦满,止渴,屑如麻豆服之。

《本草经集注》 玉泉生蓝田山谷。此当是玉之精华,白者质色明澈,可消之为水,故名玉泉。炼服之法应依《仙经》服玉法,虽曰性平而服玉者亦多乃发热如寒食散状。玉屑亦是以玉为屑,非应别一种物也。《仙经》服珏玉,捣如米粒乃以苦酒辈消令如泥。

《新修本草》 玉泉者玉之泉液也,以仙室玉池中者为上。以法化为玉浆者功劣于自然液也。

《日华子本草》 玉,润心肺,明目,滋毛发,助声喉。

《本草衍义》 泉字乃是浆字于义方允。浆中既有玉,故曰服五斤。采玉为浆,断无疑焉。《道藏经》有金饭玉浆之文,李商隐有琼浆未饮结成冰之诗,是知玉诚可以为浆。荆门军界有玉泉寺,中有泉,与寻常泉水无异,寺中日用此水亦不能治病。西洛有万安山,山腹间有寺曰玉泉。尝两登是山质玉泉之疑,寺僧皆懵不能答。寺前有泉一派供寺中用,泉窦皆青石,与诸井水无异。若按别本注玉泉,玉之泉液也,以仙室玉池中者为上。如此则举世不能得,亦漫立此名,故知别本所注为不可取。又有燕玉出燕北,体柔脆,如油和粉色,不入药,当附于此。

《圣济总录》 真玉磨治面上瘢痕:取真玉平处一面磨瘢痕,久则无痕。

《天宝遗事》 杨贵妃含玉咽津,以解肺渴。

《抱朴子》 服金者寿如金,服玉者寿如玉。但其道迟成,须服一二百斤,乃可知也。

《本草纲目》 玉泉作玉浆甚是。汉武帝取金茎露和玉屑服,云可长生,即此物也。

《本经逢原》 玉灭瘢痕,日日磨擦,久则自退。研细水飞,去目翳。珊瑚、玛瑙、宝石、玻璃、水晶为屑,水飞,皆能去翳,不独玉屑为然也。

【临床】

《备急千金要方》 ①卷6,玉屑面膏治面无光泽,皮肉皱黑,久用之,令人洁白光润:玉屑、川芎、土瓜根、葳蕤、桃仁、白附子、白芷、冬瓜仁、木兰、辛夷、菟丝子、藁本、青木香、白僵蚕、当归、黄芪、藿香、细辛、麝香、防风、鹰屎白、猪胰、蜀水花、白犬脂、鹅脂、熊脂、商陆、猪脂肪等28味,常规剂量,酒渍微微煎膏,敷面。②卷6,玉屑面脂方悦泽人面:玉屑、白附子、茯苓、青木香、葳蕤、白术、白僵蚕、密陀僧、甘松香、乌头、商陆、石膏、黄芪、胡粉、芍药、藁本、防风、芒硝、白檀、当归、土瓜根、桃仁、川芎、辛夷、桃花、白头翁、零陵香、细辛、知母、猪脂、羊肾脂、白犬脂、鹅脂等33味,常规剂量,酒水合渍微火煎,去滓外用。

《外台秘要》 卷32,引《古今录验》玉屑膏治面皰皯:玉屑、珊瑚、木兰皮、辛夷、白附子、川芎、白芷、牛脂、冬瓜仁、桃仁、猪脂、白狗脂、商陆等13味,常规剂量,煎膏,洗面涂膏。

《太平圣惠方》 ①卷14,玉屑膏治伤寒热毒豌豆疮,愈后满面瘢痕:玉屑、密陀僧、附子、珊瑚等4味,常规剂量,捣末牛酥调匀涂面。②治小儿惊啼:白玉、寒水石等2味,常规剂量,捣末,调涂心下。③癖鬼气,往来疼痛:白玉、赤玉等2味,常规剂量,捣末糊丸,温水送服。

【按语】

玉泉为矿物软玉的碎粒。注释:魂魄,指人的一种精神意识状态。后世玉泉主治病证有面皮皰皯、瘢痕、小儿惊啼、往来疼痛、热毒痘疮、肺渴等,较《神农本草经》大为扩展。

石 钟 乳

004

【原文】

石钟乳味甘温。主咳逆上气,明目益精,安五脏,通百节,利九窍,下乳汁。

【重辑】

石钟乳味甘性温。主治:①咳逆;②上气。功效:①明目益精;②安五脏;③通百节;④利九窍;⑤下乳汁。

【理论】

《名医别录》 石钟乳益气补虚损,疗脚弱疼冷,下焦伤竭,强阴。久服延年益寿,好颜色,令人有子。

《本草经集注》 《仙经》用之少而俗方所重,亦甚贵。

《新修本草》 不可轻服,多发淋渴,只可捣筛,白练裹之,合诸药草浸酒服之。乳有三种:有石乳、竹乳、茅山之乳。石乳者以其山洞纯石,以石津相滋,阴阳交备,蝉翼文成,谓为石乳。竹乳者以其山洞遍生小竹,以竹津相滋,乳如竹状,谓为竹乳。茅山之乳者山有土石相杂,遍生茅草,以茅津相滋为乳,乳色稍黑而滑润。石乳性温,竹乳性平,茅山之乳微寒。

《本草图经》 柳宗元与崔连州论钟乳书云:取其色之美而已,不必唯土之信。是此药所重,唯明白者,不必尽如上所说数种也。

【临床】

《备急千金要方》 ①卷2,钟乳汤治妇人乳无汁:石钟乳、白石脂、通草、桔梗、硝石等5味,常规剂量,水煎服。②卷2,钟乳汤治妇人乳无汁:石钟乳、甘草、漏芦、通草、栝楼根等5味,常规剂量,水煎服。③卷7,钟乳酒治冷痹羸瘦挛弱不能行:钟乳、丹参、石斛、杜仲、天门冬、牛膝、防风、黄芪、川芎、当归、附子、桂心、秦艽、干姜、山茱萸、薏苡仁等16味,常规剂量,浸酒分服。④卷19,钟乳散治五劳七伤虚羸无气力:钟乳、铁精、鹿角、蛇床子、人参、磁石、桂心、僵蚕、白马茎、硫黄、石斛等11味,常规剂量,捣散,水煎服。

《外台秘要》 ①卷10,引《深师方》钟乳丸治诸咳上气胸满,昼夜不得卧:钟乳、干姜、款冬花、细辛、桑白皮、半夏、贝母、附子、蜀椒、川芎、紫菀、杏仁等12味,常规剂量,捣末蜜丸,分服。②卷17,引《广济方》钟乳酒治阴痿不起,滴沥精清:钟乳、附子、炙甘草、当归、石斛、前胡、薯蓣、五味子、人参、生姜屑、牡蛎、桂心、菟丝子、枳实、地黄等15味,常规剂量,捣末蜜丸,分服。

《太平圣惠方》 ①卷26,钟乳丸治气极呼吸短气:钟乳粉、五味子、桂心、石菖蒲、鹿角胶、白术、诃黎勒、木香、人参、天门冬、茯苓、黄芪、熟地黄、川椒等14味,常规剂量,捣末蜜丸,分服。②卷40,钟乳丸治面上百病:钟乳粉、金屑、银屑、真珠、珊瑚、水精、琥珀、密陀僧、白檀香、千岁枣、乳香、零陵香、人参、木香、诃黎勒皮、白附子、桃仁、胡粉、黄鹰粪、丁香、光明砂、牛黄、辛夷、杏仁等24味,常规剂量,捣末蜜丸,分服。③卷82,钟乳丸治小儿解颅囟大,年已三岁尚不能行:钟乳粉、防风、熟地、牛黄、炙甘草、漆花等6味,常规剂量,捣末蜜丸,分服。

《圣济总录》 ①卷53,钟乳丸治膀胱虚冷小便利多:钟乳粉、沉香、桑螵蛸、龙骨、茯苓等5味,常规剂量,捣末蜜丸,分服。②卷153,钟乳丸治妇人断绪无子:钟乳、白矾、阿胶、紫石英、蜀椒、生地黄、五味子、蛇床子、原蚕蛾、石亭脂等10味,常规剂量,捣末蜜丸,分服。③卷121,钟乳散治牙齿黑黄:钟乳、海蛤、丹砂、浮石、白石英、真珠、麝香、珊瑚等8味,常规剂量,捣散,水煎服。

《鸡峰普济方》 ①卷11,钟乳丸治肺虚寒嗽不已:钟乳粉、人参、白术、干姜、甘草、紫菀、款冬等7味,常规剂量,捣末蜜丸,分服。②卷14,钟乳丸治虚劳泄痢,腹内雷鸣,疗刺疼痛:钟乳、赤石脂、石斛、肉豆蔻、干姜、附子、当归、人参、茯苓、龙骨、川椒、诃子皮、神曲等13味,常规剂量,捣末蜜丸,分服。

《张氏医通》 卷13,钟乳丸治冷哮痰喘:乳石、麻黄、杏仁、甘草等4味,常规剂量,捣丸,分服。

【按语】

钟乳石为碳酸盐类矿物钟乳石的矿石。采得后除去杂石,如酒杯的称钟乳石;细如管状的称滴乳石。主要成分为碳酸钙及少量镁与极少量酸不溶性残渣。注释:上气指喘息。后世石钟乳主治病证有妇人无乳汁、冷痹、五劳七伤、阴痿不起、气极、面上百病、膀胱虚冷、妇人断绪无子、牙齿黑黄、寒嗽、泄痢、冷哮等,较《神农本草经》大为扩展。

005 矾 石

【原文】

矾石味酸寒。主寒热泄痢,白沃阴蚀,恶疮,目痛,坚骨齿。炼饵服之轻身不老增年。一名羽涅。

【重辑】

矾石味酸性寒。主治:①泄痢;②白沃;③阴蚀;④恶疮;⑤目痛。功效:坚骨齿。

【理论】

《名医别录》 矾石除骨髓固热,去鼻中息肉。

《本草经集注》 色青白,生者名马齿矾。《仙经》单饵之,丹方亦用。俗中合药,皆先火熬令沸燥疗齿痛,多即坏齿,是伤骨之证。而云坚骨齿,诚为疑也。

《新修本草》 矾石有五种:青矾、白矾、黄矾、黑矾、绛矾,然白矾多入药用。青、黑二矾疗疳及诸疮;黄矾亦疗疮生肉兼染皮用之;其绛矾本来绿色,新出窟未见风者,正如琉璃,陶及今人谓之石胆,烧之赤色,故名绛矾矣。

《药性论》 矾石一名理石。能治鼠漏、瘰疬,鼻衄,齆鼻。生含咽津治急喉痹。

《日华子本草》 白矾除风去劳,消痰止渴,暖水脏,治中风失音,疗癣。和桃仁、葱汤浴,可出汗也。

【临床】

《金匮要略方论·妇人杂病脉证并治》 矾石丸治经水闭不利,藏坚癖不止,中有干血,下白物:矾石、杏仁等2味,常规剂量,捣末蜜丸如枣核大纳藏中。

《肘后备急方》 ①卷6,矾石散(名见《普济方》卷54)治耳聋出脓水有积虫:矾石捣末,以笔管吹耳内或以绵裹塞耳中。②卷5,矾石散(名见《外台秘要》卷34)治妇人阴肿坚痛:矾石、甘草、大黄等3味,常规剂量,捣末,绵裹如枣导之,取瘥。

《备急千金要方》 卷6,矾石散(名见《普济方》卷56)治齆鼻及鼻中息肉不得息:矾石、藜芦、瓜蒂、附子等4味,常规剂量,捣散,绵絮塞鼻。

《千金翼方》 卷11,单味矾石散治目翳及胬肉。

《外台秘要》 卷22,引《必效方》矾石散治牙齿疼痛,风龋虫食,挺根出,齿已落者:矾石、藜芦、防风、细辛、干姜、白术、蜀椒、炙甘草、蛇床子、附子等10味,常规剂量,捣末,外用或内服。②卷5,矾石散治湿疸一身尽疼,发热面色黑黄:矾石、滑石2味,常规剂量,捣散,水煎服。

《圣济总录》 ①卷101,矾石散治面䵟疱:矾石、白石脂、白蔹、杏仁等4味,常规剂量,捣散,外用或内服。②卷181,矾石散治小儿聤耳汁出不止:白矾、龙骨、铅丹、麝香、竹蚛等5味,常规剂量,捣散,外用或内服。③卷127,矾石散治虬蜉瘘:白矾、李白皮、桃白皮、独活、知母、生地黄、雌黄、猬皮、白术、蜀椒、青黛、斑蝥、白芷、柏枝、芍药、海苔、当归等17味,常规剂量,捣散,外用或内服。④卷118,矾石散治口臭蠿齿:明矾、麝香等2味,常规剂量,捣散,外用或内服。⑤卷143,矾石丸治肠风下血下部肿痛:白矾、皂荚、附子、干姜等4味,捣散蜜丸分服。

《博济方》 治驴涎、马汗毒所伤神效:白矾、黄丹等2味,常规剂量,相合调贴患处。

《灵苑方》 孙用和治悬痈垂长:白矾一两烧灰,盐花一两,细研为散,以箸头点药在上。

《普济方》 ①卷254,矾石散治鬼气排击,心腹刺痛,吐下血,及卧魇唔踔不觉者,诸恶毒病:生矾石为散煎服。③卷216,引《余居士选奇方》矾石散治遗尿不知出时:矾石、牡蛎等2味。④卷301,引《海上方》矾石散用白矾为末治阴囊湿疮,黄水流注,有妨行步。

【按语】

矾石即白矾,是矿物明矾石经加工提炼而成的结晶,中药药名。白矾含水硫酸铝钾。中药药理:①抗菌;②抗阴道滴虫;③凝固蛋白;④利胆;⑤收敛。注释:①白沃,为痢疾症状之一或为妇科白带。②阴蚀即妇女前阴部溃烂。后世矾石主治病证有经水闭、耳聋出脓水、妇人阴肿坚痛、齆鼻及鼻中息肉、目翳胬肉、牙齿疼痛、面䵟疱、虬蜉瘘、口臭蠿齿、肠风下血、驴涎毒、马汗毒、折伤、遗尿、阴囊湿疮等,较《神农本草经》大为扩展。

006 硝 石

【原文】

硝石味苦寒。主五脏积热，胃胀闭，涤去蓄结饮食，推陈致新，除邪气。炼之如膏，久服轻身。

【重辑】

硝石味苦性寒。主治：①五脏积热；②胃胀闭。功效：①涤去蓄结饮食；②推陈致新；③除邪气。

【理论】

《名医别录》 硝石治五脏十二经脉中百二十疾，暴伤寒，中大热，止烦满消渴利小便及瘘蚀疮。天地至神之物，能化成十二种石。

《本草经集注》 硝石疗病与朴硝相似。《仙经》多用此消化诸石。先时有人得一种物，其色理与朴硝在大同小异，如握盐雪不冰，强烧之，紫青烟起，仍成灰，不停沸如朴硝，云是真硝石也。化硝石法在三十六水方中。

《新修本草》 此即芒硝是也。朴硝一名硝石朴，今炼粗恶朴硝，淋取汁煎，炼作芒硝，即是硝石。《本经》一名芒硝，后人更出芒硝条，谬矣。

《证类本草》 硝石即地霜也。冬月地上有霜，扫取以水淋汁后煎炼而成，盖以能消化诸石，故名硝石。非与朴硝、芒硝同类而有硝名也。一名芒硝者，以其初煎炼时有细芒而状若硝，故有芒硝之号，与后条芒硝全别。旧经陶注引证多端，盖不的识之故也。今不取焉。

《蜀本草图经》 硝石是炼朴硝或地霜为之，状如钗脚，好者长五分能化七十二种石为水，故名硝石。

《药性论》 主项下瘰疬，泄得根出破血。一名芒硝。烧之即成硝石矣。主破积散坚结。一作苦硝，甚治腹胀。其硝石、芒硝，多川原人制作，问之详其理。

《日华子本草》 硝石含之治喉闭，真者火上伏法，用柳枝汤煎三周时，如汤减少即入热者，伏火即止也。

【临床】

《金匮要略方论》 ①硝矾散治黄家日晡发热而反恶寒，膀胱急少腹满，额上黑，足下热：硝石、矾石2味，常规剂量，捣散，麦粥汁和服方寸匕。《医方考·硝石矾石散》：阳邪传至于胃，热无以越，土色自见而发黄，则日晡所必发热。所以然者，土位旺于日晡故也。今反恶寒，则知其以女劳虚之矣。女劳虚者，责之肾。膀胱者，肾之腑。前阴者，肾之窍。肾虚而阳邪袭之，故令膀胱急，小腹满。黑者，北方肾水之色，额上黑者，肾病而色自见也。足下热者，肾脉起于涌泉，肾水一虚，则相火凑之，故足下热也。因作黑疸者，阳邪尽陷于肾，而肾色尽显于外也。腹胀者，肾脉行于腹里，邪气居之，故令胀如水状，实非水也。若是水病，则大便澄澈而濡泻。今是肾病，故大便必黑而时溏。盖肾主二便，病故黑溏而失其常也。此可以辨其为女劳之病而非水矣。腹满难治者，腹满与腹胀不同，腹胀是肾脉行于腹，故令胀于外。腹满是脾胃受邪，不能健运而满于中也。脾胃属土，能克肾水，故曰难治。②大黄硝石汤治黄疸腹满，小便不利而赤，自汗出，此为表和里实，当下之：大黄、黄柏、硝石各四两，栀子十五枚，上4味水六升煮取二升去滓纳硝，更煮取一升，顿服。《金匮要略心典》：腹满小便不利而赤为里实，自汗出为表和，大黄硝石亦下热去实之法。视栀子大黄及茵陈蒿汤较猛也。

《刘涓子鬼遗方》 卷2，硝石散治金疮，先有散石，烦闷欲死，大小便不通：硝石、泽泻、白蔹、芍药、寒水石、瓜蒌等6味，常规剂量，捣散，每服方寸匕，温水送服。

《备急千金要方》 ①卷11，硝石大丸治十二癥瘕及妇人带下，绝产无子，并欲服寒食散而腹中有癥瘕实者：硝石、大黄、人参、甘草等4味，常规剂量，捣末，苦酒煎可丸，温水送服。②卷4，硝石汤治血瘕月水留为瘀血：硝石、附子、虻虫、大黄、细辛、干姜、黄芩、芍药、土瓜根、丹参等16味，常规剂量，捣末，酒水渍药一宿，明旦煎服。

《外台秘要》 ①卷10，引《深师方》硝石丸治上气咳逆，口干，手足寒，心烦满，积聚，下利呕逆；若坠瘀血，上气，胸胁胀满，少气肠鸣，饱食伤中里急；妇人乳饮滞下，有邪湿，阴不足，大小便不利，肢节皆痛，癥瘕毒：硝石、干姜、前胡、大黄、杏仁等5味，常规剂量，捣末蜜丸，米饮送服。②卷30，引《近效方》硝石膏治一切热疮肿：硝石、麻油等2味，常规剂量，熬膏，涂贴疮肿。

《颅囟经》 卷下，硝石散治无故红肿肉色赤热：硝石、大黄、绿豆等3味，常规剂量，捣末，涂肿上。

《灵苑方》 透膈散治五种淋疾，劳淋、血淋、热淋、气淋、石至甚者：硝石一两，不夹泥土雪白者，生研为细末。

每服二钱,诸淋各根据汤使如后。《本草拾遗》序:头疼欲死,鼻内吹硝末愈。兵部手集服丹石人有热疮,疼不可忍方;用纸环围肿处,中心填硝石令满,匙抄水淋之。觉甚不热疼,即止。《宝藏论》:硝石,若草伏而斤两不折,软切金、银、铜、铁硬物,立软。《史记·淳于意》:菑川王美人怀子而不乳,来召意,意往。饮以莨菪药一撮,以酒饮之,旋乳。意复诊其脉而脉躁,躁者有余病,即饮以硝石一剂,出血如豆,比五、六枚。

《太平圣惠方》 ①卷35,硝石散治喉痹热毒气盛,痛肿不已:硝石、白矾、砒霜等3味常规剂量捣末盛于瓷盒,炭火烧令通赤,出火毒研细如粉,咽喉肿闭处点少许便破。②卷43,硝石丸祛寒攻积治寒积阻结肠胃,心腹痛如锥刀所刺,胀满欲死:硝石、大黄、巴豆、附子、干姜等5味,常规剂量,捣末蜜丸,分服。③卷43,硝石丸治恶疰心腹痛如锥刺,胀满欲死:硝石、大黄、巴豆、附子、干姜等3味,常规剂量,捣末蜜丸,粥饮送服。④卷52,硝石膏(名见《普济方》卷200)治疟疾往来寒热:砒黄、硝石、白矾、腻粉等4味,常规剂量,捣末慢火煎膏,冷醋汤送服。⑤卷61,硝石散(名见《普济方》卷287)治痈结赤肿热焮急痛:硝石、雄黄、白芷、白矾、玄参等5味,常规剂量,捣散,油蜜调敷痛处。⑥卷88,硝石丸治腹内癖结妨闷:硝石、柴胡、细辛、当归、大黄、茯神、赤芍、甘遂、黄芩、木香、甜葶苈、巴豆等12味,常规剂量,捣末蜜丸,粥饮送服。

《圣济总录》 ①卷23,硝石丸治伤寒烦躁身热谵妄:硝石、丹砂等2味,常规剂量,捣末为丸,青柳枝打匀服。②卷58,硝石散治消渴:硝石、茜草、铅霜等3味,常规剂量,捣散,冷水调服。③卷84,硝石丸治脚气喘急,咳嗽浮肿:硝石、葶苈等2味,常规剂量,捣末蜜丸,桑楮枝煎汤送服。④卷95,硝石汤治小便不通,小腹急痛闷绝:硝石、瞿麦、冬葵子、滑石、炙甘草、大黄、木通等7味,常规剂量,水煎,温服。⑤卷144,硝石汤治肢体外伤瘀血不行,发热肿痛:硝石、桃仁、大黄、炙甘草、蒲黄、大枣等6味,常规剂量,水煎,温服。⑥卷184,硝石汤治乳石发动头面浮肿:硝石、萆薢、防风、黄连、大黄、炙甘草、枳壳、地榆、羌活、龙骨、代赭、桑根白皮、桂枝、黄芩、石韦等15味,常规剂量,水煎,温服。

《魏氏家藏方》 卷9,硝石散治积热喉闭,舌肿口疮:硝石、蒲黄、青黛、炙甘草等4味,常规剂量,捣末,掺口中津咽下。

《幼幼新书》 卷11,引《婴孺方》硝石丸治少小癖瘕结积:硝石、柴胡、细辛、当归、茯神、芍药、甘遂、大黄、黄芩、巴豆、牛黄、葶苈子等12味,常规剂量,捣末蜜丸,温水送服。

《仁斋直指》 卷16,硝石散治诸淋:单味硝石,常规剂量捣末,血淋山栀仁煎汤调下,热淋黄芩煎汤调下,气淋木通煎汤调下,石淋蜀葵子煎汤调服。

《世医得效方》 卷7,硝石散治诸痔:寒水石、朴硝等2味,常规剂量,捣末,点药敷疮。

《普济方》 卷100,引《指南方》硝石丸治癫痫夜发:硝石、赤石脂等2味,常规剂量,捣丸,分服。

《景岳全书》 卷60,硝石散治风邪犯脑头痛不可忍:硝石、人中白、冰片等3味,适量,捣末,吹鼻。

【按语】
硝石是钾硝石加工制成的结晶体,中药药名。硝石主要成分为硝酸钾。注释:①五脏积热,即内热积聚;②胃胀闭,即胃胀痞满。后世硝石主治病证有女劳疸、癥瘕、妇人带下无子、五种淋疾、头疼、喉闭、心腹痛等,较《神农本草经》大为扩展。

朴 硝

【原文】

朴硝味苦寒。主百病,除寒热邪气,逐六腑积聚,结固留癖,能化七十二种石。炼饵服之轻身神仙。

【重辑】

朴硝味苦性寒。主治:①寒热邪气;②结胸;③固癖;④留饮;⑤痰癖;⑥六腑积聚。

【理论】

《名医别录》 朴硝主治胃中食饮热结,破留血、闭绝,停痰痞满,推陈致新。炼之如银,能寒、能热、能滑、能涩,能辛、能苦、能咸、能酸。一名硝石朴。

《新修本草》 此物有二种,有纵理、缦理,用之无别。白软者,朴硝苗也,虚软少力,炼为硝石,所得不多,以当硝石,功力大劣也。硝即是本体之名;石者乃坚白之号;朴者即未化之义也。以其芒硝、英硝皆从此出,故为硝石朴也。英硝即今俗间谓之马牙硝者是也。

《药性论》 朴硝能治腹胀,大小便不通,女子月候不通。

《日华子本草》 朴硝通泄五脏百病及癥结,治天行热疾,消肿毒及头痛,排脓,润毛发。

《本草图经》 朴硝生益州山谷有咸水之阳,硝石生益州山谷及武都陇西西羌,芒硝生于朴硝。苏恭谓晋宋古方多用硝石,少用芒硝。近代诸医但用芒硝鲜言硝石,是不然也。张仲景承气汤、陷胸丸之类皆用芒硝。葛洪《肘后方》伤寒、时气、温病亦多用芒硝,唯治食脍胸膈不化用朴硝。云无朴硝者以芒硝代皆可用也。是晋宋以前通用朴硝、芒硝矣。《胡洽方》十枣汤用芒硝,大五饮丸用硝石。亦云无硝石用芒硝。是梁隋间通用芒硝、硝石矣。

《本草衍义》 朴硝是初采扫得一煎而成者,未经再炼治故曰朴硝。其味酷涩,所以力坚急不和。刘禹锡《传信方》谓石旻山人甘露饭用朴硝治热壅凉膈上呕积滞,每食后或欲卧时含一匙,渐渐咽之。葛洪用朴硝二升荡逐治食脍不化,扫一切风热毒气攻注目睑外及发于头面、四肢肿痛,应手神验。

【临床】

《备急千金要方》 ①卷2,朴硝荡胞汤治胞宫寒瘀不孕:朴硝、丹皮、当归、大黄、桃仁、细辛、厚朴、桔梗、赤芍、人参、茯苓、桂心、甘草、牛膝、橘皮、虻虫、水蛭、附子等18味,水煎服。②卷4,大黄朴硝汤治风寒瘀血月水不利:大黄、牛膝、朴硝、牡丹、甘草、紫菀、代赭、桃仁、虻虫、水蛭、干姜、细辛、芒硝、麻仁等14味,水煎服。

《千金翼方》 卷5,荡胞汤治妇人断绪并数数失子:朴硝、桃仁、茯苓、丹皮、大黄、人参、桂心、芍药、厚朴、细辛、牛膝、当归、橘皮、附子、虻虫、水蛭等16味,常规剂量,水煎分服。

《太平圣惠方》 卷54,引《神仙密藏经》川朴硝丸治十种水气:朴硝、芒硝、马牙硝、乌头、椒目、甜葶苈、莨菪子、杏仁等8味,常规剂量,捣散为丸,分服。

《圣济总录》 卷117,吹喉朴硝散治口疮及喉闭:朴硝、硝石、胆矾、白矾、芒硝、寒水石、白僵蚕、炙甘草、青黛等9味,常规剂量,捣散,吹喉。

《普济方》 卷3472,硝散治吹奶:朴硝、乌鱼骨等2味,常规剂量,捣散,水煎服。

《奇效良方》 卷64,大黄朴硝汤治惊热前后不通:大黄、甘草、朴硝等3味,常规剂量,水煎服。

《幼幼新书》 卷5,引张涣川消散治初生木舌:朴硝、紫雪等2味,常规剂量,捣散,水煎服。

《仙拈集》 茴硝散治膀胱热而不通:朴硝、茴香等2味,常规剂量,捣末,水煎服。

《医学正传》 卷63,引《疮疡集》三硝散治痈疡诸疮:朴硝、焰硝、大黄、栀子、寒水石、南星等6味,捣散,水煎服。

【按语】

朴硝是矿物芒硝经加工而得的粗制结晶,中药药名。朴硝主要含硫酸钠。中药药理:泻下作用。注释:①结固留癖,即结胸、固痕、留饮、痰癖。后世朴硝主治病证有寒瘀胞宫、月水不利、十种水气、小儿惊热、口疮、喉痹、吹奶、小儿惊热、木舌、膀胱热结、痈疡诸疮等,较《神农本草经》大为扩展。

008　　　滑　石

【原文】

滑石味甘寒。主身热泄澼,女子乳难,癃闭。利小便,荡胃中积聚寒热,益精气。久服轻身,耐饥,长年。

【重辑】

滑石味甘性寒。主治:①身热泄澼;②女子乳难;③癃闭。功效:①利小便;②荡胃中积聚寒热;③益精气。

【理论】

《名医别录》　滑石通九窍六腑、津液,去留结,止渴,令人利中。一名液石。

《本草经集注》　滑石色正白,《仙经》用之以为泥。初取软如泥,久渐坚强,人多以作家中明器物,并散热人用之,不正入方药。

《新修本草》　此石所在皆有。岭南始安出者白如凝脂,极软滑。其出掖县者,理粗质青白黑点,唯可为器,不堪入药。

《药性论》　滑石一名夕冷,能疗五淋偏主石淋,主难产,令滑胎易生。除烦热心躁。

《日华子本草》　滑石治乳痈利津液。

【临床】

《金匮要略方论》　①卷上,滑石代赭汤治百合病下之后:百合、滑石、代赭石等3味,水煎,温服。百合滑石散治百合病发热小便赤涩:百合、滑石等2味,捣散,饮服。《金匮玉函经二注》:百合安心定胆,益志五脏,为能补阴也;用滑石、代赭佐以救之,滑石开结利窍,代赭除脉中风痹瘀血。《金匮要略心典》:百合病不可下而下之,必伤其里。百合味甘平微苦,色白入肺,治邪气,补虚清热;复以滑石、代赭者,盖欲因下药之势,而抑之使下,导之使出,也在下者引而竭之之意也。②卷中,滑石白鱼散治消渴小便不利或有血尿:滑石、乱发、白鱼等3味,捣散,米饮送服。《金匮玉函经二注》:滑石利窍;发乃血之余,能消瘀血通关便,《本草》治妇人小便不利,又治妇人无故溺血;白鱼去水气理血脉,可见皆血剂也。《金匮要略心典》:白鱼开胃下气,去水气;血余疗转胞,小便不通;合滑石为滋阴益气,以利其小便者也。

《备急千金要方》　①卷3,滑石散治产后淋:滑石、通草、车前子、葵子等4味,常规剂量,捣散,分服。②卷20,滑石汤治膀胱急热小便黄赤:滑石、黄芩、榆白皮、车前子、冬葵子等5味,常规剂量,水煎,分服。

《外台秘要》　①卷27,引《古今录验》滑石散治热淋小便频数:滑石、栝楼、石韦等3味,捣散,大麦粥清调服。②卷27,滑石散治石淋茎中疼痛,出石及出血:滑石、石韦、当归、通草、地胆、钟乳、车前子、瞿麦、蛇床子、细辛、蜂房等10味,常规剂量,捣散,水煎服。③卷37,滑石散治淋证不得小便:滑石、冬葵子、钟乳、桂心、通草、王不留行等6味,常规剂量,捣散,水煎服。

《太平圣惠方》　①卷38,滑石散治小便淋涩,心神烦热:滑石、木通、石韦、瞿麦、芒硝、冬葵子、黄芩、炙甘草、白茅根等9味,常规剂量,捣散,水煎服。②卷55,滑石散治女劳疸身目俱黄小便艰难:滑石、白矾等2味,常规剂量,捣散,水煎服。③卷58,滑石散治劳淋脬中痛不得小便:滑石、冬葵子、钟乳粉、桂心、木通、王不留行等6味,常规剂量,捣散,水煎服。④卷58,滑石散治热淋小便涩痛或妊娠小便频数涩少疼痛:滑石、石韦、榆白皮等3味,常规剂量,捣散,水煎服。⑤卷58,滑石膏利水道下砂石,治膀胱虚热小便涩痛:滑石、木通、灯心、大麦、小麦、酥、葱白、桑根白皮等8味,常规剂量,慢火煎膏,温水调服。⑥卷92,滑石散别名木通黄芩汤,治小儿热极小便赤涩不通,尿辄大啼,水道中痛:滑石、黄芩、冬葵子、车前子、赤茯苓、木通等6味,常规剂量,捣散,水煎服。

《圣济总录》　①卷43滑石散治下焦滞热,阴中疼痛,小便难涩:滑石、炙甘草、大黄、黄芪、地椒、山栀子、乳香等7味,常规剂量,捣散,乳香酒调服。②卷95,滑石散治膀胱热小便不通,舌干咽肿:滑石、桑螵蛸、桂枝、大黄、黄芩、防己、瞿麦穗、木通等8味,常规剂量,捣散,木通汤调服。③卷96,滑石散治风热小便赤涩:滑石、栀子仁、木通、香豉等4味,常规剂量,捣散,葱白汤调服。

《鸡峰普济方》　①卷16,滑石散治难产多时不下:瞿麦、滑石、黑豆黄、牛乳、酥、冬葵子、蜜等7味为散。②卷18,滑石散治石淋或血淋:滑石、王不留行、甘遂、石韦、冬葵子、通草、车前子、芍药、蒲黄、当归等10味,常规剂量,捣散,水煎服。③卷18,甘草滑石散治下焦滞热阴中疼痛,小便难:甘草、滑石、大黄、黄芪、山栀子、乳香、地椒等7

味,常规剂量,捣末,乳香酒调服。

《医心方》 卷12,引《范汪方》滑石散治诸淋:冬葵子、滑石、通草等3味,常规剂量,捣散,酒服。

《黄帝素问宣明论方》 六一散治暑湿证身热烦渴,小便不利或泄泻:滑石、甘草等2味,常规剂量,捣散,水煎服。《时方歌括》:六一散一名天水散。治夏时中暑,热伤元气,内外俱热,无气以动,烦渴欲饮,肠胃枯涸者。又能催生下乳治积聚水蓄,里急后重,暴注下迫者宜之。加朱砂三钱名益元散。六一散中滑石甘,热邪表里可兼探,益元再入朱砂研,泻北元机在补南。柯韵伯曰:元气虚而不支者死,邪气盛而无制者,亦今热伤元气无气以动,斯时用参以补气则邪愈甚,用芩连以清热则气更伤。惟善攻热者不使丧人元气,善补虚者不使助人邪气。必得气味纯粹之品以主之。滑石禀土冲和之气,能上清水源下通水道,荡涤六腑之邪热从小便而泄矣。甘草禀草中冲和之性,调和内外,止渴生津,用以为佐保元气而泻虚火,则五脏自和矣。然心为五脏主,暑热扰中神明不安,必得朱砂以镇之,则神气可以遽复,凉水以滋之则邪热可以急除,此补心之阳寒亦通行也。至于热利初起里急后重者宜之,以滑可去着也。催生下乳积聚蓄水等症同乎此义,故兼治之。是方也,益气而不助邪,逐邪而不伤气,不负益元之名矣。宜与白虎生脉三方鼎足可也。

《丹溪心法》 卷3,槟榔滑石散(名见《医统》卷59)治湿痰脚气,大便滑泄:滑石、槟榔、苍术、防风、香附、川芎、黄芩、甘草等8味,常规剂量,捣散,水煎温服。

《脉因症治》 辰砂滑石丸治表里热:辰砂、滑石、甘草、龙脑、薄荷等5味,常规剂量,水煎服。

《普济方》 卷117,引《鲍氏方》滑石甘桔汤治脏腑蕴热燥渴,心神烦躁,口苦唇焦,咽膈不快至于肿痛,小便秘涩,大便亦实:滑石、甘草、桔梗等3味,常规剂量,捣末,水煎服。

《景岳全书》 卷64,滑石散治天疱疮:滑石、黄柏等2味,常规剂量,捣散,外敷。

《古今医统大全》 卷42,滑石散治肠风:滑石、当归、生地、黄芩、苍术、甘草等6味,常规剂量,水煎服。

《赤水玄珠》 卷8,参苓滑石汤治泄泻小便不利:人参、白术、滑石、黄芩、芍药、木通、陈皮、干姜、炙甘草等9味,常规剂量,水煎服。

《温病条辨》 ①卷2,黄芩滑石汤治湿温汗出热解,舌苔淡黄脉缓:黄芩、滑石、茯苓皮、猪苓、腹皮、白蔻仁、通草等7味,常规剂量,水煎服。②卷2,杏仁滑石汤治湿热弥漫三焦,胸脘痞闷,潮热呕恶:杏仁、滑石、黄芩、橘红、黄连、郁金、通草、厚朴、半夏等9味,常规剂量,水煎服。

《治疹全书》 卷下,滑石三黄散治血死肌表色变青黑,久则身热,发肿,其青黑之色从外溃烂,脓水淋漓,痛痒不常:滑石、大黄、雄黄、黄连、胡粉、龙骨、轻粉等7味,常规剂量,捣末,外敷。

《不居集》 卷11,丹参滑石汤治咳嗽吐红:丹参、滑石、白芍、桃仁、贝母、紫菀、丹皮、当归、甘草等9味,常规剂量,捣末,水煎温服。

《医学从众录》 卷2,海浮石滑石散治小儿天哮及一切风湿燥热,咳嗽痰喘,亦治大人:海浮石、滑石、杏仁、薄荷等4味,常规剂量,捣末,百部煎汤调服。

《医学衷中参西录》 宣解汤治感冒致热蓄膀胱,小便赤涩或因小便秘而大便滑泻。兼治湿温初得,憎寒壮热,舌苔灰色滑腻者:滑石、甘草、连翘、蝉蜕、芍药等5味,水煎温服。一叟年六十五,得风温证。六七日间,周身悉肿,肾囊肿大似西瓜,屡次服药无效。旬日之外,求为诊视。脉洪滑微浮,心中热渴,小便涩热,痰涎上泛,微兼喘息,舌苔白浓。投以此汤,加生石膏一两,周身微汗,小便通利,肿消其半,犹觉热渴。遂将方中生石膏加倍,服后又得微汗,肿遂尽消,诸病皆愈。

【按语】

滑石是硅酸盐类矿物滑石的块状体,粉碎过细筛后即成滑石粉,中药药名。滑石含硅酸镁、氧化铝等。中药药理:①保护皮肤粘膜;②抗菌。注释:乳难,即难产。后世滑石主治病证有百合病、女劳疸、小便赤涩、小便不通、暑湿烦渴、咳嗽哮喘、肠风、产后淋及石淋等,较《神农本草经》大为扩展。

009 空 青

【原文】

空青味甘寒。主青盲,耳聋。明目,利九窍,通血脉,养精神。久服轻身延年不老。能化铜铁铅锡作金。

【重辑】

空青味甘性寒。主治:①青盲;②耳聋。功效:①明目;②利九窍;③通血脉;④养精神;⑤久服轻身延年不老。

【理论】

《名医别录》 空青益肝气治目赤痛,去肤翳,止泪出,利水道,下乳汁,通关破坚积。

《本草经集注》 诸石药中唯此最贵。医方乃稀用之而多充画色,殊为可惜。

《新修本草》 此物出铜处有,乃兼诸青,但空青为难得。今出蔚州、兰州、宣州、梓州,宣州者最好,块段细,时有腹中空者。蔚州、兰州者,片块大,色极深,无空腹者。

《药性论》 空青治头风,镇肝,瞳仁破者再得见物。

《日华子本草》 空青大者如鸡子,小者如相思子,其青浓如荔枝壳,内有浆酸甜,能点多年青盲内障翳膜,养精气,其壳又可摩翳也。

《本草衍义》 空青功长于治眼。仁庙朝,尝诏御药院,须中空有水者将赐近戚,久而方得。其杨梅青治翳极有功。中亦或有水者其用与空青同,第有优劣耳。今信州穴山而取,世谓之杨梅青,极难得。

《本草经疏》 空青甘寒能除积热,兼之以酸,则火自敛而降矣;热退则障自消,目自明。耳者肾之窍,水涸火炎,故耳聋,肾家热解,则火启水生,而声复聪矣。九窍不利,无非火壅,肝家有火,则血热气逆,故血脉不通,凉肝除热,则精气自益,阴足火清,则窍自利而血脉自通,精神自长矣。

【临床】

《肘后备急方》 治卒中风,手臂不仁,口眼㖞僻:空青末一豆许,着口中渐入咽即愈。

《备急千金要方》 卷23,空青商陆散治狼漏肿:空青、猬脑、猬肝、川芎、独活、乳妇蓐草、黄芩、鳖甲、斑蝥、干姜、商陆、地胆、当归、茴香、矾石、蜀椒等16味,常规剂量,捣散,水煎服。

《太平圣惠方》 ①卷33,空青丸治黑风内障昏暗不见物:空青、赤茯苓、菊花、覆盆子、枸杞子、羚羊角屑、羌活、人参、槐子、车前子、玄参、决明子、楮实等13味,常规剂量,捣末蜜丸,竹叶汤送服。②卷56,空青散(名见《普济方》卷254)治中恶客忤垂死:空青、麝香、朱砂、雄黄等4味,常规剂量,捣末,醋汤调服。③卷66,空青散治狼瘘发于颈耳,疼痛出脓水:空青、猬脑、猬肝、川芎、独活、黄芩、干姜、当归、斑蝥、鳖甲、川椒、茴香子、白矾等13味,常规剂量,捣散,温酒调服。④卷66,空青散治蛴螬瘘发于颈如枣核在皮中,结肿疼痛:空青、当归、细辛、枸杞根、猬皮、干乌脑、斑蝥、地胆等8味,常规剂量,捣散,醋汤送服。

《圣济总录》 ①卷110,空青散治内外障眼,暴赤眼:杨梅青、胡黄连、槐芽、龙脑等4味捣末吹鼻。②卷112,空青决明膏治青盲内障翳晕:空青、决明子、干姜、玉竹、黄芩、白蜜、细辛、车前子、黄柏、黄连等10味,捣末蜜膏,铜箸点眼眦。③卷121,空青散治齿黑:空青、皂荚、曾青、铜绿、石膏、戎盐、丹砂、麝香等8味捣散揩齿。④卷127,空青散治诸瘘:空青、当归、细辛、猬肉、枸杞根、斑蝥、白术、地胆、白矾、乌脑脂等10味为散。

《鸡峰普济方》 卷21,空青散治徇蒙招尤,自生下之后至四五岁合眼连点头不言:空青、牛黄、细辛等3味,常规剂量,捣末,薄荷汤调服。

《普济方》 卷254,空青散治中恶客忤垂死:空青、麝香、朱砂、雄黄等4味,常规剂量,捣散,水煎服。

【按语】

空青为碳酸盐类矿物蓝铜矿石球形或中空者,中药药名。空青含碱式碳酸铜及铅、锌、铜、钙、镁、钛、铁、铝等元素。注释:青盲,是视力严重下降甚至失明的慢性内障眼病。后世空青主治病证有狼瘘、蛴螬瘘、黑风内障、诸瘘、翳膜等,较《神农本草经》大为扩展。

曾 青

【原文】

曾青味酸小寒。主目痛止泪,出风痹,利关节,通九窍,破癥坚积聚。久服轻身不老。能化金铜。

【重辑】

曾青味酸性小寒。主治:①目痛;②风痹;③癥坚积聚。功效:①止泪;②利关节;③通九窍;④久服轻身不老;⑤能化金铜。

【理论】

《名医别录》 曾青养肝胆,除寒热杀白虫,治头风脑寒,止烦渴,补不足,盛阴气。

《本草经集注》 此物与空青同山,疗体亦相似。今铜官更无曾青,唯出始兴。形累累如黄连相缀,色理小类空青,甚难得而贵。

《新修本草》 曾青出蔚州、鄂州,蔚州者好,其次鄂州,余州并不任用。

《丹房镜源》 曾青结汞制丹砂,金气之所生。

《宝藏论》 曾青若住火成膏者,可立制汞成银,转得八石。

《清霞子》 曾青爽神气。

【临床】

《备急千金要方》 卷23,曾青散治寒热瘰疬及鼠瘘:曾青、茝子、矾石、附子、栝楼根、露蜂房、当归、防风、川芎、黄芪、黄芩、狸骨、甘草、细辛、干姜、斑蝥等17味,常规剂量,捣筛酒服。

《太平圣惠方》 ①卷33,曾青散治眼生肤翳及赤脉:曾青、贝齿、乌贼鱼骨、铜绿、轻粉、蕤仁、龙脑、马牙硝等8味,常规剂量,捣末点翳。②卷33,曾青膏治内障青盲,胎风赤烂:曾青、决明子、蕤仁、干姜、黄芩、车前子、黄连、黄柏、蜜等9味,常规剂量,捣碎蜜和点眦。③卷95,曾青丹治癫痫惊风:曾青、黄丹、白锡等3味,常规剂量,研末米饭和丸如绿豆大,冷水送服。

《太平惠民和剂局方》 卷7,曾青散治一切风热毒气上攻两眼,多生眵泪怕日羞明,隐涩难开,眶烂赤肿或时行赤眼,睛昏涩痛:白姜、防风、曾青、蔓荆子等4味,常规剂量,捣末搐鼻。

《圣济总录》 卷113,曾青散治目生眵瞙,胞肉胶凝外障:曾青、水晶、龙脑、真珠、琥珀等5味,常规剂量,研粉,铜箸点眼。

《古今录验》 扁鹊曾青丸治久寒积聚留饮宿食:曾青、寒水石、朴硝、茯苓、大黄、附子、巴豆等7味,常规剂量,捣筛蜜丸,分服。

《幼幼新书》 卷23,引《婴孺方》曾青丸治小儿八癖:曾青、干姜、䗪虫、紫石英、丹皮、桂心、大黄、龙骨、蜀漆、龟甲、鳖甲、真珠、蜚蠊、细辛、附子等15味,常规剂量,捣末蜜丸,分服。(蒸癖:心下坚痛大如小杯;蛇癖:如板起于胁下抢心;鱼癖:夹脐如手;寒癖:绕脐腹雷鸣;虫癖:当心如杯不可动摇;气癖:心下如盘;血癖:生于寒热,腰背痛状如疟;风癖,脓出腹痛。)

《普济方》 ①卷55,引《海上方》曾青散治耳有恶疮:雄黄、曾青、黄芩等3味,常规剂量,捣末纳耳。②卷376,曾青汤治少小二十五痫日数发:曾青、炙甘草、当归、细辛、芍药、独活、大黄、麻黄等8味,常规剂量,水煎服。

《秘传眼科龙木论》 卷6,曾青膏治眼黄膜上冲外障,疼痛发歇,赤涩泪出,渐生黄膜,直露黑睛,难辨人物:曾青、秦皮、细辛、白芷、乳香、龙脑、黄连、诃子、木香等9味,常规剂量,煎膏点眼。

【按语】

曾青是碳酸盐类矿物蓝铜矿矿石成层状者,中药药名。曾青含碱式碳酸铜及铅、锌、铜、镍等元素。曾青又名朴青、层青,是天然的硫酸铜。注释:①癥坚,癥瘕坚固;②积聚,中医病名,积以血瘀,聚以气滞。后世曾青主治病证有寒热瘰疬、鼠瘘、留饮、宿食、耳有恶疮、二十五痫等,较《神农本草经》大为扩展。

011 禹余粮

【原文】

禹余粮味甘寒。主咳逆寒热,烦满,下赤白,血闭,癥瘕,大热。炼饵服之不饥,轻身延年。

【重辑】

禹余粮味甘性寒。主治:①咳逆;②寒热;③烦满;④下痢赤白;⑤血闭;⑥癥瘕。

【理论】

《名医别录》 禹余粮治小腹痛结烦疼,一名白余粮,生东海池泽及山岛或池泽中。

《本草经集注》 禹余粮形如鹅鸭卵,外有壳重叠,中有黄细末如蒲黄,无砂者为佳。

《仙经》 服食用之。南人又呼平泽中有一藤,似菝葜而色赤,根形似薯蓣,谓为禹余粮。言昔大禹行山乏食,采此以充粮,而弃其余,此云白余粮也。

《药性论》 禹余粮主治崩中。

《日华子本草》 治邪气及骨节疼,四肢不仁,痔瘘等疾。

《证类本草》 载《经验方》治产后烦躁,禹余粮一枚状如酸馅者,入地埋一半,四面紧筑,用炭一秤,发顶一斤,去火三分耗二为度,用湿砂土罨一宿方取,打去外面一重,只使里内细研水淘澄五、七度,将纸衬干,再研数千遍。患者用甘草煎汤调二钱匕,只一服立效。《胜金方》治妇人带下。白下,即禹余粮一两,干姜等分。赤下,禹余粮一两,干姜半两,上件禹余粮用醋淬,捣研细为末,空心温酒调下二钱匕。别说云:谨案,越州会稽山中,见出一种甚良。彼人云:昔大禹会稽于此地余粮者。本为此尔。

【临床】

《伤寒论》 赤石脂禹余粮汤治伤寒服汤药下利不止,心下痞硬。服泻心汤已复以他药下之,利不止,医以理中与之,利益甚。理中者,理中焦,此利在下焦:赤石脂、禹余粮等2味,常规剂量,水煎去滓,分服。

《备急千金要方》 ①卷4,禹余粮丸治妇人产后积冷坚癖:禹余粮、乌贼骨、吴茱萸、桂心、蜀椒、当归、白术、细辛、干地黄、人参、芍药、川芎、前胡、干姜、矾石、白薇、紫菀、黄芩、䗪虫等19味,常规剂量,捣末蜜丸,酒服。②卷4,增损禹余粮丸治女人劳损崩中,五脏空虚,崩竭暂止:禹余粮、龙骨、人参、桂心、紫石英、乌头、寄生、杜仲、五味子、远志、泽泻、当归、石斛、苁蓉、干姜、川椒、牡蛎、甘草等18味,常规剂量,捣末蜜丸,温酒送服。

《外台秘要》 卷25,引《广济方》黄连丸配伍禹余粮治血痢:黄连、禹余粮、龙骨、伏龙肝、代赭、干姜等6味,常规剂量,捣末蜜丸如梧桐子大,每次粥饮送服30丸。

《太平圣惠方》 ①卷4,禹余粮散治心风邪气,神思不安,悲啼歌笑,志意不定,精神恍惚:禹余粮、芍药、石膏、牡蛎、秦艽、桂心、防风、远志、独活、炙甘草、人参、麦门冬、菖蒲、茯神、铁粉、朱砂、雄黄、蛇蜕皮等18味,常规剂量,捣散,麦门冬汤调服。②卷28,八石散配伍禹余粮治虚劳泄泻神效:白矾、禹余粮、阳起石、太阴玄精、钟乳粉、寒水石、金牙石、黄丹等8味,常规剂量,捣散,每次温酒调服3钱。③卷59禹余粮丸治冷痢不瘥:禹余粮、川乌头、莨菪子等3味,常规剂量,捣末蜜丸如小豆大,每次粥饮送服5丸。④卷72,禹余粮丸妇人久冷月水不断,面色萎黄,四肢瘦弱,心神虚烦,饮食不多:禹余粮、鹿角胶、紫石英、续断、熟地黄、赤石脂、川芎、干姜、黄芪、艾叶、侧柏叶、当归、人参、茯苓等14味,常规剂量,捣末蜜丸如梧桐子大,每次粥饮送服30丸。⑤卷73,禹余粮丸治妇人带下五色,脐腹疼痛,渐加瘦瘁,四肢少力:禹余粮、芍药、桑鹅、黄连、艾叶、川芎、当归、大黄、生地黄、龙骨、阿胶等11味,常规剂量,捣末蜜丸,温酒送服。⑥卷73,禹余粮丸治妇人久赤白带下,脐腹冷连腰痛,面色黄瘦,不思饮食:禹余粮、白石脂、鳖甲、当归、狗脊、芍药、白术、附子、桑寄生、柏叶、干姜、厚朴、吴茱萸等13味,常规剂量,捣末蜜丸,温酒送服。

《圣济总录》 ①卷124,禹余粮汤治喉痹泄癖溏下:禹余粮、大麻仁、干姜、黄连、白术、大枣、桑根白皮等7味,常规剂量,捣末水煎去滓,温服。②卷127,禹余粮饮治瘰疬:禹余粮粉、炙甘草、腻粉等3味,水煎顿服,泻后以薤粥补之。③卷153,禹余粮汤治妇人胞胎寒冷绝产无子:禹余粮、白僵蚕、乌贼鱼骨、龙骨、桂枝、灶下黄土、石韦、干姜、滑石、赤芍药、半夏、代赭等12味,常规剂量,捣末水煎,温服。④卷154,禹余粮丸治妊娠胎动腹痛下血不止:

禹余粮、木贼、干姜、龙骨、附子、白芷、当归、川芎等8味,常规剂量,捣末面糊为丸,温酒送服。⑤卷153,地黄汤配伍禹余粮治妇人先有所脱血,或醉中房劳伤肝,致使月事不来,血枯燥干:熟地黄、禹余粮、泽兰叶、茯苓、人参、五味子、附子、当归等8味,常规剂量,捣散,每服三钱水煎去滓温服。⑥卷152龙骨散治妇人带下:龙骨、干姜、当归、禹余粮、阿胶、续断等7味,常规剂量,捣散,每次温酒调服3钱。

《太平惠民和剂局方》 禹余粮丸治妇人带下久虚,月水不调,渐成崩漏,气血虚竭,面黄体瘦,腰膝疼重,肢体烦痛,心忪头眩,手足寒热,不思饮食:桑寄生、柏叶、当归、厚朴、干姜、白术、鳖甲、附子、禹余粮、白石脂、狗脊、芍药、吴茱萸等14味,常规剂量,捣末蜜丸,分服。

《三因极一病证方论》 卷14,禹余粮丸治十种水气,凡脚膝肿,上气喘满,小便不利,但是水气悉皆主之:禹余粮、蛇黄、真针砂、羌活、木香、茯苓、川芎、牛膝、白豆蔻、土茴香、蓬术、桂心、干姜、青皮、京三棱、白蒺藜、附子、当归等18味,常规剂量,捣末为丸,温酒送服。

《重订严氏济生方》 禹余粮丸温胃散寒,涩肠止泻,治肠胃虚寒滑泄不禁:禹余粮石、赤石脂、龙骨、荜茇、诃子、干姜、肉豆蔻、附子等8味,常规剂量,捣末醋糊为丸,米饮送服。

《产乳备要》 禹余粮散治崩伤带漏,脐腹冷痛:禹余粮、伏龙肝、赤石脂、龙骨、牡蛎、乌鱼骨、桂枝、海浮石等8味,常规剂量,捣末,乌梅汤调服。

《鸡峰普济方》 卷14,禹余粮丸治下焦痢:禹余粮、石脂、干姜、附子各等分,捣末面糊为丸如梧桐子大,每次米饮送服30丸。

《医方类聚》 卷23,引《经验秘方》禹余粮散治痫疾:禹余粮、防风、官桂、芍药、远志、独活、人参、石膏、牡蛎、秦艽、防己、石菖蒲、雄黄、茯神、蛇蜕、白术等16味,常规剂量,捣散水煎,温服。

《普济方》 卷331,禹余粮散治心燥四肢酸疼,腰脚脐中紧痛:禹余粮、地榆、阿胶、赤石脂、紫金皮、茴香、侧柏等7味,常规剂量,捣末,米饮调服。

《冯氏锦囊秘录》 禹余粮丸,许学士、朱丹溪皆赞此方为水胀之圣药:蛇含石、禹余粮石、真针砂、羌活、木香、茯苓、川芎、牛膝、桂枝、白豆蔻、大茴香、蓬术、附子、干姜、青皮、京三棱、白蒺藜、当归等18味,常规剂量,捣末蒸饼为丸。

《产孕集》 卷下,禹余粮汤治产后泄痢:禹余粮、白术、干姜、党参、茯苓、陈皮、川芎、炙甘草、木香等9味,常规剂量,水煎服。

【按语】

禹余粮是氧化物类矿物褐铁矿的一种矿石,中药药名。禹余粮主要成分为碱式氧化铁及碱式含水氧化铁。又含多量磷酸盐及铝、镁、钾、钠、等元素。注释:①咳逆,即咳喘气逆;②烦满,即烦闷。后世禹余粮主治产后积冷坚癖、崩漏、十种水气、滑泄、水胀、产后烦躁等,较《神农本草经》大为扩展。

太 一 余 粮

012

【原文】

太一余粮味甘平。主咳逆上气,癥瘕,血闭,漏下,除邪气。久服耐寒暑,不饥轻身,飞行千里神仙。一名石脑。

【重辑】

太一余粮味甘性平。主治:①咳逆;②上气;③癥瘕;④血闭;⑤漏下;⑥邪气。

【理论】

《名医别录》 太一禹余粮治肢节不利,大饱绝力身重。一名石脑,生泰山山谷,九月采。

《本草经集注》 今人唯总呼为太一禹余粮,自专是禹余粮尔,无复识太一者,然疗体亦相似,《仙经》多用之,四镇丸亦总名太一禹余粮。

《新修本草》 太一余粮及禹余粮,一物而以精粗为名尔。其壳若瓷,方圆不定,初在壳中未凝结者,犹是黄水,名石中黄子。久凝乃有数色,或青或白,或赤或黄。年多变赤,因赤渐紫。自赤及紫俱名太一。其诸色通谓余粮。

《本草拾遗》 道之宗源,太者大也,一者道也,大道之师,即禹之理化。神君,禹之师也。师常服之,故有太一之名。

【临床】

《金匮要略方论》 紫石寒食散治伤寒令愈不复:太一余粮、紫石英、白石英、赤石脂、钟乳、栝楼根、防风、桔梗、文蛤、鬼臼、干姜、附子、桂枝等13味,捣散酒服。

《圣济总录》 ①卷14,禹余粮饮治风邪所中惊狂啼哭,或歌或笑:禹余粮、防风、桂枝、赤芍药、远志、独活、白术、人参、牡蛎、秦艽、石膏、雄黄、茯神、菖蒲、蛇蜕、防己、炙甘草等17味,常规剂量,捣散,每次5钱水煎去滓温服。②卷151,琥珀丸配伍禹余粮治妇人虚冷月水凝涩不利,腹内疼痛,四肢烦热,皮肤瘾疹,饮食减少:琥珀、禹余粮、木香、白术、芍药、鳖甲、桂枝、附子、羌活、莪术、细辛、丹皮、肉豆蔻、人参、京三棱、黄芪、当归、槟榔、枳壳、柴胡、川芎、桃仁、安息香等23味,常规剂量,捣末面糊为丸如梧桐子大,每次温酒送服20丸。③卷151,石中黄丸治妇人血海久虚,脐腹?痛,经脉不止,面黄肌瘦,四肢无力,不思饮食:石中黄、禹余粮、五灵脂、桑黄、高良姜、赤芍、熟地、木鳖子、木贼、地榆等10味,常规剂量,捣末面糊和丸如梧桐子大,每次温酒送服30丸。④卷151,禹余粮丸治妇人血脏虚损,月水不断,面色萎黄,四肢少力,脐腹?痛:禹余粮、龙骨、赤石脂、牡蛎、人参、乌头、防风、川芎、熟地、茯苓、艾叶等11味,常规剂量,捣末面糊为丸如梧桐子大,每次温酒30丸。

《伤寒悬解》 汗家重发汗,必恍惚心乱,小便已阴痛,与禹余粮丸。方阙。《桂林古本》中此方药为:禹余粮四两,人参三两,附子二枚,五味子三合,茯苓三两,干姜三两。上六味蜜丸如梧桐子大。每服二十丸。

《删补名医方论》 甘姜参术可以补中宫元气之虚,而不足以固下焦脂膏之脱。此利在下焦,故不得以理中之剂收功矣。然大肠之不固,无责在胃,关门之不闭,无责在脾,二石皆土之精气所结,实胃而涩肠,急以治下焦之标者,实以培中宫之本也。要知此证土虚而火不虚,故不宜于姜附。若湿甚而虚不甚,复利不止者,故又当利小便也。

【按语】

太一余粮即禹余粮之精者。

013 白石英

【原文】

白石英味甘微温。主消渴，阴痿不足，咳逆，胸膈间久寒，益气，除风湿痹。久服轻身长年。

【重辑】

白石英味甘性微温。主治：①消渴；②阴痿；③咳逆；④胸膈久寒；⑤风湿痹证。

【理论】

《名医别录》 白石英主治肺痿，下气，利小便，补五脏，通日月光。久服耐寒热。

《本草经集注》 《仙经》大小并有用，唯须精白无瑕杂者。如此说，则大者为佳。

《新修本草》 白石英所在皆有，通以泽州者为胜也。赤石英赤泽有光，补心气。

《药性论》 白石英能治肺痈，吐脓，治嗽逆上气，疸黄。

《日华子本草》 五色石英治心腹邪气，女人心腹痛，镇心，疗胃冷气，益毛发，悦颜色，治惊悸，安魂定魄，壮阳道，下乳，通亮者为上。其补益随脏色而治，青者治肝，赤者治心，黄者治皮肤，白者治肺，黑者治肾。

《本草衍义》 白石英状如紫石英，但差大而六棱，白色如水精。紫白二石英当攻疾，可暂煮汁用，未闻久服之益。张仲景之意只令㕮咀，不为细末者，岂无意焉。其久服，更宜详审。

【临床】

《备急千金要方》 ①卷17，白石英散治五劳七伤百病：炼成白石英、石斛、苁蓉、茯苓、泽泻、橘皮、菟丝子等7味，常规剂量，捣散，温酒送服。②卷17，白石英丸治肺感寒邪咳而鼻塞，唾浊涕，语声嘶破，洒淅恶寒：白石英、磁石、阳起石、苁蓉、菟丝子、干地黄、石斛、白术、五味子、栝楼根、巴戟天、桂心、人参、蛇床子、防风等15味，常规剂量，捣末蜜丸，温酒送服。

《太平圣惠方》 ①卷6，白石英散治气逆上冲烦满喘嗽唾血，或自惊恐皮毛自起：白石英、钟乳粉、款冬花、桂心、天门冬、桑根白皮、紫菀、人参、五味子、茯苓等10味，常规剂量，捣散，水煎服。②卷6，补肺白石英散治咳嗽鼻有清涕，喘息气微：白石英、五味子、麦门冬、干姜、茯苓、附子、炙甘草、桂心、阿胶、人参、陈橘皮等11味，常规剂量，捣散，水煎服。③卷26，白石英丸治虚损乏力：白石英、磁石、阳起石、熟地黄、石斛、五味子、肉苁蓉、石楠、菟丝子、五加皮、胡麻、巴戟、桂心、人参、蛇床子等15味，捣末蜜丸，分服。④卷46，补肺白石英散治咳嗽唾脓血，卧则短气：白石英、款冬花、桂心、钟乳、干姜、麦门冬、五味子、赤茯苓、炙甘草、桑根皮、熟地等11味，常规剂量，捣散，水煎服。⑤卷98，白石英丸治下元风冷，上焦虚热：白石英、黄芪、人参、巴戟、附子、肉苁蓉、牛膝、菟丝子、吴茱萸、炙甘草、石斛、五味子、桂枝、茯苓等14味，为末蜜丸。

《圣济总录》 ①卷43，白石英汤治阴痿不起，懒语多惊，稍思虑即小便白浊：白石英、人参、藿香叶、白术、川芎、紫石英、甘草、细辛、石斛、菖蒲、续断等11味，常规剂量，捣末，水煎服。②卷92，白石英散治小便白淫：白石英、肉苁蓉、泽泻、韭子、白粳米等5味，常规剂量，捣散，水煎服。③卷59，白石英丸治消渴经年饮水不止：白石英、芒硝、凝水石、赤茯苓、人参、地骨皮、泽泻、苦参、炙甘草、麦门冬等10味，常规剂量，捣散蜜丸，分服。

《鸡峰普济方》 卷11，白石英汤补虚羸，益肺止嗽，治肺虚少气：白石英、五味子、茯苓、附子、人参、甘草等6味，常规剂量，水煎服。

《济生方》 卷2，白石英汤治喘息气微：白石英、细辛、五味子、陈皮、钟乳粉、阿胶、桂枝、人参、炙甘草、紫菀等10味，常规剂量，水煎服。

《华佗神方》 华佗紫石英汤治心虚寒热百病：紫石英、白石脂、赤石脂、干姜等4味，水煎服。

"程门雪方" 石英汤温经脉，调冲任，止疼痛，治冲任虚寒，营血不足：紫石英、当归、桑寄生、杜仲、丝瓜络、麦冬、肉桂、吴茱萸、川椒、乌药、橘叶、橘核、白芍等13味，水煎服。

【按语】

白石英是氧化物类矿物石英的纯白矿石，中药药名。白石英含二氧化硅及微量铝、铁、钠、钾等。注释：①阴痿，即阳痿；②胸膈间久寒，即长期自觉胸膈寒冷。后世白石英主治五劳七伤、喘嗽唾血、虚损乏力、下元风冷等，较《神农本草经》有所扩展。

014 紫 石 英

【原文】

紫石英味甘温。主心腹咳逆，邪气，补不足，女子风寒在子宫，绝孕，十年无子。久服温中轻身延年。

【重辑】

紫石英味甘性温。主治：①心腹咳逆；②邪气；③子宫风寒；④绝孕无子。

【理论】

《名医别录》 紫石英主治上气心腹痛，寒热、邪气、结气，补心气不足，下焦，止消渴，除胃中久寒，散痈肿，令人悦泽。

《药性论》 紫石英女人服之有子，主养肺气，治惊痫，蚀脓，虚而惊悸不安，加而用之。

《日华子本草》 紫石英治痈肿毒等，醋淬捣为末，生姜、米醋煎，敷之。摩亦得。

《本草衍义》 紫石英，明澈如水精，其色紫而不匀。张仲景风引汤治风热瘛疭及惊痫瘛疭：紫石英、白石英、寒水石、石膏、干姜、大黄、龙齿、牡蛎、甘草、滑石等分㕮咀水煎去滓，服之无不效者。

《证类本草》 《乳石论》无单服紫石者，唯五石散则通用之，张文仲有镇心单服紫石煮水法，胡洽及《备急千金要方》则多杂诸药同用。

【临床】

《备急千金要方》 ①卷14，紫石英酒治久风虚冷，心气不足或时惊怖：紫石英、钟乳、防风、远志、桂心、麻黄、茯苓、白术、甘草等9味，常规剂量，酒渍分服。②卷14，紫石煮散治大人风引，小儿惊痫瘛疭，日数十发，医所不疗：紫石英、滑石、白石脂、凝水石、石膏、赤石脂、甘草、桂心、牡蛎等12味，常规剂量，捣散，水煎服。③卷14，紫石煮散治百二十种风痫癫惊狂发即吐沫不识人者：紫石英、芍药、龙骨、青石脂、白鲜皮、麻黄、当归、甘草、栝楼根、桂心、人参、瓜蒌、白鲜皮、牡蛎、大黄等13味，常规剂量，捣散，水煎服。④卷4，紫石英天门冬丸治子宫风冷有子常堕落：紫石英、天门冬、禹余粮、芜荑、乌头、苁蓉、桂心、甘草、五味子、柏子仁、石斛、人参、泽兰、远志、杜仲、川椒、卷柏、寄生、石楠、云母、当归、乌贼骨等22味，常规剂量，捣末蜜丸，分服。⑤卷4，紫石英柏子仁丸治冬天时行温风，百脉沉重，下痢赤白：紫石英、柏子仁、乌头、桂心、当归、山茱萸、泽泻、川芎、石斛、远志、寄生、苁蓉、干姜、甘草、川椒、杜蘅、辛夷、细辛等18味，常规剂量，捣末蜜丸，分服。

《太平圣惠方》 ①卷30，紫石英丸治虚劳异梦失精，虚竭至甚：紫石英、朱砂、柏子仁、龙骨、人参、桑螵蛸、麝香、肉苁蓉等8味，常规剂量，捣末蜜丸，分服。②卷70，紫石英丸治妇人血海风冷，腰脚骨节疼痛，心神虚烦，体瘦无力：紫石英、牛膝、柏子仁、阿胶、附子、防风、细辛、黄芪、川芎、杜仲、熟地、羌活、萆薢、丹参、木香、人参、麦门冬、续断、泽兰、禹余粮、当归、芍药、桂枝、石斛、鹿角胶、黄芪、炙甘草等27味，捣末蜜丸，分服。③卷70，紫石英丸温补冲任，治妇人子脏积冷，久不受孕：紫石英、细辛、厚朴、川椒、桔梗、鳖甲、防风、大黄、附子、硫黄、牡蒙、人参、桑寄生、半夏、白僵蚕、续断、紫菀、杜蘅、牛膝、白薇、当归、桂心等22味，常规剂量，捣末蜜丸，分服。

《太平惠民和剂局方》 ①紫石英丸治无子及堕胎及崩漏带下三十六疾，积聚癥瘕：乌贼鱼骨、怀山药、炙甘草、天门冬、紫石英、石斛、川芎、牡蒙、食茱萸、人参、续断、当归、川乌、干姜、牛膝等15味，常规剂量，捣末蜜丸，分服。②紫石门冬丸治妇人不孕：紫石英、天门冬、当归、川芎、紫葳、卷柏、桂枝、乌头、干地黄、牡蒙、禹余粮、石斛、辛夷、人参、桑寄生、续断、细辛、厚朴、干姜、食茱萸、牡丹、牛膝、柏子仁、薯蓣、乌贼骨、甘草等26味，常规剂量，捣末蜜丸，分服。

《妇人大全良方》 紫石英丸治月经不调：紫石英、白石英、熟地、续断、芍药、桂枝、木香、当归、白术、干姜、白薇、牛膝、川芎、五味子、人参、椒红、附子、黄芪等18味，常规剂量，捣末蜜丸，分服。

【按语】

紫石英是卤化物类矿物萤石的紫色矿石，中药药名。紫石英含氟化钙及微量氧化铁与镉、铬、铜、锰、镍、铅、锌、钇、铈等元素。注释：心腹咳逆，即三焦咳状，咳而腹满。后世紫石英主治大人风引、小儿惊痫、异梦失精、月经不调等，较《神农本草经》大为扩展。

五色石脂

015

【原文】

青石、赤石、黄石、白石、黑石脂等味甘平。主黄疸,泄痢,肠澼,脓血,阴蚀,下血赤白,邪气,痈肿,疽痔,恶疮,头疡,疥瘙。久服补髓益气,肥健,不饥,轻身延年。五石脂,各随五色补五脏。

【重辑】

青石脂、赤石脂、黄石脂、白石脂、黑石脂等味甘性平。主治:①黄疸;②泄痢;③肠澼脓血;④阴蚀;⑤下血赤白;⑥邪气;⑦痈肿;⑧疽痔;⑨恶疮;⑩头疡;⑪疥瘙。功效:①五石脂各随五色补五脏;②补髓益气;③肥健不饥。

【理论】

《名医别录》 青石脂养肝胆气,明目,治黄胆,泄痢,肠澼,女子带下百病及疽恶疮。赤石脂养心气,明目,益精,治腹痛,泄澼,下痢赤白及痈疽疮痔,女子崩中漏下,产难,胞衣不出。久服补髓好颜色,益智,不饥延年。黄石脂养脾气安五脏,调中,大人小儿泄痢肠澼,下脓血,去白虫黄胆,痈疽虫。久服轻身延年。白石脂养肺气,浓肠,补骨髓,治五脏惊悸不足,心下烦,止腹下水,小肠澼热溏,便脓血,女子崩中漏下,赤白沃,排痈疽疮痔。黑石脂养肾气,强阴,治阴蚀疮,止肠澼泄痢,疗口疮、咽痛。

《日华子本草》 五色石脂治泻痢,血崩,带下,吐血,衄血,淋病;涩精安心,镇五脏除烦治惊悸;排脓治疮疖痔瘘;养脾气,壮筋骨,补虚损。

《本草乘雅半偈》 五色石脂各随五色入五脏。青色脂生南山,或海涯;白色脂生少室天娄山或太山;黄色脂生嵩山,色如雁雏;黑色脂生雒西山空地;赤色脂生少室或太山延州,色如绛滑如脂。皆揭两石中取之,以理细粘舌缀唇者为上。修治:研如粉,新汲水飞过三度,晒干用。先人云:膏释脂凝皆肌肉中液也。肌肉有余则其气扬于外,凝中大有不凝义。世人止知固济,未尽石脂大体,三复本经自见。又云:有上贯四旁义,肾水得用义,六腑净洁义,心邪顺去义。

【临床】

1. 赤石脂

《伤寒论》 桃花汤治少阴病下利便脓血及少阴病腹痛小便不利,下利不止便脓血:赤石脂、干姜、粳米等3味,常规剂量,水煎服。

《金匮要略方论》 乌头赤石脂丸治心痛彻背,背痛彻心:乌头、赤石脂、蜀椒、附子、干姜等5味,常规剂量,捣末蜜丸,分服。

《刘涓子鬼遗方》 卷4,赤石脂汤治痈疽冷下:赤石脂、人参、炙甘草、干姜、龙骨、附子等6味,常规剂量,水煎服。

《备急千金要方》 ①卷3,赤石脂丸治产后虚冷下痢:赤石脂、当归、白术、黄连、干姜、秦皮、甘草、蜀椒、附子等9味,常规剂量,捣末蜜丸,分服。②卷19,赤石脂丸治五劳七伤,男子诸疾:赤石脂、山茱萸、防风、远志、栝楼根、牛膝、杜仲、薯蓣、蛇床仁、柏子仁、续断、天雄、菖蒲、石韦、肉苁蓉等15味,常规剂量,捣末蜜枣膏为丸,分服。

《千金翼方》 卷19,赤石脂散补五脏,治胃气羸不能消于食饮,食饮入胃皆变成冷水,反吐不停:赤石脂3斤,捣散,水煎分服。

《外台秘要》 ①卷2,引《肘后备急方》赤石脂汤治伤寒下脓血:赤石脂、干姜、附子等3味,常规剂量,水煎服。②卷25,引《删繁方》赤石脂汤治下焦热下痢脓血:赤石脂、乌梅、栀子、白术、蜀椒、升麻、干姜、粟米等8味,常规剂量,水煎服。

《太平圣惠方》 ①卷13,赤石脂散治伤寒腹痛下痢脓血:赤石脂、干姜、厚朴、诃梨勒皮等4味,常规剂量,捣散,水煎服。②卷28,赤石脂丸治虚劳泄痢,腹内雷鸣疠痛:赤石脂、石斛、肉桂、钟乳粉、肉豆蔻、干姜、附子、当归、白龙骨、人参、川椒、茯苓、诃黎勒等13味,常规剂量,捣末神曲酒煮为丸。③卷47,赤石脂丸治胃反病:赤石脂捣末蜜丸如梧桐子大。④卷59,赤石脂丸治水泻心腹疠痛,四肢逆冷,不纳饮食:赤石脂、龙骨、艾叶、附子、肉豆蔻、缩砂、高良姜、干姜、吴茱萸、厚朴等10味,常规剂量,捣末醋煮面糊为丸。⑤卷59,赤石脂丸治水谷痢,积久不愈,下肠垢:赤石脂、桂心、白矾、干姜、附子等 5 味,常规剂量,捣末蜜丸,分服。⑥卷 65,赤石脂散止痛生肌治痱子磨破成疮:赤石脂、黄柏、白面、蜡面茶、龙脑等 5 味,常规剂量,为散。⑦卷 70,补益赤石脂丸治妇人劳损羸劣,四肢疼痛:赤石脂、白薇、川芎、琥珀、鹿茸、熟地、人参、五味子、藁本、桂枝、炙甘草、牡丹、牛膝、附子、干姜、黄芪、芜荑、丹参、茯苓、肉苁蓉、细辛、当归、羌活、杜仲等 23 味,常规剂量,捣末蜜丸,分服。⑧卷 73,赤石脂散治妇人胞宫虚寒,漏下不止,腹内冷疼:赤石脂、艾叶、干姜、慎火草、鹿茸、龙骨、阿胶等 7 味,常规剂量,捣散,水煎服。⑨卷 74,赤石脂散治妊娠腹痛,下痢赤白:赤石脂、干姜、阿胶、白术、艾叶、龙骨、陈橘皮、诃梨勒、甘草等 9 味,常规剂量,捣散,水煎服。

《圣济总录》 ①卷 43,赤石脂丸治心中寒心背彻痛:赤石脂、干姜、乌头、人参、细辛、桂枝、蜀椒等 7 味,捣末蜜丸,分服。②卷 57,赤石脂丸治心腹积冷疼痛,胁下有冷气如锥刀刺或如虫食:赤石脂、干姜、附子、乌头、人参、桂枝、细辛、真珠等 8 味,捣末蜜丸,分服。③卷 75,赤石脂丸治远年冷痢食物不化:赤石脂、艾叶、干姜、蜀椒、乌梅肉等 5 味,捣末蜜丸,分服。④卷 76,赤石脂丸治赤白痢:赤石脂、桑根白皮、桔梗、诃黎勒皮、天雄、龙骨、白芷、黄连、地榆、当归、桂枝、厚朴、木香、黄芩、干姜、肉豆蔻等 16 味,捣末面糊为丸,分服。⑤卷 76,赤石脂丸治脐腹疼痛下痢脓血,里急后重:赤石脂、龙骨、白矾灰、胡粉、蜜陀僧、阿胶、乌贼鱼骨等 7 味,捣末粟米饭为丸,分服。⑥卷 76,赤石脂汤治脓血痢:赤石脂、白芷、天雄、龙骨、当归、肉豆蔻、黄连、厚朴、地榆、白术、桂枝、诃梨勒、木香、吴茱萸、黄芩等 15 味,水煎,分服。⑦卷 142,赤石脂丸治血痔下血至多:赤石脂、白矾、龙骨、杏仁等 4 味,捣末蜜丸,分服。⑧卷 164,赤石脂丸治产后久泻不止:赤石脂、人参、干姜、龙骨等 4 味,为末面糊为丸。⑨卷 178,赤石脂丸治小儿赤白痢,腹肚疗痛,羸瘦:赤石脂、白矾、诃黎勒皮、白术、黄芪、厚朴、石榴皮、木瓜、肉豆蔻、干姜等 10 味,捣末蜜丸,分服。⑩卷 179,赤石脂丸治小儿胃虚虫动:赤石脂、肉豆蔻、橡实、莨菪子、蟾酥等 5 味,捣末面糊为丸,分服。

《圣济总录》 ①卷 44,白石脂丸治脾脏虚冷泄痢:白石脂、肉豆蔻等 2 味,捣末面糊为丸,分服。②卷 152,白石脂丸治经血五色杂下:白石脂、川芎、大蓟、伏龙肝、熟地、阿胶等 6 味,捣末蜜丸,分服。③卷 179,白石脂丸治小儿洞泄:白石脂、厚朴、当归、干姜、赤石脂、诃黎勒、陈皮等 7 味,捣末蜜丸,分服。

《太平惠民和剂局方》 ①赤石脂散治肠胃虚弱,泄泻注下或下痢赤白,腹中雷鸣,肠滑腹痛:赤石脂、甘草、缩砂仁、肉豆蔻等 4 味,捣散,煎服。②赤石脂散治小儿痢后脱肛:伏龙肝、赤石脂等 2 味,研散,煎服。

《魏氏家藏方》 ①卷 6,赤石脂丸治心神恍惚不得眠睡,瘦弱怠情倦乏,嗜卧无力,四肢酸痛:赤石脂、当归、茯苓、熟地黄、鹿角胶、吴茱萸、木瓜等 7 味,捣末木瓜膏子为丸,分服。②卷 7,赤石脂散治泄痢:赤石脂、肉豆蔻、缩砂仁等 3 味,捣散,煎服。

《本草衍义》 赤石脂今四方皆有,以舌试之,粘着者为佳。有人病大肠寒滑,小便精出,诸热药服及一斗二升,未甚效。后有人教服赤石脂、干姜各一两,胡椒半两,同为末,醋糊丸如梧桐子大,空心及饭前米饮下五、七十丸,终四剂,遂愈。

《类证活人书》 卷 18,赤石脂丸治伤寒热痢:黄连、当归、赤石脂、干姜等 4 味,捣末蜜丸,分服。

《普济方》 卷 143,引《肘后备急方》赤石脂汤治伤寒下痢脓血,腹痛不止:赤石脂、干姜、附子、当归、芍药等 5 味,水煎,分服。

《女科指掌》 卷 1,赤石脂丸治女子腹中十二疾:赤石脂、半夏、蜀椒、干姜、吴茱萸、当归、桂枝、丹参、白蔹、防风、蘡芦等 11 味,捣末蜜丸,分服。

《医方大成》 卷 8,赤石脂散治汤火所伤,赤烂热痛:赤石脂、寒水石、大黄等 3 味,捣散,煎服。

《本草纲目》 ①治大肠寒滑小便精出:赤石脂、干姜、胡椒等 3 味,捣末糊丸如梧子大,每次米汤送服 50 丸。②治赤白痢:每次清水送服赤石脂末 1 钱。③治腹痛冷痢下白冻如鱼脑:煅赤石脂、炮干姜等 2 味,常规剂量,捣末蜜丸如梧桐子大,每次温水送服 10 丸。④治痢后脱肛:赤石脂、伏龙肝 2 味,常规剂量,捣末敷搽肛处。⑤治反胃:赤石脂适量,捣末蜜丸如梧子大,每次姜汤送服 20 丸。⑥治胸中痰饮反吐不停:赤石脂一斤捣末,每次酒服一茶匙。⑦治心痛彻背:赤石脂、干姜、蜀椒、附子、乌头等 5 味,常规剂量,捣末蜜丸如梧桐子大,每次温水送服 3 丸。⑧治月经过多:赤石脂、补骨脂等 2 味,常规剂量,捣散,每次米汤送服 2 钱。⑨治小便失禁:煅赤石脂、煅牡蛎、盐等 3 味,常规剂量,捣末糊丸如梧桐子大,每次盐汤送服 15 丸。

2. 白石脂

《刘涓子鬼遗方》 卷3,白石脂汤治发背已溃而下不住:白石脂、龙骨、当归、桔梗、女萎、白头翁、黄连、干姜等8味,水煎去滓,温服。

《备急千金要方》 ①卷4,白石脂丸治妇人36疾,胞中痛,漏下赤白:白石脂、乌贼骨、禹余粮、牡蛎、赤石脂、干地黄、干姜、龙骨、桂枝、石韦、白蔹、细辛、芍药、黄连、附子、当归、黄芩、蜀椒、钟乳、白芷、川芎、甘草等22味,捣末蜜丸,温酒送服。②卷5,白石脂散治小儿脐疮赤肿汁出不止:白石脂捣末粉脐疮。

《太平圣惠方》 卷68,白石脂散治金疮久不成痂:白石脂、乌贼鱼骨、槟榔等3味,捣散掺疮。

《圣济总录》 ①卷44,白石脂丸治脾脏虚冷泄痢:白石脂、肉豆蔻等2味,捣末面糊为丸,米饮送服。②卷58,铅丹散配伍白石脂治消渴羸瘦小便不禁:铅丹、栝蒌根、黄连、白石脂等4味,常规剂量,捣散,每次浆水调服2钱。③卷136,白石脂散治紫癜疔疮,不疼硬肿,腋下有根如鸡卵:白石脂、赤石脂、雄黄、乳香等4味,捣末外贴。④卷152,白石脂丸治妇人经血五色杂下或独赤独白:白石脂、川芎、大蓟、伏龙肝、熟地黄、阿胶等6味,捣末蜜丸,米饮送服。⑤卷177,白石脂汤治小儿客忤吐利:白石脂、蜀漆、附子、牡蛎等4味,水煎去滓,温服。⑥卷178,白石脂散治小儿肠澼脓血:白石脂、乱发、炙甘草等3味,捣散,米饮调服。⑦卷179,白石脂丸治小儿洞泄:白石脂、厚朴、当归、干姜、赤石脂、诃黎勒皮、陈橘皮等7味,捣末饭丸,饮送服。

《小儿卫生总微论方》 卷10,白石脂散治水泻形羸不胜大汤药:白石脂半两捣末和白粥服。

《魏氏家藏方》 卷4,白石脂散治泄泻或便血或下痢:白石脂用炭煅通红捣末米饮调服。

【按语】

赤石脂是硅酸盐类矿物多水高岭土的一种红色块状体,中药药名。赤石脂含水化硅酸铝及氧化铁等物质。白石脂是为硅酸盐类矿物,中药药名。白石脂含水化硅酸铝及锶、钡、锰、钛、锌、铅、铜、锂等元素。中药药理:①内服能吸着消化道内有毒物质及食物异常发酵的产物等;②胃肠粘膜局部保护作用;③止血作用;④抑制血小板血栓形成作用。注释:①下血赤白,即妇女带下赤白。②痈痔,即痛疽痔疮。③头疡,即头部疮疡。④疥瘙,即疥疮瘙痒。《本草经集注》云:五石脂疗体亦相似,今俗用赤石、白石二脂尔。赤石脂多赤而色好,唯可断下,不入五石散用。余三色脂有而无正用,黑石脂乃可画用尔。后世赤石脂主治心痛彻背、心神恍惚、汤火所伤等,较《神农本草经》大为扩展。

016 菖 蒲

【原文】

菖蒲味辛温。主风寒湿痹,咳逆上气,开心孔,补五脏,通九窍,明耳目,出音声。久服轻身,不忘不迷惑延年。一名昌阳。

【重辑】

菖蒲味辛性温。主治:①风寒湿痹;②咳逆;③上气;④失音。功效:①开心孔;②补五脏;③通九窍;④明耳目;⑤久服不忘不迷惑延年。

【理论】

《名医别录》 菖蒲治耳聋,痈疮,温肠胃,止小便利,四肢湿痹不得屈伸,小儿温疟,身积不解,可作浴汤。久服聪耳明目,益心智,高志不老。

《本草经集注》 菖蒲今乃处处有,湿地大根者名昌阳,只主风湿,不堪服食。此药甚去虫并蚤虱。

《药性论》 菖蒲治风湿帮痹,耳鸣,头风,泪下,鬼气;杀诸虫治恶疮疥瘙。

《日华子本草》 除风下气治心腹痛,霍乱转筋,客风疮疥,涩小便,杀腹脏虫及蚤虱。

【临床】

《肘后备急方》 卷6,菖蒲丸别名磁石丸(方名出《圣济总录》卷114)治耳聋:磁石、菖蒲、通草、熏陆香、杏仁、蓖麻、松脂等7味,常规剂量,捣末蜜丸,分服。

《备急千金要方》 卷5,菖蒲丸治小儿暴冷嗽及积风冷嗽兼气逆鸣:菖蒲、乌头、杏仁、矾石、细辛、皂荚、款冬花、干姜、桂心、紫菀、蜀椒、吴茱萸等12味,常规剂量,捣末蜜丸,分服。

《外台秘要》 卷30,菖蒲酒(名见《圣济总录》卷137)治癣:菖蒲五升,水煮酿酒,饮醉。

《太平圣惠方》 ①卷20,菖蒲丸别名石菖蒲丸,治风惊恍惚,寝寐不安:石菖蒲、远志、茯苓、人参、防风、羚羊角屑、铁粉、朱砂、金箔等9味,常规剂量,捣末蜜丸,分服。②卷35,菖蒲丸治咽喉肿痛,语声不出:菖蒲、孔公孽、木通、皂荚等4味,常规剂量,捣末蜜丸,分服。③卷59,菖蒲丸治水谷痢及冷气腹肚虚鸣:菖蒲、干姜等2味,常规剂量,捣末为丸,分服。④卷73,菖蒲散治妇人阴户肿痛:菖蒲、当归、秦艽、吴茱萸等4味,常规剂量,捣散,煎服。⑤卷89,菖蒲丸治小儿舌本无力发转不得:菖蒲、人参、黄连、丹参、麦门冬、天门冬、赤石脂等7味,常规剂量,捣末蜜丸,分服。⑥卷4,菖蒲丸补心益智,除虚烦,治健忘:菖蒲、杜仲、熟地、茯苓、人参、丹参、防风、柏子仁、百部、远志、五味子、薯蓣、麦门冬、桂心等14味,常规剂量,捣末蜜丸,分服。

《圣济总录》 ①卷114,菖蒲丸治耳鸣并水入耳:菖蒲、独活、矾石、木通、细辛、桂枝、附子、当归、炙甘草等9味捣末为丸分服。②卷114,四菖蒲丸治耳聋重听及聋塞不闻声:菖蒲、羊肾、葱子、皂荚、川椒等5味,捣末蜜丸,分服。

《御药院方》 卷6,菖蒲丸治快气入小肠:菖蒲、枳壳、甘草、全蝎、木香、山茱萸、木贼、黑牵牛、茴香等9味,常规剂量,捣末面糊为丸分服。

《阎氏小儿方论》 菖蒲丸治不能言:石菖蒲、丹参、人参、赤石脂、天门冬、麦门冬等6味,捣末蜜丸分服。

《医级》 卷9,菖蒲丸治妇人血滞血积,心腹绞痛,腹胁块硬或心下坚筑,癥瘕积聚:石菖蒲、丹参、五灵脂、没药、当归、芍药、延胡、香附、红花、牛膝、桃仁等11味,常规剂量,捣末为丸,分服。

《小儿卫生总微论》 卷15,菖蒲散治风寒卒哑:菖蒲、桂心、远志等3味,常规剂量,捣散,水煎服。

《霍乱论》 卷4,昌阳泻心汤治霍乱后胸前痞塞,汤水碍下,或渴或呃:石菖蒲、黄芩、制半夏、黄连、苏叶、厚朴、鲜竹茹、枇杷叶、芦根等9味,常规剂量,急火水煎,徐徐温服。

【按语】

菖蒲又名石菖蒲,是天南星科植物石菖蒲的根茎,中药药名。石菖蒲含细辛脑、榄香脂素、细辛醛、百里香酚等。中药药理:①抗惊厥;②安神镇静;③增进学习记忆;④降温;⑤解痉。后世菖蒲主治耳聋、癣、寝寐不安、咽喉肿痛、水谷痢、阴户肿痛、舌本无力、健忘、耳鸣、妇人血滞血积、胸前痞塞等,较《神农本草经》大为扩展。

017 菊　花

【原文】

菊花味苦平。主诸风头眩,肿痛,目欲脱,泪出,皮肤死肌,恶风湿痹。久服利血气,轻身,耐老延年。一名节华。

【重辑】

菊花味苦性平。主治:①风头眩;②肿痛;③目欲脱;④泪出;⑤皮肤死肌;⑥恶风湿痹。功效:利血气。

【理论】

《名医别录》　菊花治腰痛去来陶陶,除胸中烦热,安肠胃,利五脉,调四肢。

《本草经集注》　菊有两种:一种茎紫,气香而味甘,叶可作羹食者,为真。一种青茎而大,作蒿艾气,味苦不堪食者名苦薏,非真。今近道处处有,取种之便得。又有白菊,唯花白,亦主风眩,能令头不白。《仙经》以菊为妙用,但难多得,宜常服之尔。

《药性论》　甘菊花能治热头风旋倒地,脑骨疼痛,身上诸风令消散。

《日华子本草》　菊花治四肢游风,利血脉,心烦,胸膈壅闷,并痛毒,头痛,作枕明目,叶亦明目,生熟并可食。菊花上水,益色壮阳,治一切风。

【临床】

《备急千金要方》　①卷8,菊花酒治风虚寒冷腰背痛,食少羸瘦无色,嘘吸少气:菊花、杜仲、附子、黄芪、干姜、桂心、当归、石斛、紫石英、苁蓉、萆薢、独活、钟乳、茯苓、防风等14味,常规剂量,捣散酒渍,分服。②卷13,菊花散治头面游风:菊花、细辛、附子、桂心、干姜、巴戟、人参、石楠、天雄、茯苓、秦艽、防己、防风、白术、山茱萸、薯蓣、蜀椒等17味,常规剂量,捣散,酒服方寸匕。③卷14,引徐嗣伯菊花酒治风眩:菊花为末米馈蒸作酒服。

《外台秘要》　卷32,引《集验方》菊花汤治头风白屑:菊花、独活、茵芋、防风、细辛、蜀椒、皂荚、桂心、杜蘅、莽草等10味,常规剂量,水煎沐头。

《太平圣惠方》　①卷15,菊花散治时气头痛至甚及百骨节疼痛:菊花、麻黄、葛根、黄芩、羚羊角屑、玄参、栀子仁、赤芍药、炙甘草等9味,常规剂量,捣散,每次3钱水煎去滓温服。②卷32,菊花散治眼目风毒攻眉骨及目睛,疼痛欲破,碜涩泪出,目不能开:菊花、羌活、蔓荆子、半夏、川芎、枳壳、石膏、赤芍、炙甘草等9味,常规剂量,捣散,每次4钱水煎去滓分服。③卷33,菊花散治坠睛,风毒牵瞳仁向下,眼带紧急,视物不明:菊花、旋覆花、生地黄、羚羊角屑、海桐皮、秦艽、白附子、防风、蔓荆子、决明子、川芎等11味,常规剂量,捣散,每次3钱水煎去滓分服。④卷32,菊花散治肝心壅热眼涩痛:菊花、防风、决明子、栀子仁、黄芩、车前子、升麻、玄参、地骨皮、柴胡、麦门冬、生地黄、羚羊角屑、炙甘草等14味,常规剂量,捣散,每次3钱水煎去滓分服。⑤卷89,菊花散退翳治小儿青盲及雀目:菊花、牯牛胆、寒水石、雌鸡肝等4味,常规剂量,捣散,每次猪肝血调服半钱。⑥卷95,菊花酒治八风十二痹:菊花、五加皮、甘草、生地黄、秦艽、枸杞根、白术等7味,常规剂量,捣末水煎槽床压取汁,糯米炊熟,细曲捣碎拌匀入瓮密封,取饮任性。

《圣济总录》　①卷16,菊花丸治风邪注头轻则心闷,重则倒仆:菊花、羌活、枳壳、川芎、防风、桂枝、细辛、槟榔等8味,常规剂量,捣末面丸,温酒送服。②卷17,菊花丸治风头旋目晕欲倒,胸中痰逆:菊花、枸杞子、天麻、独活、蔓荆实、木香、川芎、防风、羌活、天竺黄、赤茯苓、藁本等12味,常规剂量,捣末蜜丸,荆芥汤送服。③卷105,菊花丸治风毒冲眼,久赤不愈:菊花、黄芩、玄参、决明子、升麻、蕤仁、车前子、防风、黄连、葳蕤、大黄等11味,常规剂量,捣末蜜丸,温水送服。④卷107,菊花丸治一切风眼及风攻头系:菊花、人参、茯苓、山芋等4味,常规剂量,捣末蜜丸,熟水送服。⑤卷108,菊花丸一切眼疾:菊花、乌头、黑豆膏等3味,常规剂量,捣末蜜丸,温酒送服。⑥卷109,菊花汤息肉淫肤,初发睑眦,渐渐胀起,攀系白睛:菊花、茯神、防风、玄参、升麻、石膏、川芎、葛根、大黄等9味,常规剂量,捣散水煎,温服。⑦卷112,菊花丸治眼昏暗渐成内障:菊花、黄连、槐子、车前子、茺蔚子、青葙子、地肤子、决明子、蒺藜子、苦参、防风、黄芩、蕤仁等13味,常规剂量,捣末蜜丸,米饮送服。

《太平惠民和剂局方》　①卷7,菊花散治肝气风毒眼目赤肿,昏暗羞明,隐涩难开,攀睛瘀肉,或痒或痛,渐生翳膜及治暴赤肿痛:白蒺藜、羌活、木贼、蝉蜕、菊花等5味,常规剂量,捣散,清茶调服。②卷7,菊睛丸治肝肾不足,眼目昏暗,瞻视不明,茫茫漠漠,常见黑花,多有冷泪。久服补不足,强目力:枸杞、巴戟、菊花、苁蓉等 4 味,常规剂量,捣末蜜丸,温酒送服。

《重订严氏济生方》 菊花散治风热上攻,头痛不止,口干烦热:石膏、菊花、防风、旋覆花、枳壳、蔓荆子、炙甘草、羌活 8 味,常规剂量,捣散,水煎服。

《原机启微》 卷下,菊花决明散治风热上攻,目中白睛微变青色,黑睛稍带白色,黑白之间,赤环如带,视物不明,甚无光泽,眵多羞涩:草决明、石决明、木贼草、防风、羌活、蔓荆子、菊花、川芎、石膏、黄芩、炙甘草等 11 味,常规剂量,捣散,每次 3 钱水煎去滓温服。

《仁斋直指》 卷 20,菊花散清热疏风去翳明目,治肝受风毒,眼目昏蒙,渐生翳膜:蝉壳、木贼、白蒺藜、羌活、菊花、荆芥穗、炙甘草等 7 味,常规剂量,捣散,水煎服。

《葆光道人眼科龙木集》 菊花散治老人冷泪不止:菊花、川芎、细辛、白芷、白术等 5 味,常规剂量,捣散,熟水调服。

《仁术便览》 卷 1,菊花洗心散治眼目疾病:菊花、当归、川芎、芍药、熟地、荆芥穗、生地、黄芩、栀子、羌活、防己、龙胆草、木贼草、甘草等 14 味,常规剂量,捣散,水煎服。《仁术便览》:清热兼疏散风邪者,洗心散治风壅痰滞,洗肝散疏风清热化痰;治肝热眼目赤肿,羊肝丸治一切目疾障盲,羊肝傲治大人小儿癖疾伤眼,加味明目流气饮治肝经不足内受风热,四物龙胆汤治目赤暴发偏燥湿,散热饮子治眼暴赤暴肿偏疏风止痛。兼解毒者菊花洗心散。

《慈幼新书》 卷 6,菊花饮治痘疮:菊花、生地、当归、柴胡、花粉、黄连、天冬、麦冬、甘草等 9 味,常规剂量,水煎服。

《银海精微》 卷上,菊花散治热泪:菊花、川芎、木贼、香附子、夏枯草、羌活、草乌、防风、甘草、荆芥、白芷等 11 味,常规剂量,捣末,茶调送服。

《仙拈集》 卷 4,菊花酒治疔毒恶疮:白菊花捣烂绞汁,热酒温服或滓敷患处。

《医宗金鉴》 卷 68,菊花清燥汤治石榴疽嫩肿:菊花、当归、生地、白芍、川芎、知母、贝母、地骨皮、麦冬、柴胡、黄芩、升麻、犀角、甘草等 14 味,常规剂量,水煎温服。

《温病条辨》 桑菊饮治太阴风温,但咳,身不甚热,微渴者:菊花、桑叶、杏仁、连翘、薄荷、苦桔梗、甘草、苇根等 8 味,常规剂量,水煎服。《温病条辨》:今世金用杏苏散通治四时咳嗽,不知杏苏散辛温,只宜风寒,不宜风温,且有不分表里之弊。此方独取桑叶、菊花者,桑得箕星之精,箕好风,风气通于肝,故桑叶善平肝风;春乃肝令而主风,木旺金衰之候,故抑其有余,桑叶芳香有细毛,横纹最多,故亦走肺络而宣肺气。菊花晚成,芳香味甘,能补金水二脏,故用之以补其不足。风温咳嗽,虽系小病,常见误用辛温重剂销铄肺液,致久嗽成劳者不一而足。圣人不忽于细,必谨于微,医者于此等处,尤当加意也。

【按语】

菊花是菊科植物菊的头状花序,中药药名。菊花含龙脑、樟脑、菊油环酮以及菊苷、氨基酸等,又含黄酮类如木犀草素、大波斯菊苷、刺槐苷等。中药药理:①抗病原微生物;②增加冠脉流量。注释:①风头眩,古代中医病名,即眩晕;②目欲脱,古代中医病名,即眼目胀满欲脱出。后世菊花主治痘疮、疔毒恶疮、石榴疽、腰背痛、心闷等,较《神农本草经》大为扩展。

人 参

【原文】

人参味甘微寒。主补五脏，安精神，定魂魄，止惊悸，除邪气，明目，开心益智。久服轻身延年。一名人衔，一名鬼盖。

【重辑】

人参味甘性微寒。主治：①惊悸；②邪气。功效：①补五脏；②安精神；③定魂魄；④开心益智；⑤明目。

【理论】

《名医别录》 人参治肠胃中冷，心腹鼓痛，胸胁逆满，霍乱吐逆，调中止消渴通血脉破坚积，令人不忘。一名神草，一名人微，一名土精，一名血参，如人形者有神，生上党辽东。

《本草经集注》 上党郡在冀州西南。今魏国所献即是，形长而黄，状如防风，多润实而甘。高丽即是辽东。形大而虚软，不及百济。百济今臣属高丽，高丽所献，兼有两种，只应择取之尔。高丽人作人参赞曰：三桠五叶，背阳向阴。欲来求我，椴树相寻。

《新修本草》 今注人参，见用多高丽、百济者。潞州太行山所出，谓之紫团参，亦用焉。陶云俗用不入服，非也。

《药性论》 人参治五脏气不足，五劳七伤虚损瘦弱，吐逆不下食，止霍乱烦闷，呕哕，补五脏六腑，保中守神。

《本草衍义》 人参，今之用者，尽是高丽所出。率虚软味薄，不若潞州上党者味浓体实，用之有据。土人得一窠，则置于版上。以色茸缠系，根颇纤长，不与权场者相类。根下垂有及一尺余者，或十歧者。其价与银等，稍为难得。

【临床】

《伤寒论》 白虎加人参汤治服桂枝汤大汗出后，大烦，渴不解，脉洪大；伤寒病，若吐若下后，七八日不解，热结在里，表里俱热，时时恶风，大渴，舌上干燥而烦，欲饮水数升；伤寒无大热，口燥渴，心烦，背微恶寒；伤寒脉浮，发热无汗，其表不解者，不可与白虎汤；渴欲饮水，无表证者，白虎加人参汤主之；阳明病若渴欲饮水，口干舌燥；太阳中热，汗出恶寒，身热而渴者暍是也：石膏、知母、甘草、粳米、人参等5味，常规剂量，水煮服。《删补名医方论》：赵良曰汗出恶寒，身热而不渴，中风也。汗出恶寒，身热而渴者，中暍也。其证相似，独以渴不渴为辨。然伤寒、中风，皆有背微恶寒与时时恶风而渴者，亦以白虎人参汤治之。盖为火烁肺金，肺主气者也。肺伤则卫气虚，卫虚则表不足，由是汗出身热恶寒。《内经》曰心移热于肺，传为膈消。膈消则渴，皆相火伤肺所致，可知其要在救肺也。石膏能治三焦火热，功多于清肺，退肺中之火，故用为君。知母亦就肺中泻心火，滋水之源，人参生津益所伤之气而为臣。粳米、甘草补土以资金为佐也。

《备急千金要方》 ①卷14，人参丸治产后大虚，心悸志意不安，恍惚恐畏夜不得眠，虚烦少气：人参、甘草、茯苓、麦门冬、菖蒲、泽泻、薯蓣、干姜、桂枝等10味，常规剂量，捣末蜜丸，分服。②卷14，人参散治胃虚寒，身枯绝，诸骨节皆痛：人参、甘草、细辛、麦冬、桂心、当归、干姜、远志、吴茱萸、川椒等10味，常规剂量，捣筛，酒服方寸匕。

《外台秘要》 卷16，引《深师方》人参丸治虚劳失精：人参、桂心、牡蛎、山药、黄柏、细辛、附子、苦参、泽泻、麦门冬、干姜、干地黄、菟丝子等13味，常规剂量，捣末蜜丸，分服。

《太平惠民和剂局方》 ①人参丸治小儿乳哺饮冷过度，腹胁胀满，多吐痰涎：人参、丁香、陈皮、干姜、白术、半夏等6味，常规剂量，捣末蜜丸分服。②人参散治昏困多睡，乳食减少及伤寒时气，胃气不顺，躁渴不解：葛根、人参、茯苓、木香、炙甘草、藿香叶等6味为末，水煎温服。③人参润肺丸治肺气不足咳嗽喘急，痰涎不利，胸膈烦闷，头目昏眩或久嗽不已渐成虚劳，胸满短气，行动喘乏，饮食减少；或远年日近诸般咳嗽：人参、款冬花、细辛、杏仁、甘草、知母、肉桂、桔梗等8味，常规剂量，捣末蜜丸分服。④人参清肺汤治咳嗽喘急，胸膈噎闷，腹胁胀满，咽嗌隐痛及疗肺痿劳嗽，唾血腥臭，肌肉消瘦，倦怠减食：地骨皮、人参、阿胶、杏仁、桑白皮、知母、乌梅、炙甘草、罂粟壳等9味，常规剂量，捣散水煎去滓温服。

《女科万金方》 人参清肺汤治妊娠痰火扰肺咳嗽：白芍、知母、赤芍、桔梗、白术、人参、当归、柴胡、川芎、黄芪、连翘、薄荷、滑石、地骨皮、山栀仁等15味，常规剂量，水煎服。

《景岳全书》 卷53,人参丸治惊悸失眠,多梦遗精:人参、茯苓、茯神、枣仁、远志、益智、牡蛎、朱砂等8味,常规剂量,捣末,枣肉为丸。

《普济本事方》 ①人参丸补精止汗,平补五脏虚羸,治六腑怯弱,充肌肤进饮食:人参、山芋、白术、茯苓、石斛、黄芪、五味子等7味,常规剂量,捣末蜜丸,分服。②人参散治邪热客于经络,肌热痰嗽,五心烦躁,头目昏痛,夜多盗汗,妇人血热虚劳骨蒸并皆治:人参、白术、茯苓、柴胡、半夏曲、当归、赤芍药、葛根、炙甘草、黄芩等10味,常规剂量,捣散,水煎服。

《小儿药证直诀》 人参散治肾疳:肉豆蔻、胡黄连、人参、杏仁、炙甘草等5味,常规剂量,捣散分服。

《妇人大全良方》 ①人参散治妊娠热气乘于心脾,津液枯少,烦躁壅热,口舌干渴:人参、麦门冬、赤茯苓、地骨皮、葛根、黄芩、犀角屑、甘草等8味,捣散,水煎温服。②人参散治妊娠霍乱吐泻,心烦腹痛:人参、厚朴、橘红、当归、干姜、炙甘草等6味,常规剂量,捣散水煎服。③人参散治产后虚羸,不思饮食,心腹胀满:黄芪、人参、草果仁、厚朴、附子、白术、当归、茯苓、木香、川芎、桂心、甘草、陈皮、良姜、诃梨勒皮等15味,捣散,水煎去滓温服。④人参散治产后风虚劳损羸瘦,四肢无力,不思饮食:人参、黄芪、熟地、羚羊角、桂枝、川芎、防风、当归、北五味子、茯苓、白术、甘草等12味,常规剂量,捣散,水煎温服。

《博济方》 人参散治伤寒:人参、茯苓、白术、陈橘皮等4味,常规剂量,捣散,水煎温服。

《儒门事亲》 人参散治身热头痛或积热黄瘦,或发热恶寒蓄热寒战,或膈痰呕吐烦热烦渴,或燥湿泻痢,或目疾口疮,或咽喉肿痛,或中风昏眩,或蒸热虚汗,或肺痿劳嗽,或一切邪热变化真阴损虚:石膏、寒水石、滑石、甘草、人参等5味,捣末,温水调服。《儒门事亲》:三消之论,刘河间之所作也。因麻征君寓汴梁,眼日访先生后裔,或举教医学人,即其人矣。征君亲诣其家,求先生平昔所著遗书。乃出《三消论》《气宜》《病机》三书未传于世者。文多不全,止取《三消论》,于卷首增写六位藏象二图,其余未遑润色,即付友人穆子昭。子昭乃河间门人,穆大黄之后也,时觅官于京师,方且告困,征君欲因是而惠。由是余从子昭授得一本。后置兵火,遂失其传。偶于乡人霍司承君祥处,复见其文。然传写甚误,但根据仿而录之,以待后之学人,详为刊正云。时甲辰年冬至日,锦溪野老,书续方柏亭东,久亭寺僧,悟大师传经验方。治饮水百杯,尚犹未足,小便如油,或如杏色。服此药三、五日,小便大出,毒归于下,十日永除根本。此方令子和辨过,云是重剂可用,悟公师亲验过矣。水银、锡、牡蛎、密陀僧、知母、紫花苦参、栝楼根末、猪肚等七味,为末和丸,如猪肚丸法用之。

《赤水玄珠》 卷28,人参清神汤治痘痂不满,昏迷沉睡者:人参、黄芪、甘草、当归、白术、麦冬、陈皮、酸枣仁、黄连、茯苓等10味,常规剂量,水煎服。

《寿世保元》 卷4,人参清肌散治气虚无汗潮热:人参、白术、茯苓、当归、赤芍、柴胡、半夏、葛粉、甘草等9味,常规剂量,捣散,水煎服。《医方论》:四君以补气,归芍以养血,营卫调则虚烦自退。加柴葛者,因潮热无汗,欲使阳明之邪从肌表出也。

【按语】

人参是五加科植物人参的根,中药药名。人参含人参皂苷与少量挥发油,挥发油主要成分为人参烯。人参地上部分含黄酮类化合物人参黄苷、三叶苷、山奈醇、人参皂苷、β-谷甾醇及糖类。中药药理:①强心;②抗过敏性休克;③抗应激损伤;④改善贫血;⑤降糖;⑥促进性腺功能。注释:惊悸,中医病名,即惊恐,心悸。后世人参主治产后大虚、昏困多睡、咳嗽、失眠、肾疳、妊娠霍乱、伤寒、头痛,较《神农本草经》大为扩展。

019 天门冬

【原文】

天门冬味苦平。主诸暴风湿偏痹,强骨髓,杀三虫,去伏尸。久服轻身,益气延年。一名颠勒。

【重辑】

天门冬味苦性平。主治:①诸暴风湿偏痹;②三虫;③伏尸。功效:强骨髓。

【理论】

《名医别录》 天门冬保定肺气,去寒热,养肌肤,益气力,利小便,冷而能补。

《本草经集注》 今处处有,以高地大根味甘者为好。

《博物志》 天门冬逆捋有逆刺。

《桐君药录》 又有百部,根亦相类,但苗异尔。

《新修本草》 此有二种,苗有刺而涩者,无刺而滑者,俱是门冬。虽作数名,终是一物。

《药性论》 天门冬主肺气咳逆,喘息促急,除热,通肾气。疗肺痈吐脓,治湿疥,止消渴,去热中风,除身中一切恶气不洁之疾。

《日华子本草》 镇心润五脏,益皮肤,悦颜色,补五劳七伤,治肺气并嗽,消痰,风痹,热毒游风,烦闷吐血。

《本草衍义》 天门冬、麦门冬之类虽曰去心,但以水渍漉使,周润,渗入肌,俟软,缓缓擘取,不可浸出脂液。其不知者,乃以汤浸一、二时,柔即柔矣,然气味都尽。用之不效,乃曰药不神,其可得乎?治肺热之功为多。其味苦,但专泄而不专收,寒多人禁服。

《饮膳正要》 服天门冬:《道书八帝经》谓欲不畏寒,取天门冬、茯苓为末服之。每日顿服,大寒时汗出,单衣。《抱朴子》云杜紫微服天门冬,御八十外家,有子一百四十人,日行三百里。《列仙子》云赤松子食天门冬,齿落更生,细发复出。《神仙传》谓甘始者太原人,服天门冬,在人间三百年。《修真秘旨》谓神仙服天门冬,一百日后怡泰和颜赢劣者强,三百日身轻,三年身走如飞。

【临床】

《肘后备急方》 卷3,天门冬煎(名见《圣济总录》卷49)治肺痿咳嗽吐涎沫,心中温温,咽燥而不渴:生天门冬、紫菀、酒、饴等4味,常规剂量,捣散蜜丸,分服。

《备急千金要方》 卷14,天门冬酒通治五脏六腑大风洞泄虚弱五劳七伤,癥结滞气冷热诸风,癫痫恶疾耳聋头风,四肢拘挛,猥退历节,万病久服身轻延年,齿落更生,发白变黑:天门冬、百部等2味,适量捣汁取二斗,曲二升,糯米二斗,准家酿法造酒,酒熟取服一盏。

《千金翼方》 卷5,天门冬丸治乳痈初起或乳结核:天冬门、通草、黄芪、防风、干地黄、桑寄生、人参、羌活、大黄、白芷、升麻、泽兰、茯神、天雄、黄芩、枳实、五味子等17味,常规剂量,捣末蜜丸,温酒送服。

《外台秘要》 ①卷9,引《古今录验》天门冬煎治咳嗽:天门冬、杏仁、蜀椒、桂心、厚朴、杜仲、苦参、附子、干姜、乌头、人参、蜈蚣等12味,常规剂量,捣筛蜜丸,分服。②卷19,引《古今录验》天门冬汤治风湿体疼,恶风微肿:天门冬、葛根、生姜、桂心、麻黄、芍药、杏仁、炙甘草等8味,常规剂量,水煎分服。

《太平圣惠方》 ①卷15,天门冬散治时气热壅气喘咳嗽:天门冬、紫菀、赤茯苓、炙甘草、陈橘皮、桑根白皮、杏仁、人参、麻黄等9味,常规剂量,捣散水煎去滓,温服。②卷26,天门冬散治精极,五脏六腑俱伤,虚热,遍身及骨髓烦疼:天门冬、羚羊角屑、人参、黄芪、枸杞子、酸枣仁、川芎、车前子、当归、桂心、泽泻、炙甘草等12味,常规剂量,捣散水煎,温服。③卷26,天门冬丸治肺劳痰嗽气促,下焦虚损,上焦烦热,四肢赢瘦:天门冬、牛膝、麦门冬、人参、紫菀、黄芪、杏仁、茯苓、鳖甲、山药、五味子、石斛、枸杞、熟地、沉香、诃黎勒皮、肉苁蓉等17味,常规剂量,捣末蜜丸,分服。④卷31,天门冬散治骨蒸烦热,喘息气促,渐加赢瘦:天门冬、前胡、赤茯苓、炙甘草、升麻、百合、黄芩、白前、柴胡、杏仁、桑根白皮、桔梗等12味,常规剂量,捣散,水煎去滓,温服。⑤卷95,天门冬煎治三虫,暴中,偏风,湿痹:生天门冬十斤,酒五斗和绞取汁纳铜器中,入白蜜一升重汤煮之如饴,温酒调服,得地黄相和更佳。

《圣济总录》 ①卷11,天门冬丸治皮肤瘾疹瘖癗,瘙之痒痛成疮:天门冬、枳壳、白术、人参、苦参、独活等6

味,常规剂量,捣末蜜丸,温酒送服。②卷18,天门冬丸治大风癞病:天门冬五斗绞汁纳瓷器密盖蜡封,经年厚取开,其色赤如沙糖,加苦参粉及干地黄末为丸如梧桐子大,温水送服。③卷59,天门冬丸治消渴食已如饥:天门冬、鸡内金、桑螵蛸、土瓜根、肉苁蓉、熟地黄、栝楼根、知母、泽泻、鹿茸、五味子、赤石脂、牡蛎、苦参等14味,常规剂量,捣末蜜丸如梧桐子大,粟米饮送服。④卷84,天门冬酒治脚气疼痛:天门冬、湿荆、青竹、生地黄、五加皮、糯米、曲桂枝、炙甘草、白芷、当归、川芎、麻黄、干姜、五加皮、附子、牛膝、糯米等18味,常规剂量,常法酿酒分服。⑤卷91,天门冬散治形体毁沮,失精少气,洒洒然时惊:天门冬、石菖蒲、远志、熟地黄、山茱萸、桂枝、石韦、白术、茯苓等9味,常规剂量,捣散,温水调服。⑥卷185,附子天门冬散益气却老延年:天门冬、附子、石菖蒲、木香、桂枝、干姜等6味,常规剂量,捣散水煎,温服。

《普济本事方》 卷5,天门冬丸治吐血咯血:天门冬、炙甘草、杏仁、贝母、茯苓、阿胶等6味,常规剂量,捣末蜜丸,含化咽津。

《杨氏家藏方》 卷8,天门冬煎治肺脏风壅,咳嗽稠痰,咽膈气塞,头目不清:天门冬、麦门冬、款冬花、桔梗、紫菀、白前、生地黄汁、杏仁、白蜜等6味,常规剂量,捣末熬膏为丸,分服。

《鸡峰普济方》 ①卷25,天门冬丸治鼻塞:天门冬、防风、茯神、川芎、白芷、人参等6味,常规剂量,捣末蜜丸,熟水送服。②卷30,天门冬散治癫痫恶疾:天门冬不拘多少,捣末,温酒调服。

《济生方》 卷2,天门冬汤治思虑伤心吐衄不止:天门冬、麦门冬、远志、芍药、黄芪、藕节、阿胶、没药、当归、生地黄、人参、炙甘草等12味,常规剂量,捣散水煎去滓,温服。

《妇人良方大全》 卷5,天门冬丸(名见《普济方》卷319)治伏连传注,腹中坚硬,积气壅心胸作痹,痛引胁背,脘膈满闷:天门冬、鬼臼、雄黄、巴豆、莽草、皂角等6味,常规剂量,捣末蜜丸,温水送服。

《御药院方》 卷9,天门冬丸治咽喉肿痛,腮颊生疮:天门冬、玄参、牛蒡子、百药煎、紫苏叶、炙甘草、人参等7味,常规剂量,捣末蜜丸,噙化咽津。

《普济方》 卷160,引《指南方》天门冬散治肺经邪热咳嗽:天门冬、紫菀、知母、桑白皮、五味子、桔梗等6味,常规剂量,捣散水煎去滓,温服。

《赤水玄珠》 卷7,天门冬汤治妊娠气逆咳嗽:天门冬、贝母、人参、甘草、桑皮、桔梗、紫苏、赤茯苓、麻黄等9味,常规剂量,水煎服。

《医学正传》 卷7,天门冬饮治妊娠外感风寒,咳嗽不已,谓之子嗽:天门冬、紫菀茸、知母、桑白皮、五味子、桔梗等6味,常规剂量,水煎服。

【按语】

天门冬是百合科植物天门冬的块根,中药药名。天门冬含甾体皂苷,寡糖,氨基酸等。块根抑瘤有效部位分离得到4种多糖:天冬多糖A、B、C、D。中药药理:①镇咳祛痰;②抗菌;③杀灭蚊蝇幼虫;④抗肿瘤。注释:①三虫,即蛔虫病、姜片虫病、蛲虫病;②伏尸,古代中医病名,其病隐伏积年不除,未发之时身体平调,若发动则心腹刺痛,胀满喘急。后世天门冬主治五劳七伤、肺痨、吐血、咯血、肺脏风壅、子嗽,较《神农本草经》大为扩展。

甘 草

【原文】

甘草味甘平。主五脏六腑寒热邪气,坚筋骨,长肌肉,倍力,金疮,脭,解毒。久服轻身延年。

【重辑】

甘草味甘性平。主治:①五脏六腑寒热邪气;②金疮;③脭。功效:①解毒;②坚筋骨;③长肌肉;④倍力。

【理论】

《名医别录》 甘草温中下气治烦满,短气,伤脏,咳嗽。止渴,通经脉,利血气,解百药毒为九土之精,安和七十二种石,一千二百种草。

《本草经集注》 此草最为众药之主,经方少不用者,犹如香中有沉香也。国老,即帝师之称,虽非君,为君所宗,是以能安和草石而解诸毒也。

《药性论》 甘草,诸药众中为君,治七十二种乳石毒,解一千二百般草木毒,调和使诸药有功,故号国老之名矣。治腹中冷痛,惊痫,腹胀满,妇人血沥,腰痛,虚而多热,补益五脏,制诸药毒。

《日华子本草》 安魂定魄,补五劳七伤,一切虚损,惊悸,烦闷,健忘,通九窍,利百脉,益精养气,壮筋骨,解冷热,入药炙用。

【临床】

《伤寒论》 ①伤寒中风,医反下之,以致胃气虚弱,其人下利日数十行,完谷不化,腹中雷鸣,心下痞硬而满,干呕,心烦不得安,甘草泻心汤主之:炙甘草、黄芩、黄连、干姜、半夏、大枣等6味,常规剂量,水煎温服。②风湿相搏,骨节烦疼掣痛,不得屈伸,近之则痛剧,汗出短气,小便不利,恶风不欲去衣,或身微肿者,甘草附子汤主之:炙甘草、附子、白术、桂枝等4味,常规剂量,水煎温服。③伤寒脉结代,心动悸,炙甘草汤主之:炙甘草、生姜、桂枝、人参、生地黄、阿胶、麦门冬、麻子仁、大枣等9味,常规剂量,水酒煎服。④少阴病,二三日咽痛者,可与甘草汤:甘草二两水煮,日二服。⑤伤寒脉结代,心动悸,炙甘草汤主之:炙甘草、生姜、桂枝、人参、生地黄、阿胶、麦门冬、麻子仁、大枣等9味,常规剂量,水酒煎服。《删补名医方论·炙甘草汤》柯琴曰:仲景于脉弱阴弱者用芍药以益阴,阳虚者用桂枝以通阳,甚则加人参以生脉,未有用地黄、麦冬者。岂以伤寒之法义重扶阳乎?抑阴无骤补之法欤?此以心虚脉结代,用生地黄为君,麦冬为臣,峻补真阴,开后学滋阴之路也。地黄、麦冬,味虽甘而气则寒,非发陈、蓄莠之品,必得人参、桂枝以通阳脉,生姜、大枣以和卫营,阿胶补血,酸枣安神,甘草之缓,不使速下,清酒之猛,捷于上行,内外调和,悸可宁而脉可复矣。

《肘后备急方》 卷2,甘草汤(名见《备急千金要方》卷9)治阴毒身重背强,蛰蛰如被打,唇青面黑,四肢冷,脉沉细而紧数:甘草、升麻、当归、蜀椒、鳖甲等4味,常规剂量,水煎服。

《备急千金要方》 ①卷3,甘草汤治产乳余血不尽,逆抢心胸,手足逆冷,唇干,腹胀短气:甘草、芍药、桂心、阿胶、大黄等5味,常规剂量,水煎服。《千金方衍义》:四味温中药中,特进大黄一味,以破逆上之血。大黄虽苦寒,得桂心之辛散,功用自不寻常,一服入腹,面即有色,岂非宿有验乎?②卷3,甘草汤治产后腹中㽲绝,寒热恍惚,狂言见鬼:甘草、芍药、通草、羊肉等4味,常规剂量,水煎服。

《外台秘要》 ①卷14,引《深师方》甘草汤治贼风入腹心腹绞痛并转筋,寒中下重:炙甘草、防风、吴茱萸、干地黄、芍药、当归、细辛、干姜等8味,常规剂量,水煎服。②卷38,引《靳邵方》甘草汤治心痛腹胀兼冷热相搏:炙甘草、枳实、白术、栀子、桔梗等4味,常规剂量,水煎服。

《伤寒总病论》 卷3,甘草汤别名阴毒甘草汤治阴毒证身重背强,腹中绞痛,气不得息,唇青面黑,肢冷,脉沉细紧:甘草、鳖甲、升麻、当归、桂枝、蜀椒、黄雄等7味,常规剂量,水煎服

【按语】

甘草是豆科植物甘草的根及根状茎,中药药名。甘草含甘草甜素、甘草苷、甘草苷元、异甘草苷、异甘草元、新甘草苷、新异甘草苷等。中药药理:①解毒作用;②肾上腺皮质激素样作用;③抗过敏作用;④抗病毒作用;⑤抗肿瘤作用。注释:①金疮:即金属利器对人体所造成的疮伤;②脭:古代中医病名,即足肿病。后世甘草主治心动悸、阴毒、产乳余血不尽、贼风入腹、心痛腹胀、阴毒证等,较《神农本草经》大为扩展。

021

干 地 黄

【原文】

干地黄味甘寒。主折跌绝筋,伤中,逐血痹,填骨髓,长肌肉,作汤除寒热积聚,除痹,生者尤良。久服轻身不老,一名地髓。

【重辑】

干地黄味甘性寒。主治:①折跌绝筋;②伤中;③血痹;④寒热积聚。功效:①填骨髓;②除痹;③长肌肉。

【理论】

《名医别录》 干地黄治男子五劳、七伤,女子伤中、胞漏、下血,破恶血、溺血,利去胃中宿食,饱力断绝,补五脏内伤不足,通血脉,益气力,利耳目。

《本草经集注》 《仙经》亦服食,要用其华;又善生根,亦主耳暴聋、重听。干者粘湿,作丸散用,须烈日曝之,既燥则斤两大减,一斤才得十两散尔,用之宜加量也。

《本草拾遗》 干地黄蒸干即温补,生干则平宣之。

《药性论》 干地黄能补虚损,温中下气,通血脉。久服变白延年。治产后腹痛,主吐血不止。生地黄解诸热破血,通利月水闭绝。不利水道,捣敷心腹,能消瘀血。病患虚而多热,加而用之。萧炳云:干生二种皆黑须发良药。

《日华子本草》 干地黄助心胆气,安魂定魄,治惊悸劳劣,心肺损,吐血鼻衄,妇人崩中血晕,助筋骨,长志。日干者平,火干者温。

【临床】

《颅囟经》 卷上,地黄煎治小儿疳劳,肺气热,咳嗽,四肢渐瘦:生地黄汁、酥、生姜汁、蜜、鹿角胶等味,慢火煎如稀饧。

《备急千金要方》 ①卷4,干地黄当归丸别名干地黄丸治月水不调,四体虚弱不欲食,心腹坚痛,有青黄黑色水下,或如清水,不欲行动,举体沉重,惟思眠卧,欲食酸物,虚乏黄瘦:干地黄、当归、甘草、牛膝、芍药、干姜、泽兰、人参、牡丹、丹参、蜀椒、白芷、黄芩、桑耳、桂枝、䗪虫、川芎、桃仁、水蛭、虻虫、蒲黄等21味,常规剂量,捣末蜜丸,温酒送服。②卷5,地黄丸治胃气不调不嗜食:干地黄、大黄、茯苓、当归、柴胡、杏仁等6味,常规剂量,捣末蜜丸,分服。③卷21,地黄丸治消渴面黄,咽中干燥,短气:生地黄汁、生栝楼根汁、牛脂、羊脂、白蜜、黄连6等味,常规剂量,煎丸,米饮送服。④卷25,干地黄散(名见《圣济总录》卷145)治折骨断筋疼痛:干地黄、当归、羌活、苦参等4味,常规剂量,捣散,温酒送服。

《外台秘要》 ①卷3,引《广济方》地黄汤治天行喉疮咳嗽:生地黄、升麻、玄参、芍药、柴胡、麦门冬、贝母、竹叶、白蜜等9味,常规剂量,水煎去滓纳蜜,含咽其汁。②卷10,引《删繁方》干地黄煎治虚寒肺痿喘气:干地黄、桑根白皮、川芎、桂心、人参、大麻仁等6味,常规剂量,水煎分服。③卷17,引《集验方》地黄汤(名见《普济方》卷233)治虚劳不得眠:生地黄、香豉、人参、粟米、茯苓、知母、麦门冬、前胡、炙甘草等9味,常规剂量,水煎去滓,分服。

《太平圣惠方》 ①卷19,地黄丸治血痹风痹及诸痹走无定处:生干地黄、泽泻、山茱萸、萆薢、薯蓣、牛膝、白术、天雄、蛴螬、干漆、狗脊、车前子、茵芋等13味,捣末蜜丸,温酒送服。②卷26,地黄煎强骨髓治骨极:生地黄汁、防风、黄芪、鹿角胶、当归、丹参、桑寄生、狗脊、牛膝、羊髓等10味,常规剂量,水煎服。③卷36,干地黄散治耳鸣如蝉:熟地黄、防风、桑耳、枳壳、杏仁、黄连、木通、黄芪、槟榔、茯神、甘草等11味,常规剂量,捣散,水煎服。④卷67,干地黄散治坠伤疼痛:生干地黄、当归、附子、大黄、续断、桂枝、琥珀、枳壳、桃仁等9味,常规剂量,捣散,温酒调服。

《伤寒微旨论》 卷下,地黄汤治伤寒蓄血脐下满,或喜或妄或狂躁,大便色黑,小便自利:生地黄汁、生藕汁、虻虫、桃仁、蓝叶、水蛭、干漆、大黄等8味,常规剂量,捣散水煎,分服。

《圣济总录》 ①卷85,地黄汤治风湿腰痛:熟地黄、芍药、炙甘草、麻黄、桂枝、栝楼实、葛根、独活、防风等9味,常规剂量,捣末,水煎服。②卷121,地黄丸治牙齿动摇:生地黄、山芋、人参、枸杞根、茯苓等5味,常规剂量,捣末水酒煎丸,温服。③卷150,地黄丸治血风头项筋急疼痛,血脏经脉不调:生地黄、地骨皮、麦门冬、柴胡、枳壳、赤芍、黄连、羚羊角屑、桃仁、百合、桔梗、郁李仁、玄参、槟榔、茯神等15味,常规剂量,捣末蜜丸,温水送服。④卷151,地黄汤治月水绵绵不断:生地黄、艾叶、黄芩、当归、地榆、伏龙肝、柏叶、生姜、蒲黄等9味,常规剂量,捣末,水煎服。

《太平惠民和剂局方》 ①卷9,熟干地黄散治肢体烦痛,头昏惊悸,寒热盗汗,羸瘦少力,饮食不进:丹参、防风、当归、细辛、川芎、人参、熟地黄、茯苓、肉桂、白术、续断、附子、黄芪等13味,常规剂量,捣散水煎去渣,温服。②卷9,交感地黄煎丸治眼见黑花,或即发狂如见鬼状,胞衣不下,寒热往来,咽中肿痛,心虚忪悸,夜不得眠,崩中下血如豚肝状,结为癥瘕,四肢肿满:生地黄、生姜、延胡索、当归、琥珀、蒲黄等6味,常规剂量,捣末蜜丸,当归汤化服。③卷9,熟干地黄汤治虚渴少气,眼昏头眩,饮食无味:熟地黄、人参、麦门冬、栝楼根等4味,常规剂量,捣散水煎,温服。④卷9,熟干地黄丸治妇人风虚劳冷一切诸疾或风寒留滞经络不能温润肌肤;或风寒客于腹内,不能克消水谷;或肠虚受冷,或月水不调,或积聚癥瘕,或瘾疹瘙痒,或麻痹筋挛:熟地黄、五味子、柏子仁、川芎、泽兰、禹余粮、防风、肉苁蓉、茯苓、厚朴、白芷、干姜、怀山药、细辛、卷柏、当归、藁本、炙甘草、蜀椒、牛膝、人参、续断、蛇床子、芜荑、杜仲、艾叶、赤石脂、石膏、肉桂、石斛、白术、紫石英等32味,常规剂量,捣散蜜丸,温酒送服。

《小儿药证直诀》 卷下,六味地黄丸治肾怯失音,囟开不合,神不足,目中白睛多,面色㿠白等:熟地黄、山萸肉、山药、泽泻、牡丹皮、茯苓等6味,捣末蜜丸如梧子大,温水化服三丸。

《鸡峰普济方》 ①卷13,地黄丸治夜卧不寐:生地黄、人参、芍药、当归、甘草等5味,常规剂量,捣末蜜丸,人参汤调服。②卷15,熟干地黄煎治妇人虚损,寒痹筋脉,血闭无子,或漏下赤白,或月水不通:白芷、石斛、苁蓉、细辛、防风、卷柏、厚朴、茯苓、白术、甘草、桂枝、干姜、山药、禹余粮、石膏、赤石脂、泽兰叶、芜荑、川椒、人参、杜仲、蛇床子、续断、艾叶、当归、熟地黄、牛膝、五味子、川芎、藁本、紫石英、柏子仁等32味,常规剂量,为末蜜丸,米饮送服。

《仁斋直指》 卷21,地黄丸治耳聋:熟地黄、当归、川芎、辣桂、菟丝子、川椒、补骨脂、白蒺藜、葫芦巴、杜仲、白芷、石菖蒲、磁石等13味,常规剂量,捣末蜜丸,葱白温酒送服。

《丹溪心法》 卷2,地黄丸治五痔:地黄、槐角、黄柏、杜仲、白芷、山药、山茱萸、独活、泽泻、丹皮、茯苓、黄芩、白附子等13味,常规剂量,捣末蜜丸,米饮送服。

《普济方》 卷78,引《卫生家宝》地黄丸治内外眼障及眼见飞花:熟地黄、生地黄、当归、牛膝、金钗石斛、菟丝子、车前子、防风、枳壳、杏仁等10味,常规剂量,捣末蜜丸,盐汤送服。

《医方类聚》 卷183,引《神巧万全方》地黄丸治痔疮肿痛下血不止:生地黄、白蒺藜、黄芪、菟丝子、枳壳、槟榔、乌蛇等7味,常规剂量,捣末蜜丸,粥饮送服。

《仁术便览》 卷1,熟地黄丸治血少神劳,眼目昏黑:熟地、生地、柴胡、天门冬、炙甘草、枳壳、地骨皮、黄连、人参、五味子、防风、当归等12味,常规剂量,捣末蜜丸,茶清送服。

《竹林女科证治》 卷1,地黄汤治崩漏:生地黄、白芍、当归、川芎、羌活、防风、柴胡、荆芥穗、升麻、甘草、黄芩、黄连、黄柏、藁本、蔓荆子、红花、细辛等17味,常规剂量,水煎服。

《霉疠新书》 地黄汤治杨梅疮:地黄、牙皂、木瓜、独活、当归、川芎、大黄、黄芩、黄连、甘草、土茯苓等11味,常规剂量,水煎服。

【按语】

干地黄是玄参科植物地黄的根茎,中药药名。干地黄含多种苷类如梓醇,地黄苷A、B、C、D,地黄素A、B、C、D,益母草苷,桃叶珊瑚苷,阿魏酰筋骨草醇,梓醇苷元等。中药药理作用:①降糖;②利尿;③强心;④促进血液凝固;⑤抗菌;⑥改善肾功能;⑦保护肾上腺皮质功能。注释:①绝筋,即筋肉断裂;②血痹,古代中医病名,痹证之一;③折跌,即跌打损伤。后世干地黄主治小儿疳劳、月水不通、肺痿、骨极、妇人虚损,较《神农本草经》大为扩展。

022　术

【原文】

术味苦温。主风寒湿痹死肌，痉，疸，止汗，除热，消食，作煎饵。久服轻身延年，不饥。一名山蓟。

【重辑】

术味苦性温。主治：①风寒湿痹；②死肌；③痉；④疸。功效：①止汗；②除热；③消食。

【理论】

《名医别录》　术，主治大风在身面，风眩头痛，目泪出，消痰水，逐皮间风水结肿，除心下急满及霍乱吐下不止，利腰脐间血，益津液，暖胃，消谷，嗜食。

《本草经集注》　术乃有两种：白术叶大有毛而作桠，可作丸散用。赤术叶细无桠，可作煎用。昔刘涓子挪取其精而丸之，名守中金丸，可以长生。

《药性论》　白术能主大风帮痹，多年气痢，心腹胀痛，破消宿食，开胃，去痰涎，除寒热，止下泄，主面光悦，驻颜去䵟，治水肿胀满，止呕逆，腹内冷痛，吐泻不住及胃气虚，冷痢。

《日华子本草》　术，治一切风疾，五劳七冷，冷气腹胀，补腰膝，消痰，治水气，利小便，止反胃呕逆及筋骨弱软，痃癖气块，妇人冷，癥瘕，温疾，山岚瘴气，除烦，长肌。苍者去皮。

【临床】

1. 白术

《金匮要略方论》　妊娠养胎白术散主之：白术、川芎、蜀椒、牡蛎等4味，常规剂量，捣散酒服一钱匕。但苦痛加芍药，心下毒痛倍加芎劳，心烦吐痛加细辛、半夏。

《备急千金要方》　卷17，白术散治惊悸闷绝或风痓冷痓：白术、附子、秦艽、人参、牡蛎、蜀椒、细辛、黄芩、川芎、牛膝、干姜、桂心、防风、茯苓、桔梗、当归、独活、柴胡、乌头、甘草、麻黄、石楠、莽草、栝楼根、天雄、杜仲等26味，常规剂量，捣散，水煎服。

《外台秘要》　卷6，引《广济方》白术散治呕吐酸水，结气筑心：白术、茯苓、吴茱萸、橘皮、荜茇、厚朴、槟榔、人参、大黄等9味，常规剂量，捣散，水煎服。

《太平圣惠方》　①卷11，白术散治伤寒壮热头痛，腹胀憎寒：白术、附子、干姜、桂心、甘草、大黄、木香、枳壳等8味，常规剂量，捣散，水煎服。②卷11，白术散治阴毒伤寒，心胸满闷，喘促，四肢厥逆：白术、前胡、桂心、甘草、附子、五味子、干姜、诃黎勒皮、厚朴等9味，常规剂量，捣散，水煎服。③卷59，白术散治大小便难，腹胁胀满气急：白术、牵牛子、木通、大黄、陈橘皮、槟榔、朴硝等7味，常规剂量，捣散，水煎服。④卷51，白术散发汗治溢饮：白术、麻黄、赤芍药、旋覆花、桂心、前胡、甘草、五味子、半夏等9味，常规剂量，捣散，水煎服。

《太平惠民和剂局方》　①白术散治伤寒壮热，鼻塞痰嗽；冒涉风湿憎寒发热，骨节疼痛；中暑呕吐眩晕：白术、山药、桔梗、茯苓、甘草、白芷、陈皮、青皮、香附子、干姜等10味，常规剂量，捣散，水煎服。②卷60，白术散治肠风痔疾失血：白术、石斛、黄芪、桂心、熟地黄、续断、人参、牛膝、天门冬、肉苁蓉、茯苓、炙甘草等12味，常规剂量，捣散，水煎服。

《小儿药证直诀》　卷下，七味白术散治小儿脾胃虚弱，呕吐泄泻，身体消瘦：人参、茯苓、白术、藿香叶、木香、甘草、葛根等7味，常规剂量，捣散，水煎服。

《普济本事方》　卷10，白术散治妊娠气不和调，饮食少，脾虚难化，脉浮缓者：白术、紫苏、白芷、人参、川芎、诃子皮、青皮、炙甘草等8味，常规剂量，捣散水煎服。《本事方释义》：白术气味甘温微苦入足太阳，干苏叶气味辛温入足太阳，白芷气味辛温入足太阳，人参气味甘温入足阳明，川芎气味辛温入足少阳厥阴，诃子气味温涩入手阳明足太阳，青皮气味辛酸微温入足少阳厥阴，甘草气味甘平入足太阴，通行十二经络，能缓诸药之性；生姜辛温入卫。凡妇人妊娠气不调和，饮食不节，以致脾胃不和，必鼓动脾阳，使其健运，亦必以扶持胎气为要耳。若妊子饮食不节，生冷毒物，必致脾胃之疾，故妊娠伤食难得妥药，唯此方最稳捷。

2. 苍术

《简要济众方》 平胃散治湿滞脾胃脘腹胀满，不思饮食，口淡无味，恶心呕吐，嗳气吞酸，肢体沉重，怠惰嗜卧，常多自利：苍术、厚朴、陈皮、甘草等 4 味，常规剂量，捣散，水煎服。

《素问病机气宜保命集》 ①苍术白虎汤治湿温发热汗多，胸腹满，身疼重，谵语苦渴，渴不多饮：苍术、石膏、知母、甘草水煎服。《退思集类方歌注》：苍术白虎治湿温，脉沉细数好推论。身疼胫冷胸腹满，发热汗多苦妄言。口燥渴而不欲饮，刚柔相济此方尊。②苍术汤治秋深久疟又无痰癖，腹高食少：苍术、草乌头、杏仁等 3 味，捣末，水煎服。③苍术芍药汤治痢疾痛甚：苍术、芍药、黄芩等 3 味，捣散，水煎温服。④苍术地榆汤治痢疾下血：苍术、地榆等 2 味，常规剂量，捣散，水煎服。《医方集解》：此足太阴阳明药也，苍术燥湿强脾，升阳而开郁；地榆清热凉血，酸收能断下，为治血痢肠风之平剂。《医方论》：一燥湿，一凉血，亦治下利之正法。然止此二味，尚未足以扶土和荣也。

《仁斋直指》 卷 10，苍术难名丹：苍术、舶上茴香、川楝子、川乌头、补骨脂、茯苓、龙骨等 7 味，常规剂量，捣散面丸，砂仁汤送服。

《小儿卫生总微论方》 卷 10，苍术汤治小儿霍乱吐泻：苍术、人参、芦荟、扁豆藤等 4 味，常规剂量，捣散，水煎服。

《兰室秘藏》 卷中，苍术汤治腰腿疼痛：苍术、防风、黄柏、柴胡等 4 味，常规剂量，捣散，水煎服。

《审视瑶函》 卷 3，苍术汤治太阴头风头痛，腹中胀痛，食欲不振：苍术、芍药、枳壳、茯苓、白芷、陈皮、川芎、半夏、升麻、炙甘草等 10 味，常规剂量，捣散，水煎服。

《奇效良方》 苍术除眩汤治眩晕：川芎、苍术、附子、官桂、炙甘草等 5 味，常规剂量，水煎服。

《张氏医通》 卷 15，苍术羌活汤治瘴疬，腹满寒热：苍术、黄芩、枳实、半夏、柴胡、川芎、羌活、陈皮、甘草、生姜等 9 味，常规剂量，捣散，水煎服。

《伤寒大白》 卷 2，苍术败毒散治湿毒外袭皮毛内侵血分，身发寒热，大便下血，腹反不痛：苍术、羌活、独活、柴胡、前胡、防风、荆芥、枳壳、陈皮、甘草等 10 味，常规剂量，捣散，水煎服。

《慈幼新书》 卷 9，苍术汤治疟疾：苍术、柴胡、黄芩、半夏、青皮、草果、槟榔、川芎、生姜、葱白等 10 味，常规剂量，水酒各半煎服。

《古今医彻》 卷 2，苍术汤治湿气郁热睾丸肿痛：苍术、葛根、山栀、茯苓、泽泻、陈皮、山楂、灯心、生姜等 9 味，常规剂量，水煎温服。

《医林纂要》 苍术胜湿汤治寒湿脚痹：苍术、羌活、防风、防己、木瓜、牛膝、肉桂、茯苓、甘草等 9 味，常规剂量，水酒煎服。汪绂曰：当归拈痛汤治湿着之挟热者，此治湿着之挟寒者。故用苍术之辛烈以君之，而羌活、防风佐之，本能行经燥湿，活骨舒筋，非风以胜湿之说；防己以逐而行之，木瓜以收而消之，肉桂及酒所以胜寒而活其血，牛膝、草梢使一于下行而无坚不破矣。然则此之攻之，不太猛乎？曰羌活、防风性能上升而术、草、桂、苓则未尝非补正也；此用苍术为君，则异于防己饮之平用二术，古人饵术皆以为补养，实补脾君药也。

《杂病源流犀烛》 苍术升麻汤治瘴疫。岭南春秋时月，山岚雾瘴之毒中于人，发为寒热温疟：苍术、半夏、厚朴、陈皮、枳实、桔梗、川芎、升麻、柴胡、木通、黄连、黄芩、木香、甘草、生姜等 15 味，水煎温服。

《说疫全书》 苍术反魂香除秽祛疫：苍术、降香等分，捣末揉入艾叶纳绵纸卷筒。

【按语】

术，秦汉时期不分白术、苍术。白术是菊科植物白术的根茎，苍术是为菊科植物南苍术或北苍术的根茎。中药药名。苍术含苍术醇、苍术酮、β-桉叶醇等。中药药理：①抗缺氧；②兴奋肠蠕动；③镇静；④保肝。注释：①痉，中医病名，见项背强急，角弓反张等症。②疸，即黄疸，中医病名。后世白术主治惊悸闷绝、风痉冷痉、结气筑心、阴毒伤寒、大小便难、溢饮、伤寒壮热、肠风痔疾失血、小儿脾胃虚弱。后世苍术主治湿温、小儿霍乱、腰腿疼痛、头风、头痛、眩晕、瘴疬、疟疾、睾丸肿痛等，较《神农本草经》大为扩展。

023　菟丝子

【原文】

菟丝子味辛平。主续绝伤,补不足,益气力,肥健人,汁去面野。久服明目,轻身延年。一名菟芦。

【重辑】

菟丝子味辛性平。主治:①绝伤;②面野。功效:①补不足;②益气力;③肥健;④明目。

【理论】

《名医别录》　菟丝子养肌强阴坚筋骨,主治茎中寒,精自出,溺有余沥,口苦,燥寒血为积。

《本草经集注》　旧言下有茯苓,上生菟丝,今不必尔。《仙经》及俗方并以为补药。

《吕氏春秋》　或谓菟丝无根也,其根不属地,茯苓是也。

《药性论》　菟丝子添精益髓治虚冷腰疼膝冷。又主消渴热中。

《日华子本草》　补五劳七伤,治鬼交泄精,尿血,润心肺。

《本草衍义》　菟丝子附丛木中,即便蔓延,花实,无绿叶,此为草中之异。其上有菟丝,下有茯苓之说未必耳。

【临床】

《外台秘要》　卷27,引《小品方》菟丝丸治小便出血:菟丝子、蒲黄、干地黄、白芷、荆实、葵子、败酱、当归、茯苓、川芎等10味,常规剂量,捣末蜜丸,米饮送服。

《太平惠民和剂局方》　卷5,菟丝子丸治腰膝痿软少力,阳痿遗精,小便频数,或溺有余沥,或腰欠温暖:菟丝子、泽泻、鹿茸、石龙芮、肉桂、附子、石斛、熟地、茯苓、牛膝、续断、山茱萸、肉苁蓉、防风、杜仲、补骨脂、荜澄茄、沉香、巴戟、茴香、五味子、桑螵蛸、川芎、覆盆子等24味,常规剂量,捣末面丸,分服。

《太平圣惠方》　卷7,菟丝子散治膀胱及小便滑数,白浊不止:菟丝子、鹿茸、肉苁蓉、桑螵蛸、牡蛎、五味子、鸡膍胵等7味,常规剂量,捣散,水煎服。

《圣济总录》　①卷51,菟丝子丸治舌暗足废:菟丝子、茯苓、附子、桂枝、菖蒲、远志等6味,常规剂量,捣末蜜丸,分服。②卷98,菟丝子丸治溲便不利,淋沥不已:菟丝子、人参、黄芪、滑石、芍药、木通、车前子、黄芩、冬葵子等9味,常规剂量,捣末蜜丸,分服。③卷102,菟丝子丸治眼黑暗视物不明:菟丝子、肉苁蓉、五味子、续断、远志、山茱萸、泽泻、防风、巴戟天等9味,捣丸分服。

《全生指迷方》　卷3,菟丝子丸治骨痿:菟丝子、地黄、杜仲、牛膝、萆薢等5味,常规剂量,捣末蜜丸,分服。

《普济方》　①卷177,引《郑氏家传渴浊方》菟丝子丸治渴浊:菟丝子、五味子、茯苓、肉苁蓉、茴香、鹿茸等6味,常规剂量,捣末蜜丸,分服。②卷29,引《杨子建护命方》菟丝子丸治阳道痿弱尿频:菟丝子、萆薢、补骨脂、防风、硫黄、续断、巴戟天、细辛、蜀椒等9味,常规剂量,为末蜜丸,分服。

《景岳全书》　卷51,菟丝煎治遗精:人参、山药、当归、菟丝子、枣仁、茯苓、炙甘草、远志、鹿角霜等9味,常规剂量,捣散,水煎服。

《辨证录》　菟丝地黄汤治阳痿早泄:菟丝子、熟地、山茱萸、巴戟天等4味,常规剂量,水煎服。

《竹林女科》　卷4,菟丝丸治阳痿精冷难嗣:菟丝子捣末,雀卵清为丸如梧桐子大,温酒送服。若年至五十而阳痿者,菟丝子一斤加天雄四两面裹煨熟为末,同丸服之尤效。

《杂病源流犀烛》　卷8,菟丝子丸治精少:菟丝子、山药、莲肉、茯苓、杞子等5味,常规剂量,捣丸分服。

《中医皮肤病学简编》　菟丝子酊治白癜风:新鲜菟丝子浸于酒精,一二日后过滤,用酊外涂。

【按语】

菟丝子是旋花科植物菟丝子或大菟丝子的种子,中药药名。菟丝子含树脂苷、糖类。大菟丝子含糖苷,维生素A类物质。中药药理:①强心;②保肝;③助阳和增强性功能。注释:①绝伤,即房事劳伤精气;②面野,即颜面黧黑无华。后世菟丝子主治遗精、小便滑数、舌暗足废、视物不明、骨痿、渴浊、较《神农本草经》有所扩展。

024 牛 膝

【原文】

牛膝味苦酸。主寒湿痿痹,四肢拘挛,膝痛不可屈,逐血气,伤热火烂,堕胎。久服轻身耐老。一名百倍。

【重辑】

牛膝味苦酸。主治:①寒湿痿痹;②四肢拘挛;③膝痛不可屈;④伤热火烂。功效:①逐血气;②堕胎。

【理论】

《名医别录》 牛膝主伤中少气,男子阴消,老人失溺,补中续绝,填骨髓,除脑中痛腰脊痛,妇人月水不通,血结,益精,利阴气,止发白。

《本草经集注》 今出近道蔡州者最长大,柔润,其茎有节似牛膝,故以为名也。

《药性论》 牛膝能治阴痿,补肾填精,逐恶血流结,助十二经脉。病患虚羸,加而用之。

《日华子本草》 牛膝,治腰膝软怯冷弱,被症结,排脓止痛,产后心腹痛并血晕,落死胎,壮阳。

《医学衷中参西录》 牛膝原为补益之品而善引气血下注,是以用药欲其下行者,恒以之为引经。故善治肾虚腰疼腿疼或膝疼不能屈伸,或腿痿不能任地,兼治女子月闭血枯,催生下胎。又善治淋疼,通利小便,此皆其力善下行之效也。然《名医别录》又谓其除脑中痛,时珍又谓其治口疮齿痛者何也?盖此等证,皆因其气血随火热上升所致,重用牛膝引其气血下行,并能引其浮越之火下行,是以能愈也。愚因悟得此理,用以治脑充血证,伍以赭石、龙骨、牡蛎诸重坠收敛之品,莫不随手奏效,治愈者不胜纪矣。

【临床】

《备急千金要方》 ①卷4,牛膝丸治产后月水乍多乍少,腹痛腰身重:牛膝、芍药、人参、大黄、丹皮、甘草、当归、川芎、桂枝、䗪虫、蛴螬、蟅螊、虻虫、水蛭等14味,常规剂量,捣末蜜丸,分服。

《太平圣惠方》 ①卷7,牛膝丸治风毒流注腰脚疼痛,行立艰难:牛膝、虎胫骨、羌活、海桐皮、当归、巴戟、川芎、薏苡仁、防风、桂枝、杜仲、鹿茸、石斛、附子、熟地、酸枣仁、肉苁蓉、仙灵脾、补骨脂、全蝎、天麻、木香、槟榔等23味,常规剂量,捣末蜜丸,分服。②卷69,牛膝散治妇人血风走注,腰脚疼痛不可忍:牛膝、虎胫骨、赤芍、琥珀、桂枝、当归、川芎、没药、麒麟竭、干漆、防风、木香、地龙、羌活、酸枣仁、生地黄等16味,常规剂量,捣散,水煎服。

《圣济总录》 卷96,苁蓉牛膝丸小便频数:肉苁蓉、牛膝、补骨脂、巴戟天、羌活、附子、蜀椒等7味,常规剂量,捣末面丸,分服。

《杨氏家藏方》 卷4,牛膝丸治诸风湿痹:牛膝、肉苁蓉、川芎、羌活、当归、杜仲、麻黄、赤芍、木香、没药、乳香、木瓜、附子、草薢、大腹皮、五加皮、薏仁、续断等18味,常规剂量,捣末蜜丸,分服。

《三因极一病证方论》 牛膝酒治腰痛:牛膝、川芎、羌活、地骨皮、五加皮、薏苡仁、甘草、生地黄、海桐皮等9味,常规剂量,捣散酒浸,分服。唐筠州刺史王绍颜《传信方》云,顷年予在姑苏,得腰痛不可忍,医以肾伤风毒攻刺,此方即制一剂服之便减五分,步履渐轻。

《医方类聚》 卷204,引《修真秘诀》补益牛膝丸壮筋骨:牛膝、干地黄、枳壳、地骨皮、菟丝子、远志等6味,捣末蜜丸,分服。

《传信适用方》 卷2,苁蓉牛膝丸(名见《普济方》卷243)治脚气:牛膝、肉苁蓉、天麻、木瓜、枸杞子、黄芪、真虎骨、青盐等8味,捣末浸酒焙干,面糊为丸。

《医学心悟》 牛膝散治胎衣不下:牛膝、川芎、蒲黄、丹皮、当归、桂枝等6味,捣末煎服。

【按语】

牛膝是苋科植物牛膝的根,中药药名。牛膝含皂苷、脱皮甾酮和牛膝甾酮。中药药理:①蛋白质同化;②抗炎镇痛;③降压;④兴奋子宫平滑肌;⑤堕胎。注释:①痿痹,即肢体萎缩麻痹不能动作;②伤热火烂,即热汤伤、火伤疮等。后世牛膝主治月水乍多乍少、风毒、髭发黄白、血风走注、尿频、诸痹、脚气等,较《神农本草经》大为扩展。

025 茺 蔚 子

【原文】

茺蔚子味辛微温。主明目益精，除水气。久服轻身，茎主瘾疹痒，可作浴汤。一名益母，一名益明，一名大札。

【重辑】

茺蔚子味辛性微温。主治：①瘾疹痒；②水气。功效：①明目；②益精。

【理论】

《名医别录》　茺蔚子治血逆大热，头痛，心烦。

《本草经集注》　叶如荏，方茎，子形细长、三棱。方用亦稀。

《新修本草》　捣茺蔚茎敷疔肿服汁使疔肿毒内消。治子死腹中，产后胀闷，诸杂毒肿，丹油等肿。取汁如豆滴耳中治聤耳。中虺蛇毒敷之良。

《本草拾遗》　此草田野间人呼为郁臭草，捣苗绞汁治浮肿兼恶毒肿。

《日华子本草》　茺蔚子治产后血胀，苗叶同功，乃益母草子也。

《本草衍义》　茺蔚子叶至初春，亦可煮作菜食，凌冬不凋悴。唐武后九烧此灰入紧面药。

《本草求真》　益母草，消水行血，去瘀生新，调经解毒，为胎前胎后要剂。是以无胎而见血淋、血闭、血崩，带下血痛，既胎而见胎漏，临产而见产难，已产而见血晕、疔肿、乳痈等症，服此皆能去瘀生新。盖味辛则于风可散，血可活，味苦则于瘀可消，结可除，加以气寒，则于热可疗，并能临症酌施，则于母自有益耳。

【临床】

《秘传眼科龙木论》　①卷3，茺蔚散治冰瑕翳深外障：茺蔚子、防风、黑参、细辛、大黄、枳壳、知母、芒硝、芍药等9味，常规剂量，捣末，水煎温服。②卷4，茺蔚丸治鸡冠蚬内外障：茺蔚子、人参、山药、茯苓、石决明、大黄、黑参、黄芩、干地黄等9味，常规剂量，捣末蜜丸，茶送服。

《外台秘要》　卷15，引《延年秘录》茺蔚浴汤治身痒风瘙或生瘾疹：茺蔚、蒺藜、羊桃、萹蓄根、漏芦蒿、盐等6味，常规剂量，水煮，适寒温入浴久浸。

《太平圣惠方》　①卷32，茺蔚散治风毒眼睑下垂覆盖瞳仁：茺蔚子、防风、羌活、蔓荆子、菊花、玄参、细辛、车前子、黄芩、大黄、炙甘草等11味，常规剂量，捣散，水煎温服。②卷32，茺蔚散治眼生风粟疼痛，时有泪出：茺蔚子、防风、羚羊角屑、大黄、黄芩、杏仁、车前子、赤茯苓等8味，常规剂量，捣散，水煎温服。③卷79，益母草散治产后烦渴心躁：益母草、人参、黄芩、葛根、生地黄、炙甘草等6味，常规剂量，捣散，水煎温服。④卷80，益母草散治产后烦闷多渴：益母草、干藕节、红花子等3味，常规剂量，捣散，水煎温服。⑤卷80，益母草散治恶露不下及腹内疗刺疼痛不可忍：益母草、赤芍、桂心、当归、大黄、桃仁、牛膝、蒲黄、苏枋木等9味，常规剂量，捣散水煎，温服。⑥卷87，益母草散治小儿䘌疮口齿骨出：益母草灰、胡黄连、升麻、牛黄、麝香、人中白烧灰、黄柏等7味，常规剂量，捣散，干掺齿龈。

《圣济总录》　①卷108，茺蔚子丸治时气后眼暗及翳膜：茺蔚子、泽泻、枸杞、青葙子、生地黄、枳壳、石决明、细辛、麦门冬、车前子、黄连等11味，常规剂量，捣末蜜丸，分服。②卷112，茺蔚子散治目撞刺生翳：茺蔚子、防风、川芎、桔梗、知母、藁本、白芷、人参等8味，常规剂量，捣散，米饮调服。③卷153，地黄益母汤治妇人血伤不止兼赤白带下：生地黄汁、益母草汁等2味，常规剂量，同煎服。④卷60，益母草汤治产后血运烦闷：益母草、藕节、人参等3味，常规剂量，捣末，水煎温服。⑤卷182，益母草饮治小儿痈疮肿痛：生益母草不拘多少捣汁分服，取滓敷痈。

《证类本草》　载《广济方》治小儿疳痢困垂死者，取益母草煮食之甚佳。韦丹治女子因热病胎死腹中，捣此草绞汁顿服，良。又主难产，捣汁七大合煎半顿服，立下。又名郁臭草，又名苦低草。亦主马啮，细切此草和醋炒敷之良。《肘后备急方》治一切产后血病并一切伤损，益母草不限多少竹刀切洗净，银器内炼成膏瓷器内封之，酒服，内损亦服。《食医心镜》治小儿疳痢，痔疾，以益母草叶煮粥食之，取汁饮之亦妙。《简要济众》新生小儿浴法：益母草五两水煎温浴而不生疮疥。《斗门方》治疖子已破，用益母捣敷疮，妙。《丹房镜源》烧益母灰治面上风刺。《集验方》治妇人带下赤白色，益母草花开时，采捣为末。每服二钱，食前温汤调下。《子母秘录》治产后血晕，心气绝，益母草研绞汁服一盏,妙。又方:治小儿疳,益母草绞汁,稍稍服。

《小儿卫生总微方论》 卷12,茺蔚粥治疳气瘦弱下利白脓:茺蔚叶煮粥食之或取汁饮亦妙。

《妇人良方大全》 卷1,益母草散治妇人赤白恶露不止:益母草适量,捣末,温酒调服。

《普济方》 ①卷306,茺蔚散治马咬:益母草细切和醋炒封之。②卷348,益母草散治产后血晕闷乱,恍惚如见鬼:生益母草汁、生地黄汁、童便、鸡子清等4味,常规剂量,煎汁入鸡子清顿服。

《永乐大典》 卷11412,引《卫生家宝》茺蔚子丸治气眼:茺蔚子、荜澄茄、石决明、青葙子、人参、白术、茯苓、炙甘草、枸杞子、羌活等10味,常规剂量,捣末蜜丸,茶清送服。

《医方类聚》 ①卷65,引《龙树菩萨眼论》茺蔚子丸治热疾后眼翳及疼痛:茺蔚子、泽泻、枸杞子、石决明、青葙子、枳壳、地黄、细辛、黄连、麦门冬等10味,捣散蜜丸,浆水送服。②卷179,引《新效方》茺蔚散治急慢疔疮:益母草烧灰存性为末,稻草心蘸药捻入疮孔中,遍敷到底,良久当有紫血出,捻令血尽拭干,再捻入药见红血则止,看疮根盘胀起即是根将出,以针挑之即出。内服救生夺命丹,如无丹则服《精要》忍冬酒,昼夜连并服三二剂,不可缓也。

《万病回春》 卷6,益母汤治血虚有火血崩:益母草、当归、川芎、白芍、熟地、黄芩、陈皮、香附、阿胶、白术、玄参、蒲黄、甘草等13味,常规剂量,水煎服。

《胎产心法》 卷中,葱白益母汤治难产:益母草、葱头等2味,如纹银4两,水煎服。

《古今医彻》 卷4,益母草汤治产后恶露未尽腹部疼痛:益母草、当归、杜仲、牛膝、川芎、丹皮、香附、茯苓、山楂、陈皮、砂仁等11味,常规剂量,水煎服。

《辨证录》 ①卷12,参附益母汤治妇人子方下地即昏晕不语,气血双脱:人参、附子、益母草等3味,常规剂量,水煎服。陈士铎曰:遇此等症,急用一人抱住产母,头顶心解开,以艾火急灸之,必然出声;然后以参附益母汤救之,多有生者。②卷12,参归荆枣益母汤治产后发热恶露不行,败血攻心,狂言呼叫,甚欲奔走,拿捉不安:人参、当归、酸枣仁、荆芥、益母草等5味,常规剂量,水煎服。

《卫生鸿宝》 卷1,茺蔚汤治干霍乱腹痛骤发,深赤斑毒:益母草不拘多少,水煎温服。

《履霜集》 卷2,大补益母丸治经候不调或经闭或吐衄崩带,或小胎不稳或产后多疾:益母草、香附、黄芪、人参、白术、茯苓、炙甘草、当归、芍药、陈皮、熟地、砂仁等12味,常规剂量,捣末蜜丸,分服。月经不调者龙眼肉、炒枣仁、去心莲子煎汤送服;经闭者炒桃仁,炒红花煎汤送服;下血者生地、炒黄芩、丹皮煎汤送服;小胎不稳,炒黄芩、陈皮、苏梗煎汤送服;产后恶露腹中心硬疼,先用黄酒服救产丸下净瘀血,继服此丸,若无恶露多服此丸;感寒加生姜;发热加童便。

《蒲辅周医疗经验》 茺蔚老姜汤治经行腹痛:茺蔚子、煨老生姜、红糖等3味,常规剂量,水煎,行经时服。

《北京市中药成方选集》 益母草膏治经期不准,血色不正,量少腹胀及产后瘀血腹痛:益母草、木香、川芎、芍药、当归、生地等6味,常规剂量,煎膏,开水调服。

【按语】

茺蔚子是唇形科植物益母草的成熟果实,中药药名。茺蔚子含益母草宁碱,维生素A类物质,水苏碱及脂肪油等。中药药理:降压作用。益母草唇形科植物益母的全草,中药药名。益母草含益母草碱,水苏碱,益母草定,益母草宁等多种生物碱、苯甲酸、多量氯化钾、月桂酸、亚麻酸、油酸、甾醇、维生素A、芸香苷等黄酮类。中药药理:①兴奋子宫收缩;②抗血小板聚集;③改善冠脉循环;④增强心脏收缩;⑤呼吸兴奋;⑥改善肾功能衰竭。注释:①水气,即水肿;②隐疹,即风疹时隐时现。后世茺蔚子主治小儿疳痢、热病胎死腹中、乳痈、折伤等,较《神农本草经》大为扩展。

026　女萎

【原文】

女萎味甘平。主中风暴热,不能动摇,跌筋结肉,诸不足。久服,去面黑皯,好颜色,润泽,轻身不老。

【重辑】

女萎味甘性平。主治:①中风暴热不能动摇;②跌筋结肉;③诸不足;④去面黑皯。功效:①久服好颜色润泽;②轻身不老。

【理论】

《名医别录》　葳蕤治心腹结气,虚热,湿毒,腰痛,茎中寒,及目痛眦烂泪出。

《本草经集注》　《神农本草经》有女萎无葳蕤,《名医别录》有葳蕤无女萎,而为用正同,疑女萎即葳蕤也。

《药性论》　葳蕤治时疾寒热,内补不足,去虚劳客热,头痛不安加而用之良。陈藏器云:女萎、葳蕤,二物同传,陶云同是一物,但名异耳。下痢方多用女萎,而此都无止泄之说,疑必非也。

《魏志·樊阿传》　青粘,一名黄芝,一名地节,此即葳蕤,极似偏精。本功外,主聪明,调血气,令人强壮。和漆叶为散,主五脏,益精,去三虫,轻身不老,变白,润肌肤,暖腰脚。唯有热不可服。晋代嵇绍有胸中寒痰,每酒后苦唾,服之得愈。昔华佗入山,见仙人所服,以告樊阿,服之寿百岁也。

《日华子本草》　女萎除烦闷,止渴,润心肺,补五劳七伤虚损,腰脚疼痛,天行热狂,服食无忌。

《本草纲目》　苏恭曰:女萎叶似白蔹,蔓生,花白子细。荆襄之间名为女萎,亦名蔓楚。用苗不用根。与葳蕤全别。今太常谬以为白头翁者是也。时珍曰:诸家误以女萎解葳蕤,正误见葳蕤下。女萎主治下痢,风寒洒洒,霍乱泄痢肠鸣,游气上下无常,惊痫寒热百病,出汗。治下痢不止用女萎、云实、川乌头、桂枝等4味,常规剂量,捣末蜜丸如梧桐子大,每次5丸温水送服。

【临床】

《备急千金要方》　卷15,女萎丸治热病时气下痢赤白:女萎、藜芦、乌头、桂枝、黄连、云实、代赭等7味,常规剂量,捣末蜜丸,分服。

《证类本草》　载《外台秘要》治发热口干,小便涩:葳蕤五两,煮汁饮之。《杨氏产乳》治久痢脱肛不止,女萎一升烧熏。胡洽治时气洞下下䘌有女萎丸,结肠丸用女萎治伤寒冷下,治虚劳小黄芪酒云下痢者加女萎。详此数方所用,女萎治霍乱泄痢故也。茵芋酒用女萎治贼风手足枯痹及四肢拘挛,《古今录验》女萎膏治身体痫疭斑剥,缘女萎治中风不能动摇及去皯好色故也。续命鳖甲汤治伤寒七八日不解,治脚弱鳖甲汤并用葳蕤及延年葳蕤饮治风热项急痛,四肢骨肉烦热,葳蕤丸治虚风头热,缘其主虚热湿毒腰痛故也。三者主治既别,则非一物明矣。然陈藏器以为更非二物,是不然矣。此女萎性平味甘,中品女萎味辛性温,性味既殊,安得为一物。又云葳蕤一名地节,极似偏精,疑即青黏,华佗所服漆叶青黏散是此也。然世无复能辨者,非敢以为信然耳。

《外台秘要》　卷15,引《古今录验》女萎膏治身体痫疭斑驳:女葳、附子、鸡舌香、青木香、麝香、白芷等味6味,常规剂量,捣散,腊月猪膏煎膏外敷。

《圣济总录》　①卷60,瓜蒂散配伍女萎治黑疸身体及大便并黑及黄疸久不瘥:瓜蒂、雄黄、甘草炙、女萎等4味,常规剂量,捣散,每次1钱水煎去渣温服。②卷76,女萎丸治脓血下痢不禁:女萎、半夏、附子、藜芦等4味,常规剂量,捣末蜜丸如梧桐子大,每次米饮送服30丸。

【按语】

女萎是毛茛科植物女萎的茎,中药药名。女萎含乙酰齐墩果酸、齐墩果酸、常春藤皂苷元、豆甾醇、β-谷甾醇等;花叶含槲素、山柰酚等黄酮类化合物。注释:①跌筋,即跌损伤筋;②结肉,即肌肉气结不通。后世女萎主治下痢赤白、发热、痫疭斑剥、风热项急痛等,较《神农本草经》有所扩展。

027 防 葵

【原文】

防葵味辛寒。主疝瘕,肠泄,膀胱热结,溺不下,咳逆,温疟,癫痫,惊邪,狂走。久服坚骨髓,益气轻身。一名黎盖。

【重辑】

防葵味辛性寒。主治:①疝瘕;②肠泄;③膀胱热结;④溺不下;⑤咳逆;⑥温疟;⑦癫痫;⑧惊邪;⑨狂走。功效:坚骨髓。

【理论】

《名医别录》 防葵治五脏虚气,小腹支满,胪胀口干,除肾邪,强志。

《本草经集注》 防葵置水中不沉而野狼毒陈久亦不能沉矣。

《新修本草》 此药久服主邪气惊狂之患。其根叶似葵花子根,香味似防风,故名防葵。今乃用枯杇野狼毒当之,极为谬矣。

《药性论》 防葵治疝气,疢癖气块,膀胱宿水,血气瘤大如碗,悉能消散。治鬼疟,主百邪鬼魅精怪,通气。

【临床】

《肘后备急方》 治癫狂用防葵末,温酒服一刀圭,至二、三服,身润有小不仁为候。

《备急千金要方》 ①卷14,防葵散(名见《普济方》卷99)治癫痫厥时发作:防葵、代赭、人参、铅丹、钩藤、茯神、雷丸、虎骨、远志、桂枝、防风、僵蚕、猪齿、卷柏、莨菪子、光明砂、升麻、附子、牡丹、龙齿、牛黄、蚱蝉、蛇蜕皮、白马眼睛、白蔹等25味,常规剂量,捣散,每服方寸匕,温酒送服。②卷14,防葵散(名见《普济方》卷101)治狂发无常:防葵、人参、贯众、防风、桂枝等5味,常规剂量,水煎分服。

《外台秘要》 卷35,防葵丸(名见《普济方》卷391)治小儿冷癖疢癖不下食,赢瘦,时时肋下痛:防葵、当归、枳实、厚朴、楮实、人参、黄芪、茯神、白术、诃黎勒皮、郁李仁、柴胡、大麻仁、芍药、橘皮、防风、紫菀、薏苡仁、鳖甲、三棱根、桂枝、仙鼠、大附子、干姜、炙甘草、干地黄、大黄、五味子、槟榔、牛膝等30味,常规剂量,捣末蜜丸,分服。

《太平圣惠方》 ①卷4,防葵散治心脏风邪,恍惚失常,言语错乱:防葵、人参、贯众、远志、茯神、犀角屑、天雄、防风、桂枝、炙甘草等10味,常规剂量,捣散,水煎服。②卷22,防葵散治风癫精神错乱,发作无时:防葵、代赭石、人参、铅丹、钩藤、茯神、雷丸、虎头骨、远志、白僵蚕、生猪齿、防风、卷柏、升麻、附子、虎掌、朱砂、牡丹皮、牛黄、龙齿、蚱蝉、蛇蜕皮、白蔹、白马眼睛等24味,常规剂量,捣散,温酒调服一钱。③卷28,防葵散治虚劳癥瘕或胃管两傍坚硬,喘息急促,牵引两胁妨痛:防葵、三棱、莪术、诃黎勒、槟榔、赤茯苓、人参、白术、桂心、枳壳、白豆蔻、木香、大黄、丁香、附子、郁李仁、鳖甲等17味,常规剂量,捣散,温酒调服。④卷31,防葵丸骨蒸疢癖:防葵、鳖甲、炙甘草、大黄、京三棱、桃仁等6味,常规剂量,捣末蜜丸,分服。⑤卷48,防葵丸治积聚:防葵、芫花、干姜、鳖甲、硼砂等5味,常规剂量,捣末蒸饼为丸,分服。⑥卷49,防葵丸治癖气两胁下硬按之痛,四肢赢瘦,积年不愈:防葵、川芎、赤茯苓、鳖甲、桃仁、枳壳、木香、大黄、当归、干姜、桂心、细辛、桔梗、京三棱等14味,常规剂量,捣末蜜丸,粥饮送服。⑦卷72,防葵丸治月水不通结为癥块,时攻心腹疼痛:防葵、没药、干漆、硇砂、水蛭、狗胆、姜黄、芫花等8味,常规剂量,捣末米饭为丸,温酒送服。

《圣济总录》 ①卷35,防葵饮治温疫寒热:防葵、鳖甲、松萝、甘草、常山等5味,捣散,水煎服。②卷35,防葵饮治温疫痰疟寒热:防葵、鳖甲、常山、松萝、甘草等5味,常规剂量,捣末水煎服。

《幼幼新书》 卷22,引《婴孺方》防葵丸治老小疢癖,不食赢瘦:防葵、当归、旋覆花、橘皮、诃黎勒皮、吴茱萸、桂心、桔梗、杏仁、大附子、大黄、鳖甲等12味,常规剂量,捣末蜜丸,分服。

《云歧子保命集》 防葵散治脐左有动气:防葵、木香、柴胡、黄芩等4味,常规剂量,捣散,煎服。

【按语】

防葵是双子叶植物药菊科植物防葵的根,中药药名。注释:①疝瘕,中医病名,腹痛气滞;②温疟,中医病名,疟疾的一种类型。后世防葵主治冷癖、疢癖、癥瘕、积聚等,较《神农本草经》大为扩展。

028 麦 门 冬

【原文】

麦门冬味甘平。主心腹结气,伤中伤饱,胃络脉绝,羸瘦短气。久服轻身不老不饥。

【重辑】

麦门冬味甘性平。主治:①心腹结气;②伤中伤饱;③胃络脉绝;④羸瘦短气。

【理论】

《名医别录》 麦门冬治身重目黄,心下支满,虚劳、客热,口干、燥渴,止呕吐,愈痿强阴,益精,消谷调中,保神,定肺气,安五脏,令人肥健,美颜色,有子。

《本草经集注》 麦门冬异于羊韭之名矣。根似穬麦,故谓麦门冬。二门冬润时并重,既燥即轻。

《本草拾遗》 麦门冬去心煮饮,止烦热消渴,身重目黄,寒热体劳,止呕开胃,下痰饮。

《药性论》 麦门冬治结气,身黑目黄,心下苦支满,虚劳客热。

《日华子本草》 麦门冬止嗽治五劳七伤,安魂定魄,止渴,肥人,时疾热狂,头痛。

《本草衍义》 麦门冬治心肺虚热并虚劳客热,亦可取苗作熟水饮。

【临床】

《金匮要略方论》 卷上,麦门冬汤止逆下气治火逆上气咽喉不利:麦门冬、半夏、人参、甘草、粳米、大枣等6味,常规剂量,水煎分服。《医门法律》:此胃中津液干枯,虚火上炎之证,治本之良法也。夫用降火之药而火反升;用寒凉之药而热转炽者,徒知与火热相争,未思及必不可得之数,不惟无益,而反害之。凡肺病有胃气则生,无胃气则死。胃气者,肺之母气也。孰知仲景有此妙法,于麦冬、人参、甘草、粳米、大枣大补中气,大生津液,此中增入半夏之辛温一味,其利咽下气,非半夏之功,实善用半夏之功,擅古今未有之奇矣。

《备急千金要方》 ①卷2,麦门冬汤治妊娠六月胎动不安,寒热往来,腹胀身肿,惊怖:麦门冬、人参、甘草、黄芩、干地黄、阿胶、生姜、大枣等8味,常规剂量,水煎纳清酒并阿胶煎服。②卷10,麦门冬汤治劳复气欲绝发热:麦门冬、京枣、竹叶、甘草等4味,常规剂量,水煎服。《千金方衍义》:劳复气欲绝,胃虚火乘肺也,方用麦冬滋肺,竹叶清心,甘草和中,京枣以培脾气之耗也。③卷20,麦门冬理中汤治上焦热腹满,不欲饮食,或食先吐而后下,肘挛痛:麦冬、芦根、竹茹、廪米、莼心、甘草、茯苓、橘皮、人参、葳蕤、生姜、白术等12味,常规剂量,水煎服。《千金方衍义》:此方治腹满不欲食,故用术橘仓米助脾除满,病在下取诸上也;麦冬、葳蕤、芦根、竹茹为胃热上逆,为先吐后下而设。

《外台秘要》 卷11,引《广济方》麦门冬汤治消渴:生麦门冬、芦根、苧根、石膏、生姜、栝楼、小麦等7味,常规剂量,水煎服。

《圣济总录》 ①卷59,麦门冬汤治消渴日夜饮水不止:麦门冬、黄连、冬瓜等3味,常规剂量,水煎服。②卷24,麦门冬汤治伤寒咳唾有血,胸胁胀满,上气羸瘦,五心烦热:麦门冬、桑根白皮、生地黄、半夏、紫菀、桔梗、竹茹、麻黄、五味子、炙甘草等10味,常规剂量,水煎服。③卷29,麦门冬汤治伤寒潮热不退,昏愦烦闷:麦门冬、赤茯苓、鳖甲、炙甘草等3味,常规剂量,水煎服。④卷105,麦门冬汤治血灌瞳人,昏涩疼痛,辘轳转关外障:麦门冬、大黄、黄芩、桔梗、玄参、细辛、芒硝等7味,常规剂量,水煎服。

《医心方》 卷13,引《玄感传尸方》麦门冬饮治骨蒸肺痿或消渴口舌:麦门冬、地骨皮、小麦等3味,水煎服。

《活幼心书》 卷下,麦门冬汤治斑疹热毒,头痛烦闷,狂渴妄语或麻疹内外热盛,色紫黑者:麦门冬、葛根、人参、赤芍、升麻、赤茯苓、甘草、石膏等8味,常规剂量,水煎服。

《内科摘要》 卷下,麦门冬汤治咳唾有血:麦冬、防风、茯苓、人参等4味,常规剂量,水煎服。

【按语】

麦门冬是百合科植物沿阶草的块根,中药药名。麦门冬含多种甾体皂苷,其苷元为罗斯考皂苷元,还含β-谷甾醇、豆甾醇、沿阶草苷等。中药药理:①强心;②镇静;③抗心律失常。注释:①伤中,中医病名,中焦损伤;②伤饱,即饥饱伤食。后世麦门冬主治咽喉不利、劳复、消渴、咳唾有血等,较《神农本草经》有扩展。

029　独　活

【原文】

独活味苦平。主风寒所击,金疮止痛,贲豚,痫痓,女子疝瘕。久服轻身耐老。一名羌活,一名羌青,一名护羌使者。

【重辑】

独活味苦性平。主治:①风寒所感;②金疮疼痛;③贲豚;③痫痓;④女子疝瘕。

【理论】

《名医别录》　独活治诸贼风,百节痛风无久新者。一名独摇草,得风不摇无风自动。

《本草经集注》　羌活形细而多节软润,气息极猛烈。出益州北部、西川为独活,色微白,形虚大,为用亦相似而小不如。其一茎直上,不为风摇,故名独活。

《药性论》　独活治诸风湿冷,奔喘逆气,皮肌苦痒,手足挛痛,劳损,风毒齿痛。羌活治贼风,失音不语,多痒,血癫,手足不遂,口面㖞邪,遍身帮痹。

《日华子本草》　羌活治一切风并气,筋骨拳挛,四肢羸劣,头旋,目赤疼及伏梁水气,五劳七伤,虚损冷气,骨节酸疼,通利五脏。独活即是羌活母类也。

【临床】

《备急千金要方》　卷8,独活煮散治诸风痹:独活、川芎、芍药、茯苓、防风、防己、葛根、羚羊角、当归、人参、桂枝、麦门冬、石膏、磁石、甘草、白术等16味,常规剂量,水煎服。

《外台秘要》　卷18,引崔知悌独活犀角汤治脚气冲心,身体遍肿:独活、犀角、石斛、丹参、侧子、防风、防己、川芎、生姜、当归、芍药、茯苓、桂枝、炙甘草等14味,常规剂量,水煎服。

《太平圣惠方》　①卷34,独活丸治牙齿历蠹,齿根暗黑:独活、防风、川芎、细辛、当归、沉香、生地、鸡舌香、零陵香、升麻、炙甘草等11味,常规剂量,捣末蜡丸,分服。②卷65,独活丸治风毒攻皮肤,疮癣顽麻不知痛痒:独活、苍耳子、羌活、五味子、菟丝子、山茱萸、防风、白花蛇肉、黄芪、白蒺藜等10味,常规剂量,捣末米饭为丸,分服。

《圣济总录》　①卷5,独活丸治中风四肢缓弱,志意恍惚:独活、黄芪、桂枝、巴戟天、南木香、人参、枳壳、泽泻、茯苓、龙齿、天雄、白蒺藜、芍药等13味,常规剂量,捣末蜜丸,分服。②卷11,独活丸治瘾疹瘙痒,瘖瘟肿起:独活、天门冬、防风、蒺藜子、桔梗、薏苡仁、黄连、桂枝、枳实等9味,常规剂量,捣末蜜丸,分服。③卷14,独活丸治惊邪及一切风筋脉拘急,头目旋痛,恍惚心忪:独活、防风、茯苓、阿胶、石膏、玳瑁、人参、炙甘草、天南星、细辛、丹砂、僵蚕、丁香、琥珀、牛黄、麝香、天麻、龙脑等18味,常规剂量,捣末熬膏和丸,分服。

《幼幼新书》　卷11,引《婴孺方》独活汤治小儿癫痫手足掣疭:独活、麻黄、人参、大黄等4味,水煎服。

《博济方》　卷3,独活丸治风毒头目疼痛昏眩:独活、川芎、菊花、全蝎、防风、半夏等6味捣丸,荆芥薄荷汤下。

《普济本事方》　卷1,独活散治筋骨诸风:独活、白术、茯苓、秦艽、葳蕤、柏子仁、炙甘草、犀角、川椒、熟地黄、枳实、白芷、官桂、人参等14味,常规剂量,捣散,水煎服。

《普济方》　卷116,引《治风经验方》独活丸治诸风手足重:独活、防风、五加皮、菊花、丹参、木香、槟榔、薏苡仁、黑参、大黄、生地黄、磁石等12味,常规剂量,捣末蜜丸,分服。

《兰室秘藏》　卷中,独活汤治腰痛如折沉重如山:独活、炙甘草、羌活、防风、大黄、泽泻、肉桂、当归、连翘、汉防己、黄柏、桃仁等12味,常规剂量,水煎服。

【按语】

独活是伞形科植物重齿当归的根,中药药名。独活含苦士香豆精类化合物、花椒毒素、当归醇等。中药药理:①抑制血小板聚集;②降压;③解痉;④镇痛;⑤抗炎;⑥抗菌。注释:①痫,中医病名,即癫痫;②痓,中医病名,痉挛抽搐。《神农本草经》无羌活、独活之分。陶弘景认为羌活形细,独活形细大。后世独活主治中风、风痹、皮肤风毒、瘾疹瘙痒、牙齿历蠹、脚气等,较《神农本草经》有扩展。

030 车 前 子

【原文】

车前子味甘寒。主气癃,止痛利水道小便,除湿痹。久服轻身耐老,一名当道。

【重辑】

车前子味甘寒。主治:①气癃;②湿痹。功效:①止痛;②利水道小便。

【理论】

《名医别录》 车前子主男子伤中,女子淋沥,不欲食,养肺,强阴,益精,令人有子,明目治赤痛。叶及根止血治金疮,衄鼻,下血治瘀血,血瘕,小便赤,下气止烦,除小虫。

《本草经集注》 车前子其叶捣取汁服疗泄精甚验。子,令人身轻,能跳越岸谷,不老而长生也。

《药性论》 车前子能去风毒,用中风热,毒风冲眼,目赤痛,瘴翳,脑痛泪出,压丹石毒,去心胸烦热。叶治泄精病尿血,能补五脏,明目,利小便,通五淋。

《日华子本草》 通小便淋涩,壮阳治脱精,心烦下气。

《本草衍义》 此药甘滑利小便,走泄精气。

《本经续疏》 车前疏利水道之物也。气水相阻而结涩,血水相随而流荡,得此则行者行,顺者顺,恰似治气治血。若究其实,子亦何尝治气,根亦何尝治血。善夫!《千金》《外台》子多入于补剂,叶仅恃之疏泄,夫其味甘固近于补,气寒则终归于泄,两者本无异,特水流气顺则下益于精,血荡水随上酿有火。故子之治,非特气癃而痛,水道不利而溺涩,因湿而痹者可除,即目赤痛而不明者亦可已。盖水与气相阻则火生,火在水中,于是一身宜得水之益者,反遭火之累。气顺水流斯火清,火清斯还受益而不受累,故充类之极功。根叶之治,非特血行之金疮,衄鼻可除,即血停之瘀血,血瘕,下血亦可已。惟血之流荡忘反,必缘火迫,火既迫血,血无以继,则水随之,于是水亦竭而小便为之赤,能去血中之火,正以其能去水中之火。

【临床】

《太平圣惠方》 ①卷29,车前子散治虚劳小便淋涩茎中痛:车前子、王不留行、冬葵子、生地黄、桂枝、炙甘草、木通、石韦、滑石等9味,常规剂量,捣散,煎服。②卷58,车前子散治膏淋,肥状似膏与小便俱出:车前子、贝齿、赤茯苓、白术、木通、赤芍等6味,常规剂量,捣散,水煎服。③卷58,车前子草散(名见《普济方》卷215)治石淋小便涩痛,频下沙石:车前草、榆白皮、乱发如鸡子大等3味,常规剂量,捣细,水煎服。④卷89,车前子散治小儿肝热眼生翳膜或生血轮:车前子、防风、菊花、炙甘草、人参、蒺藜子、青葙子、栀子仁、黄连等9味,常规剂量,捣散,水煎服。

《圣济总录》 ①卷89,车前子散治虚劳盗汗不止:车前子、木贼、菟丝子、椒目等4味,常规剂量,捣散,水煎服。②卷98,车前子散治热淋结涩不通:车前子、牛膝、桑根白皮、蒲黄等4味,常规剂量,捣散,水煎服。③卷110,大黄车前子汤别名卓肝汤、洗肝汤、卓肝散,治雀目:大黄、车前子、玄参、黄芩、细辛、茺蔚子等6味,常规剂量,捣散,水煎服。④卷151,车前子饮治经水不调,头眩睛疼:车前子、菊花、天雄、当归、京三棱、黄连、熟地黄、桔梗、延胡索、萆薢、柴胡、赤芍、赤石脂、石膏、桂枝等15味,常规剂量,捣散,水煎服。

《杨氏家藏方》 卷11,车前子丸治眼目翳障:车前子、菟丝子、蔓荆子、决明子、茯苓、黄连、芍药、地骨皮、牛膝、黄芪、附子等11味,常规剂量,捣散蜜丸,温酒送服。

《丹台玉案》 卷5,车前四物汤治胞水漏干儿不能下:当归、车前子、生地、川芎、赤芍等5味,常规剂量,水酒煎服。

《宁坤秘籍》 卷上,车前八珍散治胎前小便不通:车前子、人参、茯苓、白术、炙甘草、当归、川芎、白芍、熟地等9味,常规剂量,水煎服。

《经验良方》 车前汤治痢疾:车前草、玫瑰花瓣、大黄等3味,常规剂量,水煎服。

【按语】

车前子是为车前科植物车前或大车前及平车前的种子,中药药名。车前子含多量黏液质、桃叶珊瑚苷、车前子酸、胆碱、腺嘌呤、琥珀酸、树脂等。中药药理:利尿。注释:气癃,即气淋。后世车前子主治膏淋、翳膜、热淋、沙石淋、雀目、妇人经水不调等,较《神农本草经》大为扩展。

031 木 香

【原文】

木香味辛温。主邪气，辟毒疫温鬼，强志，主淋露。久服不梦寤魇寐。

【重辑】

木香味辛性温。主治：①邪气；②毒疫；③温鬼；④淋露；⑤梦寤魇寐。功效：强志。

【理论】

《名医别录》 木香治气劣，肌中偏寒，主气不足，消毒，杀鬼、精物、温疟、蛊毒，行药之精。

《本草经集注》 此即青木香也。今皆从外国舶上来，疗毒肿，消恶气，有验。

《药性论》 木香治女人血气，刺心心痛不可忍，治九种心痛，积年冷气，痃癖癥块胀痛，逐诸壅气上冲，烦闷。

《日华子本草》 治心腹一切气；止泻治霍乱痢疾；安胎健脾消食治羸劣，膀胱冷痛，呕逆反胃。

《本经续疏》 木香首功为祛邪，曰毒曰鬼，皆阴也，必丽于阴。然毒而曰疫，鬼而曰温，不犹么之类，虽属夜出，然能飞扬者乎！是木香之治，治阴厉之气，反受质于阳。《别录》所增治疗，若主气不足，致毒鬼温邪之伏于阴；气劣不行，致阳之不得遍于外，皆注《本经》而推广之词。独"行药之精"一语，他味不常有。

【临床】

《太平圣惠方》 ①卷5，木香散治脾脏冷气攻心腹疼痛，不思饮食：木香、人参、川芎、青橘皮、白术、肉桂、附子、当归、厚朴、草豆蔻、高良姜、吴茱萸等12味，常规剂量，捣散，水煎服。②卷93，香连丸治下利：木香、黄连、诃黎勒、肉豆蔻、丁香等5味，常规剂量，捣末饭丸，分服。

《苏沈良方》 卷4，木香散治水泻冷痢：木香、破故纸、高良姜、砂仁、厚朴、赤芍、陈橘红、肉桂、白术、胡椒、吴茱萸、肉豆蔻、槟榔等13味，常规剂量，捣散，水煎服。

《太平惠民和剂局方》 ①木香散治泄泻注下，腹中雷鸣，胸膈痞闷及积寒肠滑不禁：丁香、木香、当归、肉豆蔻仁、甘草、附子、赤石脂、藿香叶、诃子皮等9味，常规剂量，捣散，水煎服。②木香流气饮治诸气痞滞不通，胸膈膨胀呕吐少食，肩背腹胁走注刺痛及喘急痰嗽，面目虚浮，四肢肿满，大便秘结又治忧思太过，怔忪郁积，脚气风热，聚结肿痛，喘满胀急：木香、半夏、陈皮、厚朴、青皮、甘草、香附、紫苏叶、人参、赤茯苓、木瓜、石菖蒲、白术、白芷、麦门冬、草果仁、肉桂、蓬莪术、大腹皮、丁香皮、槟榔、藿香叶、木通等23味，常规剂量，捣散，水煎服。《医宗金鉴》：木香流气饮调治一切诸气为病，其功能快利三焦，通行荣卫，外达表气，内通里气，中开胸膈之气，其水肿胀满，气壅喘嗽，气痛走注，内外疼痛，并皆治之。

《朱氏集验方》 卷11，木香散和表里通行津液：木香、大腹皮、官桂、前胡、陈皮、丁香、诃子、人参、半夏、赤茯苓、甘草、缩砂仁等12味，常规剂量，捣散，水煎服。

《普济本事方》 卷4，木香散治诸痢：木香、甘草、罂粟壳、麝香等4味，常规剂量，捣散，水煎服。

《保命集》 卷下，木香散治水肿：木香、大戟、白牵牛等3味，常规剂量，捣散，水煎服。

《儒门事亲》 木香槟榔丸治湿热积滞腹满胀痛或赤白痢疾：木香、槟榔、青皮、陈皮、广茂、枳壳、黄连、黄柏、大黄、香附子、牵牛等11味，常规剂量，捣末蜜丸，分服。

《脾胃论》 木香人参生姜枳术丸开胃进食：木香、人参、枳实、白术、生姜、陈皮等6味，捣散荷叶烧饭为丸如梧桐子，大温水送服。

《中国药典》 香连丸治湿热痢疾，里急后重等：黄连、木香2味，常规剂量，捣末水泛为丸，分服。

【按语】

木香是为菊科植物木香的根，中药药名。木香含去氢木香内酯、木香匝醛、木香内酯、二氢木香内酯、二氢木香烯内酯、单紫杉烯等。中药药理：①气管与支气管解痉；②缓解肠痉挛；③兴奋心室；④抗菌。注释：①毒疫，毒气瘟疫。②淋露，中医病名，疲困羸露。后世木香主治心腹疼痛、冷痢、诸痢、水肿等，较《神农本草经》有所扩展。

薯 蓣

032

【原文】

薯蓣味甘温。主伤中,补虚羸,除寒热邪气,补中益气力,长肌肉。久服耳目聪明,轻身不饥延年。一名山芋。

【重辑】

薯蓣味甘性温。主治:①伤中;②虚羸;③寒热邪气。功效:①补中益气;②长肌肉。

【理论】

《名医别录》 薯蓣治头面游风、风头、眼眩,下气,止腰痛,补虚劳、羸瘦,充五脏,热,强阴。秦楚名玉延,郑越名上薯。

《本草经集注》 今近道处处有,东山、南江皆多掘取食之以充粮。南康间最大而美,服食亦用之。

《新修本草》 薯蓣,日干捣细,筛为粉,食之大美,且愈疾而补。此有两种:一者白而且佳。一者青黑,味亦不美。蜀道者尤良。

《药性论》 薯蓣能补五劳七伤,去冷风,止腰疼,镇心神,安魂魄,开达心孔,多记事,补心气不足,患人体虚羸,加而用之。

《日华子本草》 助五脏,强筋骨,长志,安神,主泄精,健忘。

《本草衍义》 怀山药,按《本草》上一字犯英庙讳,下一字曰蓣,唐代宗名预,故改下一字为药,今人遂呼为怀山药。如此则尽失当日本名,虑岁久,以怀山药为别物,故书之。

《本经疏证》 仲景书中凡两用薯蓣,一为薯蓣丸,一为肾气丸。薯蓣丸脾肺之剂也,肾气丸肺肾之剂也。薯蓣丸以薯蓣帅补气药为君,补血药为臣,驱风药为佐使。肾气丸以薯蓣随地黄、茱萸、牡丹、附子、桂枝,以拨正其翕受之机,又以薯蓣帅茯苓、泽泻以开通其输泻之道。曰肾气丸者,明肾之气固当留其精而泻其粗。曰薯蓣丸者,明脾之气固当散其精而归于肺也。是薯蓣丸虽谓之脾气丸也可,肾气丸虽谓之地黄丸也亦无不可。薯蓣体滑多涩,黏稠色白,其似肉中之脂液耶!不然何以生捣可消热肿也。其似肾所藏之精耶!不然何以能强阴也。玩《金匮》之用薯蓣,盖可以得其概矣。夫以阴中所由而言,则精自精,溺自溺,其源不同,其所由化亦异,何以肾气一丸,在虚劳、在转胞则治小便不利,在消渴则治小便过多,然惟此方可见溺能阖精,精亦能阖溺也。

【临床】

《金匮要略方论》 薯蓣丸治虚劳诸不足,风气百疾:薯蓣、当归、桂枝、曲、干地黄、豆黄卷、甘草、人参、川芎、芍药、白术、麦门冬、杏仁、柴胡、桔梗、茯苓、阿胶、干姜、白蔹、防风、大枣等21味,常规剂量,捣末蜜丸,酒服。

《备急千金要方》 ①卷13,引《徐嗣伯方》薯蓣汤治惊悸头目眩冒如欲摇动,四肢缓,头面热,心胸痰满:薯蓣、人参、麦门冬、前胡、芍药、生地黄、枳实、远志、生姜、茯苓、半夏、甘草、黄芩、竹叶、茯神、秫米等16味,常规剂量,水煎服。②卷13,薯蓣散治肝肾不足,风邪上侵,头部牵引,目睛疼痛,偏视不明:薯蓣、细辛、秦艽、天雄、独活、桂心、山茱萸等7味,常规剂量,捣散,温酒调服。③卷19,薯蓣散治丈夫一切病,不能具述:薯蓣、荆实、续断、茯苓、牛膝、菟丝子、巴戟、杜仲、苁蓉、五味子、山茱肉、蛇床子等12味,常规剂量,捣散,酒服。④卷19,无比薯蓣丸治诸虚劳百损:薯蓣、苁蓉、五味子、菟丝子、杜仲、牛膝、山茱肉、地黄、泽泻、茯神、巴戟、赤石脂等12味,常规剂量,捣末蜜丸,酒服。⑤卷19,大薯蓣丸治虚损伤绝,羸瘦百病:薯蓣、附子、人参、泽泻、天冬、地黄、黄芩、当归、干漆、杏仁、阿胶、白术、白蔹、芍药、石膏、前胡、桔梗、干姜、桂心、大黄、五味子、甘草、大豆卷等24味,常规剂量,捣末蜜丸,酒服。

《外台秘要》 ①卷15,引《延年秘录》薯蓣酒治头风眩晕不能食:薯蓣、白术、五味子、丹参、防风、山茱萸、人参、生姜屑等8味,常规剂量,细切酒浸,温服。②卷17,引《古今录验》薯蓣丸治丈夫五劳七伤,头痛目眩,手足逆冷,或烦热有时,或冷痹骨疼,腰髋不随,或少食而胀满,体涩无光泽,阳气衰绝,阴气不行:薯蓣、苁蓉、牛膝、菟丝子、杜仲、赤石脂、泽泻、干地黄、山茱萸、茯苓、巴戟天、五味子、石膏、远志、柏子仁、白马茎筋等16味,常规剂量,捣末蜜丸,酒服。

《太平圣惠方》 ①卷3,薯蓣丸治胆虚精神不守,喜多恐惧,目暗头昏:薯蓣、茯苓、决明子、菟丝子、天雄、防风、柏子仁、熟地黄、山茱萸、人参、黄芪、远志、桂心、酸枣仁等14味,常规剂量,捣末蜜丸,温酒送服。②卷4,薯蓣丸治心虚恐畏,胁腹暴痛,志意不乐:薯蓣、远志、柏子仁、沉香、茯神、熟地黄、川芎、菖蒲、人参、丹参、炙甘草、防风等12味,常规剂量,捣末蜜丸,酒服。③卷22,薯蓣散治头风目眩耳聋:薯蓣、防风、细辛、山茱萸、升麻、菊花、蔓荆子、藁本等8味,常规剂量,捣散,温酒调服。④卷26,薯蓣散治五劳六极七伤,愤愤不乐,梦与鬼交失精,惊恐虚乏:薯蓣、茯苓、远志、泽泻、黄芪、人参、龙骨、芍药、五味子、山茱萸、沉香、枳壳等12味,常规剂量,捣散,水煎服。⑤补肝薯蓣散治肝脏风虚胸膈不利,视物不明,心烦头眩:薯蓣、防风、山茱萸、枳壳、菊花、羌活、羚羊角屑、人参、前胡、熟地黄、决明子、炙甘草、细辛、川芎、龙脑、麝香等16味,常规剂量,捣末,粥饮调服。

《太平惠民和剂局方》 卷5,无比山药丸治丈夫诸虚百损,五劳七伤,头痛目眩,手足逆冷,或烦热有时,或冷痹骨痛,腰宽不随,饮食虽多,不生肌肉;或少食而胀满,体无光泽,阳气衰绝,阴气不行。此药能补经脉,起阴阳,安魂魄,开三焦,破积聚,浓肠胃,强筋练骨,轻身明目,除风去冷:山药、赤石脂、茯神、巴戟、熟地黄、山茱萸、牛膝、泽泻、五味子、苁蓉、杜仲、菟丝子等12味,常规剂量,捣末蜜丸,温酒送服。

《魏氏家藏方》 卷10,山药汤治脾胃怯弱不喜饮食:山药、白术、粟米、木香、人参、炙甘草、紫苏等7味,常规剂量,捣散,水煎服。

《鸡峰普济方》 卷7,人参薯蓣丸治虚劳肾脏虚弱四肢烦满沉重,腰背拘急,体热身重,心胸闷满,志意不乐,肌肤消瘦,喜怒好忘:人参、薯蓣、生地、防风、五味子、茯苓、麦冬、贝母、远志、熟地、百部、柏子仁、丹参、杜仲、茯神、黄芪等16味,常规剂量,捣末蜜丸,分服。

《普济本事方》 卷1,薯蓣丸治惊恐神不内守,魂魄飞扬:薯蓣、人参、沙参、远志、防风、真珠母、紫石英、茯神、虎骨、虎睛、龙齿、细辛、石菖蒲、五味子、丹参等15味,常规剂量,捣末蜜丸,金银薄荷汤送服。

《饮膳正要》 卷2,山药饦治诸虚五劳七伤,心腹冷痛,骨髓伤败:山药、羊骨、萝卜、葱白、草果、陈皮、良姜、胡椒、砂仁等9味,常规剂量,捣散同煮取汁澄清,面二斤,山药二斤,煮熟研泥,搜面为饦,入五味,空腹食之。

《医方类聚》 卷153,引《经验秘方》山药丸治一切虚损,神志俱耗,筋力顿衰,腰脚沉重,身体倦怠:山药、牛膝、苁蓉、石菖蒲、巴戟、楮实、山茱萸、五味子、远志、茯苓、杜仲、枸杞子、茴香、熟地黄等14味,常规剂量,捣末蜜丸,温酒送服。

《本草纲目》 卷25,薯蓣酒治诸风眩晕:薯蓣粉同曲、米酿酒或同山茱萸、五味子、人参诸药,常规剂量,浸酒煮饮。

《产科发蒙》 卷2,山药丸治频惯堕胎:怀山药、杜仲、续断等3味,常规剂量,打糊为丸,米汤送服。

《医学衷中参西录》 薯蓣纳气汤治肾阴虚不纳气,喘逆痰鸣,口燥咽干,舌质红,脉细数:山药、熟地、萸肉、柿霜饼、生杭芍、牛蒡子、苏子、炙甘草、龙骨等9味,常规剂量,捣散,水煎服。

【按语】

薯蓣又名山药,是薯蓣科植物山药的块茎,中药药名。山药含薯蓣皂苷元、多巴胺、盐酸怀山药碱、多酚氧化酶、尿囊素等以及多种氨基酸。中药药理:①降糖;②增强耐缺氧;③免疫调节;④促进小肠运动。后世薯蓣主治惊悸、眩晕、胆虚、耳聋、频惯堕胎、喘逆痰鸣等,较《神农本草经》大为扩展。

033 薏 苡 仁

【原文】

薏苡仁味甘微寒。主筋急拘挛不可屈伸,风湿痹,下气。久服轻身益气。其根下三虫,一名解蠡。

【重辑】

薏苡仁味甘性微寒。主治:①筋急拘挛不可屈伸;②风湿痹。功效:①下气;②其根下三虫。

【理论】

《名医别录》 薏苡仁除筋骨邪气不仁,利肠胃,消水肿,令人能食。

《药性论》 薏苡仁治热风,筋脉挛急,能令人食。治肺痿肺气,吐脓血,咳嗽涕唾,上气。昔马援煎服破五溪毒肿。

《本草衍义》 拘挛有两等。《素问》注中大筋受热则缩而短,缩短故挛急不伸。此是因热而拘挛也。故可用薏苡仁。若《素问》言因寒即筋急者,不可更用此也。凡用之,须倍于他药,此物力势和缓,须倍加用即见效。盖受寒即能使人筋急,受热使人筋挛。若但热而不曾受寒,亦能使人筋缓。受湿则又引长无力。

《本经疏证》 盖筋之为物,寒则坚劲,坚劲则短缩;热则软缓,软缓则弛长。若挟湿则大筋横胀,横胀则软短,小筋纵伸,纵伸则弛长。遇湿遂胀,凡物皆然。薏苡是治久风湿痹,非治暴风湿痹者也。胸痹缓急者,薏苡附子散主之。注家于缓急二字,或指为筋之引纵,或指为痛之休作,殊不知胸痹者不必尽痛,缓急者当明缓急之故。薏苡附子败酱散之治肠痈,亦有缓急可言耶? 夫身甲错是急之微,肿状是缓之著。盖湿气、瘀血盘踞于内,势将酿热成痈,而先格寒于外,故其病为内缓而外急也。

【临床】

《金匮要略方论》 ①胸痹缓急者薏苡附子散主之:薏苡仁、附子等 2 味,捣散,日三服。②肠痈之为病,其身甲错,腹皮急,按之濡,如肿状,腹无积聚,身无热,脉数,此为腹内有痈脓,薏苡附子败酱散主之:薏苡、附子、败酱等 3 味,捣末,水煎顿服。《金匮要略心典》:薏苡破毒肿利肠胃为君;败酱治暴热火疮,排脓破血为臣;附子则假其辛热以行郁滞之气尔。

《备急千金要方》 卷 22,薏苡仁散治痈肿:薏苡仁、桂心、白蔹、当归、苁蓉、干姜等 6 味,常规剂量,捣散,温酒送服。

《外台秘要》 ①卷 14,引《近效方》薏苡仁汤治暴风手足瘫痪,言语謇涩,神情恍惚,游风散走:薏苡仁、葳蕤、生姜、茯神、生犀角末、乌梅、麦门冬、竹沥、白蜜等 9 味,常规剂量,捣散,水煎服。②卷 14,引许仁则薏苡仁十二味饮治诸风未退:薏苡仁、葳蕤、麦门冬、石膏、杏仁、乌梅、生姜、生犀角屑、地骨皮、人参、竹沥、白蜜等 12 味,常规剂量,水煎服。

《太平圣惠方》 卷 45,薏苡仁丸治筋脉挛痹疼痛:薏苡仁、天雄、仙灵脾、生地黄、槟榔、防风、羌活、石斛、枳壳、五加皮、桂心、赤芍、牛膝、当归等 14 味,常规剂量,捣末蜜丸,分服。

《圣济总录》 卷 151,薏苡仁丸治月水不利,胸腹痞满刺痛:薏仁、干姜、吴茱萸、附子、大黄、芍药、黄芩、生地、当归、桂枝、白术、蜀椒、人参、石韦、桃仁等 15 味,常规剂量,捣丸分服。

《外科正宗》 卷 3,薏苡仁汤治肠痈腹中疼痛,小便涩滞:薏苡仁、瓜蒌仁、牡丹皮、桃仁、白芍等 5 味,常规剂量,水煎服。

《奇效良方》 薏苡仁汤治中风麻痹不仁,难以屈伸:薏苡仁、当归、芍药、麻黄、官桂、炙甘草、苍术等 7 味,常规剂量,水煎服。

《医宗金鉴》 卷 67,赤豆薏苡仁汤治胃痈及大小肠痈,脓成脉洪数:赤小豆、薏苡仁、防己、甘草等 4 味,常规剂量,水煎服。《血证论》:脓者,血化为水也。故排脓之法,不外乎破血利水。赤豆芽入血分,以疏利之,助其腐化,苡仁、防己即从水分排逐其脓,甘草调和诸药,使得各奏其效。

【按语】

薏苡仁是禾本科植物薏苡的种仁,中药药名。薏苡仁汤含氨基酸、薏苡素、薏苡酯、三萜化合物等。中药药理:①抗肿瘤;②免疫调节;③降糖;④降压。后世薏苡仁主治肠痈、诸风、筋脉挛痹、胸胁脐腹痞满、咳嗽、胃痈,较《神农本草经》大为扩展。

034 泽泻

【原文】

泽泻味甘寒。主风寒湿痹,乳难消水,养五脏,益气力,肥健。久服耳目聪明,不饥,延年轻身,面生光,能行水上。一名水泻,一名芒芋,一名鹄泻。

【重辑】

泽泻味甘性寒。主治:①风寒湿痹;②乳水难消。功效:①养五脏;②益气力;③聪耳明目;④美颜生光。

【理论】

《名医别录》 泽泻补虚损五劳,除五脏痞满,起阴气,止泄精,消渴,淋沥,逐膀胱焦停水。扁鹊云:多服病患眼。泽泻叶治大风,乳汁不出,产难,强阴气。泽泻实治风痹,消渴,益肾气,强阴,补不足,除邪湿。

《本草经集注》 此物易朽蠹,常须密藏之。《仙经》服食断谷皆用之。亦云身轻,能步行水上。

《药性论》 泽泻治肾虚精自出,利膀胱五淋治,宣通水道。

《日华子本草》 治五劳七伤,头旋耳虚鸣,筋骨挛缩,通小肠,止遗沥,尿血,催生,难产,补女人血海,令人有子。叶壮水脏,下乳,通血脉。

【临床】

《金匮要略方论》 ①卷中,泽泻汤治心下支饮,其人苦冒眩:泽泻、白术等2味,常规剂量,水煎服。②卷中,茯苓泽泻汤治胃反吐而渴欲饮水:茯苓、泽泻、桂枝、白术、生姜、甘草等6味,常规剂量,水煎服。

《伤寒论》 牡蛎泽泻散治腰以下有水气:牡蛎、泽泻、蜀漆、葶苈子、商陆根、海藻、栝楼根等7味,常规剂量,捣散,温水调服。

《备急千金要方》 ①卷14,柴胡泽泻汤治小肠热胀口疮:柴胡、泽泻、橘皮、黄芩、枳实、旋覆花、升麻、芒硝、生地黄等9味,常规剂量,水煎服。《千金方衍义》:以升柴升散于上,旋橘开发于中,芩泽分利于前,枳硝荡涤于后,四通分泄其源,庶免迁延之患。然恐药力过峻,即以地黄保护心包,不使热邪干犯心也。②卷19,大泽泻汤(名见《圣济总录》卷51)治肾热好怒好忘,耳听无闻,腰背转动强直:柴胡、茯神、黄芩、泽泻、升麻、杏仁、磁石、羚羊角、地黄、大青、芒硝、淡竹叶等12味,常规剂量,水煎服。《千金方衍义》:好怒是龙雷激其壮火,原非肾之本病,故用升麻、柴胡升散上盛之气,芒硝、泽泻分利下阻之热,地黄、磁石滋肾水而镇虚阳,茯神、竹叶清心神而愈健忘,杏仁、黄芩泄肺窍而通视听,大青、羚羊清肝热而利腰背,并起阳事之萎顿也。③卷20,泽泻汤治面背身中皆热出汗,名曰漏气:泽泻、半夏、柴胡、生姜、地骨皮、石膏、竹叶、莼心、茯苓、人参、甘草、桂枝等12味,常规剂量,水煎服。

《太平圣惠方》 ①卷29,泽泻散治膀胱气滞小便淋沥:泽泻、丹皮、桂心、炙甘草、榆白皮、白术、赤茯苓、木通等8味,常规剂量,水煎服。②卷53,泽泻丸治消渴不止小便数:泽泻、麦门冬、车前子、黄连、牡蛎、桑螵蛸、鸡腔胵、金箔等8味,常规剂量,捣末蜜丸,分服。

《圣济总录》 ①卷112,泽泻汤治积年青盲目赤,视不见物:泽泻、升麻、杏仁、决明子、大黄、黄芩、炙甘草、枳实、芍药、栀子仁、人参、赤茯苓、黄柏、细辛、白术、柴胡、桑根白皮、青葙子等18味,常规剂量,水煎服。②卷115,泽泻汤治肾间有水,耳聋经年不愈:泽泻、熟地、五味子、丹参、玄参、防风、桂枝、人参、当归、茯苓、石斛、地骨皮、磁石、牛膝、炙甘草、黄芪、菖蒲等17味,常规剂量,水煎服。③卷113,泽泻丸治内热上冲,眼中多眵:泽泻、茺蔚子、菟丝子、石斛、地肤子、五味子、干地黄、山芋、细辛等9味,常规剂量,捣末蜜丸,分服。

《医略六书》 加味泽泻汤治脚气上攻脉沉者:泽泻、枳壳、黑丑、槟榔、赤芍、木通、赤苓、猪苓、陈皮等9味,常规剂量,水煎服。

【按语】

泽泻是泽泻科植物泽泻的块茎,中药药名。泽泻含5种三萜类化合物:泽泻醇A、泽泻醇B、乙酸泽泻醇A酯、乙酸泽泻醇B酯和表泽泻醇A。泽泻还含挥发油糠醛、小量生物碱、天门冬素、甾醇、甾醇苷苷等。中药药理:①利尿;②降脂;③保肝;④降压。后世泽泻主治支饮、水气、小肠热胀、口疮、肾热、小便淋沥、青盲、脚气等,较《神农本草经》有所扩展。

035 远 志

【原文】

远志味苦温。主咳逆,伤中,补不足,除邪气,利九窍,益智慧,耳目聪明,不忘,强志倍力。久服轻身不老。叶名小草,一名棘菀,一名葽绕,一名细草。

【重辑】

远志味苦性温。主治:①咳逆;②伤中;③邪气;④健忘。功效:①利九窍;②益智慧;③聪耳明目;④强志倍力。

【理论】

《名医别录》 远志利丈夫,定心气,止惊悸,益精,去心下隔气,皮肤中热,面目黄。久服好色,延年。

《本草经集注》 小草状似麻黄而青。远志亦入仙方药用。

《药性论》 远志治心神健忘,安魂魄,令人不迷,坚壮阳道,主梦邪。

《日华子本草》 主膈气,惊魇,长肌肉助筋骨,妇人血噤,失音,小儿客忤。

《本经续疏》 刘潜江于远志自诩阴中醒阳,阳中宅阴两语中肯。譬之灯膏盈而火暗者,必挑其芯,此阴中醒阳之意也。譬之烛必芯具而膏始得附,必火然而膏始得融,此阳中宅阴之意也。两语者诚为扼要。

【临床】

《刘涓子鬼遗方》 卷3,远志汤治痈疽虚惙少气欲死:远志、当归、炙甘草、桂心、川芎、黄芪、人参、麦门冬、茯苓、干地黄、生姜、大枣等12味,常规剂量,水煎服。

《古今录验》 定志小丸治心气不定,五脏不足,忧愁悲伤不乐,忽忽善忘,朝瘥暮剧,暮瘥朝发狂眩:人参、远志、茯苓、菖蒲等4味,常规剂量,捣末蜜丸,分服。

《备急千金要方》 ①卷11,远志煮散治肝邪热,出言反常,乍宽乍急:远志、射干、杏仁、大青、茯神、葛根、甘草、麦门冬、芍药、桂心、石膏、知母、升麻等13味,常规剂量,捣散,水煎服。②卷14,远志汤治心气虚惊悸善忘:远志、干姜、白术、桂心、黄芪、紫石英、人参、茯苓、甘草、川芎、茯神、当归、羌活、防风、麦门冬、半夏、五味子、大枣等18味,常规剂量,水煎服。③卷14,远志汤治惊悸言语谬误,恍惚愦愦,心烦闷耳鸣:远志、黄芪、茯苓、甘草、芍药、当归、桂心、麦门冬、人参、独活、生姜、附子等12味,常规剂量,水煎服。④卷14,孔子大圣枕中丹常服令人大聪:远志、龟甲、龙骨、菖蒲等4味,常规剂量,捣筛酒服。⑤卷14,开心散治好忘:远志、菖蒲、人参、茯苓等4味,常规剂量,捣筛饮服。⑥卷14,菖蒲益智丸治善忘恍惚,破积聚,止痛安神定志,聪耳明目:远志、菖蒲、附子、人参、桔梗、牛膝、茯苓、桂心等8味,常规剂量,捣末蜜丸,分服。⑦卷14,养命开心益智方治好忘:远志、干地黄、人参、茯苓、肉苁蓉、菟丝子、蛇床子等7味,常规剂量,捣筛服方寸匕。⑧卷14,北平太瘦八味散:天门冬、桂心、茯苓、干地黄、菖蒲、远志、石韦、五味子等8味,常规剂量,捣散。⑨治健忘方:天门冬、远志、茯苓、干地黄等4味,常规剂量,捣末蜜丸,分服。⑩治好忘久服聪明益智:远志、龙骨、虎骨等3味,常规剂量,捣散服方寸匕。

《外台秘要》 卷17,引《备急方》远志丸治男子萎弱:续断、薯蓣、远志、蛇床子、肉苁蓉等5味,常规剂量,捣末雀卵为丸,温酒送服。

《太平圣惠方》 ①卷3,远志丸治胆热多睡:远志、人参、苦参、马头骨灰、茯神、菖蒲、朱砂、铁粉等8味,常规剂量,捣末蜜丸,木通汤送服。②卷14,远志散治伤寒后心虚惊悸,恍惚多忘,或梦惊魇及诸不足:远志、人参、龙齿、茯神、紫石英、赤石脂、当归、桂心、炙甘草、白术、芍药、紫菀、防风、麦门冬等14味,常规剂量,捣散,水煎服。③卷26,远志散治劳损羸瘦,四肢无力,心神昏闷:远志、白术、肉桂、人参、鳖甲、天门冬、杜仲、川椒、牛膝、茯苓、怀山药、山茱萸、柏子仁、生地黄、石斛、黄芪、炙甘草等17味,常规剂量,捣散,水煎服。

《圣济总录》 ①卷15,远志散治风厥惊骇,背痛善欠:远志、人参、细辛、茯苓、黄芪、桂枝、熟地黄、菖蒲、白术、防风等10味,常规剂量,捣散,温酒调服。②卷15,远志散治脑风头痛不可忍:远志不拘多少捣散先含水满口,每用半字搐药入鼻,仍揉痛处。③卷20,远志散治周痹不仁:远志、黄芪、芍药、五味子、黄芩、赤茯苓、牡荆实、秦艽、乌头、天雄、细辛、山茱萸、菊花、防风、狗脊、桂枝、川芎、芜荑、菖蒲、葳蕤、白蔹、山芋、附子、龙胆、厚朴、蜀椒、巴戟天等27味,常规剂量,捣散,温酒调服。④卷55,远志汤治久心痛:远志、菖蒲等2味,常规剂量,捣散,水煎服。⑤卷70,远志汤治衄血不止:远志、天门冬、麦门冬、阿胶、当归、藕节、炙甘草、大黄、川芎、桂枝、没药、麻黄、桃核仁、牡丹皮、柴胡等15味,常规剂量,捣散,水煎服。⑥卷186,远志散治健忘:远志、黄连、茯苓、菖蒲、人参等5味,常规剂量,捣散,温酒调服。

《朱氏集验方》 卷4,远志散治口疮:五倍子、远志等2味,常规剂量,捣末掺少许于舌上。

《太平惠民和剂局方》 远志丸治思虑太过,精神恍惚,健忘多惊,虚汗盗汗:远志、牡蛎、茯苓、人参、干姜、辰砂、肉苁蓉等7味,常规剂量,捣末蜜丸,温酒送服。

《医心方》 卷3,引《小品方》远志汤治中风心气不定,惊悸,言语谬误,恍恍惚惚,心中烦闷,耳鸣:远志、茯苓、独活、甘草、芍药、当归、桂肉、麦门冬、生姜、人参、附子、黄芪等12味,常规剂量,水煎服。

《普济本事方》 卷2,远志丸治惊悸语言颠错:远志、南星、白附子、茯苓、人参、酸枣仁、金箔、朱砂等8味,常规剂量,捣末蜜丸朱砂为衣,薄荷汤送服。

《妇人良方大全》 卷8,远志散(名见《古今医统大全》卷83)治妇人阴冷痒:远志、干姜、莲花、蛇床子、五味子等5味,常规剂量,捣末,先以兔尿涂阴中,次以绵裹一钱纳阴中,热即为效。

《仁斋直指》 卷21,远志散治喉闭:远志去心取肉捣为细末吹药入喉,涎出而愈。

《陈氏小儿病源方论》 卷3,远志煎治壮热,惊悸,心神不宁:远志、茯神、羚羊角屑、炙甘草、芜荑、全蝎等6味,常规剂量,捣末醋糊为丸如黍米大,乳汁或米饮送服。

《御药院方》 卷8,远志散治茎中痛及囊缩,津液不行:远志、五味子、蛇床子等3味,常规剂量,捣散水煎去滓热淋渫。

《普济方》 卷33,引《经验良方》远志丸治白浊:茯苓、麦门冬、远志、石菖蒲、人参、益智仁等6味,常规剂量,捣末蜜丸,麦门冬或灯心煎汤送服。

《医林绳墨大全》 卷6,远志丸治梦遗精滑:远志、酸枣仁、黄芪、石菖蒲、茯神、茯苓、人参、龙齿、麦门冬、五味子等10味,常规剂量,捣末蜜丸朱砂为衣,熟水送服。

《古今医鉴》 卷2,远志膏治中风舌不能言:远志为末,鸡子清调敷天突、咽喉、前心三处。

《奇效良方》 远志汤治多汗恶风,口不能言,风中于心也:远志、人参、石菖蒲、羌活、细辛、麻黄、赤芍、白术等8味,常规剂量,水煎服。

《冯氏锦囊秘录》 远志汤治心虚烦热,夜卧不宁及病后虚烦:远志、黄芪、当归、麦冬、石斛、酸枣仁、人参、茯神、甘草等9味,常规剂量,水煎服。烦甚者加竹叶、知母。

《古今医彻》 ①卷3,远志汤治膈噎初起:远志肉、桂圆肉、茯神、芍药、半夏、陈皮、酸枣仁、人参、钩藤等9味,常规剂量,水煎服。②卷4,远志汤治产后恶露未尽心神恍惚:远志肉、桂圆肉、酸枣仁、茯神、丹参、石菖蒲、牛膝、陈皮、杜仲、益母草等10味,常规剂量,水煎服。

《医学心悟》 卷6,远志膏治一切痈疽肿毒初起之时:远志肉二三两清酒煮烂捣泥敷患处。

《杂病源流犀烛》 卷7,远志丸治心肾两虚近视不能远视:远志、麦冬、石菖蒲、菊花、杞子、熟地等6味,常规剂量,捣末蜜丸,温酒送服。

【按语】

远志是远志科植物细叶远志的根,中药药名。远志含远志皂苷元A和远志皂苷元B。还含皂苷细叶远志素、细叶远志定碱、远志醇等。中药药理:①祛痰;②镇静;③抗惊厥;④利尿;⑤抑菌;⑥兴奋子宫。后世远志主治肝邪热、惊悸、劳损、梦遗精滑、衄血、中风、多汗恶风、痈疽等,较《神农本草经》大为扩展。

036　　　龙　　　胆

【原文】

龙胆味苦涩。主骨间寒热，惊痫，邪气，续绝伤，定五脏，杀蛊毒。久服益智不忘，轻身耐老。一名陵游。

【重辑】

龙胆味苦涩。主治：①骨间寒热；②惊痫；③邪气；④绝伤；⑤健忘；⑥蛊毒。功效：①定五脏；②益智。

【理论】

《名医别录》　龙胆除胃中伏热，时气温热，热泄下痢，去肠蛊，益肝胆气，止惊惕。

《药性论》　龙胆入心治小儿惊痫，壮热，骨热，痈肿，治时疾，热黄，口疮。

《日华子本草》　龙胆治客忤疳气，热病狂语及疮疥，健忘，明目，止烦，益智。

【临床】

《备急千金要方》　卷5，龙胆汤治小儿惊痫发热呕吐：龙胆、钩藤、柴胡、黄芩、桔梗、芍药、茯苓、甘草、蜣螂、大黄等10味，常规剂量，水煎服。《千金方衍义》：龙胆苦寒，专祛肝旺实热；钩藤、柴胡、黄芩、芍药皆清理二家之匡佐；蜣螂一味，方中罕用，考之《本经》，为小儿惊痫、瘛疭之专药，为药中健卒，得大黄为内应，何惮惮乃不克耶；茯苓、甘草用以留中安辑邦畿，尤不可缺。

《太平圣惠方》　卷55，龙胆散治急黄面目如金色，烦躁，渴欲饮水：龙胆、木通、土瓜根、石膏、犀角屑、栀子仁、大黄、茅根、朴硝等9味，常规剂量，捣散，水煎服。

《圣济总录》　①卷28，龙胆汤治伤寒发黄烦热，小便赤不利：龙胆、枳壳、柴胡、栀子仁、知母、地骨皮、木通、芍药、炙甘草、羚羊角、麦门冬、升麻等12味，常规剂量，捣散，水煎服。②卷60，龙胆汤治阴黄：龙胆、秦艽、升麻等3味，常规剂量，捣散，水煎服。③卷96，龙胆汤治小便赤涩，额上汗出，手足烦热：龙胆、犀角、生地、麦冬、升麻、炙甘草、牡蛎等7味，常规剂量，水煎服。④卷168，龙胆汤治身体壮热如火，伤寒兼腹满，头面丹肿：龙胆、冬葵子、葳蕤、大青、柴胡、赤茯苓、炙甘草等7味，常规剂量，捣散，水煎服。⑤卷171，龙胆汤治小儿诸痫或寒热吐利：龙胆、当归、大黄、黄芩、栝楼根、炙甘草、桂枝、人参、牡蛎、麻黄、赤石脂、芍药等12味，常规剂量，捣散，水煎服。⑥卷93，龙胆散治骨蒸潮热，短气喘急，日晚便剧：龙胆、栀子、黄连、栝楼根、苦参、芍药、青葙子、大黄、黄芩、芒硝等10味，常规剂量，捣散，水煎服。⑦卷15，龙胆丸治癫痫狂悖迷乱，心神恍惚，四体抽掣，吐沫嚼舌：龙胆、钩藤、升麻、犀角、黄芩、玄参、茯苓、防风、秦艽、地骨皮、大麻仁、槟榔、黄连、大黄、天竺黄、琥珀、炙甘草、马牙硝、麦门冬、龙齿、真珠末、青黛、蜣螂、蚱蝉、金箔、银箔、铁粉、虎睛、牛黄、丹砂等30味，常规剂量，捣末蜜丸，分服。

《杨氏家藏方》　卷3，龙胆汤治伤寒汗后盗汗不止或妇幼一切盗汗：龙胆若干，捣末，温酒调服。

《陈素庵妇科补解》　卷1，龙胆清肝散治闭经：龙胆草、柴胡、丹皮、焦栀、黄芩、知母、黄连、红花、连翘、赤芍、生地、当归、川芎、香附、青皮等15味，常规剂量，捣散，水煎服。

《医方类聚》　卷53，龙胆散治阳毒狂言妄语：龙胆草、铁粉2味，常规剂量，捣散，水煎服。

《医宗金鉴》　卷59，龙胆汤治翳膜遮睛：防风、木贼草、密蒙花、蝉蜕、蔓荆子、龙胆草、菊花、黄连、白芷、蒺藜等10味，常规剂量，水煎服。

《丹台玉案》　卷6，龙胆泻毒汤治下疳：柴胡、龙胆草、山栀、大黄、黄连、滑石、木通、甘草等8味，常规剂量，水煎服。

《医方集解》　引《太平惠民和剂局方》龙胆泻肝汤治胁痛头痛，阳痿阴汗，阴肿阴痛：龙胆草、黄芩、栀子、泽泻、木通、车前子、当归、生地黄、柴胡、甘草等10味，常规剂量，水煎服。

【按语】

龙胆是龙胆科植物龙胆或三花龙胆的根及根茎，中药药名。龙胆含龙胆苦苷、獐牙菜苦苷、龙月二糖、龙胆灿酮和龙胆酸等。中药药理：①促进胃液和胃酸分泌；②利胆；③保肝；④利尿；⑤抗菌。注释：惊痫，即惊悸癫痫。后世龙胆主治发黄、阴黄、骨蒸、盗汗、阳毒、翳膜遮睛、下疳、阴肿阴痛等，较《神农本草经》有所扩展。

037 细　辛

【原文】

细辛味辛温。主咳逆,头痛,脑动,百节拘挛,风湿,痹痛,死肌。久服明目,利九窍,轻身长年。一名小辛。

【重辑】

细辛味辛性温。主治:①咳逆;②头痛;③脑动;④百节拘挛;⑤风湿痹痛;⑥死肌。功效:①利九窍;②明目。

【理论】

《名医别录》　细辛温中下气破痰,利水道,开胸中,除喉痹,齆鼻风痫,癫疾,下乳结不出,血不行,安五脏,益肝胆,通精气。

《本草经集注》　人患口臭者,含之多效,最能除痰,明目也。

《药性论》　细辛治咳逆上气,恶风风头,手足拘急,安五脏六腑,添胆气,去皮风湿痒,能止眼风泪下,明目,开胸中滞,除齿痛,主血闭,妇人血沥腰痛。

《日华子本草》　细辛治嗽,消死肌疮肉,胸中结聚。

《本草衍义》　细辛治头面风痛不可缺也。

《本草备要》　细辛辛温散风邪,故诸风痹痛、咳嗽上气、头痛脊强者宜之。辛散浮热,故口疮喉痹、鼻渊齿蛋者宜之。辛益肝胆,故胆虚惊痫、风眼泪下者宜之。水停心下则肾燥,细辛之辛,能行水气以润之。虽手少阴心引经,乃足少阴本药,能通精气,利九窍,故耳聋鼻齆、倒睫便涩者宜之。散结温经,破痰下乳,行血发汗。

【临床】

《伤寒论》　少阴病始得之,反发热,脉沉者,麻黄附子细辛汤主之:麻黄、细辛、附子等3味,常规剂量,水煎服。《删补名医方论》柯琴曰:少阴始受寒邪而反发热,是有少阴之里,而兼有太阳之表也。太阳之表脉应不沉,今脉沉者,是有太阳之证,而见少阴之脉也。故身虽热而脉则沉也。所以太阳病而脉反沉,便用四逆以急救其里;此少阴病而表反热,便于表剂中加附子以预固其里。夫发热无汗,太阳之表不得不开,沉为在里,少阴之枢又不得不固。设用麻黄开腠理,细辛散浮热,而无附子以固元阳,则少阴之津液越出,太阳之微阳外亡,去生便远。惟附子与麻黄并用,则寒邪虽散,而阳不亡;此里病及表,脉沉而当发汗者,与病在表脉浮而发汗者径庭也。

《金匮要略方论》　胁下偏痛,发热,其脉紧弦,此寒也,以温药下之,宜大黄附子汤:大黄、附子、细辛等3味,常规剂量,水煎服。《成方便读》:阴寒成聚,偏着一处,虽有发热,亦是阳气被郁所致。是以非温不能散其寒,非下不能去其积,故以附子、细辛之辛热善走者搜散之,而后用大黄得以行其积也。

《备急千金要方》　细辛散治胸痹达背短气:细辛、甘草、枳实、生姜、栝楼实、干地黄、白术、桂心、茯苓等9味,常规剂量,捣散酒服。

《太平惠民和剂局方》　①细辛散治风蛀牙疼,牙龈宣烂,牙齿动摇,腮颔浮肿:细辛、红椒、鹤虱、牙皂、荜茇、缩砂、荆芥等7味,捣细末擦痛处。②细辛五味子汤治冒风或停饮咳嗽倚息,嗽唾结痰:细辛、半夏、炙甘草、乌梅、五味子、罂粟壳、桑白皮等7味,常规剂量,捣散,水煎服。

《圣济总录》　卷22,麻黄细辛丸治中风伤寒,头痛恶寒,四肢烦疼,心躁闷:麻黄、细辛、人参、茯苓、炙甘草、白术、栝楼根等7味,常规剂量,捣散蜜丸,分服。

《普济本事方》　细辛汤治肺鼻塞多涕,咽中有涎而喘,项强筋急或痛:细辛、半夏曲、茯苓、桔梗、桂枝、炙甘草等6味,常规剂量,水煎服。

《杏苑》　卷5,附子细辛汤治少阴头疼,足寒气逆,脉细:附子、细辛、白术、川芎、炙甘草、生姜等5味,水煎服。

【按语】

细辛是马兜铃科植物辽细辛或华细辛的带根全草,中药药名。细辛所含挥发油的主要成分是甲基丁香油酚、细辛酮、黄樟醚等。中药药理:①局部麻醉;②解热;③镇痛;④抑菌;⑤肾上腺素样作用。注释:脑动,即剧烈头痛。后世细辛主治胁下偏痛、胸痹、风蛀牙疼、冒风、中风伤寒、鼻塞多涕等,较《神农本草经》有所扩展。

038 石 斛

【原文】

石斛味甘平。主伤中,除痹,下气,补五脏虚劳,羸瘦,强阴。久服厚肠胃,轻身延年。一名林兰。

【重辑】

石斛味甘性平。主治:①伤中;②风寒湿痹;③羸瘦;④阴痿;⑤虚劳。功效:①下气;②补五脏;③厚肠胃。

【理论】

《名医别录》 石斛益精补内绝不足,平胃气长肌肉,逐皮肤邪热痱气,脚膝疼冷痹弱。久服定志除惊。

《药性论》 石斛益气除热,补肾积精益力,治男子腰肢软弱,健阳。逐皮肌风痹治骨中久冷虚损,腰痛。

《日华子本草》 石斛壮筋骨,暖水脏,轻身益智,平胃气,逐虚邪,治虚损劣弱。

《本草备要》 石斛平补肝肾。甘淡入脾而除虚热,咸平入肾而涩元气。益精,强阴,暖水脏,平胃气,补虚劳,壮筋骨。治风痹脚弱,发热自汗,梦遗滑精,囊涩余沥。雷敩曰:石斛镇髓。汪昂曰:石斛石生之草,体瘦无汁,味淡难出。置之煎剂,猝难见功,必须熬膏,用之为良。光泽如金钗,股短而中实,生石上者良,名金钗石斛。长而虚者名水斛,不堪用。去头、根,酒浸用。恶巴豆,畏僵蚕。细锉水浸,熬膏更良。

【临床】

《备急千金要方》 ①卷7,内补石斛秦艽散治风虚脚弱手足拘挛,疼痹不能行。脚跌肿上膝,小腹坚如绳约,气息常如忧患,不能食饮,皆由五劳七伤,肾气不足,受风湿故也,此方悉主之:石斛、附子、天雄、桂心、独活、天冬、秦艽、乌头、人参、干姜、当归、防风、杜仲、山萸肉、莽草、桔梗、细辛、麻黄、前胡、五味子、川椒、白芷、白术等23味,常规剂量,捣散,酒服方寸匕。孙思邈曰:虚人三建皆炮,实人亦可生用。风气者本因肾虚,既得病后,毒气外满归则灸泄其气,内满则药驰之,当其救急,理必如是。至于风消退,四肢虚弱,余毒未除,不可便止,宜服此散。推陈致新,极为良妙,此既人情可解,无可疑焉。②卷19,石斛散治大风四肢不收,两肩疼痛,时寒时热,身不能自任:石斛、牛膝、附子、杜仲、芍药、松脂、柏子仁、石龙芮、泽泻、萆薢、云母粉、防风、山茱萸、菟丝子、细辛、桂心等16味,常规剂量,捣筛,酒服方寸匕。②卷7,石斛酒治脚痛痹挛,弱不能行:石斛、丹参、五加皮、侧子、秦艽、杜仲、山萸肉、牛膝、桂心、干姜、羌活、川椒、橘皮、黄芪、白前、川芎、茵芋、当归、薏苡仁、防风、钟乳等21味,常规剂量,酒渍分服。

《外台秘要》 ①卷16,引《古今录验》石斛散治男子梦泄精:石斛、桑螵蛸、紫菀、干漆、五味子、干地黄、钟乳、远志皮、附子等9味,常规剂量,捣散,温酒送服。②卷17,引《古今录验》淮南八公石斛万病散令人康健多子:石斛、防风、茯苓、菊花、细辛、蜀椒、干姜、云母粉、苁蓉、干地黄、附子、杜仲、远志、菟丝子、天雄、萆薢、桂心、牛膝、蛇床子、续断、白术、菖蒲等22味,常规剂量,捣散,酒服方寸匕。

《太平圣惠方》 ①卷7,石斛丸治风毒腰脚疼痛:石斛、防风、仙灵脾、牛膝、鹿茸、天雄、桂枝、羌活、当归、附子、木香、杜仲等12味,捣末蜜丸,温酒送服。②卷7,补肾石斛散治腰胯脚膝无力,面色萎黑:石斛、当归、人参、杜仲、五味子、附子、熟地黄、茯苓、沉香、黄芪、芍药、牛膝、棘刺、桂心、防风、萆薢、肉苁蓉、磁石等18味,常规剂量,捣散,水煎服。③卷7,石斛丸治目暗茫茫,心中喜忘,恍惚不定,心恒不乐,多有恐思或骨萎不能行立:石斛、天门冬、五味子、巴戟、牛膝、肉苁蓉、干漆、菟丝子、白术、远志、茯苓、熟地黄、覆盆子、薯蓣、补骨脂、人参、石龙芮、五加皮、萆薢、狗脊、石楠、杜仲、天雄、鹿茸等24味,常规剂量,捣末蜜丸,温酒送服。④卷45,补泄石斛丸治脚气:石斛、牛膝、萆薢、独活、附子、川芎、羚羊角屑、天麻、海桐皮、桂枝、全蝎、沉香、山茱萸、白蒺藜、酸枣仁、补骨脂、五加皮、当归、大黄、枳壳、生地黄、槟榔、鹿茸、郁李仁等24味,常规剂量,捣末蜜丸,温酒调服。⑤卷30,石斛丸治痿痹四肢挛急,肌体枯瘦:石斛、熟地黄、麦门冬、五味子、牛膝、泽泻、肉苁蓉、防风、川芎、独活、秦艽、人参、桂心、炙甘草、细辛、附子、黄芪、石龙芮、芍药、茯苓等20味,常规剂量,捣末蜜丸,温酒送服。

《圣济总录》 ①卷52,石斛饮治骨痿体瘦无力短气,两耳瞤瞤鸣甚即成聋:石斛、当归、人参、肉苁蓉、附子、川芎、桂枝、茯苓、熟地黄、白术、桑螵蛸、磁石、羊肾等13味,常规剂量,水煎服。②卷54,沉香石斛丸治三焦虚痞,心胸刺痛:沉香、石斛、人参、茯苓、菟丝子、山芋、麦门冬、肉苁蓉、五味子、熟地、百合、陈皮、枸杞、黄芪、巴戟天、柏子仁、牛膝等17味,常规剂量,捣末糊丸,分服。②卷71,沉香石斛汤治贲豚气攻少腹疼痛,上冲胸胁:沉香、石斛、陈曲、人参、赤茯苓、五味子、桂枝、巴戟、白术、川芎、木香、肉豆蔻等12味，常规剂量，水煎服。③卷186，白术石斛汤治手足疼痛：白术、石斛、荆芥穗、桔梗、秦艽、白芷、芍药、黄芪等8味，常规剂量，水煎服。

《杨氏家藏方》 卷4，石斛丸治风湿客搏经络，筋骨冷疼：石斛、牛膝、肉苁蓉、杜仲、狗脊、萆薢、木香、牡丹皮、人参、黄芪、山茱萸、防风、羌活、川芎、槟榔、熟地黄等16味，常规剂量，捣末蜜丸，温酒或盐汤送服。

《朱氏集验方》 卷8，引庐山刘立之石斛丸治肾经积寒，丹田凝阴，小肠时痛，腰膝时冷，小便白浊：石斛、葫芦巴、荜茇、附子、巴戟、荜澄茄、茯苓、怀山药、沉香、鹿茸等10味，常规剂量，捣末糊为丸，温酒或米饮送服。

《袖珍方》 卷3，石斛散治盗汗：石斛、柴胡、防风、五味子、黄芪、小草、官桂、白术、炙甘草、茯苓等10味，常规剂量，捣散，水煎服。

《医宗金鉴》 石斛夜光丸治神水宽大渐散，昏如雾露，空中有黑花及睹物成二，神水淡绿，淡白色者：石斛、天门冬、菟丝子、人参、茯苓、菊花、怀山药、麦冬、熟地、肉苁蓉、青葙子、生地、枸杞、羚羊角、草决明、杏仁、蒺藜、川芎、炙甘草、黄连、防风、枳壳、乌犀、牛膝等24味，常规剂量，捣末蜜丸，盐汤温服。《删补名医方论》罗谦甫曰：此方为阳衰阴弱，不能升精于目而设，故目科与千金磁朱丸并重，治证亦同。然磁朱为镇坠药，此为美补药。《针经》曰五脏六腑精气，皆上于目而为之精。故夫目之精明者，阴阳合传而为精明者也。若肾肝虚，则阴弱不能敛精，以升养神水于内。脾肺虚，则阳衰不能摄阴，而浮散神光于外，以致神水宽大，睹物成二。此其治法，其营在肝，其主在肾，其合在脾，能合肾脾之阴而使肝达之，则必能归精于两眸，而继明如昼夜矣。是方先补肾肝，以二冬、二地、菟丝、枸杞、五味、牛膝、苁蓉群队滋阴之品，以之强阴填精，敛气安神养血，此壮水之主，亦所以生水也。复以人参、炙草、茯苓、怀山药培补中宫，使调合阴阳也。佐之以蒺藜、甘菊、川芎、枳壳、防风行肝达气，青葙、决明子解结散滞，黄连、乌犀、羚角清火泻热。然必取石斛之妙合脾肾者，清而行之，要使升精归明之用，脏腑合德专精致一耳。其以为丸者，补上治下，利以缓，利以久，不利以速也。

《温热经纬》 清暑益气汤治身热汗多，心烦口渴，小便短赤，体倦少气，精神不振，脉虚数：石斛、西洋参、麦冬、黄连、竹叶、荷梗、知母、甘草、粳米、西瓜翠衣等10味，常规剂量，水煎服。王士雄曰：此脉此证自宜清暑益气以为治，但东垣之方虽有清暑之名而无清暑之实。余每治此等证，辄用西洋参、石斛、麦冬、黄连、竹叶、荷秆、知母、甘草、粳米、西瓜翠衣等，以清暑热而益元气，无不应手取效也。

《中国医学大辞典》 石斛露治温热痧痘津液伤残，胃热不清：石斛蒸取露代饮。

【按语】

石斛是兰科植物金钗石斛或其多种同属植物的茎，中药药名。石斛含石斛碱、石斛胺、石斛次碱、石斛星碱、石斛因碱等。中药药理：①解热；②提高腹腔巨噬细胞吞噬能力。后世石斛主治大风四肢不收、脚痛痹挛、腰胯脚膝无力、脚气、贲豚气等，较《神农本草经》有所扩展。

039 巴 戟 天

【原文】

巴戟天味辛微温。主大风邪气,阴痿不起,强筋骨,安五脏,补中,增志,益气。

【重辑】

巴戟天味辛性微温。主治:①大风邪气;②阴痿不起。功效:①强筋骨;②安五脏;③补中益气;④增志。

【理论】

《名医别录》 巴戟天治头面游风,小腹及阴中相引痛,下气,补五劳益精,利男子。

《药性论》 巴戟天治男子夜梦鬼交泄精,强阴,除头面中风,下气,主大风血癞。病患虚损,加而用之。

《日华子本草》 味苦安五脏,定心气,除一切风,治邪气疗水肿。

《本草崇原》 巴戟天气味辛甘,禀太阴金土之气化。其性微温,经冬不凋,又禀太阳标阳之气化。主治大风邪气者,得太阴之金气,金能制风也。治阴痿不起,强筋骨者,得太阳之标阳,阳能益阴也。安五脏,补中者,得太阴之土气,土气盛,则安五脏而补中。增志者,肾藏志而属水,太阳天气,下连于水也。益气者,肺主气而属金,太阴天气,外合于肺也。

【临床】

《备急千金要方》 卷12,巴戟天酒治虚羸阳道不举,五劳七伤百病:巴戟天、牛膝、枸杞根皮、麦门冬、地黄、防风等6味,常规剂量,酒浸分服。

《太平圣惠方》 ①卷7,补肾巴戟丸治肾虚志意不乐:巴戟、石斛、鹿茸、当归、白石英、石韦、石长生、桂心、天雄、远志、菟丝子、茯苓、肉苁蓉、五味子、牛膝、蛇床子、牡蛎、柏子仁、附子、补骨脂、薯蓣、荜澄茄、熟地黄、黄芪、川椒等25味,常规剂量,捣末蜜丸。②卷26,巴戟丸补肾强筋治风痹:巴戟、天门冬、五味子、肉苁蓉、柏子仁、牛膝、菟丝子、远志、石斛、薯蓣、防风、茯苓、人参、熟地、覆盆子、石龙芮、萆薢、五加皮、天雄、续断、石楠、杜仲、沉香、蛇床子等24味,常规剂量,捣末蜜丸,分服。③卷27,巴戟散治肢节烦疼,卧即盗汗:巴戟、柏子仁、石龙芮、天麻、牛膝、牡蛎、菟丝子、天雄、肉苁蓉、萆薢、防风、当归、羌活、桑螵蛸、肉桂等15味,常规剂量,捣散,水煎服。

《圣济总录》 ①卷8,巴戟天饮治冷痹脚膝疼痛:巴戟天、五加皮、附子、牛膝、石斛、萆薢、炙甘草、防风、茯苓等9味,常规剂量,水煎服。②卷20,巴戟天散别名八气散治周痹痿弱及诸风湿痹:巴戟天、川芎、附子、白蔹、黄芪、桂枝、细辛、桔梗、人参、芍药、牡荆实、天雄、肉苁蓉、萆薢、赤茯苓、牛膝、山芋、菊花、秦艽、乌喙、远志、山茱萸、黄芩、白术、石斛、白矾、五味子、龙胆、蜀椒、厚朴、生姜汁、菖蒲等32味,常规剂量,捣散,水煎服。③卷94,巴戟散治小肠疝气:巴戟天、楝实、木香、茴香子、附子等5味,常规剂量,捣散。④卷187,巴戟散丸益真气,长肌肉,悦颜色:巴戟天、熟地、枸杞子、附子、菊花、蜀椒等6味,常规剂量,捣末蜜丸,分服。

《太平惠民和剂局方》 巴戟丸治面目黧黑,虚惊,冷泪,耳鸣,阴汗盗及治子宫久冷,月脉不调,赤白带下:良姜、紫金藤、巴戟、青盐、肉桂、吴茱萸等6味,常规剂量,捣散酒糊为丸,分服。

《博济方》 卷5,巴戟散治虚冷生口疮:紫巴戟、香白芷、蛮姜末等3味,常规剂量,捣散,水煎服。

《医方类聚》 卷10,引《简要济众方》巴戟天散治少腹下坠满闷疼痛:巴戟天、茴香、胡桃仁等3味,常规剂量,捣散,水煎服。

《张氏医通》 卷14,巴戟天汤治冷痹脚膝疼痛,行步艰难:巴戟天、附子、五加皮、石斛、炙甘草、茯苓、当归、牛膝、萆薢、肉桂、防风、防己、生姜等13味,常规剂量,水煎服。

【按语】

巴戟天是双子叶植物药茜草科植物巴戟天的根,中药药名。巴戟天含蒽醌、黄酮类化合物。中药药理:①增加体重及抗疲劳;②抑制小鼠胸腺萎缩;③增加白细胞数量及功能;④肾上肾皮质激素样作用;⑤降压;⑥抗炎。

注释:大风,即严重麻风疾。后世巴戟天主治风痹、肢节烦疼、盗汗、冷痹、周痹、面目黧黑、口疮、少腹下坠等,较《神农本草经》大为扩展。

040 白 英

【原文】

白英味甘寒。主寒热,八疸,消渴,补中益气。久服轻身延年。一名谷菜。

【重辑】

白英味甘性寒。主治:①寒热;②八疸;③消渴。功效:补中益气。

【理论】

《名医别录》 白英一名白草,生益州。

《本草经集注》 诸方药不用。蘵菜生水中,人蒸食之。白英生山谷,当非是。白草叶作羹饮,甚疗劳,而不用根、花。益州乃有苦菜,土人专食之,皆充健无病,疑或者此。

《新修本草》 此鬼目草也。蔓生,叶似王瓜,小长而五桠。实圆若龙葵子,生青,熟紫黑,煮汁饮,解劳。东人谓之白草。陶云白草,似识之而不的辨。

《本草拾遗》 白英主烦热,风疹,丹毒,疟瘴寒热,小儿结热。一名鬼目。《别本》云:夏月取其茎、叶煮粥,极解热毒。

《证类本草》 陶隐居云诸方药不用。此乃有蘵菜生水中,人蒸食之。此乃生山谷,当非是。又有白草,叶作羹饮,甚疗劳,而不用根、华。益州乃有苦菜,土人专食之,皆充健无病,疑或者此。唐本注云:此鬼目草也。蔓生,叶似王瓜,小长而五桠。实圆,若龙葵子,生青,熟紫黑,煮汁饮,解劳。东人谓之白草。陶云白草,似识之而不的辨。今按《陈藏器本草》云:白英,主烦热,风疹,丹毒,疟瘴寒热,小儿结热。煮汁饮之。一名鬼目。《尔雅》云:苻,鬼目。注:似葛,叶有毛,子赤如耳珰珠,若云子熟黑,误矣。今江东人夏月取其茎叶煮粥,极解热毒。

《本草纲目》 主治风疹、丹毒、瘴疟、目赤头眩。

【临床】

《圣济总录》 卷54,白英丸治中焦热结黄疸:白英、白蔹、紫草、芒硝、大黄、茵陈蒿、葶苈子、厚朴、生姜、枳壳等10味,常规剂量,捣末蜜丸,分服。

《本草纲目》 治风热上攻,眼花面肿:白英子、炙甘草、菊花等3味,常规剂量,研散,水煎服。

《名家方选》 白英散治痈疔及诸热毒肿:白英、胡椒、丁香等3味,常规剂量,捣散,每次温酒调服2克。

《肿瘤的诊断与防治》 白英菊花饮治毒热型鼻咽癌:白英、野菊花、臭牡丹、三颗针、苦参、白头翁、七叶一枝花、白花蛇舌草等8味,常规剂量,水煎服。

《全国中草药汇编》 ①白英治感冒发热、乳痈等,可配合蒲公英、银花、一见喜等药同用。②治湿热黄疸或腹水肿痛、小便不利者,可配合金钱草、茵陈等药同用。③用治风湿痹痛,可与秦艽、羌活、独活等药同用。④白英配伍蛇莓、龙葵、白花蛇舌草等药用治肺癌及胃肠道癌肿等。

【按语】

本品为茄科茄属植物白英,以全草或根入药。夏秋采收,洗净,晒干或鲜用。注释:八疸,即多种不通类型黄疸。后世白英主治眼花面肿、感冒发热、乳痈、风湿痹痛、肺癌、胃肠道癌等,较《神农本草经》有所扩展。

041　白　蒿

【原文】

白蒿味甘平。主五脏邪气，风寒湿痹，补中益气，长毛发令黑，疗心悬，少食，常饥。久服轻身，耳目聪明，不老。

【重辑】

白蒿味甘性平。主治：①五脏邪气；②风寒湿痹；③心悬。功效：①补中益气；②长毛发令黑；③久服轻身不老；④聪明耳目。

【理论】

《名医别录》　白蒿无毒，生中山。

《本草经集注》　蒿类甚多，而俗中不闻呼白蒿者，方药家既不用，皆无复识之，所主疗既殊佳，应更加研访。服食七禽散云：白兔食之，仙。与前菴茴子同法尔。

《新修本草》　白蒿叶粗于青蒿，从初生至枯，白于众蒿，欲似细艾者，所在有之也。

《本草图经》　白蒿即蓬蒿，所在皆有。春初最先诸草而生，似青蒿而叶粗，上有白毛错涩，从初生至枯，白于众蒿，颇似细艾，《尔雅》所谓蘩，皤蒿是也。

《饮膳正要》　蓬蒿通利肠胃，安心气，消水饮。

《证类本草》　《尔雅》蘩，皤蒿，即白蒿也。此蒿叶粗于青蒿，从初生至枯，白于众蒿，欲似细艾者，所在有之也。叶似艾，叶上有白毛粗涩，俗呼为蓬蒿。孟诜云白蒿，寒。春初此蒿前诸草生。捣汁去热黄及心痛。其叶生挪醋淹之为菹，甚益人。叶干为末，夏日暴水痢，以米饮和一匙，空腹服之。子，主鬼气，末和酒服之良。又，烧淋灰煎治淋沥疾。今人但食蒌蒿，不复食此，或疑此蒿即蒌蒿。今阶州以白蒿为茵陈蒿，苗、叶亦相似，然以入药，恐不可用也。按蒿类亦多，春时各有种名，至秋老成，皆通呼为蒿也。中品有马先蒿，云生南阳川泽，叶如益母草，花红白，八、九月有实，俗谓之虎麻，亦名马新蒿。《诗·小雅》所谓匪莪伊芳蔚是也。陆机云：蔚，牡蒿。牡蒿，牡蒿也。三月始生，七月华，似胡麻花而紫赤，八月为角，角似小豆角，锐而长，一名马新蒿。下品又有角蒿，云叶似白蒿，花如瞿麦，红赤可爱，子似王不留行，黑色作角，七、八月采。又有茵陈蒿、草蒿，下自有条。白蒿、马新蒿，古方治癞疾多用之。《深师方》云取白艾蒿十束如升大，煮取汁，以曲及米一如酿酒法，候熟，稍稍饮之但是恶疾遍体，面目有疮者，皆可饮之。又取马新蒿捣末服方寸匕，日三。如更赤起，服之一年，都瘥平复。角蒿，医方鲜有用者。

【临床】

《僧深方》　治恶癞疾，遍体面目有疮：白艾蒿十束如升大，煮取汁，以曲及米，一如酿酒法，候熟稍稍饮之。

《食疗本草》　白蒿捣汁治热黄及心痛。叶干为末治夏日暴水痢，烧灰淋煎治淋沥疾。

《太平圣惠方》　卷24，白艾蒿酿酒治大风癞，身体面目有疮：白艾蒿捣末糯米酿酒。《普济方》引作蒿艾酒。

《本草纲目》　白蒿治风寒湿痹、恶疮癞疾、夏月暴痢等。能杀河豚鱼毒。

《中药大辞典》　白蒿鲜草水煎治疗急性细菌性痢疾。

《全国中草药汇编》　燥湿杀虫，用于胆囊炎，驱蛔虫、蛲虫。

【按语】

白蒿为菊科植物大籽蒿的全草。注释：心悬，即心悬痛。后世白蒿主治恶癞疾、热黄及心痛、大风癞、痢疾、蛔虫、蛲虫等，较《神农本草经》有所扩展。

042　赤　箭

【原文】

赤箭味辛温。主杀鬼精物,蛊毒恶气。久服益气力,长阴肥健,轻身增年。一名离母,一名鬼督邮。

【重辑】

赤箭味辛性温。主治:①鬼精物;②蛊毒;③恶气。功效:①长阴;②肥健。

【理论】

《名医别录》　赤箭消痈肿,下肢满疝,下血。

《本草经集注》　此草亦是芝类。有风不动,无风自摇。

《证类本草》　医家见用天麻,即是赤箭根。今之所出乃赤箭根苗。翰林沈公括云:古方用天麻者不用赤箭,用赤箭者即无天麻,即是天麻、赤箭本为一物,并合用根也。赤箭则言苗,用之有自表入里之功;天麻则言根,用之有自内达外之理。

《本草衍义》　赤箭,天麻苗也。然与天麻治疗不同,故后人分之为二。

《本草崇原》　赤箭辛温属金,金能制风,而有弧矢之威,故主治杀鬼精物。天麻甘平属土,土能胜湿,而居五运之中,故治蛊毒恶气。李时珍曰:补益上药,天麻第一。世人只用之治风,良可惜也。

【临床】

《元和纪用经》　赤箭汤治偏风帮痹疼痛:赤箭、麻黄、黑附子、人参、前胡、防风、羌活、白术、当归等味,捣末,水煎服。

《太平圣惠方》　①卷3,赤箭丸治口眼㖞斜,手足缓弱无力:赤箭、天雄、犀角屑、天南星、白花蛇、独活、防风、川芎、白附子、升麻、白术、白僵蚕、桑螵蛸、当归、细辛、酸枣仁、萆薢、牛黄、朱砂、麝香、龙脑等21味,常规剂量,捣末蜜丸,分服。②卷21,赤箭散治破伤风:赤箭、蝉壳、全蝎、天南星、当归、白僵蚕、川芎、白附子、麻黄、羌活、桂心、乌头、朱砂、麝香、腻粉等15味,常规剂量,捣散,水煎服。③卷22,赤箭丸治急风胸膈痰涎,闷乱不已:赤箭、雀粪、天南星、阿胶、全蝎、腻粉、半夏等7味,常规剂量,捣末蜜丸,分服。④卷23,赤箭丸治风毒半身不遂,渐觉羸瘦:赤箭、茯神、五加皮、鹿茸、防风、牛膝、桂心、独活、蛇床子、菟丝子、酸枣仁、山茱萸、巴戟、附子、仙灵脾、萆薢、石斛、熟地等18味,常规剂量,捣末蜜丸,分服。⑤卷22,赤箭散治皮肤瘙痒:赤箭、前胡、白蒺藜、黄芪、枳壳、防风、羚羊角屑、菊花、炙甘草等9味,常规剂量,捣散,水煎服。⑥卷23,赤箭丸治风湿所攻腿退风,腰脚缓弱:赤箭、赤茯苓、川芎、防风、白附子、桂枝、羚羊角屑、白术、羌活、防己、附子、当归、五加皮、牛膝、杜仲、石斛、麻黄、海桐皮、木香、枳壳等20味,常规剂量,捣末蜜丸,分服。⑦卷25,赤箭散治一切风:赤箭、乌蛇肉、犀角屑、藿香、槟榔、麻黄、全蝎、蚕蚁、麝香、龙脑、朱砂、牛黄、川芎、防风、白术、人参、茯神、当归、木香、牛膝、蔓荆子、白僵蚕、细辛、蝉壳、附子、干姜、天南星、桑螵蛸、白附子等29味,常规剂量,捣散,水煎服。⑧卷38,赤箭丸治小儿中风肢节拘急不能转动:赤箭、牛黄、麝香、白僵蚕、白附子、羌活、桂心、白花蛇等8味,常规剂量,捣末蜜丸,分服。⑨卷68,赤箭丸治金疮风痉,口噤不语:赤箭、桂心、防风、巴豆、吴茱萸、天南星、白附子、朱砂、干姜、附子、全蝎等11味,常规剂量,捣末熬膏和丸,分服。⑩卷74,赤箭丸治妊娠中风手足不遂:赤箭、萆薢、防风、川芎、麻黄、独活、当归、薏苡仁、阿胶、五加皮、羚羊角屑、鼠粘子、秦艽、防己、柏子仁、酸枣仁、丹参、熟地等18味,常规剂量,捣散蜜丸,分服。⑪卷78,赤箭散治产后中风,四肢筋豚挛急,腰背强直:赤箭、防风、羌活、酸枣仁、桂枝、赤芍、附子、秦艽、海桐皮、萆薢、牛膝、薏苡仁等12味,常规剂量,捣散,每次4钱水煎去滓温服。⑫卷83,赤箭丸治小儿中风,半身不遂,肢节拘急,不能转动:赤箭、牛黄、麝香、白僵蚕、白附子、羌活、桂枝、白花蛇等8味,常规剂量,捣末蜜丸如麻子大,每次荆芥薄荷汤送服5丸。

《圣济总录》　①卷6,赤箭散治中风口?僻,言语不正,目不能平视:赤箭、黄松节、牛膝、补骨脂、骨碎补、芍药、细辛、藿香叶、自然铜、没药、地龙、木鳖子、白花蛇、虎骨、乌头、羌活、桂枝等味,常规剂量,捣散,每次温酒调服2钱。②卷19,赤箭丸治皮肤帮痹:赤箭、羌活、细辛、桂枝、当归、菊花、防风、天雄、麻黄、蔓荆实、白术、杏仁、萆薢、茯神、山茱萸、羚羊角、川芎、犀角、五加皮、五味子、阿胶、人参、枫香脂、天南星、白附子、龙脑、麝香、牛黄等23

味,常规剂量,捣末蜜丸,分服。③卷 56,鬼督邮丸治恶注心痛闷绝:鬼督邮、安息香等 2 味,常规剂量,煎膏为丸,吴茱萸醋汤送服。④卷 61,赤箭散治人黄或似癫狂:赤箭、天竺黄、牛黄、铅白霜等 4 味,常规剂量,捣散,水煎服。⑤卷 150,赤箭丸治妇人血风劳气,日渐羸瘦:赤箭、山茱萸、枳壳、防风、菊花、沙参、茯苓、肉苁蓉、芍药、熟地、鳖甲、大麻仁等 12 味,常规剂量,捣末蜜丸,分服。

《小儿卫生总微论方》　①卷 5,天麻钩藤汤治小儿慢惊:天麻、钩藤、蝉蜕、防风、人参、麻黄、僵蚕、全蝎、炙甘草、川芎、麝香等 11 味,常规剂量,捣散,水煎服。②卷 6,赤箭汤治中风半身不遂:赤箭、僵蚕、白附子、独活、麻黄、白花蛇、杏仁等 7 味,常规剂量,捣散,每次 1 钱水煎去渣温服。

《幼幼新书》　卷 10,引《朱氏家传方》天麻丸治小儿诸惊:天麻、全蝎、天南星、僵蚕等 4 味,常规剂量,捣末酒糊为丸,荆芥汤送服。

《杨氏家藏方》　卷 1,天麻丸治卒暴中风口眼㖞斜:天麻、栝楼根、郁金、防风、马牙硝、天竺黄、炙甘草、黑参、川乌头等 9 味,常规剂量,捣末加麝香、脑子少许蜜丸,紫苏汤送服。

《传信适用方》　卷 4,天麻丸治小儿惊风角弓反张及慢脾风:天麻、白附子、大附子、赤脚蜈蚣、白花蛇肉、羌活、麻黄等 7 味,常规剂量,水煎麻黄膏搜丸,薄荷汤酒磨化服。

《素问病机气宜保命集》　卷中,天麻丸治风湿痹痛,手足麻木,步履艰难,腰腿酸痛或筋脉抽掣:天麻、牛膝、杜仲、萆薢、玄参、当归、生地黄、羌活、附子等 9 味,常规剂量,捣末蜜丸,温酒送服。

《奇效良方》　赤箭丸治风邪所攻,肌肤虚弱,手足蝉曳,筋脉不利:赤箭、天雄、丹参、川乌、南星、独活、防风、五加皮、桂枝、白花蛇肉、川芎、白附子、牛膝、仙灵脾、白僵蚕、桑螵蛸、槟榔、细辛、酸枣仁、全蝎、野狐肝、蒺藜、萆薢、麻黄、牛黄、朱砂、麝香、龙脑等 28 味,常规剂量,捣末蜜丸如梧桐子大,每次温水送服 20 丸。

《医略六书》　卷 28 赤箭丸治孕妇顽痹脉浮者:赤箭、防风、当归、川芎、阿胶、熟地、防己、薏苡仁、丹参、秦艽等 10 味,常规剂量,捣散,每次黑豆淋酒送服 3 钱。妊娠血亏风中,营气不能统运于肌肤,故顽痹不仁,不知痛痒焉。赤箭祛风解毒,防风燥湿疏风,当归养血以荣筋脉,川芎活血以行血气,阿胶补阴益血,丹参祛宿生新,熟地补营阴以滋血,米仁渗湿热以舒筋脉,防己泻血分湿热,秦艽活营血祛风。炼蜜丸之以润其燥,豆淋酒下以荣其肤,使营血内充,则风毒外解,而经气清和,营血灌注,何有顽痹不仁之患,胎孕无不日长矣。

【按语】

赤箭即天麻,又名鬼督邮,是兰科植物天麻的根苗,中药药名。天麻含天麻苷也称天麻素、天麻醚苷、羟基苯甲基醇、羟基苯甲基醛、羟苄基甲醚、苄基甲醚等。中药药理:①镇静;②安眠;③抗惊厥;④抗炎。注释:①鬼精物,即鬼魅精物,泛指精神系统疾病以及慢性传染病如鬼疰、尸疰等;②蛊毒,古代中医学病名,认为是一种可以人为控制的致命疾病;③长阴:即壮阳。后世赤箭主治口眼㖞斜、破伤风、急风、风毒、皮肤瘙痒、腮退风、小儿中风、妊娠中风、皮肤帮痹、黄疸、血风劳气等,较《神农本草经》大为扩展。

043 菴䕡子

【原文】

菴䕡子味苦微寒。主五脏瘀血,腹中水气,胪张留热,风寒湿痹,身体诸痛。久服轻身延年不老。

【重辑】

菴䕡子味苦性微寒。主治:①五脏瘀血;②腹中水气;③胪张留热;④风寒湿痹。

【理论】

《名医别录》 菴䕡治心下坚,膈中寒热,周痹,妇人月水不通,消食,明目。《仙经》亦时用之,人家种此辟蛇也。

《本草经集注》 菴䕡子治心下坚,膈中寒热,周痹,妇人月水不通,消食,明目。生雍州川谷,亦生上党及道边。十月采实,阴干。状如蒿艾之类,近道处处有。《仙经》亦时用之,人家种此辟蛇也。

《药性论》 菴䕡子治男子阴痿不起,心腹胀满,能消瘀血。

《日华子本草》 治腰脚重痛,膀胱疼,明目及骨节烦痛,不下食。

《本草图经》 《本经》久服轻身延年不老而古方书少有服食者,唯入诸杂治药中。胡洽治惊邪狸骨丸之类大方中用之。孙思邈《千金翼》,韦宙《独行方》主踠折瘀血并单用菴䕡一物煮汁服之。今人治打扑损亦多用此法,饮散皆通,其效最速。《广利方》治诸瘀血不散成痈,捣生菴䕡蒿汁一升服。

《本草经疏》 菴䕡子行血散结之药,治妇人月事不以时至,审察未定者不可轻用,瘀血病见之不审者勿试。

【临床】

《太平圣惠方》 ①卷79,菴䕡子丸治产后月候不调或寒热羸瘦:菴䕡子、白薇、桂心、防葵、桃仁、牛膝、当归、熟地、川芎、鬼箭羽、干姜、鳖甲等12味,常规剂量,捣末蜜丸,分服。②卷79,菴䕡子酒治留血结聚月水不通:菴䕡子、桃仁、大麻仁等3味,常规剂量,捣散酒浸五日后暖饮。

《圣济总录》 ①卷151,桑耳丸配伍菴䕡子治室女月水不利,或来或止,不得宣通,攻击脐腹痛:桑耳、菴䕡子、桂枝、川芎、人参、牛膝、赤茯苓、芍药、大黄、生地、炙甘草等11味,常规剂量,捣末蜜丸如梧桐子大,每次温酒送服20丸。②卷152,菴䕡饮治漏下日久不断:菴䕡子、熟地、蒲黄、当归等4味,捣筛煎服。③菴䕡子丸治月水不通,脐下疞痛:菴䕡子、桂枝、川芎、土瓜根、桑耳、牛膝、大黄、赤茯苓、生地黄、炙甘草、赤芍药等11味,常规剂量,捣末蜜丸,分服。③牛膝大黄散配伍菴䕡子治妇人经水三年不通:牛膝、大黄、菴䕡子、土瓜根、瞿麦穗、桃仁、等9味,常规剂量,捣散,每次生姜汁调服1钱。④卷152,菴䕡饮治漏下日久不断:菴䕡子、熟地、蒲黄、当归等4味捣筛煎服。

《济生方》 菴䕡丸治坠堕闪肭,血气凝滞腰痛:菴䕡子、当归、威灵仙、破故纸、杜仲、桂心、乳香、没药等8味,常规剂量,捣末面丸,分服。

《本草纲目》 ①治瘀血不散变成痈肿:用生菴䕡一升捣汁内服。②治月经不通:用菴䕡子、桃仁等2味捣末浸酒,每服三合。③治产后血痛:菴䕡子一两水煎分服。

《常用中草药手册》 治阳痿:菴䕡子,水煎服。

【按语】

菴䕡子是菊科植物菴䕡的果实,中药药名。注释:①胪张,即腹胀;②留热,即发热不退。

后世菴䕡子主治月经不调、坠堕闪肭、留血结聚、阳痿等,较《神农本草经》有所改变。

044 菥 蓂 子

【原文】

菥蓂子味辛微温。主明目,目痛泪出,除痹,补五脏,益精光。久服,轻易不老。一名蔑菥,一名大蕺,一名马辛。

【重辑】

菥蓂子味辛性温。主治:①目痛泪出;②风痹;功效:①补五脏;②益精光;③明目。

【理论】

《名医别录》 菥蓂子治心腹腰痛。

《本草经集注》 今处处有之,人言是大荠子,俗用甚稀。

《新修本草》 《尔雅》云是大荠,然验其味甘而不辛也。

《药性论》 菥蓂子治肝家积聚,眼目赤肿。

《本经逢原》 菥蓂即荠之大而有毛者,与荠之性不甚相远,其子专于明目。

【临床】

《备急千金要方》 卷2,七子散治风虚目暗,精少无子:菥蓂子、五味子、牡荆子、菟丝子、车前子、蛇床子、附子、石斛、山药、干地黄、杜仲、鹿茸、远志、钟乳粉、川芎、山茱萸、天雄、人参、茯苓、黄芪、牛膝、巴戟天、肉苁蓉、桂枝等24味,常规剂量,捣散,每次温酒调服2钱。

《千金翼方》 卷15,菴蕳散配伍菥蓂子治风劳湿痹,痿厥少气,筋挛关节疼痛难以屈伸,或不能行履,精衰目瞑,阴阳不起,腹中不调,乍寒乍热,大小便或涩:菴蕳子、酸枣仁、大豆卷、薏苡仁、车前子、蔓荆子、菥蓂子、冬瓜子、菊花、秦椒、阿胶等11味,常规剂量,捣散,每次5钱水煎去渣温服。

《外台秘要》 卷21,引《必效方》青葙子丸配伍菥蓂子治眼风暗有花:青葙子、槐子、覆盆子、地肤子、菥蓂子、车前子等6味,常规剂量,捣末蜜丸如梧桐子大,每次温水送服15丸。

《圣济总录》 ①卷103,车前子散配伍菥蓂子治目赤肿痛:车前子、决明子、菥蓂子、枳壳等4味,常规剂量,捣散,每次温水调服2钱。②卷107,菥蓂子丸治肝心风热目昏赤:菥蓂子、兔肝、细辛、蔓荆实、车前子、羚羊角屑、防风、黄连、黄芩、决明子等10味,常规剂量,捣末蜜丸如梧桐子大,每次温水送服30丸。③卷112,秦皮散配伍菥蓂子治眼昏晕不以年月深浅,恐变为内障:秦皮、菥蓂子、瞿麦穗、升麻、枳壳、黄连、前胡、栀子仁、车前子、大蓝实、防风、决明子、苋实、羚羊角屑、黄柏等15味,常规剂量,捣末蜜丸如梧桐子大,每次米饮送服30丸。

《医学入门》 除风痹,治热胀痛泪出,为末点四十夜,当有热泪及恶物出,去瞖肉兼治心腹痛,肝家积聚。

甘南佛阁藏药有限公司生产十三味菥蓂丸:菥蓂子、芒果核、蒲桃、大托叶云实、紫草茸、茜草、山矾叶、圆柏枝、诃子、豆蔻、刀豆、波棱瓜子、巴夏嘎等13味藏药材为丸,每丸0.6g,治淋病、睾丸肿大、膀胱炎、腰痛等。

《海上集验方》 治眼热痛泪不止,以菥蓂子一物捣筛为末点眼中。

【按语】

菥蓂子是十字花科植物菥蓂的种子,中药药名。注释:精光,即眼睛光亮。后世菥蓂子主治心腹腰痛、淋病、睾丸肿大、膀胱炎等,主治病证较《神农本草经》有所改变。

045 蓍　实

【原文】

蓍实味苦平。主益气,充肌肤,明目,聪慧先知。久服不饥不老,轻身。

【重辑】

蓍实味苦性平。功效:①益气;②充肌肤;③明目;④聪慧先知;⑤久服轻身不饥不老。

【理论】

《名医别录》　蓍实味酸无毒,生少室。

《千金翼方》　蓍实治五脏瘀血,腹中水气,肺胀留热,风寒湿痹,身体诸痛,心下坚,膈中寒热,周痹,妇人月水不通,消食明目。

高山蓍又名蚰蜒草、锯齿草。多年生草本,具短根状茎。茎直立,高 30～80 厘米,被疏或密的伏柔毛,中部以上叶腋常有不育枝,仅在花序或上半部有分枝。叶无柄,条状披针形,长 6～10 厘米,宽 7～15 毫米,篦齿状羽状浅裂至深裂,叶轴宽 3～8 毫米,基部裂片抱茎;裂片条形或条状披针形,尖锐,边缘有不等大的锯齿或浅裂,齿端和裂片顶端有软骨质尖头,上面疏生长柔毛,下面毛较密,有腺点或几无腺点,下部叶花期凋落,上部叶渐小。头状花序多数,集成伞房状;总苞宽矩圆形或近球形,直径 4～7 毫米;总苞片 3 层,覆瓦状排列,宽披针形至长椭圆形,长 2～4 毫米,宽 1.2～2 毫米,中间草质,绿色,有凸起的中肋,边缘膜质,褐色,疏生长柔毛;托片和内层总苞片相似。边缘舌状花 6～8 朵,长约 4～4.5 毫米,舌片白色,宽椭圆形,长 2～2.5 毫米,顶端 3 浅齿,管部翅状压扁,长 1.5～2.5 毫米,无腺点;管状花白色,长 2.5～3 毫米,冠檐 5 裂,管部压扁。瘦果宽倒披针形,长 2 毫米,宽 1.1 毫米,扁,有淡色边肋,有时头状花序中心的 1～2 瘦果腹面有 1～2 肋棱。花果期 7～9 月。

【临床】

《本草从新》　蓍实神草也,故本经列之上品。叶治痞疾:蓍叶、独蒜、穿山甲末、食盐等 4 味,常规剂量,同好醋捣饼,量痞大小贴之。

【按语】

蓍实为菊科植物高山蓍的果实。后世蓍实主治五脏瘀血,现已少用。

046 赤芝　*047* 黑芝　*048* 青芝
049 白芝　*050* 黄芝　*051* 紫芝

【原文】

赤芝味苦性平。主胸中结,益心气,补中,增慧智不忘。久食轻身不老,延年神仙,一名丹芝。黑芝味咸性平,主癃,利水道,益肾气,通九窍,聪察。久食轻身不老,延年神仙,一名玄芝。青芝味酸性平。主明目,补肝气,安精魂,仁恕。久食轻身不老,延年神仙,一名龙芝。白芝味辛性平。主咳逆上气,益肺气,通利口鼻,强志意,勇悍,安魄。久食轻身不老延年神仙,一名玉芝。黄芝味甘性平。主心腹五邪,益脾气,安神,忠和和乐。久食轻身不老,延年神仙,一名金芝。紫芝味甘性温。主耳聋,利关节,保神,益精气,坚筋骨,好颜色。久服轻身不老延年,一名木芝。

【重辑】

赤芝、黑芝、青芝、白芝、黄芝、紫芝,六芝久服皆轻身不老延年神仙。

赤芝味苦性平。主治:①胸中结;②健忘。功效:①益心气;②补中;③增慧智。

黑芝味咸性平。主治:①癃闭。功效:①利水道;②益肾气;③通九窍;④聪察。

青芝味酸性平。功效:①明目;②补肝气;③安精魂;④仁恕;⑤久白芝味辛性平。主治:①咳逆;②上气。功效:①益肺气;②通利口鼻;③强志意;④勇悍;⑤安魄。

黄芝味甘性平。主治:①心腹五邪。功效:①益脾气;②安神;③忠信和乐。

紫芝味甘性温。主治:①耳聋。功效:①利关节;②保神;③益精气;④坚筋骨;⑤好颜色。

【理论】

《名医别录》　青芝生太山;赤芝生霍山;黄芝生嵩山;白芝生华山;黑芝生恒山;紫芝生高夏。

《本草经集注》　六芝皆无毒,皆仙草之类,世所稀见,族种甚多,形色环异,并载《芝草图》中。今世所用紫芝,是朽树木株上所生,状如木,名为紫芝。盖只治痔而不宜以合诸补丸药也。凡得芝草,便正尔食之,无余节度,故皆不云服法也。《尔雅》云菌,芝。释曰:瑞草名也,一岁三华,一名菌,一名芝,《论衡》云:芝生于土,土气和。故芝草生。《抱朴子》云:赤者如珊瑚,白者如截肪,黑者如泽漆,青者如翠羽,黄者如紫金,而皆光明洞彻,如坚冰也。

《药性论》　紫芝保神益寿。

《本草蒙筌》　灵芝草色分六品,味应五行。气禀俱平,服饵无毒。青芝如翠羽一名龙芝,应木味酸,产泰山,专补肝气,兴仁恕强志,明眼目安魂。赤芝如珊瑚一名珊芝,应火味苦,产衡山,善养心神,增智慧不忘,开胸膈除结。白芝截肪可比,一名玉芝,味辛应金,华山生,益肺定魄,止咳逆,润皮毛。黑芝泽漆堪伦,一名玄芝,味咸应水,常山出,益肾驱癃,利二便,通九窍。黄芝与黄金类,一名金芝,嵩岳山多。紫芝与紫衣同,一名木高,夏山有,并味甘应土,咸逐邪益脾,坚骨健筋,悦颜驻色。六芝俱主祥瑞,夜视光烧不焦,藏不朽。久服延寿,常带辟兵。世所难求,医绝不用,但附其说,俾识其详。

《滇南本草》　灵芝草生山中,分五色,俗呼菌子。赤芝味甘无毒,治胸中有积,补中,强智慧,服之轻身。白芝味辣无毒,治一切肺痿痨咳,力能延年。黑芝味咸性平无毒,补肾通窍利水,黑发。黄芝味甘辛性平无毒,熬膏久服,轻身延年。青芝味咸无毒,治眼目不明。

【临床】

《太平圣惠方》　卷94,神仙服灵芝法:灵芝曝干捣末蜜丸如梧桐子大,每次酒服20丸。

《圣济总录》　卷90,紫芝丸安神保精治虚劳短气,胸胁苦伤,唇口干燥,手足逆冷,或有烦躁,目视眈眈,腹内时痛:紫芝、山芋、天雄、柏子仁、枳实、巴戟天、茯苓、人参、生地黄、麦门冬、五味子、半夏、牡丹皮、附子、蓼实、远志、泽泻、瓜子仁等18味,常规剂量,捣末蜜丸如梧桐子大,每次温酒送服30丸。

《保健药膳》　①灵芝治疗放化疗引起的白细胞减少症:灵芝、粮食酒、蜂蜜等3味,常规剂量,灵芝切条加粮食酒和蜂蜜浸泡30天,每日饮用约10毫升。②灵芝饮治疗慢性支气管炎、支气管哮喘、高胆固醇血症、神经衰弱、慢性肝炎等:灵芝、五味子、远志、何首乌、枸杞子、覆盆子、紫苏、当归、川芎、甘草、桂皮、八角茴香、陈皮、肉豆蔻等14味常规剂量,捣散,水煎分服。③灵芝酥糖辅助食疗治神经衰弱:灵芝、精白面粉、芝麻、白糖、粳米等5味适量,按酥糖常规量,加入灵芝有效成分,切块分服。

《杭州药用植物志》 治积年胃病:灵芝酒浸分服。

《中国药用真菌》 ①治神经衰弱:灵芝水煎分服。②治慢性肝炎,肾盂肾炎,支气管哮喘:灵芝捣末开水冲服2克。③治冠心病:灵芝切片水煎分服。④治误食毒菌中毒:灵芝水煎分服。

天圣制药集团股份有限公司灵芝胶囊治疗失眠健忘,身体虚弱:灵芝粉胶囊,每次口服2粒。

《湖南药物志》 治乳腺炎:灵芝30~60 g水煎服。

《中国古代养生长寿秘法》 灵芝酒治疗冠心病、神经衰弱、老年慢性支气管炎、肝炎等:灵芝切碎酒浸十五日以上,每次5 ml。

《中药大辞典》 灵芝草:①治疗慢性气管炎:灵芝液每次25~50毫升,每日2次口服治疗慢性气管炎有效。3种不同制剂灵芝对喘息型慢性气管炎疗效较单纯型为好。服药后2周左右感觉胸部舒畅、咳喘减轻,食欲增加、睡眠好转,体力加强。②治疗支气管哮喘:小儿患者每日肌肉注射灵芝注射液1~2毫升,每毫升含0.5~1克生药,治疗支气管哮喘有效。③治疗白细胞减少症:人工培植灵芝治疗各种原因白细胞减少症近期有效率为84.6%,白细胞总数平均提高1028/立方毫米。④治疗冠心病:灵芝糖浆治疗冠心病对心绞痛及心前区闷胀或紧压感的缓解率为71.69%,对心累、心跳、气短等症状的好转率为64.57%。灵芝糖浆治疗冠心病高脂血症可有效降低血甘油三酯。⑤治疗心律失常:灵芝治疗冠心病的心律失常有效,尤其对阵发性心律失常疗效较好。⑥治疗急性传染性肝炎:人工培植灵芝菌丝煎液口服治疗急性传染性肝炎,疗效优于传统保肝药物。⑦治疗类风湿性关节炎:破壁技术灵芝粉治疗类风湿性关节炎有一定效果。

【按语】

灵芝是多孔菌科真菌赤芝或紫芝的干燥子实体,中药药名。灵芝是寄生于栎及其他阔叶树根部的蕈类。伞状,坚硬,木质,菌盖肾形或半圆形,紫褐色有漆状光泽,各地均有分布,近来有人工培养,培养品形态有变异,但其疗效相同。灵芝多糖是灵芝的主要有效成分之一,灵芝所含三萜类不下百余种,其中以四环三萜类为主。三萜类也是灵芝的有效成分之一,对人肝癌细胞具有细胞毒作用,具有保肝作用和具有抗过敏作用等。灵芝化学成分主要含麦角甾醇、真菌溶菌酶及酸性蛋白酶、L-甘露醇、浠醇。水溶性提取液含水溶性蛋白质,天门冬氨酸、谷氨酸、精氨酸、赖氨酸、亮氨酸、丙氨酸、色氨酸、苏氨酸、脯氨酸、蛋氨酸、苯丙氨酸、丝氨酸等多种氨基酸,多肽及多糖类,树脂、内酯、香豆精等。紫芝含麦角甾醇、氨基酸、葡萄糖、多糖类、树脂、甘露醇等。赤芝含麦角甾醇、树脂、脂肪酸、甘露醇和多糖类;又含生物碱、内酯、香豆精、水溶性蛋白质和多种酶类。药理作用:①抗肿瘤;②免疫调节;③抗衰老;④抗神经衰弱;⑤降压降糖;⑤抗凝血;⑥保护肝脏;⑦保护心脏;⑧抗炎镇痛。《神农本草经》有紫芝、赤芝、青芝、黄芝、白芝、黑芝等六种,目前临床多常用两种紫芝、赤芝。注释:①精魂,即精神灵魂;②胸中结,即胸中郁滞气结。

052 卷　柏

【原文】

卷柏味辛温。主五脏邪气,女子阴中寒热疼痛,癥瘕,血闭绝子。久服轻身,和颜色。一名万岁。

【重辑】

卷柏味辛性温。主治:①五脏邪气;②女子阴中寒热;③疼痛;③癥瘕;④血闭绝子。

【理论】

《名医别录》　卷柏止咳逆,治脱肛,散淋结,头中风眩,痿蹶,强阴,益精。

《本草经集注》　丛生石土上,细叶似柏,卷屈状如鸡足,青黄色。

《药性论》　卷柏治月经不通,尸疰鬼疰,腹痛,去百邪鬼魅。

《日华子本草》　镇心治邪,啼泣,除面奸,头风,暖水脏。生用破血,炙用止血。

《本草经疏》　友人陆君子全,幼时畜此为戏,具言其干时黄萎拳曲,绝无可爱,但渍之水中,则挺发森秀之概,扶摇动荡之致,蒨翠苍碧之色,片晌间炫目惊人,及去水令干,黄萎拳曲犹故,屡渍屡干,不为败坏,且徐氏《药对》谓其生于立冬,为桑螵蛸、阳起石使,是其能于至阴中,熨帖以醒阳;于至阳中,委曲以和阴。

【临床】

《太平圣惠方》　①卷24,卷柏散治皮肤瘾疹及风热毒疮:卷柏、犀角屑、天竺黄、枳壳、赤箭、藁本、羌活、防风、川芎、乌蛇、五加皮、麻黄、黄芪、桑耳等14味,常规剂量,捣散,水煎服。②卷59,卷柏散治久痢脱肛:卷柏、龙骨、诃黎勒、黄连、缩砂、荜茇、肉豆蔻、白石脂等8味,常规剂量,捣散,水煎服。③卷70,卷柏丸治子脏虚冷无子:卷柏、牡蒙、藁本、当归、熟地黄、柏子仁、干姜、禹余粮、白薇、川芎、人参、石斛、桂心、附子、五味子、防风、吴茱萸、炙甘草、牛膝、桑寄生、川椒等21味,常规剂量,捣末蜜丸,分服。④卷75,卷柏散治妊娠伤胎,腹痛下血:卷柏、阿胶、龙骨、当归、熟艾、熟地等6味,常规剂量,捣散,水煎服。⑤卷77,卷柏丸治妊娠数堕胎:卷柏、钟乳粉、鹿角胶、紫石英、阳起石、桑螵蛸、熟地、禹余粮、杜仲、川芎、当归、桂心、桑寄生、牛膝、五味子、蛇床仁、丹皮等17味,常规剂量,捣末蜜丸,分服。⑥卷82,卷柏丸治产后虚羸虚劳:卷柏、麦门冬、泽泻、熟地黄、牛膝、人参、黄芪、丹参、茯苓、当归、川芎、防风、丹皮、桂心、五味子、白术、细辛、赤石脂、羌活、薏苡仁、续断等21味,常规剂量,捣末蜜丸,分服。

《圣济总录》　卷142,卷柏散治痔瘘:卷柏、枳壳、猪牙皂荚等3味,入小瓶内盐泥固济,慢火烧透,和瓶于湿地上,用黄土罨一复时,取药入麝香一钱研细,每服温酒调下二钱匕。

《传家秘宝脉证口诀并方》　卷柏阿胶散治吐血,咯血:卷柏、棕榈皮、人参、阿胶、艾叶、黄芩、地榆、生地黄、伏龙肝、柴胡、炙甘草等11味,常规剂量,捣散,水煎服。

《济生方》　卷6,卷柏丸治心腹绞痛,赤白带下:黄芪、熟地、卷柏、赤石脂、鹿茸、白石脂、川芎、赭石、艾叶、寄生、鳖甲、当归、地榆、木香、龙骨、干姜等16味,常规剂量,捣丸分服。

《杨氏家藏方》　①卷4,卷柏散治寒湿脚气肿痛:卷柏、槟榔、黑牵牛、甘遂等4味捣散。②卷15,卷柏丸治头风,月事不调,带下:卷柏、当归、熟地、川芎、柏子仁、白芷、肉苁蓉、丹皮、川椒、艾叶等10味,常规剂量,捣末蜜丸,分服。③卷92,卷柏丸治小儿大便出血:卷柏、赤石脂、阿胶、槐花、黄牛角腮、当归、黄芪、川芎等8味,常规剂量,捣末蜜丸,分服。

《魏氏家藏方》　卷10,卷柏散治经水妄行:乌贼骨、卷柏叶、龙骨等3味,常规剂量,捣散,水煎服。

《普济方》　卷301,引孟诜卷柏散治阴湿生疮出汗痒甚:卷柏、荆芥穗、川乌、大艾叶、升麻、露蜂房、晚蚕沙、藁本头等8味,常规剂量,捣散,水煎服。

【按语】

卷柏为卷柏科植物卷柏的全草,中药药名。卷柏含苏铁双黄酮、穗花杉双黄酮、扁柏双黄酮、异柳杉双黄酮、柳杉双黄酮B、芹菜素和海藻糖等。中药药理:①止血;②抑菌;③解痉;④抗癌。注释:血闭,即闭经。后世卷柏主治皮肤瘾疹、久痢、肠风腹痛、数堕胎、虚羸虚劳、痔瘘、吐血、咯血、心腹绞痛、寒湿脚气、经水妄行、阴疮等,较《神农本草经》大有扩展。

053 蓝 实

【原文】

蓝实味苦寒。主解诸毒,杀蛊蚑,疰鬼,螫毒。久服头不白,轻身。

【重辑】

蓝实味苦性寒。主治:①螫毒;②白发;③疰鬼。功效:①解诸毒;②杀蛊蚑。

【理论】

《名医别录》 蓝实杀百药毒,解野狼毒、射罔毒。茎叶可以染青。

《本草经集注》 蓝实至解毒,人卒不能得生蓝汁,乃浣缣布汁以解之亦善。尖叶者为胜,甚疗蜂螫毒。

《新修本草》 《本经》所用乃是蓼蓝实也,其苗似蓼而味不辛者。菘蓝为淀,唯堪染青,蓼蓝不堪为淀,唯作碧色尔。

《药性论》 蓝实填骨髓,明耳目,利五脏,调六腑,利关节,治经络中结气,使人健,少睡,益心力。蓝汁止心烦躁,解蛊毒。

《日华子本草》 吴蓝治天行热狂,疗疮游风,热毒肿毒,风疹,除烦止渴,杀疳,解毒药、毒箭,金疮,血闷,虫蛇伤,毒刺,鼻洪,吐血,排脓,寒热头痛,赤眼,产后血晕,解金石药毒,解野狼毒、射罔毒,小儿壮热,热疳。

《本草衍义》 蓝实即大蓝实也,谓之蓼蓝非是,《尔雅》所说是解诸药等毒不可阙也。实与叶两用,注不解实,只解蓝叶为未尽。蓝一本而有数色,刮竹青、绿云、碧青、蓝黄,岂非青出于蓝而青于蓝者也。生叶汁解药毒,此即大叶蓝,又非蓼蓝也。蓼蓝即堪揉汁染翠碧,花成长穗,细小,浅红色。

《本经逢原》 《本经》取用蓝实乃大青之子,是即所谓蓼蓝也。性禀至阴,其味苦寒,故能入肝。专于清解温热诸邪也,阳毒发斑咽痛必用之药。茎叶性味不异,主治皆同。

《本草蒙筌》 所产数种,入药惟用蓼蓝。杀虫治蛊疰鬼恶,驱五脏六腑热烦。益心力,填骨髓。补虚聪耳目,利关节通窍。黑发轻身。茎叶可作靛染青,生捣绞汁顿饮散热风赤肿,愈疗毒金疮。和麝香点诸虫咬伤,单饮下追鳖瘕胀痛。解百药中毒。生诸蓝属水有木,能使散败之血分诸经络,故确诸毒而得效之速焉。又止吐衄时来,天行瘟疫热狂,并宜急取煎服。丹溪普济消毒饮中加板蓝根者,即此是也。造成青靛,亦入医方,火疹火丹,涂之即退。靛花治小儿发热惊痫,调小儿疳蚀消瘦。泻肝止暴注,下毒杀恶虫。收五脏郁火有功,清上膈痰火最效。驱时疫头痛,敛伤寒赤斑。水调服之,应如桴鼓。染成青布,堪剪烧灰,外科方中,亦每单用。敷恶疮经年不愈,贴炙疮出血难差。靛花虽非青黛,然治小儿疳蚀消瘦发热,屡有奇功。

《本经续疏》 蓝种颇多,然不离乎生甚晚而长最速。急难稍延者用蓝汁,缓能及济者用蓝实,微而未猖者用青黛,各择其宜而用焉。

【临床】

《备急千金要方》 ①卷3,蓝青丸破逐瘀积治产后下痢:蓝青、附子、鬼臼、蜀椒、厚朴、阿胶、甘草、艾叶、龙骨、黄连、当归、黄柏、茯苓、人参等14味,常规剂量,捣末蜜丸,分服。②卷20,蓝青丸治中焦水谷热痢:蓝青汁、黄连、黄柏、乌梅肉、白术、地榆、地肤子、阿胶等8味,常规剂量,捣末蜜丸,分服。

《太平圣惠方》 ①卷33,蓝实丸治肝脏风热两目睆睆:蓝实、决明子、青葙子、枳壳、黄连、地肤子、大黄、菊花、炙甘草、茺蔚子、车前子、蕤仁、羚羊角屑、防风、生地黄、细辛、赤茯苓、兔肝、鲤鱼胆等19味,常规剂量,捣末蜜丸,分服。②卷91,蓝青散治小儿丹毒赤肿,身体壮热如火:蓝青、寒水石、石膏、犀角屑、柴胡、知母、杏仁、黄芩、栀子仁、炙甘草、赤芍、羚羊角屑等12味,常规剂量,捣散,水煎服。

《圣济总录》 ①卷115,蓝实丸治时行耳聋:蓝实、茯神、防风、黄连、人参、菖蒲、远志等17味,常规剂量,捣末蜜丸,分服。②卷146,蓝根饮别名蓝根散,解毒,治药毒等诸毒:蓝根、芦根、绿豆、淀脚等4味,常规剂量,捣散,水煎服。③卷149,蓝根涂方治水毒寒热:蓝根并叶不拘多少捣烂涂敷。

【按语】

蓝实是蓼科植物蓼蓝的果实,中药药名。注释:①蛊蚑,同蛊毒;②疰鬼,同鬼疰等传染性疾病。③螫毒,即蛇、蜂、虫等螫咬。后世蓝实主治产后下痢、肝脏风热、时行、耳聋、水毒寒热等,较《神农本草经》有所扩展。

054 蘼 芜

【原文】

蘼芜味辛温。主咳逆,定惊气辟邪恶,除蛊毒鬼疰,去三虫,久服通神。一名薇芜。

【重辑】

蘼芜味辛性温。主治:①咳逆;②蛊毒;③鬼疰;④三虫。功效:定惊气通神。

【理论】

《名医别录》 蘼芜治身中老风,头中久风,风眩。一名江蓠,芎藭苗也。

《本草经集注》 叶似蛇床而香,骚人借以为譬,方药用甚稀。

《新修本草》 一种似芹叶,一种如蛇床。香气相似,用亦不殊尔。

《履巉岩本草》 蘼芜除脑中冷,治面上游风去来,目泪出,多涕唾及诸头风。

《本草汇言》 蘼芜主头风风眩之药也。此药气味芳香清洁,故去风散湿,《本草》所称主咳逆,定惊气,作饮止泄泻,皆辛香发越郁遏不正之气欤。

【临床】

《备急千金要方》 ①卷3,治妇人自少患风头眩眼疼:石楠、蘼芜、细辛、天雄、茵芋、薯蓣、防风、贯众、独活、干姜、山茱萸等11味,常规剂量,捣散酒渍分服。②卷18,蘼芜丸治少小蛔虫结在腹中,数发腹痛:蘼芜、贯众、雷丸、山茱萸、天冬、野狼牙、藋芦、菊花等8味,常规剂量,捣末蜜丸,分服。

《鸡峰普济方》 卷5,蘼芜汤治风邪项强,壮热恶风,肢节烦疼及时行疫疠,冬温疮疹:蘼芜、人参、白术、茯苓、羌活、防风、甘草等7味,常规剂量,捣末,水煎服。

【按语】

蘼芜是伞形科植物川芎的苗叶,中药药名。后世蘼芜主治风邪项强、肢节烦疼、时行疫疠等,较《神农本草经》有所改变。

055 黄 连

【原文】

黄连味苦寒。主热气目痛,眦伤泣出,明目,肠澼腹痛,下痢,妇人阴中肿痛。久服令人不忘。一名王连。

【重辑】

黄连味苦性寒。主治:①目痛;②眦伤泣出;③肠澼;④腹痛下痢;⑤妇人阴肿疼痛。功效:①明目;②久服令人不忘。

【理论】

《名医别录》 黄连治五脏冷热,久下泄澼、脓血,止消渴、大惊,除水,利骨,调胃肠益胆,治口疮。

《本草经集注》 俗方多疗下痢及渴,道方服食长生。

《新修本草》 蜀道者粗大节平,味极浓苦,疗渴为最。江东者节如连珠,疗痢大善。

《药性论》 黄连杀小儿疳虫,点赤眼昏痛,镇肝去热毒。

《日华子本草》 治五劳七伤,益气,止心腹痛,惊悸烦躁,润心肺,长肉止血并疮疥,盗汗,天行热疾。猪肚蒸为丸治小儿疳气。

【临床】

《伤寒论》 ①黄连汤治伤寒胸中有热,胃中有邪气,腹中痛,欲呕吐:黄连、桂枝、人参、半夏、干姜、大枣、炙甘草等7味,常规剂量,水煎服。②黄连阿胶汤治少阴病,心中烦,不得卧:黄连、阿胶、黄芩、芍药、鸡子黄等5味,常规剂量,水煎服。《删补名医方论·黄连阿胶汤》柯琴曰:此少阴病之泻心汤也。凡泻心必藉连、芩,而导引有阴阳之别。病在三阳,胃中不和,而心下痞硬者,虚则加参。甘补之,实则加大黄下之。病在少阴,而心中烦不得卧者,既不得用参、甘以助阳,亦不得用大黄以伤胃矣。用芩、连以直折心火,用阿胶以补肾阴,鸡子黄佐芩、连于泻心中补心血,芍药佐阿胶于补阴中敛阴气,斯则心肾交合,水升火降。是以扶阴泻阳之方,变而为滋阴和阳之剂也。是则少阴之火,各归其部,心中之烦不得卧可除矣。经曰:阴平阳秘,精神乃治。斯方之谓欤!

《肘后备急方》 ①卷2,黄连解毒汤(名见《外台秘要》卷1引《崔氏方》)治伤寒,时气,温病:黄连、黄柏、黄芩、栀子等4味,常规剂量,水煎服。②卷2,黄连丸(名见《外台秘要》卷2)治下痢脓血,下部䘌虫:黄连、乌梅等2味,捣末蜜丸,分服。③卷5,黄连散引姚氏方(名见《圣济总录》卷128)治乳痈:黄连、大黄、鼠粪等3味,常规剂量,捣末黍米粥清和敷乳。

《备急千金要方》 卷18,黄连汤治下痢青白,肠中雷鸣相逐:黄连、茯苓、川芎、酸石榴皮、地榆、伏龙肝等6味,常规剂量,水煎服。

《外台秘要》 ①卷4,引《许仁则方》黄连八味散治热病急黄贼风:黄连、黄芩、干姜、升麻、知母、地黄、栀子、大青等8味,常规剂量,捣散,水煎服。②卷11,引《肘后备急方》黄连丸治消渴:黄连、生地黄等2味,常规剂量,捣末蜜丸,温酒送服。③卷25,引《肘后方》黄连散(名见《太平圣惠方》卷59)治休息痢肌体瘦瘁:黄连、龙骨、阿胶、艾叶等4味,常规剂量,捣散,仓米粥饮调服。④卷34,引《张文仲方》黄连丸(名见《云岐子保命集》)治产后赤白下痢,腹痛不可忍:黄连、黄柏、阿胶、栀子、蒲黄、当归、黄芩等7味,常规剂量,捣末蜜丸,分服。

《太平圣惠方》 ①卷4,黄连散别名瞿麦汤治小便涩结不通:黄连、车前子、木通、防己、瞿麦、犀角、猪苓、炙甘草等8味,常规剂量,捣散,水煎服。②卷6,黄连丸治皮肤风毒生疮:黄连、大黄、苦参、防风、枳壳、升麻、牛蒡子、木通、秦艽、黄芩等10味,常规剂量,捣末蜜丸。③卷10,黄连散治伤寒斑毒:黄连、犀角屑、石膏、栀子仁、炙甘草等5味,常规剂量,捣散,水煎服。④卷13,黄连散治伤寒狐惑证,目赤,面色斑斑如锦纹:黄连、木通、犀角屑、升麻、黄芩、大青、茯神、百合、炙甘草等9味,常规剂量,捣散,水煎服。⑤卷18,黄连散治黄疸,遍身面目悉黄:黄连、大青、栀子仁、茵陈、柴胡、地骨皮、黄芩、芒硝、大黄、炙甘草等10味,常规剂量,捣散,水煎服。⑥卷38,黄连散治头痛眼赤:黄连、玄参、石膏、大青、芒硝、防风、栀子仁、黄芩、甘草、独活、升麻、葛根等12味,常规剂量,捣散,水煎服。⑦卷53,黄连散治消渴烦躁饮水不止:黄连、栝楼根、麦门冬、知母、人参、地骨皮、黄芩、升麻等8味,常规剂量,捣散,水煎服。⑧卷65,黄连散治干癣瘙之白屑起及疥疮:黄连、藜芦、大黄、干姜、莨菪、莽草等6味,常规剂量,捣散猪脂煎膏揩拭疮上。⑨卷83,黄连散治小儿夜卧狂语,心热烦渴:黄连、升麻、黄芩、犀角屑、大黄、麦门冬、炙甘草、茯神等8味,常规剂量,捣散,水煎服。⑩卷93,黄连散治小儿蛊毒血痢:黄连、败蚁皮、犀角屑、白襄荷根、白头翁、炙甘草、蓝青、黄芩、茜根等9味,常规剂量,捣散,水煎服。

《伤寒总病论》 卷4,黄连汤治冬温至夏发斑,咳而心闷,呕清汁,眼赤口疮,下部亦生疮,或自下利:黄连、橘皮、杏仁、枳实、麻黄、葛根、厚朴、甘草等8味,常规剂量,水煎服。

《圣济总录》 ①卷43,黄连散治心热汗出及虚热盗汗:黄连、柴胡、前胡等3味,常规剂量,捣散,温酒调服。②卷60,黄连丸治酒疸身面黄,小便黄赤不利:黄连、黄柏、黄芩、大黄、栀子仁、黄药子、郁金、秦艽、贝母、炙甘草、款冬花、黄明胶、白芥子等13味,常规剂量,捣末米饭为丸,分服。③卷118,黄连散治脾胃积热,唇肿结核:黄连、升麻、龙胆等3味,常规剂量,捣散绵裹含化咽津。

《医心方》 ①卷11,引《范汪方》黄连丸治脓血痢:黄连、黄芩、龙骨、黄柏、升麻等5味,常规剂量,捣末蜜丸,白饮送服。②卷11,引《小品方》黄连散(名见《圣济总录》卷77)治蛊毒下痢,痔漏:黄连、干姜、附子、矾石等4味,常规剂量,捣散温酒调服。

《杨氏家藏方》 卷11,黄连散治眼睑赤烂:黄连、乳香、荆芥、灯心等4味,常规剂量,水煎热洗。

《宣明论方》 卷13,黄连散治肠风下血疼痛不止:黄连、贯众、鸡冠花、乌梅肉、大黄、炙甘草等6味,常规剂量,捣末,米汤调服。

《儒门事亲》 卷12,黄连清心汤治诸火热之证:黄连、大黄、连翘、黄芩、薄荷、山栀子、朴硝、甘草等8味,常规剂量,水煎服。

《内外伤辨惑论》 黄连清膈丸治心肺热:麦冬、黄连、黄芩等3味,常规剂量,捣末蜜丸,分服。

《医方类聚》 卷70,引《神效名方》黄连散治一切风毒赤目:当归、芍药、黄连、黄柏等4味,常规剂量,水煎服,雪水或甜水煎汁洗眼。

《增补内经拾遗方论》 卷2,黄连清心饮治筋痿白淫:黄连、生地、当归、炙甘草、茯神、酸枣仁、远志、人参、石莲肉等9味,常规剂量,水煎服。

《普济方》 卷275,引《卫生家宝》黄连散治一切新旧恶疮:黄连、黄柏、黄丹、白及、龙骨、轻粉等6味,常规剂量,捣末熟水调敷疮口。

《摄生众妙方》 卷4,黄连清气散治风热头目不清:黄连、羌活、独活、柴胡、前胡、防风、黄芩、川芎、茯苓、桔梗、枳壳、荆芥、甘草等13味,常规剂量,水煎服。

《景岳全书》 卷60,黄连人参膏治目赤痒痛:黄连、人参等2味,常规剂量,水浸频点眼角。

《医宗金鉴》 卷67,黄连平胃散:黄连、陈皮、厚朴、甘草、苍术等5味,常规剂量,捣末调服。

《医醇剩义》 卷4,黄连清火汤治风火目睛红肿:黄连、玄参、当归、赤芍、丹皮、贝母、荆芥、防风、桑叶、蝉衣、前胡、菊花、竹叶、灯心、芝麻等15味,常规剂量,水煎服。

《外科证治全书》 卷2,黄连清喉饮治喉痹肿痛:黄连、桔梗、牛蒡子、玄参、赤芍、荆芥、甘草、连翘、黄芩、天花粉、射干、防风等12味,常规剂量,水煎服。

《类证治裁》 卷6,黄连清肺饮治鼻塞:黄连、山栀、豆豉等3味,常规剂量,水煎服。

【按语】

黄连是毛茛科植物黄连、三角叶黄连、峨嵋野连或云南黄连的根茎,中药药名。黄连含小檗碱、黄连碱、表小檗碱、小檗红碱、掌叶防己碱、非洲防己碱、药根碱、甲基黄连碱、木兰花碱、阿魏酸、黄柏酮、黄柏内酯等。中药药理:①抗菌;②抗真菌;③抗病毒④抗阿米巴原虫;⑤抗心律失常;⑥解热;⑦降糖;⑧降脂。注释:①眦伤,即眼角溃烂;②肠澼,中医病名,即痢疾。后世黄连主治少阴病、急黄、小便涩结不通、皮肤风毒生疮、头痛、夜卧狂语、小儿蛊毒血痢、发斑、酒疸等,较《神农本草经》大为扩展。

056 络 石

【原文】

络石味苦温。主风热，死肌，痈伤，口干舌焦，痈肿不消，喉舌肿，水浆不下。久服轻身明目，润泽好颜色，不老延年。一名石鲮。

【重辑】

络石味苦性温。主治：①风热；②死肌；③痈伤痈肿；④口干舌焦；⑤喉舌肿水浆不下。功效：①明目；②润泽；③好颜色；④久服轻身不老延年。

【理论】

《名医别录》 络石主喉舌不通，大惊入腹，除邪气，养肾治腰髋痛，坚筋骨利关节。

《本草经集注》 不识此药，仙俗方法都无用者。

《新修本草》 治产后血结大良。以其苞络石、木而生，故名络石。《别录》谓之石龙藤，治蝮蛇疮及刀斧伤诸疮等。

《本草拾遗》 络石主一切风，在石者良，与薜荔相似。

《药性论》 络石杀孽毒，治喉痹。

《日华子本草》 木莲藤汁，敷白癜、疬及风恶疥癣。

《本草蒙筌》 多包络石上或蔓延木上，与薜荔、木连、地锦、石血等同一类焉。喉闭不通欲绝，水煎汤下立苏；背痛□肿延开，蜜和汁服即效。坚筋骨强健腰足，利关节润泽容颜，去风热死肌，解口舌干燥。蛇毒心闷，堪散刀斧。疮口可封。

【临床】

《太平圣惠方》 ①卷10，络石散治伤寒咽喉肿痛：络石、玄参、升麻、射干、黄芩、木通、甘草等7味，常规剂量，捣散，水煎服。②卷35，络石煎丸治咽喉干燥热疼：络石、射干、大黄、木通、芍药、升麻、牛蒡子、玄参、甘草、白蜜、白蒺藜、马牙硝、黄药子、地黄汁等14味，常规剂量，捣末和丸，分服。③卷35，络石散治咽喉卒肿痛：络石、细辛、玄参、黄药、甘草、赤芍药、大黄等7味，常规剂量，捣散，水煎服。

《圣济总录》 ①卷122，络石射干汤治咽喉肿痛，咽物不得：络石、射干、芍药、升麻、露蜂房、蒺藜子等6味，常规剂量，水煎服。②卷124，络石汤治咽喉中如有物噎塞：络石、紫菀、升麻、射干、桔梗、木通、赤茯苓等7味，常规剂量，捣散，水煎服。

《普济方》 卷352，络石汤治瘦损腹中有血块，淋沥，赤白带下：络石煎叶服之亦浸酒服。

【按语】

络石又称络石藤，是夹竹桃科植物络石的茎叶。络石藤含牛蒡苷、络石糖苷、罗汉松树脂酚苷、橡胶肌醇、谷甾醇葡萄糖苷、加拿大麻糖等。中药药理：①抑菌作用；②降压作用。后世络石主治伤寒、腹中血块、咽喉肿痛、淋沥、赤白带下等，较《神农本草经》有所扩展。

057 蒺 藜 子

【原文】

蒺藜子味苦温。主恶血,破癥结积聚,喉痹,乳难。久服长肌肉,明目轻身。一名旁通,一名屈人,一名止行,一名豺羽,一名升推。

【重辑】

蒺藜子味苦性温。主治:①恶血;②癥瘕;③积聚;④喉痹;⑤乳难。功效:①长肌肉;②明目。

【理论】

《名医别录》 蒺藜子治身体风痒,头痛,咳逆,伤肺,肺痿,止烦,下气,小痈肿,阴癞,可作摩粉。其叶主风痒,可煮以浴。

《本草经集注》 今军家乃铸铁作之,以布敌路,亦呼蒺藜。

《药性论》 白蒺藜子治诸风病疬,破宿血,疗吐脓,主难产,去躁热。

《日华子本草》 治奔豚,肾气,肺气,胸膈满,催生并堕胎,益精,疗肿毒及水脏冷,小便多,止遗沥泄精,溺血。

《本草衍义》 蒺藜有两等。一等杜蒺藜,即今之道旁布地而生或生墙上,有小黄花,结芒刺,此正是墙有茨者。饭后酒刺蒺藜治白癜风。又一种白蒺藜出同州沙苑收马处,补肾药,今人多用。风家唯用刺蒺藜。

《本草崇原》 蒺藜子坚劲有刺,禀阳明之金气,气味苦温,则属于火。《经》云:两火合并,故为阳明,是阳明禀火气而属金也。金能平木,故主治肝木所瘀之恶血,破肠胃郭郭之癥瘕积聚,阴阳交结之喉痹,阳明胃土之乳难,皆以其禀锐利之质而攻伐之力也。久服则阳明土气盛,故长肌肉。金水相生,故明目。长肌肉,故轻身。其沙苑蒺藜一种,生于沙地,形如羊肾,主补肾益精,治腰痛虚损,小便遗沥。所以然者,味甘带腥,禀阳明土金之气,土生金而金生水也。

【临床】

《肘后备急方》 卷1,蒺藜子丸(名见《圣济总录》卷100)治五尸腹痛胀急,不得气息,上冲心胸,或礧块踊起,或挛引腰脊:蒺藜子适量,捣末蜜丸,分服。

《备急千金要方》 卷23,蒺藜丸除热治妇人乳肿痛:蒺藜子、大黄、败酱、桂枝、人参、附子、薏苡仁、黄连、黄芪、鸡骨、当归、枳实、芍药、通草等14味,常规剂量,捣末蜜丸,分服。

《外台秘要》 ①卷15,引《延年秘录》白蒺藜丸消疹治痒如虫行身上,时有风疹出:蒺藜子、黄芪、独活、白芷、防风、怀山药、枳实、人参、黄连、葳蕤、地骨白皮、桂枝等12味,常规剂量,捣末蜜丸,分服。②卷26,引《古今录验》蒺藜丸治癞疝:蒺藜子、地黄、鹿茸、白蔹、磁石、矾石、铁精、桂心、续断、巴戟天、芍药、玄参、通草、升麻、牛膝、寄生、泽泻、射干、苁蓉、海藻等20味,捣末蜜丸,分服。

《太平圣惠方》 卷24,蒺藜丸治风湿热毒客于肌肤,遍身瘙痒生痦瘰:蒺藜、秦艽、羌活、苦参、黄芩、赤茯苓、细辛、枳壳、乌蛇等9味,常规剂量,捣末蜜丸,分服。

《圣济总录》 ①卷11,蒺藜子丸治痞瘰发即攻冲,头面赤热,皮肤瘙痒,盛则成疮:蒺藜子、枳实、独活、天门冬、桂枝、白术、人参等7味,常规剂量,捣末蜜丸,分服。②卷11,蒺藜子散治风瘙皮肤瘾疹痒痛或有细疮:蒺藜子、枳壳、荆芥穗、羌活、防风、苍术等6味,常规剂量,捣散,水煎服。③卷159,蒺藜子散治产后困乏腹痛:蒺藜子、贝母等2味,常规剂量,捣散,水煎服。④卷11,蒺藜子汤治风疹发歇不愈,或赤或白,瘙痒至甚:蒺藜子、仙灵脾、防风、川芎、萆薢、白石脂、枳壳、桂枝、黄芩、白术、麻黄、羌活、天雄、羚羊角屑、黄连、旋覆花等16味,常规剂量,捣散,水煎服。

《小儿卫生总微方论》 卷18,蒺藜子散治鼻塞不闻香臭:蒺藜子半掬,捣末煎服。

《医略六书》 卷24,蒺藜丸治湿热疝痛:蒺藜、乌头、山栀等3味,常规剂量,捣末盐水为丸,分服。

【按语】

蒺藜子即蒺藜科植物蒺藜的果实,中药药名。注释:恶血,即瘀血。后世蒺藜子主治五尸腹痛、风疹、痞瘰,鼻塞不闻香臭、湿热疝痛等,较《神农本草经》有所扩展。

058 黄 芪

【原文】

黄芪味甘微温。主痈疽,久败疮,排脓止痛,大风,癞疾,五痔,鼠瘘,补虚,小儿百病。一名戴糁。

【重辑】

黄芪味甘性微温。主治:①痈疽;②久败疮;③大风;④癞疾;⑤五痔;⑥鼠瘘;⑦小儿百病。功效:①排脓止痛;②补虚。

【理论】

《名医别录》 黄芪治妇人子脏风邪气,逐五脏间恶血,补丈夫虚损,五劳羸瘦,止渴,腹痛利,益气,利阴气。其茎叶治渴及筋挛,痈肿,疽疮。

《药性论》 黄芪治发背,内补治虚喘,肾衰耳聋,疗寒热。

《日华子本草》 黄芪助气壮筋骨,长肉补血,破癥癖,瘰疬瘿赘,肠风血崩,带下,赤白痢,产前后一切病,月候不匀,消渴,痰嗽并治头风,热毒赤目等。

【临床】

《金匮要略方论》 黄芪桂枝五物汤治血痹,身体不仁如风痹状:黄芪、芍药、桂枝、生姜、大枣等5味水煎服。

《刘涓子鬼遗方》 内补黄芪汤治痈疽溃后作痛,间或发热:黄芪、茯苓、桂心、人参、麦门冬、甘草、生姜、远志、当归、五味子、大枣等11味,常规剂量,水煎服。

《太平惠民和剂局方》 ①卷5,黄芪鳖甲散治虚劳肌肉消瘦,日晚潮热:黄芪、人参、肉桂、桔梗、生地、半夏、紫菀、知母、赤芍、甘草、桑白皮、天门冬、鳖甲、秦艽、茯苓、地骨皮、柴胡17味,常规剂量,捣散,水煎服。《痰火点雪》:方意以黄芪治五劳羸瘦,寒热自汗,补气实表;以鳖甲治劳瘦,除骨节间劳热结实,补阴补气;以地骨皮治骨蒸烦热;以秦艽、桔梗、人参,并主传尸骨蒸,劳热自汗;桑白皮去肺中水气及火热嗽血;以天冬除肺气,清肺热,除咳痰;以紫菀止咳脓血,消痰益肺;以生地黄治咳嗽吐血;以知母泻肺火,滋肾水,除命门相火;以柴胡治劳热,消痰止咳;以甘草泻火养阴补脾;以茯苓补五劳七伤,肺痿痰壅等症;以白芍利肺益脾,是方也,备药固繁而用之亦精,犹韩信将兵,多多益善,战有不胜者乎!《医方集解》:鳖甲、天冬、芍地、知母滋肾水而泻肺肝之火,以养阴也;黄芪、人参、桂苓、甘草固卫气而补脾肺之虚,以助阳也;桑皮、桔梗以泻肺热;半夏、紫菀以理痰嗽;秦艽、地骨以散内热而除蒸;柴胡以解肌热而升阳,此表里气血交治之剂也。②卷8,神效托里散治痈疽、肠痈、奶痈、无名肿毒等焮作疼痛,憎寒壮热,类若伤寒:黄芪、忍冬草、当归、炙甘草等4味水煎服。

《圣济总录》 ①卷114,黄芪汤治风聋或时出清水,或有脓汁:黄芪、附子、菖蒲、木通、磁石、五味子、防风、玄参、人参、杜仲、茯苓、熟地等12味,常规剂量,水煎服。②卷171,黄芪汤治小儿风痫发无时:黄芪、麻黄、炙甘草、当归、细辛、桂枝、芍药、人参、牛黄、蛇蜕、蚱蝉、蜣螂等12味,常规剂量,水煎服。③卷176,黄芪汤治小儿吐哯,胸中冷气停结:黄芪、人参、当归、芍药、炙甘草、川芎、细辛等7味,常规剂量,水煎服。④卷182,黄芪汤治小儿丹毒:黄芪、蒺藜子、黄芩、大黄、甘草等5味,常规剂量,水煎服。⑤卷182,黄芪汤治小儿痈疽疮疖肿毒:黄芪、连翘、升麻、恶实、玄参、丹参、露蜂房、枳壳、炙甘草等9味,常规剂量,水煎服。

《杨氏家藏方》 卷13,黄芪汤治痔疮:黄芪、甘草、地骨皮、防风等4味,常规剂量,水煎服。

《重订严氏济生方》 黄芪汤自汗或盗汗不止:黄芪、茯苓、熟地、肉桂、天冬、麻黄根、龙骨、五味子、小麦、防风、当归、炙甘草等12味,常规剂量,水煎服。

《本草衍义》 防风、黄芪,世多相须而用。唐许嗣宗治王太后病风,不能言,脉沉难对,医告术穷。嗣宗曰:饵液不可进。即以黄芪、防风煮汤数十斛置床下,气如雾熏薄之,是夕语。

【按语】

黄芪为豆科植物黄芪或内蒙黄芪等的干燥根。黄芪含黄酮、皂苷等。药理作用:①强心;②降压;③利尿。注释:①败疮,即疮疡溃烂;②癞疾,中医病名,即麻风病;③五痔,即牡痔、牝痔、脉痔、肠痔、血痔。④鼠瘘,中医病名,颈腋部破溃流脓血。后世黄芪主治血痹、虚劳、痈疽、疮疖、肿毒、痔疮、自汗盗汗等,较《神农本草经》大有扩展。

059 肉 苁 蓉

【原文】

肉苁蓉味甘微温。主五劳七伤,补中,除茎中寒热痛,养五脏,强阴,益精气,多子,妇人癥瘕。久服轻身。

【重辑】

肉苁蓉味甘性微温。主治:①五劳七伤;②茎中寒热疼痛;③妇人癥瘕。功效:①补中;②养五脏;③强阴;④益精;⑤多子;⑥久服轻身。

【理论】

《名医别录》 肉苁蓉除膀胱邪气、腰痛,止痢,生河西及代郡雁门。

《本草经集注》 生时似肉,以作羊肉羹,补虚乏极佳,亦可生啖。

《药性论》 肉苁蓉益髓,悦颜色,延年,治女人血崩赤白带下,壮阳补精败,面黑,劳伤。

《日华子本草》 治男子绝阳不兴,女子绝阴不产,润五脏,长肌肉,暖腰膝,男子泄精,尿血,遗沥,带下,阴痛。

《本草蒙筌》 助相火补益劳伤,暖腰膝坚强筋骨。丹溪云:虽能峻补精血,骤用反动大便。入药尤效,润大便燥结,补阴血虚羸。兴阳固精,强阴益髓。但《本经》原缺未载,此丹溪续补为云。

《本草求真》 肉苁蓉诸书既言峻补精血,又言力能兴阳助火,是明因其气温,力专滋阴,得此阳随阴附而阳自见兴耳!惟其力能滋补,故凡癥瘕积块得此而坚即消。惟其滋补而阳得助,故凡遗精茎痛,寒热时作,亦得因是而除。若谓火衰至极用此甘润之品,同于附桂,力能补阳,其失远矣!况此既言补阴而补阴又以苁蓉为名,是明因其功力不骤,气专润燥,是亦宜于便闭而不宜于胃虚之人也。谓之滋阴则可,谓之扶正未必。

【临床】

《备急千金要方》 ①卷14,苁蓉散(名见《证治准绳·类方》卷5)治好忘:肉苁蓉、续断、远志、菖蒲、茯苓等5味,常规剂量,捣散,水煎服。②卷20,苁蓉散益气强骨治阴萎:肉苁蓉、生地黄、慎火草、楮子、干漆、甘草、远志、五味子等8味,常规剂量,捣散,水煎服。③卷19,苁蓉散(名见《普济方》卷227)治五劳六极七伤:苁蓉、续断、天雄、阳起石、白龙骨、五味子、蛇床子、干地黄、牡蛎、桑寄生、天门冬、白石英、车前子、地肤子、韭子、菟丝子、地骨皮等17味,常规剂量,捣散,水煎服。

《太平圣惠方》 ①卷28,肉苁蓉丸治虚劳羸瘦,阳痿,健忘:肉苁蓉、菟丝子、薯蓣、牛膝、巴戟、杜仲、续断、茯苓、枸杞子、五味子、蛇床子、山茱萸、茯神、远志、柏子仁等15味,常规剂量,捣末蜜丸,分服。②卷29,肉苁蓉散治虚劳小便余沥,茎中疼痛,囊下湿痒:肉苁蓉、五味子、韭子、熟地、蛇床子、续断、车前子、当归、天雄、桑螵蛸、天门冬、白石英、白龙骨、鹿茸、菟丝子、磁石等16味,常规剂量,捣散,水煎服。③卷30,肉苁蓉散治羸损阴痿:肉苁蓉、石斛、枸杞子、远志、续断、原蚕蛾、菟丝子、天雄、熟地黄等9味,常规剂量,捣散,水煎服。④卷59,肉苁蓉丸治消渴小便无度:肉苁蓉、泽泻、熟地、五味子、巴戟天、地骨皮、人参、栝楼根、韭子、炙甘草、丹皮、桑螵蛸、赤石脂、龙骨、磁石、禹余粮等16味,常规剂量,捣末蜜丸,分服。

《丹溪心法》 卷3,肉苁蓉丸壮元气养精神治虚损:苁蓉、山茱萸、楮实、枸杞、地肤子、狗脊、五味子、覆盆子、菟丝子、怀山药、补骨脂、远志、石菖蒲、萆薢、杜仲、熟地、石斛、茯苓、牛膝、泽泻、柏子仁等21味,常规剂量,捣末酒糊为丸,分服。

【按语】

肉苁蓉为列当科植物肉苁蓉或苁蓉、迷肉苁蓉等的肉质茎,中药药名。注释:①五劳,即过度疲劳,心劳、志劳、思劳、忧劳、瘦劳;②七伤,即阴寒、阴痿、里急、精连连、精少、精清、小便苦数。后世肉苁蓉主治好忘、阴萎、虚劳羸瘦、小便余沥、消渴等,较《神农本草经》大有扩展。

防 风

【原文】

防风味甘温。主大风,头眩痛,恶风,风邪,目盲无所见,风行周身,骨节疼痹,烦满。久服轻身。一名铜芸。

【重辑】

防风味甘性温。主治:①大风;②头眩;③头痛;④恶风;⑤风邪;⑥目盲无所见;⑦风行周身;⑧骨节疼痹烦满。

【理论】

《名医别录》 防风治胁痛胁风头面去来,四肢挛急,字乳金疮内痉。叶治中风热出。

《本草经集注》 俗用疗风最要,道方时用。

《药性论》 防风治心腹痛,四肢拘急不得行履,骨节间疼痛。

《日华子本草》 通利五脏,补中益神,安神定志,治三十六般风,男子一切劳劣,风赤眼及瘫缓,盗汗。

《本草备要》 辛苦性温,升浮为阳。搜肝泻肺,散头目滞气与经络留湿。主上部见血,头痛目眩,脊痛项强,周身尽痛,太阳经证。又行脾胃二经,为去风胜湿之要药,散目赤治疮疡。

【临床】

《备急千金要方》 卷3,防风丸(名见《普济方》卷352)治无子,阴中冷汁溢出,身体寒冷:防风、桔梗、人参、菖蒲、半夏、丹参、厚朴、干姜、紫菀、杜衡、秦艽、白蔹、牛膝、沙参等14味,常规剂量,捣末蜜丸,分服。

《千金翼方》 卷17,防风丸治言语謇涩,神昏气浊:防风、秦艽、石斛、丹参、薏苡仁、前胡、橘皮、杜仲、附子、白术、桂心、麻仁等12味,常规剂量,捣末蜜丸,分服。

《太平惠民和剂局方》 卷1,防风丸治风痰头痛恶心,项背拘急,目眩旋晕,骨节疼痹,神思恍惚,昏愦健忘:防风、川芎、天麻、炙甘草、朱砂等5味,常规剂量,捣末蜜丸,分服。

《圣济总录》 ①卷20,防风丸治热痹:防风、羌活、茯神、牛膝、桂枝、人参、枳壳、五加皮、芍药、丹参、薏苡仁、玄参、麦门冬、生地黄、磁石、槟榔、松子仁、大黄、木香等19味,常规剂量,捣末蜜丸,分服。②卷107,防风丸治五脏风毒攻目,翳障不明:防风、玄参、决明子、车前子、茯神、地骨皮、枳壳、龙齿、菊花、苦参、大黄、麦门冬等12味,常规剂量,捣末蜜丸,分服。③卷136,防风丸治风疮疥癣,皮肤瘙痒,瘙成瘾疹:防风、蝉壳、猪牙皂荚、天麻等4味,捣末熬膏和丸,分服。④卷182,防风丸治瘰疬结核寒热:防风、连翘、桑根白皮、牡丹皮、白头翁、黄柏、豆豉、独活、秦艽、海藻等10味,常规剂量,捣末蜜丸,分服。⑤卷101,防风丸治白秃发落:防风、黄连、生地黄、蔓荆实、柑皮、葳蕤、茯神、大黄、炙甘草等9味,常规剂量,捣末蜜丸,分服。

《宣明论方》 防风通圣散治风热郁结,气血蕴滞,憎寒壮热无汗,口苦咽干,二便秘涩,舌苔黄腻,脉数:防风、麻黄、荆芥、薄荷、大黄、芒硝、滑石、栀子、石膏、桔梗、连翘、黄芩、川芎、当归、芍药、白术、甘草等17味。《医方考》:防风、麻黄解表药也,风热之在皮肤者,得之由汗而泄;荆芥、薄荷清上药也,风热之在巅顶者,得之由鼻而泄;大黄、芒硝通利药也,风热之在肠胃者,得之由后而泄;滑石、栀子水道药也,风热之在决渎者,得之由溺而泄。风淫于膈,肺胃受邪,石膏、桔梗清肺胃也,而连翘、黄芩又所以祛诸经之游火;风之为患,肝木主之,川芎、归芍和肝血也,而甘草、白术又所以和胃气而健脾。诸痛痒疮疡,皆属心火,故表有疥疮,必里有实热。是方也,用防风、麻黄泄热于皮毛;用石膏、黄芩、连翘、桔梗泄热于肺胃;用荆芥、薄荷、川芎泄热于七窍;用大黄、芒硝、滑石、栀子泄热于二阴;所以各道分消其势也。乃当归、白芍者,用之于和血;而白术、甘草者,用之以调中尔。《删补名医方论·防风通圣散》:刘守真长于治火,此方之旨详且悉哉!亦治失下发斑,三焦火实。全方除硝黄名双解散,解表有防风、麻黄、薄荷、荆芥、川芎,解里有石膏、滑石、黄芩、栀子、连翘,复有当归、芍药以和血,桔梗、白术、甘草以调气,营卫皆和,表里俱畅,故曰双解。本方名曰通圣,极言其用之妙耳。

【按语】

防风为伞形科植物防风的根。防风含挥发油、甘露醇、苦味苷等。中药药理:①解热;②镇痛;③抗菌。后世防风主治无子、言语謇涩、热痹、风疮、疥癣、瘰疬结核、白秃发落等,较《神农本草经》大有扩展。

061 蒲 黄

【原文】

蒲黄味甘平。主心腹膀胱寒热,利小便,止血消瘀血。久服轻身益气力,延年神仙。

【重辑】

蒲黄味甘性平。主治:①心腹膀胱寒热;②瘀血。功效:①利小便;②止血。

【理论】

《名医别录》 蒲黄无毒,生河东,四月采。

《本草经集注》 此即蒲厘花上黄粉也,伺其有,便拂取之,甚疗血,《仙经》亦用此。

《药性论》 蒲黄通经脉利水道,止女子崩中不住,痢血,尿血,鼻衄。

《日华子本草》 蒲黄下血坠胎治扑血闷,排脓治疮疖。又治妇人带下,月候不匀,血气心腹痛,血晕,血癥,儿枕急痛,小便不通,肠风泻血,游风肿毒,鼻洪吐血,下乳,泄精,血痢。

《本草蒙筌》 血病必用。补血止血须炒,破血消肿宜生。止血热妄行,吐衄唾咯立效;消瘀血凝积,癥瘕崩带殊功。调女人月候不匀,去产妇儿枕作痛。疗跌扑折损,理风肿痛疮。苗采作荐乃名香蒲,除臭烂口中,驱邪气心下耳明目,耐老坚牙。

【临床】

《备急千金要方》 ①卷3,蒲黄汤治产后积血不去,上冲胸胁,时时烦愦逆满:蒲黄、大黄、芒硝、甘草、黄芩、大枣等6味,常规剂量,水煎服。②卷4,蒲黄散治冲任不固,漏下不止:蒲黄、鹿茸、当归等3味,常规剂量,捣散,水煎服。③卷4,蒲黄汤治小儿落床坠地有瘀血,但啼哭叫唤:蒲黄、麦冬、大黄、黄芩、甘草、芒硝、黄连等7味,常规剂量,水煎服。

《千金翼方》 卷19,蒲黄酒治水停遍身水肿:蒲黄、小豆、大豆等3味,常规剂量,酒煎服。

《太平圣惠方》 ①卷37,蒲黄散治鼻衄不止:蒲黄、石榴花等味捣散。②卷89,蒲黄散治小儿重舌,口中生疮涎出:蒲黄、露蜂房、白鱼等3味,常规剂量,捣散,水煎服。

《圣济总录》 卷96,蒲黄散治瘀热凝结膀胱尿血不止:蒲黄、郁金等2味,常规剂量,捣散,水煎服。

《太平惠民和剂局方》 ①蒲黄散治产后恶露或烦闷满急,昏迷不省,或狂言妄语,气喘欲绝:蒲黄、荷叶、丹皮、延胡索、生地黄、炙甘草等6味,常规剂量,捣散,水煎服。②失笑散治产后心腹痛欲死,百药不效,服此顿愈:蒲黄、五灵脂2味,常规剂量,捣散,水煎服。

《医方考》 蒲黄一物散:《本事方》云,一士人夜归,其妻熟寝,士人撼之,妻问何事,不答。又撼之,其妻惊视之,舌肿已满口,不能出声。急访医,得一叟,负囊而至,用药掺之,比晓复旧,问之,乃蒲黄一物。《内经》曰大怒则形气绝,而血苑于上,使人薄厥。宜此方主之。肝藏血而主怒,怒则火起于肝,载血上行,故令血苑于上。苑,乱也。搏,雷风相搏之搏。血气乱于胸中,相搏而厥逆也。蒲黄能消瘀安血,清酒能畅气和荣,故用之以主是证。

《仁术便览》 蒲黄汤治小便不通:赤茯苓、木通、车前子、桑白皮、荆芥、灯草、赤芍、甘草、蒲黄、滑石等10味,捣末,葱白煎汤调下二钱。

【按语】

蒲黄为香蒲科植物长苞香蒲、狭叶香蒲、宽叶香蒲或其同属多种植物的花粉,中药药名。长苞香蒲花粉含异鼠李素的苷、廿五烷、挥发油及脂肪油。宽叶香蒲花粉含水分、粗蛋白、粗淀粉、糖、粗脂肪等。东方香蒲花粉的成分大致同宽叶香蒲。中药药理:①兴奋离体或在位子宫;②降压;③低浓度增加蟾蜍离体心脏收缩力,高浓度则抑制;④增强离体兔肠蠕动;⑤凝血;⑥抗结核。后世蒲黄主治冲任不固、落床坠地、遍身水肿、鼻衄、尿血、产后恶露、小便不通等,较《神农本草经》大有扩展。

香 蒲

【原文】

香蒲味甘平。主五脏，心下邪气，口中烂臭，坚齿明目聪耳。久服轻身耐老。一名睢。

【重辑】

香蒲味甘性平。主治：①心下邪气；②口中烂臭。功效：①坚齿；②明目；③聪耳。

【理论】

《名医别录》　香蒲无毒，一名醮，生南海。

《本草经集注》　方药不复用，俗人无采，彼土人亦不复识者。江南贡菁茅一名香茅，以供宗庙缩酒。或云是熏草，又云是燕麦，此蒲亦相类尔。

《新修本草》　此即甘蒲，山南名此蒲为香蒲，谓菖蒲为臭蒲。陶隐居所引菁茅乃三脊茅也。蒲黄，即此香蒲花是也。

【临床】

《本草纲目》　香蒲去热燥，利小便。生啖止消渴。补中益气和血脉。捣汁服治妊妇劳热烦躁，胎动下血。

《产宝》　治妒乳乳痈：蒲黄草根捣封之，并煎汁饮及食之。

《圣济总录》　治热毒下痢：蒲根二两，粟米二合，水煎服，日二次。

【按语】

香蒲为香蒲科植物长苞香蒲、狭叶香蒲、宽叶香蒲或其同属多种植物的全草。香蒲含多量维生素 B1、B2 和 C。后世香蒲主治妊妇劳热、乳痈、毒下痢、消渴等，较《神农本草经》有改变。

063 续 断

【原文】

续断味苦微温。主伤寒,补不足,金疮痈伤,折跌,续筋骨,妇人乳难。久服益气力。一名龙豆,一名属折。

【重辑】

续断味苦性微温。主治:①伤寒;②金疮;③痈伤;④折跌;⑤妇人乳难。功效:①补不足;②续筋骨;③益气力。

【理论】

《名医别录》 续断治崩中漏血,金疮血内漏;止痛,生肌肉治踠伤、恶血、腰痛,关节缓急。一名接骨。

《本草求真》 续断,疏通气血筋骨第一药也。第因气薄而见精脱、胎动、溺血、失血等症则又深忌,以性下流者故耳。功与地黄、牛膝、杜仲、巴戟相等,但有温补细微之别,不可不知。

《本草正义》 续断,通行百脉,能续绝伤而调气血,《本经》谓其主伤寒,补不足,极言其通调经脉之功。惟伤寒之寒字殊不可解,疑当作中,然旧本皆作伤寒,则竟作伤中,盖亦石顽改之,未必其所见旧本之果作伤中也。其治金疮痈疡,止痛生肌肉及折跌踠伤;恶血,续筋骨,主腰痛,关节缓急等证,无一非活血通络之功效。妇人乳难,则以乳子之时言之。即产后诸病,续断行血而能和血。故通治产后及崩漏也。

【临床】

《刘涓子鬼遗方》 卷 2,续断散治筋骨金疮:续断、川芎、地黄、蛇衔、当归、苁蓉、干姜、附子、汉椒、桂心、人参、炙甘草、细辛、白芷等 14 味,捣散酒服。

《备急千金要方》 续断散治筋骨金疮:续断、细辛、蛇衔、地榆、地黄、当归、芍药、川芎、苁蓉、人参、甘草、附子、干姜、蜀椒、桂心等 15 味,常规剂量,捣散酒服。

《外台秘要》 卷 29,续断膏治金疮:续断、蛇衔、防风等 3 味,常规剂量,煎膏外敷。

《圣济总录》 ①卷 85,续断散治气滞腰卒痛:续断、威灵仙、桂枝、当归等 4 味,常规剂量,捣散,水煎服。②卷 139,续断散治金疮伤中筋骨:续断、生地、地榆、芍药、蛇衔、炙甘草、当归、川芎、附子、人参、杜蘅、肉苁蓉、干姜、细辛、桂枝、蜀椒、牡蛎等 17 味,常规剂量,捣散酒服。③卷 144,续断散治高处坠堕,伤损筋骨,发热肿痛:续断、生地黄、当归、川芎、附子、桂枝、泽兰叶、蜀椒、炙甘草等 9 味,常规剂量,捣散酒服。④卷 152,续断散治妇人带下白色:续断、柏叶、川芎、禹余粮、熟艾、阿胶、赤石脂、牡蛎、生地黄、当归、丹参、鹿茸、鳖甲、蛇甲、地榆等 15 味,常规剂量,捣散酒服。

《魏氏家藏方》 卷 8,续断散治老人风冷,转筋骨痛:续断、牛膝等 2 味,常规剂量,捣末酒服。

《普济本事方》 ①续断丸治风湿四肢浮肿,肌肉麻痹,筋脉缓急:川续断、萆薢、当归、附子、川芎等 5 味,常规剂量,捣末蜜丸,分服。②思仙续断丸治脚膝不可践地,风毒流疰下经,行止艰难:思仙木、五加皮、防风、薏苡仁、羌活、川续断、牛膝、萆薢、生地黄等 9 味,常规剂量,捣末蜜丸,分服。③增损续断丸治寒湿痹滞,关节不利而痛:川续断、薏苡仁、牡丹皮、山芋、桂皮、黄芪、山茱萸、石斛、地黄、人参、鹿角胶等 11 味,常规剂量,捣末蜜丸,分服。

《惠直堂方》 龙虎续断丸壮筋骨通经络治肾损腰痛:续断、地龙、虎骨、萆薢、乳香、穿山甲、没药、茴香、狗脊、当归、砂仁、鹿茸、杜仲、青盐、菟丝等 15 味,常规剂量,捣末糊丸,分服。

《养老奉亲》 续断散治老人风冷:续断、牛膝、川芎、木瓜等 4 味,常规剂量,捣末酒服。

《奇效良方》 卷 38,续断丸治风湿流注,四肢浮肿,肌肉麻痹:川续断、当归、萆薢、附子、防风、天麻、乳香、没药、川芎等 9 味,常规剂量,捣末蜜丸,分服。

【按语】

续断为川续断种植物川续断或续断的根。中药药名。川续断根含生物碱、挥发油,续断根含续断碱及挥发油。中药药理:①抗维生素 E 缺乏症;②止血;③镇痛。后世续断主治气滞腰卒痛、带下白色、转筋骨痛、寒湿痹滞、肾损腰痛、老人风冷、风湿流注等,较《神农本草经》有所扩展。

064　　漏　芦

【原文】

漏芦味苦咸寒。主皮肤热,恶疮,疽痔,湿痹,下乳汁。久服轻身益气,耳目聪明,不老延年。一名野兰。

【重辑】

漏芦味苦咸性寒。主治:①皮肤热;②恶疮;③疽痔;④湿痹;⑤乳汁不通。功效:①聪耳明目;②益气。

【理论】

《名医别录》　漏芦止遗溺治热气疮痒如麻豆,可作浴汤。

《本草经集注》　治诸瘘疥,久服甚益人而服食方罕用之。今市人皆取苗用之。俗中取根,名鹿骊根,苦酒摩治疮疥。

《新修本草》　此药俗名荚蒿,异于众草蒿之类也。鹿骊,山南谓之木藜芦,有毒,非漏芦也。

《药性论》　漏芦治毒风生恶疮,皮肌瘙痒,瘾疹。

《日华子本草》　漏芦治小儿壮热。通小肠,泄精治尿血,风赤眼,乳痈,发背,瘰疬,肠风。续筋骨敷金疮,止血长肉,通经脉。

《本草蒙筌》　漏芦叶似白蒿有荚,花绽荚端色黄。子结类油麻作房,根生如蔓菁细黑。治身体风热恶疮,去皮肤瘙痒瘾疹。主乳痈发背,理痔瘘肠风。补血排脓,生肌长肉。引经脉下乳汁,续筋骨疗折伤。止遗溺泄精,除风眼湿痹。

【临床】

《肘后备急方》　卷5,漏芦汤治痈疽、丹疹、毒肿、恶肉:漏芦、白蔹、黄芩、白薇、枳实、升麻、炙甘草、芍药、麻黄、大黄等10味,常规剂量,捣散水煎服。

《备急千金要方》　①卷2,漏芦汤治产后无乳汁:漏芦、通草、石钟乳、黍米等4味,常规剂量,水煎服。②卷5,漏芦汤别名漏芦连翘汤治小儿热毒痈疽,丹毒,疮疖:漏芦、连翘、白蔹、芒硝、甘草、大黄、升麻、枳实、麻黄、黄芩等10味,常规剂量,水煎服。③卷22,漏芦汤治痈疽瘰疬,丹毒恶肿,时行热毒,头目赤痛:漏芦、白及、黄芩、麻黄、白薇、枳实、升麻、芍药、甘草、大黄等9味,常规剂量,水煎服。

《外台秘要》　①卷4,引《古今录验》漏芦橘皮汤治冬温未即病,至夏始发,斑烂隐疹如锦文而咳,下部亦生疮:漏芦、橘皮、甘遂、麻黄、杏仁、黄芩等6味,常规剂量,水煎服。②卷23,引《范汪方》漏芦膏(名见《太平圣惠方》卷60)治鼠瘘及瘰疬:漏芦、藁本、白马矢屑、白牛矢屑、白羊矢屑、白猪矢屑、白鸡矢屑等7味,常规剂量,煎膏外敷。

《太平圣惠方》　卷45,漏芦丸治脚气肿盛或疮久脓血长流,疼痛发歇:漏芦、葳蕤、槟榔、枳壳、防风、独活、秦艽、五加皮、赤芍、大黄、黄芪、黄芩、乌蛇等13味,常规剂量,捣末蜜丸,分服。

《圣济总录》　①卷18,漏芦汤治大风癞,身体成疮,眉鬓堕落,痞瘤瘙痒瘙之黄水出:漏芦、乌蛇、独活、黄芪、白蔹、茯苓、生姜、大黄、升麻、麻黄、枳实、芍药、防己、玄参、炙甘草、附子、栀子仁、石膏等18味,常规剂量,水煎服。②卷126,漏芦汤治瘰疬久将欲破者:漏芦、海藻、连翘、沉香、山栀仁、玄参、丹参等7味,常规剂量,捣散,水煎服。③卷151,漏芦汤治室女月水不调:漏芦、当归、红花、枳壳、茯苓、人参等6味,常规剂量,捣散,水煎服。

《集验背疽方》　漏芦汤退毒下脓治脑疽、痈疽毒盛者:漏芦、黄芪、连翘、大黄、甘草、沉香等6味水煎服。

《景岳全书》　漏芦升麻汤清热解毒治热毒壅盛:漏芦、大青叶、升麻、黄芩、生甘草、玄参、牛蒡子、桔梗、连翘等9味,常规剂量,水煎服。

【按语】

漏芦为菊科植物祁州漏芦或禹州漏芦的根。祁州漏芦根含挥发油。新疆蓝刺头果实含蓝刺头扔碱,种子含蓝刺头碱及蓝刺头宁碱。药理作用有:①蓝刺头碱作用与士的宁相似,小剂量兴奋动物中枢神经,大剂量引起痉挛。②蓝刺头碱有降压作用;③强心收缩力;④蓝刺头碱增加猫离体肠管张力。注释:①疽痔,即痈疽痔疮;②恶疮,即严重疮疡。后世漏芦主治瘰疬、脚气、大风癞、月水不调、脑疽、热毒等,较《神农本草经》有所扩展。

065 天 名 精

【原文】

天名精味甘寒。主瘀血,血瘕欲死,下血,止血,利小便。久服轻身耐老。一名麦句姜,一名虾蟆蓝,一名豕首。

【重辑】

天名精味甘性寒。主治:①瘀血;②血瘕;③下血。功效:①止血;②利小便。

【理论】

《名医别录》 天名精逐水大吐下,一名天门精,一名玉门精,一名蟾蜍兰。

《本草经集注》 此即今人呼为豨莶,亦名豕首。夏月捣汁服之以除热病。

《新修本草》 天名精即鹿活草是也。主破血,生肌,止渴,利小便,杀三虫,除诸毒肿,疗疮,瘘痔,金疮内射。身痒,瘾疹不止者,揩之立已,其豨莶苦而臭,名精辛而香,全不相类也。

《本草图经》 地菘也。《小品方》名天芜菁,一名天蔓菁,声并相近。

《药性论》 麦句姜治疮,止血及鼻衄不止。

《本草纲目》 天名精并根苗而言也,地菘言其苗叶也,鹤虱言其子也。其功大抵只是吐痰,止血,杀虫,解毒。擂汁服之能止痰疟,漱之止牙疼,按之敷蛇咬,亦治猪瘟病也。

【临床】

《千金翼方》 治金疮:天名精、蘩蒌、葛叶、槲叶、芍药、地黄叶、苍耳、青蒿叶等8味,常规剂量,捣末,治疮大神验。

《圣济总录》 卷139,地菘苗散止血治金刀伤筋骨:地菘苗、石灰末、旋覆苗、葛叶、青蒿苗、麦门冬苗等6味,常规剂量,捣散敷疮上。

【按语】

天名精为菊种植物天名精的根及茎叶。中药药名。全草含倍半匝萜内酯。药理作用:①天名精内酯短暂兴奋中枢神经系统后转入抑制,大剂量引起阵发性痉挛而致死。②降温退热;③降低血压;④抑制呼吸。注释:血瘕,中医病名,瘀血肿块,为八瘕之一。后世天名精主治金疮、金刃伤等,较《神农本草经》有改变。

066 决 明 子

【原文】

决明子味咸平。主青盲,目淫肤,赤白膜,眼赤痛,泪出。久服益精光,轻身。

【重辑】

决明子味咸性平。主治:①青盲;②目淫肤;③赤白膜;④眼痛;⑤泪出。

【理论】

《名医别录》 决明子治唇口青。

《本草求真》 除风散热。凡人目泪不收,眼痛不止,多属风热内淫,以致血不上行,治当即为驱逐;按此若能泄热,咸能软坚,甘能补血,力薄气浮,又能升散风邪,故为治目收泪止痛要药。并可作枕以治头风,但此服之太过,搜风至甚,反招风害,故必合以蒺藜、甘菊、枸杞、生地、女贞实、槐实、谷精草相为补助,则功更胜。谓之决明,即是此意。

《本草正义》 明目,乃滋益肝肾,以镇潜补阴为义,是培本之正治,非如温辛散风、寒凉降热之止为标病立法者可比,最为有利无弊。

【临床】

《太平圣惠方》 卷33,决明子丸明目祛风除暗:决明子、槐子、覆盆子、青葙子、地肤子、车前子等6味,常规剂量,捣末蜜丸,分服。

《圣济总录》 ①卷102,决明子丸治肝实目生赤脉息肉,碜痛:决明子、车前子、苦参、黄连、黄芩、大黄、蒺藜子、人参等8味,常规剂量,捣末蜜丸,分服。②卷102,决明子丸治目黑暗或黑花飞蝇及肤翳遮覆瞳子:决明子、蕤仁、地肤子、茯苓、黄芩、防风、麦门冬、泽泻、茺蔚子、杏仁、枸杞子、五味子、青葙子、桂枝、细辛、车前子、菟丝子、熟地黄等18味,常规剂量,捣末蜜丸,分服。

《医方类聚》 卷20,引《神巧万全方》决明子丸治肝脏中风攻手足,缓弱无力,口眼㖞斜,精神不定:决明子、天雄、犀角屑、天南星、白花蛇肉、独活、川芎、白附子、升麻、白术、白僵蚕、防风、蔓荆子、当归、细辛、酸枣仁、萆薢、牛黄、朱砂、麝香等20味,常规剂量,捣末蜜丸。

《普济方》 卷383,决明子丸治小儿惊热或时夜啼:马蹄决明子适量捣末蜜丸分服。

《临证指南医案》 卷8,①某,风温上郁,目赤,脉左弦,当用辛以散之:桑叶、草决明、夏枯草、连翘、赤芍等5味,水煎服。②顾某,头额闷胀,目赤:羚羊角、夏枯草、草决明、山栀皮、连翘、生香附等6味,水煎服。③汪某,目痛偏左,翳膜红丝,诊脉左弦涩,由肝胆气热所致:草决明、冬桑叶、夏枯草、小胡麻、丹皮、谷精草等6味,水煎服。

《中医皮肤病学简编》 草决明合剂治麻风:草决明根、磨盘草、马缨丹根、苦参、黄连等5味,常规剂量,水煎服。

【按语】

决明子是豆科植物决明的成熟种子,中药药名。决明子含大黄酚、大黄素、芦荟大黄素、大黄酸、大黄素葡萄糖苷、大黄素蒽酮、大黄素甲醚、决明素、橙黄决明素,以及新月孢子菌玫瑰色素、决明松、决明内酯。尚含维生素A。药理作用:①降血压;②抗菌;③升高高密度脂蛋白;④抗血小板聚集;⑤保肝;⑥泻下。注释:①目淫肤,中医眼科病名,目息肉淫肤,又称翼状胬肉、胬肉攀睛;②赤白膜,中医眼科病名,赤膜、白膜,眼生膜障,因其血丝浅淡而稀疏者,称白膜;其血丝红赤稠密,称赤膜。后世决明子主治眼疾、中风、惊热、麻风等,较《神农本草经》有扩展。

067 丹 参

【原文】

丹参味苦微寒。主心腹邪气,肠鸣幽幽如走水,寒热积聚,破癥除瘕,止烦满,益气。一名郄蝉草。

【重辑】

丹参味苦性微寒。主治:①心腹邪气;②肠鸣;③寒热积聚;④癥瘕;⑤烦满。功效:益气。

【理论】

《名医别录》 丹参养血去心腹痼疾,治结气,腰脊强,脚痹,除风邪留热。

《药性论》 丹参治脚弱疼痹,中恶,百邪鬼魅,腹痛,气作声音鸣吼,能定精。

《日华子本草》 养神定志,通利关脉,治冷热劳,骨节疼痛,四肢不遂,排脓止痛,生肌长肉,破宿血,补新生血,安生胎,落死胎,止血崩带下,调妇人经脉不匀,血邪心烦,恶疮疥癣,瘿赘肿毒,丹毒,头痛赤眼,热温狂闷。又名山参。

《重庆堂随笔》 丹参降而行血,血热而滞者宜之,故为调经产后要药。即使功同四物,则四物汤原治血分受病之药,并非补血之方,石顽先生已辨之矣。至补心之说,亦非如枸杞、龙眼,真能补心之虚者,以心藏神而主血,心火太动则神不安,丹参清血中之火,故能安神定志;神志安,则心得其益矣。凡温热之邪,传入营分者则用之,亦此义也。若邪在气分而误用,则反引邪入营,不可不慎。

【临床】

《备急千金要方》 ①卷2,丹参丸养胎:丹参、续断、芍药、白胶、白术、柏子仁、人参、川芎、干姜、当归、橘皮、吴茱萸、白芷、冠缨、芜荑、地黄、甘草、犬卵、雄鸡头等19味,常规剂量,捣末蜜丸,分服。②卷7,丹参牛膝煮散治脚痹气满身微肿:丹参、牛膝、桑白皮、杏仁、升麻、猪苓、茯苓、犀角、黄芩、橘皮、防己、白前、泽泻、桂心、秦艽、生姜、李根白皮、大麻仁等18味,常规剂量,捣散,水煎服。《千金方衍义》:方中丹参《本经》治心腹邪气,肠鸣幽幽如走水,寒热积聚,破癥瘕,止烦满,益气;牛膝《本经》治寒热痿痹。四肢拘挛,膝痛不可屈伸,故首推二味,以之命方;犀角凉血解毒;桂心通利关节;李根白皮,甄权专疗消渴、脚气;大麻仁润燥祛风,花名麻勃,《本经》治二十种恶风,黑色遍身,苦痒,逐诸风恶血。升麻、桑皮、杏仁、白前,开发肺气而提其上窍;茯苓、猪苓、泽泻、防己,宣通气化而达其下窍;秦艽、黄芩、橘皮、生姜,清理中气而散其湿滞。一方之中,开痹逐水,两得之矣。③卷19,丹参丸治冷痹腰痛:丹参、杜仲、牛膝、续断、桂心、干姜等6味,常规剂量,捣末蜜丸,分服。

《外台秘要》 卷23,引《延年秘录》丹参汤治恶肉恶核瘰疬,诸风气结聚肿气:丹参、蒴藋、炙甘草、秦艽、独活、乌头、牛膝、踯躅花、蜀椒等9味,常规剂量,水煎服。

《太平圣惠方》 ①卷24,丹参汤治皮肤瘖瘟苦痒:丹参、苦参、蛇床子等3味,常规剂量,水煎服。②卷43,丹参散治肠鸣胸背切痛:丹参、枳壳、桔梗、白术、赤芍、槟榔、桂心、青橘皮等8味,常规剂量,捣散,水煎服。

《圣济总录》 ①卷11,丹参丸治风疮痒瘰之成疮:丹参、苦参、升麻、黄芩、防风、枳壳、乌头等7味,常规剂量,捣末蜜丸,分服。②卷100,丹参丸治五尸蛊注,中恶客忤:丹参、芍药、川芎、芫花、乌头、干姜、桂枝、野葛皮、吴茱萸、蜀椒、栀子仁、巴豆等12味,常规剂量,捣末蜜丸,分服。

《古今医统》 卷50,丹参饮子养血清火安神治健忘:丹参、当归、白术、天门冬、麦门冬、贝母、陈皮、知母、甘草、石菖蒲、黄连、五味子等12味,常规剂量,捣散,水煎服。

《时方歌括》 丹参饮治心痛胃脘诸痛,妇人更效:丹参、檀砂、砂仁等3味,常规剂量,水煎服。

【按语】

丹参是唇形科植物丹参的根。含丹参酮、异丹参酮、隐丹参酮、异隐丹参酮、甲基丹参酮、羟基丹参酮等。药理作用:①改善心脏血管系统功能;②保护心肌缺血;③改善微循环障碍;④改善血小板聚集和凝血功能;⑤保护红细胞膜;⑥保护呼吸系统;⑦降脂及抗动脉粥样硬化斑块形成;⑧抗菌消炎;⑨保护肝细胞;⑩抗肿瘤。后世丹参主治风痹、恶肉、恶核、瘰疬、瘖瘟苦痒、健忘等,较《神农本草经》有扩展。

068 飞廉

【原文】

飞廉味苦平。主骨节热,胫重酸疼。久服,令人身轻。

【重辑】

飞廉味苦性平。主治:①骨节热;②胫重酸疼。

【理论】

《名医别录》 飞廉治头眩顶重,皮间邪风如蜂螫针刺,鱼子细起,热疮,痈疽,痔,湿痹,止邪,咳嗽,下乳汁。久服益气,明目,不老,可煮可干。

《本草经集注》 俗方殆无用,而道家服其枝茎,入神枕方。

《药性论》 飞廉治留血。萧炳云飞廉为散浆水下治小儿疳痢大效。

【按语】

飞廉是菊科植物飞廉的全草或根,中药药名。飞廉含去氢飞廉碱和去氢飞廉定等。药理作用:降血压。后世少用。

069 五 味 子

【原文】

五味子味酸温。主益气,咳逆上气,劳伤羸瘦,补不足,强阴益男子精。

【重辑】

五味子味酸性温。主治:①咳逆;②上气;③羸瘦。功效:①益气;②强阴;③益精。

【理论】

《名医别录》 五味子养五脏,除热,生阴中肌。

《本草经集注》 此药多膏润,烈日曝之,乃可捣筛,道方亦须用。

《新修本草》 五味,皮肉甘酸,核中辛苦,都有咸味,此则五味具也。

《药性论》 五味子下气止呕逆,补诸虚劳,令人体悦泽,除热气。病患虚而有气兼嗽加用之。

《日华子本草》 五味子治痃癖,奔豚,冷气,水肿,反胃,心腹气胀,口渴,烦热。

《本经疏证》 所治之证,《伤寒》仅言咳逆,《金匮要略》则兼言上气,如射干麻黄汤之咳而上气,喉中水鸡声;小青龙加石膏汤之肺胀咳逆上气,烦躁而喘也。夫伤寒有伤寒之关键,无论其为太阳、少阳、少阴,凡咳者均可加入五味子、干姜;杂证自有杂证之体裁,即咳而脉浮,厚朴麻黄汤主之一语,已通概全书大旨,试观《金匮要略》中有脉沉而用五味子者否? 盖五味子原只能收阳中之阴气,余则皆非所宜。

【临床】

《肘后备急方》 卷3,五味子汤(名见《圣济总录》卷32)治声卒嘶哑:五味子、甘草、桂枝、杏仁、生姜等5味,常规剂量,水煎服。

《备急千金要方》 卷5,治上气气逆,面青喘迫,咳嗽昼夜不息:五味子、当归、麻黄、干姜、桂心、人参、紫菀、甘草、细辛、款冬花、大黄等11味,常规剂量,水煎服。

《外台秘要》 卷9,引《深师方》五味子汤治咳嗽短气不得息,发热,胸苦满:五味子、细辛、干姜、麻黄、桂枝、紫菀、炙甘草、大枣等8味,常规剂量,水煎服。

《太平圣惠方》 卷26,五味子丸治诸虚劳损:五味子、茯苓、车前子、巴戟、肉苁蓉、菟丝子等6味,常规剂量,捣末蜜丸,分服。

《圣济总录》 ①卷19,五味子汤治肺痹上气咳逆:五味子、紫苏子、麻黄、细辛、紫菀、黄芩、炙甘草、人参、桂枝、当归、半夏等11味,常规剂量,水煎服。②卷49,五味子汤治肺痿小便数:五味子、款冬花、桂枝、人参、麦门冬、桑根白皮等6味,常规剂量,水煎服。

《普济本事方》 五味子丸敛气平喘:五味子、巴戟、肉苁蓉、人参、菟丝子、熟地、覆盆子、白术、益智仁、土茴香、骨碎补、龙骨、牡蛎等13味,常规剂量,水煎服捣末蜜丸分服。

《证治准绳·类方》 卷6,五味子丸治脾胃虚寒泄泻:人参、五味子、补骨脂、白术、怀山药、茯苓、吴茱萸、巴戟天、肉豆蔻、龙骨等10味,常规剂量,捣末酒糊为丸,分服。

《外科精要》 卷下,五味子汤治痈疽,口燥舌干:五味子、黄芪、人参、麦门冬、炙甘草等5味,常规剂量,水煎服。

《奇效良方》 卷32,五味子汤治肺痈:五味子、紫苏、麻黄、细辛、赤茯苓、紫菀、黄芩、陈皮、桑白皮、官桂、葶苈、半夏、甘草等13味,常规剂量,水煎服。

【按语】

五味子为木兰种植物五味子的果实。中药药名。五味子含五味子素、脱氧五味子素、新一味子素、五味子醇、五味子酯。药理作用:①镇静安神;②保护肝脏;③保护心脏血管作用;④延缓衰老。后世五味子主治声卒嘶哑、肺痹、肺痿、虚寒泄泻、痈疽、肺痈等,较《神农本草经》有所扩展。

旋　花

【原文】

旋花味甘温。主益气,去面皯黑色,媚好,其根味辛,主腹中寒热邪气,利小便。久服不饥轻身。一名筋根华,一名金沸。

【重辑】

旋花味甘性温。主治:①面皯黑色;②媚好。

旋花根味辛。主治:腹中寒热邪气。功效:①益气;②利小便。

【理论】

《名医别录》　旋花无毒,一名美草,生豫州。

《本草经集注》　东人呼为山姜,南人呼为美草。根似杜若,亦似高良姜。煮服治腹中冷痛甚效。

《新修本草》　此即生平泽旋覆是也。其根似筋,故一名筋根。旋花,陶所证真山姜尔。

《本草纲目》　治腹中寒热邪气,脸上黑痣。亦利小便,续筋骨,合刀伤,治丹毒,补劳损,益精气。

【临床】

《救急方》　续断筋法:取旋覆草根,净洗去土,捣,量疮大小敷之,日一、二易之,乃瘥止。一名肫肠草,俗谓鼓子花也。黔南出一种旋花,粗茎大叶,无花不作蔓,恐别是一物也。

【按语】

旋花为旋花科植物篱天剑的花朵。旋花茎叶含山柰酚-3-鼠李糖葡萄糖苷、皂苷等。日本天剑黄酮醇苷水解后得山柰酚有利尿作用。后世少用。

071 兰 草

【原文】

兰草味辛平。主利水道,杀蛊毒,辟不祥。久服益气轻身不老,通神明。一名水香。

【重辑】

兰草味辛性平。功效:①利水道;②杀蛊毒;③辟不祥。

【理论】

《名医别录》 兰草除胸中痰癖。

《本草经集注》 东间有煎泽草名兰香,亦或者此也,生湿地。

《新修本草》 此是兰泽香草也。

《证类本草》 兰草本功外主恶气,香泽可作膏涂发。人多种于庭池,此即泽兰,非兰草也。苏恭将泽兰注于兰草之中,殊误也。

《本草乘雅半偈》 利水道,杀蛊毒,辟不祥,通神明。兰草香草也,别名醒头草也。

【临床】

《素问·奇病论篇》 有病口甘者病名为何? 何以得之? 此五气之溢也,名曰脾瘅。夫五味入口藏于胃,脾为之行其精气,津液在脾故令人口甘也。此肥美之所发也,必数食甘美而多肥也。肥者令人内热,甘者令人中满,故其气上溢,转为消渴。治之以兰,除陈气也。

《圣济总录》 兰草汤治脾瘅口甘中满:兰草一两水煎服。

《增补内经拾遗》 方虚谷言,古之兰草,即今之千金草,俗呼为孩儿菊。其说可据。丹溪以为幽兰,谬孰甚焉。黄山谷一枝一花为兰,一枝数花为蕙。盖不识兰蕙而强生分别,不是兰草是孩儿菊,蕙草是零陵香。《乐府》有云:兰蕙蓬蒿,算来都是草。《经》曰:治之以兰,除陈气也,正此兰草耳。

《时病论》 芳香化浊法治五月霉湿,并治秽浊之气:藿香叶一钱,佩兰叶一钱,陈广皮一钱五分,制半夏一钱五分,大腹皮一钱,厚朴八分,加鲜荷叶三钱为引煎汤服。

《增补评注温病条辨》 七叶芦根汤治秋后新症触发伏暑:藿香叶一钱五分,佩兰叶二钱,薄荷叶一钱,冬桑叶二钱,大青叶三钱,鲜竹叶三十片,先用青箬叶一两,活水芦笋二两,煎汤代水。

《重订广温热论》 五叶芦根汤治温暑初起,身大热,背微恶寒,继则但热无寒,口大渴,汗大出,面垢齿燥,心烦懊恼:藿香叶一钱,薄荷叶一钱,佩兰叶一钱,荷叶一钱。先用枇杷叶一两,水芦根一两,鲜冬瓜二两,煎汤代水。

《杂病源流犀烛》 卷18,夺郁汤治湿滞土郁,心腹胀满,呕吐泄泻,肘肿身重:佩兰、藿香、苍术、香附、陈皮、砂仁、苏梗、生姜、草蔻仁等9味,常规剂量,捣散水煎服。

《温热经纬》 引《湿热病篇》五叶芦根汤(名见《湿温时疫治疗法》)治湿热症余邪蒙蔽清阳或伤寒温热病阳郁外闭:佩兰叶、藿香叶、薄荷叶、鲜荷叶、枇杷叶、芦根、冬瓜仁等7味,常规剂量,捣散水煎分服。

《饲鹤亭集方》 辟邪避瘟丹辟邪避瘟:佩兰、降香、檀香、鬼箭羽、丹参、茅术、连翘心、白芷、细辛、当归、丹皮等11味,常规剂量,捣末焚烧辟邪避瘟。

《不居集》 卷5,佩兰散主治湿邪直入太阴,腹痛,淋浊:鲜佩兰叶、茯苓、半夏、白蔻仁、杜仲、鲜莲子、鲜荷叶、鲜稻叶等8味,常规剂量,捣散水煎分服。

《绛囊撮要》 七鲜汤治时疾厥逆:鲜佩兰叶、鲜藿香、鲜首乌、鲜荷叶边、鲜生地、鲜建兰叶、鲜水梨等7味,常规剂量,水煎温服。

《中药成方配本》 鲜佩兰露辟秽疏表治暑湿头晕:鲜佩兰蒸气蒸馏,每次适量温服。

《朱仁康临床经验集》 芳香化湿汤治急性湿疹,钱币形湿疹,慢性湿疹:佩兰、藿香、苍术、陈皮、茯苓、泽泻、白鲜皮、地肤子等8味,常规剂量,捣散水煎分服。

【按语】

兰草是菊科植物兰草的茎叶,又名佩兰,中药药名。兰草含挥发油对-聚伞花素、乙酸橙醇酯、百里香酚甲醚。中药药理:佩兰挥发油有抑制流行性感冒病毒作用。后世兰草主治较《神农本草经》有扩展。

蛇 床 子

【原文】

蛇床子味苦平。主妇人阴中肿痛,男子阴痿,湿痒,除痹气,利关节,癫痫,恶疮。久服轻身。一名蛇米。

【重辑】

蛇床子味苦性平。主治:①妇人阴肿疼痛;②男子阴痿;③湿痒;④痹气;⑤癫痫;⑥恶疮。功效:利关节。

【理论】

《名医别录》 蛇床子温中下气令妇人子脏热,男子阴强。久服好颜色,令人有子。

《药性论》 蛇床仁治男子、女人虚,湿痒,毒风帮痛,去男子腰疼,浴男女阴,去风冷,大益阳事。主大风身痒,煎汤浴之瘥。疗齿痛及小儿惊痫。

《日华子本草》 治暴冷,暖丈夫阳气,助女人阴气,扑损瘀血,腰胯疼,阴汗,湿癣,四肢顽痹,赤白带下,缩小便。凡合药服食,即挪去皮壳,取仁微炒杀毒,即不辣。作汤洗病则生使。

【临床】

《金匮要略方论》 蛇床子散治妇人阴寒:蛇床子仁捣末白粉和丸绵裹纳之。

《刘涓子鬼遗方》 卷5,蛇床子膏治热疮:蛇床子、干地黄、苦参、大黄、通草、白芷、黄连、狼牙等8味,常规剂量,捣末,猪脂调和涂之。

《太平圣惠方》 ①卷30,蛇床子散治虚劳阴痿:蛇床子、菟丝子、远志、肉苁蓉、五味子、防风、巴戟、杜仲、熟地黄等9味,常规剂量,捣散,温酒调服。②卷91,蛇床子散治疥疮瘙痒不止:蛇床子、吴茱萸、腻粉、硫黄、芜荑等5味,常规剂量,捣散,油调涂敷。③卷91,蛇床子散治小儿病疮及湿癣:蛇床子、附子、雄黄、吴茱萸、白矾、苦参等6味,常规剂量,捣散敷疮。

《圣济总录》 ①卷18,蛇床子散治大风癞病:蛇床子、莨菪子等2味,常规剂量,捣散,浓煎洗疮。②卷100,蛇床子散治肢体走注疼痛:蛇床子、莨菪子、芸薹子、胡荽子、芫花等5味,常规剂量,捣散,生姜面糊调贴。③卷179,蛇床子散治脱肛:蛇床子、藜芦、槐白枝、苦参、芜荑仁、白矾等6味,常规剂量,捣散,水煎外洗。

《鸡峰普济方》 卷22,蛇床子散治疥疮:蛇床子、臭硫黄、胡椒、轻粉等4味,常规剂量,捣末洗疥,菜油调药搽之。

《御药院方》 卷8,蛇床子散治阴痿不举:蛇床子、细辛、藁本、吴茱萸、小椒、枯矾、紫梢花等7味,常规剂量,捣末水煎,临卧稍热淋渫。

《外科正宗》 卷4,蛇床子散治手足遍身脓窠疮,根硬作胀,痒痛非常:蛇床子、大枫子肉、松香、枯矾、黄丹、大黄、轻粉等7味,常规剂量,捣末,麻油调搽。

《外科理例》 蛇床子,散治风癣疥癞瘙痒,脓水淋漓:蛇床子、独活、苦参、防风、荆芥穗、枯矾、铜绿等7味,常规剂量,捣散,麻油调搽。

《外科发挥》 卷8,蛇床子散治风癣疥癞瘙痒,脓水淋漓:蛇床子、独活、苦参、防风、荆芥穗、枯矾、铜绿等7味,常规剂量,捣末,麻油调搽。

《医宗金鉴》 卷69,蛇床子汤治干燥极痒,甚起疙瘩,瘙破浸淫脂水,皮热痛如火燎:威灵仙、蛇床子、当归、砂仁、土大黄、苦参、老葱头等7味,常规剂量,水煎,先熏后洗。

《中医皮肤病学简编》 蛇床子洗剂治急性湿疹:蛇床子、苦参、威灵仙、苍术、黄柏、明矾等6味常规剂量,水煎熏洗。

【按语】

蛇床子是伞形科植物蛇床的果实。中药药名。蛇床子挥发油主要成分为蒎烯、莰烯、异戊酸龙脑酯、异龙脑。药理作用:①抗滴虫;②性激素样作用。注释:痹气,即痹证。后世蛇床子主治妇人阴寒、风癣疥癞、干燥极痒、急性湿疹等,较《神农本草经》大为扩展。

地 肤 子

073

【原文】

地肤子味苦寒。主膀胱热,利小便,补中益精气。久服耳目聪明,轻身耐老。一名地葵。

【重辑】

地肤子味苦性寒。主治:①膀胱热。功效:①利小便;②补中益精;③聪耳明目。

【理论】

《名医别录》 地肤子去皮肤中热气,散恶疮疝瘕,强阴。久服使人润泽。

《本草经集注》 子微细,入补丸散用,《仙经》不甚须。

《新修本草》 地肤子,田野人名为地麦草。

《药性论》 地肤子,治丈夫阴痿不起,补气益力,治阴卵癩疾,去热风,可作汤沐浴。

《日华子本草》 治客热,丹肿。

【临床】

《备急千金要方》 卷21,地肤子汤治淋证小便赤涩不利,尿频茎中刺痛,或有血尿:地肤子、知母、黄芩、猪苓、瞿麦、枳实、升麻、通草、冬葵子、海藻等10味,常规剂量,水煎服。《千金方衍义》:地肤子,《本经》主膀胱热,利小便,《千金》治淋淋以之为君;佐以知母、黄芩、猪苓、瞿麦、通草、葵子、海藻等味,皆清热利窍之品;惟枳实、升麻,一破痰积,一分清浊,清浊分而气无阻滞,痰积破而津液宣通,乌有热结淋闭之患乎。

《外台秘要》 ①卷21,引《广济方》地肤子丸治雀目:地肤子、决明子等2味,常规剂量,捣末米饮和丸,分服。②卷25,引《古今录验》地肤散治血痢:地肤、地榆根、黄芩等3味,常规剂量,捣散,水煎服。③卷33,引《小品方》地肤大黄汤治妊娠子淋:地肤草、大黄、知母、黄芩、茯苓、芍药、枳实、升麻、通草、炙甘草等10味,常规剂量,水煎服。④卷33,引《经心录》地肤饮治妊娠子淋,小便数出少,或热痛酸疼及足肿:地肤草三两水煎分三服。⑤卷36,引《小品方》地肤子汤治小儿小便不通:地肤子、瞿麦、冬葵子、知母、黄芩、猪苓、海藻、橘皮、升麻、通草、大黄等11味,常规剂量,水煎服。

《太平圣惠方》 ①卷30,地肤子丸治眼痛,泪多不明:地肤子、大黄、柏子仁、葳蕤、决明子、甜瓜子、青葙子、白蒺藜、茺蔚子、蓝子、菟丝子、黄连、细辛、桂心、萤火虫等15味,常规剂量,捣末蜜丸,分服。②卷33,地肤子丸治眼目昏暗:地肤子、蓝子、白蒺藜、车前子、甜瓜子、茺蔚子、青葙子、细辛、萤火虫、决明子、黄连、覆盆子、生地黄、菟丝子等14味,常规剂量,捣末蜜丸,分服。

《圣济总录》 ①卷7,地肤子散治柔风肢体弛缓不收,兼治产后中风:地肤子、紫葛、白头翁等3味,常规剂量,捣散,水煎服。②卷98,地肤饮治卒淋,小便不通,秘涩疼痛:地肤子、知母、猪苓、瞿麦、黄芩、升麻、木通、冬葵子、海藻等9味,常规剂量,捣散,水煎服。③卷32,地肤子丸治伤寒热病后眼目诸疾:地肤子、决明子、沙参、羚羊角屑、秦皮、菊花、枳壳、大黄等8味,常规剂量,捣末蜜丸,分服。④卷108,地肤子丸治时气病后眼忽失明:地肤子、草决明、沙参、秦皮、人参、菊花、羚羊角屑、枳壳、大黄等9味,常规剂量,捣末蜜丸,分服。

《本草纲目》 地肤煎治雷头风肿,不省人事:落帚子及地肤子同生姜研烂,热酒冲服。

《医学正传》 虞抟长兄修德翁年七十,秋间患小便不通,二十余日,百方不效。后得一方,取地肤草捣自然汁服之遂通。虽至微之物,而有回生起死之功,故录于此,以为济利之一助云。

《中医皮肤病学简编》 浮萍地肤汤治风寒型荨麻疹:地肤子、浮萍、麻黄、蝉蜕、苦参、白僵蚕、白蒺藜、豨莶草、薏苡仁、丹皮、白鲜皮、生甘草等12味,常规剂量,水煎服。

【按语】

地肤子是藜科植物地肤的果实,中药药名。地肤子含三萜皂苷,绿色部分含生物碱。中药药理:①抑制皮肤真菌;②抗过敏。后世地肤子主治淋证、雀目、血痢、妊娠子淋、眼痛、眼目昏暗、柔风、寒热病、失明、雷头风肿、荨麻疹等,较《神农本草经》大为扩展。

074 景　天

【原文】

景天味苦平。主大热火疮，身热烦，邪恶气，花主女人漏下赤白，轻身明目。一名戒火，一名慎火。

【重辑】

景天味苦性平。主治：①大热火疮；②身热烦；③邪恶气；④景天花治女人漏下赤白。功效：轻身明目。

【理论】

《名医别录》　景天治诸虫毒，痂疕，寒热，风痹，诸不足，久服通神不老。

《本草经集注》　景天叶止血治金疮，洗浴小儿去烦热惊气。其花入服食。

《药性论》　景天治风疹恶痒，小儿丹毒及治发热惊疾。花能明目。

《日华子本草》　景天治心烦热狂，赤眼，头痛，寒热，游风丹肿，女人带下。

【临床】

《备急千金要方》　①卷4，慎火草散治崩中漏下，赤白青黑，腐臭不可近，令人面黑无颜色，皮骨相连，月经失度，往来无常，小腹弦急，或苦绞痛上至心，两胁肿胀，食不生肌肤，令人偏枯，气息乏少，腰背痛连胁，不能久立，每嗜卧困懒：慎火草、白石脂、禹余粮、鳖甲、干姜、细辛、当归、川芎、石斛、芍药、牡蛎、黄连、蔷薇根皮、干地黄、熟艾、桂心等16味，常规剂量，捣散，温酒调服。②卷4，慎火草散治漏下：慎火草、当归、鹿茸、阿胶、龙骨等5味，常规剂量，捣末，温酒调服。③治小儿丹发：慎火草生一握捣绞汁拭之。

《外台秘要》　治瘾疹：慎火草一斤，捣绞取汁，敷上热炙，摸之再三，即瘥。

《子母秘录》　治产后阴下脱：慎火草一斤阴干，酒五升煮取汁分温四服。又治小儿赤游，行于体上下，至心即死：捣生景天敷疮上。

《杨氏产乳》　治烟火丹发，背起或两胁及两足赤如火：景天草、真珠末各一两捣和如泥涂之。又治蜇火丹从头起：慎火草捣和苦酒涂之。

《太平圣惠方》　①卷6，枫香散配伍景天花治肺脏风毒壅滞，皮肤及面上皷疱苦痒，搔之即赤痛，或破为疮：枫香、景天花、荠苨、贝母、天麻、防风、细辛、蔓荆子、菊花、羌活、升麻、藁本、白鲜皮、荷叶、紫菀、石膏、枳实、炙甘草等18味，常规剂量，捣散，每次温水调服1钱。②卷24荫蓣根汤配伍景天花治风身体生瘾疹：荫蓣根、蒺藜苗、景天、蛇床子、玉屑等5味，常规剂量，捣散水煎去滓热洗患处。③卷24，犀角散配伍景天花治风瘾疹心闷：犀角屑、景天花、升麻、玄参、防风、白鲜皮、白蒺藜、人参、沙参、炙甘草、马牙硝、牛黄等12味，常规剂量，捣散，每服竹叶汤调下二钱。④卷24，枫香丸配伍景天花治风瘾疹不可忍：枫香、景天花、乌头、藁本、白蒺藜、仙灵脾、小荆子、莽草、赤箭、白鲜皮、蛇床子、羚羊角屑等12味，常规剂量，捣末蜜丸如梧桐子大，每次温浆水送服30丸。⑤卷69，皂角刺散配伍景天花治妇人血风，皮肤搔痒不止：皂荚刺、景天花、乌喙、茵芋、白花蛇、秦艽、天麻、独活、白蒺藜、蛇床子、麻黄、莽草、槐子仁、踯躅花、枫香、枳壳、麝香等17味，常规剂量，捣散，每次荆芥酒调服1钱。⑥卷91，慎火草散治小儿丹毒：慎火草、紫葛、硝石等3味常规剂量捣散调涂。

《圣济总录》　①卷11，景天花散治脾肺风毒遍身痞癗搔痒烦躁：景天花、红曲、朴消等3味，常规剂量，捣散，每次温水调服2钱。②卷132，龙葵散治诸恶疮，多出脓水不干：龙葵、景天、黄连、天灵盖、龙骨、乳香、木鳖子、黄蜀葵花等8味，常规剂量，捣散入腻粉少许蜜调，摊纸外贴。③卷143，试虫散治五痔痛甚：景天、臭椿根、地骨皮、马牙消等4味，常规剂量，捣散，每次掺药3钱肉上。④卷174，慎火草散治小儿汗出中风，颈腰背热，手足不屈：慎火草、丹参、麻黄、白术等4味，常规剂量，捣散，每次温水调服1钱。⑤卷182，慎火草汁涂方治小儿神灶丹起两额旁，不出一日变为赤黑包：慎火草绞汁涂药。

【按语】

景天是景天科植物景天的全草，又名慎火草，中药药名。景天叶含景天庚酮糖。注释：火疮，即火烧伤和汤烫伤。后世景天主治瘾疹、产后阴下脱、烟火丹发、小儿一切丹、小儿汗出中风等，较《神农本草经》有所扩展。

075 茵 陈 蒿

【原文】

茵陈蒿味苦平。主风湿寒热,邪气热结,黄疸。久服轻身益气耐老。

【重辑】

茵陈味苦性平。主治:①风湿寒热;②邪气;③热结;④黄疸。

【理论】

《名医别录》 茵陈蒿治通身发黄,小便不利,除头热,去伏瘕。久服面白悦长年。

《本草经集注》 唯入疗黄疸用。

《本草拾遗》 茵陈本功外,通关节,去滞热,伤寒用之。

《药性论》 茵陈蒿治眼目通身黄,小便赤。

《日华子本草》 石茵陈治天行时疾,热狂,头痛头旋,风眼冬,瘴疟,女人癥瘕并闪损乏绝。

《本草正义》 茵陈味淡利水,乃治脾胃二家湿热之专药。湿疸、酒疸,身黄溲赤如酱,皆胃土蕴湿积热之证,古今皆以此物为主,其效甚速。荡涤肠胃,外达皮毛,非此不可。盖行水最捷,故凡下焦湿热瘙痒,及足胫跗肿,湿疮流水,并皆治之。其阴黄一证,虽曰虚寒,然亦内有蕴热,故能发见黄色,则以入于温经队中而扫荡之,即仲景茵陈附子之法。惟女劳疸一症,则瘀滞痹着,非仅通利所可奏功,故必以硝石、矾石之峻利者,为刮垢磨光之治,而无取于茵陈也。

【临床】

《伤寒论》 阳明病发热,但头汗出,身无汗,小便不利,渴饮水浆,此为瘀热在里,身必发黄,腹微满者,茵陈蒿汤本方主之:茵陈蒿、栀子、大黄等3味,常规剂量,水煎服。《删补名医方论》柯琴曰:太阳、阳明俱有发黄证,但头汗出而身无汗,则热不外越。小便不利,则热不下泄,故瘀热在里。然里有不同,肌肉是太阳之里,当汗而发之,故用麻黄连翘赤小豆汤为凉散法。心胸是太阳阳明之里,当寒以胜之,用栀子柏皮汤,乃清火法。肠胃是阳明之里,当泻之于内,故立本方,是逐秽法。茵陈禀北方之气,经冬不调,傲霜凌雪,偏受大寒之气,故能除热邪留结,率栀子以通水源,大黄以调胃实,令一身内外瘀热,悉从小便而出,腹满自减,肠胃无伤,乃合引而竭之之法,此阳明利水之圣剂也。仲景治阳明渴饮有四法:本太阳转属者,五苓散微发汗以散水气;大烦燥渴小便自利者,白虎加参清火而生津;脉浮发热小便不利者,猪苓汤滋阴而利水;小便不利腹满者,茵陈蒿汤以泄满,令黄从小便出,病情治法,胸有成竹矣。每思仲景利小便必用气化之品,通大便必用承气之品。故小便不利者,必加茯苓,甚者兼用猪苓,因二苓为气化之品,而小便由于气化也。兹小便不利,不用二苓者何?本论云:阳明病,汗出多而渴者,不可与猪苓汤,以汗多胃中燥,猪苓汤复利小便故也。斯知阳明病汗出多而渴者,不可用,则汗不出而渴者,津液先虚,更不可用明矣。此以推陈致新之茵陈,佐以屈曲下行之栀子,不用枳、朴以承气,与芒硝之峻利,则大黄但可以润胃燥,而大便之不遽行可知。故必一宿而腹始减,黄从小便去而不由大肠去,仲景立法神奇,匪夷所思耳。

《金匮要略方论》 黄疸病,茵陈五苓散主之:茵陈蒿末、五苓散等和合,饮服方寸匕。

《备急千金要方》 ①卷10,大茵陈汤治实热周身黄如金色,脉浮大滑实紧数:茵陈、黄柏、大黄、白术、黄芩、栝楼根、甘草、茯苓、前胡、枳实、栀子等11味,常规剂量,水煎服。《千金方衍义》:发黄本乎湿热,湿热本乎脾虚。此以枳、术、苓、甘加入茵陈蒿汤中,助脾逐湿;佐以前胡、栝楼下气通津,黄柏、黄芩燥湿清火,皆本经治诸热黄疸之专药。较茵陈蒿功力倍常,因以大字衔之。②卷10,茵陈丸治气淋胪胀腹大,身体面目悉黄及酒疸短气不得息:茵陈、栀子、天门冬、大黄、桂心、通草、石膏、半夏等8味,常规剂量,捣末蜜丸,分服。

《千金翼方》 卷18,茵陈丸治黑疸身体暗黑小便涩:茵陈、甘遂、当归、蜀椒、杏仁、大黄、半夏、葶苈、茯苓、干姜、枳实、白术等12味,常规剂量,捣末蜜丸,分服。

《外台秘要》 卷2,引《延年秘录》茵陈丸治天行热病七八日,面目身体悉黄,心满喘,气粗气急:茵陈、大黄、栀子仁、黄芩、鳖甲、常山、芒硝、巴豆、升麻、豆豉等10味,常规剂量,捣末蜜丸,分服。

《太平圣惠方》 卷55,茵陈散治黄疸,身体面目皆黄,皮肤如曲尘色:茵陈、栀子仁、石膏、大黄、栝楼、炙甘草、木通等7味,常规剂量,捣散,水煎服。

《医心方》 卷10,引《深师方》大茵陈汤治谷疸寒热,食即头眩,心中不安:茵陈蒿、黄柏、大黄、甘草、人参、栀子、黄连等7味,常规剂量,水煎服。

《本草衍义》 茵陈蒿,张仲景治伤寒,热甚发黄,身面悉黄,用之极效。一僧因伤寒后发汗不澈,有留热,身面皆黄,多热,期年不愈。医作食黄治之,治不对病,不去。问之,食不减。寻与此药,服五日,病减三分之一,十日减三分之二,二十日病悉去。方用山茵陈、山栀子各三分,秦艽、升麻各四钱,末之。每用三钱,水四合,煎及二合,去滓,食后温服,以知为度。然此药以茵陈蒿为本,故书之。

《幼幼新书》 卷11,引《婴孺方》茵陈汤治少小癫痫经日不解,诸治不愈,口焦,面赤黑,胸中有热:茵陈、大黄、黄芩、黄连、硝石、炙甘草等6味,常规剂量,水煎服。

《奇效良方》 茵陈蒿大黄汤治伤寒发黄,面目悉黄,小便赤:茵陈蒿、山栀仁、柴胡、黄柏、龙胆草、黄芩、升麻、大黄等8味,常规剂量,水煎服。

《本草纲目》 卷25,茵陈酒治风疾筋骨挛急:茵陈蒿、秫米、曲等3味,常规剂量,酿酒分饮。

《遵生八笺》 卷6,茵陈丸治时疫温疟,山岚瘴气,黄疸痰癖,时气伤寒,痎疟发痫,赤白痢等:茵陈、大黄、豆豉、恒山、桃核仁、芒硝、杏仁、鳖甲、巴豆等9味,捣末蜜丸,分服。

《医学心悟》 卷2,茵陈术附汤治阴黄:茵陈、白术、附子、干姜、炙甘草、肉桂等6味,水煎服。

《张氏医通》 卷15,茵陈散治齿龈赤肿疼痛及骨槽风热:茵陈、连翘、荆芥、麻黄、升麻、羌活、薄荷、僵蚕、细辛、大黄、牵牛等11味,常规剂量,捣散,水煎服。

《医学探骊集》 卷5,茵陈汤治中消食脯饱餐,转瞬又复思食,多食而又羸瘦:茵陈、栀子、大青叶、炙山甲、延胡索、煅石膏、黄芩、橘红、甘草等9味,常规剂量,水煎服。

【按语】

茵陈蒿是菊科植物茵陈蒿的幼嫩茎叶,中药药名。茵陈蒿利胆作用有效成分是蒿属香豆精,茵陈蒿所含脂肪酸为硬脂酸、棕榈酸、油酸、亚油酸、花生酸、褐煤酸。药理作用:①利胆;②保肝;③解热;④抗微生物;⑤降压;⑥利尿。后世茵陈主治黄疸、天行热病、山岚瘴气、少小癫痫、筋骨挛急、齿龈赤肿、骨槽风热等,较《神农本草经》有所扩展。

076 杜若

【原文】

杜若味辛微温。主胸胁下逆气,温中,风入脑户,头肿痛,多涕泪出。久服益精明目轻身。一名杜蘅。

【重辑】

杜若味辛性温。主治:①胸胁逆气;②风入脑户;③头肿痛;④多涕泪出。

【理论】

《名医别录》 杜若治眩倒、目䀮䀮,止痛,除口臭气。久服令人不忘,一名杜莲。

《本草经集注》 杜若叶似姜而有文理,根似高良姜而细,味辛香。又绝似旋覆根,殆欲相乱,叶小异尔。

《本草图经》 杜衡,《尔雅》所谓土卤者也。杜若,《广雅》所谓楚衡者也,其类自别。然古人多相杂引用。

《本草纲目》 杜若乃神农上品,治足少阴太阳诸证要药,而世不知用,惜哉。

【临床】

《备急千金要方》 卷20,杜若丸治霍乱人将远行预备方:杜若、藿香、白术、橘皮、干姜、木香、人参、厚朴、瞿麦、桂心、薄荷、女萎、茴香、吴茱萸、鸡舌香等15味,常规剂量,捣末蜜丸,温酒送服。《千金方衍义》:首取杜若温中下气,以下汇取辛香正气,健脾利水之品,为丸以为远行预防之方,一切水土不安,伤中呕逆,咸宜用之,不特专主霍乱也。

《太平圣惠方》 卷22,杜若散治头风目眩,心胸痰壅,不下饮食及四肢不利:杜若、防风、赤茯苓、山茱萸、蔓荆子、茵芋、天雄、飞廉、石膏、藁本、炙甘草、川芎等12味,常规剂量,捣散,水煎服。

【按语】

杜若是鸭跖草科杜若属多年生草本植物,中药药名。后世杜若主治霍乱、心胸痰壅、不下饮食、四肢不利等,较《神农本草经》有所扩展。

077 沙 参

【原文】

沙参味苦微寒。主血积惊气,除寒热,补中,益肺气。久服利人。一名知母。

【重辑】

沙参味苦性微寒。主治:①血积;②惊气;③寒热。功效:①补中;②益肺气。

【理论】

《名医别录》 沙参治胃痹,心腹痛,结热邪气,头痛,皮间邪热,安五脏,补中。

《本草经集注》 此沙参并人参是为五参,其形不尽相类而主疗颇同,故皆有参名。又有紫参,正名牡蒙。

《新修本草》 紫参、牡蒙各是一物,非异名也。

《药性论》 沙参养肝气宣五脏风气,去皮肌浮风,疝气下坠,常欲眠。

《日华子本草》 补虚止惊烦,益心肺,排脓,消肿毒并一切恶疮疥癣及身痒。

《本草备要》 专补肺气,清肺养肝,兼益脾肾。久嗽肺痿,金受火克者宜之,寒客肺中作嗽者勿服。似人参而体轻松,白实者良,生沙地者长大,生黄土者瘦小。

《本草崇原》 沙参一名白参,又名羊乳。《本经》人参味甘,沙参味苦,性皆微寒。后人改人参微温,沙参味甘,不知人参味甘,甘中稍苦,故曰微寒。沙参全寒,苦中带甘,故曰微寒。先圣立言自有深意,后人不思体会而审察之,擅改圣经,误人最甚。

《本经续疏》 气者物之阳,味者物之阴。沙参于气得其阴,于味得其阳,所谓质阴用阳者。人身质阴用阳惟脾与肺,以其体柔而动,性降而处高也,而沙参发于早春,采于深秋,偏膺酷暑余化,开紫色之花,不似肺挹土气以供火气之化乎!抑其任炎之逼烁,终白汁之流漓,不似中焦之化津化血,并行不悖,无相夺伦乎!曰补中益肺气,明所以益肺气者,由于补中也。曰血积、惊气、除寒热者,何谓? 能于两项病中除寒热尔。盖寒热皆由阴阳相争,血积则阻气之行,气乱则碍血之流,多有成寒热者。沙参藏白汁而开紫花,开紫花而仍藏白汁。气乱者,按而收之,优而柔之;血积者,迎而化之,条而行之,则血与气隧道顺而畅达,寒热有不止者哉!此言其因也,若其状则《别录》所谓者是。夫胸痹本气病,然有心痛而无腹痛,胸痹而心腹俱痛,则涉于血矣。惟假气之泽,滑血之流,血之积者自随气而化,而气之阻者自随血而行,此津枯血阻,气遂不利之胸痹也。头痛、皮间热本外感证,然未有不恶风恶寒者,即但热无寒为阳明热病,始得之一日亦必恶寒,今头痛、皮间热乃结热邪气所成,既明无与于风寒,则其为气乱而生热,热蒸而血沸矣。惟布津以柔气,顺气以定血,气之乱者自随血而化,血之沸者自随气而化,此津枯血入,血因沸逆之头痛、皮间热也。气行血随,血澄气静,此之谓五脏安。溯五脏之所以安,能外于补中乎!气血之不利因此而利,则气血之利者因此则为利下矣,故曰久服利人。

《神农本草经百种录》 味苦,微寒。主血积,肺气上逆之血。惊气,心火犯肺。除寒热,肺家失调之寒热。补中,肺主气,肺气和则气充而三焦实也。益肺气,色白体轻故入肺也。久服利人,肺气清和之效。肺主气,故肺家之药气胜者为多。但气胜之品必偏于燥,而能滋肺者,又腻滞而不清虚,惟沙参为肺家气分中理血之药,色白体轻,疏通而不燥,润泽而不滞,血阻于肺者,非此不能清也。

《本草思辨录》 《本经》沙参主血积,惊气,除寒热。血积二字,惟徐氏最为得解,云沙参为肺家气分中理血之药,色白体轻,疏通而不燥,润泽而不滞,血阻于肺者,非此不能清之。曰理血,曰血阻,曰清之,恰合沙参治血之分际,与桃仁为肺药而主瘀血之闭者,大有不同。热伤其气,斯气阻而血亦阻,心以扰乱而有惊气,营卫愆其度而有寒热,非甚重之证,故得以沙参主之。沙参生于沙碛而气微寒,色白而折之有白汁。茎抽于秋,花开于秋,得金气多。味微甘则补肺中之土,微苦则导肺气而下之,金主攻利,寒能清热,复津润而益阴。故肺热而气虚者得之斯补,血阻者得之斯通,惊气寒热,咸得之而止。肺恶寒,咳嗽由肺寒者多,故徐氏戒用沙参;然《卫生方》用沙参一味治肺热咳嗽。

【临床】

《本草图经》 葛洪治卒得诸疝,小腹及阴中相引痛如绞,自汗出欲死者,沙参捣筛末,酒服方寸匕,立瘥。

《备急千金要方》 卷4,河内太守魏夫人鳖甲丸治女人小腹中积聚,上下周流痛不可忍,手足苦冷,咳噫腥臭,两胁热如火炙,玉门冷如风吹,经水不通,或前或后:鳖甲、沙参、元参、苦参、丹参、桂枝、蜂房、川椒、细辛、人参、吴茱萸、䗪虫、水蛭、干姜、牡丹、附子、皂荚、当归、芍药、甘草、防葵、蛴螬、虻虫、大黄等24味,捣末蜜丸如梧子大,每次酒服7丸。

《外台秘要》 卷15,引崔氏疗白癜风神效方:沙参、雌黄、木兰皮、白术、苦参、川芎、麻黄、山茱萸、狗脊、枳实、秦艽、细辛、牛膝、白蔹、人参、当归、薯蓣、白芷、防风、附子、苍耳子、炙甘草等22味,常规剂量,捣散,每次酒服1钱。

《太平圣惠方》 卷24,沙参散治风热皮肤生瘟疬搔之痒痛:沙参、白蒺藜、枳壳、白附子、白鲜皮、天麻、犀角屑、丹参、大黄等9味,常规剂量,捣细罗为散,每服温酒调下一钱。

《圣济总录》 ①卷11,苦参散补诸不足治风皮肤麻痹不仁,积年疥癣:苦参、羚羊角屑、蒺藜子、石楠叶、川芎、细辛、白术、秦艽、白蔹、防己、芍药、炙甘草、远志、沙参、茯苓、人参、石膏、前胡、当归、独活、黄芪、干姜、山茱萸、附子、防风、蜀椒等26味,常规剂量,捣散,每次酒服三钱。②卷151,泽兰丸治妇人月水不利累月不快,身体烦热,骨节沉重,日渐羸瘦:泽兰叶、沙参、钟乳、细辛、黄芪、紫石英、大黄、远志、熟地、白芷、苦参、柏子仁、蜀椒、白术、川芎、附子、吴茱萸、麦蘗、陈曲、前胡、大枣、丹参、枳壳、芍药、桔梗、秦艽、当归、桂枝、厚朴、石斛、麦冬、人参等32味,常规剂量,捣末蜜丸如梧桐子大,每次温酒送下20丸。③卷13,麦门冬丸配伍沙参治热毒风痹肢节疼痛,欲卧欲起,心神烦闷:麦门冬、沙参、地骨皮、山芋、山茱萸、蔓荆实、人参、防风、芍药、枳壳、升麻、赤茯苓、菊花、玄参、羌活、龙胆等16味,常规剂量,捣末蜜丸如梧桐子大,每次温酒送服30丸。

《杏苑生春》 卷5,茯神麦冬汤治胆热多睡,神思昏闷:沙参、茯神、麦门冬、地骨皮、茯苓、黄芩、酸枣仁、白鲜皮、羚羊角、甘草等10味,常规剂量,水煎服。

《温病条辨》 卷1,沙参麦冬汤治燥伤肺胃阴分或热或咳:沙参、玉竹、甘草、桑叶、麦冬、扁豆、花粉等7味,常规剂量,水煎服。

《马培之医案》 补肺清金饮治小儿鸡胸龟背,身热少食:北沙参、怀山药、麦冬、杏仁、蒌皮、茯苓、橘红、石斛、毛燕、莲子、贝母等11味,常规剂量,水煎服。

《卫生易简方》 治阴虚火炎,咳嗽无痰,骨蒸劳热,肌皮枯燥,口苦烦渴等证:北沙参、麦冬、知母、贝母、熟地、鳖甲、地骨皮等7味,常规剂量,捣末蜜丸如梧桐子大,每次温水送服30丸。

《本草汇言》 治骨蒸夜热劳瘦,骨节烦热,或咳嗽有血者:鳖甲、北沙参、熟地、麦冬、茯苓、陈皮等6味,常规剂量,捣散煎膏,每次温水调服数匙。

【按语】

沙参为桔梗科植物沙参、杏叶沙参、轮叶沙参、云南沙参、泡沙参及其同属数种植物的根。沙参根中含β-谷甾醇、β-谷甾醇-β-D-吡喃葡萄糖苷、蒲公英赛酮及二十八碳酸。药理作用:①祛痰;②调节免疫平衡;③抗真菌;④强心。注释:血积,即瘀血积聚。后世沙参主治疝气、胆热多睡、燥伤肺胃阴分、小儿鸡胸龟背等,较《神农本草经》有所改变。

078 徐长卿

【原文】

徐长卿味辛温。主鬼物百精，蛊毒，疫疾邪恶气，温疟。久服强悍轻身。一名鬼督邮。

【重辑】

徐长卿味辛性温。主治：①鬼物百精；②蛊毒；③疫疾；④邪恶气；⑤温疟。

【理论】

《名医别录》 徐长卿久服益气延年，生太山及陇西。

《本草经集注》 鬼督邮之名甚多。今俗用徐长卿者，其根正如细辛，气亦相似。狗脊散用鬼督邮，当取其强悍宜腰脚，所以知是徐长卿而非鬼箭、赤箭。

《新修本草》 今俗用代鬼督邮，非也。

【临床】

《备急千金要方》 卷12，大金牙散配伍徐长卿治鬼疰风邪，鬼语尸疰，或在腰脊胸胁，流无常处，不喜见人，志意不定，面目脱色，目赤鼻张，唇干甲黄：金牙、徐长卿、雄黄、铁精、曾青、真珠、丹砂、野葛、川芎、露蜂房、大黄、蛇蜕皮、菖茄、干漆、石长生、狸骨、鬼臼、鬼箭羽、桔梗、乌头、鬼督邮、椒目、野狼毒、芫荑、藜芦、雷丸、芫菁、滑石、毒公、鳖甲、牛黄、人参、胡燕屎、野狼毒、桂枝、寒水石、蜈蚣、蜥蜴、附子、蜣螂、亭长、石膏、斑蝥、贝母、甘草等45味，常规剂量，捣散，每次酒服1钱。

《外台秘要》 卷13，引《深师方》牛黄散治梦寤纷纭，羸瘦，往来寒热，嘿嘿烦闷，欲寝复不能，手足热，不能食，或欲向壁悲涕，或喜笑无常：牛黄、徐长卿、鬼箭羽、王不留行、远志、干姜、附子、五味子、石苇、黄芩、茯苓、桂枝、代赭石、菖蒲、麦门冬等15味，常规剂量，捣散，每次酒服1钱。

《圣济总录》 卷137，徐长卿散治疥癣久不愈者：徐长卿、苦参、附子、吴茱萸、旱莲子、细辛、石硫黄、菖蒲、半夏等9味，常规剂量，捣散，油和药末外涂。

《本草纲目》 卷13，引《太平圣惠方》徐长卿汤治气壅关格不通，小便淋结，脐下妨闷：徐长卿、茅根、木通、冬葵子、滑石、槟榔、瞿麦穗、朴硝等8味，水煎温服。

《普济方》 卷237，淮南丸配伍徐长卿治诸般疰证，心闷乱，头痛呕吐：车前子、车下李根皮、石长生、徐长卿等4味，常规剂量，捣末囊贮系衣带及头。临入疰舍取此药自烧作屑，以水服之。

《中医皮肤病学简编》 徐长卿洗剂治牛皮癣，带状疱疹：徐长卿1两水煎外洗。

《中国药典》2010年版 ①风湿定片治风湿性关节炎，类风湿性关节炎，肋神经痛，坐骨神经痛等风湿痹病：八角枫、徐长卿、白芷、甘草等4味，每次口服4片。②正骨水配伍徐长卿治跌打损伤骨折脱位以及体育运动前后消除疲劳：徐长卿、九龙川、木香、海风藤、土鳖虫、豆豉姜、猪牙皂、香加皮、莪术、买麻藤、过江龙、香樟、降香、两面针、碎骨木、羊耳菊、虎杖、五味藤、千斤拔、朱砂根、横经席、穿壁风、鹰不扑、草乌、薄荷脑、樟脑等26味如法制备，药棉蘸药液轻搽患处。③骨刺消痛片配伍徐长卿：徐长卿、制川乌、制草乌、秦艽、白芷、甘草、粉萆薢、穿山龙、薏苡仁、制天南星、红花、当归等12味如法制备，每次口服4片。④筋骨止痛膏治筋骨麻木，腰腿臂痛，跌打损伤：槐枝、桑枝、生姜、大葱、肉桂、丁香、徐长卿、生草乌、冰片、樟脑、鲜松枝等11味如法制备，贴于患处。⑤排石颗粒治石淋腰腹疼痛、排尿不畅或伴有血尿：连钱草、车前子、关木通、徐长卿、石韦、瞿麦、忍冬藤、滑石、茼麻子、甘草等10味如法制备颗粒，每次开水冲服20克。

【按语】

徐长卿是萝藦科植物徐长卿的根及根茎或带根全草。中药药名。全草含牡丹酚，根含黄酮苷、糖类、氨基酸、牡丹酚等。药理作用：①镇痛；②减慢心率；③抗菌；④抗动脉粥样硬化；⑤降脂。后世徐长卿主治疥癣、小便不通等，较《神农本草经》有所改变。

079 石 龙 刍

【原文】

石龙刍味苦微寒。主心腹邪气,小便不利,淋闭,风湿,鬼疰,恶毒。久服补虚赢轻身,耳目聪明,延年。一名龙须,一名草续断,一名龙珠。

【重辑】

石龙刍味苦性寒。主治:①心腹邪气;②小便不利;③淋闭;④风湿;⑤鬼疰;⑥恶毒。功效:①补虚赢;②聪明耳目。

【理论】

《名医别录》 石龙刍补内虚不足治痞满,身无润泽,出汗,除茎中热痛,杀鬼疰毒气。

《本草经集注》 今出近道水石处,似东阳龙须以作席者,但多节尔。

《新修本草》 治蛔虫及不消食尔。

《本草拾遗》 治淋及小便卒不通。

《本草崇原》 石龙刍生于水石间,得少阴水精之气化,故以龙名。龙能行泄其水精也,治心腹邪气者,少阴水精之气,上交于心,则心腹之邪气可治也。小便不利,淋闭者,热邪下注而病淋,浊气不化而仍闭结,皆为小便不利。龙刍能启水精之气上交于心,上下相交则小便自利矣。少阴神气外浮则能去风湿,少阴神气五内则能除鬼疰也。恶毒者言鬼疰之病皆恶毒所为,非痈毒也。久服则水火相济,故能补虚赢而轻身。精神充足,故耳目聪明而延年。

《医学入门》 凡败破席受人气多者皆消瘀血,通淋利小便,煮服良。蒲席、灯心席俱好,九节多味者良。七月采茎,曝干。

《得配本草》 龙须草即席草,味苦性寒,入手少阴手太阳经气分。除心腹邪气,疗茎中热痛,败席功用相同。

【临床】

《中药大辞典》 ①通淋:胡须草、木通、车前草、甘草等4味,常规剂量,水煎分服。②治小儿夜啼:石龙刍烧灰涂乳上饲小儿。③治牙痛:胡须草3钱水煎分服。

《浙江民间常用草药》 ①治尿路感染:龙须草、小蓟草、乌蔹莓、白茅根等4味,常规剂量,捣散水煎分服。②治失眠:鲜龙须草、夜交藤、丹参等3味,常规剂量,捣散水煎分服。③治糖尿病:龙须草、鹿茸草等2味,常规剂量,捣散水煎分服。

《饮片新参》 龙须草适量水煎服治尿路感染。

《安徽药材》 龙须草适量水煎服治痛风、鼻出血、血崩、小便频数短赤、咽痛、耳痛、梦遗。

《药材资料汇编》 龙须草适量水煎服治口腔炎症及齿痛。

《上海常用中草药》 龙须草适量水煎服治尿道发热刺痛,小便不利,肾炎水肿,失眠心悸。

《内蒙古中草药》 治黄水疮:龙须草穗、蝉蜕等2味,常规剂量,捣散水煎分服。

【按语】

石龙刍是灯心草科植物石龙刍的全草,中药药名又名胡须草、龙须草。石龙刍含蜡及脂肪质、半纤维素、戊聚糖、赭朴吩、甲基戊聚糖、叶含木犀草素-7-葡萄糖苷。中药药理:①抗氧化;②抗微生物活性。后世石龙刍主治少有扩展。

080 云　实

【原文】

云实味辛温。主泄痢肠澼,杀虫蛊毒,去邪毒结气,止痛除寒热。花主见鬼精物,多食令人狂走。久服轻身通神明。

【重辑】

云实味辛性温。主治:①泄痢;②肠澼;③蛊毒;④寒热;⑤邪毒结气。功效:①止痛;②杀虫。

【理论】

《名医别录》　云实治消渴,花杀精物,下水。

《本草经集注》　子细如葶苈子而小黑,其实亦类莨菪。

《新修本草》　云实大如黍及大麻子等,黄黑似豆,故名天豆。叶如细槐,亦如苜蓿。俗谓苗为草云母。陶云似葶苈,非也。

【临床】

《备急千金要方》　①卷 15,四续丸治下痢骨蒸:云实、龙骨、附子、女萎、白术 5 味,常规剂量,捣末蜡丸,分服。《千金方衍义》:四续者,痢止而气血津液续复也。方中云实除泄痢肠澼,附子破癥坚积聚,白术健脾气运积,龙骨摄泄利脓血,女萎治泄利肠鸣。丸用蜜蜡,取其味淡入胃本经,专主下痢脓血,故又名蜡煎丸。②卷 15,女萎丸治热病时气下痢赤白:云实、女萎、藜芦、乌头、桂心、黄连、代赭 7 味,常规剂量,捣末蜜丸,温酒送服。

《太平圣惠方》　卷 59,云实丸治久赤白痢不愈羸困:云实、附子、龙骨、女萎等 4 味,常规剂量,每次捣末枣肉为丸如梧桐子大,粥饮送服 10 丸。

《普济方》　卷 213,生姜丸配伍云实治热病时气下赤白痢:生姜、云实、藜芦、乌头、桂枝、黄连、代赭等 7 味,常规剂量,捣末蜜丸如梧桐子大,每次温水送服 2 丸。

金诃藏药股份有限公司六味云实散治妇女白带病:云实、石榴子、肉桂、豆蔻、荜茇、红花等 6 味捣末每次温水送服 1.5 克。

西藏自治区药品检验所二十八味槟榔丸治寒性腰髋关节痛及脓血尿,睾丸肿胀等:槟榔、云实、蒲桃、石榴子、肉桂、芒果核、荜茇、刀豆、豆蔻、金礞石、干姜、螃蟹、诃子、蒺藜、菥冥子、姜黄、波棱瓜子、渣驯膏、圆柏膏、绿绒蒿、巴夏嘎、小檗皮、冬葵、甘青青兰、紫草茸、藏茜草、山矾叶、麝香等 28 味,常规剂量,捣末水泛为丸,每丸重 0.3g,每次温水送服 5 丸。

青海省药品检验所二十五味马宝丸治各类新旧中毒症及肠胃腹疼痛,干瘦,浮肿等:马宝、云实、水牛角、西红花、麝香、丁香、豆蔻、天竺黄、诃子、毛诃子、余甘子、檀香、巴夏嘎、骨碎补、芒果核、蒲桃、银朱、刀豆、槟榔、蔓青膏、妙翅玉、金礞石、冬葵、螃蟹、木香等 25 味,常规剂量,捣末水泛为丸,每丸重 0.3 克,每次温水送服 1 丸。

四川省阿坝州药品检验所六味石榴散治妇女白带病:石榴子、云实、肉桂、肉豆蔻、胡椒、红花等 6 味捣散,每次温水调服 1 克。

【按语】

云实为豆科植物云实的种子,中药药名。云实含鞣质。药理作用:①止咳平喘;②祛痰;③抑菌。后世云实主治少有扩展。

081　王 不 留 行

【原文】

王不留行味苦平。主金疮,止血逐痛,出刺,除风痹内寒。久服轻身耐老增寿。

【重辑】

王不留行味苦性平。主治:①金疮;②风痹内寒。功效:①止血;②逐痛;③出刺。

【理论】

《名医别录》　王不留行止心烦,鼻衄,痈疽,恶疮,瘘乳,妇人难产。

《本草经集注》　人言是蓼子,亦不尔。叶似酸浆,子似菘子,而多入痈瘘方用之。

《药性论》　王不留行治风毒,通血脉。

《日华子本草》　治发背游风、风疹,妇人血经不匀及难产。根、苗、花、子并通用。《广利方》治风痉效。

《本经疏证》　人身周流无滞者,血也,观《本经》《别录》取王不留行治金疮血出鼻衄,仍治妇人难产,可见其能使诸血不旁流逆出,其当顺流而下者,又能使之无所留滞,内而隧道,外而经脉,无不如之。则痈疽恶疮瘘乳,皆缘血已顺流,自然轻则解散,重则分消矣。血流于脉,风阻之为风痹;内塞血不流畅,血中之气内薄为心烦,能治之者,亦总由血分通顺,故并取效也。仲景用治金疮,义盖本此,后人仿此义用之治淋,亦大有见解。

【临床】

《金匮要略方论》　病金疮,王不留行散主之:王不留行、蒴藋细叶、桑根白皮、甘草、川椒、黄芩、干姜、芍药、厚朴等9味,常规剂量,捣散服方寸匕。小疮即粉之。徐彬曰:此乃概治金疮方也。盖王不留行,性苦平,能通利血脉,故反能止金疮血、逐痛;蒴藋亦通利气血,尤善开痹,周身肌肉肺主之;桑根白皮最利肺气,东南根向阳,生气尤全,以复肌肉之主气,故以此三物,甚多为君。甘草解毒和荣,尤多为臣。椒、姜以养其胸中之阳,厚朴以疏其内结之气,芩、芍以清其阴分之热为佐。若有风寒,此属经络客邪,桑皮止利肺气,不能逐外邪,故勿取。

《备急千金要方》　卷13,王不留行汤去虫止痛治白秃及头面久疮或痈疽、妒乳、月蚀疮烂:王不留行、桃枝、茱萸根皮、蛇床子、牡荆子、蒺藜子、竹叶、大麻仁等8味,常规剂量,水煎服。

《太平圣惠方》　①卷29,王不留行散治小便淋沥茎中痛:王不留行、赤芍、木通、当归、滑石、黄芩、生地黄、榆白皮等8味,常规剂量,捣散,水煎服。②卷58,王不留行散治石淋及血淋,尿沙石及血块,小腹结痛闷绝:王不留行、甘遂、石韦、冬葵子、木通、车前子、滑石、蒲黄、赤芍、当归、桂心等11味,常规剂量,捣散,水煎服。

《圣济总录》　卷86,王不留行汤治思虑伤心舌本肿强:王不留行、桂枝、桔梗、大黄、当归、炙甘草、雷丸、延胡索、白及、天雄、槟榔、桑根白皮等12味,常规剂量,水煎服。

《普济方》　胜金散治难产逆生,胎死腹中:王不留行、酸浆草、茺蔚子、白蒺藜、五灵脂、白花刘寄奴子等6味,常规剂量,捣散,水煎服。

《古今医彻》　卷3,王不留行汤治乳汁不通膨闷:穿山甲、麦门冬、王不留行、当归、白芍、熟地黄、茯苓、通草、川芎、甘草等10味,常规剂量,水煎服。

《卫生宝鉴》　卷18,涌泉散治妇人乳汁缺少:王不留行、瞿麦穗、麦门冬、龙骨、穿山甲等5味水煎服。

《回生集》　涌泉散治少乳:王不留行、天花粉、甘草、当归、穿山甲等5味,常规剂量,捣散,水煎服。

《医心方》　王不留行散治痈肿:王不留行、甘草、冶葛、桂心、当归等5味,常规剂量,捣散酒服。

《本草汇言》　治乳痈初起:王不留行、蒲公英、瓜蒌仁、当归等4味,常规剂量,酒煎服。

【按语】

王不留行为石竹科植物麦蓝菜的种子,中药药名。王不留行含王不留行皂苷、黄酮苷等。药理研究提示王不留行有抗早孕作用。后世王不留行主治白秃、头面久疮、痈疽、小便淋沥茎中痛、难产逆生、乳汁不通、血淋、乳痈,较《神农本草经》有所扩展。

082 牡 桂

【原文】

牡桂味辛温。主上气咳逆,结气喉痹吐吸,利关节补中益气。久服通神轻身不老。

【重辑】

牡桂味辛温。主治:①上气;②咳逆;③结气喉痹。功效:①利关节;②补中益气。

【理论】

《名医别录》 牡桂治心痛,胁风,胁痛,温筋通脉,止烦,出汗。生南海。

《新修本草》 《尔雅》:梫,木桂。古方亦用木桂,或云牡桂,即今木桂及单名桂者是也。一名肉桂,一名桂枝,一名桂心。

《神农本草经读》 牡,阳也。牡桂者,即今之桂枝、桂皮也、菌根也。菌桂即今之肉桂、浓桂也。然生发之机在枝干,故仲景方中所用俱是桂枝,即牡桂也。时医以桂枝发表,禁不敢用,而所用肉桂,又必刻意求备,皆是为施治不愈,卸罪巧法。张隐庵曰:桂本凌冬不凋,气味辛温,其色紫赤,水中所生之木火也。肺肾不交,则为上气咳逆之证;桂启水中之生阳,上交于肺,则上气平而咳逆除矣。结气喉痹者,三焦之气不行于肌腠,则结气而为喉痹;桂禀少阳之木气,通利三焦,则结气通而喉痹可治矣。吐吸者,吸不归根即吐出也;桂能引下气与上气相接,则吸之气直至丹田而后入,故治吐吸也。关节者,两肘、两腋、两髀、两皆机关之室,周身三百六十五节,皆神气之周行;桂助君火之气,使心主之神气出入于机关,游行于骨节,故利关节也。补中益气者,补中焦而益上下之气也。久服则阳气盛而光明,故通神明。三焦通会元真于肌腠,故轻身不老。

【临床】

《太平圣惠方》 ①卷 23,肉桂散治历节风,四肢疼痛,筋脉不利:肉桂、麻黄、海桐皮、川乌头、黑豆、五加皮、防风、牛膝、附子、松节、道人头等 11 味,常规剂量,捣散,每次温酒调服 2 钱。②卷 79,肉桂散治产后恶血不尽,结聚为血瘕,腹中坚满,不下饮食:肉桂、当归、蒲黄、牛膝、鬼箭羽、虻虫、琥珀、赤芍、桃仁、水蛭、大黄等 11 味,常规剂量,捣散,每次温酒调服 1 钱。

《苏沈良方》 肉桂散治产后血气崩运,肿满发狂,泻痢寒热:黑豆、肉桂、当归、芍药、干姜、干地黄、甘草、蒲黄等 8 味,常规剂量,捣散,温酒调服。

《活人书》 卷 16,肉桂散治阴毒心腹胀满,四肢逆冷,昏沉不识人:肉桂、赤芍、陈皮、前胡、附子、当归、白术、高良姜、人参、吴茱萸、厚朴、木香等 12 味,常规剂量,捣末,每次 4 钱水煎去滓热服。

《圣济总录》 牛膝肉桂酒治腰膝酸痛,阳痿滑泄,关节疼痛,四肢不温,腹部冷痛:肉桂、牛膝、秦艽、川芎、防风、独活、丹参、茯苓、杜仲、附子、石斛、干姜、麦冬、地骨皮、五加皮、薏苡仁、大麻仁等 17 味,常规剂量,捣细,清酒浸服。

《兰室秘藏》 川芎肉桂汤治感受寒湿,腰痛不能转侧,两胁搐急作痛:肉桂、防己、防风、神曲、川芎、柴胡、当归、炙甘草、苍术、羌活、桃仁等 11 味,常规剂量,水煎服。

《普济方》 灵脾肉桂酒治脘腹冷痛,腰酸体弱:仙灵脾、肉桂、陈橘皮、黑豆皮、槟榔、生姜、葱白等 7 味,常规剂量,捣末浸酒服。

《景岳全书》 卷 51,六气散治痘疮气虚,痒塌倒陷,寒战咬牙及阳气虚寒等证:黄芪、肉桂、人参、白术、当归、炙甘草等 6 味,常规剂量,捣散水煎温服。

【按语】

《中药大辞典》认为牡桂即肉桂,是樟科植物肉桂的干皮及枝皮,中药药名。《列仙传》谓范蠡好食桂,饮水讨药,人世世见之。又曰:桂父,象林人,常服桂皮、叶,以龟脑和服之。注释:结气,即寒气郁结胸中。后世牡桂主治肢节疼痛、吐乳呕逆、四肢缓弱、噫气吞酸、头痛壮热、小儿口噤、腹中痛气欲绝等,较《神农本草经》有所扩展。

083 菌 桂

【原文】

菌桂味辛温。主百病,养精神,和颜色,为诸药先聘通使。久服轻身不老,面生光华,媚好常如童子。

【重辑】

菌桂味辛性温。主治:①百病。功效:①养精神;②和颜色;③为诸药通使。

【理论】

《名医别录》 菌桂生交趾、桂林山谷岩崖间。无骨,正圆如竹,立秋采。

《本草经集注》 俗中不见正圆如竹者,唯嫩枝破卷成圆,犹根据桂用,非真菌桂也。《仙经》乃有用菌桂,云三重者良,则明非今桂矣,必当别是一物,应更研访。

《新修本草》 菌者,竹名。古方用筒桂者是,故云三重者良。其筒桂亦有二、三重卷者,叶似柿叶,中三道纹,肌理紧薄如竹。大枝、小枝皮俱是菌。然大枝皮不能重卷,味极淡薄,不入药用。

《神农本草经百种录》 味辛温。主百病,言百病用之得宜皆有益也。养精神,通达脏腑,益在内也。和颜色,调畅血脉,益在外也。为诸药先聘,通使。辛香四达,引药以通经络。久服,轻身不老,血脉通利之效。面生光华,媚好常如童子。血和则润泽也。寒气之郁结不舒者,惟辛温可以散之。桂性温补阳,而香气最烈则不专于补,而又能驱逐阴人身有气中之阳,有血中之阳。气中之阳,走而不守;血中之阳,守而不走。凡药之气胜者,往往补气中之阳;质胜者,往往补血中之阳。如附子暖血,肉桂暖气,一定之理也。然气之阳胜则能动血,血之阳胜则能益气,又相因之理也。桂气分药也,而其验则见于血,其义不晓然乎。

【临床】

《伤寒论》 ①桂枝汤治太阳中风,阳浮而阴弱,阳浮者热自发,阴弱者汗自出,啬啬恶寒,淅淅恶风,翕翕发热,鼻鸣干呕者:桂枝、芍药、炙甘草、生姜、大枣等5味,水煮去滓取三升,适寒温服一升;服已须臾,啜热稀粥一升余,以助药力,温覆令一时许,遍身絷絷微似有汗者益佳。②柴胡桂枝汤治伤寒六七日,发热微恶寒,肢节烦疼微呕,心下支结,此太阳少阳并病也:柴胡、桂枝、人参、炙甘草、半夏、黄芩、芍药、大枣、生姜等9味,常规剂量,水煎服。③桂枝附子汤治伤寒八九日,风湿相搏,身体疼烦,不能自转侧,不呕不渴,脉浮虚而涩者:桂枝、附子、生姜、大枣、炙甘草等5味,常规剂量,水煎服。④桂枝甘草龙骨牡蛎汤治火逆下之,因烧针烦躁者:桂枝、炙甘草、牡蛎、龙骨等4味,常规剂量,水煎服。

《金匮要略》 桂枝芍药知母汤治诸肢节疼痛,身体尪羸,脚肿如脱,头眩短气,温温欲吐:桂枝、芍药、甘草、麻黄、生姜、白术、知母、防风、附子等9味,常规剂量,水煎服。

《备急千金要方》 ①卷5,桂枝汤治婴儿猝得馨咳,吐乳呕逆,暴嗽昼夜不得息:桂枝、甘草、紫菀、麦门冬等4味,常规剂量,水煎服。②卷8,桂枝汤治肝虚寒卒然暗哑不声,面目青黑,四肢缓弱:桂枝、川芎、独活、牛膝、怀山药、甘草、附子、防风、茯苓、天雄、茵芋、杜仲、白术、蒴藋根、干姜、大枣、踯躅、猪椒叶根皮等18味,常规剂量,水煎服。

《千金翼方》 大桂枝丸治三焦泄利:桂枝、附子、芍药、当归、蜀椒、人参、干姜、前胡、礜石等9味,捣末蜜丸,分服。

《太平圣惠方》 ①卷15,桂枝散治时气头痛壮热,骨节疼痛:桂枝、黄芩、麻黄、石膏等4味,捣散。②卷83,桂枝散治小儿口噤拘急:桂枝、独活、麻黄、赤芍、大黄、防风、细辛等7味,捣散。

《圣济总录》 ①卷7,桂枝汤:桂枝、麻黄、独活、防风、远志、紫石英、干姜、黄芩、川芎、炙甘草、杏仁、石膏等12味,常规剂量,水煎服。②卷22,桂枝汤治中风伤寒头项疼,腰背强,壮热语涩,恍惚,涕唾稠黏,遍身拘急:桂枝、川芎、半夏、生姜、附子、菖蒲、麻黄、羌活、细辛、白芷等10味,常规剂量,水煎服。③卷177,桂枝汤治客忤吐白沫及腹中痛气欲绝:桂枝捣末服钱匕。

【按语】

菌桂即桂枝,是樟科植物肉桂的嫩枝,中药药名。桂枝含挥发油,油中主要成分为桂皮醛、乙酸肉桂酯、香豆精等。中药药理:①抗菌;②抗病毒;③利尿。后世菌桂主治四肢缓弱、噫气吞酸、时气头痛壮热、小儿口噤、中风、伤寒等,较《神农本草经》有所扩展。

084 松 脂

【原文】

松脂味苦温。主痈疽,恶疮头疡,白秃,疥瘙,风气,安五脏,除热。久服轻身不老,延年。一名松膏,一名松肪。

【重辑】

松脂味苦性温。主治:①痈疽;②恶疮;③头疡;④白秃;⑤疥瘙;⑥风气。

【理论】

《名医别录》 松脂治胃中伏热,咽干,消渴及风痹、死肌。

《本草经集注》 人患恶病,服此无不瘥。比来苦脚弱人,酿松节酒亦皆愈。松、柏皆有脂润,又凌冬不凋,理为佳物,但人多轻忽近易之尔。

《新修本草》 松花名松黄,拂取似蒲黄正尔,酒服身轻,治病云胜皮、叶及脂。其子味甚甘。《经》直云味苦,非也。松取枝烧其上,下承取汁名瀝。主牛马疮疥佳。树皮绿衣名艾,合和诸香烧之,其烟团聚,青白可爱也。

《日华子本草》 松脂润心肺,下气除邪,煎膏治瘘烂,排脓。松叶灸冻疮,风湿疮佳。松节治脚软,骨节风。松根白皮补五劳益气。

【临床】

《抱朴子》 赵瞿病癞历年,医不瘥,弃送于山穴中。瞿自怨不幸,悲叹涕泣经月。有仙人经穴,见之哀之,具问其详,瞿知其异人也。叩头自陈乞命。仙人取囊中药赐之。教其服百余日,疮愈,颜色悦,肌肤润。仙人再过视之,瞿谢活命之恩,乞遗其方。《列仙传》好食松实,能飞行健走及马,以松子遗尧,尧不能服。松者,松也。

《备急千金要方》 ①卷13,松脂膏治痈肿:松脂、猪脂、黄芩、黄连、黄芪、大黄、当归、芍药、川芎等8味,常规剂量,煎膏外敷。②又方:松脂、猪脂、白蜡、大黄、黄芩、黄连、黄柏、当归、芍药、川芎、细辛、白芷、防风、莽草、白蔹等15味,常规剂量,煎膏敷油纸上贴疮处。③卷13,松脂膏治白秃及痈疽百疮:松脂、矾石、杜蘅、雄黄、真珠、水银、苦参、大黄、木兰、石楠、秦艽、附子等12味,常规剂量,煎膏外敷。

《太平圣惠方》 卷37,松花散治吐血久不止:松花、甘草、紫菀、百合、薯蓣、人参、鹿角胶、生地黄、茯苓、茜草根、刺蓟、艾叶等12味,常规剂量,捣散,水煎服。

《奇效良方》 松叶酒治中风口眼歪斜:青松叶一斤清酒浸二宿,近火煨一宿。

《外台秘要》 引《集验方》治䘌齿:松脂锐如锥,纤䘌孔内,须臾䘌虫缘松脂出。松脂蜜丸治恶风疾。松节酒治历节风,四肢疼痛如解落:松脂酒渍。《梅师方》治耳久聋。松脂三两,炼巴豆一两,相和熟捣可丸,通过以薄绵裹,内耳孔中塞之,日一度易。孙尚药治脚转筋,疼痛挛急者。松节一两,细锉如米粒,乳香一钱,右件药用银、石器内慢火炒令焦,只留一二分性,出火毒研细。每服一钱至二钱,热木瓜酒调下。应是筋病,皆治之。《兵部手集》疗刺入肉疼闷,百理不瘥方:松脂流出如细乳头香者,敷疮上以帛裹三五日,当有根出,不痛不痒,不觉自落。《鬼遗方》治疥癣,松胶香研细,约酌入少轻粉衮令匀,凡疥癣上先用油涂了,错末一日便干,顽者三、两度。

《伤寒类要》 辟温方治天行病:切松叶如米,酒服方寸匕,日三,辟五年瘟。

《本草衍义》 松黄一如蒲黄,但其味差淡。治产后壮热、头痛颊赤、口干唇焦、多烦燥渴、昏闷不爽:松花、川芎、当归、石膏、蒲黄、红花等6味,捣末水煎服。松子与柏子仁同治虚秘。

【按语】

松脂别名松香,是松科植物马尾松或其同属植物树干的油树脂经蒸馏除去挥发油后的遗留物。松脂含松香酸酐及游离松香酸、树脂烃,挥发油主要为 α- 及 β-蒎烯及小量左旋莰烯、二戊烯,还含槲皮素、山柰酚的苷及苦味物质。中药药理:抗凝。注释:①白秃,中医皮肤科病名,头部皮癣白屑,久则毛发折断脱落成秃疮;②疥瘙,疥疮瘙痒。后世松脂主治吐血、脚气、中风、䘌齿、耳久聋等,较《神农本草经》有所扩展。

085 槐　实

【原文】

槐实味苦寒。主五内邪气热,止涎唾,补绝伤,五痔火疮,妇人乳瘕,子脏急痛。

【重辑】

槐实味苦性寒。主治:①五脏邪气;②涎唾;③绝伤;④五痔;⑤火疮;⑥乳瘕;⑦子脏急痛。

【理论】

《名医别录》 槐实堕胎。久服明目益气,头不白延年。槐枝洗疮及阴囊下湿痒,槐皮主烂疮,槐根主喉痹寒热,八月断槐大枝煮汁酿酒治大风痿痹甚效。

《本草经集注》 槐子,服之令脑满,发不白而长生。

《新修本草》 槐实治大风痿痹甚效。槐耳治五痔,心痛,妇人阴中疮痛,槐树菌也,当取坚如桑耳者。槐枝,炮熨止蝎毒。

《药性论》 槐子主治大热,难产。皮煮汁治淋及阴囊坠肿气痛。槐白皮治口齿风疳慝血。

《本草拾遗》 槐实本功外,杀虫去风。明目,除热泪,头脑,心胸间热风烦闷,风眩欲倒,心头吐涎如醉,漾漾如船车上者。

《日华子本草》 槐子治丈夫女人阴疮湿痒,催生。槐皮草治中风皮肤不仁,喉痹并一切恶疮,妇人产门痒痛及汤火疮。煎膏止痛长肉消痈肿。

【临床】

《备急千金要方》 卷23,小槐实丸治五痔十年:槐子、白糖、矾石、大黄、干漆、龙骨等7味,常规剂量,捣筛和丸,分服。

《太平圣惠方》 卷72,槐子仁散治痔疾肛门痒痛,下血不止:槐子仁、营实、猬皮、桑耳、木贼、黄芪、当归、乌贼鱼骨、皂荚子、麝香、枳壳等11味,常规剂量,捣散,水煎服。

《圣济总录》 ①卷12,槐实丸治风气头目昏眩:槐实、皂荚、木香、川芎、枳壳、菊花、牵牛子、槟榔等8味,捣末蜜丸,分服。②卷16,槐实散治头风头痛肠风脑虚,髭发枯悴,目暗,临卧以枣核大纳鼻中,仰卧展足,脑中出恶水勿怪:槐实、荆芥穗、炙甘草、防风等4味,常规剂量,捣散,水煎服。③卷101,槐实膏:槐实、马牙硝、生地黄、酥等4味,常规剂量,熬膏分服。④卷141,槐实丸治五种痔疾:槐实、黄芪、枳实、贯众、白术、肉豆蔻仁、防风、荆芥穗、樗荚、苦参、厚朴、麝香、木香、川芎、皂荚等15味,常规剂量,捣末面丸,分服。⑤卷143,槐实散治肠风:槐实、防风、枳壳、黄芪等4味,常规剂量,捣散,水煎服。

《杨氏家藏方》 卷2,槐角煎治头目旋运,涕唾稠黏,皮肤瘙痒:槐角、荆芥穗、菊花、皂角等4味,常规剂量,捣末蜜丸,分服。

《鸡峰普济方》 卷17,槐角煎治男子妇人下血:凤眼草、槐角、地榆、枳壳、荆芥穗、密陀僧、槐花等7味,常规剂量,捣末蜜丸,分服。

《外科精义》 槐角煎丸治疮疡瘰疬,疥癣赤肿等疮:天麻、川芎、炙甘草、黄药子、菊花、人参、何首乌、苦参、荆芥穗、防风、槐角、皂角等12味,常规剂量,熬膏蜜丸,分服。

《普济方》 卷82,槐实丸治坠睛失明,眼牵陷:槐实、羚羊角、独活、天麻、沙参、地肤子、人参、防风、菊花、枳壳、决明子等11味,常规剂量,捣末蜜丸,分服。

【按语】

槐实是豆科植物槐的果实,别名槐角,中药药名。槐实含9个黄酮类和异黄酮类化合物。药理作用:①升血糖;②抗菌。注释:①妇人乳瘕:即妇人乳房结块;②子脏急痛:即女子胞宫拘急疼痛。后世槐实主治风气头目昏眩、下血、疮疡瘰疬、疥癣赤肿、坠睛失明等,较《神农本草经》有所扩展。

086 枸杞

【原文】

枸杞味苦寒。主五内邪气,热中消渴,周痹。久服,坚筋骨,轻身不老。一名杞根,一名地骨,一名枸忌,一名地辅。

【重辑】

枸杞味苦性寒。主治:①五内邪气;②热中消渴;③周痹。功效:坚筋骨。

【理论】

《名医别录》 枸杞治风湿,下胸胁气,客热头痛,补内伤,大劳,嘘吸,坚骨,强阴,利大小肠。久服耐寒暑。

《本草经集注》 枸杞补益精气,强盛阴道。枸杞根实为服食家用,其说甚美,仙人之杖,远有旨乎。

《药性论》 枸杞益精补诸不足,安神,令人长寿。叶和羊肉作羹益人,甚除风明目。根皮细锉,面拌熟煮吞之治肾家风。

《日华子本草》 枸杞除烦益志,补五劳七伤,壮心气,去皮肤骨节间风,消热毒散疮肿。

《本草经疏》 枸杞子,润而滋补,兼能退热,而专于补肾、润肺、生津、益气,为肝肾真阴不足、劳乏内热补益之要药。老人阴虚者十之七八,故服食家为益精明目之上品。昔人多谓其能生精益气,除阴虚内热明目者,盖热退则阴生,阴生则精血自长,肝开窍于目,黑水神光属肾,二脏之阴气增益,则目自明矣。枸杞虽为益阴除热之上药,若病脾胃薄弱,时时泄泻者勿入,须先治其脾胃,俟泄泻已止,乃可用之。即用,尚须同怀山药、莲肉、车前、茯苓相兼,则无润肠之患矣。

【临床】

《备急千金要方》 ①卷17,枸杞汤(名见《圣济总录》卷48)治肺胀胸满仰息:枸杞根皮、石膏、白前、杏仁、橘皮、白术、赤蜜等7味,常规剂量,捣散,水煎服。②卷21,枸杞汤治消渴:枸杞枝叶、栝楼根、石膏、黄连、甘草等5味,常规剂量,水煎服。③卷21,枸杞汤治虚劳口中苦渴:枸杞根白皮、麦门冬、小麦等3味,常规剂量,水煎服。④卷27,枸杞酒补养灭瘢痕:枸杞根、干地黄末、桂心、干姜、泽泻、蜀椒末、商陆末等7味,常规剂量,酿酒分服。

《外台秘要》 卷17,引《古今录验》枸杞汤治虚劳少气,骨节微热疼痛:枸杞叶、干姜、桂心、炙甘草、大麻子仁等5味,常规剂量,捣散,水煎服。

《太平圣惠方》 卷34,枸杞汤(名见《圣济总录》卷120)治牙齿风疳疼痛,根与肉离:枸杞根、槐枝、柳枝、黑豆等4味,常规剂量,捣散,水煎服。

《圣济总录》 ①卷41,枸杞汤治遍身筋脉抽掣疼痛:枸杞子、海桐皮、白芷、苦参、防风、炙甘草、麻黄、牛膝、桂枝、酸枣仁等9味,常规剂量,捣散,水煎服。②卷66,枸杞汤治卒短气:枸杞叶不拘多少,切碎水煎服。③卷92,枸杞汤治肉极虚羸:枸杞、黄芪、附子、川芎、人参、芍药、茯神、炙甘草、羌活、桂枝、防风、半夏等12味,常规剂量,捣散,水煎服。④卷110,枸杞汤治眼睑垂缓,甚则眼闭难开:枸杞子、赤芍、山芋、升麻、蒺藜子、茯神、防风等7味,常规剂量,捣散,水煎服。⑤卷141,枸杞散治痔疾:枸杞根、地龙等2味,常规剂量,捣末外敷。

《重庆堂随笔》 枸杞子,《圣济总录》以一味治短气,余谓其专补以血,非他药所能及也。与元参、甘草同用名坎离丹,可以交通心肾。

《中国药典》 杞菊地黄丸治头晕耳鸣,羞明畏光,迎风流泪,视物昏花:枸杞子、菊花、熟地黄、山茱萸、牡丹皮、怀山药、茯苓、泽泻等8味,常规剂量,水蜜丸。

【按语】

枸杞通用名为枸杞子,中药药名。枸杞是茄科植物枸杞或宁夏枸杞的成熟果实。枸杞子含胡萝卜素、硫胺素、核黄素、烟酸、抗坏血酸。中药药理:①抗脂肪肝;②拟胆碱样作用;③降血糖;调节免疫功能。注释:热中,中医病名,即中消。王冰曰,多饮数溲,谓之热中。后世枸杞主治肺胀、牙齿风疳疼痛、筋脉抽掣疼痛、短气、肉极虚羸、眼睑垂缓、头晕耳鸣等,较《神农本草经》有所扩展。

087 橘 柚

【原文】

橘柚味辛温。主胸中瘕热逆气，利水谷。久服去臭，下气通神，一名橘皮。

【重辑】

橘柚味辛性温。主治：①胸中瘕热；②逆气。功效：①利水谷；②下气通神。

【理论】

《名医别录》 橘柚下气止呕咳，除膀胱留热，下停水，五淋，利小便，治脾不能消谷，气冲胸中，吐逆，霍乱，止泄，去寸白。

《本草经集注》 此虽用橘皮，既是果类，所以犹宜相从。柚子皮乃可服而不复入药。

《新修本草》 柚皮浓味甘，不如橘皮味辛而苦。其肉亦如橘。今俗人或谓橙为柚，非也。

《药性论》 橘皮治胸膈间气，开胃，主气痢，消痰涎，治上气咳嗽。

《日华子本草》 橘，止消渴，开胃，除胸中隔气。皮，消痰止嗽，破癥瘕癖。核，治腰痛，膀胱气，肾冷。桔囊上筋膜，治渴及吐酒。柚子无毒，治妊孕人吃食少并口淡，去胃中恶气，消食，去肠胃气。解酒毒，治饮酒人口气。

《本草衍义》 橘、柚，自是两种，故曰一名橘皮，是元无柚字也。当有两等之物，而治疗无一字别者，即知柚一字为误。后人不深求其意，谓柚字所惑，妄生分别，亦以过矣。且青橘与黄橘，治疗尚别，矧柚为别种也。有人患气嗽将期，或教以橘皮、生姜焙干，神曲等分为末，丸桐子大，食后、夜卧，米饮服三、五十丸。兼旧患膀胱，缘服此皆愈。然亦取其陈皮入药，此六陈中一陈也。肾痓、腰痛、膀胱气痛，微炒核，去壳为末，酒调服，愈。

【临床】

《金匮要略》 橘皮汤治干呕哕，手足厥冷者：橘皮、生姜等 2 味，常规剂量，水煎服。

《备急千金要方》 ①卷 2，橘皮汤治妊娠呕吐：橘皮、竹茹、人参、白术、生姜、厚朴等 6 味，㕮咀，水煎分服。《济阴纲目》：此方竹茹能平少火，厚朴能下逆气，橘皮、生姜所以开胃，人参、白术所以益脾。开胃益脾，欲其安谷云尔。②卷 17，橘皮汤治肺热气上，咳息奔喘：橘皮、麻黄、柴胡、紫苏、杏仁、宿姜、石膏等 7 味，㕮咀，水煎分服。

《千金翼方》 卷 18，橘皮汤治呕哕：橘皮、通草、干姜、桂心、炙甘草、人参等 6 味，常规剂量，水煎服。

《外台秘要》 卷 3，引《近效方》橘皮汤治天行壮热，呕逆不下食：橘皮、生姜、茯苓等 3 味，常规剂量，水煎服。

《太平圣惠方》 卷 28，橘皮汤治虚劳呕逆：陈橘皮、半夏、茯苓、白术、人参、麦门冬、黄芪、枇杷叶、炙甘草等 9 味，常规剂量，捣散，水煎服。

《圣济总录》 ①卷 155，橘皮汤治妊娠心痛：陈橘皮、甘草、厚朴、白术、草豆蔻等 5 味，常规剂量，捣散，水煎服。②卷 4，黄连橘皮汤治温毒发斑，目赤口疮：黄连、橘皮、杏仁、枳实、麻黄、葛根、厚朴、炙甘草等 8 味，常规剂量，水煎服。③卷 56，橘皮汤治心腹疗痛不止：陈橘皮、当归、细辛、鹤虱、炙甘草、大黄等 6 味，常规剂量，水煎服。④卷 39，橘皮汤治中恶霍乱吐利：陈橘皮、木瓜、桂枝、草豆蔻、炙甘草等 5 味，常规剂量，水煎服。⑤卷 57，橘皮丸治腹胀气滞结涩：陈橘皮、青橘皮、干姜、大黄、京三棱、厚朴、牵牛子等 7 味，常规剂量，捣末面丸，分服。⑥卷 122，橘皮汤治马喉痹势如奔马，肿痛烦满，数数吐气：陈橘皮、青竹茹、生地黄、黄芩、山栀子仁、桂枝、白术、芒硝、赤茯苓等 9 味，常规剂量，水煎服。

【按语】

橘柚即橘皮又名陈皮，中药药名，是芸香科植物福橘或朱橘等多种橘类的果皮。橘皮含挥发油柠檬烯。温州蜜橘果皮亦含挥发油，主要成分为异丙烯基甲苯等。各种橘皮均含挥发油，且多含黄酮苷等成分。药理作用：①降低血管通透性；②扩张冠状血管；③抑制平滑肌收缩；④利胆。注释：瘕热，即癥瘕之热。后世橘柚主治干呕哕、妊娠呕吐、天行壮热、心腹疗痛、霍乱吐利、马喉痹等，较《神农本草经》有所扩展。

088 柏 实

【原文】

柏实味甘平。主惊悸,安五脏,益气,除风湿痹。久服,令人润泽美色,耳目聪明,不饥不老,轻身延年。

【重辑】

柏实味甘性平。主治:①惊悸;②风湿痹。功效:①安五脏;②益气;③润泽美色;④耳目聪明。

【理论】

《名医别录》 柏实治恍惚、虚损,吸吸历节,腰中重痛,益血,止汗。

《本草经集注》 柏叶、实,亦为服饵所重,服饵别有法。

《新修本草》 柏枝节酿酒治风痹,历节风,烧取沥疗病疥及癞疮良。

《药性论》 柏子仁治腰肾中冷,膀胱冷,脓宿水,兴阳道,益寿,去头风,百邪鬼魅,小儿惊痫。

《日华子本草》 柏子仁治风润皮肤,此是侧柏子,入药。

《本草思辨录》 柏为百木之长,叶独西指,是为金木相媾。仁则色黄白而味辛甘气清香,有脂而燥,虽润不腻。故肝得之而风虚能去,脾得之而湿痹能通,肺得之而大肠虚秘能已。竹皮大丸喘加柏实者,肺病亦肝病也。盖妇人乳中烦呕,是肝气之逆,逆则不下归肾而上冲肺。柏实得西指之气,能降肺以辑肝,喘宁有不止。此与他喘证不同,故用药亦异也。

【临床】

《备急千金要方》 卷4,柏子仁丸治妇人五劳七伤,羸冷瘦削,面无颜色,饮食减少,貌失光泽,及产后断续无子:柏子仁、黄芪、干姜、紫石英、蜀椒、杜仲、当归、甘草、川芎、厚朴、桂心、桔梗、赤石脂、苁蓉、五味子、白术、细辛、独活、人参、石斛、白芷、芍药、泽兰、藁本、芜荑、干地黄、乌头、防风、钟乳、白石英等30味,常规剂量,捣末蜜丸,分服。

《太平圣惠方》 卷81,柏子仁丸治产后少得眠卧:柏子仁、熟地黄、防风、黄芪、人参、麦门冬、当归、续断、羚羊角屑、茯苓、泽兰、桂枝、川芎、白术、酸枣仁、紫石英、附子、炙甘草等18味,常规剂量,捣末蜜丸,分服。

《圣济总录》 卷54,柏子仁丸治痞满饮食不思:柏子仁、熟地黄、肉苁蓉、牛膝、补骨脂、巴戟天、茴香子、五味子、木香、远志等10味,常规剂量,捣末面糊为丸,分服。

《妇人大全良方》 卷1,柏子仁丸治室女经闭成劳:柏子仁、牛膝、卷柏、泽兰叶、续断、熟地等6味,常规剂量,捣末蜜丸,分服。

《御药院方》 卷6,柏子仁丸治心悸失眠:柏子仁、山茱萸、远志、覆盆子、怀山药等5味,常规剂量,捣末煮糊为丸,分服。

《女科百问》 卷上,柏子仁丸治妇人血闭不通渐成痨瘵:柏子仁、当归、熟地、茯苓、丹皮、卷柏、芍药、石斛、巴戟、肉苁蓉、山药、杜仲、白薇、蒲黄、枳壳、肉桂、京三棱、莪术、覆盆子、枸杞子、附子等21味,常规剂量,捣末蜜丸,分服。

《小儿卫生总微论》 卷16,柏子仁膏治大便秘涩艰难:柏子仁、松子仁、胡桃肉等3味,熬膏。

《医宗必读》 柏子仁丸治心惕盗汗:柏子仁、半夏曲、牡蛎、人参、白术、麻黄根、五味子、麦麸等8味,常规剂量,捣末枣肉为丸,分服。

《辨证录》 卷3,柏子安心汤治舌出血:人参、茯神、柏子仁、远志、菖蒲、当归、生地、五味子、贝母、黄连等10味,常规剂量,水煎服。

【按语】

柏实别名柏子仁,中药药名,是柏科植物侧柏的种仁。柏实含柏木醇、谷甾醇和双萜类及少量挥发油、皂苷。药理作用:柏子仁对前脑基底核破坏小鼠被动回避学习有改善作用。注释:惊悸,即自觉惊恐心悸。后世柏实主治妇人五劳七伤、痞满、经闭、失眠、便秘、盗汗、舌出血等,较《神农本草经》有所扩展。

089 茯 苓

【原文】

茯苓味甘平。主胸胁逆气,忧恚,惊邪,恐悸,心下结痛,寒热烦满,咳逆,口焦舌干,利小便。久服安魂养神,不饥延年。一名茯菟。

【重辑】

茯苓味甘性平。主治:①胸胁逆气;②忧恚;③惊邪恐悸;④心下结痛;⑤寒热烦满;⑥咳逆;⑦口焦舌干。功效:①利小便;②安魂养神。

【理论】

《名医别录》 茯苓止消渴,好睡,大腹淋沥,膈中痰水,水肿淋结,开胸腑,调脏气,伐肾邪,长阴,益气力,保神守中。其有根者名茯神。

《本草经集注》 《仙经》云通神而致灵,和魂而炼魄,明窍而益肌,浓肠而开心,调荣而理胃,上品仙药也。

《药性论》 茯苓开胃止呕逆,善安心神,主肺痿痰壅,治小儿惊痫,心腹胀满,妇人热淋。赤者破结气。茯神治惊痫,安神定志,补劳乏,心下急痛坚满人虚而小肠不利加而用之。

《日华子本草》 茯苓补五劳七伤,安胎,暖腰膝,开心益智,止健忘。

《医学衷中参西录》 茯苓气味俱淡性平,善理脾胃,《慎柔五书》亦谓味淡能养脾阴。茯苓化痰饮为水液,引之输于脾而达于肺,复下循三焦水道以归膀胱,为渗湿利痰之主药。且其得松根有余之气,伏藏地中不外透生苗,故又善敛心气之浮越以安魂定魄,兼能泻心下之水饮以除惊悸,又为心经要药。其伏藏之性,又能敛抑外越之水气转而下注,不使作汗透出,兼为止汗之要药也。其抱根而生者为茯神,养心之力较胜于茯苓。

【临床】

《伤寒论》 伤寒若吐若下后,心下逆满,气上冲胸,起则头眩,脉沉紧。发汗则动经,身为振振摇者,茯苓桂枝白术甘草汤主之:茯苓、桂枝、白术、炙甘草等4味,常规剂量,水煎服。

《金匮要略》 心下有痰饮,胸胁支满,目眩;短气有微饮,茯苓桂枝白术甘草汤主之。《注解伤寒论》:阳气不足者,补之以甘,茯苓、白术生津液而益阳也;里气逆者,散之以辛,桂枝、甘草,行阳散气。《内台方议》:此阳气外内皆虚也,故用茯苓为君,白术为臣,以益其不足之阳,经曰:阳不足者,补之以甘,是也;以桂枝为佐,以散里之逆气;以甘草为使,而行阳气,且缓中也。《医宗金鉴》:此汤救麻黄之误汗,其邪尚在太阳,故主以桂枝,佐以甘草、苓、术,是扶表阳以涤饮也。

《备急千金要方》 卷21,引甄权茯苓丸治水肿胀满:茯苓、白术、椒目、木防己、葶苈、泽泻、甘遂、赤小豆、前胡、芫花、桂心、芒硝等12味,常规剂量,捣末蜜丸。

《外台秘要》 ①卷8,引《延年秘录》茯苓饮别名外台茯苓饮:人参、茯苓、白术、枳实、橘皮、生姜等5味,常规剂量,水煎服。《医宗金鉴》:上中二焦气弱,水饮入胃,脾不能输归于肺,肺木能通调水道,以致停积为痰,为宿水。吐之则下气因而上逆,虚与气结,满不能食,当补益中气,以人参、白术为君;茯苓逐宿水,枳实破诸气为臣;开脾胃,宣扬上焦,发散凝滞,则陈皮、生姜为使也。其积饮既去,而虚气塞满其中,不能进食,此证最多。②卷18,引《延年秘录》茯苓饮别名茯苓饮子,治脚气冲心呕逆不下食:茯苓、紫苏叶、杏仁、橘皮、升麻、柴胡、生姜、犀角、槟榔等9味,常规剂量,水煎服。

《圣济总录》 ①卷15,茯苓饮治风痫惊悸多梦:茯苓、远志、芍药、防风、桂枝、炙甘草等6味,常规剂量,捣散,水煎服。②卷150,茯苓汤治中风口噤,角弓反张:赤茯苓、川芎、当归、炙甘草、桂枝、栀子仁、吴茱萸、细辛、干姜、生地黄等10味,常规剂量,水煎服。③卷154,茯苓饮治妊娠恶阻及四肢重不自持:人参、茯苓、白术、枳壳、防风、生姜、炙甘草等6味,常规剂量,水煎服。

【按语】

茯苓是多孔菌科植物茯苓的干燥菌核,中药药名。茯苓含β-茯苓聚糖、三萜类化合物乙酰茯苓酸、3β-羟基羊毛甾三烯酸等。药理作用:①利尿;②抗菌;③预防溃疡形成;④降糖。注释:①忧恚,即忧愁愤恨;②恐悸,即惊恐心悸。后世茯苓主治水肿胀满、风痫、妊娠恶阻等,较《神农本草经》有所扩展。

090 榆 皮

【原文】

榆皮味甘平。主大小便不通,利水道,除邪气,久服轻身不饥,其实尤良。一名零榆。

【重辑】

榆皮味甘性平。主治:①小便不通;②邪气。功效:利水道。

【理论】

《名医别录》 榆皮治肠胃邪热气,消肿。治小儿头疮痂疕,花治小儿痫,小便不利。

《子母秘录》 治小儿白秃疮:榆白皮捣末,醋和涂之。

《本草纲目》 榆皮、榆叶,性皆滑利下降,故人小便不通,五淋肿满,喘嗽不眠,经脉胎产诸证宜之。本草十剂云,滑可去着,冬葵子、榆白皮之属,盖亦取其利窍,渗湿热,消留着有形之物尔。气盛而壅者宜之。若胃寒而虚者,久服渗利,恐泄真气。

《本草求真》 榆白皮与冬葵子性皆滑利,味亦相同。故五淋肿满及胎产不下皆宜服此以治。但榆有二种:日赤日白。白榆皮服能止喘除咳而使人睡,较之赤榆皮之除邪气稍有不同,然其滑利则一。若脾胃虚寒服之恐损真耳。

【临床】

《备急千金要方》 ①卷2,治妊娠小便不利:冬葵子、榆白皮等2味,常规剂量,捣散水煎温服。②卷20,榆皮通滑泄热煎治胞囊涩热小便黄赤,苦不通:榆白皮、赤蜜、冬葵子、滑石、通草、车前子等6味,常规剂量,水煎服。妇人难产亦同此方。③卷22,治痈疽发背已溃或未溃及诸肿毒:榆白皮、栝蒌根、胡燕窠、鼠坌土等4味,常规剂量,捣末敷肿。

《外台秘要》 ①卷30引《备急千金要方》治丹毒赤流肿:榆根白皮捣末鸡子白和敷。②卷20引《备急方》治身体暴肿满:榆皮捣屑,杂米作粥食,小便利即消。

《太平圣惠方》 ①卷66,榆白皮散治风热肿毒,项生瘰疬:榆白皮、槐白皮、赤小豆、大麦面、桑白皮、朴硝、皂荚等7味,常规剂量,捣散鸡子清和膏贴敷。②卷79,榆白皮散治产后大小便秘涩,小腹疼痛:榆白皮、木通、黄芩、当归、冬葵子、赤芍、滑石、蒲黄、大黄等9味,常规剂量,捣散,每次3钱水煎去滓温服。③卷92,榆白皮散治小儿诸淋,水道中涩痛:榆白皮、瞿麦等2味,常规剂量,捣散,每次1钱水煎去滓温服。

《太平惠民和剂局方》 榆白皮散治产时未至秽露先下及临产艰难:冬葵子、榆白皮、瞿麦、木通、大麻仁、牛膝等6味,常规剂量,捣散,水煎服。

《圣济总录》 卷51,榆白皮饮治小便赤涩,两胁胀满:榆白皮、滑石、黄芩、木通、瞿麦、石韦、冬葵子、车前草等8味,常规剂量,捣散水煎服。②卷96,榆白皮汤治小便出血,水道涩痛:榆白皮、冬葵子、滑石、石韦、瞿麦、生地黄等6味,常规剂量,捣散,每次5钱水煎去滓温服。③卷158,榆白皮煮散治堕胎后下血不止:榆白皮、当归等2味,常规剂量,捣散,每次3钱水煎去滓温服。

《妇人大全良方》 卷16,榆白皮散治产难:榆白皮、甘草、冬葵子等3味,常规剂量,捣散煎服。

《证治准绳·类方》 榆白皮汤治治热淋小腹胀满,数涩疼痛:榆白皮、赤茯苓、甘遂、瞿麦、犀角屑、栀子、木通、黄芩、滑石、芒硝等10味,常规剂量,捣散,每次3钱水煎去滓温服。

【按语】

榆皮即榆白皮,是榆科植物榆树的树皮或根皮的韧皮部,中药药名。含β-谷甾醇、植物甾醇、豆甾醇等多种甾醇类及鞣质、树胶、脂肪油。中药药理:榆皮对白色葡萄球菌、绿脓杆菌、伤寒杆菌及大肠杆菌、结核杆菌有抑菌作用。后世榆皮主治胞囊涩热、产时未至秽露先下、小便赤涩、产难等,较《神农本草经》有扩展。

091 酸 枣

【原文】

酸枣味酸平。主心腹寒热,邪结气聚,四肢酸疼,湿痹。久服安五脏,轻身延年。

【重辑】

酸枣味酸性平。主治:①心腹寒热;②结聚;③四肢酸疼;④湿痹。功效:安五脏。

【理论】

《名医别录》 酸枣治烦心不得眠,脐上下痛,血转,久泄,虚汗,烦渴,补中,益肝气,坚筋骨,助阴气,令人肥健。

《本草经集注》 酸枣即是山枣树,子似武昌枣而味极酸,东人啖之以醒睡,此与疗不得眠正反矣。

《新修本草》 《本经》唯用实,疗不得眠不言用人。今方用其人,补中益气,自补中益肝以下,此为酸枣仁之功能。今医以棘实为酸枣,大误。盖其果肉味酸,食之使不思睡,核中仁服之治不得眠,正如麻黄发汗,根节止汗也。此乃棘实,更非他物。若谓是大枣味酸者,全非也。酸枣小而圆,其核中仁微扁;大枣仁大而长,不类也。

《药性论》 酸枣仁炒末作汤服治筋骨风。

《日华子本草》 酸枣仁治脐下满痛。

《本草蒙筌》 因肉味酸故名酸枣。凡仗入药,碎核取仁。粒遍色丹,亦不易得。市家往往以棘实充卖,不可不细认焉。能治多眠不眠,必分生用炒用。多眠胆实有热,生研末,取茶叶姜汁调吞;不眠胆虚有寒,炒作散,采竹叶煎汤送下。倘和诸药共剂,却恶防己须知。宁心志,益肝补中。敛虚汗,驱烦止渴。去心腹寒热,五脏能安。疗手足酸疼,筋骨堪健。久服长寿,且令人肥。核壳烧末水调,刺入肉中敷效。

【临床】

《伤寒论》 酸枣仁汤治虚劳虚烦不得眠:酸枣仁、甘草、知母、茯苓、川芎等5味,常规剂量,水煎服。《删补名医方论》罗谦甫曰:肝藏魂,人卧则血归于肝。肝者,罢极之本。阳气者,烦劳则张。罢极必伤肝,烦劳则精绝。肝伤精绝,则虚劳虚烦不得卧明矣。枣仁酸平,应少阳木化而治肝,极者宜收宜补,用酸枣仁至二升,以生心血、养肝血,所谓以酸收之,以酸补之是也。顾肝郁欲散,散以川芎之辛散,使辅枣仁通肝调荣,又所谓以辛补之也。肝急欲缓,缓以甘草之甘缓,使防川芎疏泄过急,此所谓以土葆之也。然终恐劳极则火发,伤阴阳旺,阳分不行于阴,而仍不得眠,故佐知母崇阴水以制火,茯苓利阳水以平阴,将水壮而魂自宁,火清而神且静矣。此治虚劳肝极之神方也。

《备急千金要方》 卷12,酸枣汤治虚劳奔气不得眠:酸枣仁、茯苓、知母、甘草、人参、桂心、生姜、石膏等8味,常规剂量,水煎服。

《圣济总录》 卷32,酸枣仁汤治不得眠睡或虚劳烦扰,气奔胸中:酸枣仁、人参、石膏、赤茯苓、桂枝、知母、炙甘草等7味,常规剂量,水煎服。

《重订严氏济生方》 酸枣仁丸治神思不安不得眠睡:茯神、酸枣仁、远志、柏子仁、防风、生地黄、枳壳、青竹茹等8味,常规剂量,捣末蜜丸,分服。

《永类钤方》 秘传酸枣仁汤治心肾水火不交,怔忡恍惚,夜卧不安:酸枣仁、远志、黄芪、莲肉、罗参、当归、茯苓、茯神、陈皮、炙甘草等10味,常规剂量,水煎服。

《妇人大全良方》 ①卷4,酸枣仁散治妇人血气风虚,腰脚疼痛:酸枣仁、牛膝、当归、羌活、川芎、桂心、防风、木香、海桐皮、杜仲、附子、萆薢、续断、甘草等14味,常规剂量,捣散,水煎服。②卷6,酸枣仁散治妇人血风烦闷,心神多躁:酸枣仁、赤芍、当归、羚羊角屑、赤茯苓、红花、生地黄、防风、羌活、牛膝、麦门冬、桂心、川芎、地骨皮、甘草等15味,常规剂量,捣散,水煎服。

【按语】

酸枣为鼠李科枣属植物的果实,酸枣仁是酸枣的种子,中药药名。酸枣仁含多量脂肪油和蛋白质、三萜化合物、酸枣皂苷及多量维生素C。药理作用:①镇静催眠;②镇痛;③抗惊厥;④降温;⑤降压。后世酸枣主治不得眠、腰脚疼痛等,较《神农本草经》有改变。

092 干 漆

【原文】

干漆味辛温无毒。主绝伤,补中续筋骨,填髓脑,安五脏,五缓六急,风寒湿痹,生漆去长虫。久服轻身耐老。

【重辑】

干漆味辛性温无毒。主治:①绝伤;②五缓六急;③风寒湿痹;④生漆去长虫。功效:①续筋骨;②填髓脑;③安五脏。

【理论】

《名医别录》 干漆治咳嗽,消瘀血,痞结,腰痛,女子疝瘕,利小肠,去蛔虫。

《本草经集注》 生漆毒烈,人以鸡子和服之去虫,犹有啮肠胃者。畏漆人乃致死。外气亦能使身肉疮肿。

《药性论》 干漆杀三虫,主女人经脉不通。

《日华子本草》 干漆治敷尸劳,除风。入药须捣碎炒熟,不尔损人肠胃,若是湿漆,煎干更好。

《本草求真》 干漆有降无升,专破日久凝结之血及削年深坚结之积。缘人感受风寒暑湿,郁而为病则中外不舒,胃中有物留滞不消,久而生虫。血积不化结而为瘀。由是阳气竭泽,津液枯槁,瘫痪风痹,因之不免。用此辛温毒烈之性铲除瘀积,中气得复,绝伤皆续而缓急和矣。血见漆化水,故能化蛊破血。《千金》三蛊方皆赖以之为君。《本经》言能轻身者以其蛊去而身自轻之谓也。

【临床】

《备急肘后方》 卷4,干漆丸(名见《医心方》卷21引《古今录验》)治妇人气瘕脐下结物,月经不通,下痢羸瘦:干漆末、生地黄等2味,常规剂量,捣末可丸分服。

《备急千金要方》 ①卷3,大黄干漆汤治产后有血腹中切痛:大黄、干漆、地黄、桂心、干姜等5味,常规剂量,水煎服。②卷4,干漆汤治月水不通,小腹坚痛不得近:干漆、䔾蒁、芍药、细辛、甘草、附子、当归、桂心、芒硝、黄芩、大黄、吴茱萸等12味,常规剂量,水煎服。《千金方衍义》:干漆灰破血之猛帅,济以桂、附、消、黄交通寒热,纵久伏之血可无负隔之悍;益以归、芍、䔾蒁资其润泽,无可坚干之戚;其细辛、茱萸、黄芩各随寒热之佐使甲。

《外台秘要》 卷17,引《崔氏方》干漆散治丈夫五劳七伤:干漆、苁蓉、石斛、枸杞子、干地黄、远志皮、续断、菟丝子、天雄、桂心等10味,常规剂量,捣散,水煎服。

《太平圣惠方》 ①卷71,干漆散治妇人疝瘕黄瘦羸弱,心腹疼痛:干漆、木香、芫花、川芎、桂心、大黄、当归、赤芍、琥珀、牛膝、桃仁、麝香等12味,常规剂量,捣散,水煎服。②卷71,干漆散治妇人血气攻小腹疼痛不可忍:干漆、木香、芫花、桂心、当归、槟榔、肉豆蔻、青橘皮等8味,常规剂量,捣散,水煎服。③卷72,干漆丸治妇人恶血凝结月水不通致令无子:干漆、牡丹皮、射干、黄芩、桃仁、桂心、吴茱萸、大黄、水蛭、柴胡、䔾蒁子、虻虫、乱发灰、䗪虫、蛴螬、大麻仁、鳖甲等17味,常规剂量,捣末,酒煎为膏,和丸分服。④卷80,干漆散治产后恶露不尽腹内痛:干漆、没药等2味,捣散。⑤卷87,干漆散治小儿口中疳疮齿根宣露:干漆、硫黄、文蛤灰、兰香灰、虾蟆、麝香、没石子、马齿苋末等8味,常规剂量,捣散,水煎服。

《圣济总录》 ①干漆汤治虫咬心痛:干漆、胡椒捣末,每服1钱匕。②卷56,干漆散治九种心痛,冷热吐逆:干漆、蓬莪术、桂枝、吴茱萸等4味,捣散。③卷152,干漆散治漏下黑色:干漆、大黄、细辛、桂枝、炙甘草等5味,捣散。④卷159,干漆散治胞衣不出及恶血不行:干漆、当归等2味,捣散。

《小儿卫生总微论方》 干漆芜荑散治虫证传带惊痫:干漆、白芜荑等2味,常规剂量,捣末分服。

《产科发蒙》 干漆丸治膀胱瘀血:当归、红花、干漆、大黄、桃仁等5味,常规剂量,捣丸分服。

【按语】

干漆是漆树科植物漆树树脂经加工后的干燥品,中药药名。干漆是生漆中的漆酚在虫漆酶的作用下氧化生成的黑色树脂物质。注释:①五缓六急,即弛纵曰缓,拘挛曰急,五脏不和而弛纵,六腑不和而拘挛;②长虫,即蛔虫。后世干漆主治脐下结物、腹中切痛、月水不通、五劳七伤、疝瘕、虫咬心痛、惊痫、膀胱瘀血等,较《神农本草经》有所扩展。

蔓　荆　实

093

【原文】

蔓荆实味苦微寒。主筋骨间寒热痹,拘挛,明目坚齿,利九窍,去白虫。久服轻身耐老,小荆实亦等。

【重辑】

蔓荆实味苦性微寒。主治:①寒热痹;②拘挛;③白虫。功效:①明目坚齿;②利九窍。

【理论】

《名医别录》　蔓荆实去长虫治风头痛,脑鸣,目泪出,益气,久服令人光泽长须发。

《本草经集注》　小荆即是牡荆。牡荆子大于蔓荆子而反呼为小荆,恐以树形为言,复不知蔓荆树若高硕。

《新修本草》　小荆实今人呼为牡荆子者是也。其蔓荆子大,故呼牡荆子为小荆实。

《本草衍义》　诸家所解,蔓荆、牡荆纷纠不一。《经》既言蔓荆,明知是蔓生,即非高木也。既言牡荆,则自是木上生者。况《汉书·郊祀志》所言,以牡荆茎为幡竿。故知蔓荆即子大者是,又何疑焉。

《药性论》　蔓荆子治贼风,能长髭发。

《日华子本草》　利关节治赤眼,痫疾。

【临床】

《外台秘要》　卷32,引《广济方》蔓荆子膏别名蔓荆实膏,治头风白屑痒,发落,头重旋闷:蔓荆子、生附子、羊踯躅花、葶苈子、零陵香、莲子草等6味,常规剂量,捣末油浸,摩患处。

《太平圣惠方》　①卷22,蔓荆子散治风旋头晕起则欲倒:蔓荆子、赤箭、细辛、麦门冬、地骨皮、石膏、黄芩、防风、羚羊角屑、枳壳、川芎、茯神、菊花、炙甘草、半夏等15味,常规剂量,捣散,水煎服。②卷30,蔓荆子散治风引筋脉拘挛疼痛或肢节浮肿手指不可拳:蔓荆子、酸枣仁、防风、百合、枳实、桂枝、薏苡仁、木通、牵牛子等9味,常规剂量,捣散,水煎服。③卷34,蔓荆子散治积热风毒牙根宣露:蔓荆子、生地黄、地骨皮、角蒿、郁李根皮等5味,常规剂量,捣散,水煎服。④卷41,蔓荆子膏治血虚头风,须发秃落不生:蔓荆子、桑寄生、桑根白皮、白芷、韭根、鹿角屑、马鬐脂、五粒松叶、甘松香、零陵香、生乌麻油、枣根皮汁等12味,常规剂量,锉细熬膏揩摩须发不生处。

《圣济总录》　①卷19,蔓荆实丸治皮痹不仁:蔓荆实、防风、羌活、桔梗、白附子、枳壳、蒺藜子、皂荚等8味,常规剂量,捣末入膏和丸,分服。②卷104,蔓荆实丸别名羚羊角丸,治风热眼赤:蔓荆实、羚羊角、山栀子仁、菊花、防风、葳蕤、大麻仁、麦门冬、朴硝、赤芍药等10味,常规剂量,捣末蜜丸,分服。③卷125,蔓荆实丸治瘤:蔓荆实、炙甘草、羊靥、白蔹、椒目、小麦面等6味,常规剂量,捣末,羊靥末和丸分服。

《史载之方》　卷上,蔓荆汤治小腑赤痛寒栗:蔓荆子、羌活、独活、麻黄、荆芥、芍药、木通、甘草等8味,水煎服。

《兰室秘藏》　蔓荆子汤别名人参益胃汤治劳役饮食不节内障眼病:蔓荆子、黄柏、白芍、炙甘草、黄芪、人参等6味,常规剂量,水煎服。

《医方类聚》　卷67,引《神巧万全方》蔓荆子散治风毒所攻眼赤肿痛,胬肉侵睛:蔓荆子、防风、独活、黑参、栀子仁、车前子、黄芩、菊花、炙甘草、秦皮、地肤子、细辛等12味,常规剂量,捣末调服。

《普济方》　卷53,蔓荆酒治耳聋:蔓荆子1升酒浸去滓,任性饮之。

《明目至宝》　蔓荆散治眼赤肿痛:密蒙花、甘草、石决明、蔓荆子、草决明、白蒺藜、蝉蜕、淡竹叶、蛇蜕、薄荷、酸枣仁等11味,常规剂量,捣散,水煎服。

【按语】

蔓荆实别名蔓荆子,中药药名,是马鞭草科植物单叶蔓荆或蔓荆的果实。单叶蔓荆果实和叶含挥发油,主要成分为莰烯和蒎烯,并含有微量生物碱和维生素A;果实尚牡荆子黄酮即紫花牡荆素及少量蔓荆子碱。药理作用:①镇静;②止痛;③退热。注释:白虫,即绦虫。后世蔓荆实主治头风头晕、白屑痒、筋脉拘挛疼痛、牙根宣露、须发秃落、皮痹不仁、风热眼赤、瘤、小腑赤痛寒栗、内障眼病、胬肉侵睛、耳聋等,较《神农本草经》有扩展。

094 辛　夷

【原文】

辛夷味辛温。主五脏身体寒热风,头脑痛,面皯。久服下气轻身,明目,增年耐老。一名辛矧,一名侯桃,一名房木。

【重辑】

辛夷味辛性温。主治:①五脏身体寒热风;②头脑痛;③面皯。功效:明目。

【理论】

《名医别录》 辛夷温中解肌,利九窍,通鼻塞涕出,治面肿引齿痛,眩冒,身洋洋如在车船上者。

《药性论》 谓辛夷治面皯。面脂用主光华。

《日华子本草》 谓辛夷通关脉明目,治头痛,憎寒,体噤,瘙痒。

【临床】

《刘涓子鬼遗方》 卷3,辛夷汤治妇人妒乳:辛夷、大枣、桂枝、防风、白术、炙甘草、生姜、泽兰等8味水煎服。

《重订严氏济生方》 辛夷散治鼻内壅塞不闻香臭:辛夷仁、细辛、藁本、升麻、川芎、木通、防风、羌活、炙甘草、白芷等10味,常规剂量,捣散,水煎服。

《御药院方》 卷5,辛夷汤治头目昏眩,鼻塞声重,咯咛稠黏:辛夷、菊花、白芷、前胡、川芎、薄荷、石膏、白术、赤茯苓、生地黄、陈橘皮、炙甘草等12味,常规剂量,捣散,水煎服。

《简明医彀》 卷5,辛夷汤治头目昏眩,鼻塞身重,鼻渊涕水:辛夷、川芎、白芷、防风、羌活、荆芥、藁本、薄荷、木通、细辛、升麻、炙甘草等12味,常规剂量,水煎服。

《片玉心书》 卷5,辛夷散治鼻渊又名脑崩,流下唾涕,极其腥臭:辛夷仁、苍耳子、香白芷、薄荷叶、黄连等5味,常规剂量,捣散,葱汤调服。

《世医得效方》 卷10,加减辛夷散治鼻涕或腥臭头昏,眉棱骨痛:茶调散加辛夷仁、藁本、苍耳子、木通等4味,常规剂量,捣末,茶清调下。

《证治准绳·类方》 卷8,辛夷丸治头风鼻流白色粘液:南星、半夏、苍术、黄芩、辛夷、川芎、黄柏、滑石、牡蛎等9味,捣末糊丸。

《寿世保元》 卷6,辛夷散治脑漏鼻流臭脓水:辛夷花、黄芪、人参、当归、白芍、川芎、白芷、细辛、黄芩、甘草等10味,常规剂量,水煎服。

《外科正宗》 卷4,辛夷清肺饮治鼻痔及鼻内息肉,气不宜通:辛夷、黄芩、山栀、麦门冬、百合、石膏、知母、甘草、枇杷叶、升麻等10味,常规剂量,水煎服。

《明医指掌》 卷8,辛夷荆芥散治鼻渊不止及涕泪涎唾下不止:辛夷、荆芥、黄芩、神曲、南星、半夏、苍术、白芷等8味,常规剂量,水煎服。

《仙拈集》 加味辛夷散治脑漏鼻流臭脓:辛夷、黄芪、人参、当归、白芍、川芎、白芷、细辛、黄芩、灯心、甘草等11味,常规剂量,水煎服。

《医方考》 卷5,辛夷散治鼻生息肉,气息不通,香臭莫辨或脑漏:辛夷、川芎、防风、木通、细辛、藁本、升麻、白芷、甘草等9味,常规剂量,捣末,茶清调服。

《白喉全生集》 辛夷散治白喉:辛夷、桔梗、防风、茯苓、僵蚕、前胡、半夏、蝉蜕、白芷、川芎、黄粟芽、薄荷、陈茶、苍耳、木通、陈皮、粉草、生姜等18味,常规剂量,水煎服。

【按语】

辛夷是木兰科植物辛夷或玉兰的花蕾,中药药名。玉兰花蕾含挥发油,根含木兰花碱,叶和果实含芍药苷。中药药理:①降压;②兴奋子宫平滑肌;③花蕾生物碱结晶有箭毒样作用,水煎剂有乙酰胆碱样作用。后世辛夷主治脑漏鼻流臭脓、鼻痔、鼻内息肉、白喉、腋臭等,较《神农本草经》有所扩展。

095 杜　仲

【原文】

杜仲味辛平。主腰脊痛,补中,益精气,坚筋骨,强志,除阴下痒湿,小便余沥。久服轻身耐老。一名思仙。

【重辑】

杜仲味辛性平。主治:①腰脊痛;②阴下痒湿;③小便余沥。功效:①补中;②益精气;③坚筋骨;④强志。

【理论】

《名医别录》　杜仲治脚中酸疼痛,不欲践地。

【临床】

《普济方》　卷342,引《肘后备急方》杜仲丸治妇人胞胎不安并产后诸疾:杜仲不计多少细锉捣末枣肉为丸如弹子大,精米汤送服。

《备急千金要方》　①卷2,杜仲汤治腰脚疾:杜仲、枳实、甘草、李核仁、香豉、栀子仁等6味,常规剂量,水煎服。若不能解,复服大麦奴汤。②卷19,杜仲丸治腰痛:杜仲、石斛、干地黄、干姜等4味,常规剂量,捣末蜜丸,温酒送服。③卷19,杜仲酒治腰痛胸中动:杜仲、干姜、萆薢、羌活、天雄、蜀椒、桂心、川芎、防风、秦艽、乌头、细辛、五加皮、石斛、续断、栝楼根、地骨皮、桔梗、甘草等19味,常规剂量,酒渍分服。《千金方衍义》:腰痛大端有五,总由不能御风寒湿气之痹着。致于坠堕伤损,地湿所伤,又为不慎所致,但须辛温调畅血气,则五者俱可通治。如杜仲、续断、桂、姜、乌、雄、椒、辛之属,可以助阳,可以通痹,可和损伤,可逐地湿。然辛烈浸渍,未免热毒伤胃,所以方中复用石斛、桔梗、栝楼根、地骨皮、甘草之属,既可解辛热药性,并可散标热旺气也。其余诸味,又为祛风逐湿,调和血气之佐使,不用汤液,而用酒醴者,专取流行经脉也。

《外台秘要》　卷17,杜仲酒治腰痛:杜仲、丹参、川芎、桂心、细辛等5味,常规剂量,酒浸分服。

《太平圣惠方》　①卷7,杜仲丸治风毒流注腰脚疼痛:杜仲、续断、丹参、萆薢、川芎、虎胫骨、桂心、附子、牛膝、赤芍药、海桐皮、全蝎等12味,常规剂量,捣末蜜丸,温酒送服。②卷44,杜仲丸治五种腰痛:杜仲、干姜、萆薢、羌活、天雄、川椒、桂心、川芎、防风、秦艽、川乌头、细辛、五加皮、石斛、续断、当归、五味子、槟榔等18味,常规剂量,捣末蜜丸,温酒送服。

《圣济总录》　①卷5,杜仲丸治中风筋脉拘急,行履艰难:杜仲、牛膝、萆薢、酸枣仁、当归、防风、丹参、赤芍药、桂枝、肉苁蓉、石斛、附子、郁李仁、槟榔等14味,常规剂量,捣末蜜丸,温酒送服。②卷31,杜仲汤治虚羸夜多盗汗:杜仲、牡蛎、麻黄根、黄芪、白术、肉苁蓉、茯苓、芍药、炙甘草、人参等10味,常规剂量,水煎服。③卷85,杜仲汤治伤腰卒痛:杜仲、桂枝、羌活、蜀椒、秦艽、石斛、栝楼根、续断、五加皮、牡丹皮、芍药、当归等12味,常规剂量,水煎服。④卷86,杜仲汤治肺劳虚寒难以俯仰,短气唾如脓胶:杜仲、萆薢、桂枝、白术、炙甘草、附子等6味,常规剂量,水煎服。⑤卷155,杜仲汤治妊娠胎动不安,小腹疼痛:杜仲、人参、阿胶、川芎、当归、艾叶等6味,常规剂量,水煎服。⑥卷157,杜仲丸治妊娠数堕胎:杜仲、防风、附子、石菖蒲、桔梗、秦艽、细辛、厚朴、桂枝、半夏、熟地黄、沙参、蜀椒、干姜等14味,常规剂量,捣末蜜丸,温酒送服。

《杨氏家藏方》　卷16,杜仲丸治寒湿邪气客搏胞络,妊娠腰痛,行步力弱,小便白浊昼夜频行:杜仲、五加皮、萆薢、山茱萸、阿胶、金毛狗脊、防风、川芎、细辛、鹿角屑、当归、生地黄等12味,常规剂量,捣末蜜丸,温酒送服。

《济生方》　卷7,杜仲丸治妊娠三两月胎动不安:杜仲、续断等2味,捣末,枣肉为丸,米饮送服。

《伤科补要》　卷4,杜仲汤治腰脊伤痛:杜仲、肉桂、乌药、生地、赤芍、丹皮、当归、玄胡索、桃仁、续断等10味,常规剂量,童便合酒煎服。

【按语】

杜仲是杜仲科植物杜仲的树皮,中药药名。杜仲含杜仲胶、糖苷、生物碱等。中药药理:①降压;②利尿;③强壮;④提高网状内皮系统吞噬作用。后世杜仲主治中风、盗汗、腰背疼痛、肺劳、脚气、胎动不安等,较《神农本草经》有所改变。

桑 上 寄 生

【原文】

桑上寄生味苦平。主腰痛,小儿背强,痈肿,安胎,充肌肤,坚发齿,长须眉,其实,明目,轻身通神。一名寄屑,一名寓木,一名宛童。

【重辑】

桑上寄生味苦性平。主治:①腰痛;②小儿背强;③痈肿。功效:①安胎;②充肌肤;③坚发齿;④长须眉;⑤明目;⑥轻身通神。

【理论】

《名医别录》 桑上寄生治金疮去痹,女子崩中,内伤不足,产后余疾。

《本草经集注》 桑上者名桑上寄生尔。

《新修本草》 此多生槲、榉、柳、水杨、枫等树上。子黄,大如小枣子。

《药性论》 桑寄生能令胎牢固,主怀妊漏血不止。

《日华子本草》 助筋骨,益血脉。

《本草衍义》 桑寄生第以难得真桑上者。尝得真桑寄生,下咽必验如神。向承乏吴山,有求药于诸邑者,乃通令人搜摘,卒不可得,遂以实告,甚不药。盖不敢以伪药罔人。邻邑有人,伪以他木寄生送之,服之逾月而死,哀哉!

《本经疏证》 寄生必假桑之余气而成耶?何他树亦有寄生,枝叶状态如一也。凡树皆有寄生,枝叶状态如一,则应自有种,然未见有不寄他树能自独生者,此盖犹人婉娈柔媚,而无特操,不能自立者,故《尔雅》载其别字曰宛童,然托身得地,亦能有所作为。故张隐庵谓为余气寄生之物,善治余气寄生之病,若肌肤为皮肉之余,齿为骨之余,发眉须为血之余,胎为身之余,而能充之坚之长之安之,是亦最善体会矣。予则更有说焉,果木截接不能两生,此则既有寄生,复不碍树,盖截接者出于人力之勉强,寄生者出于天地之自然。勉强者,原欲竭滋液以奉所接;自然者,仅分余波以资所寓,然其力出于本根则一也。人身本根非肾而何,以能滋赘疣之物,而主腰痛及小儿背强,是又可知此腰痛背强非因乎虚,非因乎痹,乃肾中滋液不敷布,以润所当润,资所当资,而留于中,反碍气之流行矣。得此婉娈柔媚之物,本专为寄豭者引其气(豭,牡猪),使润所当润,资所当资,岂不两俱安善哉!然何以必欲得在桑上者?夫桑本柔凉润泽,其气上及巅顶,旁抵四肢,观《图经》述桑枝本主上气、眼运、肺气、咳嗽、遍体风痒、干燥、水气、脚气、风气、四肢拘挛,再以其上所寄生者而推之,是必尤能发其余泽以溉其所赘矣。托滋液而团结于上者,非目而何?其实主明目,毋容详释也。

【临床】

《备急千金要方》 卷8,独活寄生汤治腰膝冷痛,冷痹日久不愈:独活、寄生、杜仲、牛膝、细辛、秦艽、茯苓、桂心、防风、川芎、人参、甘草、当归、芍药、干地黄等15味,常规剂量,水煎服。《千金方衍义》:风性上行,得湿沾滞,则留着于下,而为腰脚痹重,非独活、寄生无以疗之。辛、防、秦艽,独活之助,牛膝、杜仲,寄生之佐,桂、苓、参、甘以补其气,芎、芍、地以滋其血,血气旺而痹着开矣。

《外台秘要》 卷17,引《古今录验》寄生汤治腰痛:桑寄生、附子、独活、狗脊、桂心、杜仲、川芎、炙甘草、芍药、石斛、牛膝、白术、人参等13味,常规剂量,水煎服。

《经效产宝》 卷上,桑寄生散(名见《太平圣惠方》卷75)治妊娠胎动不安,腹痛闷乱:桑寄生、当归、川芎、阿胶、葱白、豆豉等6味,常规剂量,水煎服。

《太平圣惠方》 ①卷30,桑寄生散治痿痹疼痛或偏枯或腰痛挛急:桑寄生、芍药、独活、熟地黄、杜仲、牛膝、附子、细辛、秦艽、茯苓、羚羊角屑、防风、川芎、人参、当归、桂心、炙甘草等17味,常规剂量,捣散,水酒各半煎服。②卷75,桑寄生散治妊娠伤胎腹痛:桑寄生、当归、阿胶、续断、艾叶、川芎等6味,常规剂量,捣散,水煎服。③卷76,安胎桑寄生散治妊娠胎动不安:桑寄生、熟地、木通、赤茯苓、炙甘草、当归、白芷、知母、远志、陈橘皮等10味,常规剂量,捣散,水煎服。④治妊娠胎动不安,心腹刺痛:桑寄生、艾叶、阿胶等3味,常规剂量,水煎去滓,食前分温三服。

《圣济总录》　①卷8,桑寄生丸治风痹腰脚不遂:桑寄生、黄芪、枳壳、熟地黄、蔓荆子等5味,常规剂量,捣末蜜丸,温酒送服。②卷157,寄生饮治妊娠遍身虚肿:桑寄生、桑根白皮、木香、紫苏茎叶、大腹皮等5味,细锉,水煎服。③卷166,寄生汤治产后乳汁不下:桑寄生一味捣筛。

《陈素庵妇科补解》　卷5,寄生养荣汤治产后瘛疭发痉,角弓反张:钩藤、丹皮、当归、川芎、生地、川断、人参、茯苓、生甘草、白芍、桑寄生等11味,常规剂量,水煎服。

《痘疹仁端录》　卷7,寄生汤治痘疹:牛膝、杜仲、人参、秦艽、茯苓、白术、甘草、白芍、独活、熟地、防风、当归、川芎、桑寄生等14味,常规剂量,水煎服。

《胎产秘书》　寄生散治胎漏下血:寄生、川断、阿胶、黑人参、白术、川芎等6味,水煎服。

《疡医大全》　卷26,桑寄生丸治脚气:桑寄生、羌活、防风、白术、杜仲、续断、赤芍、薏苡仁、当归、独活、茯苓、苍术、红花、川芎、木瓜等15味,常规剂量,捣末蜜丸,白汤送服。

《不知医必要》　卷4,桑寄生丸治妊娠应期堕胎不受热药:杜仲、炙黄芪、真桑寄生、高丽参、五味子、白术等6味,常规剂量,熬膏为丸,米汤送服。

《杨氏护命方》　①治下血止后,但觉丹田元气虚乏,腰膝沉重少力:桑寄生为末,海服一钱,非时白汤点服。②治毒痢脓血,六脉微小,并无寒热:桑寄生、防风、大芎、炙甘草等4味,捣末水煎服。

《濒湖集简方》　治膈气:生桑寄生捣汁一盏,服之。

【按语】

桑寄生为桑寄生科植物槲寄生、桑寄生或毛叶桑寄生等的枝叶。槲寄生茎、叶含齐墩果酸、β-香树脂醇、内消旋肌醇、黄酮类化合物等。桑寄生带叶茎枝含槲皮素及萹蓄苷。药理作用:①降压;②利尿;③抗病毒;④镇静。后世桑上寄生主治冷痹、妊娠伤胎、妊娠遍身虚肿、产后乳汁不下、产后瘛疭发痉、痘疹、胎漏等,较《神农本草经》有所扩展。

女 贞 实

【原文】

女贞实味苦平。主补中安五脏,养精神,除百疾。久服肥健轻身不老。

【重辑】

女贞实味苦性平。功效:①补中;②安五脏;③养精神;④除百疾;⑤肥健轻身。

【理论】

《名医别录》 女贞实味甘无毒,生武陵。

《本草经集注》 叶茂盛,凌冬不凋,皮青肉白,与秦皮为表里。《仙经》亦服食之。

《新修本草》 女贞叶似枸骨及冬青树等。

《日华子本草》 冬青皮去血,补益肌肤。

【临床】

《医方论》 二至丸:女贞子、旱莲草等2味,常规剂量,捣汁熬膏和丸,分服。二至丸取意甚佳,尚嫌力量浅薄,加入天冬、地黄、人参,以三才合二至始为得力。

《证治准绳·疡医》 治下注疮亦名湿毒疮脚膝间脓水不绝,连年不愈:制女贞叶贴之。

《疡医大全》 卷23,狐仙封脏丸配伍女贞子治延年益寿治痔疮:女贞子、枸杞子、菟丝子、茯苓、赤茯苓、生地、熟地、菊花、何首乌、山萸肉、远志、当归、人参、莲须、柏子仁、天冬、龙眼肉、麦冬、酸枣仁、五味子、牛膝、丹皮、石菖蒲、泽泻等24味,常规剂量,捣末蜜丸,每次温水送服30丸。

《医醇剩义》 卷2,女贞汤治淋浊溺痛,腰腿无力,久为下消:女贞子、生地、龟板、当归、茯苓、石斛、天花粉、萆薢、牛膝、车前子、大淡菜等11味,常规剂量,水煎服。

《随息居饮食谱》 熙春酒配伍女贞子治老年久咳,容颜少壮,毛发润泽:女贞子、枸杞子、龙眼肉、生地、仙灵脾、绿豆、柿饼等7味,常规剂量,捣散酒浸,每次口服20毫升。

《不居集》 卷10,畅郁汤配伍女贞子治肝脾血少血虚有火:丹参、谷芽、白芍、茯苓、扁豆、钩藤、菊花、连翘、甘草、荷叶等10味,常规剂量,捣散水煎服。胁痛者加女贞子、鳖甲8分。

《玉钥续编》 养阴清燥汤配伍女贞子治女贞子、玉竹、山药、生地、丹皮、麦冬、首乌、莲子芯、栀子、黄芩等9味,常规剂量,捣散,每次5钱水煎温服。

《中国医学大辞典》 女贞皮酒治祛风湿治腰膝疼痛拘挛:女贞皮、白酒等2味,常规剂量,浸酒密封,分服。

中药部颁标准 ①WS3-B-1500-93女贞子膏治肝肾两亏,腰膝酸软,耳鸣目眩,须发早白:女贞子煎膏,每次口服15克。②WS3-B-2365-97参鹿强身丸配伍女贞子治身体虚弱,精神不振,肾虚阳痿,腰背酸痛:红参、全鹿干、女贞子、白术、白芍、肉苁蓉、锁阳、山药、菟丝子、山茱萸、覆盆子、陈皮、炙甘草等13味,常规剂量,捣末蜜丸,每次温水送服3克。③WS3-B-1960-95固肾生发丸配伍女贞子治斑秃、全秃、普秃及肝肾之症状性脱发:女贞子、熟地、枸杞子、羌活、何首乌、川芎、木瓜、当归、桑椹、丹参、党参、黑芝麻等12味,常规剂量,捣末蜜丸如梧桐子大,每次温水送服10丸。

赵炳南加减秦艽汤配伍女贞子治系统性红斑狼疮:秦艽、黄芪、黄精、女贞子、鸡血藤、乌梢蛇、丹参、莲子心、玉竹、人参、白芍、当归、熟地、黄连等14味,常规剂量,捣散水煎温服。

【按语】

女贞实别名女贞子,中药药名,是木犀科植物女贞的果实。女贞实含女贞子苷、洋橄榄苦苷、齐墩果酸、4-羟基-B-苯乙基-B-D-葡萄糖苷、桦木醇等。中药药理:①降脂;②降糖;③保肝;④改善免疫功能;⑤抗炎。后世女贞子主治淋浊溺痛、腰腿无力、腰膝疼痛拘挛等,较《神农本草经》有所改变。

098 蕤核

【原文】

蕤核味甘温。主心腹邪结气,明目,目赤痛伤泪出。久服轻身益气不饥。

【重辑】

蕤核味甘性温。主治:①心腹邪结气;②目赤痛伤泪出。功效:明目益气。

【理论】

《名医别录》 蕤核治目肿眦烂,鼽鼻,破心下结痰痞气。

《医林纂要》 白蕤仁,功略同酸枣仁,生则咸多,布散神明之用;熟则甘多,安定神明之主。人知其治目疾,而不知其能补心久矣。

《本草图经》 蕤核高五、七尺,茎间有刺,叶细似枸杞而尖长,花白,子红紫色,附枝茎而生,类五味子。古今方唯用治眼。刘禹锡《传信方》所着法最奇。云眼风泪痒或生翳或赤,一切皆主之。宣州黄连捣末,蕤核仁去皮碾为膏点眼,万万不失。雷公云:用芒硝、木通草二味和蕤仁同水煎研膏,任加减入药中使。陈藏器:蕤子,生熟足睡不眠。

《本草求真》 蕤核专入肝经,眼科药也。凡因风热乘肝以致血虚而目不得明,故病必见上下眼胞风肿弦烂,左右热障。仁斋曰:拘急牵飔瞳青胞白,痒而清泪不赤不痛,是为风眼。乌轮突起胞硬红肿,眵泪湿浆,里热刺痛,是为热眼。眼浑而泪,胞肿而软,上壅酸涩微赤,是为气眼。风与热并则痒而浮赤,风与气搏则痒涩皆沉,血热交聚故生淫肤粟肉红缕偷针之类。气血不至故有眇视胞垂雀眼盲障之形,淡紫而隐红者为虚热,鲜红而妒赤者为实热。两眦呈露生胬肉者,此心热血旺。白睛红膜如伞纸者,此气滞血凝。热滞则瞳人内涌,白睛带赤,冷症则瞳仁青绿,白睛枯槁,眼热经久,复为风热所乘,则赤烂。眼中不赤但为痰饮则作疼,肝气不顺而挟热所以羞明,热气蓄聚而伤饱所以胞合,白睛带赤或红筋者其热在肺,上胞下胞或目唇间如疮点者其热属脾,翳起肺家受热,翳如碎米状者易散,翳如梅花者难消。得蕤核温能散风,寒能胜热,甘能补血,俾火退泪止而目疾瘳矣。赤筋在翳膜外者得此则宜。拨云膏取下翳膜,蕤仁去油五分,青盐一分,猪胭子五钱,共捣末如泥点之。又方:蕤仁二两去油,入白蓬砂一钱,麝香二分,研匀收,去翳妙不可言。

【临床】

《太平圣惠方》 卷33,蕤仁散治眼生花翳:蕤仁、决明子、黄连、柴胡、葳蕤、大黄、黄芪、炙甘草等8味,常规剂量,捣散,水煎服。

《圣济总录》 ①卷105,蕤仁洗眼汤治眼中飞血赤脉及发痛:蕤仁、苦竹叶、细辛等3味,常规剂量,水煎外洗。②卷106,点眼蕤仁煎治风毒坠睛:蕤仁、黄连、地骨皮、曾青、青盐、古钱、蜜等6味,常规剂量,蜜煮去滓点眼。③卷110,蕤仁丸治眼目生疮,疼痛赤肿,视物不明:蕤仁、决明子、秦皮、车前子、菊花、黄连、防风、蓝实、槐子、柴胡、人参、茯苓、山芋、川芎、大黄、炙甘草等16味,常规剂量,捣末蜜丸,分服。④卷113,点眼蕤仁煎治热毒攻注目眦肿结赤痛:蕤仁、秦皮、黄柏、青竹茹、栀子仁等5味,常规剂量,捣散,水煎服。

《奇效良方》 卷50,蕤仁丸治内外障眼:蕤仁、车前子、黄连、麦门冬、青葙子、黄芩、秦艽、生地黄、羚羊角末、防风、人参、天门冬、丹砂、升麻、苦参、地肤子、菊花、玄参、羌活、决明子、地骨皮、炙甘草等22味,常规剂量,捣末蜜丸,分服。

【按语】

蕤核为蔷薇科植物单花扁核木的干燥成熟果核。种子含蛋白质、脂肪、纤维,种仁含油脂。后世蕤核主治眼生花翳、眼中飞血、赤脉疼痛、内外障眼等,较《神农本草经》有改变。

藕 实 茎

【原文】

藕实茎味甘平。主补中养神,益气力,除百疾。久服轻身耐不饥延年。一名水芝丹。

【重辑】

藕实茎味甘性平。功效:①补中养神;②益气;③除百疾;④久服轻身耐老。

【理论】

《名医别录》 藕实茎无毒,一名莲。藕主热渴,散血,生肌,久服令人心欢。

《本草经集注》 宋帝时,太官作羊血䐑,庖人削藕皮误落血中,遂皆散不凝,医仍用藕疗血多效也。

《药性论》 藕汁亦单用,能消瘀血不散。节捣汁,主吐血不止,口鼻并皆治之。孟诜云:藕,生食之,主霍乱后虚渴、烦闷、不能食。产后忌生冷物,惟藕不同生冷,为能破血故也。莲子性寒,主五脏不足,伤中气绝,利益十二经脉血气。

《日华子本草》 解热毒,消瘀血,治产后血闷。

《神农本草经百种录》 一气相通,茎与实无异,非若他药之根实各殊也。味甘平。主补中,味甘淡得中土之性。养神,气香而中虚。益气力,脾肾旺则气血强。除百疾。中和之性无偏杂之害也。久服,轻身耐老,不饥延年。和平之效。藕者水土之精也,故能养脾胃之阴。生水底污泥之中,而无处不香,无节不通,故又能疏达脾胃之气,而滋其血脉。

【临床】

《太平圣惠方》 卷6,百花煎治肺热吐血后咳嗽、虚劳少力:白蜜、生地黄汁、生姜汁、黄牛乳、藕汁、秦艽、茯苓、柴胡、干柿、杏仁、黄明胶等11味,常规剂量,捣散慢火煎膏,每次粥饮调服1茶匙。

《圣济总录》 卷160,藕汁饮治恶露有热:藕汁、生地汁、生姜等3味,常规剂量,酒服。

《丹溪心法》 卷3,藕汁膏治胃热消渴:黄连末、天花粉末、人乳、藕汁、生地汁等5味,常规剂量,熬膏分服。

《冯氏锦囊秘录》 藕节散治吐衄不止:藕汁、生地汁、生蜜、大蓟汁等4味,常规剂量,分服。

《医学入门》 藕蜜膏治小便长涩痛闷之极:藕汁、白蜜、生地汁等3味,常规剂量,煎膏分服。

《杂病源流犀烛》 卷17,干藕节散治坠跌瘀血,积在胸腹,吐血无数:干藕节捣末分服。

《丹台玉案》 卷4,急济饮治吐血:小蓟、童便、墨汁、藕汁、沉香等5味,常规剂量,捣散,每次2钱缓缓调服。

《医醇剩义》 卷4,大泽汤配伍藕实治阴液大亏,心火上炽,舌色绛红,边尖破碎:藕实、天冬、生地、人参、龟版、麦冬、茯神、柏子仁、蛤粉、丹参、石斛、灯心等12味,常规剂量,捣散水煎分服。

《顾松园医镜》 卷12,八仙玉液治阴虚咳嗽痰血:藕汁、梨汁、蔗浆、芦根汁、茅根汁、人乳、童便、生鸡子白等8味,常规剂量,捣汁频频服之。

《医学衷中参西录》 二鲜饮治虚劳痰中带血:鲜茅根、鲜藕等2味,常规剂量,捣汁常常饮之。藕善化瘀血而兼滋新血,合为滋养真阴之妙品。

【按语】

藕实茎即藕节,中药药名,是睡莲科植物莲的根茎的节部。藕节含鞣质、天门冬素。中药药理:止血。后世藕实茎主治恶露不下、胃热消渴、吐衄不止、小便长涩痛、坠跌瘀血,较《神农本草经》有扩展。

大 枣

100

【原文】

大枣味甘平。主心腹邪气，安中养脾，助十二经，平胃气，通九窍，补少气，少津液，身中不足，大惊，四肢重，和百药。久服轻身长年，叶覆麻黄，能令出汗。

【重辑】

大枣味甘性平。主治：①心腹邪气；②少气；③少津液；④身中不足；⑤大惊；⑥四肢重。功效：①和百药；②安中养脾；③平胃气；④通九窍；⑤久服轻身长年。

【理论】

《名医别录》 大枣补中益气，强力，除烦闷，治心下悬，肠澼。三岁陈核中仁主治腹痛，邪气。枣叶揩热痱疮至良。

《日华子本草》 干枣润心肺，止嗽，补五脏，治虚劳损，除肠胃癖气，和光粉烧治疳痢。枣叶治小儿壮热，煎汤浴，和葛粉裹痱子佳，及治热瘤也。

【临床】

《伤寒论》 十枣汤治悬饮或支饮停于胸胁，咳唾胸胁引痛，头痛目眩，或胸背掣痛不得息，水肿腹胀，二便不利：大枣、芫花、甘遂、大戟等4味，捣散，水煎服。

《备急千金要方》 卷8，大枣汤治历节疼痛：大枣、黄芪、附子、生姜、麻黄、甘草6味，常规剂量，水煎服。《千金方衍义》：麻黄附子甘草汤加黄芪、姜、枣，日三服之。发表重剂莫如麻黄，温经峻药首推附子，表里补泻，功用天渊。仲景于少阴病脉沉发热，二味合用，单刀直破坚垒，而建补天浴日之功。在一二日间，势难巨测，则用细辛以助其锐。二三日无里证，则用甘草以缓其治，各有权度。《金匮》于水肿治例，亦用二汤，喘嗽则兼细辛，以开肺气之壅；脉沉则兼甘草，以缓肾气之逆，与初起防变，二三日无里证互发。而仓公乃于麻附细辛方中，加当归、防、独，以疗贼风口噤发痉。

《千金翼方》 卷18，大枣汤治虚烦短气胸满：大枣、石膏、白薇、前胡、人参、防风、桂心、炙甘草等8味，水煎服。

《外台秘要》 ①卷6，大枣汤治心痛喘咳短气，动而好唾：大枣、杏仁、人参、紫菀、葳蕤、麦门冬、百部、通草、石膏、五味子、羊肾、麻黄等12味，常规剂量，水煎服。②卷9，大枣七味汤治冷嗽遇诸冷便发：大干枣、桂心、杏仁、细辛、吴茱萸、当归等6味（原缺一味），常规剂量，水煎服。

《圣济总录》 ①卷41，大枣汤治胸中菀结或至呕血：大枣、生干地黄、阿胶、炙甘草等4味，常规剂量，水煎服。②卷80，大枣散：芫花、甘遂、大戟等3味，常规剂量，捣散，水煎服。③卷172，大枣汤治小儿久疳多渴：大枣、人参、白术、茯苓、陈曲、炙甘草、檀香等7味，常规剂量，水煎服。④卷187，大枣丸长肌进食：大枣、熟艾叶、杏仁、半夏、人参等5味，常规剂量，捣末枣膏为丸，分服。

《医心方》 卷21，大枣汤治妇人五崩：大枣、黄芪、阿胶、甘草等4味，常规剂量，水煎服。

《太平惠民和剂局方》 枣肉平胃散：陈橘皮、苍术、厚朴、甘草、生姜、红枣等6味，常规剂量，捣散，水煎服。

《杨氏家藏方》 卷3，十枣散治疟疾但热不寒：穿山甲、大枣等2味，常规剂量，烧灰研末调服。

《魏氏家藏方》 枣肉豆蔻丸治泄泻：枣肉、肉豆蔻、钟乳粉、丁香、人参、茯苓等6味，捣末蜜丸，分服。

《普济本事方》 卷4，大枣汤治四肢肿满：白术、大枣等2味，常规剂量，水煎服。《本事方释义》：白术气味甘温微苦，入足太阴；大枣气味甘酸微温，入手少阳、足太阴、阳明。四肢浮肿，由乎中宫气弱土衰，不能运湿，故用培土之药。得中焦气旺，脾胃不致失职，自然肿消而病安矣。

《陈素庵妇科补解》 卷3，大枣汤治妊娠悲泣，喜笑不休，惊悸数发：大枣、浮小麦、麦冬、人参、川芎、当归、竹茹、茯苓、茯神、陈皮、熟地、香附、白芍、黄芪等14味，常规剂量，水煎服。

【按语】

大枣是鼠李科植物枣的成熟果实。大枣含大枣皂苷、酸枣仁皂苷B、光千金藤碱、环磷腺苷、环磷鸟苷等。后世大枣主治虚烦短气、冷嗽、胸中菀结、妇人五崩、泄泻、四肢肿满、脏躁等，较《神农本草经》有所扩展。

101 葡　萄

【原文】

葡萄味甘平。主筋骨湿痹,益气,倍力,强志,令人肥健,耐饥忍风寒。久食轻身,不老延年,可作酒。

【重辑】

葡萄味甘性平。主治:①筋骨湿痹。功效:①益气倍力;②强志;③令人肥健;④耐饥忍风寒;⑤久食轻身不老。

【理论】

《名医别录》　葡萄逐水利小便。

《本草经集注》　魏国使人多赍来,状如五味子而甘美,可作酒,云用其藤汁殊美好。北国人多肥健耐寒,盖食斯乎?不植淮南,亦如桔之变于河北矣。人说即此间蘡薁,恐如彼之枳类桔耶。

《药性论》　葡萄除肠间水气,调中,治淋,通小便。

《史记》　大宛以葡萄为酒,富人藏酒万余石,久者十数岁不败。张骞使西域,得其种而还,种之,中国始有。盖北果之最珍者。魏文帝诏群臣说葡萄云:醉酒宿醒,掩露而食,甘而不饴,酸而不酢,冷而不寒,味长汁多,除烦解悁。他方之果宁有匹之者?今大原尚作此酒,或寄至都下,犹作葡萄香。今医家多暴收其实,以治时气。发疮疹不出者,研酒饮之甚效。

《本草纲目》　葡萄酒有二样。酿成者味佳,有如烧酒法者有大毒。酿者,取汁同曲,如常酿糯米饭法。无汁,用干葡萄末亦可。魏文帝所谓葡萄酿酒,甘于曲米,醉而易醒者也。烧者,取葡萄数十斤,同大曲酿酢,取入甑蒸之,以器承其滴露,红色可爱。古者西域造之,唐时破高昌,始得其法。梁《四公子记》云:高昌献葡萄干冻酒。杰公曰:葡萄皮薄者味美,皮浓者味苦。八风谷冻成之酒,终年不坏。叶子奇《草木子》云:元朝于冀宁等路造葡萄酒,八月其余皆冰,独此不冰,乃酒之精液也,饮之令人透腋而死。酒至二、三年,亦有大毒。

《饮膳正要》　酒有数等,出哈喇火者最烈,西番者次之,平阳、太原者又次之。

【临床】

《太平圣惠方》　卷95,葡萄酒治年老体虚形瘦:干葡萄、细曲、糯米等3味,常规剂量,水煎服酿酒分服。

【按语】

葡萄为葡萄科植物葡萄的果实。葡萄含葡萄糖、果糖及少量蔗糖、木糖,酒石酸、草酸、柠檬酸、苹果酸。又含各种花色素的单葡萄糖苷和双葡萄糖苷。葡萄皮含矢车菊素、芍药素、飞燕草素、矮牵牛素、锦葵花素、锦葵花素-3-β-葡萄糖苷。药理作用:葡萄可降低胃酸度,利胆。后世葡萄主治未扩展。

102 蓬蘽

【原文】

蓬蘽味酸平。主安五脏,益精气,长阴令坚,强志,倍力有子。久服轻身不老。一名覆盆。

【重辑】

蓬蘽味酸性平。功效:①坚阴有子;②安五脏;③益精强志;④轻身不老。

【理论】

《名医别录》 蓬蘽治暴中风,身热大惊。

《本草经集注》 蓬蘽是根名,方家不用。覆盆是实名,乃似覆盆之形。

《新修本草》 覆盆,蓬蘽,一物异名。蓬蘽乃覆盆之苗也,覆盆乃蓬蘽之子也。蘽者藤也,今云覆盆子则不言其蔓藤也,前云蓬蘽则不言其子实也。犹如茺蔚与蘼芜异条,附子与乌头殊用。

《药性论》 覆盆子治男子肾精虚竭,女子食之有子。主阴痿,能令坚长。

《本草求真》 覆盆子性禀中和,功能□而不燥,固精而不凝。故服阴痿能强,肌肤能泽,脏腑能和,须发不白。女子服之多孕。既有补益之功,复多收敛之义。名为覆盆子者,服之能使溺盆皆覆也。同车前、五味、菟丝、蒺藜子为五子衍宗丸,治男子精气亏乏中年无子。加入巴戟天、腽肭脐、补骨脂、鹿茸、白胶、山茱萸、肉苁蓉,治阳虚阴痿临房不举、精寒精薄。宜去蒂。酒煮用。

【临床】

《备急千金要方》 卷19,覆盆子丸治劳伤羸瘦:覆盆子、苁蓉、巴戟天、龙骨、五味子、鹿茸、茯苓、天雄、续断、薯蓣、白石英、地黄、菟丝子、蛇床子、远志、干姜等16味,常规剂量,研末蜜丸,分服。

《太平圣惠方》 ①卷3,覆盆子丸治两目昏暗,泪出疼痛:覆盆子、细辛、当归、决明子、川芎、五味子、人参、茯苓、羌活、桂心、柏子仁、防风、菊花、枸杞子、车前子、炙甘草等16味,常规剂量,捣末蜜丸。②卷30,补益覆盆子丸治虚劳失精腰膝疼痛:覆盆子、菟丝子、龙骨、肉苁蓉、附子、巴戟、人参、蛇床子、熟地黄、柏子仁、鹿茸等11味,常规剂量,捣末蜜丸,分服。③卷30,覆盆子散治虚劳四肢羸弱:覆盆子、五味子、黄芪、石斛、肉苁蓉、车前子、鹿角胶、熟地黄、钟乳粉、天门冬、紫石英、菟丝子等12味,常规剂量,水煎服,捣散温酒调下。④卷98,覆盆子丸补暖下元治诸风虚:覆盆子、五粒松、枸杞子、秦皮、升麻、巨胜、楮实、生地黄汁等8味,常规剂量,捣末蜜丸,分服。

《圣济总录》 ①卷89,覆盆子丸治虚劳腰痛及五劳七伤:覆盆子、巴戟天、山芋、泽泻、附子、白术、桂枝、菟丝子、牛膝、人参、茯苓、厚朴、干姜、山茱萸、细辛、远志、炙甘草、五味子、陈橘皮、龙骨、石斛、青木香、槟榔、川芎、熟地黄、赤石脂、陈曲、柏子仁、地骨皮、蛇床子、肉苁蓉、黄芪等32味,常规剂量,捣末蜜丸,分服。②卷96,覆盆子丸治膝胫少力,百节酸疼:覆盆子、肉苁蓉、炙黄芪、五味子、补骨脂、乌药、石斛、泽泻、荜澄茄、沉香、巴戟天、熟地黄、川芎、当归、赤芍药、山茱萸、菟丝子等17味,常规剂量,捣末蜜丸,分服。

《御药院方》 卷6,覆盆子丸壮筋骨益子精,明目黑髭发:覆盆子、远志、杜仲、柏子仁、枸杞子、地肤子、胡桃仁等7味,常规剂量,捣末面丸,分服。

《摄生众妙方》 卷11,五子衍宗丸治阳痿早泄,遗精精冷,久不生育:枸杞子、菟丝子、五味子、覆盆子、车前子等5味,常规剂量,捣末蜜丸,分服。

【按语】

蓬蘽是蔷薇科植物灰白毛莓的果实,又名覆盆子。覆盆子是蔷薇科植物掌叶覆盆子等的未成熟果实,中药药名。掌叶覆盆子含有机酸、糖类及少量维生素C。中药药理:①雌激素样作用;②抑菌。后世蓬蘽主治劳伤羸瘦、两目昏暗、腰痛、膝胫少力、阳痿早泄,较《神农本草经》有所扩展。

103 鸡 头 实

【原文】

鸡头实味甘平。主湿痹,腰脊膝痛,补中除暴疾,益精气,强志令耳目聪明。久服轻身不饥,耐老神仙。一名雁喙实。

【重辑】

鸡头实味甘性平。主治:①湿痹;②腰脊膝痛。功效:①补中除暴;②益精强志;③聪明耳目;④久服轻身不饥耐老。

【理论】

《名医别录》 鸡头实无毒,一名芡。

《本草经集注》 此即今芡子形上花似鸡冠,故名鸡头。仙方取此并莲实合饵,能令小儿胜菱。水陆丹经验后方:益精气,强志意,聪利耳目。以鸡头实三合,煮令熟,去壳,研如膏。

《本草思辨录》 藕始终以生、以长、以穿穴于水中,而孔窍玲珑,丝纶内隐,故能入心所主之血。又味甘入鸡头植于水与藕同,味甘平补中亦同。惟藕始终不离水而善穿泥,鸡头则取苞中之实,而苞有青刺,结必向阳。藕气寒而鸡头气温,藕性润而鸡头性燥。藕所以为血药者,以其在水中穿穴也。鸡头所以为气药者,以向阳而得天气也。藕气寒性润善穿,故能散血除热。鸡头气温性燥有刺,故能除湿通痹。鸡头主湿痹,取其能通。然其通以涩为通,故本经又以益精气继之。后世用于遗精带浊小便不禁之方颇多,则涩精之功,较胜于通痹之功矣。

【临床】

《太平圣惠方》 卷97,鸡头实粥治精气不足耳目不聪:鸡头实、粳米常规剂量煮粥服。

《圣济总录》 卷120,芡实散治风疳宣露出血不止,脱落口臭:鸡头实、桑条、槐枝、盐、猪牙皂荚、生地黄、地骨皮等7味,常规剂量,捣散入麝香少许,临卧揩齿,温水漱口。

《洪氏经验集》 水陆二仙丹治男子遗精白浊,女子带下及小便频数,遗尿等症:芡实末、金樱子等2味,盐汤送服。

《严氏济生方》 芡实丸治惊悸健忘,遗精白浊:芡实、莲花须、茯神、山茱萸、龙骨、五味子、枸杞子、熟地黄、韭子、肉苁蓉、牛膝、紫石英等12味,常规剂量,捣末药糊为丸,分服。

《国医宗旨》 卷3,芡实丸治梦遗:芡实、莲花须、茯神、山茱萸肉、五味子、枸杞、熟地黄、韭子、肉苁蓉、牛膝等10味,常规剂量,捣末怀山药糊为丸,盐汤送服。

《活人心统》 卷下,芡实丸治梦泄及阳痿未交先泄:鸡头肉、莲花须、山萸肉、白蒺藜、五花龙骨、覆盆子等6味,常规剂量,捣末蜜丸,莲子去心煎汤送服。

《辨证录》 ①卷4,芡莲丹治心肾不交昼夜不能寐,心甚躁烦:芡实、莲子心、人参、茯苓、玄参、熟地、生地、山药、甘草等9味,常规剂量,捣末蜜丸,分服。②卷5,芡术汤治上身先肿下身后肿,久之一身尽肿,气喘嗽不得卧:白术、芡实、茯苓、肉桂、车前子等5味,常规剂量,水煎服。

《本草新编》 芡实山药糊治脾虚久泻:芡实、山药、糯米粉、白糖等4味,常规剂量,煎糊分服。

《不知医必要》 卷3,芡实杞子汤治精浊:熟地、淮山药、杞子、石莲仁、芡实、莲须、牡蛎、茯苓、茯神等9味,常规剂量,水煎服。

《医学从众录》 卷8,芡实茯苓牛角散治女子带下虚脱:芡实粉、茯苓、赤石脂、牡蛎、禹余粮、牛角䚡等6味,常规剂量,捣末米醋拌药为丸,分服。

《随息居饮食谱》 芡实糕治小儿脾虚腹泻及肾虚遗尿:鲜芡实、大米粉、白糖等3味,常规剂量,揉成面团常法做成芡实糕蒸熟分服。

【按语】

鸡头实又名芡实,中药药名,是睡莲科植物芡的成熟种仁。芡实种子含多量淀粉、蛋白质、脂肪、粗纤维、硫胺素、核黄素、抗坏血酸、胡萝卜素微量等。后世鸡头实治耳目不聪、遗精白浊、脾虚久泻等,较《神农本草经》有所扩展。

104 胡 麻

【原文】

胡麻味甘平。主伤中,虚羸,补五内,益气力,长肌肉,填髓脑。久服轻身不老。一名巨胜。叶名青蘘。

【重辑】

胡麻味甘性平。主治:①伤中;②虚羸。功效:①补五内;②益气力;③长肌肉;④填髓脑。

【理论】

《名医别录》 胡麻坚筋骨止痛治金疮及伤寒温疟,大吐后虚热羸困。久服明耳目。作油利大肠治胞衣不落,生者摩疮肿生秃发。

《新修本草》 此麻以角作八棱者为巨胜,四棱者名胡麻。

《药性论》 叶,捣汁沐浴,甚良。患崩中血凝疰者,生取一升,捣,纳热汤中,绞取半升,立愈。

《日华子本草》 胡麻补中益气,养五脏,治劳气,产后羸困,耐寒暑,止心惊。子,利大小肠,催生落胞,逐风温气、游风、头风,补肺气,润五脏,填精髓。细研涂发令长。白蜜蒸为丸服,治百病。叶作汤沐润毛发,滑皮肤,益血色。

《本草衍义》 诸家之说参差不一,只是今脂麻,更无他义。

【临床】

《太平圣惠方》 ①卷27,胡麻散治咳逆上气:胡麻、桂心、炙甘草、人参、泽泻、黄芪、茯苓、五味子、麦门冬、地骨皮、天门冬、熟地等12味,常规剂量,捣散,水煎服。②卷27,胡麻汤治虚劳绝伤羸极消瘦:胡麻、熟地黄、人参、炙甘草、麦门冬、藁本等6味,常规剂量,水煎服。

《太平惠民和剂局方》 胡麻散治脾肺风毒攻冲,遍身皮肤瘙痒,或生疮疥,或生瘾疹,用手瘙时,浸淫成疮,愈而复作;面上游风,或如虫行;紫癜、白癜、顽麻等风;或肾脏风攻注,并宜服之:胡麻、荆芥、苦参、何首乌、炙甘草、威灵仙等6味,常规剂量,捣散,水煎服。

《圣济总录》 ①卷11,胡麻散治皮肤瘙痒,手足生疮及遍身痞瘰,发赤黑靥,肌热疼痛:胡麻、枳壳、防风、蔓荆实、威灵仙、苦参、何首乌、川芎、荆芥穗、炙甘草、薄荷等11味,常规剂量,捣散,水煎服。②卷18,胡麻散治恶风:胡麻、天麻、乳香、何首乌、苍耳、松花、角蒿、款冬花、克颓草、菖蒲、人参、苦参、玄参、沙参、丹参、威灵仙、菊花、蔓荆实、紫参等19味,常规剂量,捣散,水煎服。③卷198,胡麻散益寿延年去客热:胡麻子、茯苓、生地黄、天门冬等4味,常规剂量,捣散,水煎服。

《扁鹊心书》 胡麻散治疬风浑身顽麻或如针刺遍身疼痛:紫背浮萍、黑芝麻、薄荷、牛蒡子、甘草等4味,常规剂量,捣散,茶酒调服。

《鸡峰普济方》 卷22,胡麻散治癫病:胡麻、天麻、乳香等3味,常规剂量,捣散,水煎服。

《普济方》 卷50,引《博济方》胡麻散治五癞,头面遍身生赤黑,须发退落:胡麻子、何首乌、蔓荆子、威灵仙、九节菖蒲、苦参、荆芥、菊花、沙苑蒺藜、鼠粘子等10味,常规剂量,捣散,水煎服。

《寿世保元》 卷9,胡麻散治紫白癜风并癣及面上酒渣,又名粉渣面刺:胡麻子、白芷、何首乌、防风、蔓荆子、菊花、升麻、威灵仙、苦参、当归、川芎、牛蒡子、白蒺藜、荆芥穗、薄荷叶、黄芩、白芍、黄连等18味,常规剂量,捣散,水煎服。

《片玉心书》 卷5,胡麻丸治小儿风疮疥癣:苦参、何首乌、胡麻仁、蔓荆子、威灵仙、荆芥穗、白蒺藜、牛蒡子、石菖蒲、菊花等10味,常规剂量,捣末酒糊为丸,分服。

【按语】

胡麻即芝麻,中药药名,是脂麻科植物脂麻的种子。芝麻含脂肪油、亚油酸、棕榈酸、硬脂酸、花生酸等甘油脂,并含芝麻素、芝麻林酚素、芝麻酚、胡麻苷、车前糖、芝麻糖等。中药药理:①降糖;②促肾上腺作用;③抗炎;④致泻。后世胡麻主治咳逆上气、风毒、瘙痒、恶风、客热、疬风、癫病、紫白癜风并癣、面上酒渣、五癞、疥癣等,较《神农本草经》有所扩展。

105 麻蕡

【原文】

麻蕡味辛平。主五劳七伤,利五脏,下血,寒气,多食令见鬼狂走。久服通神明轻身。一名麻勃。麻子味甘平,主补中益气,肥健不老神仙。

【重辑】

麻蕡味辛性平。主治:①五劳七伤;②寒气;③下血。功效:①利五脏;②多食令人见鬼狂走。

麻子味甘性平。主治:补中益气。

【理论】

《名医别录》 麻蕡破积止痹散脓,此麻花上勃勃者。

《本草经集注》 麻蕡即牡麻,牡麻则无实,今人作布及履用之。麻勃,方药亦少用,术家合人参服,令逆知未来事。其子中仁合丸药并酿酒,大善,然而其性滑利。麻根汁及煮饮之,亦主瘀血、石淋。

《新修本草》 蕡即麻实,非花也。《尔雅》云:蕡,枲实。根主产难衣不出,破血壅胀,带下,崩中不止者,以水煮服之,效。沤麻汁,主消渴。捣叶水绞取汁,服五合,主蛔虫,捣敷蝎毒,效。

《本草拾遗》 麻子下气利小便,去风痹皮顽。炒令香,捣碎,小便浸取汁服。妇人倒产,吞二七枚即正。麻子去风,令人心欢,压为油,可以油而有毒;晚春种为秋麻,子入药佳。

《药性论》 麻花,白麻是也。方用能治一百二十种恶风,黑色遍身苦痒,逐诸风恶血。主女人经候不通。青麻汤淋瘀血,主又下血不止。麻青根一十七枚取三升,冷,分六服。大麻仁治大肠风热结涩及热淋。

《日华子本草》 大麻补虚劳,逐一切风气,长肌肉,益毛发,去皮肤顽痹,下水气及下乳,止消渴,催生,治横逆产。

《本草图经》 陶隐居以麻蕡为牡麻,牡麻则无实;苏恭以为蕡即实非花也。按《本经》麻蕡主七伤,利五脏,多食令人狂走。观古今方书用麻子所治亦尔。又麻花非所食之物,如苏恭之论似当矣。然朱字云麻蕡味辛,麻子味甘,此又似二物。又古方亦有用麻花者云味苦,主诸风及女经不利,以䗪虫为使。

《药物图考》 麻蕡有毒,臭气甚浓,入口嚼尝,先时无味,后则微辛而麻。《本经》主五劳七伤,利五脏,下血,其活血之功用可知矣。于贫血症当酌加黄芪、当归、铁剂等药;若兼干嗽宜去黄芪,加润肺之药;若偏枯痛风痹症,须与乌头、马钱子等药并施;如头痛宜佐川芎、蔓荆子、羌活之类;若疗癫狂、花痴,须加莨菪等药;调经宜与当归、木香、羌活并用;肤痒宜佐蛇床子、石膏、大黄、虾蟆草、芥穗等药。此药常服致瘾。麻蕡即雌麻之花也,由蕡结实即为麻子,古人不曰麻花而曰麻蕡者,盖因其形态不类花状,巨恐与雄花相混,故以麻蕡别之也。《本草经》以麻蕡为要药,故列为专条,云味辛平,而末附麻子之主治云味甘平。后人不识此意,翻刻《本经》竟改麻力专条而以麻蕡附之。惟《千金翼方》内附刻之《本草经》仍以麻蕡为主。《金匮》《伤寒论》无麻蕡之名。此药自《名医别录》以后即混淆莫辨:南齐陶弘景以麻蕡为牡麻之花,唐之苏恭非陶氏之说而以麻蕡即麻子,宋之苏颂始疑麻花、麻蕡、麻子为三物,惜亦未能深考只作疑词而已。李时珍以麻勃为麻花,以麻蕡为带壳麻子。不思《本草经》明云麻蕡即麻勃,焉能分为二物。蕡既曰麻蕡即麻勃,而不曰即麻花,则必非麻花矣。又于麻蕡、麻勃之名下另叙麻子之主治,则必非麻子尤明甚矣。况《名医别录》云麻子无毒,麻蕡有毒,更为铁证。

【临床】

《伤寒论》 麻子仁丸治脾约:火麻仁、芍药、枳实、大黄、厚朴、杏仁等6味,常规剂量,捣末蜜丸如梧桐子大,每次温水送服10丸。

《外台秘要》 ①卷23,治瘰疬初起:七月七日麻花,五月五日艾叶等分作炷,灸之百壮。②治金疮内漏:麻勃一两,蒲黄二两捣末,每次酒服1钱。

《扁鹊心书》 睡圣散治人难忍艾火灸痛,服此即昏睡不知痛,亦不伤人:山茄花、火麻花等2味捣散,每次酒服3钱。

《本草纲目》 治风病麻木:麻花四两,草乌一两,炒灰存性蜜调成膏,每次温水调服3分。

《外科十三方考》 硇砂线治痔瘘:硇砂、壁线、火麻花、生半夏、生南星、芫花、糯米酒、白丝线等8味,常规剂量,酒煎挂线。

【按语】

麻蕡是桑科大麻属植物大麻的雌株的花或花序,也可能包括幼嫩的果实或果序。含四氢大麻酚、大麻酚酸、大麻香豆酮等。药理作用:①中枢神经兴奋及抑制;②延长睡眠时间;③抗伤害;④抗菌。后世临床少用。

冬 葵 子

【原文】

冬葵子味甘寒。主五脏六腑寒热羸瘦,五癃,利小便。久服坚骨长肌肉,轻身延年。

【重辑】

冬葵子味甘性寒。主治:①五脏六腑邪气寒热羸瘦;②五癃。功效:利小便。

【理论】

《名医别录》 冬葵子治妇人乳难内闭,生少室。

《本草经集注》 以秋种葵,覆养经冬,至春作子,谓之冬葵,多入药用,至滑利,能下石。

《药性论》 冬葵子治五淋,主奶肿,能下乳汁。冬葵子根治恶疮,叶烧灰及捣干叶末,单煮汁治时行黄病。孟诜云:葵治疔疮生身面上,汁黄者。可取根作灰,和猪脂涂之。其性冷,若热食之,令人热闷。甚动风气。久服丹石人,时吃一顿佳也。冬月葵菹汁。服丹石人发动,舌干,咳嗽,每食后饮一盏,便卧少时。其子,患疮者吞一粒,便作头。女人产时,可煮顿服之,佳。若生时困闷,以子一合,水二升,煮取半升,去滓,顿服之,少时便产。

《日华子本草》 冬葵,久服坚筋骨。秋葵即是种早者,俗呼为葵菜。

【临床】

《金匮要略方论》 葵子茯苓散治妊娠水肿身重,小便不利:冬葵子、茯苓等2味,常规剂量,捣散,米饮调服。

《肘后备急方》 卷6,冬葵散治肝疱:冬葵子、柏子仁、茯苓、瓜瓣等4味,常规剂量,捣散,煎服。

《备急千金要方》 ①卷2,葵子汤治曾伤八月胎者,预服之:冬葵子、生姜、甘草、芍药、白术、柴胡、大枣、厚朴等8味,常规剂量,水煎服。②卷15,冬葵子汤(名见《圣济总录》卷95)治大小便不通:冬葵子汁、乳汁等2味,常规剂量,和服。

《外台秘要》 卷33,葵子汤治妊娠大小便不利:冬葵子、滑石等2味,常规剂量,水煎服。

《太平圣惠方》 ①卷74,冬葵子散治妊娠胎不安,小便淋涩,小腹疼痛:冬葵子、柴胡、桑根白皮、赤茯苓、赤芍药、当归等6味,常规剂量,捣散,水煎服。《医方考》:滑可以去着,故用冬葵子;清升则浊自降,故用柴胡;气化则能出,故用桑皮;辛利则能润窍,故用当归。而赤苓、赤芍者,取其入血而利丙丁也。②卷77,葵子散治妊娠十一月不产,自由体性:冬葵子、滑石、瞿麦、丹参等4味,常规剂量,捣散水煎去滓,温服。③卷92,冬葵散(名见《普济方》卷588)治小儿烦躁不安,小便赤涩不通:冬葵子、滑石、梁上尘、黄芩、炙甘草等5味,常规剂量,捣散,水煎服。

《圣济总录》 ①卷157,冬葵根汤治妊娠大小便不通:冬葵根、车前草、木通、大黄等4味,常规剂量,水煎服。②卷158,冬葵子汤治妊娠堕胎胞衣不出:冬葵子、牛膝、木通、瞿麦穗、桂枝等5味,捣末水煎去滓,温服。

《鸡峰普济方》 ①卷10,葵子汤治热淋小便微疼:赤茯苓、冬葵子、石韦、泽泻、白术等5味,常规剂量,水煎服。②卷10,葵子汤治小便凝涩不通:冬葵子、车前子、茯苓、白术、木通、赤芍药等6味,常规剂量,水煎服。

《重订严氏济生方》 葵子汤治腹胀小便不通,咽肿不利者:赤茯苓、猪苓、冬葵子、枳实、瞿麦、木通、黄芩、车前子、滑石、炙甘草等10味,常规剂量,水煎服。

《女科百问》 冬葵子散治妊娠小便不利水肿眩晕:冬葵子、赤茯苓等2味,常规剂量,捣末调服。

《一见知医》 葵子散治转胞:冬葵子、滑石、山栀、葱汁、螺肉等5味,常规剂量,捣末贴脐。

《产科发蒙》 卷2,葵子蜀黍汤治子淋:冬葵子、蜀黍、木通、滑石等4味,常规剂量,水煎服。

《医略六书》 卷28,冬葵子汤治孕妇淋沥涩痛:冬葵子、黄芩、甘草、车前子、山栀、赤茯苓等6味,常规剂量,水煎去滓,温服。

【按语】

冬葵子为锦葵科植物冬葵的种子,中药药名。冬葵种子含脂肪油及蛋白质,花含花青素类,鲜冬葵含单糖、蔗糖、麦芽糖、淀粉等。注释:五癃,古代中医病名,五种泌尿系疾病之总称。武威汉代医简载石癃出石,血癃出血,膏癃出膏,泔癃出泔等。后世冬葵子主治妊娠水肿、肝疱、妊娠大小便不利、妊娠胎不安、热淋等,较《神农本草经》有所扩展。

107 苋 实

【原文】

苋实味甘寒。主青盲,明目除邪,利大小便,去寒热。久服益气力,不饥轻身。一名马苋。

【重辑】

苋实味甘性寒。主治:①青盲;②寒热。功效:①明目除邪;②利大小便。

【理论】

《名医别录》 苋实治白翳,杀蛔虫。

《本草经集注》 即苋菜也。今马苋别一种,俗呼为马齿苋,恐非今苋实。其苋实当是白苋,所以云细苋亦同,叶如蓝也。细苋即是糠苋,食之乃胜故云十一月采。又有赤苋,茎纯紫,能疗赤下,而不堪食。药方:用苋实甚稀,断谷方:中时用之。

《新修本草》 赤苋,一名䕅。今苋实一名莫实,疑莫字误矣。赤苋主赤痢,又主射工、沙虱,此是赤叶苋也。马苋一名马齿草,主诸肿瘘、疣目,捣揩之饮汁,主反胃、诸淋、金疮、血流、破血、癥癖,小儿尤良。用汁洗紧唇、面疱、马汗、射工毒,涂之瘥。

《日华子本草》 苋实,生淮阳川泽及田中,今处处有之。即人苋也。苋有六种:有人苋、赤苋、白苋、紫苋、马苋、五色苋。马苋即马齿苋也,自见后条。入药者,人、白二苋,俱大寒,亦谓之糠苋,亦谓之胡苋,亦谓之细苋,其实一也。但霜后方熟,实细而黑,主翳目黑花,肝风客热等。紫苋,茎、叶通紫,吴人用染菜、瓜者,诸苋中此无毒,不寒,兼主气痢。赤苋亦谓之花苋,茎、叶深赤也,根茎亦可糟藏,食之甚美,然性微寒,故主血痢。五色苋,今亦稀有。细苋,俗谓之野苋,猪好食之,又名猪苋。

《本草蒙筌》 苋实味甘气寒无毒。入血分通经逐瘀血殊功,下胎孕最捷。孕妇临产煮食易来,勿多食之,冷中损腹。一种马齿苋性滑,野地最多,主治与苋实颇同,疮科尤善。杖疮敷散血,疔疮敷出根。痈疮、痘疮、风结疮,悉用敷愈;马咬、马汗、射工毒,并取涂痊。种有两般,惟小叶节间有水银者妙,感多阴气,倘生食捣蒜先拌制过佳。

【临床】

《外台秘要》 ①卷40引《集验方》治诸蛇螫人:紫苋捣汁饮一升,以滓涂之。②治射工中人状如伤寒,寒热,发疮偏在一处,有异于常者:赤苋合茎叶捣汁饮一升。

《太平圣惠方》 利大小便:苋实为末分服,新汲水下。

《单方验方新医疗法选编》 治乳糜血尿:红苋菜种子炒至炸花,研成细末。

《四川中药志》 治眼雾不明及白翳:苋菜子、青葙子、蝉花,炖猪肝服。

《养老奉亲书》 苋粥治腹泻痢疾:新鲜苋菜、粳米煮粥分食。

《外科大成》 冰苋散治喉癣:苋菜根、冰片、薄荷、黄柏、月石、儿茶、人中白、山豆根、胡黄连、枯矾、青黛、龙骨、乌海肉等13味,常规剂量,捣末吹用。

《集效方》 治牙痛:苋根晒干烧存性为末揩之,再以红灯笼草根煎汤漱之。

《本草纲目》 苋实与青葙子同类异种,故其治目之功亦仿佛也。治阴下冷痛,入腹则肿满杀人,捣烂敷之。

【按语】

苋实为苋科植物苋的种子。含有亚油酸、棕榈酸、亚麻酸、木蜡酸、油酸、硬脂酸、肉豆蔻酸等脂肪酸和5种甾醇化合物等。后世苋实主治乳糜血尿等,较《神农本草经》有改变。

108　白　瓜　子

【原文】

白瓜子味甘平。主令人悦泽,好颜色,益气不饥。久服轻身耐老。一名水芝。

【重辑】

瓜子味甘性平。功效:①令人悦泽;②好颜色;③益气不饥。

【理论】

《名医别录》　白瓜子除烦满不乐,可作面脂,令悦泽。

《新修本草》　白瓜子即冬瓜仁也。瓜蒂与甘瓜共条。《别录》云甘瓜子主腹内结聚,破溃脓血,最为肠胃脾内痈要药。《本草》以为冬瓜,但用蒂,不云子也。今肠痈汤中用之。俗人或用冬瓜子,非也。

【临床】

《金匮要略方论》　大黄牡丹汤治肠痈初起:大黄、丹皮、桃仁、冬瓜仁、芒硝等5味,常规剂量,捣散水煎分服。

《肘后备急方》　卷6,白杨皮散(名出《备急千金要方》卷6)治面与手足黑:白瓜子仁、白杨皮、桃花等3味,常规剂量,捣散,每次温水调服1钱。

《备急千金要方》　卷6,白瓜子丸治面䵟黵:白瓜子、藁本、远志、杜衡、天门冬、白芷、当归、车前子、云母、柏子仁、细辛、橘皮、栝楼仁、铅丹、白石脂等15味,常规剂量,捣末蜜丸如梧桐子大,每次温水送服20丸。《千金方衍义》:铅丹除热下气,而镇摄阴邪从大便出;云母粉治身皮死肌;白石脂敛固肺气,肺气固则色白也;白瓜子即冬瓜仁,令人悦泽颜色;杜衡、藁本、细辛、白芷、天冬、栝楼佐之,以祛在经风气之滞,乃内服正治法也。②卷6,瓜子散治眼漠漠不明:冬瓜子、青葙子、茺蔚子、枸杞子、牡荆子、蒺藜子、菟丝子、芜菁子、决明子、地肤子、柏子仁、牡桂、菠仁、细辛、蔓荆根、车前子等16味,常规剂量,捣散,每次温酒调服1钱。③卷27,祛三虫丸治诸虫:生地黄汁、清漆、真丹、瓜子末、大黄末等5味,常规剂量,捣末煎丸如梧桐子大,每次温水送服5丸。

《外台秘要》　卷10,苇茎汤治肺痈:瓜瓣、苇茎、薏苡仁、桃仁等4味,常规剂量,水煎服。

《太平圣惠方》　①卷33,冬瓜子散治眼暗不明:冬瓜子、青葙子、牡荆子、地肤子、蔓青子、决明子、车前子、茺蔚子、白蒺藜、松子仁、桂心、蔓荆根、蕤仁、菟丝子、细辛等15味,常规剂量,捣散,水煎服。②卷40,冬瓜子散治鼻皶黄水出:冬瓜子仁、柏子仁、茯苓、冬葵子、栀子仁、枳实等6味,常规剂量,捣散,水煎服。

《朱氏集验方》　卷2,冬瓜饮子治渴疾:大冬瓜子、五苓散等2味,常规剂量,捣散,水煎服。

《圣济总录》　卷178,蓝叶汤治小儿赤白痢,挟热多渴:蓝叶、黄连、茯苓、冬瓜子等4味,常规剂量,捣散,每次1钱水煎去滓分服。

《普济方》　①卷51,白瓜丸治面部??:白瓜子仁、陈橘皮、白芷、藁本、远志、杜衡、车前子、当归、云母粉、白石脂、天门冬、细辛、柏子仁、栝楼根、黄丹等15味,常规剂量,捣末蜜丸如梧桐子大,每次温酒送服30丸。②卷397,蓝叶汤治无辜疳血痢不断:蓝叶、地龙、人参、乌梅、冬瓜子、蜗牛壳、赤茯苓、黄连等8味,常规剂量,捣散,每次1钱水煎去滓温服。

《产科发蒙》　卷3,禹绩汤治遍身肿满,皮肤光泽如莹,小便不利:西瓜皮、赤小豆、冬瓜子、西瓜子、猪苓、茯苓、大腹皮、冬瓜皮、海金砂等9味,常规剂量,捣散水煎去渣温服。

【按语】

白瓜子为葫芦科植物冬瓜的种子,又名冬瓜子、冬瓜仁、瓜瓣。后世白瓜子主治面䵟黵、肺痈、眼暗不明、鼻皶黄水出、渴疾等,较《神农本草经》有所扩展。

109 苦 菜

【原文】

苦菜味苦寒。主五脏邪气,厌谷,胃痹。久服安心益气,聪察少卧,轻身耐老。一名荼草,一名选。

【重辑】

苦菜味苦性寒。主治:①五脏邪气;②厌谷;③胃痹。功效:安心益气。

【理论】

《名医别录》 苦菜治肠澼,渴热,中疾,恶疮。久服耐饥寒,高气不老。

《本草经集注》 疑此即是今茗。《桐君录》云:苦菜三月生扶疏,六月花从叶出,茎直黄,八月实黑;实落根复生,冬不枯。今茗极似此,西阳、武昌及庐江、晋熙皆好,东人正作青茗。茗皆有浡,饮之宜人。凡所饮物,有茗及木叶、天门冬苗,并菝,皆益人,余物并冷利。又巴东间别有真茶,火煏作卷结,为饮亦令人不眠,恐或者此。俗中多煮檀叶及大皂李作茶,并冷。又南方有瓜芦木,亦似茗,苦涩。取其叶作屑,煮饮汁,即通夜不睡。煮盐人唯资此饮,而交、广最所重,客来先设,乃加以香芼辈。

《本草求真》 苦菜解心胃大肠热。苦菜禀气至阴,故味苦寒而不温。而经所列病症有言能治五脏邪气者,邪热客于心也。胃痹渴热中痰者,热在胃也。肠澼者,热在大肠也。恶疮者,热瘀伤血肉也。苦寒总除诸热,故主之也。热去则神自清。故久服安心益气。聪明少卧也。耐饥耐寒。轻身不老者。总言其热去阴生。心安气益之神功也。此与苦苣同为一物。而形色稍异。治与苦苣相同。宗奭曰:苦苣捣汁,敷疔疮殊验,青茵阴干,以备冬月,为末水调敷之。《杂记》云:凡病痔者,宜用苦苣菜,或鲜或干,煮至熟烂,连汤置器中,横安一板坐之,先熏后洗,冷即止,日洗数次,屡用有效,但脾胃虚人切忌。

【按语】

苦菜为菊科植物苦苣菜的全草。本品地上部分含一新二糖类化合物,还含苦苣菜苷、木犀草素、金丝桃苷、蒙花苷、芹菜素、槲皮素、山柰酚。产于澳大利亚全草含抗肿瘤成分。注释:胃痹,中医病名,意同胃风。苦菜后世临床少用。

110　龙　骨

【原文】

龙骨味甘平。主心腹鬼疰,精物老魅,咳逆,泄痢,脓血,女子漏下,癥瘕坚结,小儿热气惊痫。齿主小儿大人惊痫癫疾狂走,心下结气,不能喘息,诸痉,杀精物。久服轻身通神明,延年。

【重辑】

龙骨味甘性平。主治:①心腹鬼疰;②精物老魅;③咳逆;④泄痢脓血;⑤女子漏下;⑥癥瘕坚结;⑦小儿热气惊痫;⑧惊痫癫疾狂走;⑨心下结气;⑩不能喘息;⑪诸痉。功效:①杀精物;②久服轻身通神明。

【理论】

《名医别录》　龙骨治心腹烦满,四肢痿枯,汗出,夜卧自惊,恚怒,伏气在心下,不得息,肠痈内疽阴蚀,止汗,小便利,溺血,养精神,定魂魄,安五脏。白龙骨治梦寐泄精,小便泄精。龙齿治小儿五惊十二痫,身热不可近人,大人骨间寒热。又杀蛊毒。角主治惊痫瘛疭,身热如火,腹中坚及热泄。

《新修本草》　龙骨,五色具者良。其青、黄、赤、白、黑,亦应随色与腑脏相会,如五芝、五石英、五石脂等辈。而《本经》不论,莫知所以。

《药性论》　龙骨逐邪气,安心神,止冷痢及下脓血,女子崩中,带下,止梦泄精,夜梦鬼交,治尿血,虚而多梦纷纭,加而用之。龙齿镇心安魂魄。

《日华子本草》　龙骨健脾涩肠胃止泻痢,治渴疾,怀孕漏胎,肠风下血,崩中带下,鼻洪,吐血,止汗。又云龙齿治烦闷,癫痫,热狂,辟鬼魅。

【临床】

《伤寒论》　①柴胡加龙骨牡蛎汤治伤寒胸满烦惊谵语:半夏、大枣、柴胡、生姜、人参、龙骨、铅丹、桂枝、茯苓、大黄、牡蛎等 11 味,常规剂量,水煎服。②桂枝去芍药加蜀漆牡蛎龙骨救逆汤治太阳病中风,以火劫发汗,邪风被火热,血气流溢,失其常度,两阳相熏灼,其身发黄。阳盛则欲衄,阴虚则小便难,阴阳俱虚竭,身体则枯燥。但头汗出,剂颈而还,腹满微喘,口干咽烂,或不大便,久则谵语,甚者至哕,手足躁扰,捻衣摸床,小便利者,其人可治。伤寒脉浮,医以火迫劫之,亡阳,必惊狂,起卧不安者:桂枝、炙甘草、生姜、牡蛎、龙骨、大枣、蜀漆等 7 味,常规剂量,水煎服。③桂枝甘草龙骨牡蛎汤治火逆下之,因烧针烦躁者:桂枝、甘草、牡蛎、龙骨等 4 味,常规剂量,水煎服。

《备急千金要方》　①卷 3,龙骨散治产后痢:五色龙骨、黄柏根皮、代赭、赤石脂、艾、黄连等 6 味,常规剂量,捣筛,水煎服。②卷 4,龙骨散别名温中龙骨散治腹下十二病绝产:一曰白带,二曰赤带,三曰经水不利,四曰阴胎,五曰子脏坚,六曰脏癖,七曰阴阳患痛,八曰内强,九曰腹寒,十曰脏闭,十一曰五脏酸痛,十二曰梦与鬼交:龙骨、黄柏、半夏、灶中黄土、桂心、干姜、石韦、滑石、乌贼骨、代赭、白僵蚕等 11 味,常规剂量,捣筛,水煎服。《千金方衍义》:此龙骨散专清子脏。方中龙骨、代赭、灶中黄土,各司癥瘕坚结,赤沃漏下,胎漏下血之任;桂心、干姜、半夏,各司通经散结,温中涤秽,下气运痰之任;滑石、石韦、黄柏,各司湿热留着,癃闭不通,阴伤蚀疮之任;乌贼、僵蚕,各司散血行经,祛风化痰之任。

《外台秘要》　卷 33,引《广济方》龙骨散治妊娠外伤下血不止:当归、白龙骨、干地黄、地榆、阿胶、芍药、干姜、熟艾、牛角腮、蒲黄等 10 味,常规剂量,捣散,水煎服。

《太平圣惠方》　卷 11,龙骨救逆汤治伤寒汗出亡阳,心生狂热,起卧不安:龙骨、桂心、炙甘草、茯神、人参、麦门冬、牡蛎、蜀漆等 8 味,常规剂量,捣散,水煎服。

《圣济总录》　①卷 74,龙骨黄连汤治大便滑泄色如鹜溏:龙骨、黄连、当归、干姜、炙甘草等 5 味,捣末水煎,温服。②卷 76,龙骨阿胶散治赤白痢腹中刺痛:龙骨、赤石脂、厚朴、楮皮、地榆、阿胶等 6 味,捣散。③卷 76,龙骨黄连丸治赤白痢:龙骨、黄连、白石脂、胡粉、白矾等 5 味,捣末蜜丸,分服。④卷 97,龙骨饼子治脏毒便血不止:龙骨、乌贼鱼骨等 2 味,常规剂量,捣末,水煎服。

《朱氏集验方》　卷 13,龙骨膏治金疮:龙骨、海螵蛸、五倍子、赤石脂、虢丹、石庭脂等 6 味,常规剂量,熬膏外敷。

《鸡峰普济方》　卷 12,龙骨厚朴汤治水谷气冷,口干肚痛或泄泻:龙骨、厚朴、当归、白术、熟艾等 5 味,常规剂量,捣末,水煎服。

《证类本草》 卷 16,引《梅师方》龙骨韭子汤(名见《医学实在易》卷 7)治失精,暂睡即泄:白龙骨、韭子,常规剂量,捣散,水煎服。

《普济方》 卷 375,引《全婴方》龙骨散治小儿急慢惊风诸药不效者:天浆子、蜈蚣、蝎尾、乌蛇肉、朱砂、脑子、麝香等 7 味,常规剂量,捣散,水煎服。

《医学入门》 卷 8,龙骨膏除湿热敷褚昂阳:龙骨、乳香、没药、密陀僧、海螵蛸、肥皂子等 6 味,常规剂量,捣末清油调药夹内敷贴疮上,隔日一翻,两面贴之。

《秘传外科方》 龙骨海蛤散治痔疮:芜荑、龙骨、海蛤、密陀僧等 4 味,常规剂量,捣末敷疮。

【按语】

龙骨为古代哺乳动物如象类、犀牛类、三趾马等的骨骼化石。中药药名。龙骨主要成分为碳酸钙、磷酸钙,尚含铁、钾、钠、氯、硫酸根等。药理作用:龙骨有促进血凝,降低血管壁通透性及抑制骨骼肌兴奋作用。后世龙骨主治胸满烦惊谵语、产后痢、妊娠外伤下血不止、金疮、水谷气冷、失精、痔疮等,较《神农本草经》有所扩展。

111 麝 香

【原文】

麝香味辛温。主辟恶气,杀鬼精物,温疟,蛊毒,痫痓,去三虫。久服除邪,不梦寤厌寐。

【重辑】

麝香味辛性温。主治:①恶气;②鬼精百物;③温疟;④蛊毒;⑤痫痓;⑥三虫;⑦梦寤厌寐。

【理论】

《名医别录》 麝香治诸凶邪鬼气,中恶,心腹暴痛胀急,痞满,风毒,妇人产难,堕胎,去面目中肤翳。久服通神仙。

《本草经集注》 麝形似獐。其香正在麝阴茎前皮内,别有膜裹之。若于诸羌夷中得者多真好,烧当门沸良久即好。用此香乃胜杀取者。带麝非但香,亦辟恶。以真者一子,置颈间枕之,辟恶梦及尸痊鬼气。

《药性论》 麝香,除百邪魅鬼,疰心痛,小儿惊痫客忤,镇心安神,以当门子一粒,丹砂相似,细研,熟水灌下。

《日华子本草》 辟邪气,杀鬼毒,蛊气,疟疾,催生堕胎,杀脏腑虫,制蛇、蚕咬,沙虱,溪瘴毒,吐风痰,纳子宫,暖水脏,止冷带疾。

【临床】

《备急千金要方》 卷12,大麝香丸治鬼疰、飞尸诸病:麝香、牛黄、附子、鬼臼、真珠、莽草、犀角、矾石、细辛、桂心、獭肝、藜芦、蜈蚣、蜥蜴、丹砂、雄黄、巴豆、杏仁、地胆、元青、亭长、斑蝥、礜石等23味,常规剂量,捣末蜜丸,分服。

《外台秘要》 ①卷13,引《近效方》大麝香丸治积年心痛,尸注蛊毒,癥癖两肋下有块,温瘴毒气,精魅邪气,或悲或哭,蛇蝎蜂等所螫:麝香、牛黄、藜芦、朱砂、当归、茯苓、桔梗、鬼箭羽、金牙、乌头、桂心、吴茱萸、贯众、丹参、蜈蚣、干姜、人参、虎骨、鬼臼、芍药、雄黄、巴豆、蜥蜴等23味,常规剂量,捣筛蜜丸,分服。②卷20,引《深师方》大麝香丸治水病腹独肿大,水在腹里:麝香、雄黄、甘遂、芫花等4味,常规剂量,捣筛蜜丸,分服。

《太平惠民和剂局方》 ①麝香天麻丸治风痹或少力颤掉,肌肉顽痹,筋脉拘挛:麝香、紫背浮萍、麻黄、防风、天麻、没药、朱砂、安息香、乳香、血竭、槐胶等11味,常规剂量,捣末蜜丸,分服。②麝香鹿茸丸治脐腹绞痛,手足麻痹,遗泄失精,阳事不举,虚烦盗汗:鹿茸、熟地、附子、牛膝、杜仲、五味子、山药、肉苁蓉等8味,常规剂量,捣末蜜丸,分服。

《圣济总录》 卷10,麝香丸治风湿肩背拘急,肌肉酸痹:麝香、秦艽、独活、白术、槟榔等5味,常规剂量,捣末蜜丸,分服。

《普济本事方》 卷3,麝香丸治白虎历节,诸风疼痛,游走无定,状如虫啮,昼静夜剧及一切年足不测疼痛:川乌、全蝎、生黑豆、地龙等4味,常规剂量,捣末糯米糊为丸,分服。

《世医得效方》 卷18,麝香散治跌打损伤:麝香、水蛭等2味,常规剂量,研末,温酒调服。

《医学心悟》 卷4,麝香散治喉瘤里有血丝:麝香、冰片、黄连等3味,常规剂量,研末外用。

《中国药典》 麝香保心丸治心肌缺血引起的心绞痛、胸闷及心肌梗死:麝香、人参提取物、牛黄、肉桂、苏合香、蟾酥、冰片等6味,常规剂量,研粉白酒泛丸,分服。

《瑞竹堂方》 沉麝香茸丸治五痨百损,诸虚精怯:沉香、麝香、南木香、乳香、八角茴香、小茴香、鹿茸、莲肉、晚蚕砂、肉苁蓉、菟丝子、牛膝、川楝子、地龙、陈皮、仙灵脾等16味,常规剂量,捣末酒糊为丸,分服。

【按语】

麝香为鹿科动物麝的雄兽香腺囊中的分泌物,中药药名。麝香主要含麝香酮。药理作用:①小剂量麝香兴奋中枢神经,大剂量则为抑制;②兴奋离体心脏;③兴奋呼吸;④升压;⑤兴奋子宫;⑥抗菌、抗炎。后世麝香主治积年心痛、水病腹独肿大、风痹、风湿、白虎、跌打损伤、喉瘤、心绞痛、五痨百损等,较《神农本草经》有所扩展。

112 熊　脂

【原文】

熊脂味甘微寒。主风痹不仁,筋急,五脏腹中积聚,寒热羸瘦,头疡,白秃,面皯疱。久服强志不饥轻身。

【重辑】

熊脂味甘性寒。主治:①风痹不仁;②筋急;③五脏腹中积聚;④寒热羸瘦;⑤头疡;⑥白秃;⑦面皯疱。功效:①强志;②轻身。

【理论】

《名医别录》 熊脂治食饮呕吐。久服长年。

《本草经集注》 此脂即是熊白,是背上膏,寒月则有,夏月则无。其腹中肪及身中膏,煎取可作药,而不中啖。痼疾不可食熊肉,令终身不除愈。

《药性论》 熊胆主小儿五疳,杀虫,治恶疮。熊脂治面上皯䵟及治疮。

《日华子本草》 熊白治风,补虚损,杀劳虫。脂,强心。脑髓,去白秃风屑,疗头旋并发落。掌,食可御风寒,此是八珍之数。胆,治疳疮,耳鼻疮及诸疳疾。

《证类本草》 引雷公云:凡收得后炼过,就器中安生椒,每一斤熊脂入生椒十四个,炼了,去脂革并椒,入瓶中收,任用。《食疗本草》:熊脂微寒甘滑,冬中凝白时取之,脂入拔白发膏中用,极良。脂与猪脂相和燃灯,烟入人目中,令失光明。缘熊脂烟损人眼光。肉,平,味甘,无毒。主风痹筋骨不仁。若腹中有积聚寒热者,食熊肉永不除瘥。其骨煮汤浴之主历节风,亦主小儿客忤。胆,寒。主时气盛热,疳䘌,小儿惊痫。小儿惊痫瘛疭,熊胆两大豆许,和乳汁及竹沥服良。《太平圣惠方》治小儿疳疮,虫蚀鼻用熊胆半分,汤化调涂于鼻中。熊掌得酒、醋、水三件煮,熟即嗔大如皮球,食之耐风寒。《外台秘要》疗蛔心痛用熊胆如大豆和水服,大效。又方:五十年痔不瘥,涂熊胆取瘥乃止,神效。《千金翼方》疗发黄用熊脂涂发梳之散头,入床底,伏地一食顷,即出,便尽黑,不过一升脂验。《食医心镜》治脚气风痹不仁,五缓,筋急,用熊肉半斤于豉汁中和姜、椒、葱白、盐、酱作腌腊,空腹食之。又方:主中风心肺风热,手足不随及风痹不任,筋脉五缓,恍惚烦躁,用熊肉一斤如常法调和作腌腊,空腹食之。《斗门方》治水弩射人用熊胆涂之,更以雄黄同用酒磨服之,即愈。杨氏产乳疗白秃疮及发中生癣,取熊白敷之。

【临床】

《洞天奥旨》 卷10,熊脂膏祛风止痒杀虫治鹅掌风:熊油、瓦松、轻粉、樟脑等4味,常规剂量,捣末煎膏,外用。

【按语】

熊脂为熊科动物黑熊或棕熊的脂肪油。注释:面皯疱,即面部色黑有疙瘩。后世治疗范围较《神农本草经》有缩小。

113 白 胶

【原文】

白胶味甘平。主伤中劳绝,腰痛,羸瘦,补中益气,妇人血闭无子,止痛,安胎。久服轻身延年。一名鹿角胶。

【重辑】

白胶味甘性平。主治:①伤中劳绝;②腰痛;③羸瘦;④血闭无子。功效:①补中益气;②止痛;③安胎;④久服轻身延年。

【理论】

《名医别录》 白胶治吐血下血,崩中不止,四肢酸疼,多汗,淋露,折跌伤损。

《新修本草》 麋角、鹿角,但煮浓汁重煎,即为胶矣,何至使烂也?

《药性论》 白胶又名黄明胶,能主男子肾脏气,气衰虚劳损。妇人服之令有子,能安胎、去冷,治漏下赤白,主吐血。

【临床】

《备急千金要方》 卷12,天门冬丸治男子五劳七伤,八风十二痹,伤中六极,脚气:天门冬、鹿角胶、生地黄、枸杞根、獐骨、酥、白蜜、茯苓、柏子仁、桂枝、白术、姜蕤、菖蒲、远志、泽泻、薯蓣、人参、石斛、牛膝、杜仲、细辛、独活、枳实、川芎、黄芪、苁蓉、续断、狗脊、萆薢、白芷、巴戟天、五加皮、覆盆子、橘皮、胡麻仁、大豆黄卷、茯神、石楠、蜀椒、薏苡仁、阿胶、蔓荆子、大枣、甘草等44味,常规剂量,捣末蜜丸如梧桐子大,每次温水送服20丸。

《外台秘要》 卷31,引《广济方》鹿角胶煎治五劳七伤,百事不任:鹿角胶、紫苏子、生地黄、生姜、黄牛酥、白蜜等6味,常规剂量,熬膏分服。

《太平圣惠方》 ①卷30,鹿角胶丸治腰脚疼痛不可行步:鹿角胶、附子、干姜、桂心、杜仲、山茱萸、菟丝子、熟地、肉苁蓉、五味子、巴戟、牛膝等12味,常规剂量,捣末蜜丸,分服。②卷37,紫参散治大衄不止:紫参、鹿角胶、郁金、黄芩、龙骨、炙甘草等6味,常规剂量,捣散,每次蜜水调服2钱。③卷44,鹿角胶煎治肺气咳嗽:鹿角胶、赤茯苓、紫菀、苏子、贝母、百合、杏仁、生地汁、姜汁、白蜜、牛酥等11味,常规剂量,慢火煎膏分服。④卷70,紫参散治妇人吐血不定,胸心闷痛:紫参、鹿角胶、青竹茹、羚羊角屑、生地黄等5味,常规剂量,捣散,每次生姜汤调服2钱。

《圣济总录》 ①卷65,鹿角胶汤治大肠咳:鹿角胶、炙甘草、杏仁、麻黄、半夏、生姜等6味,捣末。②卷66,薤白散治肺虚咳嗽吐血将成劳瘵:鳖甲、阿胶、鹿角胶、炙甘草等4味,常规剂量,捣散,每次2钱水煎去滓温服。③卷68,鹿角胶丸治吐血:鹿角胶、黄柏、杏仁等3味,常规剂量,捣末蜜丸,分服。③卷154,鹿角胶汤治妊娠胎动,漏血不止:鹿角胶、人参、茯苓等3味,常规剂量,水煎服。

《杨氏家藏方》 卷9,鹿角胶丸治夜多小便,耳内蝉鸣及妇人诸虚不足,一切冷病,久娠不成:肉苁蓉、牛膝、菟丝子、附子、桑寄生、覆盆子、熟地黄、山药、五味子、山茱萸、白蒺藜、当归、肉桂、萆薢、破故纸、柏子仁、茴香、鹿角胶、茯神等19味,常规剂量,捣末面糊为丸,分服。

《证治汇补》 卷8,鹿胶丸治溺血:鹿角胶、熟地、茅根汁、发灰4味,常规剂量,捣末蜜丸,分服。

《景岳全书》 卷51,熟地黄、鹿角胶、山药、山茱萸、枸杞子、菟丝子、龟甲胶、牛膝等8味,常规剂量,捣末蜜丸如梧桐子大,每次温水送服20丸。

【按语】

白胶即鹿角胶,是鹿科动物梅花鹿或马鹿的角煎熬而成的胶块。中药药名。含胶质、磷酸钙、碳酸钙、磷酸镁、氨基酸及氮化物等。药理作用:①促进淋巴母细胞转化;②增加外周血细胞;③增加肌营养。注释:劳绝,即房劳精绝。后世白胶主治五劳七伤、大肠咳、夜多小便、溺血等,较《神农本草经》有所改变。

114 阿　胶

【原文】

阿胶味甘平。主心腹内崩，劳极，洒洒如疟状，腰腹痛，四肢酸疼，女子下血，安胎，久服轻身益气，一名傅致胶。

【重辑】

阿胶味甘性平。主治：①心腹内崩；②劳极；③洒洒如疟状；④腰腹痛；⑤四肢酸疼；⑥女子下血。功效：①安胎；②益气。

【理论】

《名医别录》　阿胶主丈夫少腹痛，虚劳羸瘦，阴气不足，脚酸不能久立，养肝气。

《本草经集注》　出东阿，故曰阿胶也。凡胶，俱能疗风止泄补虚，驴皮胶主风为最。

《药性论》　阿胶主坚筋骨，益气止痢。

《本草发明》　阿胶养肝益肺，兼肾水，故水弱火盛、金虚之候，用之为当，故《本草》主心腹内崩劳极、洒洒如疟状，腰腹痛，四肢酸疼，女子下血，丈夫小腹痛，虚劳羸瘦，阴气不足，脚痿不能立。养肝气，益肺气。

《本草拾遗》　诸胶皆能疗风止泄补虚，而驴皮胶主风为最，故诸风手脚不随，腰脚无力者用之。

《本经逢原》　发明：阿井本淄水之源，色黑性轻，故能益肺补肾。煎用乌驴必阳谷山中验其舌黑、其皮表里通黑者，用以熬胶，则能补血、止血。《本经》治心腹内崩，下血安胎，为诸失血要药。劳证咳嗽喘急，肺痿肺痛，润燥滋大肠，治下痢便脓血，所谓阴不足者补之以味也。

《本草乘雅半偈》　东阿井，在山东兖州府阳谷县东北六十里，即古之东阿县也。《水经注》云：东阿井大如轮，深六七丈，水性下趋，质清且重，岁常煮胶以贡。煮法：必取乌驴皮，刮净去毛，急流水中浸七日，入瓷锅内，渐增阿井水，煮三日夜则皮化，滤清再煮稠，贮盆中乃集尔。冬月易干，其色深绿，且明燥轻脆，味淡而甘。亦须陈久，方堪入药。设用牛皮及黄胶，并杂他药者，慎不可用。

【临床】

《伤寒论》　黄连阿胶汤治少阴病得之二、三日以上，心中烦不得卧：黄连、黄芩、芍药、鸡子黄、阿胶等5味，常规剂量，水煎服。《删补名医方论·黄连阿胶汤》：凡泻心必藉连，芩而导引有阴阳之别。病在三阳，胃中不和，而心下痞硬者，虚则加参，甘补之，实则加大黄下之。病在少阳，而心中烦不得卧者，既不得用参，甘以助阳，亦不得用大黄以伤胃矣。用芩、连以直折心火，用阿胶以补肾阴，鸡子黄佐芩，连于泻心中补心血，芍药佐阿胶于补阴中敛阴气，斯则心肾交合，水升火降。是以扶阴泻阳之方，变而为滋阴和阳之剂也。是则少阴之火，各归其部，心中之烦不得卧可除矣。经曰：阴平阳秘，精神乃治。斯方之谓欤！

《备急千金要方》　卷2，阿胶汤治妊娠五月苦头眩，心乱呕吐，胎动无常处，腹痛闷顿欲仆：阿胶、旋覆花、麦门冬、人参、吴茱萸、生姜、当归、芍药、甘草、黄芩等10味，常规剂量，水煎服。《千金方衍义》：妊娠五月虽属足太阴养胎，然胎息始受火精而能运动，务宜养气以定五脏。设有触动而卒有所下，则宜大固气血以安之。方中诸药皆平调气血之剂，惟旋覆花一味不可不讲，《本经》治结气，《别录》消胸上痰结，甄权开胃止呕逆，仲景治心下痞坚，噫气不除，同葱白、新绛治妇人半产漏下，合诸药推之，则覆花之用可了然矣。大抵妇人经漏胎息之病，元气虽虚，未有不挟风气痰湿瘀积者，观柏子仁丸，五石泽兰丸等方自明。

《太平圣惠方》　卷6，补肺阿胶散治胸中短气，咳嗽声微：阿胶、薯蓣、人参、五味子、麦门冬、干姜、杏仁、白术、桂心等9味，常规剂量，捣散，水煎服。

《太平惠民和剂局方》　黄连阿胶丸治下痢赤白，状如鱼脑，里急后重，脐腹疼痛：阿胶、黄连、茯苓捣末和丸，如梧桐子大。《医方论·黄连阿胶丸》：黄连阿胶之法，开于仲景。但阿胶一味，所重者在井水，而不在驴皮。因济水伏流，惟阿井通于济，故有平肝滋肾之功。

《传家秘宝脉证口诀并方》　卷柏阿胶散治吐血咯血：阿胶、棕皮、卷柏、人参、艾叶、黄芩、地榆、生地黄、伏龙肝、柴胡、炙甘草等11味，常规剂量，捣散，水煎服。

《圣济总录》　①卷76，龙骨阿胶散治赤白痢腹中刺痛：龙骨、阿胶、赤石脂、厚朴、楮皮、地榆等6味，常规剂量,捣散,水煎服。②卷154,当归阿胶散治漏胎下血不止:当归、阿胶、龙骨、地榆、蒲黄、熟地黄、黄牛角腮、熟艾等8味,常规剂量,捣散,水煎服。

《宣明论方》 卷10,阿胶梅连丸治阴虚下痢五色,腹痛至夜发热:金井阿胶、乌梅肉、黄柏、黄连、当归、赤芍药、干姜、赤茯苓等8味,常规剂量,捣散,水煎服。

《普济方》 卷328,引《生育宝鉴》阿胶煮散治妇人宫脏百病:阿胶、川芎、人参、白术、五味子、麦门冬、当归、茯苓、黄芪、续断、干地黄、甘草等12味,常规剂量,捣散,水煎服。

《医方类聚》 卷138,引《四时纂要》阿胶散子治痢疾兼治一切疮:当归、黄连、诃子、阿胶、炙甘草、黄丹、白矾等7味,常规剂量,捣散,水煎服。

【按语】

阿胶是马科动物驴的皮去毛后熬制而成的胶块。中药药名。阿胶多由胶原及其部分水解产物所成。水解产生多种氨基酸。药理作用:①促进血细胞增长;②改善体内钙平衡;③防治进行性肌营养障碍症;④抗创伤性休克。注释:①内崩,即崩漏下血;②劳极,即虚劳之极。后世阿胶主治妊娠头眩、胸中短气、下痢赤白、吐血咯血、阴虚下痢、宫脏百病、疮疡等,较《神农本草经》有所改变。

115 石 蜜

【原文】

石蜜味甘平。主心腹邪气,诸惊痫痉,安五脏,诸不足,益气补中,止痛解毒,除众病,和百药。久服强志轻身,不饥不老。一名石饴。

【重辑】

石蜜味甘性平。主治:①心腹邪气;②诸惊痫痉;③诸不足。功效:①安五脏;②益气补中;③止痛;④解毒;⑤除众病;⑥和百药;⑦久服强志轻身不饥不老。

【理论】

《名医别录》 石蜜养脾气除心烦,治食饮不下,止肠澼,肌中疼痛,口疮,明耳目。

《本草经集注》 石蜜即崖蜜也,高山岩石间作之,色青赤,味小酸,食之心烦,其蜂黑色似虻。又木蜜呼为食蜜,悬树枝作之,色青白。树空及人家养作之者亦白而浓浓味美。又有土蜜,于土中作之,色青白,味酸。亦有杂木及人家养者,例皆被添,殆无淳者,必须亲自看取之,乃无杂尔。

《本草拾遗》 蜜,主牙齿疳䘌,唇口疮,目肤赤障,杀虫。崖蜜别是一蜂。

《药性论》 白蜜治卒心痛及赤白痢。治口疮,浸大青叶含之。

【临床】

《伤寒论》 蜜煎导方:蜂蜜纳铜器微火煎之,稍凝似饴状,搅之欲可丸,并手捻作挺,令头锐,大如指,长二寸许,当热时急作,冷则硬。以内谷道中,以手急抱,欲大便时乃去之。

《备急千金要方》 ①卷8,大岩蜜汤治贼风腹中绞痛并飞尸遁注,发作无时,发即抢心,胀满,胁下如锥刀刺,并治少阴伤寒:栀子、甘草、干地黄、细辛、羊脂、茯苓、吴茱萸、芍药、干姜、当归、桂枝等11味,常规剂量,水煎去滓入蜜五合分服。②卷8,治产后心痛:蜂蜜、干地黄、当归、独活、甘草、芍药、桂枝、细辛、小草、吴茱萸、干姜等11味,常规剂量,水煎服。

《外台秘要》 卷10,引《深师方》射干煎治咳嗽上气:射干、紫菀、胶饴、细辛、干姜、竹沥、芫花根、桑根白皮、款冬花、附子、白蜜、炙甘草等12味,常规剂量,水煎如铺,每服酸枣大1丸。

《太平圣惠方》 ①卷6,百花煎治肺热吐血后咳嗽虚劳少力:白蜜、生地黄汁、生姜汁、黄牛乳、藕汁、秦艽、茯苓、柴胡、干柿、杏仁、黄明胶等11味,常规剂量,捣散煎膏,每次粥饮调服1茶匙。②卷24,百花煎治大风疾:白蜜、酸石榴、生姜等3味,常规剂量,捣散取汁煎膏,每次温酒调服1茶匙。③97,白蜜煎丸治虚羸瘦弱疲倦乏力:白蜜、猪肪、胡麻油、熟地黄等4味,常规剂量,捣末煎丸如梧桐子大,每次温酒送服30丸。

《圣济总录》 ①卷16,守中丸治头眩脑转目系急,忽然倒仆:人参、白术、菊花、枸杞子、山药、茯苓、麦门冬、生地黄、白蜜等9味,常规剂量,捣末蜜丸如梧桐子大,每次温酒送服50丸。②卷16,白蜜酒治妊娠堕胎后恶血不出:白蜜、生地黄汁等2味,浸酒分服。

《十药神书》 太平丸:天冬、麦冬、知母、贝母、白蜜、款冬花、杏仁、当归、熟地黄、生地黄、黄连、阿胶、蒲黄、京墨、桔梗、薄荷、麝香等17味,常规剂量,捣末蜜丸如梧桐子大,每次温水送服30丸。

《摄生秘剖》 卷4,山蓟膏补胃健脾,和中进食:白术、白蜜等2味,捣散煎膏,每次酒服1杯。

【按语】

石蜜又名蜂蜜,是蜜蜂科昆虫中华蜜蜂等所酿的蜜糖,中药药名。蜂蜜因蜂种、蜜源、环境等不同,其化学组成差异甚大,最重要的成分是果糖和葡萄糖。药理作用:蜂蜜对疮面有收敛、营养和促进愈合作用,有润滑性祛痰和轻泻作用。后世石蜜主治腹痛、便秘等,治疗范围较《神农本草经》大为缩小。

116 蜂 子

【原文】

蜂子味甘平。主风头,除蛊毒,补虚羸伤中。久服令人光泽好颜色,不老。大黄蜂子主心腹胀满痛,轻身益气。土蜂子主痈肿。一名蜚零。

【重辑】

蜂子味甘性平。主治:①风头;②伤中;③虚羸;④蛊毒。久服光泽不老。

大黄蜂子主治心腹满痛,土蜂子主治痈肿。

【理论】

《名医别录》 蜂子微寒无毒,治心腹痛,口吐腹中五虫,面目黄。久服轻身益气。大黄蜂子治干呕,土蜂子治嗌痛。生武都山谷。

《本草经集注》 蜂子即应是蜜蜂子也。取其未成头足时炒食之。酒渍以敷面,令面悦白。黄蜂则人家屋上者及候甄蜂也。

《本草拾遗》 蜂子主丹毒,风疹,腹内留热,大小便涩,去浮血,妇人带下,下乳汁,此即蜜房中白如蛹者。其穴居者名土蜂,螫人至死,其子亦大白,功用同蜜蜂子也。

《日华子本草》 树蜂、土蜂、蜜蜂利大小便,治妇人带下病等。

《本草图经》 蜂,《本经》有蜂子、黄蜂、土蜂。蜂子即蜜蜂子也,在蜜脾中,如蛹而白色。《岭表录异》载宣、歙人取蜂子法,大蜂结房于山林间,大如巨钟,其中数百层,土人采时,须以草衣蔽体,以捍其毒螫,复以烟火熏散蜂母,乃敢攀缘崖木,断其蒂。一房蜂子或五、六斗至一石,以盐炒曝干,寄入京洛,以为方物。然房中蜂子,三分之一翅足已成,则不堪用。详此木上作房,盖类也。而今宣城蜂子乃掘地取之,似土蜂也。

《证类本草》 蜂子即蜜蜂子也。在蜜脾中如蛹而白色。大黄蜂子即人家屋上作房及大木间(音候)(音娄)蜂子也。岭南人亦作馔食之。蜂并黄色,比蜜蜂更大。土蜂子,即穴土居者,其蜂最大,螫人或至死。凡用蜂子,并取头足未成者佳。谨按《岭表录异》载宣、歙人取蜂子法,大蜂结房于山林间,大如巨钟,其中数百层,土人采时,须以草衣蔽体,以捍其毒螫,复以烟火熏散蜂母,乃敢攀缘崖木,断其蒂。一房蜂子或五、六斗至一石,以盐炒曝干,寄入京洛,以为方物。然房中蜂子,三分之一翅足已成,则不堪用。详此木上作房,盖 类也。而今宣城蜂子乃掘地取之,似土蜂也。故郭璞注《尔雅》土蜂云:今江东呼大蜂在地中作房马蜂。荆、巴间呼为(音惮)。又注木蜂云:似土蜂而小,在木上作房,江东人亦呼木蜂,人食其子。然则二蜂子皆可食久矣。大抵蜂类皆同科,其性效不相远矣。

【临床】

《太平圣惠方》 卷78,白花蛇散配伍蜂子治产后中风四肢筋脉挛急,皮肤麻痹:白花蛇肉、天南星、土蜂儿、全蝎、桑螵蛸、麻黄、赤箭、薏苡仁、酸枣仁、柏子仁、当归、桂枝、羚羊角屑、牛膝、麝香等 15 味,常规剂量,捣散,每次豆淋酒调服 1 钱。

【按语】

蜂子是蜜蜂科昆虫中华蜜蜂的幼虫,大黄蜂子是胡蜂科昆虫大黄蜂的幼虫,土蜂子是土蜂科昆虫土蜂的幼虫。中药药名。注释:风头,中医病名,即头痛或眩晕。后世蜂子治疗范围较《神农本草经》大为缩小。

117 蜜 蜡

【原文】

蜜蜡味甘微温。主下痢脓血,补中续绝伤金疮,益气不饥耐老。

【重辑】

蜜蜡味甘性微温。主治:①下痢脓血;②绝伤;③金疮。功效:补中益气。

【理论】

《名医别录》 蜜蜡无毒。

《本草经集注》 此蜜蜡尔,生于蜜中,故谓蜜蜡。蜂皆先以此为蜜跖,煎蜜亦得之,初时极香软。今药家皆应用白蜡,但取削之,于夏月日曝百日许,自然白。卒用之,亦可烊,纳水中十余过,亦白。俗方唯以合疗下丸,而《仙经》断谷最为要用,今人但嚼食方寸者,亦一日不饥也。

《药性论》 白蜡主妊孕妇人胎蜡如鸡子大,煎消三、五沸,美酒半斤投之,服之瘥。主白发,镊去,消蜡点孔中,即生黑者。和松脂、杏仁、枣肉、茯苓等分合成,食后服五十丸,便不饥,功用甚多。又主下痢脓血。《葛氏方》治犬咬人重发。疗之火炙蜡,灌入疮中。又方:治狐尿刺入肿痛。用热蜡着疮中,又烟方:湖南押衙颜思退传:头风掣疼,蜡二斤,盐半斤相和,于锐罗中熔令相入,捏作一兜鍪,势可合脑大小。搭头至额,头痛立止。《集验方》治雀目如神。黄蜡不以多少,器内熔成汁,取出,入蛤粉相和得所成球。每用以刀子切下二钱,以猪肝二两批开,掺药在内,麻绳扎定。水一碗,同热熏眼。至温,冷并肝食之,日二,以平安为度。姚和众治小儿脚冻,如有疮,即浓煎蜡,涂之。

【临床】

《备急千金要方》 卷3,干地黄汤治产后下痢:干地黄、白头翁、黄连、蜜蜡、阿胶等5味,常规剂量,水煎服。

《外台秘要》 卷34引《深师方》胶蜡汤治产后下痢:蜡、阿胶、当归、黄连、粳米等5味,常规剂量,捣散水煎温服。

《圣济总录》 卷154蜡酒治妊娠胎动腹痛下血:蜜蜡1钱,清酒煎沸顿服。

《御药院方》 卷5立效丸治肺虚隔热,咳嗽气急,胸中烦满,肢体倦疼,咽干口苦,燥渴饮冷,肌瘦发热,减食嗜卧:黄蜡八两,蛤粉四两捣末蜜丸作十五丸,每次温水送服1丸。

《外科正宗》 琥珀蜡矾丸治痈疽发背已成未脓之际,毒气不能外出必致内攻,预服此丸护膜护心散血解毒:白矾、黄蜡、雄黄、琥珀、朱砂、蜂蜜等6味,常规剂量,捣末煎丸,每次温水送服30丸。

《瑞竹堂经验方》 治被伤风湿如疟者:黄蜡一块,热酒化开温服。

《医林类证集要》 治汤火伤疮,赤疼痛,毒腐成脓,用此拔热毒,止疼痛,敛疮口:麻油四两,当归一两,煎焦去滓,入黄蜡一两,搅化放冷,摊帛贴之。

《痘疹传心录》 卷18,八味蜡矾丸治痈疽:明矾、蜜蜡、牛黄、真珠、乳香、没药、朱砂、雄黄等8味,常规剂量,溶化为丸分服。

《金匮玉函经·附遗》 调气饮治赤白痢少腹痛不可忍,里急后重:黄蜡、阿胶、黄连等3味,常规剂量,捣散水煎分服。

【按语】

蜜蜡为蜜蜂科昆虫中华蜜蜂等工蜂分泌的蜡质。蜂蜡主要成分可分为4大类,即酯类、游离酸类、游离醇类和烃类。此外还含微量的挥发油及色素。后世蜜蜡主治范围较《神农本草经》大为缩小。

118 牡　蛎

【原文】

牡蛎味咸平。主伤寒寒热，温疟洒洒，惊恚怒气，除拘缓鼠瘘，女子带下赤白。久服强骨节，杀邪鬼，延年。一名蛎蛤。

【重辑】

牡蛎味咸性平。主治：①伤寒；②寒热；③温疟；④惊恚怒气；⑤拘缓；⑥鼠瘘；⑦带下赤白。功效：①强骨节；②杀邪鬼；③久服延年。

【理论】

《名医别录》　牡蛎除关节荣卫留热，虚热去来不定，烦满，止汗，心痛气结，止渴，老血，涩大小肠，止大小便，治泄精、喉痹、咳嗽、心胁下痞热。

《本草经集注》　牡蛎是百岁雕所化。道家方以左顾者是雄，故名牡蛎，右顾则牝蛎尔。

《本草拾遗》　牡蛎捣粉粉身主大人、小儿盗汗；和麻黄根、蛇床子、干姜为粉去阴汗。肉煮食，主虚损，妇人血气，调中，解丹毒。肉于姜、醋中生食之，主丹毒，酒后烦热，止渴。

《药性论》　牡蛎治女子崩中，止盗汗，除风热止痛，治温疟。和杜仲服止盗汗。令人面光白，治鬼交精出。

【临床】

《伤寒论》　牡蛎泽泻散治大病瘥后腰以下有水气：牡蛎、泽泻、栝楼根、蜀漆、葶苈、商陆根、海藻等7味，常规剂量，捣散，温水调服。

《金匮要略方论》　栝楼牡蛎散治百合病口渴：栝楼根、牡蛎等2味，常规剂量，捣散，温水调服。

《备急千金要方》　①卷4，牡蛎丸治经闭不通：牡蛎、大黄、柴胡、干姜、川芎、茯苓、川椒、葶苈子、芒硝、杏仁、水蛭、虻虫、桃仁等13味，常规剂量，捣末蜜丸分服。②卷5，大黄牡蛎汤治小儿壮热，实滞不去，寒热往来、微惊悸：大黄、牡蛎、黄芩、栝楼根、甘草、桂心、滑石、人参、龙骨、凝水石、白石脂、硝石等12味，常规剂量，水煎服。③卷10，牡蛎散治卧即盗汗：牡蛎、白术、防风等3味，常规剂量，捣筛酒服。此方治一切泄汗。又方：牡蛎、雷丸、麻黄根、干姜、甘草、米粉等6味，捣筛随汗处粉之。④卷10，牡蛎汤治牡疟多寒：牡蛎、麻黄、甘草、蜀漆等4味，常规剂量，水煎服。

《太平圣惠方》　卷29，牡蛎散治虚劳盗汗：牡蛎粉、麻黄根、杜仲、黄芪、茯苓、败蒲扇灰等6味，常规剂量，捣散，水煎服。

《太平惠民和剂局方》　牡蛎散治体常自汗，夜卧即甚，久而不止，羸瘠枯瘦，心忪惊惕，短气烦倦：黄芪、麻黄根、牡蛎等3味，常规剂量，捣散，水煎服。

《圣济总录》　卷95，牡蛎丸治小便不禁：牡蛎、赤石脂等2味，常规剂量，捣末面糊为丸，分服。

《郑氏家传女科万金方》　卷4，牡蛎散治产后恶露不绝：牡蛎、川芎、茯苓、龙骨、续断、甘草、当归、艾叶、人参、地榆、五味子等11味，常规剂量，水煎服。

《证类本草》　载《肘后备急方》治大病瘥后小劳便鼻衄：牡蛎十分，石膏五分捣末分服。《经验方》治一切渴：大牡蛎不计多少，活鲫鱼煎汤调下一钱匕。治一切瘰疬病经效：牡蛎、玄参捣罗为末面糊味丸分服。《胜金方》治甲疽弩肉裹甲，脓血疼痛不瘥：牡蛎生研为末分服。初虞世治瘰疬病发颈项：牡蛎四两，甘草二两为末水煎服。《集验方》治痈肿未成脓，拔毒：牡蛎研末水调涂干更涂。《伤寒类要》治髓疸：牡蛎、泽泻主之。

《仁斋直指》　卷10，牡蛎丸治白浊梦遗：牡蛎粉、半夏、猪苓等3味，常规剂量，捣末糊丸，分服。

【按语】

牡蛎为牡蛎科动物近江牡蛎、长牡蛎或大连湾牡蛎等的贝壳。中药药名。牡蛎含80％～95％的碳酸钙、磷酸钙及硫酸钙，并含镁、铝、硅及氧化铁等。药理作用：①镇静；②抗肿瘤；③降糖。注释：①惊恚，即惊恐、怨恨、愤怒等情绪变化；②拘缓，即拘急纵缓。后世牡蛎主治水气、百合病、经闭不通、壮热、盗汗、牡疟、自汗、小便不禁、恶露、鼻衄、甲疽弩肉等，较《神农本草经》有所扩大。

119 龟　　甲

【原文】

龟甲味咸平。主漏下赤白,破癥瘕,痎疟,五痔,阴蚀,湿痹,四肢重弱,小儿囟不合。久服,轻身不饥。一名神屋。

【重辑】

龟甲味咸性平。主治:①漏下赤白;②癥瘕;③痎疟;④五痔;⑤阴蚀;⑥湿痹。

【理论】

《名医别录》　龟甲治头疮难燥,女子阴疮及惊恚气,心腹痛不可久立,骨中寒热,伤寒复,或肌体寒热欲死,以作汤良。久服益气资智,亦使人能食。

《本草经集注》　此用水中神龟,长一尺二寸者为善。生龟溺甚疗久嗽,亦断疟。肉作羹臛,大补而多神灵,不可轻杀。

《新修本草》　龟,取以酿酒。主大风缓急,四肢拘挛,或久瘫缓不收摄,皆瘥。

《药性论》　龟甲烧灰治小儿头疮不燥。血治脱肛。灰亦治脱肛。

《本草崇原》　有出于水中者,有出于山中者,入药宜用水龟。古时上下甲皆用,至日华子只用下板,而后人从之。龟通灵神而多寿。介虫三百六十而龟为之长,龟形象离,其神在坎,首入于腹,肠属于首,是阳气下归于阴,复通阴气上行之药也。主治漏下赤白者,通阴气而上行也。破癥瘕者,介虫属金,能攻坚也。《本经》只说龟甲,后人以甲熬胶,功用相同,其质稍滞。甲性坚劲,胶性柔润,学人以意会之而分用焉可也。

【临床】

《备急千金要方》　卷4,龟甲散(名见《普济方》卷330)治崩中漏下,赤白不止,气虚竭:龟甲、牡蛎等,常规剂量,捣筛,水煎服。

《太平圣惠方》　①卷63,败龟膏治风毒流注骨节筋脉:败龟、桂心、木香、木鳖子仁、防风、白芷、当归、槐白皮、独活、川乌头、川芎、藁本、黄丹、清油、松脂等15味,常规剂量,捣末熬膏,分服。②卷73,龟甲散治妇人带下腰痛:龟甲、当归、桑耳、人参、狗脊、禹余粮、白石脂、柏叶、吴茱萸、芍药、桑寄生、桂心、厚朴等13味,常规剂量,捣散,水煎服。③卷73,龟甲散治妇人痔疾:龟甲、磁石、败船茹、乱发灰、当归、赤芍、木贼、延胡索、桑耳、黄芪、白瓷、麝香等12味,常规剂量,捣散,水煎服。④卷79,龟甲散治产后崩中:龟甲、黑桑耳、鹿茸、禹余粮、当归、柏子仁、吴茱萸、川芎、白石脂等9味,常规剂量,捣散,水煎服。⑤卷80,龟甲散治产后恶露腹内疞痛:龟甲、当归、干姜、阿胶、诃黎勒、龙骨、赤石脂、艾叶、炙甘草等9味,常规剂量,捣散,水煎服。

《圣济总录》　①卷5,龟甲汤治中风手足不随或筋脉挛急:龟甲、虎骨、海桐皮、羌活、丹参、独活、牛膝、萆薢、五加皮、酸枣仁、附子、天雄、天麻、防风、威灵仙、川芎、当归、桂枝、紫参、薄荷、槟榔、菖蒲22味,常规剂量,水煎服。②卷33,败龟汤辟时气温疫令不相传染:败龟、栀子仁、大青、羚羊角、芍药、马牙硝、前胡、紫菀等8味,常规剂量,水煎服。③卷33,败龟板散治腰痛行履不得:败龟、虎骨、补骨脂、当归、芍药、熏陆香、桂枝、白芷等8味,常规剂量,捣散,水煎服。④卷43,龟甲散治健忘:龟甲、木通、远志、菖蒲等4味,捣散。⑤卷150,龟甲散治妇人风滞,经水不利:龟甲、虎骨、漏芦、当归、川芎、桂心、天雄、羌活、没药、牛膝等10味,常规剂量,捣散,水煎服。⑥卷159,龟甲汤治产难或子死腹中不下:龟甲、当归、乱发等3味,常规剂量,水煎服。

《医便》　卷1,龟鹿二仙膏真元虚损久不孕育或精极梦泄遗精:龟板、鹿角、人参、枸杞子等4味,熬膏。《删补名医方论·龟鹿二仙胶》:人有三奇,精、气、神,生生之本也。精伤无以生气,气伤无以生神。精不足者,补之以味。鹿得天地之阳气最全,善通督脉,足于精者,故能多淫而寿;龟得天地之阴气最厚,善通任脉,足于气者,故能伏息而寿。二物气血之属,又得造化之玄微,异类有情,竹破竹补之法也。人参为阳,补气中之怯;枸杞为阴,清神中之火。是方也,一阴一阳,无偏胜之忧;入气入血,有和平之美。由是精生而气旺,气旺而神昌,庶几龟鹿之年矣,故曰二仙。

【按语】

龟甲又名龟板。为龟科动物乌龟的甲壳。中药药名。龟甲含胶质、脂肪及钙盐等。后世龟甲主治风毒、崩中、恶露、中风、温疫、健忘、妇人血风、产难、遗精等,较《神农本草经》大为扩展。

120 桑螵蛸

【原文】

桑螵蛸味咸平。主伤中,疝瘕,阴痿,益精生子,女子血闭,腰痛,通五淋,利小便水道。一名蚀肬,生桑枝上,采,蒸之。

【重辑】

桑螵蛸味咸性平。主治:①伤中;②疝瘕;③阴痿;④女子血闭;⑤腰痛;⑥五淋。功效:①利小便水道;②益精生子。

【理论】

《名医别录》 桑螵蛸治男子虚损,五脏气微,梦寐失精,遗溺。

《药性论》 桑螵蛸主男子肾衰漏精,精自出,患虚冷者能止之。止小便利,火炮令热,空心食之。虚而小便利,加而用。

【临床】

《千金翼方》 卷7,桑螵蛸汤治产后小便数:桑螵蛸、鹿茸、黄芪、生姜、人参、牡蛎、炙甘草等7味,常规剂量,捣散水煎分服。

《太平圣惠方》 ①卷29,桑螵蛸散治虚劳小便数及精气虚冷:桑螵蛸、薯蓣、山茱萸、黄芪、桂枝、附子、鹿茸、杜仲等8味,常规剂量,捣散,每次温酒调服2钱。②卷65桑螵蛸散治一切恶疮:桑螵蛸、地龙、乳香、麝香、黄丹、黄柏、粳米、腻粉等8味,常规剂量,捣末,沙糖调涂。

《圣济总录》 ①卷61,桑螵蛸汤治阴黄:桑螵蛸、白术、黄耆、赤茯苓、人参、炙甘草等6味,常规剂量,捣散,每次5钱水煎去滓温服。②卷115,桑螵蛸汤治虚损耳聋:桑螵蛸、牡丹皮、白术、茯苓、当归、桂枝、牡荆子、磁石、附子、菖蒲、熟地黄、大黄、细辛、川芎等14味,常规剂量,捣散,每次3钱水煎去滓温服。③卷95,桑螵蛸汤治小便不通:桑螵蛸、黄芩等2味,常规剂量,捣散水煎去滓温服。④卷182,桑螵蛸散治小儿一切疮癣痒痛不止:桑螵蛸、腻粉、麝香等3味,常规剂量,捣散生油调涂。

《本草衍义》 卷17,桑螵蛸散治小便频数如稠米泔,心神恍惚,健忘食少或睡中遗尿,或梦遗失精:桑螵蛸、远志、石菖蒲、人参、茯神、当归、龙骨、龟板等8味,常规剂量,捣散,水煎服。《汤头歌诀·桑螵蛸散》:虚则便数,故以人参、螵蛸补之;热则便欠,故以龟板滋之,当归润之。菖蒲、茯苓、远志,并能清心热而通心肾,使心行,则小肠之腑自宁也。

《妇人大全良方》 卷8,桑螵蛸散治尿频遗精:桑螵蛸、鹿茸、牡蛎、甘草、黄芪等5味,常规剂量,捣散,水煎服。

《仁斋直指方论》 卷10,桑螵蛸散治小便白浊或如米泔或为梦泄:桑螵蛸、远志、石菖蒲、人参、茯苓、当归、龙骨、鳖甲、炙甘草等9味,常规剂量,捣散,每次茯苓煎汤调服2钱。

《奇效良方》 卷34,桑螵蛸散治虚劳梦泄:桑螵蛸、韭子等2味,常规剂量,捣散,每次温酒调服2钱。

《理虚元鉴》 卷下,桑螵蛸散治遗精漏下不止:桑螵蛸捣散,每次酒浆调服1钱。

【按语】

桑螵蛸为螳螂科昆虫大刀螂、小刀螂、薄翅螳螂、巨斧螳螂或华北刀螂的卵鞘。中药药名。桑螵蛸含蛋白质及脂肪等。卵囊附着的蛋白质膜上含柠檬酸钙的结晶。卵黄球含糖蛋白及脂蛋白。后世桑螵蛸主治尿频、遗尿、梦遗、耳聋、黄疸、恶疮等,治疗范围较《神农本草经》有所改变。

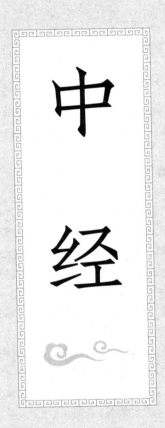

中经

121 雄　黄

【原文】

雄黄味苦平。主寒热,鼠瘘,恶疮,疽痔,死肌,杀精物恶鬼邪气,百虫毒,胜五兵。炼食之,轻食神仙。一名黄金石。

【重辑】

雄黄味苦平。主治:①寒热;②鼠瘘;③恶疮;④痈疽;⑤痔疮;⑥死肌;⑦邪气;⑧百虫毒。功效:①杀精物恶鬼;②胜五兵。

【理论】

《名医别录》　雄黄治疥虫,䘌疮,目痛,鼻中息肉及绝筋破骨,百节中大积聚,癖气,中恶,腹痛,鬼疰,杀诸蛇虺毒,解藜芦毒,悦泽人面。饵服之,皆飞入中,胜鬼神,延年益寿,保中不饥。得铜可作金。

【临床】

《备急千金要方》　①卷9,雄黄丸:汉建宁二年,太岁在酉,疫气流行,死者极众。有书生丁季回从蜀青城山来,东过南阳,从西市门入,见患疫疠者颇多,遂于囊中出药,人各惠之一丸。灵药沾唇,疾无不瘥。市中疫鬼数百千余见书生施药,悉皆惊怖而走。乃有鬼王见书生,谓有道法兼自施药,感众鬼等奔走若是。遂诣书生欲求受其道法。书生曰,吾无道法,乃囊中之药呈于鬼王,鬼王睹药,惊惶叩头乞命而走。此方药带之入山能辟虎野狼虫蛇,入水能除水怪蛟蜃:雄黄、雌黄、曾青、鬼臼、真珠、丹砂、虎头骨、桔梗、白术、女青、川芎、白芷、鬼督邮、芜荑、鬼箭羽、藜芦、菖蒲、皂荚等18味,常规剂量,水煎服,捣末蜜丸,如弹子大,绢袋盛,男左女右带之。卒中恶病及时疫,吞如梧子一丸,烧弹大一丸户内。②卷9,雄黄散辟瘟疫:雄黄、朱砂、菖蒲、鬼臼等4味,常规剂量,捣散分服。③卷14,雄雌丸治风癫失性,颠倒欲死,五癫惊痫:雄黄、雌黄、真珠、铅丹、丹砂、水银等6味,常规剂量,捣末蜜丸,分服。④卷18,雄黄兑散治时气病䘌下部生疮:雄黄、桃仁、青葙子、黄连、苦参等5味,捣末纳下部。亦可枣汁服方寸匕。⑤卷23,雄黄黄芩散治蜂漏始发于颈瘰疬:雄黄、黄芩、蜂房、茴香、吴茱萸、干姜、蜀椒、鳖甲等8味,常规剂量,捣筛敷疮口。

《太平圣惠方》　①卷63,抵圣雄黄膏治恶毒疮肿:雄黄、黄丹、乳香、没药、麒麟竭、密陀僧、麝香、丁香、红芍药、白及、白蔹、白芷、不灰木、槐条、柳条、乱发、蜡等17味,常规剂量,煎膏外敷。②卷83,雄黄丸治中恶心痛:雄黄、真珠、麝香、牛黄、巴豆等5味,常规剂量,研末蜜丸,分服。

《素问病机气宜保命集》　雄黄散治诸疮恶肉:雄黄、巴豆、乳香、没药等4味,常规剂量,研细敷患处。

《三因极一病证方论》　青黛雄黄散:治始觉中毒及蛇虫咬,痈疽才作,令毒气不聚。上好青黛、雄黄等2味,常规剂量,水煎服,捣末新汲水调下二钱。

《脾胃论》　卷4,雄黄圣饼子治一切酒食所伤:雄黄、巴豆等2味,常规剂量,研末面丸,分服。

《奇效良方》　①雄黄散治急风不省人事:雄黄、香墨、全蝎、蝉蜕、龙脑、麝香、丁香、牛黄、腻粉、朱砂、南星、阿胶等12味,常规剂量,捣散分服。②雄黄散治急风及破伤风:雄黄、白附子、南星、牛黄、麝香、蚰蜒、僵蚕、天麻、白花蛇肉等9味,常规剂量,捣散分服。③雄黄散治风气入中,蕴积生热,口干目黄,潮燥:雄黄、丹砂、牛黄、丁香、桂心、麝香、南星、半夏、麻黄、僵蚕、天麻、龙脑、附子、大黄、干姜等15味,常规剂量,捣散分服。

《幼科发挥》　卷2,雄黄解毒丸治小儿疮毒入腹,大小便不通,或喘或作搐:鸡冠雄黄、真郁金、大黄、巴豆霜等4味,常规剂量,研末水糊为丸,分服。

【按语】

雄黄为硫化物类矿物雄黄的矿石。雄黄在矿中质软如泥,见空气即变坚硬。雄黄含硫化砷及少量其他重金属盐。药理作用:①抗菌;②抗血吸虫。注释:五兵,指各种兵器。后世雄黄主治瘟疫、阴䘌、蜂漏、中毒、酒食所伤、急风、破伤风等,较《神农本草经》大为扩展。

122 雌 黄

【原文】

雌黄味辛平。主恶疮,头秃痂疥,杀毒虫虱,身痒,邪气诸毒。炼之,久服轻身增年不老。

【重辑】

雌黄味辛性平。主治:①恶疮;②头秃;③痂疥;④身痒;⑤虫虱;⑥邪气诸毒。功效:杀毒。

【理论】

《名医别录》 雌黄蚀鼻中息肉,蟨疮,身面白驳,散皮肤死肌及恍惚邪气,杀蜂蛇毒。

《本草经集注》 雌黄与雄黄同山生。其阴山有金,金精熏则生雌黄。《仙经》无单服法,唯以合丹砂、雄黄共飞炼为丹耳。金精是雌黄,铜精是空青,而服空青反胜于雌黄,其意难了也。

《证类本草》 引《宝藏论》云:雌黄伏住火,胎色不移,熔成汁者,点银成金,点铜成银。青者本性,叶子上者可转硫黄,伏粉霜,记之不可误使。《青霞子》云:雌黄,辟邪去恶。

【临床】

《刘涓子鬼遗方》 卷5,雌黄膏治妇人炉乳生疮:雌黄、白蔹、雄黄、漆头芦茹、乱发等5味,捣末煎膏。

《备急千金要方》 卷23,雌黄芍药丸治瘰疬寒热:雌黄、茯苓、芍药、续断、干地黄、空青、磐石、干姜、桔梗、蜀椒、恒山虎肾、狸肉、乌脑、斑蝥、矾石、附子等16味,常规剂量,捣末蜜丸,分服。《千金方衍义》:新沐受湿,湿着于脑,则为瘰疬,日久不散,失其阳和,蕴毒而成其漏。故用雌黄阴毒之物,以破阴毒之结;佐以芍药除血痹,破坚积,此本经主治专取养营之功以和失调之血,则痹自开,积自散矣;其余虎肾、狸肉、乌脑、斑蝥截风解毒,磐石、空青、附子、恒山破结开痰,专赖芍药以固阳根之力。

《太平圣惠方》 ①卷22,雌黄丸治风痫欲发精神不定,眼目不明,瘈疭恶声,嚼舌吐沫:雌黄、黄丹、麝香等3味,常规剂量,捣末,牛乳熬膏为丸,分服。②卷36,含化雌黄丸治口疮久不愈:雌黄、蟾酥等2味,常规剂量,捣末蜜丸,含化咽津。③卷46,雌黄丸治咳嗽喘急:雌黄、雄黄、杏仁、蟾酥等4味,常规剂量,捣末蜜丸,分服。④卷87,雌黄散治小儿疳疮口臭,口及齿龈生烂肉:雌黄、箬叶、黄芩、螺蛳壳等4味,常规剂量,捣末蜜丸,分服。⑤卷88,雌黄丸治小儿尸疰及蛊魅黄瘦:雌黄、雄黄、朱砂、大黄、麝香、白头翁、徐长卿、羚羊角屑等8味,常规剂量,捣末青羊脂和丸,分服。⑥卷90,雌黄散治小儿恶疮:雌黄、赤小豆、胡粉、吴茱萸、黄连、黄柏、干姜、蛇床子、腻粉等9味,常规剂量,捣散,生油调敷。⑦卷91,雌黄膏治小儿癣瘙痒不绝:雌黄、黄连、蛇床子、黄檗、芫荑、藜芦、硝石、莽草、苦参、松脂、杏仁等11味,常规剂量,捣散煎膏敷癣。

《圣济总录》 ①卷18,雌黄散杀虫治乌癞疮:雌黄不限多少,捣末外敷。②卷33,雌黄丸辟瘟疫去百恶:雌黄、雄黄、虎骨、羖羊角、龙骨、猬皮、空青、龟甲、樗鸡、川芎、真珠、鲮鲤甲等12味,常规剂量,捣末蜜丸,分服。③卷47,雌黄丸治胃反饮食不下:雌黄、甘草等2味,常规剂量,捣末烂饭和丸,分服。④卷65,雌黄丸治呀呷嗽:雌黄、丹砂、铅霜、腻粉等4味,常规剂量,捣末米粥为丸,分服。⑤卷96,雌黄丸治肾消尿数:雌黄、干姜等2味,常规剂量,捣末蜜丸,分服。

《博济方》 卷1,雌黄丸治吐血,衄血:雌黄、云母、蚯蚓粪、水飞黄丹、马兜铃子、甘草等6味,常规剂量,捣末蜜丸,分服。

《幼幼新书》 雌黄丹治小儿尸疰:雌黄、雄黄、大黄、鬼臼、桃仁、白头翁、麝香、巴豆等8味,常规剂量,熬膏外用。

《外科正宗》 雌雄四黄散治紫白癜风皮肤作痒,日渐开大:石黄、雄黄、硫黄、白附子、雌黄、川槿皮等6味,捣散分服。

【按语】

雌黄为硫化物类矿物雌黄的矿石,中药药名。雌黄含三硫化二砷。中药药理:雌黄对多种皮肤真菌有抑制作用。注释:痂疥,疮之干结发痒者。后世雌黄主治瘰疬、风痫、咳嗽喘急、尸疰、白癜风等,较《神农本草经》有所扩展。

123 石 硫 黄

【原文】

石硫黄味酸温。主妇人阴蚀,疽痔恶血,坚筋骨,除头秃,能化金银铜铁奇物。

【重辑】

石硫黄味酸性温。主治:①妇人阴蚀;②痈疽;③痔疮;④恶血;⑤头秃。功效:①坚筋骨,能化金银铜铁奇物。

【理论】

《名医别录》 石硫黄治心腹积聚,邪气冷癖在胁,咳逆上气,脚冷疼弱下部蟨疮,止血,杀疥虫。

《本草经集注》 石硫黄治脚弱及痼冷甚良。

《嘉祐补注本草》 石硫黄是潘水石液也,烧令有紫焰者。治妇人血结。

《药性论》 石硫黄太阳之精,鬼焰居焉,伏炼数般皆传于作者。能下气,治脚弱,腰肾久冷,除冷风顽痹。生用治疥癣及疗寒热咳逆。炼服主虚损,泄精。

《日华子本草》 壮阳道,治疹癣冷气,补筋骨劳损,风劳气,止嗽上气,及下部痔蟨,恶疮疥癣,杀腹藏虫、邪魅等。

【临床】

《备急千金要方》 卷17,硫黄丸治气极虚寒澼饮,胸中痰满,心腹痛,气急:硫黄、矾石、干姜、附子、乌头、桂心、细辛、白术、桔梗、茯苓等10味,常规剂量,捣末蜜丸,分服。

《千金翼方》 卷17,硫黄散治风虚脚弱面热:硫黄、钟乳、防风、干姜、白术、人参、蜀椒、细辛、附子、天雄、茯苓、石斛、桂心、山茱萸等14味,常规剂量,捣散,水煎服。

《外台秘要》 卷34,引《集验方》硫黄汤治产后玉门开不闭及产后阴户突出:石硫黄、蛇床子、菟丝子、吴茱萸等4味,常规剂量,捣散分服。

《太平圣惠方》 ①卷24,硫黄散治乌癞疮久不愈:硫黄、水浮石、槐白皮、寒水石、不灰木、蜗牛子、牡蛎、金星礜石、银星礜石、蝉壳、握雪礜石、蜜佗僧、马牙硝、麝香、雄黄、雌黄、乱发灰、蜂窝灰、白矾、水银、腻粉等21味,常规剂量,捣末和匀。②卷65,硫黄散治风毒癣瘙痒:硫黄、雄黄、朱砂、麝香、巴豆、川椒、吴茱萸、附子等8味,常规剂量,捣散分服。③卷98,硫黄玉粉方补暖下元治一切风冷之气:大猪肚、硫黄、桑白皮等3味研末分服。

《太平惠民和剂局方》 半硫丸除积冷,暖元脏,温脾胃,进饮食,治心腹一切疹癖冷气及年高风秘、冷秘:半夏、硫黄等2味,捣末为丸,如梧桐子大。《温病条辨》:湿阻无形之气,气既伤而且阻,非温补真阳不可,硫黄热而不燥,能疏利大肠,半夏能入阴。燥胜湿,辛下气,温开郁,三焦通而二便利矣。

《圣济总录》 卷130,硫黄散治痈疽恶肉:硫黄、马齿矾、葍茹、丹砂、麝香、雄黄、雌黄、白矾等8味,研末外敷。

《普济本事方》 硫黄丸治头痛:硫黄、硝石等2味,水丸如指头大。予中表兄病头风二十余年,每发头痛如破,数日不食,百方不能疗。医田滋曰:服此药十枚岂复有头痛耶?如其言食之,竟不发,自此遂瘳。予与滋相识数岁,临别以此方见遗。陈州怀医有此药丸,如梧桐子大,每服十五丸,着腊懵冒者冰冷水服,下咽即豁然清爽,伤冷即以沸艾汤下。

《普济方》 卷265,硫黄药酒暖水脏乌发鬓:硫黄、花椒、诃子等3味,常规剂量,酒浸分服。

《医学入门》 ①卷7,硫苓丸治梦遗:矾制硫黄、茯苓、知母、黄柏等4味,常规剂量,捣末和丸,分服。②卷8,硫鲤丸治心中疹痛闷绝:大鲤鱼、硫黄等2味,常规剂量,研末糊丸,分服。

《奇效良方》 硫黄方治赤白癜风:附子、硫黄、姜汁、茄蒂等4味,常规剂量,研末外擦。

【按语】

石硫黄别名硫黄。为硫黄矿或含硫矿物冶炼而成。中药药名。纯品硫黄主要含硫、碲、硒。药理作用:①溶解角质;②杀疥虫真菌;③缓泻;④镇咳祛痰;⑤增强氯丙嗪及硫喷妥钠的中枢抑制。后世石硫黄主治妇人澼饮、脚弱、产后阴户突出、乌癞、风毒、疹癣、头痛、梦遗、赤白癜风、膨胀等,较《神农本草经》有所扩展。

124 水 银

【原文】

水银味辛寒。主疥瘘痂疡白秃,杀皮肤中虱,堕胎,除热,杀金银铜锡毒。熔化还复为丹,久服神仙不死。

【重辑】

水银味辛性寒。主治:①疥瘘;②痂疡;③白秃;④皮肤虱虫。功效:①堕胎;②除热。

【理论】

《名医别录》 水银敷男子阴,阴消无气。一名汞,出于丹砂。

《本草拾遗》 水银利水道,去热毒。入耳能食脑至尽,入肉令百节挛缩,倒阴绝阳,人患疮疥,多以水银涂之。

《药性论》 水银,朱砂中液也,此还丹之元母,神仙不死之药。

《日华子本草》 水银治天行热疾,催生下死胎,治恶疮,除风,安神镇心。

【临床】

《肘后备急方》 卷4,水银丸治大腹水肿:葶苈、椒目、芒硝、水银等4味,捣末为丸。

《备急千金要方》 卷5,水银膏治小儿热疮:水银、胡粉、松脂等3味,常规剂量,熬膏外敷。

《外台秘要》 卷15,引《广济方》水银丸治痫疾积年不愈:水银、麦门冬、乌蛇脯、铁精、干地黄、龙角、人参、防风、黄芩、升麻、熊胆等11味,常规剂量,捣筛蜜丸,分服。

《太平圣惠方》 ①卷22,水银丸治风癫,心神愦乱,狂走不恒,言语倒错:水银、硫黄、朱砂、定粉、黄丹等5味,常规剂量,捣末饭丸,分服。②卷22,水银丸治风痫累年不愈,痰毒转甚,精神减耗,时时发动:水银、铅、远志、人参、菖蒲、茯神、蝉壳、羌活、细辛、半夏等10味,常规剂量,捣末蜜丸,分服。③卷54,水银丸治水气腹胀气促,小便涩:水银、甜葶苈、椒目、浮萍草、滑石等5味,常规剂量,捣末皂荚子胶为丸,分服。④卷72,水银丸治月水不通,心腹滞闷:水银、硇砂、朱砂、巴豆等4味,常规剂量,捣末狗胆汁为丸,分服。⑤卷72,水银丸治月水不通结成癥块,多攻心腹疼痛,日渐羸瘦:水银、朱砂、麒麟竭、硇砂、雄黄、麝香、狗胆等7味,捣末狗胆膏为丸,分服。⑥卷85,水银丸治小儿慢惊风吐涎,频频搐搦:水银、天南星、铅霜、朱砂、雄黄、天竹黄、犀角屑、麝香、牛黄、龙脑、马牙硝、金箔、白附子、全蝎、腻粉等15味,常规剂量,捣末蜜丸,分服。⑦卷85,水银丸治小儿胎风抽掣,浑身急强,眼目反张:水银、天麻、天南星、白附子、全蝎、麝香、龙脑、藿香、白僵蚕等9味,常规剂量,捣末蜜丸,分服。

《圣济总录》 ①卷15,水银丸治风痫:水银、雄黄、龙脑、牛黄、丹砂等5味,常规剂量,捣末饭丸,分服。②卷59,水银丸治消渴饮水无度:水银、铅霜、柳絮矾、豆豉、铅丹、白僵蚕、黄连等7味,常规剂量,捣末饭丸,分服。③卷72,水银丸治久虚癥癖:水银、豆豉、礞石末、京三棱末、石三棱末、鸡爪三棱末、腻粉、粉霜、白丁香末、硇砂、肉豆蔻、槟榔、丹参等13味,常规剂量,捣末枣肉为丸,分服。④卷73,水银煎治酒癖食块痰积及血气血刺血块,阴阳二毒:水银、铅、腻粉、硇砂、硼砂、礞石、巴豆等7味,常规剂量,捣末枣丸,分服。⑤卷99,水银丸治寸白虫:水银、锡、白蜡等3味,常规剂量,捣末糯米粥为丸,分服。⑥卷176,水银丸治小儿乳癖,胁肋坚硬:水银、硫黄、密陀僧、腻粉、巴豆、硇砂等6味,常规剂量,捣末白面糊为丸,分服。

《普济方》 卷383,水银丸治小儿五疳:水银、硫黄、砒霜、芦荟、朱砂、蝉壳、天灵盖、鼓皮中蛀灰、白猪粪灰、蝉灰、蛤蚧、乌驴蹄灰、雄黄等13味,常规剂量,捣末煮膏为丸,分服。

《疡科选粹》 大风水银膏治疮癞脓窠风癣及鹅掌风:牙硝、绿矾、白矾、水银、黑铅、胆矾、川椒、杏仁、蛇床子、半夏、硫黄、槟榔、杜木鳖、雄黄、大风子、油核桃、柏油烛等17味,常规剂量,捣末柏油为丸,分服。

【按语】

水银是液态金属,主要由辰砂矿炼出,少数取自自然汞。水银为单体金属元素汞并含微量银。药理作用:元素汞解离后汞离子能与疏基结合而干扰细胞代谢及功能。后世水银主治大腹水肿、痫疾、风癫、风痫、月水不通、癥块、慢惊、胎风、寸白虫、小儿五疳、疮癞脓窠风癣、鹅掌风等,较《神农本草经》有所扩展。

125 石　膏

【原文】

石膏味辛微寒。主中风寒热,心下逆气惊喘,口干,舌焦,不能息,腹中坚痛,除邪鬼,产乳金疮。

【重辑】

石膏味辛性寒。主治:①中风;②寒热;③心下逆气;④惊喘;⑤口干;⑥舌焦不能息;⑦腹中坚痛;⑧金疮。

【理论】

《名医别录》　石膏除时气头痛身热,三焦大热,皮肤热,肠胃中鬲热,发汗,止消渴,烦逆,腹胀,暴气喘息,咽热,亦可作浴汤。

《新修本草》　石膏、方解石,大体相似,而以未破为异。今市人皆以方解石代石膏,未见有真石膏也。

《药性论》　石膏治伤寒头痛如裂,壮热皮如火燥,烦渴,解肌,出毒汗。主通胃中结,烦闷,心下急,烦躁。治唇口干焦。和葱煎茶去头痛。

《日华子本草》　石膏治天行热狂,下乳,头风旋,心烦躁,揩齿益齿。通亮,理如云母者上,又名方解石。

【临床】

《伤寒论》　①白虎汤治壮热面赤,烦渴引饮,汗出恶热,脉洪大有力:石膏、知母、甘草、粳米等 4 味,常规剂量,水煎服。《伤寒来苏集》:阳明邪从热化,故不恶寒而恶热;热蒸外越,故热汗自出;热烁胃中,故渴欲饮水;邪盛而实,故脉滑,然犹在经,故兼浮也。盖阳明属胃,外主肌肉,虽有大热而未成实,终非苦寒之味所能治也。石膏大寒,寒能胜热,味甘归脾,质刚而主降,备中土生金之体;色白通肺,质重而含脂,具金能生水之用,故以为君,知母气寒主降,苦以泄肺火,辛以润肺燥,内肥白而外皮毛,肺金之象,生水之源也,故以为臣。甘草皮赤中黄,能土中泻火,为中宫舟楫,寒药得之缓其寒,用此为佐,沉降之性,亦得留连于脾胃之间矣。粳米稼穑作甘,气味温和,禀容平之德,为后天养命之资,得此为佐,阴寒之物,则无伤损脾胃之虑也。煮汤入胃,输脾归肺,水精四布,大烦大渴可除矣。②竹叶石膏汤治伤寒解后虚羸少气,气逆欲吐:竹叶、石膏、人参、麦冬、半夏、甘草、粳米等 7 味,水煎分服。《医方集解·泻火之剂》:此手太阴、足阳明药也。竹叶、石膏辛寒以散余热;人参、甘草、麦冬、粳米之甘平以益肺安胃,补虚生津;半夏之辛温以豁痰止呕,故去热而不损其真,导逆而能益其气也。

《备急千金要方》　①卷 2,石膏大青汤(名见《张氏医通》卷 15)治伤寒头痛壮热,肢节烦疼:石膏、大青、前胡、栀子仁、知母、黄芩、葱白等 7 味,常规剂量,水煎服。②卷 5,石膏汤治中风不语,四肢不随:石膏、麻黄、甘草、射干、桂心、芍药、当归、细辛等 8 味,常规剂量,水煎服。

《外台秘要》　卷 1,引《深师方》石膏汤治伤寒表未解,三焦热昏愦,身体壮热:石膏、黄连、黄柏、黄芩、香豉、栀子、麻黄等 7 味,常规剂量,水煎服。

《伤寒总病论》　石膏杏仁汤治肺腑脏温病,阴阳毒气,暴嗽呕逆:石膏、杏仁、前胡、甘草、栀子仁、麻黄、紫菀、桂枝、大青、玄参、葛根等 11 味,常规剂量,水煎服。

《圣济总录》　①卷 22,石膏独活汤治中风伤寒头痛体疼,发热恶寒:石膏、麻黄、羌活、独活、炙甘草、天南星、青橘皮、枳壳、干姜、柴胡、益智、桂枝、葱白、豆豉等 14 味,常规剂量,捣散,水煎服。②卷 63,石膏竹茹汤治上焦壅热头痛目赤:石膏、竹茹、人参、白茅根、半夏、玄明粉、桔梗、甘草、葛根等 9 味,常规剂量,捣末,水煎服。

《宣明论方》　卷 14,石膏羌活散治一切眼疾:羌活、密蒙花、木贼、香白芷、细辛、干萝卜菜子、麻子、川芎、苍术、菊花、荆芥穗、黄芩、石膏、藁本、甘草等 15 味,常规剂量,捣散,水煎服。

《症因脉治》　卷 2,石膏泻白散治咳嗽气喘:石膏、知母、桑皮、地骨皮、甘草等 5 味,常规剂量,水煎服。

【按语】

石膏是硫酸盐类矿物石膏的矿石,中药药名。石膏主要成分含水硫酸钙。煅石膏为无水硫酸钙。药理作用:①解热;②消炎;③调节免疫;④收敛;⑤抗病毒;⑥止渴。注释:产乳,即分娩前后诸症。后世石膏主治伤寒、温病、壮热面赤、肺腑脏温病、中风伤寒头痛体疼、眼疾等,较《神农本草经》略有扩展。

126　　磁　石

【原文】

磁石味辛寒。主周痹风湿,肢节中痛不可持物,洗洗酸消,除大热烦满及耳聋。一名玄石。

【重辑】

磁石味辛性寒。主治:①周痹风湿;②肢节疼痛;③酸痹;④耳聋;⑤大热烦满。

【理论】

《名医别录》　磁石养肾脏强骨气益精,除烦,通关节,消痈肿鼠瘘,颈核喉痛,小儿惊痫,练水饮之亦令人有子。

《药性论》　磁石能补男子肾虚,治风虚身强,腰中不利。

《本草拾遗》　磁石补绝伤,益阳道,止小便白数,治腰脚,去疮瘘,长肌肤,令人有子,宜入酒。

《日华子本草》　磁石治眼昏,筋骨羸弱,补五劳七伤,除烦躁,消肿毒,小儿误吞针铁等。

【临床】

《备急千金要方》　卷6,磁朱丸原名神曲丸治目疾,心悸失眠,癫狂痫证:神曲、磁石、朱砂等3味,捣末蜜丸。《时方歌括·磁砂丸》:磁砂丸最媾阴阳,神曲能俾谷气昌,内障黑花聋并治,若医癫痫有奇长。《删补名医方论》王又原曰:《千金》以磁石直入肾经,收散失之神,性能引铁,吸肺金之气,归藏肾水。朱砂体阳而性阴,能纳浮游之火而安神明。水能鉴,火能烛,水火相济,而光华不四射欤。然目受脏腑之精,精傅于谷,神曲能消化五谷,则精易成矣。神水散大缓则不收,镇堕之品疾收而吸引之,故为急救之剂也。

《医学衷中参西录》　加味磁朱丸治痫风:磁石、赭石、半夏、朱砂等4味,常规剂量,捣末蜜丸分服。磁石为铁、养二种原质化合,含有磁气。其气和异性相引,同性相拒,颇类电气,故能吸铁。之则磁气全无,不能吸铁,用之即无效。然其石质甚硬,若生用入丸散中,必制为极细末,再以水飞之,用其随水飞出者方妥。或和水研之,若拙拟磨翳散之研飞炉甘石法,更佳。朱砂无毒,而之则有毒。按化学之理,朱砂原硫黄、水银二原质合成。故古方书,皆谓朱砂内含真汞,汞即水银也。若之,则仍将分为硫黄、水银二原质,所以有毒。又原方原用神曲,而改用酒曲者,因坊间神曲窨发皆未能如法,多带酸味,转不若造酒曲者,业有专门,曲发甚精,用之实胜于神曲也。磁朱丸方乃《千金方》中治目光昏耗、神水宽大之圣方也。

《外台秘要》　卷16,引《删繁方》磁石汤治心劳耳枯焦而鸣,不能听远:磁石、茯苓、大青、人参、白术、菖蒲、芍药、竹叶、赤石脂等9味,常规剂量,捣散,水煎服。

《太平圣惠方》　卷36,磁石散治风虚耳聋:磁石、防风、羌活、黄芪、芍药、木通、桂心、人参等8味,水煎服。

《太平惠民和剂局方》　磁石丸治肾脏风毒浮肿,浑身瘙痒,瘾疹生疮:磁石、牛膝、黄蜀葵等3味,捣末分服。

《圣济总录》　①卷58,磁石汤治消渴:磁石、黄芪、地骨皮、生地黄、五味子、桂枝、枳壳、槟榔等8味,常规剂量,捣散,水煎服。②卷86,磁石汤治肾劳虚寒面色黧黑:磁石、黄芪、杜仲、白石英、五味子、茯苓、白术等7味,常规剂量,捣散,水煎服。

《三因极一病证方论》　卷8,磁石丸治精极怔赢,惊悸,梦中遗泄,尿后余沥:磁石、龙齿、苁蓉、茯苓、人参、麦门冬、远志、续断、赤石脂、鹿茸、地黄、韭子、柏子仁、丹参等14味,常规剂量,捣末蜜丸,分服。

《医略六书》　卷22,磁石萆薢丸治强中消渴,不交精泄,脉虚数细滑者:磁石、熟地、人参、鹿茸、萆薢、茯苓、大豆、元参、地骨澼、石斛、花粉、沉香、猪肾等13味,捣末蜜丸,分服。

【按语】

磁石为氧化物类矿物磁铁矿的矿石。中药药名。主要成分为四氧化三铁。药理作用:①增加血红蛋白水平及外周红细胞和白细胞数量;②延长血液凝固时间及增加血浆纤维蛋白分解活性;③镇静抗惊厥。注释:酸痹,即肌肉酸楚疼痛。后世磁石主治目疾、心悸失眠、癫狂痫证、肾脏风毒、消渴、肾劳、梦遗等,较《神农本草经》有所扩展。

127 凝 水 石

【原文】

凝水石味辛寒。主身热，腹中积聚，邪气，皮中如火烧，烦满，水饮之。久服不饥。一名白水石。

【重辑】

凝水石味辛性寒。主治：①身热；②积聚；③邪气；④皮如火烧；⑤烦满饮水。

【理论】

《名医别录》　凝水石除时气热盛，五脏伏热，胃中热，烦满止渴，水肿，少腹痹。一名寒水石。

《新修本草》　此石有两种，有纵理、横理，色清明者为佳。或云纵理为寒水石，横理为凝水石。

《药性论》　寒水石能压丹石毒风，去心烦渴闷，解伤寒劳复。

《本草衍义》　凝水石又谓之寒水石，纹理通澈，人或磨刻为枕，以备暑月之用。入药须烧过，或市人烧入腻粉中以乱真，不可不察也。陶隐居言夏月能为冰者佳。如此，则举世不能得，似乎失言。

【临床】

《备急千金要方》　①卷5，十二物寒水石散治少小身体壮热：寒水石、芒硝、滑石、石膏、赤石脂、青木香、大黄、甘草、黄芩、防风、川芎、麻黄根等12味，常规剂量，捣筛粉身。②卷10，凝水石散别名寒水石散治肉疸小便多如白泔色：凝水石、白石脂、栝楼根、桂心、菟丝子、知母等6味，常规剂量，捣筛水煎服。

《千金翼方》　卷18，寒水石汤治胸心烦满毒热：寒水石、泽泻、茯苓、前胡、黄芩、柴胡、牛膝、白术、炙甘草、杏仁等10味，常规剂量，水煎服。

《外台秘要》　①卷4，引《深师方》寒水石散治肉疸饮少小便多：寒水石、白石脂、栝楼、菟丝子、知母、桂心等6味，常规剂量，捣筛，水煎服。②卷14，引《张文仲方》寒水石煮散治诸风：寒水石、石膏、滑石、白石脂、龙骨、桂心、炙甘草、牡蛎、赤石脂、干姜、大黄、犀角等12味，常规剂量，捣散水煎服。③卷35，引《崔氏方》寒水石粉散治少小壮热：寒水石、芒硝、滑石、石膏、赤石脂、青木香、炙甘草、大黄、黄芩、川芎、麻黄、牡蛎等12味，常规剂量，捣散，水煎服。

《太平圣惠方》　①卷61，寒水石散治痈肿热毒疼痛：寒水石、羊桃根、硝石、木香、白蔹、丁香、榆皮、赤小豆、汉防己、大黄等10味，常规剂量，捣散，水煎服。②卷62，寒水石膏治痈疽赤色肿痛不可忍：寒水石、羊蹄根、硝石、大黄、白蔹、木香、附子、黄连、丁香、榆白皮、莽草、赤小豆、汉防己、半夏、玄参、甘草、地黄汁等17味，常规剂量，熬膏摊于生绢贴之。③卷85，寒水石散治小儿惊痫四肢抽掣及目睛上视声不转者：寒水石、紫石英、石膏、龙齿、贝齿等5味，常规剂量，捣散，水煎服。④卷96，寒水石粥治心下烦热，多渴恍惚：寒水石、粳米、牛蒡根等3味，常规剂量，水煎服。

《苏沈良方》　卷10，寒水石散治小儿心热不可安卧：寒水石、滑石、甘草等3味，常规剂量，捣散，水煎服。

《圣济总录》　①卷23，寒水石丸治伤寒狂言：凝水石、龙脑、硼砂、炙甘草、天竺黄等5味，常规剂量，捣末蜜丸，分服。②卷108，寒水石散治小儿口疮：寒水石、白矾、铅白霜等3味，常规剂量，捣散，水煎服。

《普济方》　①卷255，寒水石散治脚气毒厉卒黄或蛊毒，鬼魅，野道热毒及小儿惊痫热病：寒水石、石膏、磁石、滑石、元参、羚羊角、升麻、丁香、木香、甘草、朴硝、硝石、朱砂、麝香等14味，常规剂量，捣散，水煎服。②卷406，寒水石散治小儿丹毒赤肿疼痛：寒水石、石膏、黄连、黄柏等4味，常规剂量，捣散，水煎服。

《洞天奥旨》　卷10，寒水再造丹治杨梅结毒至鼻烂茎烂：寒水石、麦冬、生甘草、桔梗、黄芩、连翘、贝母、土茯苓、夏枯草等9味，常规剂量，水煎服。

【按语】

凝水石又名寒水石，是硫酸盐类矿物芒硝的晶体。寒水石主要成分为硫酸钙，尚含有铁、铝、镁、铁、锰、锌等杂质。后世凝水石主治肉疸、诸风、少小壮热、痈肿热毒、小儿惊痫、心下烦热、小儿口疮、小儿丹毒、梅毒等，较《神农本草经》大为扩展。

128　　阳　起　石

【原文】

阳起石味咸微温。主崩中漏下,破子脏中血,癥瘕结气,寒热腹痛,无子,阴痿不起,补不足。一名白石。

【重辑】

阳起石味咸性温。主治:①崩中漏下;②癥瘕结气;③寒热腹痛;④无子;⑤阴痿不起。功效:①补不足;②破子宫血。

【理论】

《名医别录》 阳起石治男子茎头寒,阴下湿痒,去臭汗,消水肿。久服不饥,令人有子。一名羊起石,云母根也。

《新修本草》 此石以白色、肌理似殷孽,仍夹带云母绿润者为良。

《药性论》 阳起石补肾气治精乏腰疼,膝冷湿痹,能暖女子子宫久冷治冷癥寒瘕,止月水不定。

《日华子本草》 治带下,温疫,冷气,补五劳七伤。合药时烧后水淬用,凝白者为上。

【临床】

《备急千金要方》 卷4,阳起石汤治妇人月水不调,或前或后,或多或少,乍赤乍白:阳起石、甘草、续断、干姜、人参、桂心、附子、赤石脂、伏龙肝、生地等10味,常规剂量,水煎服。

《太平圣惠方》 ①卷7,阳起石丸治阳气萎弱:阳起石、白矾灰、钟乳粉、硫黄、龙脑、硇砂、砒霜等7味,常规剂量,捣末饭丸,分服。②卷22,阳起石丸治风痫积痰,恶叫迷闷,吐沫瘈疭:阳起石、硫黄、水银、黄丹等4味,常规剂量,捣末饭丸,分服。③卷33,阳起石丸治眼目昏暗渐成内障:阳起石、乌犀角屑、防风、羚羊角屑、石决明、麦门冬、虎睛、真珠末、菊花、升麻、空青、蕤蕤、细辛、车前子、蔓荆子、人参、川芎、赤芍药、青葙子、槐子、蕤仁、黄芩、前胡、决明子、汉防己、黄连、茺蔚子、枳实、大黄、炙甘草等30味,常规剂量,捣末蜜丸,分服。

《太平惠民和剂局方》 阳起石丸治妇人子脏虚冷,久不受胎,遂致绝子不产:阳起石、吴茱萸、熟地黄、牛膝、干姜、白术等6味,常规剂量,捣末蜜丸,分服。

《圣济总录》 ①卷23,阳起石丸治伤寒四逆:阳起石、太阴玄精石、硝石、附子等4味,常规剂量,捣末蒸丸,分服。②卷86,阳起石丸治肾劳腰脚酸疼,小便滑数,面色黧黑:阳起石、远志、山芋、巴戟天、附子、龙骨、肉苁蓉、蛇床子、牛膝、杜仲、赤石脂、牡蛎、石斛、黄芪、续断、五味子、菟丝子、地骨皮、五加皮、萆薢、卷柏等21味,常规剂量,捣末蜜丸,分服。③卷92,阳起石丸治遗泄白淫:阳起石、白芷、黄蜡、生砒等4味,常规剂量,捣末蜡丸,分服。④卷153,阳起石汤治妇人血海冷败,脱血带下,诸虚冷疾:阳起石、茯苓、人参、炙甘草、赤石脂、龙骨、伏龙肝、生地黄、附子、续断等10味,常规剂量,水煎服。

《重订严氏济生方》 ①卷1,阳起石丸治阳气全乏:阳起石、韭子、肉苁蓉、青盐、鹿茸、钟乳粉、菟丝子、沉香、原蚕蛾、山茱萸、桑螵蛸、山药等12味,常规剂量,捣末酒糊为丸,分服。②卷6,阳起石丸治冲任不交崩中不止:阳起石、鹿茸等2味,常规剂量,捣末糯米糊为丸,分服。③卷7,阳起石丸治丈夫真精气不浓不能施化而无子:阳起石、鹿茸、韭子、菟丝子、天雄、肉苁蓉、覆盆子、石斛、桑寄生、沉香、原蚕蛾、五味子等12味,捣末糯米糊为丸,分服。

《普济方》 卷224,引《选选方》阳起石丸:远志、阳起石、沉香、五味子、鹿茸、酸枣仁、桑螵蛸、龙骨、茯苓、钟乳粉、天雄、菟丝子等12味,常规剂量,捣末蜜丸,分服。

《杂病源流犀烛》 卷18,阳起石丸治精滑不禁,大腑溏泄,手足厥冷:阳起石、钟乳粉、附子末等3味,常规剂量,酒煮面糊为丸,分服。

【按语】

阳起石是硅酸盐类矿物阳起石或阳起石石棉的矿石。中药药名。主要成分为碱式硅酸镁钙并含少量锰、铝、钛、铬、镍等杂质。后世阳起石主治月水不调、阳气萎弱、风痫积痰、眼内障、伤寒四逆、遗泄白淫等,较《神农本草经》有所扩展。

129 理 石

【原文】

理石味辛寒。主身热,利胃解烦,益精明目,破积聚,去三虫。一名立制石。

【重辑】

理石味辛性寒。主治:①身热;②积聚;③三虫。功效:①利胃解烦;②明目。

【理论】

《名医别录》 理石除营卫中去来大热、结热,解烦毒,止消渴及中风痿痹。

《本草经集注》 理石除荣卫中去来大热结热,解烦毒止消渴及中风痿痹。一名肌石如石膏顺理而细。世用亦希,《仙经》时须,亦呼为长理石。

《新修本草》 此石夹两石间如石脉,打用之,或在土中重叠而生。皮黄赤肉白,作针理文,全不似石膏。汉中人取酒浸服疗癖,令人肥悦。市人或刮去皮以代寒水石,并以当礜石,并是假伪。

《本草衍义》 理石如长石,但理石如石膏,顺理而细,其非顺理而细者为长石。

【按语】

理石为硫酸盐类矿物石膏中的纤维石膏。后世理石少用。

130 长　石

【原文】

长石味辛寒。主身热，四肢寒厥，利小便，通血脉，明目，去翳眇，下三虫，杀蛊毒。久服不饥，一名方石。

【重辑】

长石味辛性寒。主治：①身热；②四肢寒厥；③翳眇；④三虫；⑤蛊毒。功效：①利小便；②通血脉；③明目。

【理论】

《名医别录》　长石治胃中结气，止消渴，下气，除胁肋肺间邪气。

《本草图经》　长石纹如马齿，方而润泽，玉色。长石颇似石膏，但浓大，纵理而长，为别耳。今灵宝丹用长、理石为一物。医家相承用者，乃似石膏，与今潞州所出长石无异，而诸郡无复出理石，医方亦不见单用，往往呼长石为长理石。又市中所货寒水石，亦有带黄赤皮者，不知果是理石否？

【按语】

长石是硫酸盐类矿物硬石膏的矿石，即天然产不含结晶水的石膏，中药药名。主要成分是硫酸钙，常杂有微量的氧化铝、二硫化铁、氧化镁、二氧化硅以及锶、钡等。注释：翳，即眼角膜上所生障碍视线的白斑，眇即失明。后世少用。

131 石 胆

【原文】

石胆味酸寒。主明目,目痛,金疮,诸痫痉,女子阴蚀痛,石淋,寒热,崩中下血,诸邪毒气,令人有子。炼饵服之不老,久服增寿神仙。能化铁为铜,成金银。一名毕石。

【重辑】

石胆味酸性寒。主治:①目痛;②金疮;③诸痫痉;④女子阴蚀;⑤痛;⑥石淋;⑦寒热;⑧崩中下血;⑨诸邪毒气;⑩令人有子。功效:①明目;②能化铁为铜,成金银。

【理论】

《名医别录》 石胆散治癥积咳逆上气及鼠瘘恶疮。

【临床】

《太平圣惠方》 卷34,盐绿散治齿疳虫蚀齿痛出脓水不绝或疳齿虫蚀不觉片片自落,牙齿痒痛:盐绿、麝香、黄连、石胆等4味,常规剂量,捣散,每次1钱掺于湿纸片子上贴之。

《御药院方》 卷9,香附子散配伍石胆洁齿牢牙黑髭鬓不患牙痛:绿矾、石胆、五倍子、诃子皮、白芷、甘松、栗蓬、枣核灰、螺蟾、香附子、麝香等11味,常规剂量,捣末漱口。

《圣济总录》 ①卷117,蔷薇膏治口疮多年不愈:蔷薇根、石胆、郁李根、水杨皮、牛蒡根、苍耳、露蜂房、生地黄、升麻、当归、地骨皮、白芷、熟铜粉、麝香等14味,常规剂量,捣散水煎去滓慢火煎膏,每含如弹丸大,吐津。②卷172,胆矾散治小儿走马疳:胆矾、乳香、铅丹等3味,常规剂量,捣散点患处。③卷176,胆矾丸治小儿脾积气肌瘦:石胆矾、芦荟、龙脑、麝香、丹砂、胡黄连末、黄连末、獖猪胆等8味,常规剂量,捣末醋煮面糊为丸,分服。

《小儿药证直诀》 胆矾丸治疳遣虫,消癖进食,止泻和胃:胆矾、绿矾、大枣、好醋、使君子、枳实、黄连、诃黎勒、巴豆、夜明砂、虾蟆灰、苦楝根皮等12味,常规剂量,捣末和丸,分服。

《宣明论方》 卷15,胆矾丸治男子年少而鬓发斑白:土马鬃、石马鬃、半夏、生姜、胡桃、真胆矾、五倍子等7味,捣末和丸,分服。

《鸡峰普济方》 卷17,胆矾丸治肠痔:胆矾、皂子、白鸡冠花、京三棱等4味,常规剂量,捣末面糊为丸,分服。

《仁斋直指》 卷21,胆矾散治咽喉肿结闭塞:鸭嘴胆矾、全蝎等2味,常规剂量,捣末蘸药入喉中。

《圣济总录》 卷172,胆矾散治小儿走马疳:胆矾、乳香、铅丹等3味,常规剂量,捣散点患处。

《杨氏家藏方》 卷20,胆矾散治嵌甲:胆矾、麝香等2味,常规剂量,捣末敷药少许。

《朱氏集验方》 卷9,胆矾散治咽喉疮:胆矾、硇砂等2味,常规剂量,捣末点疮肿处。

《普济方》 卷67,胆矾散治牙疳:生肌散、炉甘石、胆矾等3味,常规剂量,捣末贴之。

《医方类聚》 卷75,引《经验秘方》胆矾散治喉痹脓血胀塞喉中,语声不得,命在须臾:鸭嘴胆矾、米醋。将鸭嘴胆矾研末,用箸头卷少绵子,先于米醋中蘸湿,次蘸药末,令人擘患人口开,将箸头药点入喉中肿处。

《杂病源流犀烛》 卷23,胆矾散治牙疳:胡黄连、胆矾、儿茶等3味,常规剂量,捣末敷患处。

《杨氏家藏方》 卷13,胆矾散附骨漏疮,焮红疼痛,久不生肌:胆矾、龙骨、白石脂、黄丹、蛇蜕、麝香等6味,常规剂量,捣末和匀,干掺疮口。

《鲁府禁方》 卷4,胆矾锭子治蝎螫疼痛:胆矾、白矾、雄黄、蟾酥、乳香等5味,常规剂量,捣末用水化皮胶为锭子。

【按语】

石胆为硫酸盐类矿物胆矾的晶体或人工制成的含水硫酸铜,中药药名。主要成分为硫酸铜。药理作用:利胆。后世石胆主治小儿脾积、疳遣虫、年少而鬓发斑白、肠痔、小儿走马疳、嵌甲、咽喉疮、牙疳、喉痹、骨漏疮、蝎螫疼痛等,较《神农本草经》有所改变。

132 白 青

【原文】

白青味甘平。主明目,利九窍,耳聋,心下邪气,令人吐,杀诸毒,三虫。久服通神明,轻身,延年不老。

【重辑】

白青味甘性平。主治:①耳聋;②心下邪气;③诸毒;④三虫。功效:①明目;②利九窍;③令人吐;④久服通神明;⑤轻身延年不老。

【理论】

《名医别录》 白青可消为铜剑辟五兵。

《本草经集注》 白青医方不复用,市人亦无卖者,惟《仙经》卅六水方中时有须处。铜剑之法,具在《九元子术》中。

【临床】

《喉舌备要秘旨》 紫袍散治十八种喉风:青黛、石青、雄黄、胆矾、人中白、硼砂、元明粉、黄连、冰片等9味,捣末吹喉。

【按语】

白青是含铜盐的矿物。后世白青主治喉风等。

133 扁 青

【原文】

扁青味甘平。主目痛。明目,折跌痈肿,金疮不瘳,破积聚,解毒气,利精神。久服轻身不老。

【重辑】

扁青味甘性平。主治:①目痛;②折跌;③痈肿;④金疮;⑤积聚。

【理论】

《名医别录》 扁青去寒热风痹及丈夫茎中百病,益精。

《本草经集注》 《仙经》俗方都无用者。

《新修本草》 此即前条陶谓绿青是也。形块大如拳,其色又青,腹中亦时有空者。

《嘉祐本草》 治丈夫内绝,令人有子。

《医学入门》 蜀郡者块大如拳其色青,腹中亦时有空者;武昌者块小扁而色更佳。治寒热风痹及丈夫茎中百病,内绝益精,令人有子。久服轻身不老。

《神农本草经百种录》 扁青精气所结之物,故能除毒,益精,增年也。《内经》云:五脏六腑之精皆上注于目。故目虽属肝之窍而白乃肺之精也,五行之中火能舒光照物而不能鉴物,惟金之明乃能鉴物,石体属金故石药皆能明目而扁青生于山之有金处,盖金气精华之所结也,又色青属肝,于目疾尤宜。凡草木中得秋金之气者亦然。凡物精华所结者,皆得天地清粹之气以成,而秽浊不正之气不得干之,故皆有解毒之功。其非精华所结,而亦能解毒者,则必物性之相制,或以毒攻毒也。

【按语】

扁青为碳酸盐类矿物蓝铜矿的矿石,中药药名。主含碱式碳酸铜及铅等。后世少用。

134 肤 青

【原文】

肤青味辛平。主虫毒,及蛇菜肉诸毒,恶疮。

【重辑】

肤青味辛性平。主治:①蛊毒;②恶疮;③蛇毒;④菜肉诸毒。

【理论】

《名医别录》 肤青不可久服,令人瘦。

【按语】

肤青据考证可能是蓝铜矿。后世肤青罕用。

135 干 姜

【原文】

干姜味辛温。主胸满咳逆上气,温中止血,出汗,逐风,湿痹,肠澼,下痢。生者尤良,久服去臭气,通神明。

【重辑】

干姜味辛性温。主治:①胸满;②咳逆;③上气;④多汗;⑤湿痹;⑥肠澼;⑦下痢。功效:①温中止血;②逐风。

【理论】

《名医别录》 干姜治寒冷腹痛,中恶,霍乱,胀满,风邪诸毒,皮肤间结气,止唾血。生姜治伤寒头痛鼻塞,咳逆上气,止呕吐。

《新修本草》 干姜治风下气止血,宣诸络脉,微汗。

【临床】

《金匮要略方论》 干姜人参半夏丸治妊娠呕吐不止:干姜、人参、半夏等3味捣末姜汁糊丸。《医宗金鉴》:恶阻者谓胃中素有寒饮,恶阻其胎而妨饮食也。主之以干姜去寒,半夏止呕;恶阻之人,日日呕吐,必伤胃气,故又佐人参也。

《肘后备急方》 卷2,干姜丸(名见《外台秘要》引《深师方》)治伤寒哕不止:干姜、附子等2味,捣末苦酒为丸,如梧桐子大。

《备急千金要方》 ①卷4,干姜丸治妇人寒热瘕结羸瘦,坚满积聚痛不可忍,手足厥逆,寒至肘膝,或烦满,月经不通:干姜、川芎、茯苓、硝石、杏仁、水蛭、虻虫、桃仁、蛴螬、柴胡、䗪虫、芍药、人参、大黄、川椒、当归等味16味,常规剂量,捣末蜜丸,分服。②卷15,干姜散治心意冥然,忘食:法曲、干姜、豆豉、蜀椒、大麦蘖等5味,常规剂量,捣散,水煎服。

《外台秘要》 卷6,干姜茱萸汤治霍乱苦呕:干姜、吴茱萸等2味,水煮顿服。②卷7,引《范汪方》干姜丸治寒热心痛唾清水:干姜、桂心、矾石、半夏、蜀椒等5味,常规剂量,捣末蜜丸,分服。

《太平圣惠方》 ①卷42,干姜丸治上气咳逆:干姜、桂心、柑子皮、细辛、炙甘草、款冬花、紫菀、附子等8味,常规剂量,捣末蜜丸,分服。②卷47,干姜丸(名见《普济方》卷202)治干霍乱心腹疠痛,不吐利,烦哕难忍:干姜、大黄、巴豆、吴茱萸等4味,常规剂量,捣末蜜丸,分服。③卷48,干姜丸治积聚心腹胀满:干姜、皂荚、菖蒲、桂心、川乌、柴胡、人参、黄连、赤茯苓、吴茱萸、川椒、厚朴等12味,常规剂量,捣末蜜丸,分服。④卷49,干姜丸治酒癖痃水不消,腹中如水声:干姜、葛根、白术、枳壳、陈橘皮、甘草等6味,常规剂量,捣末蜜丸,分服。⑤卷50,干姜丸治五噎喉咽壅塞不通,胸膈忧患气滞:干姜、川椒、食茱萸、羚羊角屑、射干、马蔺子、人参、桂心、细辛、白术、赤茯苓、附子、陈橘皮、诃黎勒皮等14味,常规剂量,捣末蜜丸,分服。

《鸡峰普济方》 干姜人参丸治产后诸疾:甘草、当归、干姜、人参等4味,常规剂量,捣丸分服。

《圣济总录》 ①卷74,干姜丸治肠胃风冷,飧泄注下,腹痛不止:干姜、厚朴、当归、阿胶、龙骨等5味,常规剂量,捣末蜜丸,分服。②卷95,干姜饮治小便不禁:干姜、附子、川芎、桂枝、麻黄等5味,常规剂量,捣散,水煎服。③卷123,干姜散治悬痈肿息肉:干姜、半夏等2味,常规剂量,捣散,涂患处。④卷151,干姜丸治妇人月水不调,绕脐疠痛:干姜、吴茱萸、附子、黄芩、蜀椒、熟地黄、当归、大黄、桂枝、白术、赤芍药、人参、石韦、桃仁、薏苡仁等15味,常规剂量,捣末蜜丸,分服。

《普济方》 卷21,引《肘后方》干姜丸治冷痢:曲末、干姜、当归末、厚朴、人参、阿胶、炙甘草等7味,常规剂量,捣末和丸,分服。

【按语】

干姜是姜科植物姜的干燥根茎,中药药名。干姜油含姜烯等多种挥发性成分及姜辣醇等多种辛辣成分以及姜烯酮等二芳基庚烷类成分。药理作用:①保护胃黏膜;②利胆;③保肝;④镇痛;⑤抗炎。后世干姜主治妊娠呕吐、伤寒哕不止、霍乱苦呕、酒癖、产后诸疾等,较《神农本草经》有所扩展。

136 枲 耳 实

【原文】

枲耳实味甘温。主风头,寒痛,风湿,周痹,四肢拘挛痛,恶肉死肌。久服益气,耳目聪明,强志轻身。一名胡枲,一名地葵。

【重辑】

枲耳实味甘性温。主治:①风头;②寒痛;③风湿;④周痹;⑤四肢拘挛疼痛;⑥恶肉死肌。功效:①益气;②聪明耳目;③强志轻身。

【理论】

《名医别录》 枲耳实味苦。枲耳叶治膝痛,溪毒。

《新修本草》 苍耳主大风癫痫,头风湿痹,毒在骨髓。治病疥或痒汁出,或斑驳甲错皮起,除诸毒螫,杀疳湿䘌。

《食疗本草》 苍耳主中风,伤寒头痛,疔肿困重。生捣苍耳根、叶和小儿尿,绞取汁,冷服一升,日三度,甚验。

《日华子本草》 治一切风气,填髓暖腰脚治瘰疬,疥癣及瘙痒。

【临床】

《备急千金要方》 苍耳散治诸风:苍耳叶洗曝燥捣下筛,酒若浆服一方寸匕,日三。

《太平圣惠方》 ①卷23,苍耳子汤治腲腿风四肢缓弱,皮肤虚满:苍耳子、羊桃根、蒴藋、赤小豆、盐等5味,常规剂量,水煎去滓渍所患处。②卷69,苍耳散(名见《普济方》卷108)引《仁存方》治妇人风瘙隐疹,身痒不止:苍耳花、苍耳叶等2味,常规剂量,捣散,水煎服。③卷97,苍耳子粥治目暗耳鸣:苍耳子、粳米等2味,熬粥服。

《圣济总录》 ①卷33,苍耳散辟瘴疠瘟疫时气:苍耳,捣散分服。②卷136,苍耳散治疔肿:苍耳子、露蜂房、曲头棘刺、绯帛方、乱发、青蒿、丹砂等7味,常规剂量,捣末徐敷。

《三因极一病证方论》 ①苍耳散治鼻渊流黄浊鼻涕:苍耳子、薄荷叶、辛夷、白芷等4味,常规剂量,捣散,水煎服。《汤头歌诀》:苍耳散中用薄荷,辛夷白芷四般和。葱茶调服疏肝肺,清升浊降鼻渊瘥。凡头面之疾,皆由清阳不升,浊阴逆上所致。浊气上烁于脑,则鼻流浊涕为渊。数药升阳通窍,除湿散风,故治之也。《医方考·苍耳散》曰:鼻流浊涕不止者名曰鼻渊,乃风热在脑伤其脑气,脑气不固而液自渗泄也。此方四件皆辛凉之品,辛可以驱风,凉可以散热。其气轻清,可使透于巅顶。巅顶气清,则脑液自固,鼻渊可得而治矣。②苍耳散治一切疔肿神良方:苍耳烧灰,醋泔淀和如泥涂上。

《镐京直指》 藁本苍耳散治湿淫上蒸首如裹,头重耳目如蒙:藁本、苍耳子、白蒺藜、秦艽、川芎、蝉蜕、羌活、防风、石菖蒲、香白芷等10味,常规剂量,水煎服。

《普济方》 卷151,引《圣济总录》苍耳散辟瘟疫疠气:苍耳、珍珠、桂枝、鸡子捣等3味,捣散水煎服。

《赤水玄珠》 卷29,苍耳散治疔疮:苍耳根、乌梅、带须葱等3味,常规剂量,水酒煎服。

《医方集解》 苍耳子散加减治肺经热盛:白芷、薄荷、辛夷花、苍耳子、黄芩、菊花、连翘等7味,水煎服。

《证治宝鉴》 ①卷10,苍耳散治鼻渊鼻流清涕而臭:苍耳、薄荷、白芷、细辛、南星、半夏、黄芩、荆芥等8味,常规剂量,水煎服。②卷12,苍耳散治手足帮痹臂痛不举:苍耳、威灵、羌活、独活、木通、当归、白芷、半夏、防风、苡仁、栀子、苍术、茯苓、泽泻等14味,常规剂量,捣散煎服。

《古今医鉴》 卷15,苍耳散治杨梅疮已服轻粉,愈后发鹅掌风,手发癣,或手掌上皮退一层又退一层,生生不绝者:苍耳子、金银花、皂角刺、防风、荆芥、连翘、蛇床子、天麻、前胡、土茯苓、牙皂、甘草、生姜、川椒等14味,常规剂量,捣散,水煎服。

【按语】

枲耳实为菊科植物苍耳带总苞的果实,别名苍耳子,中药药名。果实含苍耳子苷、树脂以及脂肪油、生物碱、维生素C和色素等。药理作用:①降糖;②镇咳;③降压;④抗炎;⑤抑菌。后世枲耳实主治瘟疫、疔疮、肺经热盛、鼻渊、鹅掌风等,较《神农本草经》有所扩展。

137 葛 根

【原文】

葛根味甘平。主消渴,身大热,呕吐,诸痹,起阴气,解诸毒,葛谷主下痢,十岁已上。一名鸡齐根。

【重辑】

葛根味甘性平。主治:①消渴;②身大热;③呕吐;④诸痹。功效:①起阴气;②解诸毒;③葛谷主下痢。

【理论】

《名医别录》 葛根治伤寒中风头痛,解肌发表出汗,开腠理,疗金疮,止痛,胁风痛。生根汁治消渴,伤寒壮热。一名鹿藿。

《本草经集注》 今之葛根人皆蒸食之。生者捣汁饮之解温病发热。其花治饮酒不知醉。葛根为屑治金疮,断血要药。

《新修本草》 葛根末之治狗啮并饮其汁良。蔓,烧为灰主喉痹。今按陈藏器本草云:葛根生者破血,合疮,堕胎,解酒毒,身热赤,酒黄,小便赤涩。可断谷不饥,根堪作粉。

《药性论》 干葛解热治时疾天行,上气呕逆,开胃下食。解酒毒止烦渴,熬屑治金疮。

《日华子本草》 葛根治胸膈热,心烦闷,热狂,止血痢,通小肠,排脓破血,敷蛇虫啮,解毒箭。

【临床】

《伤寒论》 葛根汤治太阳与阳明合病必自下利:葛根、麻黄、桂枝、生姜、炙甘草、芍药、大枣等 7 味,常规剂量,水煎服。《删补名医方论·葛根汤》:是方即桂枝汤加麻黄、葛根。麻黄佐桂枝发太阳营卫之汗,葛根君桂枝解阳明肌表之邪。不曰桂枝汤加麻黄、葛根,而以葛根命名者,其意重在阳明,以呕利属阳明多也。二阳表急,非温服覆而取汗,其表未易解也。或呕或利,里已失和,虽啜粥而胃亦不能输精于皮毛,故不须啜粥也。柯琴曰此证身不疼腰不疼、骨节不疼、不恶寒,是骨不受寒矣。头项强痛,牵动不宁,是筋伤于风矣。不喘不烦躁,不干呕,是里不病,无汗恶风,病只在表。若表病而兼下利,则是表实里虚矣。比麻黄、青龙二证较轻,然项强连背拘强,更甚于项强无汗,不失为太阳。但脉浮不紧,故不从乎麻黄,而于桂枝方加麻黄倍葛根以去实,小变麻桂之法也。盖葛根为阳明主药,凡太阳有阳明者,则佐入太阳药中;凡少阳有阳明者,则佐入少阳药中,无不可也。李果定为阳明经药。张洁古云未入阳明者,不可便服。岂二人未读仲景书乎? 要知葛根、桂枝,俱是解肌和里之药,故有汗、无汗,下利、不下利,俱可用,与麻黄之专于发表者不同也。

《备急千金要方》 ①卷 3,葛根汤治产后中风口噤痉痹,气息迫急,眩冒困顿:葛根、独活、当归、桂枝、茯苓、石膏、人参、白术、防风、川芎、生姜、炙甘草等 12 味,常规剂量,捣散水煎去渣分服。②卷 9,葛根龙胆汤治伤寒热毒头痛,壮热未解,身体疼痛:葛根、生姜、龙胆草、大青叶、桂心、炙甘草、麻黄、葳蕤、芍药、黄芩、石膏、升麻等 12 味,常规剂量,水煎服。

《千金翼方》 卷 19,葛根丸治消渴,日饮一石水:葛根、栝楼、铅丹、附子等 4 味,常规剂量,捣末蜜丸,分服。

《外台秘要》 ①卷 1,引《小品方》葛根汤治伤寒身体热毒或阳毒伤寒头痛壮热,身体疼痛:葛根、生姜、龙胆、大青、桂心、炙甘草、麻黄、葳蕤、芍药、黄芩、石膏、升麻等 12 味,常规剂量,水煎服。②卷 33,引《小品方》葛根汤治子痫风痉,忽闷愦不识人,叱逆眩倒,小醒复发:贝母、葛根、丹皮、木防己、防风、当归、川芎、桂肉、茯苓、泽泻、炙甘草、独活、石膏、人参等 14 味,常规剂量,水煎服。

《太平圣惠方》 ①卷 9,葛根散治伤寒小腹急满阴缩:葛根、石膏、柴胡、升麻、知母、栀子仁、炙甘草、大黄等 8 味,常规剂量,捣散水煎去滓,温服。②卷 11,葛根散治伤寒潮热头痛:葛根、黄芩、炙甘草、石膏、柴胡、知母等 6 味,常规剂量,捣散水煎去滓,温服。③卷 15,葛根散治时气壮热头痛:葛根、赤芍、麻黄、黄芩、石膏、大青、炙甘草等 7 味,常规剂量,捣散,水煎去滓,温服。④卷 15,葛根散治时气头痛壮热:葛根、麻黄、赤芍、黄芩、石膏、桂心、炙甘草、杏仁等 8 味,常规剂量,捣散,水煎去滓,热服。⑤卷 15,葛根散治时气头痛背强心烦壮热:葛根、麻黄、犀角屑等 3 味,常规剂量,捣散水煎去滓,热服。⑥卷 15,葛根散治时气胸膈满闷或时吐逆:葛根、炙甘草、大黄、麦门冬、人参等 5 味,常规剂量,捣散,水煎去滓,温服。⑦卷 84,葛根散治小儿呕吐烦渴:葛根、人参、白术、半夏、陈橘皮、桑根白皮等 6 味,常规剂量,捣散。⑧卷 61,葛根散治痈肿乳痈:葛根、麦门冬、红雪、犀角屑、葳蕤、荠苨、赤芍药、甘草、石膏等9味,常规剂量,捣散,水煎服。

《圣济总录》 ①卷6,葛根汤治中风口面㖞斜:葛根、防风、附子、麻黄、独活、杏仁、松实等7味,常规剂量,捣散,水酒煎服。②卷16,葛根汤治风头眩欲倒,眼旋屋转,脑痛:葛根、木通、芍药、防风、菊花、麻黄、石膏、前胡等8味,捣末,水煎服。③卷23,葛根石膏汤治时气头疼口干,烦躁恍惚:葛根、石膏、麦门冬、黄芩、升麻、炙甘草等6味,常规剂量,捣散,水煎服。④卷71,葛根丸治脾积痞气烦渴口干:葛根、附子、薏苡根、芦根、糯米等5味,常规剂量,捣末桃胶和丸,分服。⑤卷87,葛根散治热劳心神不宁,肌瘦烦渴:葛根、黄芩、炙甘草、柴胡、黄连、牛黄等6味,常规剂量,捣散,新汲水调服。⑥卷93,葛根汤治虚劳五蒸:葛根、石膏、炙甘草、知母、黄芩、麦门冬、人参、茯苓、生地黄、粳米等10味,常规剂量,捣散,水煎服。⑦卷162,葛根汤治妇人产后霍乱吐利,烦渴不食:葛根、人参、白术、桔梗、茯苓等5味,常规剂量,捣散,水煎服。⑧卷172,葛根汤治小儿惊痫,筋急反张:葛根、麻黄、羌活、炙甘草、枳壳、杏仁、升麻、黄芩、大黄、柴胡、芍药、钩藤、蛇蜕、蚱蝉、石膏等15味,常规剂量,水煎服。

《太平惠民和剂局方》 葛根散治伤寒四肢烦热,头疼体痛,心躁口干发渴:葛根、麻黄、人参、肉桂、炙甘草等5味,常规剂量,捣散,水煎服。

《儒门事亲》 葛根散解酒毒:甘草、葛花、葛根、砂仁、贯众等5味,常规剂量,捣末,水煎服。

《医方类聚》 卷141,引《王氏集验方》葛粉丸治酒痢便血及一切风热皮肤瘙痒:黄柏、苦参、葛粉、枳壳、荆芥穗等5味,常规剂量,捣末米糊为丸,分服。

《景岳全书》 卷56,引刘河间葛根汤治寒邪在经胁下疼痛不可忍:葛根、桂枝、川芎、细辛、防风、麻黄、枳壳、芍药、人参、炙甘草等10味,常规剂量,水煎服。

《痘疹仁端录》 卷11,葛根汤治痘毒斑疹,心烦呕逆:葛根、陈皮、知母、黄芩、麻黄、甘草等6味,常规剂量,水煎服。

《医学心悟》 卷6,葛根汤治牙痛:葛根、升麻、甘草、赤芍等5味,常规剂量,水煎服。

《外科大成》 卷2,葛根牛蒡子汤治时毒邪在表脉浮数:葛根、牛蒡子、升麻、麻黄、连翘、玄参、桔梗、甘草等8味,常规剂量,捣散水煎热服。

《伤寒大白》 卷1,调脉葛根汤治阳明表邪项强:葛根、前胡、防风、甘草等4味,常规剂量,捣散水煎去渣分服。

《伤寒微旨论》 卷上,葛根柴胡汤治伤寒恶风不自汗,病在清明以后至芒种以前:葛根、柴胡、芍药、桔梗、炙甘草等4味,常规剂量,捣散水煎去渣温服。

【按语】

葛根是豆科植物葛的块根,中药药名。葛根含异黄酮成分葛根素、葛根素木糖苷、大豆黄酮、大豆黄酮苷及β-谷甾醇、花生酸,又含多量淀粉。药理作用:①增加脑及冠脉血流量;②解痉;③降糖;④解热;⑤雌激素样。注释:起阴气,即改变向下趋势,使其向上。后世葛根主治伤寒、痘毒斑疹、痈疡、乳痈、皮肤瘙痒、消渴、小腹急满、牙痛、烦躁、头痛、酒毒等,较《神农本草经》有所扩展。

138 栝 楼 根

【原文】

栝楼根味苦寒。主消渴,身热,烦满,大热,补虚安中,续绝伤。一名地楼。

【重辑】

栝楼根味苦性寒。主治:①消渴;②身热;③烦满;④大热。功效:①补虚安中;②续绝伤。

【理论】

《名医别录》 栝楼根除肠胃中痼热,八疸身面黄,唇干口燥短气,通月水止小便利。

《新修本草》 用根作粉,大宜服石,虚热人食之。作粉如作葛粉法,洁白美好。

《日华子本草》 栝楼根通小肠,排脓消肿毒,生肌长肉,消扑损瘀血,治热狂时疾,乳痈发背,痔瘘疮疖。

【临床】

《金匮要略方论》 ①栝楼牡蛎散治百合病渴不差者:栝楼根、牡蛎等 2 味,常规剂量,捣末,温水调服。②栝楼瞿麦丸治水气小便不利有,其人若渴:栝楼根、茯苓、薯蓣、附子、瞿麦等 5 味,常规剂量,捣末蜜丸,分服。③栝楼桂枝汤治太阳病痉证,身体强几几然:栝楼根、桂枝、芍药、甘草、生姜、大枣等 6 味,常规剂量,水煎服。

《备急千金要方》 卷 24,栝楼根汤治手足烦热或噤寒清涕:栝楼根、甘草、大黄、栀子仁等 4 味,常规剂量,捣散,水煎服。《千金方衍义》:海蛤、栝楼亦无毒热,服之而烦热口噤者,良由病湿阻积为与。所以仍用栝楼根引入先前误药受病之区,统领大黄、栀子开泄其邪,乃《金匮》大黄甘草汤之变法。

《外台秘要》 卷 2,引《深师方》栝楼根汤治伤寒渴欲饮水:栝楼根、黄芩、人参、桂心、大黄、芒硝、炙甘草等 7 味,常规剂量,水煎去滓分服。

《太平圣惠方》 ①卷 36,栝楼根散治风热口干舌裂生疮:栝楼根、牛黄、白僵蚕、白鲜皮、黄芩、滑石、胡黄连、大黄等 8 味,常规剂量,捣散,煎淡竹叶汤调服。②卷 53,栝楼根散治渴利皮肤瘙痒:栝楼根、赤茯苓、玄参、枳壳、苦参、炙甘草等 6 味,常规剂量,捣散,水煎服。③卷 53,栝楼根散治暴渴心神烦闷:栝楼根、芦根、麦门冬、知母、人参、地骨皮、黄芩、甘草等 8 味,常规剂量,水煎服。

《圣济总录》 ①卷 59,栝楼根汤治胃中干渴:栝楼根、知母、炙甘草、人参等 4 味,捣末,水煎分服。②卷 117,栝楼根汤治口干燥渴:栝楼根、石膏、铅丹、赤石脂、白石脂、泽泻、胡粉等 7 味,常规剂量,水煎服。③卷 174,栝楼根饮治小儿黄疸:生栝楼根,捣汁分服。

《杨氏家藏方》 卷 10,栝楼根散治消渴饮水不止:栝楼根、熟地、生地、葛根等 4 味,常规剂量,捣散,水煎服。

《妇人良方大全》 卷 21,引《集验方》瓜蒌根汤治产后血渴:瓜蒌根、麦门冬、人参、生地黄、甘草、土瓜根、大枣等 7 味,常规剂量,水煎服。

《类证活人书》 卷 17,栝楼根汤治风温渴甚:葛根、栝楼根、石膏、人参、防风、炙甘草等 5 味,常规剂量,捣散,水煎服。

《医学入门》 卷 7,瓜蒌根丸治水亏火炎之三消:人乳汁拌瓜蒌根蒸,捣末蜜丸分服。

《医略六书》 ①卷 30,瓜蒌根汤治口渴脉虚数:瓜蒌根、人参、麦冬、生地、阿胶 5 味,常规剂量,水煎服。②卷 30,栝楼根散治产后遗尿:栝楼根、人参、牡蛎、桑螵蛸、黄连、芍药、炙甘草等 7 味,常规剂量,捣散分服。

《张氏医通》 卷 16,栝楼葛根汤治风温无大热而渴:石膏、甘草、人参、栝楼根、葛根、防风等 6 味,常规剂量,捣散,水煎服。

《治疫全书》 卷 4,瓜蒌根汤治风温喘渴:瓜蒌根、葛根、石膏、人参、香附等 4 味,常规剂量,水煎服。

【按语】

栝楼根是葫芦科植物栝楼的果实,中药药名。栝楼果实含三萜皂苷、氨基酸、糖类、有机酸;种子含油酸、亚油酸及甾醇类化合物。后世栝楼根主治消渴、黄疸、口疮、瘙痒、便秘、遗尿等,较《神农本草经》有所扩展。

139 苦 参

【原文】

苦参味苦寒。主心腹结气,癥瘕积聚,黄疸,溺有余沥,逐水,除痈肿,补中,明目,止泪。一名水槐,一名苦识。

【重辑】

苦参味苦性寒。主治:①心腹结气;②癥瘕;③积聚;④黄疸;⑤溺有余沥;⑥痈肿。功效:①逐水;②补中;③明目;④止泪。

【理论】

《名医别录》 苦参养肝胆气安五脏,定志益精,利九窍,除伏热肠澼,止渴醒酒,小便赤,治恶疮,下部慝。

《药性论》 苦参治热毒风,皮肌烦躁生疮,赤癞眉脱,腹中冷痛,中恶腹痛,体闷,心腹积聚。

《日华子本草》 杀疳虫治肠风泻血并热痢。

【临床】

《肘后备急方》 卷4,苦参丸(名见《圣济总录》卷60)治谷疸发黄:苦参、龙胆等2味,常规剂量,牛胆汁为丸,分服。

《备急千金要方》 ①卷14,苦参丸(名见《普济方》卷101)治狂邪无常,披头大唤欲杀人,不避水火:苦参5斤,捣末蜜丸,如酸枣大。

《外台秘要》 卷4,引《删繁方》苦参丸治劳疸、谷疸:苦参、龙胆草、栀子仁等3味,捣散猪胆为丸分服。

《太平圣惠方》 卷24,苦参丸治风癞隐疹作疮:苦参、生地、朱砂、熏陆香等4味,常规剂量,捣末蜜丸,分服。

《太平惠民和剂局方》 苦参丸治风毒疥癞,瘙痒难忍及大风手足烂坏,眉毛脱落,一切风疾:苦参、荆芥等2味,常规剂量,捣末水糊为丸,分服。

《圣济总录》 ①卷93,苦参丸治骨蒸消渴传尸:苦参、黄连、知母、栝楼根、牡蛎粉、麦门冬等6味,常规剂量,捣末牛乳为丸,分服。②卷124,苦参丸治咽喉肿痛:苦参、白矾、山栀仁、木通、杏仁、菊花、大黄、防风、射干、玄参、炙甘草、恶实、白药、马勃等14味,常规剂量,捣末蜜丸,分服。③卷137,苦参丸治一切癣:苦参、皂荚、威灵仙等3味,常规剂量,捣末蜜丸,分服。④卷173,苦参丸治疳虫久痢脓血:苦参、雌黄、雄黄、白矾、藜芦、麝香等6味,常规剂量,捣末纳下部。

《杨氏家藏方》 卷1,苦参大丸治大风癞疾:胡麻子、防风、苦参、苍耳子、何首乌、石菖蒲、桑白皮、白蒺藜、细辛、黄荆子、蔓荆子、枸杞、牛蒡子、禹余粮等14味,常规剂量,捣末蜜丸,分服。

《普济方》 ①卷110,引《澹寮方》苦参丸:苦参、白芷、荆芥、苍耳子、蔓荆子、香附、抚芎等7味,常规剂量,捣末熬膏为丸,分服。②卷115,苦参丸治一切诸风:苦参、荆芥、防风、何首乌、蔓荆子、威灵仙、菖蒲等7味,捣末酒糊为丸,如梧桐子大。③卷279,苦参丸治疥癣:苦参、荆芥、何首乌、威灵仙、胡麻子、蔓荆子等6味,常规剂量,捣末水糊为丸,分服。

《解围元薮》 卷4,苦参丸治风症身痒:苦参、甘草、黄连、山栀等4味,常规剂量,捣末蜜丸,分服。

《外科大成》 苦参地黄丸治痔漏肠风酒毒下血:苦参、地黄等2味,常规剂量,捣末蜜丸,分服。

《奇效良方》 苦参丸治肉苛肌肉不仁:苦参、丹参、沙参、人参、五加皮、防风、蒺藜、乌蛇、蔓荆子、败龟板、虎骨、玄参、皂角等13味,常规剂量,捣末煎膏蜜丸,分服。

《急救仙方》 卷5,大苦参丸治面疮:苦参、防风、荆芥、白芷、川乌、赤芍、首乌、川芎、独活、栀子、牙皂、蔓荆子、茯苓、山药、蒺藜、黄芪、羌活、白附子、草乌等19味,常规剂量,捣末蜜丸,分服。

【按语】

苦参为豆种植物苦参的根,中药药名。苦参根含苦参碱、氧化苦参碱、槐花醇臭豆碱、甲基金雀花碱、穿叶赝靛碱及槐果碱等多种生物碱。药理作用:①利尿;②抗病原体;③麻痹中枢神经。后世苦参主治谷疸、狂邪、劳疸、风癞、隐疹、疥癞、骨蒸、消渴、咽喉肿痛、癣、风症、痔漏、面疮等,较《神农本草经》有所扩展。

140 柴 胡

【原文】

柴胡味苦平。主心腹肠胃中结气，饮食积聚，寒热邪气，推陈致新。久服轻身明目益精。一名地薰。

【重辑】

柴胡味苦性平。主治：①心腹疾病；②肠胃结气；③饮食积聚；④寒热邪气。功效：①推陈致新；②久服轻身；③明目益精。

【理论】

《名医别录》　柴胡主除伤寒，心下烦热，诸痰热结实，胸中邪逆，五脏间游气，大肠停积胀及湿痹拘挛，亦可作浴汤。

《药性论》　柴胡宣畅血气，治热劳，骨节烦疼，热气，肩背疼痛，劳乏羸瘦，主时疾内外热不解，单煮服良。

《日华子本草》　柴胡补五劳七伤，除烦止惊，益气力，消痰止嗽，润心肺，添精补髓，天行温疾，热狂乏绝，胸胁气满，健忘。

《重庆堂随笔》　柴胡为正伤寒要药，不可以概治温热诸感；为少阳疟主药；不可以概治他经诸疟；为妇科妙药，不可以概治阴虚阳越之体，用者审之。

【临床】

《伤寒论》　①小柴胡汤治伤寒少阳证往来寒热，胸胁苦满，嘿嘿不欲饮食，心烦喜呕，口苦，咽干，目眩；妇人伤寒热入血室：柴胡、黄芩、人参、半夏、炙甘草、生姜、大枣等7味，常规剂量，水煎服。《删补名医方论·小柴胡汤》曰：方以小柴胡名者，取配乎少阳之义也。至于制方之旨及加减法，则所云上焦得通，津液得下，胃气因和尽之矣。何则？少阳脉循胁肋，在腹阳背阴两岐间，在表之邪欲入里，为里气所拒，故寒往而热来。表里相拒而留于岐分，故胸胁苦满。神识以拒而昏困，故嘿嘿。木受邪则妨土，故不欲食。胆为阳木而居清道，为邪所郁，火无从泄，逼炎心分，故心烦。清气郁而浊，则成痰滞，故喜呕。呕则木火两舒，故喜之也。此则少阳定有之证，其余或之云者，以少阳在人身为游部，凡表里经络之罅，皆能随其虚而见之，不定之邪也。据证俱是太阳经中所有者，特以五六日上见，故属之少阳，半表半里兼而有之，方是小柴胡证。方中以柴胡疏木，使半表之邪得从外宣，黄芩清火，使半里之邪得从内彻。半夏豁痰饮，降里气之逆。人参补久虚，助生发之气。甘草佐柴、芩调和内外。姜、枣佐参、夏通达营卫，相须相济，使邪无内向而外解也。至若烦而不呕者，火成燥实而逼胸，故去人参、半夏加栝楼实也。渴者，燥已耗液而逼肺，故去半夏加栝楼根也。腹中痛，木气散入土中，胃阳受困，故去黄芩以安土，加白芍以戢木也。胁下痞硬者，邪既留则木气实，故去大枣之甘而泥，加牡蛎之咸而软也。心下悸、小便不利者，水邪侵乎心矣，故去黄芩之苦而伐，加茯苓之淡而渗也。不渴身有微热者，半表之寒尚滞于肌，故去人参加桂枝以解之也。咳者，半表之寒凑入于肺，故去参、枣加五味子，易生姜为干姜以温之，虽肺寒不减黄芩，恐干姜助热也。总之，邪在少阳，是表寒里热，两郁不得升之，故小柴胡之治，所谓升降浮沉则顺之也。②大柴胡汤太阳病呕不止心下急，郁郁微烦：柴胡、黄芩、芍药、半夏、生姜、枳实、大枣、大黄等8味，常规剂量，水煎服。《删补名医方论·大柴胡汤》曰：柴胡证在又复有里，故立少阳两解法也。以小柴胡汤加枳实、芍药者，仍解其外以和其内也。去参、草者，以里不虚。少加大黄，以泻结热。倍生姜者，因呕不止也。斯方也，柴胡得生姜之倍，解半表之功捷，枳、芍得大黄之少，攻半里之效徐，虽云下之，亦下中之和剂也。③柴胡桂枝汤治伤寒太阳少阳并病发热微恶寒，肢节烦疼微呕，心下支结：柴胡、桂枝、人参、甘草、半夏、黄芩、芍药、大枣、生姜等9味，常规剂量，水煎服。《删补名医方论·柴胡桂枝汤》曰：仲景书中最重柴、桂二方。以桂枝解太阳肌表，又可以调诸经之肌表；小柴胡解少阳半表，亦可以和三阳之半表。故于六经病外，独有桂枝证、柴胡证之称，见二方之任重不拘于经也。如阳浮阴弱条是仲景自为桂枝证之注释；血弱气虚条亦仲景自为柴胡证之注释。桂枝有坏病，柴胡亦有坏病，桂枝有疑似证，柴胡亦有疑似证。病如桂枝证而实非，若脚挛急与胸中痞硬者是已。病如柴胡证而实非，本渴而饮水呕食谷呕，与但欲呕胸中痛微溏者是已。此条为伤寒六七日，正寒热当退之时，反见发热恶寒诸表证，更见心下支结诸里证，表里不解，法当表里双解之。然恶寒微，发热亦微，可知肢节烦疼，则一身骨节不疼；可知微呕，心下亦微结，故谓之支结。表证虽不去而已轻，里证虽已见而未甚。故取桂枝之半，以散太阳未尽之邪；取柴胡之半，以解少阳微结之证。口不渴、身有微热者，法当去人参；以六七日来，邪虽未解，而正已虚，故仍用之。外证虽在，而病机已见于里，故方以柴胡冠桂枝之上，为双解两阳之轻剂也。

《备急千金要方》　①卷14，柴胡泽泻汤治小肠热胀口疮：柴胡、泽泻、橘皮、黄芩、枳实、旋覆花、升麻、芒硝、生地黄等9味,常规剂量,水煎服。②卷20,柴胡通塞汤治下焦热大小便不通:柴胡、羚羊角、黄芩、橘皮、泽泻、香豉、生地、芒硝、栀子、石膏等10味,常规剂量,水煎服。

《外台秘要》 ①卷1,引《范汪方》大柴胡汤治伤寒默默烦闷,腹中有干粪,谵语:柴胡、半夏、生姜、知母、芍药、大黄、葳蕤、炙甘草、人参等9味,常规剂量,水煎服。《备急千金要方》名此方为大柴胡加葳蕤知母汤。②卷3,引《广济方》柴胡散治天行壮热,恶寒头痛:柴胡、茵陈、青木香、黄芩、土瓜根、白鲜皮、栀子仁、大黄、芒硝等9味,常规剂量,捣散,水煎服。③卷7,引《广济方》柴胡厚朴汤治心腹胀满:柴胡、厚朴、茯苓、橘皮、紫苏、生姜、槟榔等7味,常规剂量,水煎服。

《太平圣惠方》 ①卷10,柴胡散治伤寒阴痉筋脉拘急,手足厥逆:柴胡、白术、茯苓、炙甘草、五味子、干姜、附子、防风、桂心等9味,捣散。②卷11,大柴胡汤治伤寒心中悸,呕吐不止,心急郁郁微烦尚未解:柴胡、黄芩、赤芍、半夏、枳实、槟榔、白术、赤茯苓、生姜、大枣等10味,常规剂量,捣散,水煎服。③卷17,大柴胡散治热病已得汗,热犹不解,腹胀烦躁,狂言不定:柴胡、大黄、黄芩、赤芍、枳实、半夏、人参、炙甘草、黄芪、竹茹、生姜等11味,常规剂量,捣散,水煎服。④卷55,柴胡散治劳黄羸瘦,寒热不定:柴胡、茵陈、犀角屑、麦门冬、鳖甲、炙甘草等6味,常规剂量,捣散,水煎服。

《太平惠民和剂局方》 ①卷10,柴胡散治小儿伤寒壮热,头痛体疼,口干烦渴:石膏、黄芩、甘草、赤芍、葛根、麻黄、柴胡等7味,捣散,水煎分服。②卷2,柴胡升麻汤治时行瘟疫,壮热恶风:柴胡、前胡、葛根、石膏、赤芍、升麻、荆芥、黄芩、桑白皮等8味,常规剂量,水煎服。

《圣济总录》 ①卷13,柴胡散治寒热往来,咳嗽咽干:柴胡、人参、炙甘草、白术、半夏、黄芩、防风等7味,常规剂量,捣散,水煎服。②卷29,柴胡散治伤寒狐惑:柴胡、大黄、赤芍、槟榔、枳实、半夏等6味,常规剂量,捣散,水煎服。③卷66,柴胡桑白皮汤治咳嗽,上气促急:柴胡、桑根白皮、天雄、羌活、枳壳、大腹、黄连、当归、麻黄、桂枝、炙甘草、白梅、黄芩、旋覆花等14味,常规剂量,水煎服。④卷88,柴胡鳖甲汤治虚劳潮热,心神烦躁,咳嗽盗汗,肢节酸痛,夜卧不安:柴胡、鳖甲、秦艽、桔梗、人参、川芎、当归、茯苓、桂枝、槟榔、紫菀、桑根白皮、地骨皮、生地黄、白术、知母、芍药、炙甘草等18味,常规剂量,捣散,水煎服。

《博济方》 卷1,大柴胡鳖甲散治痨瘦:柴胡、秦艽、常山、贝母、山栀子、甘草、乌梅、豉心、鳖甲、黄芩、生姜、大黄、桃枝、柳枝、葱白、薤白、糯米等17味,常规剂量,捣散,水煎服。

《景岳全书》 卷63,柴胡散子治痘疮表里俱实:柴胡、防风、当归、人参、芍药、甘草、黄芩、滑石、大黄等9味,常规剂量,水煎服。

《医学统旨》 柴胡疏肝散治胁肋疼痛,胸闷善太息:柴胡、陈皮、川芎、赤芍、枳壳、香附、炙甘草等7味,常规剂量,水煎服。

《仁术便览》 柴胡泻肝汤治郁怒伤肝,胁肋痛在左者:柴胡、甘草、青皮、黄连、山栀、当归等6味,常规剂量,水煎服。

《伤寒六书》 卷3,柴胡百合汤治伤寒渴而错语失神及百合劳复:柴胡、人参、黄芩、甘草、知母、百合、生地黄、陈皮等8味,水煎服。

【按语】

柴胡为伞形科植物北柴胡、狭叶柴胡等的根,中药药名。北柴胡根含挥发油、柴胡醇、油酸、亚麻酸、棕榈酸、硬脂酸、廿四酸、葡萄糖及皂苷等。狭叶柴胡根含皂苷、脂肪油、挥发油、柴胡醇。茎、叶含芸香苷。药理作用:①解热;②镇静;③镇痛;④抗炎;⑤抗病原体;⑥保肝;⑦降压。后世柴胡主治伤寒、寒热往来、错语失神、筋脉拘急、痨瘦、痘疮、胁肋疼痛、口疮等,较《神农本草经》大为扩展。

141 川 芎

【原文】

川芎味辛温。主中风入脑,头痛,寒痹,筋挛缓急,金疮,妇人血闭无子。

【重辑】

川芎味辛性温。主治:①中风;②头痛;③寒痹;④筋挛;⑤金疮;⑥血闭无子。

【理论】

《名医别录》 川芎除脑中冷动,面上游风去来,目泪出,多涕唾,忽忽如醉,诸寒冷气,心腹痛,中恶,卒急肿痛,胁风痛,温中内寒。其叶名蘼芜。

《药性论》 川芎治腰脚软弱,半身不遂,主胞衣不出,治腹内冷痛。

《日华子本草》 治一切风,一切气,一切劳损,一切血,补五劳,壮筋骨,调众脉,破症结宿血,养新血,长肉,鼻洪,吐血及溺血,痔,脑痈,发背,瘰疬,瘿赘,疮疥及排脓,消瘀血。

【临床】

《备急千金要方》 卷4,川芎汤治带下漏血不止:川芎、地黄、黄芪、芍药、吴茱萸、甘草、当归、干姜等8味,常规剂量,水煎服。

《太平惠民和剂局方》 ①川芎汤治产后去血过多及伤胎去血多,崩中去血多,金疮去血多:当归、川芎等2味,常规剂量,捣散,水煎服。②卷1,川芎丸治头痛眩晕,皮肤瘙痒,面上游风状如虫行:川芎、龙脑、薄荷、细辛、防风、桔梗、甘草等7味,常规剂量,捣末蜜丸,分服。③卷2,川芎茶调散诸风头目昏重,偏正头疼,鼻塞声重;伤风壮热,肢蠕动,膈热痰盛;妇人血风攻注,太阳穴疼,但是感风气悉皆治之:川芎、薄荷叶、荆芥、香附、防风、白芷、羌活、甘草等8味,常规剂量,捣散,清茶调服。《汤头歌诀·川芎茶调散》:羌活治太阳头痛,白芷治阳明头痛,川芎治少阳、厥阴头痛,细辛治少阴头痛,防风为风药卒徒,薄荷、荆芥散风热而清头目。以风热攻上,宜于升散,巅顶之上,惟风药可到也,加甘草以缓中,加茶调以清降。

《普济本事方》 卷4,川芎散治偏头痛:川芎、柴胡、夏曲、炙甘草、菊花、细辛、人参、前胡、防风等9味,捣末,每服四钱水煎温服。

《宣明论方》 卷3,川芎石膏汤治风热头眩,中风偏枯,疮癣皱揭:川芎、赤芍、当归、山栀、黄芩、大黄、菊花、荆芥、人参、白术、滑石、寒水石、甘草、桔梗、砂仁、石膏、防风、连翘、薄荷叶等19味,常规剂量,水煎服。

《儒门事亲》 卷12,川芎散治诸风疾:川芎、荆芥、菊花、薄荷、蝉壳、蔓荆子、甘草等7味,常规剂量,捣散,水煎服。

《普济方》 ①卷65,引《海上方》川芎散治牙齿疼痛:川芎、白芷、荆芥、羌活、牛蒡子、升麻等6味,水煎温漱。②卷350,川芎汤治中风身背拘急如束:川芎、羌活、羚羊角屑、酸枣仁、芍药、桑肉皮、防风等7味,水煎服。③卷357,川芎蒲黄黑神散治胎死腹中及衣带断者:川芎、地黄、当归、肉桂、干姜、芍药、炙甘草、蒲黄、附子、黑豆等10味,常规剂量,捣散,水煎服。

《永乐大典》 卷11413,引《大方》川芎丸治风毒翳膜遮障不明及久新偏正头疼:川芎、羌活、天麻、旋覆花、秦皮、南星、藁本、黑牵牛等8味,常规剂量,捣末面糊为丸,分服。

《卫生家宝产科备要》 卷6,川芎散治产后心腹疼痛:川芎、桂心、木香、当归、桃仁等5味,常规剂量,捣末,热酒调下。

《伤寒大白》 卷1,川芎汤治风湿头痛:川芎、苍术、羌活、防风、荆芥、甘草等6味,常规剂量,水煎服。

【按语】

川芎是伞形科植物川芎的根茎,中药药名。川芎含川芎嗪、黑麦草碱、藁本内酯、川芎萘呋内酯、丁基苯酞、川芎酚、新川芎内酯等。药理作用:①镇静;②强心;③增加心输出量;④增加脑血流量;⑤降低外周阻力;⑥降低肺血管阻力;⑦抗血小板聚集。后世川芎主治头痛、眩晕、中风偏枯、带下、漏血、头眩、胎死腹中、牙痛、风毒翳膜、心腹疼痛等,较《神农本草经》大为扩展。

142 当 归

【原文】

当归味甘温。主咳逆上气,温疟,寒热,洗洗在皮肤中。妇人漏下绝子,诸恶疮疡金疮。煮饮之。一名干归。

【重辑】

当归味甘性温。主治:①咳逆;②上气;③温疟;④寒热;⑤洗洗在皮肤中;⑥妇人漏下绝子;⑦恶疮;⑧诸疡;⑨金疮。

【理论】

《名医别录》 当归温中止痛,除客血内塞,中风痉,汗不出,湿痹,中恶,客虚冷,补五脏,生肌肉。

《药性论》 当归止呕逆,虚劳寒热,破宿血,主女子崩中,下肠胃冷,补诸不足,止痢腹痛。单煮饮汁治温疟,主女人沥血腰痛,疗齿疼痛不可忍。

《日华子本草》 当归治一切风,一切血,补一切劳,破恶血,养新血及主癥癖。

【临床】

《金匮要略方论》 ①当归芍药散治妇人怀娠腹中㽲痛:当归、芍药、茯苓、白术、泽泻、川芎等6味,常规剂量,捣散,温酒调服。②当归贝母苦参丸治妊娠小便难:当归、贝母、苦参等3味,常规剂量,捣末蜜丸,饮服。③当归散治妇人妊娠:当归、黄芩、芍药、川芎、白术等5味,常规剂量,捣散,酒调。④当归生姜羊肉汤治寒疝腹中痛及胁痛里急:当归、生姜、羊肉等3味,常规剂量,水煎服。

《太平圣惠方》 ①卷61,当归煎治肠痛急痛:当归、没药、麝香、乳香、桂心、朱砂、黄芪、漏芦、自然铜、丁香、木香、川芎、麒麟竭、槟榔、云母粉、沉香、甘草、白蔹、白芷、密陀僧、赤芍、野驼脂、黄犬脂、生地黄等24味,常规剂量,捣末煎膏,分服。②卷74,当归饮子治妊娠胎动,心烦热闷:当归、川芎、阿胶、豆豉、桑寄生、葱白等6味,水煎服。

《圣济总录》 ①卷7,当归饮治贼风口噤,角弓反张:当归、防风、独活、麻黄、细辛、附子等6味,常规剂量,捣散,水煎服。②卷151,当归饮治月经不调及欲来脐下痛:当归、肉豆蔻、厚朴、炙甘草、芍药、枳壳、茯苓、人参等8味,常规剂量,捣散,水煎服。③卷154,当归阿胶散治漏胎下血不止:当归、阿胶、龙骨、地榆、蒲黄、熟地黄、黄牛角䚡、熟艾等8味,常规剂量,捣散,水煎服。④卷160,当归饮治产后恶露不下:当归、牛膝、苏枋木、桂枝、丹皮、芍药、川芎、艾叶、生地、延胡索、桃仁等11味,常规剂量,捣散,水煎服。⑤卷162,当归饮治中风手足偏枯,言语迟涩:当归、防风、桂枝、人参、川芎、玄参、独活等7味,常规剂量,捣散,水煎服。

《济生方》 卷6,当归饮子治皮肤遍身疮疥或肿或痒或浓水浸淫或发赤疹:当归、芍药、川芎、生地、白蒺藜、防风、荆芥穗、何首乌、黄芪、炙甘草等10味,常规剂量,捣散,水煎服。

《普济方》 卷322,当归丸治痰多喘嗽,惊悸怔忡,经候不调或闭断不通:当归、石斛、柏子仁、紫石英、鹿茸、鳖甲、卷柏叶、牛膝等8味,常规剂量,捣末膏子为丸,分服。

《景岳全书》 卷51,金水六君煎治咳嗽喘逆多痰:当归、熟地、陈皮、半夏、茯苓、炙甘草等6味,水煎服。

《周慎斋遗书》 卷7,当归百合汤治阴虚证:当归、熟地、麦冬、川芎、沙参、甘草、香附、橘红、桔梗、小麦、大枣等11味,常规剂量,水煎服。

《片玉心书》 卷5,当归百解散治小儿惊风及毒风:当归、赤芍、大黄、川芎、升麻、薄荷、葛根、麻黄、黄芩、甘草、枳壳、皂角刺等12味,常规剂量,捣散,水煎服。

【按语】

当归是伞形科植物当归的根。其挥发油成分为亚丁基苯酞、邻羧基苯正戊酮及二氢酞酐等。药理作用:①兴奋和抑制子宫平滑肌双向;②抑制心肌收缩频率;③抗心律失常;④增加冠脉血流量;⑤抑制血小板聚集;⑥促进血红蛋白及红细胞生成;⑦保肝;⑧镇痛;⑨抗炎;⑩止咳平喘。后世当归主治腹痛、痢疾、咳嗽、肠痛、中风、口噤、月经不调、带下、癥瘕积聚、惊风、毒风、疮疥、羸瘦等,较《神农本草经》有所扩展。

143 麻 黄

【原文】

麻黄味苦温。主中风伤寒头痛温疟,发表出汗,去邪热气,止咳逆上气,除寒热,破癥坚积聚。一名龙沙。

【重辑】

麻黄味苦性温。主治:①中风;②伤寒;③头痛;④温疟;⑤邪热;⑥咳逆;⑦上气;⑧癥坚;⑨积聚。功效:①除寒热;②发表;③出汗。

【理论】

《名医别录》 麻黄治五脏邪气缓急,风胁痛,字乳余疾,止好唾,通腠理,疏伤寒头痛解肌,泄邪恶气,消赤黑斑毒。

《本草经集注》 用麻黄折除节,节止汗故也。其根亦止汗,夏月杂粉用之。俗用疗伤寒,解肌第一。

《药性论》 麻黄治身上毒风帮痹,皮肉不仁,主壮热,解肌发汗,温疟,治温疫。根、节能止汗。

《日华子本草》 麻黄通九窍,调血脉,开毛孔皮肤,逐风,破癥癖积聚,逐五脏邪气,退热,御山岚瘴气。

【临床】

《伤寒论》 ①麻黄汤治太阳病头痛发热,身疼腰痛,骨节疼痛,恶风,无汗而喘:麻黄、桂枝、杏仁、炙甘草等4味,常规剂量,水煎服。一服汗出停后服,汗出多者温粉扑之。《删补名医方论·麻黄汤》:名曰麻黄汤者,君以麻黄也。麻黄性温,味辛而苦,其用在迅升,桂枝性温,味辛而甘,其能在固表。证属有余,故主以麻黄必胜之算也。监以桂枝制节之妙也。杏仁之苦温佐麻黄逐邪而降逆;甘草之甘平,佐桂枝和内而拒外。饮入于胃,行气于元府,输精于皮毛,斯毛脉合精,溱溱汗出,在表之邪必尽去而不留,痛止喘平,寒热顿解。②大青龙汤治太阳中风脉浮紧,发热恶寒身疼痛,不汗出而烦躁:麻黄、桂枝、炙甘草、杏仁、石膏等5味,常规剂量,水煎服。《删补名医方论·青龙汤》:何以知风寒两伤、营卫同病、以伤寒之脉而见中风之证,中风之脉而见伤寒之证也。名大青龙汤者,取龙兴云雨之义也。治风不外乎桂枝,治寒不外乎麻黄,合桂枝麻黄二汤以成剂,故为兼风寒中伤者主之也。二证俱无汗,故减芍药、不欲其收也。二证俱烦躁,故加石膏以解其热也。设无烦躁,则又当从事于麻黄桂枝各半汤也。仲景于表剂中加大寒辛甘之品,则知麻黄证之发热,热全在表;大青龙证之烦躁,兼肌里矣。初病太阳即用石膏者,以其辛能解肌热,寒能清胃火,甘能生津液,是预保阳存津液之先着也。粗工疑而畏之,当用不用,必致热结阳明,斑黄狂冒,纷然变出矣。观此则可知石膏乃中风伤寒之要药,得麻、桂而有青龙之名也,得知、草而有白虎之号也。服后取微汗,汗出多者,温粉扑之。一服得汗,停其后服,盖戒人即当汗之证,亦不可过汗也。所以仲景桂枝汤中不用麻黄者,是欲其不大发汗也;麻黄汤中用桂枝者,恐其过汗无制也。若不慎守其法,汗多亡阳,变生诸逆,表逮空虚而不任风,阴盛格阳而更烦躁不得眠也。③治少阴病始得之,反发热脉沉,二三日无里证:麻黄、附子、细辛等3味,常规剂量,水煎服。《删补名医方论·麻黄附子细辛汤》柯琴曰:少阴主里,应无表证;病发于阴,应有表寒。今少阴始受寒邪而反发热,是有少阴之里,而兼有太阳之表也。太阳之表脉应不沉,今脉沉者,是有太阳之证,而见少阴之脉也。故身虽热而脉则沉也。所以太阳病而脉反沉,便用四逆以急救其里;此少阴病而表反热,便于表剂中加附子以预固其里。夫发热无汗,太阳之表不得不开,沉为在里,少阴之枢又不得不固。设用麻黄开腠理,细辛散浮热,而无附子以固元阳,则少阴之津液越出,太阳之微阳外亡,去生便远。惟附子与麻黄并用,则寒邪虽散,而阳不亡;此里病及表,脉沉而当发汗者,与病在表脉浮而发汗者径庭也。若表微热,则受寒亦轻,故以甘草易细辛而微发其汗,甘以缓之,与辛以散之者,又少间矣。④麻黄升麻汤治伤寒手足厥逆,咽喉不利,吐脓血:麻黄、升麻、当归、知母、黄芩、葳蕤、芍药、天冬、桂枝、茯苓、炙甘草、石膏、白术、干姜等14味,常规剂量,水煎服。《医宗金鉴·麻黄升麻汤》:下寒上热若无表证,当以黄连汤为法,今有表证,故复立此方,以示随证消息之始也。升麻、葳蕤、黄芩、石膏、知母、天冬,乃升举走上清热之品,用以避下寒,且以滋上也;麻黄、桂枝、干姜、当归、白芍、白术、茯苓、甘草,乃辛甘走外温散之品,用以远上热,且以和内也。分温三服令尽,汗出愈,其意在缓而正不伤,彻邪而尽除也。脉虽寸脉沉迟,尺脉不至;证虽手足厥逆,下利不止。究之原非纯阴寒邪,故兼咽喉痛,唾脓血之证,是寒热混淆阴阳错杂之病,皆因大下夺中所变。

《刘涓子鬼遗方》 卷2,麻黄散治血闷及金疮烦疼:麻黄、炙甘草、干姜、附子、当归、白芷、续断、黄芩、芍药、桂心、川芎等11味,常规剂量,捣散,水煎服。

《备急千金要方》 ①卷5,麻黄汤治小儿丹肿及风毒风疹:麻黄、独活、射干、甘草、桂心、青木香、石膏、黄芩等

8味,常规剂量,水煎服。②卷7,麻黄汤治恶风毒气顽痹四肢不仁:麻黄、大枣、茯苓、杏仁、防风、白术、当归、升麻、川芎、芍药、黄芩、桂心、麦冬、甘草等14味,常规剂量,水酒各半煎服。

《外台秘要》 ①卷4,引《深师方》麻黄散治温病食复:麻黄、大黄、附子、厚朴、苦参、石膏、乌头等7味,常规剂量,捣筛,水煎服。②卷9,引《古今录验》麻黄汤治咳逆上气:麻黄、蜀椒、细辛、藁本、杏仁等5味,常规剂量,水煎服。③卷16,引《删繁方》麻黄汤治心风脉极,多汗无滋润:麻黄、杏仁、栀子仁、黄芩、防风、紫菀、升麻、桂心、茯神、人参、大枣、石膏、桑根白皮等13味,常规剂量,水煎服。④卷34,引《古今录验》麻黄汤治妇人阴肿苦疮烂:麻黄、黄连、蛇床子、酢梅等4味,常规剂量,水煎外洗。

《伤寒总病论》 卷4,麻黄汤治天行热病:麻黄、石膏、贝齿、升麻、甘草、芍药、杏仁等7味,常规剂量,捣散,水煎服。

《太平圣惠方》 ①卷16,麻黄散治时气染易须回避者:麻黄、桔梗、乌头、人参、细辛、白术、桂心、干姜、防风、吴茱萸、川椒、大黄等12味,常规剂量,捣散,水煎服。②卷19,麻黄散治风痹血痹,肌肤不仁:麻黄、乌蛇、白术、茵芋、防风、蚺蛇、桂心、附子、当归等9味,常规剂量,捣散,水煎服。③卷20,麻黄煎丸治瘫痪脚手肿满:麻黄、白花蛇肉、乌蛇肉、巴豆、硫黄、硇砂、全蝎、桂心、附子、防风、天麻、沉香、羌活、天南星、天雄、羚羊角屑、槟榔、白僵蚕、当归、牛黄、犀角屑、龙脑、麝香等23味,常规剂量,捣散煎丸分服。④卷74,麻黄散治中风角弓反张,口噤语涩:麻黄、独活、防风、桂心、川芎、当归、羚羊角屑、酸枣仁、升麻、秦艽、杏仁、炙甘草等12味,常规剂量,捣散,水煎服。⑤卷85,麻黄散治小儿癫痫连发不醒:麻黄、炙甘草、羌活、柴胡、大黄、升麻、黄芩、葛根、枳壳、蛇蜕皮、石膏、钩藤、蚱蝉、杏仁等14味,常规剂量,捣散,水煎服。

《圣济总录》 卷10,麻黄煎丸治一切风,手足不遂,语涩:麻黄、丹砂、天南星、附子、桂枝、羌活、川芎、白鲜皮、海桐皮、当归、防己、铅白霜、麝香、自然铜、虎胫骨、乌蛇、全蝎、天麻等8味,常规剂量,捣末煎丸分服。

《太平惠民和剂局方》 麻黄散治咳嗽喘急,痰涎壅塞:麻黄、诃子皮、款冬花、甘草、肉桂、杏仁等6味,常规剂量,捣末,水煎服。

《幼幼新书》 卷16,引《婴孺方》麻黄丸治胸中痰实咳嗽及伤寒水气:麻黄、茯苓、紫菀、五味子、杏仁、细辛、桂心、干姜等8味,常规剂量,捣末蜜丸,分服。

《脾胃论》 麻黄人参芍药汤治吐血衄血:麻黄、人参、芍药、麦冬、桂枝、当归、炙甘草、黄芪、五味子等9味,常规剂量,水煎服。

《医方类聚》 卷20,引《神巧万全方》麻黄散治风痹:麻黄、防风、川芎、防己、附子、人参、芍药、黄芩、甘草炙、桂心、石膏、杏仁、羚羊角屑等13味,常规剂量,捣散,水煎服。

《治疹全书》 麻黄救急汤治麻疹欲出不出,欲入不入,疹色青紫,喘急痰壅:麻黄、独活、苏叶、防风、前胡、杏仁、桔梗、枳壳、桃仁、红花、葱白、樱桃核等12味,常规剂量,水煎服。

《外科全生集》 阳和汤治阴疽:熟地、肉桂、麻黄、鹿角胶、白芥子、姜炭、生甘草等8味,常规剂量,捣散,水煎服。

【按语】

麻黄是麻黄科植物草麻黄、木贼麻黄或中麻黄的草质茎,中药药名。麻黄主要含麻黄碱,伪麻黄碱及黄酮苷、糊精、菊粉等糖类化合物。药理作用:①增加冠脉流量;②兴奋大脑皮质与呼吸中枢;③解除气管平滑肌痉挛;④升压;⑤抗流感病毒。后世麻黄主治伤寒、咳嗽、喘急、水肿、金疮、丹肿、风痹、血痹、风痹、瘫痪、癫痫、吐血、衄血、风痱、疹出等,较《神农本草经》大为扩展。

144 通　草

【原文】

通草味辛平。主去恶虫,除脾胃寒热,通利九窍,血脉关节,令人不忘。一名附支。

【重辑】

通草味辛性平。主治:①恶虫;②健忘。功效:①除脾胃寒热;②通利九窍;③通利血脉关节。

【理论】

《名医别录》　通草治脾疸,常欲眠,心烦,哕出音声,治耳聋,散痈肿诸结不消及疮,恶疮,鼠瘘,踒折,齆鼻,息肉,堕胎,去三虫。

《药性论》　木通治五淋,利小便开关格,治人多睡,主水肿浮大,除烦热。用根治项下瘤瘿。

《日华子本草》　木通安心除烦,止渴退热,治健忘,明耳目,治鼻寒,通小肠,下水,破积聚血块,排脓,治疮疖,止痛,催生下胞,女人血闭,月候不匀,天行时疾,头痛目眩,羸劣,乳结及下乳。

《本草正义》　通草无气无味,以淡渗事,故能通行经络,清热利水,性与木通相似,但无其苦,则泄降之力缓而无峻厉之弊,虽能通利,不甚伤阴,湿热之不甚者宜之。若热甚闭结之症,必不能及木通之捷效,东垣谓利阴窍,治五淋,除水肿癃闭,亦惟轻症乃能有功耳。又谓泻肺利小便,与灯草同功,盖皆色白而气味轻清,所以亦能上行,泄肺之热闭,宣其上窍,则下窍自利,说亦可取。

【临床】

《备急千金要方》　卷6,通草散治鼻齆:通草、细辛、附子等3味,常规剂量,捣散,水煎服。

《外台秘要》　①卷2,引《范汪方》通草汤治伤寒下利,脉微足厥冷:通草、干姜、枳实、人参、附子等5味,常规剂量,水煎服。②卷7,引《广济方》通草汤治臟胀气急:通草、茯苓、玄参、桑白皮、白薇、泽泻、人参、郁李仁、泽漆叶等9味,常规剂量,水煎服。③卷8,引《深师方》通草丸治积聚留饮:通草、椒目、附子、半夏、厚朴、芒硝、大黄、葶苈、杏仁等9味,常规剂量,捣末蜜丸,分服。④卷22,引《古今录验》通草散治鼻中息肉:通草、细辛、蓗仁、雄黄、皂荚、白矾、礜石、藜芦、地胆、瓜蒂、巴豆、藺茹、地榆等13味,常规剂量,捣末,白芷煎汤和散敷息肉上。

《圣济总录》　卷79,通草饮治涌水肠鸣腹大:通草、桑根白皮、石韦、赤茯苓、防己、泽泻、大腹皮等7味,常规剂量,捣散,水煎服。

《济生方》　卷4,通草汤治诸淋:通草、王不留行、葵子、茅根、桃胶、瞿麦、当归、蒲黄、滑石、炙甘草等10味,常规剂量,水煎服。

《卫生总微》　卷14,通草散治一身黄肿透明及肾肿:通草、猪苓、土地龙、麝香等4味,常规剂量,捣散,水煎服。

《奇效良方》　通草散治伏暑下血如痢:通草、木通、泽泻、竹茹等4味,常规剂量,捣散,水煎服。崇宁二年夏及秋患痢两月,一日一夜三四十次,然血多白少,名医皆曰此痢也。闻泗州青阳镇李中和助教善医,即遣人召之。中和至看脉,即曰此非痢也,始甚怒之,徐叩之,李曰,血多白少,小便涩少,即非痢。其言中余之病,心已神之。乃是旧因伏暑,小便转导入大腑,由心经而过,遂化为血,大小便下,故其状似痢而非痢也。但令大小便各归本藏即安。信知天下有如此妙医,余家致婢久痢,服之皆安,故记传久。

《普济方》　卷214,通草散治淋沥砂石痛不可忍或出鲜血:通草、白芍、王不留行、甘遂、石韦、葵子、滑石、蒲黄、桂心等9味,常规剂量,捣散,水煎服。

《医方类聚》　卷188,引《千金月令》通草膏治一切疮肿:通草、当归、川芎、防风、黄芪、乌蛇、白薇、白芷、白蔹、白术、蜡、黄丹、麻油等13味,常规剂量,捣散煎膏,分服。

《医学六要》　通草汤治初产乳汁不通:通草、瞿麦、柴胡、花粉、桔梗、木通、青皮、赤芍、白芷、连翘、甘草等11味,常规剂量,水煎服。

【按语】

通草为五加科植物通脱木的茎髓,中药药名。通草含粗纤维,戊聚糖及糖醛酸。药理作用:利尿。通草利尿与排钾有关。注释:恶虫,即致病寄生虫。后世通草主治鼻齆、伤寒下利、臟胀、积聚留饮、诸淋、肾肿、疮肿、乳汁不通等,较《神农本草经》有所扩展。

145 芍 药

【原文】

芍药味苦平。主邪气腹痛,除血痹,破坚积寒热疝瘕,止痛,利小便,益气。

【重辑】

芍药味苦性平。主治:①邪气腹痛;②血痹;③坚积寒热;④疝瘕。功效:①止痛;②利小便;③益气。

【理论】

《名医别录》 芍药通顺血脉缓中,散恶血逐贼血去水气,利膀胱、大小肠,消痈肿,时行寒热,中恶,腹痛,腰痛。

《药性论》 白药治喉中热塞,噎痹不通,胸中隘塞,咽中常痛,肿胀。

《日华子本草》 芍药消痰止嗽,治渴并吐血,喉闭,消肿毒。翳草治恶疮疥癣风瘙,根名白药。

【临床】

《伤寒论》 芍药甘草汤治厥愈足温而其脚难伸:芍药、炙甘草等 2 味,常规剂量,水煎服。

《备急千金要方》 ①卷 2,引《逐月养胎法》芍药汤:芍药、生姜、厚朴、甘草、当归、白术、人参、薤白等 8 味,常规剂量,水煎分服。②卷 3,芍药汤治头痛腹中拘急:芍药、地黄、牡蛎、桂心等 4 味,常规剂量,水煎服。

《外台秘要》 卷 4,引《深师方》治温毒而渴:芍药、黄连、炙甘草、黄芩、桂心、栝楼等 6 味,常规剂量,水煎服。

《太平圣惠方》 ①卷 23,赤芍药散治历节风骨节疼痛:赤芍药、附子、桂心、川芎、当归、汉防己、萆薢、桃仁、海桐皮等 9 味,常规剂量,捣散分服。②卷 72,赤芍药散治月经不通腹胀:赤芍药、柴胡、菴䕡子、土瓜根、牛膝、枳壳、牡丹、桂心、桃仁、大黄、朴硝等 11 味,常规剂量,捣散分服。③卷 79,白芍药散治崩中淋沥不绝:白芍药、牡蛎、熟地黄、桂心、干姜、鹿角胶、乌贼鱼骨、黄芪、龙骨等 9 味,常规剂量,捣散。

《圣济总录》 ①卷 9,芍药汤治中风半身不遂:芍药、防风、麻黄、葛根、黄芩、防己、桂枝、干姜、白术、人参、独活、川芎、竹沥、升麻、牛膝、石膏、陈橘皮、羚羊角、五加皮等味 19 味,常规剂量,水煎服。②卷 19,芍药汤治脉痹营卫不通:芍药、熟地、当归、防风、秦艽、羌活、防己、川芎、白术、桂枝、炙甘草等 11 味,常规剂量,水煎服。③卷 72,芍药汤治积聚心腹胀满:赤芍药、赤石脂、大腹皮、京三棱、桑根白皮、肉豆蔻、桃仁、桂枝、附子、白术、木香、枳壳、当归、麻黄、黄连等 15 味,常规剂量,水煎服。④卷 129,芍药汤治胃脘蓄热结聚成痈:赤芍药、犀角、木通、石膏、升麻、甘草、朴硝、玄参、麦门冬 9 味,常规剂量,捣散,水煎服。

《素问病机气宜保命集》 卷中,芍药汤治湿热痢疾腹痛下痢脓血:芍药、当归、黄连、槟榔、木香、甘草、大黄、黄芩、官桂等 9 味,常规剂量,水煎服。

《温疫论》 芍药汤治战汗后复下腹痛不止,欲作滞下,无论已见积未见积:白芍、当归、槟榔、厚朴、甘草等 5 味,常规剂量,水姜煎服。里急后重加大黄三钱,红积倍芍药,白积倍槟榔。

《普济方》 卷 189,引《肘后备急方》白芍药散治咯血衄血:芍药、犀角等 2 味,常规剂量,捣散,温水调服。

《活法机要》 赤芍药散治一切疔疮痈疽:金银花、赤芍药、大黄、瓜蒌、当归、枳实、甘草等 7 味,常规剂量,捣散,水煎温服。

【按语】

芍药是为毛茛科植物芍药的根,中药药名。芍药含芍药苷、牡丹酚、芍药花苷、甲酸、谷甾醇和三萜类。药理作用:①抗菌;②镇痛;③解痉;④抗溃疡;⑤保肝和解毒;⑥免疫调节。唐宋时期芍药不分白芍和赤芍。后世芍药主治温毒、骨节疼痛、中风、脉痹、下痢、咯血、衄血等,较《神农本草经》有所扩展。

146 蠡 实

【原文】

蠡实味甘平。主皮肤寒热,胃中热气,寒湿痹,坚筋骨,令人嗜食。久服轻身。花叶,去白虫。一名剧草,一名三坚,一名豕首。

【重辑】

蠡实味甘性平。主治:①皮肤寒热;②胃中热气;③风寒湿痹;④花叶去白虫。功效:①坚筋骨;②令人嗜食。

【理论】

《名医别录》 蠡实止心烦满,利大小便,长肌肤肥大。生陶隐居云:方药不复用,俗无识者。天名精亦名豕首也。

《新修本草》 此即马蔺子也。

《日华子本草》 马蔺治妇人血气烦闷,产后血运并经脉不止,崩中,带下,消一切疮疖肿毒,止鼻洪吐血,通小肠,消酒毒,治黄病,敷蛇虫咬,杀蕈毒。亦可菜蔬食,茎、叶同用。

【临床】

《备急千金要方》 马蔺子丸治冷痢下脓:马蔺子、附子、干姜、甘草、神曲、麦蘖、阿胶、黄连、蜀椒等9味,常规剂量,捣末蜜丸,分服。《千金方衍义》:马蔺即蠡实,甘温益胃,冷人嗜食,故可以治积冷、痢下白脓,一派辛热剂中,独用黄连一味,不但为积冷之下导,并和姜、附、蜀椒之性也。

《外台秘要》 ①卷25,引《张文仲方》马蔺散治冷热水痢百起:马蔺子、干姜、黄连等3味,常规剂量,捣散,水煎服。②卷25,引《崔氏方》马蔺子散治赤白痢,腹内疠痛并久水谷痢,色白如泔淀:马蔺子、地榆根皮、厚朴、熟艾、赤石脂、龙骨、茯苓、当归等8味,常规剂量,捣散,水煎服。

《太平圣惠方》 ①卷18,马蔺根散治热病咽喉闭塞,连舌肿疼:马蔺根、升麻、大黄、射干、犀角屑、木通、玄参、棘针、炙甘草等9味,常规剂量,捣散,水煎服。②卷24,马蔺浴汤(名见《圣济总录》卷11)治隐疹:马蔺子、蒴藋、茺蔚子、白蒺藜、羊桃根、蒲竹、茵芋、白矾等8味,常规剂量,捣散,水煎外洗。

《圣济总录》 ①卷30,马蔺根汤治小便赤涩:马蔺根、升麻、瞿麦、射干、犀角屑、木通、玄参等7味,常规剂量,捣散,水煎服。②卷76,马蔺子饮治赤白痢脐腹疠痛及水泻白浊如米泔:马蔺子、地榆、艾叶、赤石脂、当归、龙骨、茯苓等7味,捣末水煎去滓,温服。③卷180,马蔺汤治小儿喉痹:马蔺子、升麻等2味,常规剂量,捣散,水煎服。④卷35,马蔺根散治咽喉肿痛,热毒在胸膈:马蔺根、升麻、射干、犀角屑、玄参、木通、瞿麦、甘草等8味,常规剂量,捣散。

《鸡峰普济方》 卷15,马蔺汤治风瘙隐疹身痒不止:马蔺、蒴藋根、茺蔚子、白矾、白蒺藜、茵芋、羊桃根、霄花、蓖麻叶等9味,常规剂量,捣散,水煎服。

《博济方》 卷1,马蔺花煎丸治五脏垂热,上攻下疰,脚气:马蔺花、大附子、巴豆、芫花、白附子、破故纸、牵牛子、槟榔、陈皮、羌活等10味,常规剂量,捣末面糊为丸,如梧桐子大。

《医学正传》 卷4,马蔺花丸治七疝癞气及妇人阴癞坠下:马蔺花、川楝实、橘核、海藻、海带、昆布、桃仁、厚朴、木通、枳实、玄胡索、肉桂、木香、槟榔等14味,常规剂量,捣末糊丸,分服。

《医略六书》 卷4,马蔺丸治男子七疝,妇人阴癞:马蔺、肉桂、桃仁、海藻、海带、昆布、厚朴、枳实、川楝子、延胡索等10味,常规剂量,捣末醋丸,分服。气滞于中,湿热不化,伤厥阴之经,故男子内结七疝,妇人腹痛阴癞,且令不月焉。马蔺泻热散血;昆布泻热软坚;厚朴宽中散湿热;枳实破滞消结气;海藻化湿热;海带解湿热;桃仁破瘀润燥;延胡活血通经;川楝子泻湿热治疝;广橘核开结气除癞;肉桂温经,为寒因寒用之向导。醋丸淡盐汤下,使滞化气行,则湿热消散,而七疝无不愈,安有阴癞不月之患乎!此泻热软坚之剂,为阴癞七疝之专方。

【按语】

蠡实即马蔺子,是鸢尾科植物马蔺的种子,中药药名。含马蔺子甲、乙、丙素等。药理作用:①避孕;②马蔺子甲素有促进迟发型超敏反应作用。后世蠡实主治冷痢下脓、热病、小便赤涩、隐疹、男子七疝、妇人阴癞等,较《神农本草经》有所扩展。

147 瞿 麦

【原文】

瞿麦味苦寒。主关格,诸癃结小便不通,出刺,决痈肿,明目去翳,破胎堕子,下闭血。一名巨句麦。

【重辑】

瞿麦味苦性寒。主治:①关格;②癃结;③小便不通;④痈肿;⑤目翳;⑥血闭。功效:①破胎堕子;②出刺。

【理论】

《名医别录》 瞿麦养肾气,逐膀胱邪逆,止霍乱,长毛发。

《本草经集注》 子颇似麦,故名瞿麦。

《药性论》 瞿麦主五淋。

《日华子本草》 瞿麦催生。叶治痔瘘泻血及小儿蛔虫。子治月经不通,破血块,排脓治浸淫疮并妇人阴疮。

【临床】

《金匮要略方论》 栝楼瞿麦丸治小便不利其人苦渴:栝楼根、茯苓、薯蓣、附子、瞿麦等 5 味,常规剂量,研末蜜丸,分服。《金匮要略心典》:下焦阳弱气冷而水气不行之证,故以附子益阳气,茯苓、瞿表行水气。观方后云"腹中温为知"可以推矣。其人苦渴,则是水寒偏结于下,而燥火独聚于上,故更以薯蓣、栝楼根除热生津液也。夫上浮之焰,非滋不息;下积之阴,非暖不消;而寒润辛温,并行不悖,此方为良法矣。

《刘涓子鬼遗方》 ①卷 2,瞿麦散治金疮大渴:瞿麦、川芎、当归、炙甘草、干姜、桂心、续断、厚朴、白蔹、蜀椒、辛夷、牡蛎、芍药、桔梗、干地黄、防风、细辛、瓜蒌、人参等 19 味,常规剂量,捣筛,水煎服。②卷 4,瞿麦散治痈疽已溃未溃,疮中疼痛,脓血不绝:瞿麦、白芷、黄芪、当归、细辛、芍药、薏苡仁、川芎、赤小豆末等 9 味,常规剂量,捣散,水煎服。

《备急千金要方》 ①卷 22,瞿麦散利小便排脓止痛治痈疽:瞿麦、芍药、桂心、赤小豆、麦门冬、川芎、黄芪、当归、白蔹等 9 味,常规剂量,捣筛,水煎服。

《千金翼方》 卷 20,瞿麦丸治箭镞入肉久不出:瞿麦、雄黄、王不留行、生地、麻黄、茅根、败酱、防风、雀李根皮、牛膝、大黄、蓝实、石龙芮、蔷薇根等 14 味,常规剂量,捣末蜜丸,分服。

《外台秘要》 ①卷 11,引《近效方》瞿麦汤治消渴欲成水气,面目并足胫浮肿,小便不利:瞿麦穗、泽泻、滑石、防己、黄芩、大黄、桑螵蛸等 7 味,常规剂量,水煎服。②卷 27,引《许仁则方》瞿麦六味汤治淋病小便涩:瞿麦穗、冬葵子、榆白皮、桑根皮、苇根、石韦等 6 味,常规剂量,水煎服。

《太平圣惠方》 ①卷 54,瞿麦散治水气面目腿膝肿硬,小便赤涩:瞿麦、滑石、汉防己、大黄、芒硝等 5 味,常规剂量,捣散,水煎服。②卷 55,瞿麦散治黄疸小便赤涩:瞿麦、茵陈、大黄、黄芩、栀子仁、麦门冬等 6 味,常规剂量,捣散,水煎服。

《圣济总录》 ①卷 53,瞿麦饮治膀胱实热小便不通:瞿麦穗、黄芩、甘草、木通、冬葵根、车前子等 6 味,常规剂量,水煎服。②卷 98,瞿麦汤治气淋涩滞:瞿麦穗、黄连、大黄、枳壳、当归、桔梗、牵牛子、大腹皮、木通、羌活、延胡索、射干、桂枝等 13 味,常规剂量,捣末,水煎服。③卷 159,瞿麦汤治胞衣不出:瞿麦穗、牛膝、桂枝、木通等 4 味,常规剂量,捣末,水煎服。④卷 159,瞿麦汤治难产及坠胎后血不下:瞿麦穗、硝石、黄连、滑石、炙甘草、王不留行、延胡索、当归、大黄、生地黄、大腹皮、鬼箭羽、射干、威灵仙、雷丸、槟榔、京三棱、郁李仁、吴茱萸、牵牛子等 20 味,常规剂量,水煎服。

《普济方》 卷 354,瞿麦汤治血淋:瞿麦、黄芩、通草、大枣等 4 味,常规剂量,水煎服。

《活法机要》 瞿麦饮子治瘰疬:连翘、瞿麦穗等 2 味,常规剂量,捣末,水煎服。

【按语】

瞿麦是石竹科植物瞿麦或石竹的带花全草。中药药名。瞿麦含黄酮类化合物如花色苷等。石竹带花全草含抗癌治性的花色苷和黄酮类化合物。药理作用:①利尿;②增强肠蠕动;③抑制心脏;④降压;⑤杀灭血吸虫。注释:①关格,中医病名,小便不通与呕吐并见;②癃结,即癃闭便结。后世瞿麦主治金疮大渴、痈疽、箭镞入肉、消渴、水气、膀胱积热、胞衣不出、难产及坠胎、血淋、瘰疬等,较《神农本草经》有所扩展。

148 玄 参

【原文】

玄参味苦微寒。主腹中寒热积聚,女子产乳余疾,补肾气令人目明。一名重台。

【重辑】

玄参味苦性寒。主治:①腹中寒热;②积聚;③乳疾。功效:①补肾;②明目。

【理论】

《名医别录》 玄参治暴中风伤寒,身热支满,狂邪、忽忽不知人,温疟洒洒,血瘕,寒血,除胸中气,下水,止烦渴,散颈下核,痈肿,心腹痛,坚癥,定五脏。

《本草经集注》 茎似人参而长大,根甚黑,亦微香,道家时用,亦以合香。

《药性论》 玄参治暴结热,热风头痛,伤寒劳复,散瘤瘿瘰疬。

《日华子本草》 玄参治健忘消肿毒,治头风热毒游风,心惊烦躁,骨蒸传尸邪气。

【临床】

《太平圣惠方》 ①卷15,玄参散治时气热毒噎塞肿痛:玄参、射干、升麻、百合、前胡、白蒺藜、犀角屑、枳壳、炙甘草、杏仁、桔梗、木通、麦门冬等13味,常规剂量,捣散,水煎服。②卷18,玄参散治热病遍身毒疮痒痛有脓水:玄参、羚羊角屑、黄芪、升麻、大青、漏芦、地骨皮、大黄、炙甘草等9味,常规剂量,捣散,水煎服。③卷32,玄参散治头额偏疼:玄参、菊花、防风、羚羊角屑、黄芩、蔓荆子、赤芍、马牙硝等8味,常规剂量,捣散,水煎服。④卷33,玄参散治突眼睛高:玄参、桔梗、大黄、羚羊角屑、赤芍药、防风、黄芩、茺蔚子、炙甘草等9味,常规剂量,捣散,水煎服。⑤卷66,玄参散治瘰疬寒热:玄参、枳壳、木通、独活、犀角屑、大黄、杏仁等7味,常规剂量,捣散,水煎服。⑥卷66,玄参散治蜗蟠瘰结核肿痛:玄参、升麻、独活、汉防己、菊花、连翘、犀角屑、大黄等8味,常规剂量,捣散,水煎服。

《圣济总录》 卷59,玄参散治渴利痈疽:玄参、犀角、芒硝、黄芪、沉香、木香、羚羊角屑、甘草等8味,常规剂量,捣散,温水调下。

《类证活人书》 卷18,玄参升麻汤治烦躁谵语发斑:玄参、升麻、甘草等3味,常规剂量,水煎服。

《济生方》 玄参升麻汤治舌上生疮,木舌,重舌,舌肿:玄参、赤芍、升麻、犀角、桔梗、贯众、黄芩、甘草等8味,常规剂量,水煎服。

《外科正宗》 卷2,玄参解毒汤治咽喉肿痛:玄参、山栀、甘草、黄芩、桔梗、葛根、生地、荆芥等8味,常规剂量,水煎服。

《四圣悬枢》 ①卷3,甘桔元射汤治咽痛:甘草、桔梗、元参、射干等4味,常规剂量,水煎服。②卷4,大柴胡加玄参地黄汤治少阳疹病半入阳明胃腑,呕吐泄利:柴胡、黄芩、半夏、芍药、枳实、大黄、生姜、大枣、玄参、生地等10味,常规剂量,水煎服。

《温病条辨》 银翘散去豆豉加生地丹皮大青叶倍玄参方治太阴温病发疹:银花、连翘、桔梗、薄荷、竹叶、牛蒡子、荆芥、生甘草、苇根、细生地、大青叶、丹皮、玄参等13味,常规剂量,捣散,水煎服。

《医学启蒙》 甘桔玄参汤治鼻渊:甘草、桔梗、玄参、黄芩、贝母、天花粉、枳壳、生地等8味,常规剂量,水煎服。

《医学摘粹》 大承气加麦冬玄参汤治寒疫阳明腑证,潮热汗出,谵语,腹满便秘:大黄、芒硝、枳实、厚朴、玄参、麦冬、白蜜等7味,常规剂量,水煎服。

《重订通俗伤寒论》 犀地玄参汤治温病热邪入营,神烦少寐,舌红脉数:犀角、鲜生地、元参、连翘、桑叶、丹皮、竹叶心、石菖蒲等8味,常规剂量,水煎服。

【按语】

玄参为玄参科植物玄参的根。玄参含生物碱、甾醇、氨基酸、微量挥发油、胡萝卜素等。药理作用:①降压;②降糖;③解热。后世玄参主治时气热毒、头额偏疼、睛高、瘰疬、结核、发斑、舌上生疮、咽喉肿痛、太阴温病发疹、鼻渊、寒疫等,较《神农本草经》有所扩展。

149 秦艽

【原文】

秦艽味苦平。主寒热邪气,寒湿,风痹,肢节痛,下水,利小便。

【重辑】

秦艽味苦性平。主治:①寒热邪气;②风寒湿痹;③肢痛;④水肿。功效:利尿。

【理论】

《名医别录》 秦艽治风通身挛急,无问久新。

《本草经集注》 方家与独活疗风,道家不须尔。

《药性论》 秦艽利大小便,瘥五种黄病,解酒毒,去头风。

《日华子本草》 治传尸骨蒸,疳及时气。

【临床】

《备急千金要方》 ①卷7,秦艽散治中风不知人偏枯不随或口面㖞僻:秦艽、麻黄、前胡、防风、附子、天雄、乌头、干姜、桔梗、当归、天冬、人参、白术、川椒、细辛、甘草、白芷、山萸肉、五味子等19味,常规剂量,捣筛,酒服方寸匕。②卷7,内补石斛秦艽散治手足拘挛疼痹,受风湿故也:石斛、秦艽、附子、天雄、桂心、独活、天冬、乌头、人参、干姜、当归、防风、杜仲、山萸、莽草、桔梗、细辛、麻黄、前胡、五味子、川椒、白芷、白术等23味,常规剂量,捣筛,酒服方寸匕。风气者本因肾虚,既得病后,毒气外满则灸泄其气,内满则药驰之,当其救急,理必如是。至于风消退,四肢虚弱,余毒未除,不可便止,宜服此散。推陈致新,极为良妙,此既人情可解,无可疑焉。③卷8,秦艽散治半身不遂、言语错乱,乍喜乍悲、角弓反张、皮肤风痒:秦艽、独活、黄芪、人参、菊花、茵芋、防风、石斛、山茱萸、桂心、附子、川芎、细辛、当归、五味子、甘草、白术、干姜、白鲜皮、麻黄、天雄、远志等22味,常规剂量,捣筛,酒服方寸匕。

《外台秘要》 卷17,引《集验方》秦艽散治风冷腰脚疼痛:秦艽、防风、附子、白术、桔梗、干姜、牡蛎、人参、茯苓、椒子、黄芩、桂心、细辛、炙甘草、杜仲等15味,常规剂量,捣散,水煎服。

《太平圣惠方》 ①卷3,秦艽散治肝中风语涩筋脉舒缓:秦艽、茯神、桑根白皮、犀角屑、木通、麦门冬、防风、羌活、汉防己、酸枣仁、炙甘草等11味,常规剂量,捣散,水煎服。②卷10,秦艽散治伤四肢拘急,胸隔不利,呕逆:秦艽、柴胡、枳壳、桑根白皮、麦门冬、葛根等7味,常规剂量,捣散,水煎服。③卷11,秦艽散治伤寒潮热不退,发歇无时:秦艽、鳖甲、炙甘草、生姜、豆豉、葱白等6味,常规剂量,捣散,水煎服。④卷14,秦艽散治伤寒黄瘦体热:秦艽、鳖甲、人参、白术、半夏、五味子、炙甘草、柴胡、黄芩、桔梗、麦门冬、黄芪等12味,常规剂量,捣散,水煎服。⑤卷20,秦艽散治瘫风手足不遂,肌肉顽痹,筋脉拘急,言语謇涩:秦艽、赤箭、独活、桂心、五加皮、磁石、菊花、防己、羚羊角屑、葛根、赤芍药、麻黄、薏苡仁、防风、川芎、侧子、杏仁、炙甘草等18味,常规剂量,捣散,水煎服。

《太平惠民和剂局方》 秦艽鳖甲散治五心烦热,梦寐不宁,时有盗汗及治山岚瘴气,寒热往来:秦艽、鳖甲、荆芥、贝母、天仙藤、前胡、青皮、柴胡、炙甘草、陈皮、葛根、白芷、肉桂、羌活等14味,常规剂量,捣散,水煎服。

《圣济总录》 ①卷51,秦艽酒治久坐湿地虚冷干枯:秦艽、牛膝、川芎、防风、桂枝、独活、茯苓、杜仲、丹参、侧子、石斛、干姜、麦门冬、地骨皮、五加皮、薏苡仁、大麻仁等17味,酒浸分饮。②卷93,秦艽散治骨蒸潮热:秦艽、柴胡、炙甘草、乌梅等4味,常规剂量,捣散,水煎服。③卷117,秦艽散治口疮:秦艽、柴胡等2味,常规剂量,捣散,水煎服。④卷129,秦艽散治附骨疽:秦艽适量,捣散敷疮。

《杨氏家藏方》 卷10,秦艽扶羸汤治肺痿骨蒸或寒或热:秦艽、柴胡、人参、鳖甲、地骨皮、半夏、紫菀茸、甘草、当归、生姜、乌梅、大枣等11味,常规剂量,水煎服。

《小儿药证直诀》 秦艽散治潮热蒸瘦:秦艽、炙甘草、薄荷等3味,常规剂量,捣散,水煎服。

《三因极一病证方论》 金城范守进秦桂丸治妇人无子:秦艽、桂心、杜仲、防风、厚朴、附子、茯苓、白薇、干姜、牛膝、沙参、半夏、人参、细辛等14味,常规剂量,捣末蜜丸,分服。

《鸡峰普济方》 卷9,秦艽散治黄疸口干烦郁:秦艽、金钗石斛、茯神、山药、人参、五味子、当归、远志、白芍药、丹皮、黄芪、苁蓉、熟地黄、葳蕤等14味,常规剂量,捣末蜜丸,分服。

《素问病机气宜保命集》 大秦艽汤治中风手足不遂,舌强不语:秦艽、甘草、川芎、当归、芍药、细辛、羌活、防风、黄芩、石膏、白芷、白术、生地、熟地、茯苓、独活等16味,常规剂量,水煎服。《明医指掌》:中风,虚邪也。留而不去,其病则实。故用祛风养血之剂。以秦艽为君者,攻一身之风也;以石膏为臣者,去胸中之火也;羌活散太阳百节之风疼;防风为诸风药中之军卒;三阳数变之风邪,责之细辛;三阴内淫之风湿,责之苓、术;去厥阴经之风,则有川芎;去阳明经之风,则有白芷;风热干乎气,清以黄芩;风热干乎血,凉以生地;独活疗风湿在足少阴;甘草缓风邪上逆于肺;用归、芍、熟地者,所以养血于疏风之后,一以济风药之燥,一使手得血而能握,足得血而能步也。

《兰室秘藏》 秦艽白术丸治痔漏疼痛不可忍:秦艽、皂角仁、当归、泽泻、枳实、白术、地榆等7味,常规剂量,捣末面糊为丸,分服。《医方集解·秦艽白术丸》:秦艽、归尾、桃仁润燥和血,皂角仁以除风燥,地榆以破血止血,枳实苦寒,以补肾而泄胃实,泽泻淡渗,使气归于前阴,以补清燥受胃之湿邪也,白术之苦以补燥气之不足,其味甘以泻火而益元气,故曰甘寒泻火,乃假枳实之寒也,大便秘涩,以大黄推之,其津液益不足,用当归和血,加油润之剂。本方除白术、枳实、地榆,加苍术、黄柏、大黄、槟榔、防风,名秦艽苍术汤,本方除皂角、枳实、地榆,加防风、升麻、柴胡、陈皮、大黄、黄柏、红花、炙甘草,名秦艽防风汤,本方用秦艽一味,加羌活、防风、麻黄、升麻、柴胡、本、细辛、黄芪、炙甘草、红花,名秦艽羌活汤,本方除地榆,加大黄、红花,名秦艽当归汤。

《传信适用方》 卷上,秦艽散治中暑,心痛,泻痢,骨热:秦艽、当归、桔梗、黄连、乌梅、甘草炙、青皮、柴胡、干姜、芍药等10味,常规剂量,捣散,水煎服。

《卫生宝鉴》 卷5,秦艽鳖甲散治骨蒸壮热,肌肉消瘦,唇红颊赤,困倦盗汗:秦艽、鳖甲、知母、当归、乌梅、青蒿、柴胡、地骨皮等8味,常规剂量,水煎服。《医方考》:风,阳气也。故在表则表热,在里则里热,附骨则骨蒸壮热,久蒸则肌肉消瘦。无风不作骨蒸,此昆之立言也。罗谦甫氏之主此方,盖有神契者矣。柴胡、秦艽,风药也,能驱肌骨之风。骨皮、知母,寒品也,能疗肌骨之热。鳖,阴类也。甲,骨属也。骨以及骨,则能为诸药之向导。阴以养阴,则能退阴分之骨蒸。乌梅味酸,能引诸药入骨而收其热。青蒿苦辛,能从诸药入肌而解其蒸。复有当归,一以养血,一以导诸药入血而除热于阴尔。

《普济方》 卷65,秦艽散治牙肿痛:秦艽、大黄、防风、栀子、薄荷、连翘等6味,常规剂量,水煎漱口。

《陈素庵妇科补解》 卷5,秦艽寄生汤治外感风湿,血瘀经隧,遍身疼痛:秦艽、寄生、白芍、当归、熟地、蒲黄、川断、独活、陈皮、红花、山楂、香附、乌药等13味,常规剂量,水煎服。

《医宗金鉴》 卷69,秦艽汤治妇人阴疮:秦艽、石菖蒲、当归、葱白等5味,常规剂量,水煎服。

《幼幼新书》 卷19,秦艽散治小儿潮热:秦艽、柴胡、大黄等3味,常规剂量,捣散,水煎服。

【按语】

秦艽是为龙胆科植物秦艽、麻花秦艽、粗茎秦艽的干燥根,中药药名。秦艽含龙胆宁碱、龙胆次碱及秦艽碱丙等生物碱。药理作用:①抗炎;②镇静;③镇痛;④降压;⑤升高血糖;⑥抗菌。后世秦艽主治中风、附骨疽、肺痿、妇人无子、黄疸、痔漏、中暑、牙痛、妇人阴疮等,较《神农本草经》有所扩展。

150 百 合

【原文】

百合味甘平。主邪气腹胀心痛,利大小便,补中益气。

【重辑】

百合味甘性平。主治:①邪气腹胀;②心痛。功效:①利大小便;②补中益气。

【理论】

《名医别录》 百合除浮肿胪胀,痞满,寒热,通身疼痛及乳难喉痹肿,止涕泪。

《新修本草》 百合有二种,一种细叶,花红白色;一种叶大茎长,根粗花白,宜入药用。

《药性论》 百合治百邪鬼魅,涕泣不止,除心下急满痛,治脚气,热咳逆。

《日华子本草》 白百合安心定胆益志,养五脏,治癫邪,啼泣,狂叫,惊悸,蛊毒,乳痈,发背及诸疮肿,并治产后血狂运。红百合治疮肿及疗惊邪。

【临床】

《金匮要略方论》 ①百合知母汤治汗之后百合病:百合、知母等 2 味,常规剂量,水煎服。②滑石代赭汤治下之后百合病:百合、滑石、代赭石等 3 味,常规剂量,水煎服。③百合鸡子汤治吐之后百合病:百合、鸡子黄等 2 味,常规剂量,水煎服。③百合地黄汤治不经汗吐下百合病,病形如初:百合、生地黄汁等 2 味,常规剂量,水煎服。④百合洗方治百合病不解成渴者:百合一升水渍洗身。⑤百合滑石散治百合病发热:百合、滑石等 2 味,常规剂量,捣散,饮服方寸匕。

《太平圣惠方》 ①卷 13,百合散治百合病身热恶寒烦喘:百合、紫菀、杏仁、前胡、麦冬、炙甘草等 6 味,常规剂量,捣散,水煎服。②卷 18,百合散治热病上气咳嗽:百合、杏仁、木通、麦冬、炙甘草、麻黄、紫菀、黄芩、甜葶苈等 9 味,常规剂量,捣散,水煎服。③卷 31,百合散治骨蒸劳热咳嗽:百合、柴胡、桑根白皮、杏仁、陈橘皮、麻黄、赤茯苓、炙甘草、紫苏茎叶等 9 味,常规剂量,捣散,水煎服。

《圣济总录》 ①卷 66,百合汤治咳嗽气喘,小便淋涩:百合、人参、紫苏茎叶、猪苓、桑根白皮、大腹皮、赤茯苓、炙甘草、陈橘皮、马兜铃、麦门冬、枳壳等 12 味,常规剂量,捣散,水煎服。②卷 112,百合汤治青盲:百合、黄芪、麦冬、茯苓、人参、防风、木通、桑根白皮、枳壳、蒺藜子、酸枣仁、石膏、薏苡仁等 13 味,常规剂量,水煎服。③卷 124,百合散治鱼骨鲠喉:百合 5 两,捣散。④卷 132,百合散治颐颏疮:百合、黄柏、白及、蓖麻子仁等 4 味,捣散水煎服。

《妇人大全良方》 百合散治妊娠咳嗽:百合、紫菀、麦门冬、苦梗、桑白皮、竹茹、甘草等 7 味捣散,水煎服。

《鸡峰普济方》 卷 17,百合散治气逆呕血不止兼治嗽痰:百合、人参、贝母、茯苓、杏仁、甘草、山药、鹿角胶等 8 味,常规剂量,捣散,水煎服。

《时方歌括》 卷下,百合汤治心口痛:百合、乌药等 2 味,常规剂量,水煎服。陈修园曰:此方从海坛得来,用之多验。金铃子散、丹参饮、百合汤三方皆治心胃诸痛,服热药而不效者宜之。古人治痛俱用通法,然通之之法各有不同。调气以和血,调血以和气,通也。上逆者使之下行,中结者使之旁达,亦通也。虚者助之使通,寒者温之使通,无非通之之法也。若必以下泄为通则妄矣。

《慎斋遗书》 卷 7,百合固金汤治虚火刑金,咳嗽气喘,痰中带血或咯血:百合、熟地、生地、元参、贝母、麦冬、当归、白芍、甘草、桔梗等 10 味,常规剂量,水煎服。《医方论·百合固金汤》:此方金水相生,又兼养血。治肺伤咽痛失血者最宜。李士材谓清金之后急宜顾母,识解尤卓。予谓咽痛急当培土生金也。

【按语】

百合是百合科植物百合、细叶百合、麝香百合及其同属多种植物鳞茎的鳞叶、中药药名。百合鳞茎含秋水仙碱等多种生物碱,麝香百合含有多种类胡萝卜素。药理作用:①止咳;②平喘;③镇静。后世百合主治百合病、热病、骨蒸劳热、青盲、鱼骨鲠喉、妊娠咳嗽、心口痛等,较《神农本草经》有所扩展。

151 知　　母

【原文】

知母味苦寒。主消渴,热中,除邪气,肢体浮肿,下水,补不足,益气。一名蚳母,一名连母,一名野蓼,一名地参,一名水参,一名水浚,一名货母,一名蝭母。

【重辑】

知母味苦性寒。主治:①消渴热中;②邪气;③浮肿。功效:①利水;②益气。

【理论】

《名医别录》　知母治伤寒久疟烦热,胁下邪气,膈中恶及风汗内疸。多服令人泄。

《重庆堂随笔》　知母清肺胃气分之热,则津液不耗而阴自潜滋暗长矣。然仲圣云,胃气生热,其阳则绝。盖胃热太盛,则阴不足以和阳,津液渐干,而成枯燥不能杀谷之病,其阳则绝者,即津液涸竭也,清其热,俾阳不绝,则救津液之药,虽谓之补阳可也。乃后人以为寒凉之品,非胃家所喜,谆谆戒勿轻用,辄从事于香燥温补之药者何哉!

【临床】

《金匮要略》　桂枝芍药知母汤治诸肢节疼痛,身体尪羸,脚肿如脱:桂枝、芍药、知母、甘草、麻黄、生姜、白术、防风、附子等9味,常规剂量,水煎服。沈明宗《金匮要略编注》:此久痹而出方也。乃脾胃肝肾俱虚,足三阴表里皆痹,难拘一经主治,故用桂枝、芍药、甘、术调和营卫,充益五脏之元;麻黄、防风、生姜开腠行痹而驱风外出;知母保肺清金以使治节;经谓风、寒、湿三气合而为痹,以附子行阳燥湿除寒为佐也。

《备急千金要方》　①卷3,知母汤治产后乍寒乍热,通身温壮:知母、芍药、黄芩、桂心、甘草等5味,常规剂量,水煎服。②卷23,狸骨知母散(名见《普济方》卷293)治鼠漏:狸骨、知母、鲮鲤甲、山龟壳、甘草、桂心、雄黄、干姜等8味,常规剂量,捣散,水煎服。

《外台秘要》　①卷2,引《延年秘录》知母汤治伤寒头痛,骨节疼痛,咳嗽:知母、贝母、葛根、芍药、石膏、黄芩、杏仁、栀子仁等8味,常规剂量,水煎服。②卷5,引《延年秘录》知母鳖甲汤治温疟壮热:知母、鳖甲、地骨皮、常山、竹叶、石膏等6味,常规剂量,水煎服。

《三因极一病证方论》　知母麻黄汤治伤寒坏病言语错谬或寒热如疟昏沉不愈:知母、麻黄、炙甘草、芍药、黄芩、桂心等6味,常规剂量,捣散,水煎服。

《普济本事方》　知母汤治头面游风或四肢肿块:知母、麻黄、羌活、牛蒡子、黄芪、白术、枳壳、炙甘草等8味,常规剂量,水煎服。许叔微曰:一达官其母年七十中风,手足拘挛,平日只是附子之类扶养。一日面浮肿,手背亦肿,寻常有一国医供药,诊云是水病,欲下大戟牵牛以导之,其家大惊忧惶,召予议之。予曰:《素问》称面肿曰风,足胫肿曰水。此服附子大过,正虚风生热之证,咽必噎塞,膈中不利。诚言,予乃进升麻牛蒡团参汤,继以知母汤,三日悉愈。

《症因脉治》　卷1,知柏天地煎治齿痛:知母、黄柏、天冬、生地等4味,常规剂量,水煎服。

《伤寒括要》　知母葛根汤治伤寒发汗后身犹发热:知母、石膏、葛根、羌活、人参、防风、杏仁、川芎、葳蕤、甘草、升麻、南星、木香、麻仁等14味,常规剂量,水煎服。李中梓曰:邪从汗解则灼热当除。今既得汗而热犹如故,是药浅而病深也。仍以羌活、葛根、升麻、防风理其表,石膏、知母、川芎、杏仁解其肌。风热日深风痰必聚,故以南星、木香涤其痰。已经发汗中气必虚,故以人参、葳蕤养其正。和之以甘草,润之以麻仁,而风热相搏之症自当双解矣。

《医宗金鉴》　知柏地黄汤治阴虚火旺骨蒸潮热,遗精盗汗:知母、黄柏、熟地、山萸肉、山药、泽泻、丹皮、茯苓等8味,常规剂量,水煎服。

《扁鹊心书》　知母黄芩汤治伤寒心觉懊恼或大便下血:知母、黄芩、甘草等3味,常规剂量,水煎服。

【按语】

知母是百合科植物知母的根茎,中药药名。知母含多种皂苷。药理作用:①抗菌;②解热;③抑制 Na-K-ATP 酶活性;④降低多巴胺-β羟化酶活性;⑤拮抗糖皮质激素抑制皮质酮;⑥降糖。后世知母主治肢节疼痛、产后乍寒乍热、伤寒头痛、头面游风、四肢肿块、齿痛、骨蒸潮热、大便下血等,较《神农本草经》有所扩展。

152 贝 母

【原文】

贝母味辛平。主伤寒烦热,淋沥邪气,疝瘕,喉痹,乳难,金疮,风痉。一名空草。

【重辑】

贝母味辛性平。主治:①伤寒;②烦热;③淋沥;④邪气;⑤疝瘕;⑥喉痹;⑦乳难;⑧金疮;⑨风痉。

【理论】

《名医别录》 贝母治腹中结实,心下满,洗洗恶风寒,目眩项直,咳嗽上气,烦热渴,出汗,安五脏,利骨髓。

《药性论》 贝母治虚热主难产,作末服之兼治胞衣不出。末,点眼去肤翳。主胸胁逆气,疗时疾、黄疸。与连翘同主项下瘤瘿疾。

《日华子本草》 消痰润心肺。末和沙糖为丸含止嗽。烧灰油调敷人畜恶疮。

【临床】

《外台秘要》 ①卷10,引《深师方》贝母散治久咳上气昼夜不得卧:贝母、麻黄、干姜、桂心、炙甘草等5味,常规剂量,捣散服。②卷10,引《小品方》贝母汤治咳逆喉中如水鸡声:贝母、炙甘草、麻黄、桂心、半夏、干姜、杏仁等7味,常规剂量,水煎服。

《太平圣惠方》 ①卷11,贝母散治伤寒汗出喘促,烦热头痛:贝母、百合、杏仁、炙甘草、赤茯苓、麻黄、石膏、人参、柴胡等9味,常规剂量,捣散,水煎服。②卷18,贝母散治热病鼻衄:贝母、刺蓟、蒲黄等3味,常规剂量,水煎服。③卷46,贝母散治咳嗽唾脓血:贝母、桂心、射干、钟乳粉、桃仁、陈橘皮、百部、五味子、白石英、半夏、款冬花、炙甘草、厚朴、杏仁、羊肺等15味,常规剂量,水煎服。

《圣济总录》 ①卷159,贝母散治难产:贝母、槐子等2味,常规剂量,捣散,水煎服。②卷175,贝母饮治小儿咽喉不利咳嗽:贝母、桔梗、马兜铃、百合、款冬花、半夏、干姜、汉防己、麻黄、炙甘草、杏仁等11味,常规剂量,捣散,水煎服。③卷180,贝母散治小儿白口疮:贝母2两,捣散水调服。

《普济方》 ①卷274,引《鲍氏方》贝母散治马疔:贝母、穿山甲等2味,常规剂量,捣末,酒调服。②卷325,贝母散治乳痈:贝母、金银花等2味,常规剂量,捣散,好酒调服。③卷369,贝母散治时气病:贝母、黄芪、青皮、茯苓、栝楼根、甘草、紫菀、白术、百合等9味,常规剂量,捣散,水煎服。

《仁斋直指》 卷24,贝母膏治诸恶疮及妇人血风遍身红斑圆点,斑肿渐发疹痱:贝母、半夏、南星、五倍子、白芷、黄柏、苦参、虢丹、雄黄等9味,常规剂量,煎膏外敷。

《医学心悟》 贝母栝楼散治咳嗽:贝母、栝楼仁、胆南星、黄芩、橘红、黄连、甘草、黑山栀等8味,常规剂量,水煎服。

《仙拈集》 卷3,贝母散治乳痈疖:贝母、白芷、当归、乳香、没药等5味,常规剂量,捣末分服。

《四圣心源》 ①卷8,贝母升麻鳖甲汤治喉疮成脓:贝母、升麻、丹皮、元参、鳖甲等5味,常规剂量,水煎热漱徐服。②卷8,贝母元参汤治口疮热肿:贝母、元参、甘草、黄芩等4味,常规剂量,水煎热漱咽。热甚加黄连、石膏。

《医学从众录》 贝母白芷内消散治乳痈:贝母、白芷等2味,常规剂量,捣散外敷。

《古今医统大全》 卷8,贝母瓜蒌散治中风口眼㖞斜:贝母、瓜蒌、南星、荆芥、防风、羌活、黄柏、黄芩、黄连、白术、陈皮、半夏、薄荷、威灵仙、天花粉、炙甘草等16味,常规剂量,水煎服。

《产孕集》 卷下贝母汤治乳道壅闭无乳:贝母、连翘、当归、川芎、桔梗、白芷、赤芍、续断、红花等9味,常规剂量,水煎服。

【按语】

晋唐两宋之际无川贝母、浙贝母之分。川贝母是百合科植物卷叶贝母、乌花贝母或棱砂贝母等的鳞茎。浙贝母为百合科植物浙贝母的鳞茎。药理作用:①镇咳;②祛痰;③抗溃疡;④降压。注释:风痉,中医病名,因风致痉。后世贝母主治久咳上气、咳血、难产、马疔、恶疮、乳疖、中风、无乳等,较《神农本草经》有所扩展。

153　白　芷

【原文】

白芷味辛温。主女人漏下赤白,血闭,阴肿,寒热,风头,侵目,泪出,长肌肤、润泽,可作面脂。一名芳香。

【重辑】

白芷味辛性温。主治:①女人漏下赤白;②血闭;③阴肿;④寒热;⑤风头侵目泪出。功效:①长肌肤;②润泽;③可作面脂。

【理论】

《名医别录》　白芷治风邪,久渴,吐呕,两胁满,风痛,头眩,目痒。可作膏药面脂,润颜色。

《药性论》　白芷治心腹血刺痛,除风邪,主女人血崩及呕逆,明目止泪出。疗妇人沥血腰痛,能蚀脓。

《日华子本草》　治目赤胬肉及补胎漏滑落,破宿血,补新血,乳痈发背,瘰疬,肠风,痔瘘,排脓,疮痍疥癣,止痛,生肌,去面䵟疵瘢。

【临床】

《刘涓子鬼遗方》　①白芷膏治鼻塞:白芷、通草、蕤核、熏草、羊髓、当归等6味,常规剂量,捣散纳鼻。②白芷摩膏治痈疽已溃:白芷、甘草、乌头、薤白、青竹皮、猪脂等6味,常规剂量,捣散煎膏,涂疮。

《外台秘要》　卷2,引《范汪方》白芷散治伤寒愈后令不复:白芷、白术、防风、栝楼、桔梗、细辛、附子、干姜、桂心等9味,常规剂量,捣散,水煎服。

《太平圣惠方》　①卷14,白芷膏灭瘢痕:白芷、当归、鸡屎白、猪脂、麻油等5味,常规剂量,捣散煎膏,摩瘢。②卷25,白芷膏治风毒骨节疼痛挛急:白芷、防风、附子、芍药、当归、川椒、羌活、独活、藁本、川乌头、细辛、生姜、白僵蚕、黄蜡、猪脂等15味,常规剂量,捣散煎膏,摩之。③卷37,白芷膏治鼻痈:白芷、川芎、木通、当归、辛夷、细辛、莽草等7味,常规剂量,捣散煎膏,纳鼻中。④卷68,白芷膏生肌治金疮:白芷、生地、甘草、当归、白蔹、附子、川椒等7味,常规剂量,熬膏涂疮。

《圣济总录》　①卷9,白芷汤治中风手足不随,言语謇涩:白芷、白术、川芎、防风、羌活、麻黄、石膏、牛膝、狗脊、萆薢、薏苡仁、杏仁、附子、葛根、桂枝等15味,常规剂量,水煎服。②卷74,白芷黄连汤治暴泄:白芷、黄连、地榆、当归、附子、木香、赤石脂、黄芩、川芎、诃黎勒皮、肉豆蔻、白术、桂枝等13味,常规剂量,水煎服。③卷101,白芷丸治面䵟疱:白芷、白蔹、白术、白附子、茯苓、白及、细辛等7味,常规剂量,捣末蜜丸,分服。

《妇人良方大全》　卷1,白芷暖宫丸治宫虚断绪不孕及数尝堕胎:白芷、禹余粮、白姜、芍药、川椒、阿胶、艾叶、川芎等8味,常规剂量,捣末蜜丸,分服。

《症因脉治》　卷1,白芷独活汤治风湿腰痛:白芷、独活、防风、苍术、秦艽、葛根等6味,常规剂量,水煎服。

《普济方》　白芷立效散治疳疮湿痒,胁筋腿畔腐烂:白芷、防风、白蒺藜、当归、川芎、地龙、黄连、龙胆草、甘草等9味,常规剂量,水煎服。

《宋氏女科撮要》　白芷螵蛸丸治白带:白芷、海螵蛸、胎发等3味,常规剂量,捣末蜜丸,分服。

《医学心悟》　白芷护心散治毒蛇咬伤:白芷、乳香、雄黄、甘草等4味,常规剂量,捣散,水煎服。

《外科全生集》　白芷散治乳痈乳疖:乳香、没药、白芷、浙贝、当归等5味,常规剂量,捣散,水煎服。

《青囊全集》　白芷防风膏追脓生肌:白芷、炼油、香油、桃枝、柳枝、槐枝、当归、木鳖、知母、细辛、白芷、文合、红吉、山慈菇、续断、巴豆肉、防风、白蜡、黄蜡等19味,熬膏外贴。

【按语】

白芷是伞形科植物兴安白芷、川白芷、杭白芷或云南牛防风的根,中药药名。白芷含异欧前胡素、欧前胡素、佛手柑内酯、珊瑚菜素、氧化前胡素等。药理作用:①抗炎;②解热;③镇痛;④解痉;⑤降压。后世白芷主治鼻塞、中风、面䵟疱、风湿腰痛、白带、毒蛇、蜈蚣咬伤、乳痈疖脓等,较《神农本草经》有所扩展。

154 淫羊藿

【原文】

淫羊藿味辛寒。主阴痿绝伤,茎中痛,利小便,益气力,强志。一名刚前。

【重辑】

淫羊藿味辛性寒。主治:①阴痿;②绝伤;③茎痛。功效:①利尿;②益气强志。

【理论】

《名医别录》 淫羊藿主坚筋骨,消瘰,赤痈,下部有疮,洗出虫。

《本草经集注》 服此使人好为阴阳。西川北部有淫羊,一日百遍合,盖食藿所致,故名淫羊藿。

《药性论》 淫羊藿主坚筋益骨。

《日华子本草》 仙灵脾治一切冷风劳气,补腰膝,强心力,丈夫绝阳不起,女人绝阴无子,筋骨挛急,四肢不任,老人昏耄,中年健忘。

《玉楸药解》 仙灵脾治阳痿不举,阴绝不生。消瘰疬,起瘫痪,清风明目,益志宁神。亦名淫羊藿。

【临床】

《太平圣惠方》 ①卷19,仙灵脾丸治风寒湿痹或身体手足不遂:仙灵脾、防风、羌活、白附子、天麻、天南星、犀角屑、木香、槟榔、羚羊角屑、乳香、虎胫骨、桂心、附子、当归、牛膝、白僵蚕、鹿茸、石斛、麝香、海桐皮、全蝎、乌蛇等23味,常规剂量,捣末蜜丸,分服。②卷21,仙灵脾散治风注疼痛来往不定:仙灵脾、威灵仙、川芎、桂心、苍耳子等5味,常规剂量,捣散,温酒调服。③卷22,仙灵脾丸治风瘅曳屈伸不得:仙灵脾、牛膝、川芎、牛黄、麻黄、乌蛇肉、天麻、白附子、天雄、防风、独活、当归、桂心、细辛、白僵蚕、莽草、朱砂、麝香等18味,常规剂量,捣末蜜丸,分服。④卷23,仙灵脾散治中风手足不遂或肌肉冷痹,骨节疼痛:仙灵脾、天雄、天麻、独活、牛膝、川芎、石斛、肉桂、茵芋、麻黄、当归、侧子、乌蛇肉、虎胫骨、桑螵蛸、丹参、五加皮、防风、薏苡仁、全蝎、牛黄、麝香等22味,常规剂量,捣散,温酒调服。

《圣济总录》 卷50,仙灵脾散治肺风瘩癫皮肤瘙痒:仙灵脾、防风、蔓荆子、枳壳、何首乌、苦参、荆芥穗等7味,常规剂量,捣散分服。

《本草纲目》 仙灵脾酒治阳痿腰膝冷或偏风不遂:仙灵脾适量,浸酒分服。

《奇效良方》 仙灵脾散治中风筋骨缓纵不能直立:仙灵脾、天雄、石斛、天麻、牛膝、麻黄、川芎、五加皮、萆薢、丹参、桂心、当归、防风、羌活、虎胫骨、槟榔等16味,常规剂量,捣散酒服。

《奇方类编》 仙灵酒壮阳固精,健筋骨,补精髓,广嗣延年。并治下元痼冷,腰膝无力,阳道不举,梦泄遗精:淫羊藿、金樱子、补骨脂、当归、菟丝子、牛膝、川芎、巴戟天、小茴香、肉桂、杜仲、沉香等12味,常规剂量,酒浸分服。

《医学入门》 卷6,二仙散治痘后食毒物眼睛凸出:仙灵脾、威灵仙等2味,常规剂量,水煎服。

《妇产科学》 二仙汤治妇女月经将绝未绝,周期或前或后,经量或多或少:仙茅、仙灵脾、当归、巴戟天、黄柏、知母等6味,常规剂量,水煎服。

【按语】

淫羊藿是小檗科植物淫羊藿、心叶淫羊藿或箭叶淫羊藿的茎叶,中药药名。淫羊藿含淫羊藿苷,挥发油、脂肪酸等。药理作用:①催淫;②抗病毒;③抑菌;④镇咳;⑤平喘;⑥降压。注释:阴痿见白石英条。绝伤见菟丝子条。后世淫羊藿主治风寒湿痹、中风、眼睛凸出、月经将绝未绝等,较《神农本草经》有所扩展。

155 黄 芩

【原文】

黄芩味苦平。主诸热黄疸,肠澼泄痢,逐水下血闭,恶疮疽蚀,火疡。一名腐肠。

【重辑】

黄芩味苦性平。主治:①诸热黄疸;②肠澼泄痢;③血闭;④恶疮疽蚀;⑤火疡。

【理论】

《名医别录》 黄芩治痰热,胃中热,小腹绞痛,消谷,利小肠,女子血闭、淋露、下血小儿腹痛。其子主肠澼脓血。

《药性论》 黄芩治热毒骨蒸,寒热往来,肠胃不利,破拥气,治五淋,令人宣畅,去关节烦闷,解热渴,治热,腹中疞痛,心腹坚胀。

《日华子本草》 下气主天行热疾,疔疮,排脓,治乳痈发背。

【临床】

《伤寒论》 黄芩汤治太阳与少阳合病自下利:黄芩、炙甘草、芍药、大枣等 4 味,常规剂量,水煎服。若呕者加半夏半升,生姜三两。

《备急千金要方》 卷 3,黄芩散治妇人阴脱:黄芩、猬皮、当归、芍药、牡蛎、竹皮、狐茎等 7 味,捣筛饮服方寸匕。

《外台秘要》 ①卷 2,引《深师方》黄芩人参汤伤寒烦渴不安:黄芩、人参、甘草、桂心、生姜、大枣等 6 味,常规剂量,水煎服。②卷 3,引《延年秘录》黄芩汤治天行头痛,骨节疼痛:黄芩、栀子仁、芍药、豆豉等 4 味,常规剂量,水煎服。③卷 34,引《古今录验》黄芩汤治妇人阴中生疮:当归、黄芩、川芎、大黄、矾石、黄连、雄黄等 7 味,水煎洗疮。

《太平圣惠方》 ①卷 10,黄芩汤(名见《普济方》卷 133)治伤寒肌肤发斑:黄芩、大青、升麻、石膏、栀子仁、朴硝、豆豉、葱白、生姜等 9 味,常规剂量,捣散,水煎服。②卷 36,黄芩丸(名见《普济方》卷 299)治口舌生疮:黄芩、五倍子、蟾酥等 3 味,常规剂量,捣末蜜丸,含咽。

《圣济总录》 ①卷 77,黄芩丸治一切休息痢:黄芩、砒霜、乌梅肉、黄柏等 4 味,常规剂量,捣末蜜丸,分服。②卷 128,黄芩饮治乳痈:黄芩、炙甘草、桑上寄生、防风、麦门冬、赤芍药、黄芪、木通等 8 味,常规剂量,捣末,水煎温服。③卷 143,黄芩饮治大肠风热下血不止:黄芩、黄柏、黄连、槲叶、地黄汁等 5 味,常规剂量,捣末,水煎服。

《伤寒总病论》 卷 3,黄芩汤治伤寒鼻衄或吐血下血及妇人漏下血不止:黄芩四两,水煎分服。

《伤寒微旨论》 卷上,黄芩汤治伤寒口燥咽干而渴,时时发热冒闷:黄芩、甘草、山栀子、芍药、厚朴、白石英粉等 6 味,常规剂量,捣末,水煎服。

《杨氏家藏方》 卷 16,黄芩散治产后血渴饮水不止:黄芩、麦门冬等 2 味,常规剂量,水煎服。

《卫济宝书》 卷下,黄芩散治痈肿癌疮:黄芩、秦皮、莽草、细辛、白芷、川芎、黄连、羌活等 8 味,水煎洗疮。

《古今医彻》 卷 4,黄芩汤治子悬:黄芩、香附等 2 味,常规剂量,水煎服。

《普济方》 卷 136,引《护命》黄芩汤治伤寒头痛不止:黄芩、石膏、茵陈蒿、柴胡、桔梗、牡丹皮、荆芥穗、栀子仁、麻黄等 9 味,常规剂量,捣末,水煎服。

《医学传灯》 卷上,黄芩清肺汤治目赤喉痛,胸满气喘:黄芩、荆芥、薄荷、山栀、连翘、麦冬、白芍、桔梗、甘草、桑皮等 11 味,常规剂量,水煎服。

《外科正宗》 卷 4,黄芩清肺饮治粉刺,鼻齄,久则肉齄发肿:黄芩、川芎、当归、赤芍、防风、生地、葛根、天花粉、连翘、红花、薄荷等 11 味,常规剂量,水煎服。

【按语】

黄芩是唇形科植物黄芩的根,中药药名。黄芩含黄芩苷元、黄芩苷、汉黄芩素、汉黄芩苷和黄芩新素等。药理作用:①抗炎;②抗变态反应;③抗微生物;④解热;⑤降压;⑥利尿;⑦解痉;⑧镇静。注释:①疽蚀,即痈疽溃烂;②火疡,即汤火灼伤疮疡。后世黄芩主治妇人阴脱、胎动不安、伤寒、头痛、肌肤发斑、休息痢、小儿赤眼、鼻衄、子悬、目赤喉痛、粉刺、鼻齄等,较《神农本草经》有所扩展。

156 石 龙 芮

【原文】

石龙芮味苦平。主风寒湿痹,心腹邪气,利关节,止烦满。久服轻身明目不老。一名鲁果能,一名地椹。

【重辑】

石龙芮味苦性平。主治:①风寒湿痹;②心腹邪气;③烦满。功效:利关节。

【理论】

《名医别录》 石龙芮平肾胃气,补阴气不足,失精,茎冷。久服令人皮肤光泽有子。石龙芮俗名水菫,治毒肿痈疮、蛔虫、齿龋。

《药性论》 石龙芮逐诸风,主除心热躁。

【临床】

《千金翼方》 卷15,大五补丸治五劳七伤,虚损不足,冷热不调,饮食无味:石龙芮、薯蓣、覆盆子、干地黄、五味子、石楠、秦艽、五加皮、天雄、狗脊、人参、黄耆、防风、山茱萸、白术、杜仲、桂枝、麦门冬、巴戟天、远志、石斛、菟丝子、天门冬、蛇床子、萆薢、茯苓、干姜、肉苁蓉等28味,常规剂量,捣末蜜丸如梧桐子大,每次温酒送服30丸。

《太平圣惠方》 ①卷7,石龙芮丸治风冷肌体羸瘦,腰脚酸痛:石龙芮、石斛、牛膝、续断、菟丝子、肉桂、鹿茸、肉苁蓉、杜仲、茯苓、熟地黄、附子、巴戟、防风、桑螵蛸、川芎、山茱萸、覆盆子、补骨脂、荜澄茄、五味子、泽泻、沉香、茴香子等24味,常规剂量,捣末蜜丸,酒服。②卷7,鹿茸散(名见《普济方》卷32)治腰脚酸疼,羸瘦无力,阳道萎弱:鹿茸、石龙芮、巴戟、天雄、五味子、蛇床子、石斛、肉苁蓉、菟丝子、牛膝、远志、雄蚕蛾等12味,常规剂量,捣散,每次温酒调服2钱。③卷7,萆薢散治肾脏中风,卧踞而腰痛,脚膝偏枯,皮肤顽痹,语言謇涩,两耳虚鸣,举体乏力,面无颜色,志意不乐,骨节酸疼:萆薢、茵芋、杜仲、天雄、石楠、石龙芮、踯躅、独活、附子、狗脊、当归、麻黄、全蝎、桑螵蛸、菖蒲、赤箭、菊花、牛膝、木香、川芎、麝香等21味,常规剂量,捣散,每次温酒调服2钱。④卷29,杜仲散治虚劳羸瘦,五脏气乏,腰脚痛不能行,阴痿,小便余沥:杜仲、石龙芮、蛇床子、五味子、熟地黄、桂枝、巴戟、菟丝子、牛膝、肉苁蓉、鹿茸、车前子等12味,常规剂量,捣散,每次温酒调服2钱。

《圣济总录》 ①卷6,莽草散治破伤风:莽草、石斛、萆薢、柏子仁、石龙芮、泽泻、牛膝、芍药、防风、山茱萸、菟丝子、白术、细辛、川芎、牛黄、松脂、附子、杜仲、羌活、乌蛇、桂枝、天麻、麻黄等23味,常规剂量,捣散,每次温酒调服1钱。②卷15,茵芋散配伍石龙芮治肾脏风湿,腰痛脚膝偏枯,皮肤帮痹,语声謇涩,两耳虚鸣,举体乏力,面无颜色,志意不乐,骨节痠疼:茵芋、杜仲、石楠、石龙芮、羊踯躅、麝香、狗脊、当归、全蝎、桑螵蛸、菖蒲、赤箭、独活、附子、天雄、菊花、牛膝、木香、麻黄、川芎、萆薢等21味,常规剂量,捣散,每次温酒调服2钱。③卷92,鹿茸散治精极虚损,梦中失精,阴气微弱,少腹拘急,体重耳聋:鹿茸、石龙芮、龙骨、露蜂房、泽泻、茯苓、菟丝子、桂枝、牛膝、赤芍、韭子、巴戟天等12味,常规剂量,捣散,温酒调服。

《博济方》 卷4,金液丹治小儿无辜泻痢:硫黄10两,石龙芮一握,木鉴草一握,上3味如法制备如面可丸如梧桐子大,每次米饮调服1丸。

【按语】

石龙芮是毛茛科植物石龙芮的全草,中药药名。石龙芮含毛茛苷、白头翁素等。药理作用:石龙芮所含7种色胺衍化物对大鼠子宫5-羟色胺受体均有收缩作用。石龙芮后世应用较《神农本草经》有所扩展。

157 　茅　根

【原文】

茅根味甘寒。主劳伤虚赢,补中益气,除瘀血,血闭寒热,利小便,其苗主下水。一名兰根,一名茹根。

【重辑】

茅根味甘性寒。主治:①劳伤虚赢;②瘀血;③血闭寒热。功效:①利小便;②补中益气;③茅根苗主下水。

【理论】

《名医别录》　茅根下五淋,除客热在肠胃,止渴,坚筋,妇人崩中。

《本草经集注》　此即今白茅菅。《诗》云:露彼菅茅,其根如渣芹,甜美。服食此,断谷甚良。俗方稀用,唯疗淋及崩中尔。

《新修本草》　菅花主衄血,吐血,灸疮。

《药性论》　白茅破血主消渴,根治五淋。

《本草拾遗》　茅针主恶疮肿未溃者,生挪敷金疮,止血。煮服主鼻衄及暴下血。

《日华子本草》　茅针通小肠,痈毒、软疖不作头。花刀箭疮,止血并痛。根主妇人月经不匀。茅根通血脉淋沥,是白花茅根也。

《本草崇原》　白茅根治劳伤虚赢,补中益气,除瘀血血闭,寒热,利小便。茅有白茅、菅茅、黄茅、香茅、芭茅数种,叶皆相似白茅,根甚洁白,味甘如蔗,其根柔软如筋,故一名地筋,干之夜视有光,故腐则变为萤火茅,叶可以苫盖,及供祭祀苞苴之用。白茅色白味甘,上刚下柔,根多津汁,禀土金水相生之气化。主治劳伤赢瘦者,烦劳内伤,则津液不荣于外,而身体赢瘦。茅根禀水精而多汁,故治劳伤赢瘦。补中益气者,中土内虚,则气不足。茅根禀土气而味甘,故能补中益气。除瘀血血闭者,肝气内虚,则血不荣经,而为瘀血血闭之证。茅根禀金气而色白,故除瘀血血闭。肺金之气外达皮毛,则寒热自愈。皮毛之气下输膀胱,则小便自利。

【临床】

《外台秘要》　卷2,引《小品方》茅根橘皮汤治天行伤寒胃冷哕哕:白茅根、橘皮、桂心等4味,常规剂量,水煎服。

《太平圣惠方》　①卷17,白茅根散治热病哕逆不下食:白茅根、百合、陈橘皮、葛根、人参等5味,常规剂量,捣散,水煎服。②卷37,白茅根散治热壅唾血:白茅根、犀角屑、刺蓟根、黄芩、桑根白皮、紫菀、竹茹、生地黄汁等8味,常规剂量,捣散,水煎服。③卷58,白茅根散(名见《普济方》卷214)治热淋涩痛:白茅根、滑石、芭蕉根、莲子草等4味,常规剂量,捣散,水煎服。④卷58,白茅根散治血淋小便痛不可忍:白茅根、赤芍药、滑石、木通、黄芩、冬葵子、车前子、乱发灰等8味,常规剂量,捣散,水煎服。

《圣济总录》　①卷96,白茅根汤治黄疸小便赤涩:白茅根、秦艽、茵陈蒿、犀角、黄芩、朴硝、赤芍药、大黄、麦门冬等9味,常规剂量,捣散,水煎服。②卷98,白茅根汤治热淋小便赤涩不通:白茅根五两,捣末,水煎分服。③卷98,茅根饮治卒淋结涩不通:茅根、木通、石韦、黄芩、当归、芍药、冬葵子、滑石、乱发等9味,常规剂量,捣散,水煎服。④卷179,茅根饮治小儿热痢烦渴:茅根、龙骨、茯苓、人参、厚朴、麦门冬等6味,常规剂量,捣散,水煎服。

《胎产秘书》　卷下,白茅根汤治产后小便数淋:白茅根、瞿麦、茯苓、车前、人参、滑石、通草、麦冬、灯心、灸甘草等10味,常规剂量,水煎服。

《鸡峰普济方》　卷15,白茅根散治妇人崩中:白茅根、伏龙肝、禹余粮、白芍药、熟地黄、地榆、龙骨、当归、甘草、麒麟竭等10味,常规剂量,捣散,水煎服。

《伤寒全生集》　卷2,茅根干葛汤治哕哕:茅根、干葛、半夏、姜汁等4味,常规剂量,水姜煎服。

《医学衷中参西录》　白茅根汤治阳虚小便不利积成水肿:白茅根一斤,水煮去渣分服。

【按语】

茅根是禾本科植物白茅的根茎,中药药名。茅根含多量蔗糖、少量果糖、木糖及柠檬酸、草酸、苹果酸等。药理作用:①利尿;②止血;③抗菌;④镇静。后世茅根主治哕哕、哕逆、唾血、热淋、消渴、黄疸、崩中等,较《神农本草经》有所扩展。

158　　紫　菀

【原文】

紫菀味苦温。主咳逆上气,胸中寒热结气,去蛊毒痿蹶,安五脏。

【重辑】

紫菀味苦性温。主治:①咳逆;②上气;③胸中寒热结气;④蛊毒;⑤痿蹶。功效:安五脏。

【理论】

《名医别录》　紫菀治咳唾脓血,止喘悸,五劳体虚,补不足,小儿惊痫。

《本草经集注》　紫菀花亦紫。有白者名白菀,不复用。

《新修本草》　白菀即女菀也。治与紫菀同。无紫菀时亦用白菀。

《药性论》　紫菀治尸疰,补虚,下气及胸胁逆气,治百邪鬼魅,劳气虚热。

《日华子本草》　调中及肺痿吐血,消痰止渴,润肌肤,添骨髓。

【临床】

《备急千金要方》　①卷5,紫菀汤治伤寒暴嗽或上气喉鸣:紫菀、杏仁、麻黄、桂心、橘皮、青木香、黄芩、当归、甘草、大黄等10味,常规剂量,水煎服。②卷18,紫菀散(名见《太平圣惠方》卷46)治三十年嗽:紫菀两、款冬花等2味,常规剂量,捣散,每服方寸匕。

《外台秘要》　①卷10,引《广济方》紫菀汤治逆气胸满上迫喉咽,闭塞短气,剧者唾血腥臭:紫菀、五味子、生姜、白石英、款冬花、桂心、人参、钟乳、麦门冬、桑根白皮、大枣、粳米等12味,常规剂量,水煎服。②卷10,引《广济方》紫菀汤治肺胀气急,咳嗽喘粗,极重恐气欲绝:紫菀、炙甘草、槟榔、茯苓、葶苈子等5味,常规剂量,水煎服。③卷9,引《小品方》紫菀七味汤治咳嗽:紫菀、五味子、桂心、麻黄、杏仁、干姜、炙甘草等7味,常规剂量,水煎服。

《太平圣惠方》　①卷13,紫菀饮治伤寒百合病咳嗽,阴阳相传日久渐瘦:紫菀、杏仁、黄连、前胡、半夏、栝楼、人参、知母、炙甘草等9味,常规剂量,水煎服。②卷49,紫菀丸治疡癖心腹滞闷:紫菀、柴胡、乌头、吴茱萸、厚朴、皂荚、川椒、桔梗、黄连、肉桂、赤茯苓、菖蒲、人参、干姜、巴豆等15味,常规剂量,捣末蜜丸,分服。

《圣济总录》　①卷24,紫菀汤治伤寒咳嗽短气及风虚烦躁发作无时:紫菀、紫苏叶、白前、杏仁、麻黄、炙甘草、葶苈等7味,常规剂量,水煎服。②卷66,紫菀汤治咳嗽脓血:紫菀、款冬花、杏仁、生地黄、麻黄、炙甘草、秦艽、桑根白皮、黄明胶、马兜铃、糯米等11味,常规剂量,水煎服。③卷86,紫菀汤治肺劳痰嗽不止,日渐羸瘦:紫菀、贝母、黄芪、柴胡、人参、茯苓、麻黄、杏仁、款冬花、桂枝、桔梗、陈橘皮、当归、大腹子、桑根白皮、五味子、炙甘草、生地黄、半夏等19味,常规剂量,水煎服。④卷163,紫菀汤治产后上气咳逆烦闷:紫菀、人参、陈橘皮、紫苏茎叶、诃黎勒、枳壳、细辛、郁李仁、杏仁、桂枝、赤茯苓、炙甘草、当归、大黄等14味,常规剂量,水煎服。

《三因极一病证方论》　卷5,紫菀汤治咳嗽喘满,自汗衄血:紫菀茸、白芷、人参、甘草、黄芪、地骨皮、杏仁、桑白皮等8味,常规剂量,水煎服。

《妇人良方大全》　卷13,紫菀汤治妊娠咳嗽胎动不安:紫菀、甘草、杏仁、桑白皮、桔梗、天门冬、竹茹等7味,常规剂量,水煎服。

《仁斋直指小儿方论》　卷4,紫菀汤治小儿喘嗽:紫菀茸、贝母、真苏子、杏仁、桔梗、陈皮、麻黄、半夏曲、赤茯苓、桑白皮、紫苏、炙甘草等12味,常规剂量,水煎服。

《医略六书》　卷30,紫菀汤治咳血吐血:生地、紫菀、阿胶、白芍、人参、麦冬、桑叶、川贝、薏仁等9味,常规剂量,水煎服。

《朱氏集验方》　卷5,紫菀汤治痰嗽喘急:紫菀、百部、款冬花、乌梅等4味,常规剂量,水煎服。

【按语】

紫菀是菊科植物紫菀的根及根茎,中药药名。紫菀含无羁萜醇、无羁萜、紫菀酮、紫菀皂苷、槲皮素、挥发油等。药理作用:①祛痰镇咳;②抗菌;③抗病毒;④抗癌。注释:痿蹶,手足萎弱无力。后世紫菀主治肺劳、疡癖、咳嗽、咳血、吐血、喘息等,较《神农本草经》有所扩展。

159 紫　草

【原文】

紫草味苦寒。主心腹邪气五疸,补中益气,利九窍,通水道。一名紫丹,一名紫芙。

【重辑】

紫草味苦性寒。主治:①心腹邪气;②五疸。功效:①益气;②利九窍;③通水道。

【理论】

《名医别录》　紫草治腹肿胀满痛,合膏治小儿疮及面渣。

《药性论》　紫草亦可单用,能治恶疮瘑癣。韦宙《独行方》治豌豆疮,煮紫草汤饮。后人相承用之,其效尤速。

【临床】

《刘涓子鬼遗方》　卷5,紫草膏治小儿头疮并恶疮:紫草、黄连、女青、白芷、矾石、苦酒、生地榆根等7味,常规剂量,煎膏敷疮。

《圣济总录》　卷61,紫草汤治病人体热身赤,遍身有赤点起:紫草、吴蓝、木香、黄连等4味,常规剂量,水煎服。

《朱氏集验方》　卷11,紫草饮治痘疮欲发未发或未透者:紫草、芍药、麻黄、当归、甘草等5味,水煎服。

《医方类聚》　卷264,引亢拱辰发疹紫草散治麻疹或痘疹黑陷:紫草、甘草、糯米、黄芪等4味,常规剂量,捣散,水煎服。

《景岳全书》　卷63,紫草饮子治痘疮倒陷,腹胀大小便秘:紫草、人参、枳壳、山楂、木通、穿山甲、蝉蜕等7味,常规剂量,水煎服。

《疡医大全》　卷10,紫茸膏治眉风癣及小儿胎毒疥癣遍身瘙痒:紫草、白芷、当归、甘草、麻油等5味,常规剂量,熬膏涂之。

《医学入门》　加味紫草饮治痘出未透:紫草、白芍、麻黄、甘草等4味,常规剂量,水煎服。

《奇效良方》　①钩藤紫草散治小儿斑疹、疮疹:钩藤钩子、紫草茸等2味,常规剂量,捣散分服。《各家论述》:紫草滑窍利小便,散诸十二经毒气;钩藤治小儿寒热,十二惊痫。今治疮疹而用之。《素问》:疮疡烦躁痛痒,皆出于心,惊痫,心病也,疮疡亦心所主者,故用也。②麻黄紫草汤治疹子不出:紫草、麻黄、人参、杏仁等4味,常规剂量,水煎服。

《张氏医通》　①卷15,紫草快斑汤治痘色不红活:紫草、芍药、甘草、木通、蝉蜕等5味,常规剂量,水煎服。②紫草消毒饮治痘疹血热咽痛:紫草、连翘、鼠粘子、荆芥、甘草、山豆根等6味,常规剂量,水煎服。

《观聚方要补》　卷8,引《寿世仙丹》紫草饮治杨梅疮:紫草、金银花、白鲜皮、薏苡、山慈菇、白蒺藜、土茯苓等7味,水煎服。

《痘症精言》　卷4,紫草膏治已痘未痘,诸般恶疮恶毒:紫草、犀角、羚羊角、珍珠、朱砂、牛黄、青黛、川贝、琥珀、羌活、冰片、雄黄、乳香、没药、玄参、银花、地丁、核桃肉、甘草、菊花等20味,常规剂量,煎膏蜜丸,分服。

《卫生鸿宝》　卷5,引《女科要诀》紫草膏治妒乳吹乳成脓溃陷:紫草、白芷、降香、松香、枯矾、轻粉等6味,常规剂量,熬膏外用。

《赵炳南临床经验集》　紫草膏治淋巴结核:香油、当归、紫草、白芷、红花、黄蜡等6味,常规剂量,煎膏接涂患处。

【按语】

紫草是紫草科植物紫草、新藏假紫草或滇紫草的根,中药药名。紫草含乙酰紫草醌、异丁酰紫草醌、二甲基丙烯紫草醌、羟基异戊酰紫草醌、二甲基戊烯-3-酰基紫草醌。新藏假紫草含羟基异戊酰紫草醌、二甲基戊烯-3-酰基紫草醌。药理作用:①避孕;②抗菌、抗炎;③抗肿瘤。注释:五疸,即五种黄疸,黄疸、谷疸、酒疸、女劳疸、黑疸。后世紫草主治头疮、痘疮、麻疹、眉风癣、斑疹、杨梅疮、吹乳成脓、淋巴结核等,较《神农本草经》有所扩展。

160　茜　根

【原文】

茜根味苦寒。主寒湿风痹,黄疸,补中。

【重辑】

茜根味苦性寒。主治:①风寒湿痹;②黄疸。功效:补中。

【理论】

《名医别录》　茜根止血内崩下血,膀胱不足,踒跌,蛊毒。一名茹藘,一名茅搜,一名茜。

《药性论》　茜根治六极伤心肺,吐血泻血用之。

《本草拾遗》　茜根主蛊,煮汁服之。《周礼·庶氏掌》除蛊毒,以嘉草攻之。嘉草、蘘荷与茜,主蛊为最也。

《日华子本草》　茜根止鼻洪,带下,产后血晕,乳结,月经不止,肠风,痔瘘。排脓治疮疖,泄精,尿血,扑损,瘀血,酒煎服。杀蛊毒,入药锉、炒用。

《素问·腹中论》　病名血枯者,此得之年少时,有所大脱血,若醉入房中,气竭肝伤,故月事衰少不来,以四乌鲗骨一芦茹丸。二物并合,丸以雀卵,大如小豆,以五丸为后饭,饮以鲍鱼汁,利肠中及伤肝也。芦茹当作茹芦,即茜草也。《本经》下品中有蔄茹。

李时珍引《素问》乌贼骨芦茹方注解　《素问》芦茹,当作茹芦而与音同字异也。愚谓:乌贼骨方当是茜草之茹芦,非下品之蔄茹也。

【临床】

《肘后备急方》　卷7,茜根汤(名见《圣济总录》卷147)治蛊毒吐血或下血皆如烂肝:茜草根、蘘荷根等2味,常规剂量,水煎顿服。

《太平圣惠方》　①卷13,茜根散治伤寒壮热腹痛脓血痢:茜根、龙骨、黄连、犀角屑、黄柏、黄芩、赤地利、赤鼠尾花等8味,常规剂量,捣散,粥饮调服。②卷18,茜根散治热病下痢脓血:茜根、黄芩、栀子仁、阿胶等4味,常规剂量,捣散,水煎服。③卷27,茜根散治虚劳吐血:茜根、羚羊角屑、柏叶、刺蓟、阿胶、芍药、白术、黄芪、当归、黄芩、生地黄、竹茹、炙甘草、伏龙肝、乱发灰等15味,常规剂量,捣散,水煎服。

《圣济总录》　①卷76,茜根散治血痢:茜根、贯众、槐花、椿根、炙甘草等5味,常规剂量,捣散,米饮调服。②卷121,茜根散治齿龈宣露,口臭血出:茜根、升麻、甘松、牛膝、细辛、羌活、硫黄、槐白皮、皂荚、盐花、地骨皮、川芎等12味,常规剂量,捣散揩齿。

《济生方》　①茜根散治鼻衄:茜根、黄芩、阿胶、侧柏叶、生地、炙甘草等6味常规剂量,捣散水煎服。②茜根丸治一切毒痢及蛊注下血:茜根、升麻、犀角、地榆、当归、黄连、枳壳、芍药等8味,常规剂量,捣末面糊为丸,分服。

《普济本事方》　茜梅丸治衄血:茜草根、艾叶、乌梅肉等3味,常规剂量,捣末蜜丸,分服。

《普济方》　卷307,茜草散治土蛇咬伤:茜草擂碎,井华水调服,渣敷伤处。

《冯氏锦囊秘录》　茜根散治衄血:茜根、阿胶、黄芩、生地、侧柏叶、炙甘草等6味,常规剂量,水煎服。

《赤水玄珠》　卷9,茜根汤治吐血咯血:四物汤加童便浸香附、茜草根等6味,常规剂量,水煎服。

《幼幼新书》　卷29,引张涣茜根汤治血痢不愈:茜根、地榆、黄连、赤石脂、阿胶、炙甘草、黄柏等7味,常规剂量,水煎服。

《卫生鸿宝》　卷2,引《施秋崖录验方》茜草汤治横痃便毒:茜草、当归、银花、山甲、皂角刺、甘草、白蒺藜、木通、黄明胶等9味,常规剂量,水酒各半煎服。

【按语】

茜根即茜草,是茜草科植物茜草的干燥根及根茎,中药药名。茜草含多种羟基蒽醌衍生物,如茜草素、异茜草素、羟基茜草素、伪羟基茜草素、茜草酸、茜草苷、大黄素甲醚等及升白活性成分茜草萘酸苷等。药理作用:①止血;②抗血小板聚集;③升高白细胞;④镇咳祛痰;⑤抗菌;⑥抗心肌梗死;⑦抗癌。后世茜根主治吐血、下痢脓血、鼻衄、咯血、齿龈宣露、性病、蛇咬、蛊毒等,罕见治疗寒湿风痹,主治范围较《神农本草经》有所改变。

161 败 酱

【原文】

败酱味苦平。主暴热火疮,赤气,疥瘙,疽痔,马鞍热气。一名鹿肠。

【重辑】

败酱味苦性平。主治:①暴热火疮;②赤气;③疥瘙;④黄疸;⑤痔疮;⑥马鞍热。

【理论】

《名医别录》 败酱除痈肿,浮肿,结热,风痹,不足,产后疾痛。

《药性论》 鹿酱治风毒痹痛,破多年凝血,化脓为水及产后诸病腹痛,余疹烦渴。

《日华子本草》 败酱治赤眼障膜,胬肉聤耳,血气腹痛,破癥结,产前后诸疾,催生落胞,血晕,排脓,补瘘,鼻洪,吐血,赤白带下,疮痍疥癣,丹毒。

《本草乘雅半偈》 败酱一名苦蒇,亦与苦贾、龙葵同名。败酱烹之色臭相似,形脏腹肠之所需也。

【临床】

《金匮要略方论》 薏苡附子败酱散治肠痈,其身甲错,腹皮急,按之濡如肿状,腹无积聚,身无热,脉数:薏苡、附子、败酱等 3 味,常规剂量,水煎顿服。《金匮玉函经二注》:血积于内,然后错甲于外,经所言也。肠痈何故亦然那? 痈成于内,血泣而不流也。惟不流,气亦滞,遂使腹皮如肿,按之仍濡。虽其患在肠胃间,究非腹有积聚也。外无热而见数脉者,其为痈脓在里可知矣。然大肠与肺相表里,腑病而或上移于脏,正可虞也。故以保肺而下走者,使不上乘。附子辛散以逐结,败酱苦寒以祛毒而排脓。务令脓化为水,仍从水道而出,将血病解而气亦开,抑何神乎!《金匮要略心典》:薏苡破毒肿,利肠胃为君;败酱一名苦菜,治暴热火疮,排脓破血为臣;附子则假其辛热以行郁滞之气尔。

《备急千金要方》 卷 3,败酱汤治产后疹痛引腰,腹如锥刺:败酱、桂心、川芎、当归等 4 味,常规剂量,水煎温服。

《千金翼方》 卷 6,败酱汤治产后疾痛腰腹如锥:败酱三两,水酒煎服。

《太平圣惠方》 ①卷 79,败酱散治产后腰痛引腹如锥刀所刺:败酱、桂心、川芎、当归、延胡索等 5 味,常规剂量,捣散,水煎温服。②卷 80,败酱散治产后恶血攻心腹中疞痛:败酱、丹皮、桂心、刘寄奴、木香、川芎等 6 味,常规剂量,捣散,水煎分服。③卷 80,败酱散治产后恶露冲心闷绝:败酱、琥珀、枳壳、当归、桂心、赤芍、赤鲤鱼鳞、乱发、釜底墨、麝香等 10 味,常规剂量,捣散,姜酒调服。

《圣济总录》 ①卷 129,败酱汤治附骨疽:败酱、大黄、桃仁、皂荚刺等 4 味,常规剂量,捣末,水煎温服。②卷 160,败酱汤治产后恶血结聚晕闷垂死:败酱、羌活、当归、芍药、川芎、瞿麦、枳壳、桂枝、桃仁等 9 味,常规剂量,捣散,水煎服。③卷 161,败酱汤治产后恶血,腹内疞痛:败酱、桂枝、刘寄奴、牡丹皮、木香、川芎、生地黄等 7 味,常规剂量,捣散,水煎服。④卷 161,败酱饮治产后恶露不绝:败酱、当归、芍药、川芎、竹茹、生地黄等 6 味,常规剂量,捣散,水煎服。

《本草纲目》 败酱水煎温服治产后腹痛;败酱煎汁涂搽治蠼螋尿疮。

《医略六书》 卷 30,败酱草散治产后冲任脉虚,蓄泄无权,血露日久:败酱草、生地、当归、川芎、芍药、续断、竹茹等 7 味,常规剂量,捣散,水煎服。生地滋血凉血,炒松能止暗渗之血;当归养血荣经,醋炒能归经络之血;小川芎入血海以升阳,白芍敛阴血以止漏;败酱草泻热凉血,炒黑亦能止血;川续断补经续绝,炒黑亦能止漏;甜竹茹清肝胆以解阳明之郁热也。为散水煎,使经血内充,则冲任完固而血无妄行之患,安有血露之日久不止乎!

【按语】

败酱是败酱科植物白花败酱、黄花败酱或其近缘植物的带根全草。白花败酱含挥发油,莫罗忍冬苷、番木鳖苷、白花败酱苷等。黄花败酱根和根茎含齐墩果酸、常春藤皂苷元、谷甾醇等多种皂苷。药理作用:①镇静;②抗菌;③保肝;④抗癌。注释:马鞍热气,因骑马而热气致疮。后世败酱主治肠痈,产后腹痛、恶露、附骨疽、恶血结聚、冲任脉虚、蠼螋尿疮等,较《神农本草经》有所改变。

162 白　鲜

【原文】

白鲜味苦寒。主头风,黄疸,咳逆,淋沥,女子阴中肿痛,湿痹死肌,不可屈伸,起止行步。

【重辑】

白鲜味苦性寒。主治:①头风;②黄疸;③咳逆;④淋沥;⑤女子阴中肿痛;⑥湿痹死肌;⑦起止行步不可屈伸。

【理论】

《名医别录》　白鲜治四肢不安,时行腹中大热,饮水、欲走、大呼,小儿惊痫,妇人产余痛。

《药性论》　白鲜皮治一切热毒风,恶风,风疮疥癣赤烂,眉发脱脆,皮肌急,壮热恶寒,主解热黄、酒黄、急黄、谷黄、劳黄等良。

《日华子本草》　白鲜通关节,利九窍及血脉治一切风痹筋骨弱乏,通小肠水气,治天行时疾,头痛眼疼。根皮良。花功用同上,亦可作菜食。又名金雀儿椒。

《本草求真·白鲜皮》　阳明胃土,喜燥恶湿,一有邪入,则阳被郁不伸,而热生矣。有热自必有湿,湿淫则热益盛,而风更乘热至,相依为害,以致关节不通,九窍不利,见为风疮疥癣,毛脱疸黄,湿痹便结,溺闭阴肿,咳逆狂叫,饮水种种等症,治宜用此苦泄寒咸之味,以为开关通窍,俾水行热除,风息而症自克平。奈世不察,猥以此为疮疡之外用,其亦未达主治之意耳。然此止可施于脾胃坚实之人,若使素属虚寒,切勿妄用。

【临床】

《备急千金要方》　①卷5,白鲜皮汤治少小客忤挟实:白鲜皮、大黄、甘草、芍药、茯苓、细辛、桂心等7味,常规剂量,水煎服。《千金方衍义》:方中白鲜皮专解风毒,故风痫亦多用之;大黄荡涤肠胃,有推陈致新之功;芍药除坚积腹痛;茯苓治胸胁逆气;细辛治百节拘挛;桂心利关节结气;甘草和脏腑寒热。合诸味主治,则风痫乳癖,无不兼该,何惮忤气之不释乎?②卷8,排风汤治风虚冷湿,邪气入脏,狂言妄语,精神错乱:白鲜皮、白术、芍药、桂枝、川芎、当归、杏仁、防风、独活、麻黄、茯苓、生姜、甘草等13味,常规剂量,捣散水煎去渣温服。

《外台秘要》　卷4,引《许仁则方》白鲜皮七味汤治黄疸举体正黄,甚者眼色如柏,涕、涎、小便及汗悉如柏汁:白鲜皮、葛根、黄芩、郁金、豆豉、栀子、芒硝等7味,常规剂量,水煎服。

《太平圣惠方》　①卷17,白鲜皮散治热病狂言不止:白鲜皮、黄芩、秦艽、犀角屑、炙甘草、麦门冬、大青、杏仁等8味,常规剂量,捣散,水煎分服。②卷19,白鲜皮散治风痱四肢缓弱不能言:白鲜皮、附子、麻黄、白芷、白术、防风、葛根、独活、汉防己、人参、茯神、炙甘草、当归、石膏、桂心、杏仁等16味,常规剂量,捣散,水煎服。③卷55,白鲜皮散治急黄小便赤大便难:白鲜皮、升麻、朴硝、茵陈、黄芩、栀子仁、大青、大黄、葛根等9味,常规剂量,捣散,水煎服。④卷64,白鲜皮散治遍身热毒疮及皮肤瘙痒烦躁:白鲜皮、黄芩、升麻、玄参、白蒺藜、桔梗、防风、前胡、百合、炙甘草、栀子仁、马牙硝、麦门冬、茯神等14味,常规剂量,捣散,水煎服。⑤卷85,白鲜皮散治惊痫发热瘛疭,身体如火:白鲜皮、黄芩、升麻、地骨皮、钩藤、犀角屑、麦门冬、胡黄连、龙齿、炙甘草等10味,常规剂量,捣散,水煎服。⑥卷85,白鲜皮散治小儿惊痫吐涎,迷闷难醒:白鲜皮、犀角屑、钩藤、黄芩、龙齿、蚱蝉等6味,常规剂量,捣散,水煎服。

《圣济总录》　①卷5,白鲜皮汤治肝虚中风目眩,视物不明,筋肉抽掣:白鲜皮、人参、芍药、川芎、知母、款冬花、百合、前胡、茯神、防风、黄芩等11味,常规剂量,水煎服。②卷8,白鲜皮汤治四肢帮痹,腰脚不随,口噤不语,手臂脚膝痿弱颤掉:白鲜皮、女萎、防风、细辛、升麻、苍耳、桂枝、附子、五味子、菖蒲、蒺藜子、黄芪等12味,常规剂量,水煎服。③卷14,白鲜皮汤治风邪狂言妄语,精神错乱:白鲜皮、麻黄、茯苓、防风、独活、杏仁、当归、芍药、桂枝等9味,常规剂量,水煎服。④卷24,白鲜皮汤治伤寒头痛:白鲜皮、菊花、石膏、荆芥穗、桂枝、炙甘草、麻黄等7味,常规剂量,捣散,水煎服。⑤卷60,白鲜皮散治黄疸皮肉金色小便赤黑:白鲜皮、黄连、土瓜根、芍药、大青、栀子仁、茵陈蒿、栝楼根、柴胡、芒硝、贝珠、黄芩、大黄等13味,常规剂量,捣散,水煎服。⑥卷111,白鲜皮汤治目肤翳遮睛及瞳人上有物如蝇翅状令人视物不明:白鲜皮、款冬花、柴胡、车前子、枳壳、黄芩、炙甘草、百合、菊花、蔓荆实等10味,常规剂量,水煎服。⑦卷116,白鲜皮汤治肺受风,面色枯白,颊时赤,皮肤干燥,鼻塞干痛:白鲜皮、麦门冬、茯苓、白芷、桑根白皮、石膏、细辛、杏仁等味,常规剂量,水煎服。⑧卷116,白鲜皮汤治肺风虚热气胀,鼻中生疮,喘息促急,时复寒热:白鲜皮、玄参、葛根、白前、大黄、知母、鳖甲、秦艽等味,常规剂量,水煎服。⑨卷128,白鲜皮汤治痈疽脓水不尽:白鲜皮、桑根白皮、玄参、漏芦、升麻、犀角屑、败酱等味,常规剂量,水煎服。⑩卷60,茵陈汤治急黄目如栀子色,小便赤,心烦闷:茵陈蒿、白鲜皮、栀子仁、黄芩、大黄、黄连、朴硝、贝齿等8味,常规剂量,捣散,每次5钱水煎去滓入朴硝温服。⑪卷60,白藓皮散治急黄小便赤黑,口干烦躁:白藓皮、黄连、芍药、茵陈蒿、大青、土瓜根、栀子仁、柴胡、黄芩、栝蒌根、大黄、朴硝、贝齿等13味,常规剂量,捣散,每次茅根汤调服2钱。⑫卷61,吴蓝汤配伍白藓皮治黄汗身肿发热,汗出而不渴,状如风水,汗出着衣皆黄:吴蓝、芍药、麦门冬、桑根白皮、防己、白藓皮、山栀子仁等7味,常规剂量,捣散,每次3钱水煎去滓温服。

《嵩崖尊生》 白鲜汤治鼻痛:白鲜皮、麦冬、茯苓、杏仁、细辛、白芷、桑白皮、石膏等8味,常规剂量,水煎服。

《医方类聚》 卷10,引《简要济众方》白鲜皮散治风热毒气皮肤瘙痒:白鲜皮、防风、人参、知母、沙参、黄芩等6味,常规剂量,捣散,水煎服。

《普济方》 卷248,五白散治痈疽发背,热盛赤肿及穿溃不愈,妇人乳痈等疾:白鲜皮、白芷、白及、白薇、白蔹等5味,常规剂量,捣散,每次3钱新水调服涂疮。

《外科大成》 卷4,白鲜皮汤治杨梅疯癣及鹅掌风:白鲜皮、海风藤、金银花、茯苓、肥皂子肉、苦参、五加皮、防己、鸭脚花根、蝉蜕、猪牙皂角、皂角刺、薏仁、土茯苓等14味,常规剂量,捣散水煎去渣温服。

《杂病源流犀烛》 卷16,白鲜皮汤治痫黄如金,好眠吐涎:白鲜皮、茵陈蒿等2味,常规剂量,捣散水煎去渣温服。

《医宗金鉴》 卷76,消风导赤汤治婴儿奶癣,头顶或眉端痒起白屑形如疥癣:白鲜皮、生地 赤茯苓、牛蒡子、金银花、薄荷叶、木通、黄连、生甘草、灯心等10味,常规剂量,捣散水煎温服。

《朱仁康临床经验集》 风癣汤治神经性皮炎及皮肤瘙痒症:白鲜皮、生地、玄参、丹参、当归、白芍、茜草、红花、黄芩、苦参、苍耳子、地肤子、生甘草等13味,常规剂量,捣散,每次5钱水煎去渣温服。

【按语】

白鲜是芸香科植物白鲜的根皮,通用名白鲜皮,中药药名。白鲜皮含白鲜碱、白鲜内酯、谷甾醇、胆碱、梣皮酮、茵芋碱、崖椒碱、花椒毒素、东莨菪素,槲皮素,异槲皮素等。药理作用:①抗菌;②强心;③升压;④子宫及肠平滑肌收缩;⑤抗癌;⑥解热。后世白鲜主治热病、皮肤瘙痒、痈疽、鼻痛、杨梅疯癣、鹅掌风等,较《神农本草经》有所改变。

163 酸 浆

【原文】

酸浆味酸平。主热烦满,定志益气,利水道,产难,吞其实立产。一名醋浆。

【重辑】

酸浆味酸性平。主治:①内热烦满;②难产。功效:①定志益气;②利水道。

【理论】

《名医别录》 酸浆生荆楚及人家田园中,五月采,阴干。

《本草经集注》 处处人家多有。叶亦可食,子作房,房中有子,如梅李大,皆黄赤色。小儿食之能除热,亦主黄病,多效。

《证类本草》 《千金方》用三叶酸草阴干为末空心酒下三钱匕治治妇人赤白带下。《灵苑方》用三叶酸草治卒患诸淋,遗沥不止,小便赤涩疼痛。

《本草纲目》 ①清心丸治热咳咽痛:酸浆草为末热水送服,醋调药末敷喉。②酸浆叶贴疮治痔疮。③治肠胃伏热:酸浆果实五两,苋实三两,马蔺子、大盐榆白皮各二两,柴胡、黄芩、栝楼根、葫茹共研为末蜜丸如梧子大。

【临床】

《圣济总录》 ①卷54,酸浆丸治下焦肠胃伏热,妇人胎热产难:酸浆实、苋实、马蔺子、大盐、榆白皮、柴胡、黄芩、栝楼根、葫茹等9味,常规剂量,捣末蜜丸如梧桐子大,每次木香汤送服30丸。②卷96,酸浆饮治小便赤涩疼痛:酸浆草绞取自然汁,每次口服20毫升。③卷172,酸浆膏治小儿牙疳出血,牙龈臭烂;风牙、走马疳、蛀牙:酸浆草根、皂荚、附子、白矾、麝香等5味,常规剂量,捣散慢火煎膏,以指蘸药膏揩之。④卷159,酸浆饮治横产倒生:五叶酸浆草不拘多少,绞取自然汁半盏,酒服。

《赤水玄珠》 卷15,灵苑汤治诸淋:三叶酸浆草捣汁1合,酒1合,搅匀,空心服之,立通。

《丹溪心法附余》 卷5,清化丸治肺热咳嗽:酸浆研末,蒸饼为丸分服。

【按语】

酸浆是茄科植物酸浆的全草,中药药名。酸浆含酸浆苦素、木犀草素及木犀草素等。药理作用:①抗菌;②子宫兴奋;③强心;④解热。后世酸浆主治淋证、咳嗽,较《神农本草经》有所扩展。

164 紫 参

【原文】

紫参味苦辛寒。主心腹积聚,寒热邪气。通九窍,利大小便。一名牡蒙。

【重辑】

紫参味苦辛性寒。主治:①心腹积聚;②寒热邪气。功效:①通九窍;②利大小便。

【理论】

《名医别录》 酸浆无毒,生荆楚及人家田园中。

《本草崇原》 紫参《本经》名牡蒙,根淡紫黑色如地黄状,肉红白色,内浅皮深,三月采根,火炙干便成紫色。《金匮》泽漆汤方用紫参治咳而脉沉者。《纲目》《集解》云古方所用牡蒙,皆为紫参,而陶氏又以王孙为牡蒙,今用亦希。发明紫参入足厥阴兼入足太阳、阳明血分,故治诸血病,及寒热血痢,痈肿积块。即《本经》治心腹积聚,寒热邪气之谓。瘀血去,则九窍利,而二便通矣。古方治妇人肠覃,乌喙丸中用牡蒙即紫参也。仲景治下痢、肺痛,用紫参汤,取其散积血也。但市人罕识其真,详痢下肺痛皆胸中气结之故,每以紫菀代之,虽气味之寒温不同,疏利之性则一。

【临床】

《金匮要略方论》 ①紫参汤治下利肺痛:紫参、甘草等 2 味,常规剂量,水煎服。②泽漆汤治水饮内停咳而脉沉:紫参、半夏、泽漆、生姜、白前、甘草、黄芩、人参、桂枝等 9 味,常规剂量,水煎服。

《备急千金要方》 卷4,牡蒙丸治妇人产后十二病,带下无子,或产后未满百日胞络恶血未尽,便利于悬圃上及久坐湿寒入胞里,结在小腹,牢痛为之积聚,按之跳手隐隐然,两胁支满,上下通流,呕逆短气,汗出,少腹苦寒,胞中疮,咳引阴痛,令人无子,腰胯疼痛,四肢沉重淫跃,一身尽肿,月经不通:牡蒙、厚朴、硝石、前胡、干姜、䗪虫、丹皮、川椒、黄芩、桔梗、茯苓、细辛、葶苈、人参、川芎、吴茱萸、桂心、大黄、附子、当归等 20 味,常规剂量,捣末蜜丸,分服。

《外台秘要》 卷 26,引《小品方》紫参丸治五痔清血及脱肛:紫参、秦艽、乱发灰、紫菀、厚、藁本、雷丸、白芷、䗪虫、贯众、猪后悬蹄甲、虻虫、石楠等 13 味,常规剂量,捣末猪脂煎丸,分服。

《太平圣惠方》 ①卷 37,紫参散治大衄不止:紫参、郁金、黄芩、炙甘草、龙骨、鹿角胶、生地黄汁等 7 味,常规剂量,捣散,蜜水调服。②卷 66,紫参丸治热毒瘰疬,肿痛已破出脓水:紫参、苦参、玄参、丹参、连翘、腻粉、麝香、滑石、皂角子等 9 味,常规剂量,捣末熬膏为丸,分服。③卷 70,紫参散治妇人吐血胸心闷痛:紫参、鹿角胶、青竹茹、羚羊角屑、生地黄等 5 味,常规剂量,捣散,生姜汤调服。

《圣济总录》 ①卷 18,紫参散治头面风毒及皮肤生疮:紫参、防风、茴香子、苦参、何首乌、威灵仙、天麻、乌蛇、白花蛇、丹参、卷柏、苍术、胡麻子等 13 味,常规剂量,捣散,蜜水调下。②卷 70,紫参汤治鼻衄不止:紫参、阿胶、蒲黄、生地黄、黄芩、赤茯苓、赤芍药、当归、炙甘草等 9 味,常规剂量,水煎服。③卷 75,紫参散治赤痢腹痛:紫参、肉豆蔻、乌贼鱼骨等 3 味,常规剂量,捣散,水煎服。④卷 97,紫参汤治便血:紫参、黄芩、茜根、赤芍、阿胶、蒲黄、鸡苏叶、小蓟根、青竹茹等 9 味,常规剂量,捣散,水煎服。

《御药院方》 卷 5,紫参丸治咳嗽诸药不效:紫参、炙甘草、桔梗、五味子、阿胶、桂枝、乌梅肉、杏仁等 8 味,常规剂量,捣末蜜丸,噙化咽津。

《幼幼新书》 卷 30,引《九籥卫生》紫参散治小儿下血腹痛:紫参、臭椿根皮、贯众、酸石榴皮等 4 味,常规剂量,捣散,水煎服。

《卫生宝鉴》 卷 12,紫参散治喘促痰涎,胸膈不利:五味子、紫参、炙甘草、麻黄、桔梗、御米壳等 6 味,常规剂量,捣散,水煎服。

《金匮方歌括》 紫参汤治下利肺痛:紫参半斤、甘草三两水煎分温三服。

【按语】

紫参是唇形科植物华鼠尾的全草,中药药名。紫参含甾醇、三萜类、原儿茶醛等。后世紫参主治下痢、肺痛、妇人产后十二病、五痔、大衄、头面风毒、咳嗽、喘促等,较《神农本草经》大为扩展。

165 藁 本

【原文】

藁本味辛温。主妇人疝瘕,阴中寒肿痛,腹中急,除风头痛,长肌肤,悦颜色。一名鬼卿,一名地新。

【重辑】

藁本味辛性温。主治:①妇人疝瘕;②阴寒肿痛;③腹中急;④风头痛。功效:①长肌肤;②悦颜色。

【理论】

《名医别录》 藁本辟雾露润泽,治风邪躲曳,金疮,可作沐药、面脂,风流四肢。《桐君药录》说芎藭苗似藁本,论说花实皆不同,所生处又异。今东山别有藁本,形气甚相似,唯长大尔。

《新修本草》 藁本与芎藭小别。以其根上苗下似藁根,故名藁本。

《药性论》 藁本治一百六十种恶风,鬼疰,流入腰痛冷,能化小便,通血,去头风鼾疱。

《日华子本草》 治痫疾并皮肤疵皯,酒齇,粉刺。

【临床】

《太平圣惠方》 ①卷22,藁本散治头面有风牵眼疼痛,偏视不明:藁本、细辛、秦艽、羌活、桂心、山茱萸、天雄、薯蓣、蔓荆子等9味,常规剂量,捣散,温酒调服。②卷25,藁本散治一切风:藁本、赤箭、羌活、独活、川芎、防风、肉桂、附子、续断、五加皮、菊花、麻黄、赤芍、细辛、全蝎、当归、牛膝、枳壳、甘草等19味,常规剂量,捣散,温酒调服。③卷71,藁本散治血风流注腰脚疼痛不可忍:藁本、狗脊、没药、天麻、麒麟竭、蝉壳、骨碎补、桂心、虎胫骨、败龟、穿山甲、麝香等12味,常规剂量,捣散,酒送下。

《圣济总录》 ①卷11,藁本散治遍身瘙痒如虫行:藁本、蒺藜子、人参、白花蛇、枳壳、防风、威灵仙、防己等8味,常规剂量,捣散,温酒或荆芥汤调下。②卷79,藁本丸治水肿:藁本、葶苈、大戟、蜀椒、泽漆、巴豆、赤小豆、泽泻、甘遂、牵牛子、连翘等11味,常规剂量,捣末蜜丸,温酒送下。③卷119,藁本汤治牙痛:藁本、川芎、防风、蔓荆实、细辛、羌活、升麻、木通、杨白皮、露蜂房、狼牙草、莽草、盐、大豆、生地黄汁等15味,常规剂量,捣末水煎,热漱冷吐。④卷118,藁本散治口臭生疮,漏疳虫蚀:藁本、川芎、细辛、桂枝、当归、杏仁、雄黄等7味,常规剂量,捣散敷疮。⑤卷121,藁本散治牙齿风䘌,龈肿宣露:藁本、升麻、皂荚、石膏等4味,常规剂量,捣散手揩蘸搽齿上。⑥卷180,藁本汤脑热:藁本、羚羊角、防风、川芎、菊花、细辛、白术、人参、柴胡、白蒺藜、山栀子、茯苓、炙甘草、黄芩等14味,常规剂量,水煎服。

《朱氏集验方》 卷7,藁本汤治咳嗽吐红:藁本、晋矾、青皮、陈皮、罂粟壳等5味,水煎服。

《鸡峰普济方》 卷5,藁本散治头目昏重:防风、白芷、何首乌、麻黄、甘草、白芍药、旋覆花等6味,捣散,茶清调下。

《素问病机气宜保命集》 卷中,藁本汤治大实心痛:藁本、苍术等2味,常规剂量,捣末,水煎服。

《医方类聚》 卷169,引《施圆端效方》藁本散治疥疮:藁本、蛇床子、黄柏、硫黄、白矾、轻粉等6味,研匀油脂为膏擦之。

《痘疹会通》 卷4,防风藁本汤治痘疹:防风、藁本、生地、薄荷、连翘、荆芥、蝉蜕、红花、甘草、牛蒡子、元明粉、紫草、灯心等13味,常规剂量,水煎服。

《银海精微》 卷上,藁本乌蛇汤治眼内风痒:藁本、乌蛇、防风、羌活、芍药、川芎、细辛等7味,常规剂量,水煎服。

【按语】

藁本是伞形科植物藁本或辽藁本、火藁本的根茎及根,中药药名。藁本含3-丁基苯酞、蛇床酞内酯、阿魏酸、荜澄茄烯、肉豆蔻醚等。药理作用:①抑菌;②镇静;③镇痛;④解热;⑤抗炎;⑥抑制平滑肌收缩;⑦平喘。后世藁本主治头痛头晕、诸风、水肿、口眼㖞斜、遍身瘙痒、面多鼾疱风刺、咳嗽吐血、心痛、疥疮、痘疹、眼内风痒、牙齿风䘌、牙痛等,较《神农本草经》大为扩展。

166 狗 脊

【原文】

狗脊味苦平。主腰背强,机关缓急,周痹寒湿膝痛,颇利老人。一名百枝。

【重辑】

狗脊味苦性平。主治:①腰背强;②机关缓急;③寒湿周痹;④膝痛。

【理论】

《名医别录》 狗脊治失溺不节,男子脚弱腰痛,风邪,淋露,少气,目暗,坚脊利俯仰,女子伤中,关节重。

《药性论》 狗脊治风毒软脚,邪气湿痹,肾气虚弱,补益男子,续筋骨。

《本草经疏》 狗脊苦能燥湿,甘能益血,温能养气,是补而能走之药也。肾虚则腰背强,机关有缓急之病,滋肾益气血,则腰背不强,机关无缓急之患矣。周痹寒湿膝痛者,肾气不足,而为风寒湿之邪所中也,兹得补则邪散痹除而膝亦利矣。老人肾气衰乏,肝血亦虚,则筋骨不健,补肾入骨,故利老人也。失溺不节,肾气虚脱故也。《经》曰腰者肾之府,动摇不能,肾将惫矣。此腰痛亦指肾虚而为湿邪所乘者言也。气血不足,则风邪乘虚客之也。淋露者,肾气与带脉冲任俱虚所致也。少气者,阳虚也。目得血而能视,水旺则瞳子精明,肝肾俱虚,故目暗。女子伤中,关节重者,血虚兼有湿也,除湿益肾,则诸病自瘳,脊坚则俯仰自利矣。

【临床】

《太平圣惠方》 ①卷19,狗脊散治风寒湿痹,四肢不仁,举体无力:狗脊、附子、薯蓣、熟地黄、天雄、王孙、桂心、山茱萸、秦艽、白蔹等10味,常规剂量,捣散,水煎服。②卷44,狗脊丸治肾脏虚冷,气攻腰胯疼痛,羸弱无力:狗脊、木香、薯蓣、桂枝、附子、槟榔、牛膝、蛇床子、茯苓、五味子、覆盆子、独活、熟地黄等13味,常规剂量,捣末蜜丸,分服。③卷57,狗脊散治九虫:狗脊、川芎、细辛、白芜荑等4味,常规剂量,捣散,水煎服。

《圣济总录》 ①卷10,狗脊丸治风痹腰脚疼痛:狗脊、防风、萆薢、乌头、蓬莪术等5味,常规剂量,捣末面糊为丸,分服。②卷56,狗脊丸治蛔虫心痛:狗脊、吴茱萸、陈橘皮、芜荑、槟榔等5味,常规剂量,捣末蜜丸,分服。

《卫生宝鉴》 卷13,狗脊膏治疥疮:黑狗脊、硫黄、雄黄、信砒、川乌、白矾、巴豆等7味,常规剂量,熬膏黄蜡调匀外搽。

《普济方》 ①卷155,引《太平圣惠方》狗脊酒治腰痛强直不能舒展:狗脊、丹参、黄芪、萆薢、牛膝、川芎、独活、附子等7味,常规剂量,酒浸分服。②卷276,引《经验良方》狗脊膏治臁疮:商草、黑狗脊等2味,常规剂量,熬膏分服。

《叶氏女科》 卷3,狗脊汤治产妇儿胞下后膀胱脱出,名曰茄病,或由临盆用力太过,或由气血两虚:金毛狗脊、黄连、五倍子、水杨根、枯白矾等5味,常规剂量,水煎服。

《奇效良方》 狗脊丸治肾脏风虚,毒气上攻下注,腿膝脚气肿痛:狗脊、萆薢、防风、川乌、牛膝、肉苁蓉、破故纸、巴戟、葫芦巴、甜瓜子、威灵仙、没药、自然铜等13味,常规剂量,捣末酒糊为丸,分服。

《嵩崖尊生》 卷10,狗脊丸治关节疼痛彻骨:虎骨、犀角、沉香、青木香、当归、赤芍、牛膝、羌活、秦艽、骨碎、桃仁、甘草、槲叶、麝香等14味,常规剂量,糯米糊为丸,温酒送服。

【按语】

狗脊是蚌壳蕨科植物金毛狗的根茎,中药药名。金毛狗脊根茎含蕨素、金粉蕨素、欧蕨伊鲁苷。药理作用:狗脊增加心肌摄取率。注释:机关缓急,即关节拘急。后世狗脊主治风寒湿痹、腰胯疼痛、关节疼痛彻骨、蛔虫心痛、九虫、疥疮、臁疮、产妇儿胞下后膀胱脱出、肾脏风虚等,较《神农本草经》大为扩展。

167 萆薢

【原文】

萆薢味苦平。主腰背痛强,骨节风寒湿周痹,恶疮不瘳,热气。

【重辑】

萆薢味苦性平。主治:①腰背痛强;②骨节风寒湿痹;③恶疮;④热气。

【理论】

《名医别录》 萆薢治伤中恚怒,阴痿失溺,关节老血,老人五缓。

《本草思辨录》 风寒湿之在腰背骨节而痛强者,阴不化也,以萆薢达之而阴化。风寒湿之为阴凄。为失溺、为老、人五缓者,阳不仲也,以萆薢导之而阳伸。后世以萆薢为分清浊之剂,亦由阴化阳伸而后清升浊降。即止小便数。除茎中痛,均不出是义耳。化阴非能益阴,伸阳非能助阳。

【临床】

《备急千金要方》 卷19,萆薢散(名见《普济方》卷154)治腰痛:牡丹皮、萆薢、桂心、白术等4味,常规剂量,捣末,酒服方寸匕。

《太平圣惠方》 ①卷3,萆薢散治肝风四肢拘挛急痛,不可转侧:萆薢、人参、细辛、牛膝、酸枣仁、附子、羚羊角屑、独活、赤芍药、黄芩、茵芋、麻黄、葛根、汉防己、桂心、赤茯苓、炙甘草、川芎等18味,常规剂量,捣散,水煎服。②卷7,萆薢散治卧踞腰痛,脚膝偏枯,皮肤顽痹:萆薢、茵芋、杜仲、天雄、石楠、石龙芮、踯躅、独活、附子、狗脊、当归、麻黄、全蝎、桑螵蛸、菖蒲、赤箭、菊花、牛膝、木香、川芎、麝香等21味,常规剂量,捣散,温酒调下。

《圣济总录》 ①卷10,萆薢散治风痹身体筋骨痛:萆薢、牛膝、蒺藜子、枸杞子、恶实、秦艽、羌活、当归、桂枝等9味,常规剂量,捣散,水煎服。②卷186,萆薢煎丸治妇人久冷:萆薢、补骨脂、狗脊、巴戟天、牛膝、茴香子等6味,常规剂量,捣末面糊为丸,空心温酒或盐汤送下。

《杨氏家藏方》 卷9,萆薢分清散治膏淋白浊小便频数,混浊不清,白如米泔,凝如膏糊:萆薢、益智仁、石菖蒲、乌药等4味,常规剂量,捣散,水煎服。

《史载之方》 卷上,萆薢胜金丸治肾寒溏泄,体重,食减,腹痛,四肢不举,甚则注下赤白,腰膝酸痛:萆薢、诃子各、石斛、续断、川芎、附子、巴戟、官桂、藁本、蓬莪术、山茱萸、细辛、当归、独活等14味,捣末蜜丸分服。

《普济方》 卷41,引《护命方》萆薢散治小便频数不计度数,临小便时疼痛不可胜忍:萆薢、川芎等2味,常规剂量,捣散,水煎服。

《医学心悟》 卷4,萆薢分清饮治赤白浊,淋病:萆薢、黄柏、石菖蒲、茯苓、白术、莲子心、丹参、车前子等8味,常规剂量,水煎服。

《万氏家抄方》 卷2,萆薢散治赤浊:黄柏、菟丝子、萆薢、远志、麦门冬、灯心、五味子、淡竹叶等8味水煎服。

《疡科心得集》 萆薢化毒汤治湿热痈疡:萆薢、当归、丹皮、牛膝、防己、木瓜、苡仁、秦艽等8味水煎服。

《口齿类要》 萆薢散治杨梅疮不拘初起溃烂或发于舌间喉间:萆薢、当归、白芷、皂角刺、薏苡仁、白鲜皮、木瓜、木通、金银花、甘草等10味,常规剂量,水煎服。

《霉疮证治秘鉴》 卷下,萆薢芪附汤治霉疮鼻柱溃蚀:萆薢、人参、附子、桂枝、当归、干姜、黄芪、甘草等8味,常规剂量,水煎温服。

【按语】

萆薢是薯蓣科植物粉背薯蓣、叉蕊薯蓣、山萆薢或纤细薯蓣等的块茎,中药药名。粉背薯蓣根茎含9个甾类成分:薯蓣皂苷元、雅姆皂苷元、3,5-脱氧替告皂苷元、3,5-脱氧新替告皂苷元、薯蓣皂苷元棕榈酸酯、谷甾醇和另1对差向异构体:薯蓣皂苷元乙酸酯与雅姆皂苷元乙酸酯。药理作用:①杀昆虫;②抗真菌;③抗动脉粥样硬化;④拟胆碱样。后世萆薢主治腰痛、四肢拘挛急痛、风痹筋骨疼痛、妇人久冷、膏淋、尿频、溏泄、赤白浊、痈疡、杨梅疮等,较《神农本草经》有所扩展。

168 白 兔 藿

【原文】

白兔藿味苦平。主蛇虺，蜂虿，猘狗，菜肉蛊毒鬼疰。一名白葛。

【重辑】

白兔藿味苦性平。主治：①蛇虺；②蜂虿；③猘狗毒；④菜肉毒；⑤蛊毒；⑥鬼疰。

【理论】

《名医别录》 白兔藿治风疰，诸大毒不可入口者，皆消除之。去血，末着痛上立消。

《本草经集注》 味苦平无毒。主治蛇、虺、蜂、虿、猘狗、菜、肉、蛊毒，鬼疰，风疰，诸大毒不可入口者，皆消除之。又去血，可末着痛上，立消。毒入腹者，煮饮之即解。

【临床】

《圣济总录》 卷146，宜真丸治中蛊不深，久变为鬼疟，或中气结邪，或胸藏痰癖，或目中血出，或中恶，或惊魇，或八邪互变，或产妇胎衣不下，或致马刀痈肿，或处女不月：白菟藿、女青、兰草、丹砂、犀角屑、马先蒿、皂荚、茴茹、巴豆等9味，常规剂量，捣末蜜丸如绿豆大，每次茶清送服7丸。

【按语】

白兔藿据考证可能是豆科的越南葛藤，后世少用。

169 营　实

【原文】

营实味酸温。主痈疽,恶疮结肉,跌筋,败疮,热气,阴蚀不疗,利关节。一名墙薇,一名墙麻,一名牛棘。

【重辑】

营实味酸性温。主治:①痈疽;②恶疮结肉;③跌筋;④败疮;⑤热气;⑥阴蚀。

【理论】

《名医别录》 营实久服轻身益气。营实根止泄利腹痛,五脏客热,疸癫,诸恶疮金疮,生肉复肌。

《本草经集注》 营实即是蔷薇子。白花者为良,根亦可煮酿酒,茎、叶亦可煮作饮。

《药性论》 蔷薇子治头疮白秃,五脏客热。

《日华子本草》 白蔷薇根治热毒风痈疽,恶疮,牙齿痛,治邪气,通血经,止赤白痢,肠风泻血,恶疮疥癣,小儿疳虫肚痛。野白者用良。

《本草纲目》 ①治消渴尿多:蔷薇根水煎服。②治小儿尿床:蔷薇根煎酒夜饮。③治口咽痛痒:蔷薇根皮、射干,炙甘草水煎服。④治口舌糜烂:蔷薇根水煎浓汁含口。⑤治痈肿疖毒:蔷薇皮交替灸热熨患处。⑥治刀伤肿痛:蔷薇根烧灰热水送下。⑦治眼热昏暗:营实、枸杞子、地肤子研末温酒送下。

【临床】

《备急千金要方》 ①卷6,蔷薇汤(名见《普济方》卷299)治口疮连年不愈:蔷薇根、黄芩、当归、桔梗、黄芪、白蔹、鼠李根皮、大黄、芍药、续断、黄柏、葛根等12味,常规剂量,捣散,浆水调服。②卷6,蔷薇丸治咽喉肿痛,瘰疬:蔷薇根、黄芩、鼠李根、当归、葛根、白蔹、石龙芮、黄柏、芍药、续断、黄芪、栝楼根等12味,常规剂量,捣散蜜丸,分服。③卷23,蔷薇丸治瘰疬及细疮:蔷薇根、石龙芮、黄芪、鼠李根、芍药、黄芩、苦参、白蔹、防风、龙胆、栝楼根、栀子仁等12味,常规剂量,捣散蜜丸,分服。

《外台秘要》 ①卷8,引《深师方》蔷薇灰散(名见《圣济总录》卷140)治鼠瘘及鱼骨哽及折箭刺入:蔷薇灰末,每服方寸匕。②卷8,引《集验方》治噎膈不通:营实根捣散,温酒送服。

《太平圣惠方》 ①卷34,蔷薇根膏治齿齼:蔷薇根、地骨皮、葱根、胡粉、蜡等5味,常规剂量,水煎浸晒涂贴。②卷65,蔷薇膏治恶疮:蔷薇、铅丹、松脂等3味,常规剂量,煎膏摊贴。③卷73,蔷薇根皮散治崩中漏下赤白青黑,腐臭不可近:蔷薇根皮、慎火草、白薇、桂心、败龟、黄连、干姜、细辛、熟地黄、当归、川芎、石斛、芍药、禹余粮、艾叶、牡蛎等16味,常规剂量,捣散酒服。

《圣济总录》 ①卷111,营实散治目生翳膜:营实捣散,每服二钱匕米饮调下。②卷117,蔷薇膏治风热口疮多年不愈:蔷薇根、郁李根、水杨皮、牛蒡根、苍耳、露蜂房、生地黄、升麻、当归、地骨皮、白芷、石胆、熟铜粉、麝香等14味,水煎熬膏,每含如弹丸大吐津。③卷123,蔷薇根饮治喉咽生疮连舌颊痛不可忍:蔷薇根皮、升麻、生地黄、黄柏、铅白霜等5味,常规剂量,捣末水煎热漱。

《普济方》 ①卷185,蔷薇丸治风湿体痛兼痈疽虚羸:蔷薇根、枸杞根、食蜜、生地黄等4味,常规剂量,捣末和丸,分服。②卷285,蔷薇丸治风湿体痛兼痈疽虚羸:蔷薇根、枸杞根、食蜜、生地黄等4味,常规剂量,水煎纳蜜搅令如弹丸分服。③卷407,蔷薇散治小儿月蚀疮:蔷薇根、地榆根、虎头骨等3味,常规剂量,捣末外敷。

《眼科锦囊》 卷4,甘草营实汤治胃中支饮,腹中雷鸣,郁热攻眼目:大黄、营实、白桃花、甘草等4味,水煎服。

《霉疬新书》 蔷薇遗粮汤治结毒咽喉破齼:土茯苓、蔷薇根、桔梗、五茄皮等4味,常规剂量,水煎服。

【按语】

营实是蔷薇科植物多花蔷薇的果实,中药药名。营实含蔷薇苷或芸香苷,谷甾醇、蒿属香豆精、水杨酸、槲皮素、槲皮苷等。药理作用:泻下。泻下成分为野蔷薇苷A乙酸酯。后世营实主治口疮、咽喉肿痛、齿齼、风湿痹痛、鼠瘘、瘰疬、痈疽、恶疮、月蚀疮、虚羸、郁热攻眼等,较《神农本草经》大为扩展。

白　薇

【原文】

白薇味苦平。主暴中风,身热肢满,忽忽不知人,狂惑,邪气,寒热酸疼,温疟洗洗,发作有时。

【重辑】

白薇味苦性平。主治:①中风;②身热肢满;③忽不知人;④狂惑;⑤邪气;⑥寒热酸疼;⑦温疟发作有时。

【理论】

《名医别录》　白薇治伤中淋露,下水气,利阴气,益精。

《本草经集注》　白薇治惊邪,风狂,疰病。

《药性论》　白薇治忽忽睡不知人,百邪鬼魅。

《活人书》　治风温发汗后身犹灼热,自汗身重多眠,鼻息必鼾,语言难出者,葳蕤汤中亦用之。

【临床】

《金匮要略方论》　竹皮大丸治妇人乳中虚,烦乱呕逆:白薇、竹茹、石膏、桂枝、甘草等 5 味,常规剂量,捣末枣肉和丸,分服。有热者倍白薇。

《刘涓子鬼遗方》　卷 2,白薇散治金疮烦满疼痛不得眠睡:白薇、瓜蒌、枳实、辛夷、炙甘草、石膏、厚朴、酸枣仁等 8 味,常规剂量,捣末,温酒调下。

《备急千金要方》　①卷 2,白薇丸治子脏积冷经候不调,带下,久无子:白薇、细辛、防风、人参、秦椒、白鼓、桂心、牛膝、秦艽、芜荑、沙参、芍药、五味子、白僵蚕、牡丹、蛴螬、干漆、柏子仁、干姜、卷柏、附子、川芎、紫石英、桃仁、钟乳、干地黄、白石英、鼠妇、水蛭、虻虫、吴茱萸、麻布一尺等 32 味,常规剂量,捣末蜜丸,酒服。②卷 9,诏书发汗白薇散治伤寒三日不解:白薇、杏仁、贝母、麻黄等 4 味,常规剂量,捣筛酒服,自覆卧汗出即愈。

《外台秘要》　①卷 3,引《许仁则方》白薇十味丸治天行头痛唇口干,乍寒乍热,发作有时:白薇、知母、地骨皮、干地黄、麦门冬、炙甘草、蜀漆、葳蕤、橘皮、人参等 10 味,常规剂量,捣散蜜丸,分服。②卷 33,引《广济方》白薇丸治妇人断绪产百病:白薇、细辛、厚朴、蜀椒、桔梗、鳖甲、防风、大黄、附子、石硫黄、牡蒙、人参、桑上寄生、半夏、白僵蚕、续断、秦艽、紫菀、杜仲、牛膝、虻虫、水蛭、紫石英、朴硝、桂心、钟乳、当归等 27 味,常规剂量,捣筛蜜丸,温酒送下。

《太平圣惠方》　①卷 29,白薇散治虚劳赢弱小便数:白薇、龙骨、黄芪、牡蛎、附子、炙甘草、肉苁蓉等 7 味,常规剂量,捣散,水煎服。②卷 58,白薇散治小便不禁及挟热遗溺:白薇、白鼓、芍药等 3 味,常规剂量,捣散,水煎服。③卷 63,白薇膏治一切恶毒疮肿:白薇、白鼓、白及、白附子、白芷、赤芍药、胡粉、乳香、白蜡、油等 10 味,常规剂量,熬膏摊贴。

《圣济总录》　卷 14,白薇汤治风惊恐四肢牵掣,神志不宁,或发邪狂叫,妄走见鬼若癫痫状:白薇、细辛、龙齿、杏仁等 4 味,常规剂量,水煎服。

《太平惠民和剂局方》　①卷 9,白薇丸治胞络伤损久无子息,或受胎不牢多致损堕,久服去下脏风冷,令人有子:白薇、秦椒、熟地黄、当归、姜黄、牡蒙、藁本、禹余粮、人参、柏子仁、桑寄生、附子、肉桂、五味子、吴茱萸、石斛、炙甘草、牛膝、防风、川芎等 20 味,常规剂量,捣末蜜丸,酒服。②卷 9,小白薇丸治久无子息及断续不产,崩下带漏五色,下脏邪冷结伏:白薇、覆盆子、菖蒲、龙骨、熟地黄、川椒、蛇床子、干姜、细辛、当归、车前子、川芎、远志、茯苓、藁本、人参、卷柏、白芷、肉桂、麦冬等 21 味,常规剂量,捣末蜜丸,分服。

《普济本事方》　卷 7,白薇汤治素无疾苦突然发病,状如死人,身不动摇,默默不知人,目闭不能开,口噤不能言,或微知人,恶闻人声,但如眩冒,移时方醒:白薇、当归、人参、炙甘草等 4 味,常规剂量,水煎服。《本事方释义》:白薇气味苦咸微寒,入足阳明;当归气味辛甘微温,入手少阴、足厥阴;人参气味甘温,入足阳明;甘草气味甘平,入足太阴,通行十二经络。以咸苦微寒及辛甘微温之药和其阴阳,以甘温甘平之药扶其正气,则病自然愈也。

《三因极一病证方论》　白薇芍药散治妊娠遗尿不知:白薇、芍药等 2 味,常规剂量,捣末酒服。

《世医得效方》　卷 15,白薇散治妇人胎前产后诸证及妇人阴挺:白薇、川芎、熟地黄、桂心、牡丹皮、炙甘草、当归、释兰叶、苍术、芍药等 10 味,常规剂量,捣末,水煎服。

《本草纲目》　①治肺实鼻塞,不知香臭:白薇、款冬花、贝母、百部等 4 味,常规剂量,研末,米汤送下。②治妇女遗尿:白薇、芍药等 2 味,常规剂量,研末酒服。③治血淋、热淋。④白薇汤治妇女血阙厥:白薇、当归、人参、甘草等 4 味,常规剂量,水煎服。⑤治刀伤:白薇研末敷伤口。⑥治妇女产中虚烦呕逆:白薇、桂树、竹皮、石膏、甘草等 5 味,常规剂量,捣末枣肉调丸,米汤送下。

《异授眼科》　白薇散治目睛出痘眼下皮漏脓:白薇、生地、白蒺藜、防风、石榴皮、羌活等 6 味,常规剂量,捣末,枸杞汤下。

《医级》　卷 7,白薇汤治身热支满及热入血室潮热詀语或昼明夜乱:白薇、生地、丹皮、丹参、沙参、芍药、甘草、麦冬、石斛等 9 味,常规剂量,水煎服。

《辨证录》　卷 3,白薇汤治喉癣:白薇、麦冬、款冬花、桔梗、百部、贝母、生地、甘草等 8 味,常规剂量,水煎服。

《春脚集》　卷 4,治箭风痛或头项、肩背、手足、腰??、筋骨疼痛,遍身不遂:白薇、泽兰叶、穿山甲片等 3 味,常规剂量,好酒煎服。

【按语】

白薇是萝蘑科植物直立白薇或蔓生白薇的根,中药药名。直立白薇根含白薇素、挥发油、强心苷。蔓生白薇根中含甾体苷、蔓生白薇苷、蔓生白薇新苷和白前苷等。药理作用:①解毒;②利尿;③强心;④抗菌。注释:狂惑,即精神错乱。后世白薇主治子脏积冷、惊恐、无子、遗尿、鼻塞、血淋、热淋、血厥、身热支满、喉癣、箭风痛等,较《神农本草经》大为扩展。

171 薇衔

【原文】

薇衔味苦平。主风湿痹，历节痛，惊痫吐舌，悸气贼风，鼠瘘痈肿。一名糜衔。

【重辑】

薇衔味苦性平。主治：①风湿痹；②历节痛；③惊痫；④吐舌；⑤悸气；⑥贼风；⑦鼠瘘；⑧痈肿。

【理论】

《名医别录》 薇衔逐水治暴癥，痿蹶。

《新修本草》 薇衔似茺蔚及白头翁，其叶有毛，茎赤。疗贼风大效。南人谓之吴风草，一名鹿衔草，言鹿有疾，衔此草瘥。又有大小二种，楚人犹谓大者为大吴风草，小者为小吴风草也。

《本草崇原》 薇衔丛生，叶似茺蔚，有毛赤茎。《本经》名糜衔一名鹿衔，言糜鹿有疾，衔此草即瘥也，又名吴风草。《水经注》云魏兴、锡山多生薇衔草，有风不偃，无风独摇，则吴风当作无风乃通。月令五月鹿角解，十一月糜角解，是糜鹿有阴阳之分矣。此草禀少阴水火之气，是以糜鹿咸宜，犹乌药之治猫狗也。《素问》黄帝问曰：有病身热懈惰，汗出如浴，恶风少气，此为何病？岐伯曰：病名酒风，治之以泽泻、术各三分，糜衔五分，合以三指撮，此圣方也。而后世不知用之，诚缺典矣。

《本草蒙筌》 薇衔主风淫湿瘀致历节酸疼，疗吐泻惊痫及鼠瘘痈肿。却热除痿蹙，逐水消暴症。妇人服之绝产无子。《神农经》中药之灵者，不计千百，何独糜衔、矢醴并着《素问》擅名？滑氏《读钞》亦尝论及，乃曰矢醴、糜衔治人疾也。岂诚二药果有过乎诸药之能，以致喋喋赞美之如是耶！盖缘上古之人俗尚质朴，人所病者，多中实邪。二药专攻，正与相对，用每辄效，故录其名。中古以来，咸溺酒色，病之着体，虚损居多，药宜补调，难行攻击。由是鸡矢淬酒，无复下咽。糜衔之名，绝不闻耳。正孟子所谓彼一时，此一时故也。不然利前之药岂有不利于后乎？

【临床】

《医林纂要》 卷6，解酲汤治酒积受伤，及因酒伤呕吐泄泻：鹿衔草、葛花、砂仁、泽泻、白术、人参、茯苓、黄连、陈皮，枳椇等10味，常规剂量，捣散，每次5钱水煎温服。

《全国中药成药处方集》 重庆方咳嗽散治咳嗽：苏子、枇杷叶、杜耳风、五皮半、鹿衔草、蛇衔草、瓜子草、铜钱草、肺筋草、淫羊藿、黄连等11味，常规剂量，捣散，每次姜汤送服1钱。

中药部颁标准 WS3-B-4044-98 藤黄健骨丸治脊椎炎，颈椎病，关节炎等病：熟地黄、鹿衔草、骨碎补、肉苁蓉、淫羊藿、鸡血藤、莱菔子等7味，常规剂量，捣末蜜丸如梧桐子大，每次温水送服20丸。吉林省药品检验所起草

连楣山五草汤治湿热内蕴：鹿衔草、益母草、鱼腥草、白花蛇舌草、车前子、苍术、麻黄等7味，常规剂量，水煎服。

《医学百科》 ①化瘤合剂治妇女子宫肌瘤、盆腔包块、附件囊肿等：鹿衔草、鬼箭羽、当归、红花、地鳖虫、桃仁、大黄、黄药子、牡蛎、水蛭、紫丹参、山慈菇、枳壳等13味，常规剂量，捣散水煎去渣分服。②平悸汤治心悸：太子参、鹿衔草、朱茯苓、五味子、酸枣仁、三棱、莪术、郁金、当归、赤芍、煅牡蛎、灵磁石等12味，常规剂量，捣散水煎去渣分服。

【按语】

《新修本草》谓薇衔谓吴风草，一名鹿衔草。鹿衔草为鹿蹄草科植物鹿蹄草或圆叶鹿蹄草等的全草。普通鹿蹄草含鹿蹄草素，红花鹿蹄草含高熊果酚试、异高熊果酚试等。药理作用：①抗心律不齐；②抗菌；③抗孕；④促进免疫。后世薇衔主治范围较《神农本草经》有所改变。

172 翘　根

【原文】

翘根味甘寒。主下热气,益阴精,令人面悦好,明目。久服轻身耐老。

【重辑】

翘根味甘性寒。主治:①热气。功效:①益阴精;②悦好面目。

【理论】

《名医别录》　翘根蒸饮酒病患。

《本草经集注》　翘根生嵩高平泽,二月、八月采。方药不复用,世无识者也。

《本草崇原》　王好古曰翘根即连翘根也。张仲景治伤寒瘀热在里,身色发黄,用麻黄连轺赤小豆汤。注云:连轺即连翘根。今从之。

【按语】

翘根为木犀科植物连翘的根。《本草纲目》谓翘根即连翘之根,待考。后世翘根少用。

173 水 萍

【原文】

水萍味辛寒。主暴热身痒,下水气,胜酒,长须发,止消渴。久服轻身。一名水花。

【重辑】

水萍味辛性寒。主治:①暴热身痒;②消渴;③水肿。功效:①胜酒;②长须发。

【理论】

《名医别录》 水萍下气。沐浴生毛发。

【临床】

《备急千金要方》 卷21,浮萍丸治消渴:浮萍、栝楼根等2味,常规剂量,捣末乳丸,分服。

《太平圣惠方》 卷36,浮萍丸(名见《普济方》卷299)治口疮:浮萍草、黄丹、麝香等3味,常规剂量,捣末蜜丸,含化。

《圣济总录》 卷169,浮萍丸治小儿疮子不出,烦闷惊悸:浮萍草、晚蚕沙、白薄荷叶等3味,常规剂量,捣末面糊为丸,薄荷汤化下。

《幼幼新书》 卷14,引郑愈浮萍散治小儿伤寒壮热:浮萍、麻黄、川芎、天麻等4味,常规剂量,捣末,薄荷酒调下,覆令出汗。

《三因极一病证方论》 水圣散子治小儿脱肛不收:浮萍草不以多少杵末干贴。

《小儿卫生总微论》 卷8,浮萍散治疮疹入眼,痛楚不可忍:浮萍草捣末,调服1钱匕。

《儒门事亲》 浮萍散治癫风:浮萍、荆芥、川芎、甘草、麻黄等5味,常规剂量,捣散,水煎服。

《本草纲目·水萍》 ①治伤寒:紫背浮萍、犀角屑、钩藤钩等3味,研末,蜜水调下。②治消渴:浮萍捣汁服;浮萍、栝楼根等分为末,乳汁和丸分服。③治水肿小便不利:浮萍晒干研末,每服一匙。④治吐血:紫背浮萍、黄芪2味,适量,研末姜蜜水调下。⑤治中小毒病:浮萍适量,研末饮服。⑥水圣散治脱肛:紫背浮萍适量,捣末敷患处。⑦治风热隐疹:浮萍、牛蒡子等2味,适量研末,薄荷汤送下。⑧治风热丹毒:浮萍捣汁涂搽。⑨治汗斑癜风:紫背浮萍四两,煎水洗浴,并以萍直接搽抹。⑩治大风疠疾:浮萍三钱,温酒送下,或消风散五两,水煎频饮。⑪治毒肿初起:浮萍适量,捣烂敷患处。

《医宗金鉴》 卷73,浮萍丸治白驳风:紫背浮萍适量,捣末蜜丸,豆淋酒送下。

《四圣悬枢》 ①卷2,浮萍汤治太阳温疫发热头痛:浮萍、丹皮、芍药、炙甘草、生姜、大枣等6味,常规剂量,水煎服。②卷2,浮萍石膏汤治温疫身痛脉浮紧,烦躁喘促无汗或疫疹初起太阳证之重者:浮萍、石膏、杏仁、炙甘草、生姜、大枣等6味,常规剂量,水煎服。③卷2,浮萍天冬汤治温疫少阴经证,口燥舌干而渴:浮萍、天冬、生地、玄参、丹皮、生姜、栝楼根等7味,常规剂量,水煎服。④卷5,苓桂浮萍汤治水胀:浮萍、茯苓、泽泻、半夏、杏仁、甘草、桂枝等7味,常规剂量,水煎服。

《丹台玉案》 卷6,浮萍丸治一切阴阳顽癣:紫背浮萍、苍耳草、苍术、苦参、黄芩、僵蚕、钩藤、豨莶草、防风等9味,常规剂量,捣末酒法为丸,白滚汤送下。

《杂病源流犀烛》 卷25,浮萍散治丹毒:浮萍、防风、黄芪、羌活、当归、葛根、麻黄、甘草等8味,常规剂量,水煎分服。

《医级》 卷8,浮萍散治疯、癣、济、癫:浮萍、黄芩、白芷等3味,常规剂量,捣末,四物汤同煎调下。

《疡医大全》 卷34,浮萍酒治红丝疔:浮萍不拘多少,捣烂好酒煎通口服,随嚼浮萍敷疔上。

【按语】

水萍即浮萍,是浮萍科植物紫背浮萍或青萍的全草,中药药名。紫背浮萍含醋酸钾及氯化钾及碘、溴等物质。青萍含多种水溶性维生素,木犀草素等黄酮类物质。药理作用:①强心;②升压;③解热;④抗菌。后世水萍主治风癫、消渴、惊悸、风热隐疹、汗斑癜风、顽癣、丹毒、大风疠疾、毒肿、白驳风、温疫、口疮等,较《神农本草经》大为扩展。

174 王　瓜

【原文】

王瓜味苦寒。主消渴内痹瘀血,月闭,寒热,酸疼,益气,愈聋。一名土瓜。

【重辑】

王瓜味苦性寒。主治:①消渴;②内痹瘀血;③月闭;④寒热;⑤酸疼;⑥耳聋。

【理论】

《名医别录》　王瓜治诸邪气,热结,鼠瘘,散痈肿、留血,妇人带下不通,下乳汁,止小便数禁,逐四肢骨节中水,治马骨刺人疮。

《本草拾遗》　王瓜主蛊毒,小儿闪癖,痞满并疟。

《药性论》　土瓜根一名王瓜子,主蛊毒,治小便数,遗不禁。

《日华子本草》　王瓜子润心肺,治黄病,生用。治肺痿吐血,肠风泻血,赤白痢,炒用。土瓜根通血脉治天行热疾,酒黄病壮热,心烦闷,吐痰痰疟,排脓,热劳,治扑损消瘀血,破癥癖,落胎。

【临床】

《金匮要略方论》　土瓜根散治带下,经水不利,少腹满痛:土瓜根、芍药、桂枝、䗪虫等4味,常规剂量,捣散酒服。

《普济方》　卷38,地黄丸治脏毒下血:地黄、王瓜、黄连等3味,常规剂量,捣末蜜丸,分服。

《圣济总录》　①卷15,保魂丸治风痫:黑锡、铅丹、丹砂、桑螵蛸、铅白霜、王瓜、乌梅等7味,常规剂量,捣末醋米饭为丸如梧桐子大,每次温水送服5丸。②卷163,麦门冬人参汤治产后虚渴引饮:麦门冬、人参、甘草炙、栝楼根、生地黄、王瓜根等6味,常规剂量,捣散,每次3钱水煎去滓温服。③卷166,王瓜酒治产后乳汁不下:王瓜不计多少酒煮烂熟,饮酒嚼王瓜下。

《御药院方》　①卷1,王瓜散治偏正头痛:荆芥、木香、川芎、天麻、麻黄、防风、细辛、甘草、王瓜等9味,常规剂量,捣末茶服。②卷1,清神散治头风旋晕,面目瞤动,神志不清,鼻塞声重:王瓜、川芎、香附子、防风、薄荷叶、白芷、荆芥穗、羌活、细辛、炙甘草等10味,常规剂量,捣散,每次1钱茶清调服。

《兰室秘藏》　卷中,温卫补血汤治耳鸣,鼻不闻香臭,口不知谷味,气不快,四肢困倦,行步欹侧,发脱落,食不下,膝冷,阴汗,带下,喉中介介,不得卧,口舌益干,太息,头不可以回顾,项筋紧,脊强痛,头旋眼黑,头痛欠嚏:生地黄、白术、藿香、黄柏、牡丹皮、苍术、王瓜根、橘皮、吴茱萸、当归、柴胡、人参、熟甘草、地骨皮、升麻、生甘草、黄芪、丁香、桃仁、葵花等20味,常规剂量,捣散水煎去滓分服。

《外台秘要》　卷27,引《许仁则方》菝葜八味汤治消渴小便数:菝葜、土瓜根、黄芪、地骨皮、五味子、人参、石膏、牡蛎等8味,常规剂量,水煎服。

《备急千金要方》　卷4,干漆丸治闭经:干漆、土瓜根、射干、芍药、牡丹、牛膝、黄芩、桂心、吴茱萸、大黄、柴胡、桃仁、鳖甲、䗪虫、蛴螬、水蛭、虻虫、大麻仁、乱发、䔿茹子等20味,常规剂量,捣末蜜丸,分服。

《世医得效方》　蔓荆散治目肿涩痛:土瓜根、蔓荆子、荆芥、甘草、栀子等5味,常规剂量,水煎服。

【按语】

王瓜是葫芦科植物王瓜的果实,中药药名。含 β-胡萝卜素等。后世少用。

175 地 榆

【原文】

地榆味苦微寒。主妇人乳痓痛,七伤带下病,止痛,除恶肉,止汗,疗金疮。

【重辑】

地榆味苦性寒。主治:①妇人乳痓痛;②七伤带下;③恶肉;④金疮。功效:①止痛;②止汗。

【理论】

《名医别录》 地榆止脓血,诸瘘,恶疮,热疮,消酒,除消渴,补绝伤,产后内塞。作金疮膏。

《药性论》 地榆治产后余瘀疹痛,七伤,治金疮,止血痢,蚀脓。

《日华子本草》 地榆排脓止吐血,鼻洪,月经不止,血崩,产前后诸血疾,赤白痢并水泻,浓煎止肠风。

《新修本草》 地榆主带下十二病。《孔氏音义》云:一曰多赤,二曰多白,三曰月水不通,四曰阴蚀,五曰子脏坚,六曰子门僻,七曰合阴阳患痛,八曰小腹寒痛,九曰子门闭,十曰子宫冷,十一曰梦与鬼交,十二曰五脏不定。

《本草衍义》 地榆性沉寒入下焦,热血痢则可用,若虚寒人及水泻白痢,即未可轻使。

【临床】

《外台秘要》 ①卷25,引《延年秘录》地榆丸治冷痢腹中胀痛:地榆、赤石脂、厚朴、白术、干姜、龙骨、黄连、当归、熟艾、乌梅肉、炙甘草等11味,常规剂量,捣为蜜丸,分服。②卷29,引《范汪方》地榆散治金疮:地榆根、白蔹、附子、当归、川芎、白芷、芍药等7味,常规剂量,捣散,酒饮送下。

《太平圣惠方》 ①卷13,地榆散治伤寒壮热腹痛,便痢脓血:地榆、黄连、犀角屑、茜根、黄芩、栀子仁、薤白等7味,常规剂量,捣散,水煎服。②卷37,地榆散治吐血不止:地榆、芍药、阿胶、甘草、艾叶、小蓟根等6味,常规剂量,捣末,水煎服。

《圣济总录》 卷158,地榆散治妊娠堕胎血出不止:地榆、当归、龙骨、艾叶、蒲黄、牛角䚡、阿胶、生地黄等8味,常规剂量,捣散,米饮调下。

《太平惠民和剂局方》 卷6,地榆散治下痢赤多白少,脐腹绞痛,里急后重,口燥烦渴:地榆、赤芍、茯苓、葛根、罂粟壳、当归、炙甘草、干姜等8味,常规剂量,捣末,温水调服。

《杨氏家藏方》 卷13,地榆散治肠风下血:地榆、诃子、赤芍、橡斗子等4味,常规剂量,捣散,米饮调服。

《仁斋直指》 卷23,地榆散治痔疮肿痛:地榆、黄芪、枳壳、槟榔、川芎、黄芩、槐花、赤芍、羌活、白蔹、蜂房、炙甘草等12味,常规剂量,水煎服。

《明医指掌》 卷6,地榆丸治脏毒挟湿:白术、黄柏、生地黄、芍药、地榆、黄芩、香附等7味,常规剂量,捣末蒸饼为丸,分服。

《伤寒温疫条辨》 卷4,地榆散治伤寒温病日晡壮热,腹痛,便利脓血,甚如烂瓜肉及屋漏水者:地榆、当归、白芍、黄芩、黄连、栀子、犀角、薤白等8味,常规剂量,水煎冷服。

《卫生家宝产科备要》 地榆降血饮子治妊娠临产血出三日而子未下,昏瞀如醉,不省人事:苏子降气汤1帖加地榆1钱半,麦门冬10粒,水煎服。

《正体类要》 地榆防风散治风在半表半里,头微汗,身无汗,不可发汗:地榆、防风、地丁草、马齿苋等4味,常规剂量,捣末,米汤调服。

《回生集》 地榆饮(名见《卫生鸿宝》)治肠痈:地榆、甘草、银花等3味,常规剂量,水煎服。

【按语】

地榆是蔷薇科植物地榆的根及根茎,中药药名。地榆含鞣质、三萜皂苷等。地榆茎叶含槲皮素、山柰酚、熊果酸等三萜类物质。药理作用:①止血;②抗炎;③愈合伤口;④抗菌;⑤镇吐。注释:乳痓即乳痉,妊娠或分娩时出现肢体痉挛性症状。后世地榆主治冷痢、便痢脓血、堕胎血出不止、肠风下血、痔疮、脏毒等,较《神农本草经》大为扩展。

176 海 藻

【原文】

海藻味苦寒。主瘿瘤气,颈下核,破散结气,痈肿,癥瘕坚气,腹中上下鸣,下十二水肿。一名落首。

【重辑】

海藻味苦性寒。主治:①瘿瘤;②颈下核;③痈肿;④癥瘕;⑤腹中雷鸣;⑥水肿。功效:破散结气。

【理论】

《名医别录》 海藻治皮间积聚暴癫,留气热结,利小便。

《本草拾遗》 此物有马尾者,大而有叶者。《本经》及注海藻功状不分。马尾藻生浅水,如短马尾,细黑色,用之当浸去咸。大叶藻生深海中及新罗,叶如水藻而大。《本经》云主结气瘿瘤是也。

《药性论》 海藻辟百邪鬼魅,治气疾急满,疗疝气下坠疼痛,核肿,去腹中雷鸣,幽幽作声。

孟诜《食疗本草》 海藻起男子阴气,常食之消男子溃疾。

【临床】

《备急千金要方》 ①卷17,海藻橘皮丸治气冲息奔令咽喉气闷往来:海藻、橘皮、白前、杏仁、茯苓、芍药、桂心、苏子、枣肉、桑白皮、昆布、吴萸、人参、白术、葶苈等15味,常规剂量,捣末蜜丸,分服。②卷18,海藻汤治咳而下利,胸中痞而短气时恶寒:海藻、半夏、五味子、生姜、细辛、茯苓、杏仁等7味,常规剂量,水煎服。

《外台秘要》 ①卷23,引《古今录验》海藻散治气瘿:海藻、昆布、海蛤、通草、松萝、干姜、桂心等7味,常规剂量,捣散酒服。②卷23,引《崔氏方》海藻散治瘿瘤:海藻、贝母、土瓜根、小麦曲等4味,常规剂量,捣散温服。

《太平圣惠方》 卷89,海藻散治瘿气肿结渐大:海藻、海带、海蛤、昆布、木香、金箔、羊靥、猪靥等8味,常规剂量,捣散,水煎服。

《圣济总录》 ①卷79,大海藻汤治十种水病:海藻、芫花、猪苓、连翘、泽漆、郁李仁、陈橘皮、桑根白皮、白蒺藜、藁本、昆布、大戟、防己、葶苈、朴硝、甘遂、杏仁、槟榔等18味,常规剂量,捣散,水煎服。②卷125,海藻汤治五瘿:海藻、小麦面、特生礜石等3味,常规剂量,捣散,水煎服。③卷125,海藻散治气瘿初作:海藻、龙胆、海蛤、木通、昆布、礜石、松萝、小麦面、半夏等9味,常规剂量,捣散酒服。④卷125,海藻散治瘿病咽喉肿塞:海藻、龙胆、昆布、土瓜根、半夏、生姜汁、小麦面等7味,常规剂量,捣散酒服。

《卫生宝鉴》 ①卷13,海藻溃坚丸治瘿气不消:海藻、海带、昆布、莪术、青盐等5味,常规剂量,捣末蜜丸,分服。②卷14,海藻散治遍身虚肿喘满:海藻、大戟、大黄、续随子、白牵牛、滑石、甘遂、肉豆蔻、青皮、陈皮等10味,常规剂量,捣末茶服。

《赤水玄珠》 卷15,海藻溃坚丸治木肾如斗结硬如石:海藻、昆布、川楝肉、吴茱萸、木香、青皮、小茴、荔枝核、玄胡索、肉桂、海带、橘核、桃仁、木通等14味,常规剂量,捣末蜜丸,分服。

《证治准绳》 卷5,海藻连翘汤治诸般结核,瘰疬、马刀、瘿瘤、痰核:茯苓、陈皮、连翘、半夏、黄芩、黄连、南星、牛蒡子、柴胡、三棱、莪术、僵蚕、昆布、海藻、羌活、防风、桔梗、夏枯草、川芎、升麻、生姜、薄荷等22味,常规剂量,水煎服。

《古今医统大全》 卷80,海藻散治瘰疬:海藻、昆布、何首乌、皂角刺、蛇蜕等5味,常规剂量,捣末,猪项下刀口肉烧熟蘸药末食之。向患处一边侧卧一伏时,每核上灸7壮,烟从口中出为度。

【按语】

海藻是马尾藻科植物羊栖菜或海蒿子的全草,中药药名。海藻含藻胶酸、粗蛋白、碘等。药理作用:①纠正缺碘性甲状腺机能不足;②抗血液凝固;③降脂;④血液扩容;⑤抑制真菌;⑥降压。后世海藻主治瘿瘤、瘰疬、积聚、水肿、结核、痰核、马刀等,较《神农本草经》有扩展。

177 泽 兰

【原文】

泽兰味苦微温。主乳妇内衄,中风余疾,大腹水肿,身面四肢浮肿,骨节中水,金疮痈肿疮脓。一名虎兰,一名龙枣。

【重辑】

泽兰味苦性温。主治:①乳妇内衄;②中风余疾;③大腹水肿;④身面四肢浮肿;⑤骨节中水;⑥金疮;⑦痈肿;⑧疮脓。

【理论】

《名医别录》 泽兰治产后金疮内塞。

《药性论》 泽兰治产后腹痛,频产血气衰冷,成劳瘦羸。又治通身面目大肿,妇人血沥,腰痛。

《日华子本草》 泽兰通九窍,利关脉,养血气,破宿血,消癥瘕,产前产后百病,通小肠,长肉生肌,消扑损瘀血,治鼻洪吐血,头风目痛,妇人劳瘦,丈夫面黄。

【临床】

《刘涓子鬼遗方》 卷2,泽兰散治金疮:泽兰、防风、蜀椒、石膏、附子、干姜、细辛、辛夷、川芎、当归、炙甘草等11味,常规剂量,捣末酒服。

《备急千金要方》 ①卷3,泽兰汤治产后恶露腹痛,小腹急痛,痛引腰背:泽兰、当归、生地、甘草、生姜、芍药、大枣等7味,常规剂量,水煎服。②卷5,泽兰汤治丹毒及瘾疹:泽兰、川芎、附子、茵芋、藁本、莽草、细辛等7味,常规剂量,水煎服。

《外台秘要》 卷34,引《古今录验》泽兰丸治产后风虚劳羸百病:泽兰叶、白芷、蜀椒、芜荑仁、藁本、细辛、白术、柏子仁、人参、桂心、防风、厚朴、丹参、川芎、炙甘草、当归、干地黄等17味,常规剂量,捣散蜜丸,分服。

《太平圣惠方》 卷67,泽兰丸治跌扑伤损:泽兰、赤芍、当归、白芷、蒲黄、川芎、细辛、延胡索、牛膝、天雄、桃仁、桂心、大黄、生地、续断、皂荚等16味,常规剂量,捣末煎膏为丸,分服。

《圣济总录》 ①卷151,泽兰丸治月水不利,累月不快,身体烦热,日渐羸瘦:泽兰叶、钟乳、细辛、黄芪、紫石英、大黄、远志、熟地黄、白芷、苦参、柏子仁、蜀椒、白术、川芎、附子、吴茱萸、麦蘖、陈曲、前胡、大枣、丹参、枳壳、芍药、桔梗、秦艽、当归、沙参、桂枝、厚朴、石斛、麦门冬、人参等32味,常规剂量,捣末蜜丸,温酒送下。②卷153,泽兰丸治妇人不孕:泽兰、橘皮、龙骨、禹余粮、紫石英、远志、当归、川芎、蒲黄、桃仁、藁本、卷柏、白芷、覆盆子、菴䕡子、麦门冬、人参、桂枝、蛇床子、细辛、干姜、熟地黄、蜀椒、茯苓、石膏、车前子、白薇、赤石脂等28味,常规剂量,捣末蜜丸,酒服。

《博济方》 卷4,泽兰丸治月经不调:泽兰、附子、当归、牛膝、丹皮、芍药、人参、陈橘、厚朴、细辛、干姜、蛇床、黄芪、乳香、白术、苁蓉、官桂、川芎、远志等19味,常规剂量,丸服。

《摄生众妙方》 卷10,当归泽兰丸治经水不调,赤白带下,日久不孕:当归、白芍、熟地、生地、川芎、泽兰叶、艾叶、白术、黄芩、香附等10味,常规剂量,捣末醋丸,分服。

《外科十法》 泽兰汤治跌打损伤:泽兰、当归、红花、丹皮、青木香、桃仁、赤芍等7味,常规剂量,水煎服。

《医略六书》 卷30,大圣泽兰散治产后狂病脉洪数软涩:泽兰、生地、白芍、当归、石膏、人参、甘草、白薇、川芎、柏子仁、茯苓、白术等12味,散分服。

《东医宝鉴》 卷10,引《丹溪心法》泽兰散治产后风肿水肿:泽兰、防己等2味,捣末每服二钱,温酒调下。

【按语】

泽兰是唇形科植物地笋及毛叶地笋的地上部分,中药药名。泽兰含泽兰糖、水苏糖、棉子糖、蔗糖及白桦脂酸、熊果酸等。药理作用:①强心;②改善微循环障碍。注释:①乳妇内衄,即产妇内出血;②中风余疾,即卒中后遗症。后世泽兰主治腹痛、恶露、妇人不孕、虚羸百病、跌扑损伤、月经不调、闭经、丹毒、瘾疹、水肿等,较《神农本草经》有所改变。

178 防 己

【原文】

防己味辛平。主风寒温疟,热气诸痫,除邪,利大小便。一名解离。

【重辑】

防己味辛性平。主治:①风寒温疟;②热气诸痫;③邪气。功效:利大小便。

【理论】

《名医别录》 防己治水肿风肿,去膀胱热,伤寒,寒热邪气,中风,手脚挛急,泄,散痈肿、恶结,诸蜗疥癣,虫疮,通腠理,利九窍。

《本草经集注》 防己是疗风水家要药尔。

《药性论》 木防己散结气治男子肢节中风,毒风不语,痈肿,温疟,风水肿。

【临床】

《金匮要略方论》 ①木防己汤治膈间支饮喘满,心下痞坚,面色熏黑,脉沉紧:木防己、石膏、桂枝、人参等4味,常规剂量,水煎服。②木防己汤去石膏加茯苓芒硝汤治上述证候虚者即愈实者三日复发:木防己、桂枝、人参、芒硝、茯苓等5味,常规剂量,水煎服。③己椒苈黄丸治肠间有水气漉漉有声,腹满口舌干燥:防己、椒目、葶苈、大黄等4味,常规剂量,捣末蜜丸,分服。《退思集类方歌注》:肠间水气不行于下,以致肺气膹郁于上而燥热之甚。用防己疗水气,椒目治腹满,葶苈泻气闭,大黄泻血闭,急决大肠之水以救肺金之膹郁。

《千金翼方》 ①卷17,防己汤治风湿疼痹挛急,浮肿:木防己、茯苓、桑白皮、桂心、川芎、炙甘草、大枣、芍药、麻黄等9味,常规剂量,水煎分服。②卷19,防己散治消渴肌肤羸瘦:木防己、栝楼、铅丹、黄连等4味,捣散,水煎服。

《圣济总录》 ①卷8,防己麻黄汤治中风四肢拘挛及寒冷风湿:防己、麻黄、厚朴、独活、川芎、石膏、秦艽、牛膝、桑寄生、桂枝、葛根、炙甘草等12味,捣散煎服。②卷18,防己散治大风癞眉须堕落及身面瘙痒,腹中烦热,身上瘾疹,起如枣核,疼痛生疮:防己、乌蛇、独活、秦艽、黄芪、丹参、乌头、松脂、人参、苦参、白术、桂枝、芍药、川芎、黄连、蒺藜子、茯苓、天门冬、葛根、干姜、蜀椒、玄参等22味,常规剂量,捣散酒服。③卷72,防己散治结癖癖实腹满如鼓,食即欲吐,喘息急,其脉弦而紧:防己、诃黎勒、郁李仁、白术、槟榔、吴茱萸等6味,常规剂量,捣散。④卷80,防己汤治膜外气水病,不限年月深浅,洪肿大喘:防己、大戟、木香、赤茯苓、海蛤、犀角屑、胡椒、白术、葶苈、防风、木通、桑根白皮、紫苏、陈橘皮、牵牛子、诃黎勒、郁李仁、白槟榔、大黄、麝香等20味,常规剂量,水煎服。⑤卷95,防己散治膀胱积热小便不通:防己、海蛤、滑石、木香等4味,常规剂量,捣散,温水调服。

《宣明论方》 卷9,防己丸治喘嗽不已:防己、杏仁、木香等3味,常规剂量,捣末蜜丸,分服。

《丹溪心法》 卷3,防己饮治湿热脚气,足胫肿痛,憎寒壮热:防己、苍术、黄柏、犀角、生地黄、白术、木通、槟榔、川芎、甘草梢等10味,常规剂量,水煎服。《医方考》:脚气之人皆不得大补,亦不得大泻。是方也,木通、防己、槟榔,通剂也,可以去塞。犀角、黄柏、生地黄、甘草梢,寒剂也,可以去热。苍、白二术,燥剂也,可以去湿。然川芎能散血中之气,犀角能利气中之血,先痛而后肿者,气伤血也,重用川芎。先肿而后痛者,血伤气也,重用犀角。若大便实者,加桃仁。小便涩者,加牛膝。内热加芩、连,时热加石膏,有痰加竹沥,全在活法,初勿拘也。凡脚气临心喘急不止,呕吐不休者,皆死,水犯火故也。

《医略六书》 卷28,防己散治中风口眼歪斜脉浮:防己、羌活、当归、防风、白芍、川芎、米仁、甘草、羚羊角等9味,常规剂量,水煎服。

《镐京直指》 防己宣痹汤治湿热流走筋络两足酸重或痛:防己、木瓜、地龙、穿山甲、威灵仙、木通、薏苡仁、赤茯苓、丝瓜络、滑石、秦艽、桑枝等12味,常规剂量,水煎服。

【按语】

防己是防己科植物木防己的根,中药药名。防己含多种生物碱,如木兰碱、木防己碱、异木防己碱、去甲毛木防己碱及木防己新碱等。药理作用:①镇痛;②解热;③抗炎;④肌肉松弛;⑤降压;⑥抗心律失常;⑦抗血小板聚集。后世防己主治喘满、水肿、消渴、中风、风癞、痕癖、癃闭、脚气等,较《神农本草经》大为扩展。

179 牡 丹

【原文】

牡丹味辛寒。主寒热,中风,瘛疭,痉,惊痫,邪气,除癥坚,瘀血留舍肠胃,安五脏,疗痈疮。一名鹿韭,一名鼠姑。

【重辑】

丹皮味辛性寒。主治:①寒热;②中风;③瘛疭;④痉挛;⑤惊痫;⑥癥坚;⑦肠胃瘀血;⑧痈疮。功效:安五脏。

【理论】

《名医别录》 牡丹除时气头痛,客热,五劳,劳气,头腰痛,风噤,癫疾。

《药性论》 牡丹治冷气散诸痛治女子经脉不通,血沥腰疼。

《日华子本草》 牡丹除邪气悦色,通关腠血脉,排脓,通月经,消扑损瘀血,续筋骨,除风痹,落胎下胞,治产后一切女人冷热血气。

《重庆堂随笔》 丹皮虽非热药,而气香味辛,为血中气药,专于行血破瘀,故能堕胎,消癖。所谓能止血者,瘀去则新血自安,非丹皮真能止血也。血虚而感风寒者,可用以发汗,若无瘀而血热妄行,及血虚而无外感者,皆不可用,惟入于养阴剂中,则阴药借以宣行而不滞,并可收其凉血之功,故阴虚热入血分而患赤痢者,最为妙品。然气香而浊,极易作呕,胃弱者服之即吐。

【临床】

《金匮要略》 大黄牡丹汤治肠痈少腹肿痞按之即痛,发热恶寒:大黄、牡丹、桃仁、瓜子、芒硝等5味,常规剂量,水煎服。《退思集类方歌注》曰:大肠痈者,其人平素嗜醇酒炙脾,湿热郁蒸,肺气不得宣通,下结于大肠之头,气血壅遏而成病。在下者因而夺之,故重用大黄、芒硝,开大肠之结,桃仁、丹皮下将败之血,瓜子清肺润肠,以肺与大肠为表里也。

《备急千金要方》 ①卷4,黄芩牡丹汤治月经未来,颜色萎黄,气力衰少:黄芩、牡丹、桃仁、瞿麦、川芎、芍药、枳实、射干、海藻、大黄、虻虫、水蛭、蛴螬等13味,常规剂量,水煎服。②卷4,前胡牡丹汤治月经瘀闭不通及劳热热病后月经来得热不痛:前胡、牡丹、元参、桃仁、黄芩、射干、旋覆花、栝楼根、甘草、芍药、茯苓、大黄、枳实等13味,常规剂量,水煎服。③卷23,牡丹汤治肠痈:牡丹、甘草、败酱、生姜、茯苓、薏苡仁、桔梗、麦门冬、丹参、芍药、生地黄等11味,常规剂量,水煎服。《千金方衍义》:女子月经素未通,或郁热内戕,而至血结不行。故用黄芩、丹皮以化热,枳实、大黄以导滞,芎、芍、桃仁以和营,射干、瞿麦、海藻以降逆,虻、蛭、蛴螬以破血也。

《圣济总录》 ①卷28,牡丹汤治伤寒热毒发疮如豌豆:牡丹皮、山栀子仁、黄芩、大黄、木香、麻黄等6味,水煎温服。②卷57,牡丹汤治臌胀:牡丹皮、桃仁、槟榔、桑根白皮、鳖甲、大黄、厚朴、郁李仁、枳壳等9味,常规剂量,捣散,水煎服。

《太平惠民和剂局方》 ①卷9,牡丹散治血虚劳倦五心烦热,头目昏重,心忪颊赤,发热盗汗及月水不利,脐腹胀痛。又治室女血弱阴虚潮热,肌体赢瘦渐成骨蒸:牡丹皮、干漆、苏木、鬼箭、蓬莪术、当归、桂心、芍药、陈皮、红花、延胡索、没药、乌药、炙甘草等14味,捣散,每服二钱水煎。②卷9,牡丹煎圆治结瘕脐腹刺痛,拘挛肿满,手足麻痹,或月水不闭,或崩漏带下,寒热盗汗,赢赢惊悸:延胡索、砂仁、赤芍、牡丹皮、山茱萸、干姜、龙骨、熟地、槟榔、羌活、藁本、五味子、人参、白芷、当归、山药、泽泻、续断、肉桂、茯苓、白术、附子、木香、牛膝、萆薢、石斛等26味,常规剂量,捣末蜜丸,酒服。

《三因极一病证方论》 牡丹丸治寒疝心腹刺痛及治妇人月病血刺疼痛:川乌头、牡丹皮、桂心、桃仁等4味,常规剂量,捣末蜜丸,分服。

【按语】

牡丹通用名为牡丹皮,是毛茛科植物牡丹的根皮,中药药名。牡丹皮含牡丹酚、牡丹酚苷、牡丹酚原苷、芍药苷、挥发油及植物甾醇等。药理作用:①镇静;②催眠;③镇痛;④解热;⑤降压;⑥抗菌;⑦抗病毒;⑧解痉;⑨强心;⑩抗凝。注释:瘛疭,即肢体痉挛或蠕动。后世丹皮主治肠痈、疮疡、月经不调、臌胀、虚劳、结瘕、寒疝等,较《神农本草经》大为扩展。

180 款 冬 花

【原文】

款冬花味辛温。主咳逆上气,善喘,喉痹,诸惊痫,寒热邪气。一名橐吾,一名颗冻,一名虎须,一名菟奚。

【重辑】

款冬花味辛性温。主治:①咳逆;②上气善喘;③喉痹;④惊痫;⑤寒热邪气。

【理论】

《名医别录》 款冬花治消渴,喘息呼吸。

《药性论》 款冬花疗肺气促急,热乏劳咳,连连不绝,涕唾稠粘,治肺痿肺痈吐脓。

《日华子本草》 款冬花润心肺益五脏,除烦补劳劣,消痰止嗽治肺痿吐血,心虚惊悸,洗肝明目及中风等疾。

【临床】

《备急千金要方》 ①卷5,四物款冬丸治小儿咳嗽,昼瘥夜甚:款冬花、紫菀、桂心、伏龙肝等4味,常规剂量,捣末蜜泥敷乳头,令儿饮之。②卷18,款冬煎治新久咳嗽:款冬花、干姜、紫菀、五味子、芫花等5味,常规剂量,水煎服。《千金方衍义》:以芫花走而不守之味,制入干姜守而不走味中,使邪气去而正气守内;加款冬、紫菀以缓芫花、干姜之烈,五味以收耗散之津。

《外台秘要》 ①卷9,引《删繁方》款冬花散治唾血气咳:款冬花、紫菀、当归、桂心、川芎、五味子、附子、细辛、贝母、干姜、干地黄、白术、杏仁、炙甘草等14味,常规剂量,捣散,水煎服。②卷10,引《删繁方》款冬花丸治欠呿咳,气短,少腹中痛:款冬花、桂心、五味子、干姜、川芎、炙甘草、附子、桔梗、苏子、蜀椒、百部汁、白蜜、干枣、姜汁等14味,常规剂量,捣末和丸,分服。

《太平圣惠方》 ①卷14,款冬花散治伤寒后肺痿劳嗽,唾如牛涎,日夜数升,胁下痛:款冬花、桑枝、紫菀、獭肝、蛤蚧、桔梗、贝母、赤芍、赤茯苓、炙甘草等10味,常规剂量,捣散,水煎服。②卷74,款冬花散治妊娠心膈痰毒壅滞,肺气不顺,咳嗽,头疼:款冬花、紫菀、麻黄、贝母、前胡、桑根白皮、旋覆花、石膏、白前、炙甘草等10味,常规剂量,捣散,水煎服。

《圣济总录》 ①卷65,款冬花散治久咳嗽:款冬花、阿胶、天南星、恶实、炙甘草等5味,常规剂量,捣散,水煎服。②卷129,款冬花散治瘰疬手足累累如米起,色白刮之汁出:款冬花、黄芪、升麻、赤小豆、附子、苦参等6味,常规剂量,捣散酒服。

《太平惠民和剂局方》 卷4,款冬花散治咳嗽喘满,胸膈烦闷,痰实涎盛,喉中呀呷,鼻塞清涕,头痛眩冒,肢体倦疼,咽嗌肿痛:款冬花、知母、桑叶、半夏、甘草、麻黄、阿胶、杏仁、贝母等9味,常规剂量,捣散,水煎服。

《杨氏家藏方》 卷8,款冬花散治咳嗽涎多,上气喘急,发热自汗:款冬花、人参、茯苓、五味子、马兜铃、贝母、知母、柴胡、苦葶苈、甘草、细辛、陈橘皮、杏仁、肉桂、鳖甲、生姜、乌梅等17味,常规剂量,捣散,水煎服。

《御药院方》 卷5,款冬花散治咳嗽痰涎不利:款冬花、紫菀等2味,常规剂量,捣散,水煎服。

《医方类聚》 卷10,引《神巧万全方》补肺款冬花散治肺脏气虚无力,手脚颤掉:款冬花、紫菀、人参、茯苓、麦门冬、五味子、熟地黄、陈橘皮、肉桂、白术、黄芪、牛膝、桔梗、杏仁、炙甘草等15味,常规剂量,捣散,水煎服。

《宁坤秘籍》 卷上,冬花散治经水从口鼻出,咳嗽气紧:款冬花蕊、粟壳、桔梗、枳壳、苏子、紫菀、知母、桑白皮、石膏、杏仁等10味,常规剂量,水煎服。

【按语】

款冬花是菊科植物款冬的花蕾,中药药名。款冬花含款冬二醇等甾醇类、芸香苷、金丝桃苷、三萜皂苷、挥发油和蒲公英黄质。药理作用:①祛痰止咳;②平喘;③升压;④收缩血管。后世款冬花主治咳嗽、唾血、肺痿、瘰疬、震颤、咽嗌肿痛等,较《神农本草经》有所改变。

181 石 韦

【原文】

石韦味苦平。主劳热邪气,五癃闭不通,利小便水道。一名石皮。

【重辑】

石韦味苦性平。主治:①劳热邪气;②五癃闭不通。功效:利小便水道。

【理论】

《名医别录》 石韦止烦下气,通膀胱满,补五劳,安五脏,去恶风,益精气。

《新修本草》 石韦疗淋亦好也。

《药性论》 石韦治劳及五淋,胞囊结热不通,去膀胱热满。

《日华子本草》 石韦治淋沥,遗溺。

【临床】

《备急千金要方》 ①卷3,石韦汤治产后卒淋及气淋、血淋、石淋:石韦、榆皮、黄芩、大枣、通草、甘草、冬葵子、白术、生姜等9味,水煎分服。②卷19,石韦丸治五老七伤:石韦、细辛、矾石、远志、茯苓、泽泻、菖蒲、杜仲、蛇床子、苁蓉、桔梗、牛膝、天雄、山萸肉、柏子仁、续断、山药、防风、赤石脂等19味,捣末蜜丸,分服。《备急千金要方》:黄帝问五劳七伤于高阳负,高阳负曰:一曰阴衰,二曰精清,三曰精少,四曰阴消,五曰囊下湿,六曰腰胁苦痛,七曰膝厥痛冷不欲行,骨热,远视泪出,口干腹中鸣,时有热,小便淋沥,茎中痛,或精自出,有病如此,所谓七伤。一曰志劳,二曰思劳,三曰心劳,四曰忧劳,五曰疲劳,此谓五劳。黄帝曰:何以治之? 高阳负曰:石韦丸主之。③卷21,石韦散治血淋水道涩痛:石韦、当归、蒲黄、芍药等4味,捣筛,酒送方寸匕。

《外台秘要》 ①卷27,引《集验方》石韦散治淋病小便不利,溺时刺痛:石韦、瞿麦、滑石、车前子、冬葵子等5味,常规剂量,捣散,水煎服。②卷27,引《古今录验》石韦散:石韦、通草、王不留行、滑石、炙甘草、当归、白术、瞿麦、芍药、冬葵子等10味,常规剂量,捣散,水煎服。

《太平圣惠方》 卷18,石韦散治热病小便不通:石韦、木通、瞿麦、炙甘草、冬葵子、黄芩等6味,常规剂量,捣散,水煎服。

《圣济总录》 ①卷53,石韦汤治胞转小便不通:石韦、榆白皮、鬼箭羽、滑石、冬葵子、木通、炙甘草等7味,常规剂量,捣散,水煎服。②卷60,石韦汤治谷疸小便不利:石韦、木通、柴胡、茅根、栀子仁、芒硝等6味,常规剂量,水煎服。③卷65,石韦散治咳嗽:石韦、槟榔等2味,常规剂量,捣散生姜汤调服。④卷95,石韦汤治气壅关格不通,小便淋结:石韦、徐长卿、茅根、木通、冬葵子、滑石、瞿麦穗、槟榔等8味,常规剂量,水煎服。⑤卷98,石韦汤治血淋小肠涩痛:石韦、葛根、炙甘草、桑根白皮、独活、防风、冬葵子、木通、滑石等9味,常规剂量,捣末,水煎服。⑥卷98,石韦散治石淋疼痛淋沥:石韦、当归、木通、地胆、钟乳粉、车前子、瞿麦穗、蛇床子、细辛、露蜂房等10味,常规剂量,捣散,冬葵子汤调服。⑦卷132,石韦散治玉枕疮枕骨上如痈,破后如箸头:石韦、原蚕蛾等2味,常规剂量,捣散干贴。

《鸡峰普济方》 ①卷10,石韦饮子治气淋小便涩痛:石韦、瞿麦、木通、陈橘皮、茯苓、芍药、桑白皮、人参、黄芩等9味,常规剂量,捣末,水煎服。②卷19,石韦散治水气:石韦、木通、瞿麦、滑石、甘草等5味,常规剂量,捣末,水煎服。

《医方类聚》 卷133,引《神巧万全方》石韦散治劳淋小便不利,阴中痛:石韦、硝石、冬葵子、桂心、黄芪、巴戟、王不留行等7味,常规剂量,捣末,葱白汤调服。

《医学纲目》 卷5,石韦散治淋涩或尿如豆汁及出沙石:石韦、木通、滑石、王不留行、甘草梢、当归、白术、瞿麦、芍药、冬葵子、黄芪等11味,常规剂量,捣末,水煎服。

【按语】

石韦是水龙骨科植物石韦及庐山石韦、毡毛石韦、有柄石韦、北京石韦或西南石韦的叶,中药药名。石韦含里白烯、杜果苷、异杜果苷、绿原酸、β-谷甾醇等。药理作用:①镇咳平喘;②抗菌;③抗病毒。后世石韦主治癃闭、关格、诸淋、水肿、胞转、咳嗽、谷疸等,较《神农本草经》有所扩展。

182 马 先 蒿

【原文】

马先蒿味苦平。主寒热,鬼疰,中风湿痹,女子带下病,无子。一名马屎蒿。

【重辑】

马先蒿味苦性平。主治:①寒热;②鬼疰;③中风;④湿痹;⑤带下;⑥无子。

【理论】

《名医别录》 马先蒿味苦无毒,生南阳。

《本草经集注》 一名烂石草,主恶疮。方药亦不复用。

《新修本草》 一名马新蒿,所在有之。

【临床】

《外台秘要》 卷30,引《范汪方》疗癞方:马先蒿捣末服方寸匕,日三服,如更赤起,一年都瘥平复。

《太平圣惠方》 卷24,马先蒿散(名见《普济方》卷111)治大风癞疾,骨肉疽败,百节酸痛,眉鬓堕落,身体痒痛:马薪蒿不拘多少捣散,每次荆芥薄荷汤调服1钱。

《圣济总录》 卷18,马先蒿散治乌癞:马先蒿不计多少,捣散,每服1钱匕,荆芥薄荷汤调下。

《普济方》 卷252,豆真丸治中蛊变为鬼疟,或中气结邪,或胸藏痰癖,或口中血出,或中恶,或惊魇,或邪入在里,或产妇胎衣不下,或生马刀肿痛,处女经水不调:马先蒿、女青、兰草、百合、丹砂、犀角屑、皂角、菌茹、巴豆等9味,常规剂量,捣末蜜丸如绿豆大,每次温水送服10丸。

藏药部颁标准 ①WS3-BC-0287-95 六味余甘子散治热性尿闭:余甘子、马先蒿、芫荽果、冬葵果、棘豆、甘草等6味,常规剂量,捣散,每次1钱水煎温服。②WS3-BC-0262-95 大月晶丸治胃肠溃疡吐血或便血,消化不良,急腹痛,虫病、黄水病、痞瘤等:马先蒿、寒水石、天竺黄、红花、肉豆蔻、草果、豆蔻、丁香、诃子、余甘子、檀香、降香、木香、荜茇、石榴子、止泻木子、波棱瓜子、马钱子、藏木香、安息香、渣驯膏、铁粉、榜嘎、獐牙菜、兔耳草、巴夏嘎、甘青青兰、绿绒蒿、亚大黄、蒲公英、炉甘石、欧曲、熊胆、牛黄、麝香等35味,常规剂量,捣末水泛为丸,每丸重0.6克,每次温水送服10丸。

【按语】

马先蒿是玄参科植物返顾马先蒿等的茎叶或根,中药药名。后世马先蒿主治风癞。

183 积 雪 草

【原文】

积雪草味苦寒。主大热,恶疮痈疽,浸淫,赤熛,皮肤赤,身热。

【重辑】

积雪草味苦性寒。主治:①大热;②恶疮痈疽;③浸淫;④皮肤赤熛;⑤身热。

【理论】

《名医别录》 积雪草无毒,生荆州。

《新修本草》 积雪草捣敷热肿丹毒,不入药用。

《本草拾遗》 积雪草主暴热,小儿丹毒,寒热,腹内热结,捣绞汁服之。

《药性论》 连钱草亦可单用。能治瘰疬疬鼠漏,寒热时节来往。

《日华子本草》 积雪草以盐挪贴,消肿毒并风疹疥癣。

《本草衍义》 积雪草捣烂贴一切热毒痈疽等。

【临床】

《本草图经》 载《天宝单行方》治女子忽得小腹中痛,月经初来,便觉腰中切痛连脊间,如刀锥所刺,不可忍者。众医不别,谓是鬼疰,妄服诸药,终无所益,其疾转增。审察前状相当,即用积雪草捣筛为散,每服二方寸匕,和好醋二小合搅匀,平旦空腹顿服之。每旦一服,以知为度。如女子阴冷者,即取前药五两,加桃仁二百枚熬捣为散蜜丸如梧子大,每旦空腹米饮及酒下三十丸,日再服,以愈为度。

《集验方》 九仙驱红散治呕吐诸血及便血,妇人崩中神效:积雪草五钱,当归、栀子仁、蒲黄、黄连、黄芩、生地黄、陈槐花各一钱,上部加藕节一钱五分,下部加地榆一钱五分,水煎服,神效。此方得之甚秘,此草与本草主治不同,不可晓也。

《摘玄方》 治牙痛塞耳用连钱草(即积雪草)和水沟污泥同捣烂,随左右塞耳内。

《观聚方要补》 卷10,急构饮治惊风,瘀毒冲胸上窜,搐搦不已:积雪草、蕺菜、青黛等3味,常规剂量,捣散绞汁灌服。

中药部颁标准 ①WS3-B-2596-97积雪草甙片治疗外伤,手术创伤,烧伤,疤痕疙瘩及硬皮病:每片含积雪草总甙6mg,每次3片,一日3次口服。②WS3-B-3390-98玉叶解毒颗粒治感冒咳嗽,咽喉炎,尿路感染:积雪草、玉叶金花、金银花、菊花、野菊花、岗梅、山芝麻等7味颗粒剂,每袋12克,每次温水冲服1袋。③WS3-B-3746-98三金颗粒治疗急慢性肾盂肾炎,膀胱炎,尿路感染等:积雪草、金樱根、金刚刺、羊开口、海金沙藤等5味颗粒剂,每袋14可,每次开水冲服1袋。

【按语】

积雪草是伞形科植物积雪草的全草或带根全草,中药药名。积雪草含多种 α-香树脂醇型的三萜成分:积雪草苷、参枯尼苷、异参枯尼苷、羟基积雪草苷、玻热模苷、玻热米苷和玻热米酸等以及马达积雪草酸。药理作用:①镇静;②治疗皮肤疾病;③抗菌。注释:①浸淫,即浸淫疮,是一种瘙痒性湿疮;②赤熛,即丹毒。后世积雪草主治小腹中痛、呕血、便血、牙痛等,较《神农本草经》大为扩展。

184 女 菀

【原文】

女菀味辛温。主风寒洗洗,霍乱,泄痢,肠鸣上下无常处,惊痫,寒热百疾。

【重辑】

女菀味辛性温。主治:①风寒洗洗;②霍乱;③泄痢;④肠鸣;⑤惊痫;⑥寒热百疾。

【理论】

《名医别录》 女菀治肺伤咳逆,出汗,久寒在膀胱支满,饮酒夜食发病。

《本草经集注》 女菀久寒在膀胱支满,饮酒夜食发病。一名白菀,一名织女菀,一名菀。比来医方都无复用之,市人亦少有,便是欲绝。别复有白菀似紫菀,非此之别名也。

《新修本草》 女菀即白菀,更无别者,无紫菀时亦用之,功效相似也。

【临床】

《湖南药物志》 ①治咳嗽气喘:女菀 15 g,金线吊白米 9 g,路边荆 15 g,水煎服。②治肠鸣腹泻:女菀、陈皮、菖蒲等 3 味,常规剂量,水煎服。③治小便短涩:女菀、车前草等 2 味,常规剂量,水煎服。

【按语】

女菀是菊科植物女菀的全草或根,中药药名。女菀全草含槲皮素,根含挥发油。后世女菀主治未扩展。

185 王 孙

【原文】

王孙味苦平。主五脏邪气,寒湿痹,四肢疼酸膝,冷痛。

【重辑】

王孙味苦性平。主治:①五脏邪气;②寒湿痹;③四肢疼酸膝;④冷痛。

【理论】

《名医别录》 王孙治百病,益气。

《本草经集注》 王孙吴名白功草,楚名王孙,齐名长孙,一名黄孙,一名黄昏,一名海孙,一名蔓延。今方家皆呼名黄昏,又云牡蒙,市人亦少识者。

《新修本草》 王孙主金疮破血,生肌肉,止痛,赤白痢,补虚益气,除脚肿,发阴阳也。

《证类本草》 王孙《小品方》述本草牡蒙,一名王孙。《药对》有牡蒙无王孙,此则一物明矣。又主金疮,破血,生肌肉,止痛,赤白痢,补虚益气,除脚肿,发阴阳也。

【临床】

《圣济总录》 卷20,附子散治周痹,肢体脚膝无力:附子、狗脊、山芋、熟干地黄、王孙、桂枝、天雄、山茱萸、秦艽、干漆、防风、甘草、白蔹等11味,常规剂量,捣散酒服。

《太平圣惠方》 ①卷19,狗脊散治风湿痹:狗脊、附子、薯蓣、熟地黄、天雄、王孙、桂心、山茱萸、秦艽、白蔹等10味,常规剂量,捣散,水煎服。②卷25,茵芋浸酒治八风十二痹,五缓六急,半身不遂,四肢偏枯,筋脉拘挛,肩髀疼痛,腰脊不能俯仰,胸胁膨胀,心烦,目眩耳聋,咽喉不利;或贼风所中,痛如锥刺,行人皮中,无有常处;或四肢肌体偏有冷痹,状如风吹:茵芋、王孙、细辛、天雄、汉防己、乌头、石斛、踯躅、山茱萸、柏子仁、甘草炙、木通、桂枝、秦艽、黄芪、干姜、熟地黄、莽草、附子、杜仲、川芎、泽泻、石楠、防风、远志、牛膝等26味,捣末浸酒,每次温服1小盏。

《外台秘要》 ①卷33,引《广济方》白薇丸治久无子:白薇、王孙、藁本、当归、干地黄、川芎、人参、柏子仁、石斛、桂心、附子、五味子、防风、吴茱萸、甘草、牛膝、桑寄生、姜黄、禹余粮、秦椒等20味,常规剂量,捣筛蜜丸,分服。②卷20,天雄丸治阳虚阴盛痹气,身寒如从水中出:天雄、乌头、石龙芮、王孙、王不留行、蜀椒、肉苁蓉、当归、天麻、蛇床子等10味,常规剂量,捣末蜜丸如梧桐子大,每次温酒送服20丸。

《何氏济生论》 卷7,之龟龄集配伍王孙治五劳七伤不育或阳痿泄遗:鹿茸、龟甲、熟地、生地、石燕子、苁蓉、附子、雀脑、红蜻蜓、白菊花、锁阳、砂仁、王孙草、太乙丹、海马、补骨脂、辰砂、白凤仙子、牛膝、紫梢花、青盐、细辛、地骨皮、杜仲、淫羊藿、丁香、天门冬、炙甘草等28味,常规剂量,捣散,每次黄酒送服2分。

【按语】

王孙是百合科植物巴山重楼的根茎,中药药名。后世王孙主治未扩展。

186 蜀 羊 泉

【原文】

蜀羊泉味苦微寒。主头秃恶疮,热气,疥瘙,痂癣虫。

【重辑】

蜀羊泉味苦性微寒。主治:①头秃;②恶疮;③热气;④疥瘙;⑤痂癣。

【理论】

《名医别录》 蜀羊泉治龋齿,女子阴中内伤,皮间实积。

《新修本草》 此草俗名漆姑。苗主小儿惊兼疗漆疮,生毛发。

《本草纲目》 蜀羊泉治黄疸及漆疮。

【临床】

《外台秘要》 卷29,引《必效方》地松涂方治漆疮:蜀羊泉捣汁,芒硝和涂之。

《兰室秘藏》 归葵汤治目中溜火:柴胡、生甘草、蔓荆子、连翘、生地黄、当归、蜀羊泉、人参、黄芪、酒黄芩、防风、羌活、升麻等13味常规剂量水煎服。

【按语】

蜀羊泉是茄科植物青杞的全草或果实,中药药名。后世蜀羊泉主治无扩展。

187 爵 床

【原文】

爵床味咸寒。主腰背痛,不得著床,俯仰艰难,除热,可作浴汤。

【重辑】

爵床味咸性寒。主治:①腰背痛俯仰艰难;②除热;③可作浴汤。

【理论】

《名医别录》 爵床无毒,生汉中及田野。

【临床】

《中国药典》 急支糖浆治急性支气管炎,感冒后咳嗽:鱼腥草、金荞麦、爵床、麻黄、紫菀、前胡、枳壳、甘草,鱼腥草、枳壳加水蒸馏,收集蒸馏液;药渣与其余金荞麦等6味,加水煎煮两次,滤过,合并滤液,浓缩至适量;取适量蔗糖,加水煮沸,滤过,与上述蒸馏液、浓缩液合并,加入适量的甜叶菊苷及防腐剂,加水至规定量,混匀,分装,即得。

《眼科证治经验》 蒲公英四季青眼药水治角膜溃疡:蒲公英、爵床、黄芩、野菊花,将上药加蒸馏水1.6升,加热煮沸一小时,取药汁,过滤,第二次再加水800毫升加热煮沸半小时,取药汁,过滤。将两次过滤液合并,放在冰箱内三天,过滤去除沉淀,再放冰箱冷藏,再过滤去沉淀。如此反复几次,去尽沉淀,然后加热浓缩至300毫升,再用10%氢氧化钠调节酸碱度到8左右,再过滤一次。用时取药液滴眼,每隔一二小时滴一次,每次1~2滴。

顾伯华方 加味利湿解毒饮治风湿热毒,蕴蒸皮肤:鲜生地、赤芍、丹皮、爵床、银花、连翘、大黄、紫地丁、半枝莲、车前子等10味,常规剂量,水煎服。

《中药知识手册》 复方千日红片治慢性支气管炎:千日红、鼠曲草、平地木、爵床等4味,常规剂量,制片分服。

中药部颁标准 ①健儿糖浆治小儿疳积:萝藦、爵床等2味糖浆剂型,每次口服5 ml。②WS3-B-1845-94清热感冒冲剂治伤风感冒头痛发热咳嗽:紫苏叶、一枝黄花、马鞭草、土荆芥、爵床、枇杷叶、野甘草等7味制成冲剂,每袋重15克,每次开水冲服15克。③WS3-B-1749-94灵源万应茶配伍爵床治感昌发热、中暑、痢疾、腹痛吐泻:木香、藿香、紫苏、枳壳、前胡、苍术、荆芥、木通、金银花、赤芍、车前子、肉豆蔻、大黄、麦芽、茵陈、甘松、白芷、山楂、天花粉、小茴香、香薷、槟榔、野甘草、鬼针草、白扁豆、白芍、积雪草、飞扬草、一点红、枳实、荷叶、防风、稻芽、木瓜、泽泻、茯苓、大腹皮、柴胡、陈皮、丁香、狗肝菜、厚朴、酢酱草、白术、肉桂、石荠宁、紫花地丁、爵床、叶下珠、虎咬红、铁苋菜、墨旱莲、桑白皮、半夏、青蒿、滑石、甘草、红茶叶等59味捣末,每袋5克,每次温水冲服5克。

【按语】

爵床是爵床科植物爵床的全草,中药药名。爵床含生物碱,爵床啶等木脂体。药理作用:爵床素煎剂对金黄色葡菌有较强的抑菌作用。后世爵床主治支气管炎、皮肤风湿热毒、角膜溃疡,较《神农本草经》有扩展。

188 栀 子

【原文】

栀子味苦寒。主五内邪气,胃中热气面赤,酒疱皶鼻,白癞,赤癞,疮疡。一名木丹。

【重辑】

栀子味苦性寒。主治:①五内邪气;②胃中热气;③面赤;④酒疱皶鼻;⑤白癞;⑥赤癞;⑦疮疡。

【理论】

《名医别录》 栀子治目热赤痛,胸心大小肠大热,心中烦闷,胃中热气。

《药性论》 山栀子,杀䗪虫毒。去热毒风,利五淋,主中恶,通小便,解五种黄病,明目。治时疾除热及消渴口干,目赤肿病。

《食疗本草》 栀子主喑哑,紫癜风,黄疸积热心躁。

【临床】

《伤寒论》 ①栀子豉汤治虚烦不得眠,心中懊侬:栀子、香豉等 2 味,常规剂量,水煎服。若少气者,栀子甘草豉汤主之。若呕者,栀子生姜豉汤主之。②栀子厚朴汤治伤寒心烦腹满卧起不安:栀子、厚朴、枳实等 3 味,常规剂量,水煎服。③栀子干姜汤治伤寒身热微烦:栀子、干姜等 2 味,常规剂量,水煎服。

《备急千金要方》 卷 3,栀子汤治产后流血不尽小腹绞痛:栀子、当归、芍药、蜜、生姜、羊脂等 6 味,常规剂量,水煎服。

《太平圣惠方》 ①卷 9,栀子散治伤寒头痛壮热,四肢烦疼呕逆:栀子仁、豆豉、黄连、黄柏、大黄、芦根、葛根、葱白等 8 味,常规剂量,捣散,水煎服。②卷 14,栀子散治时气头痛背强,身热恶寒:栀子仁、豆豉、黄芩、石膏、杏仁、葛根、葱白、炙甘草等 8 味,常规剂量,捣散,水煎服。③卷 15,栀子散治时气热毒攻心,面目俱赤,狂不识人:栀子仁、葳蕤、茯神、麦门冬、升麻、知母、犀角屑、沙参、黄芩、大黄、豆豉、葱白、炙甘草等 13 味,常规剂量,捣散,水煎服。④卷 17,栀子散治热病头疼壮热,心中烦闷:栀子仁、黄芩、石膏、葛根、柴胡、麦门冬等 13 味,常规剂量,捣散,水煎服。

《圣济总录》 ①卷 6,山栀子丸治卒中风:山栀子、山茱萸、地榆、桔梗、细辛、羌活、独活、麻黄、炙甘草、鹿茸、虎骨、紫菀、白芷、藁本、红蓝花、防风、乌蛇、桂枝、胡椒、干姜等 20 味,常规剂量,捣散,蜜丸分服。②卷 18,山栀子散治大风癞疾,眉须堕落,身痹手足挛缩:山栀子、川芎、藁本、当归、蔓荆实、桔梗、羌活、白蒺藜、茯苓、防风、侧子、天麻等 12 味,常规剂量,捣散酒服。③卷 27,山栀子汤治伤寒发斑,心躁烦乱:山栀子仁、豆豉、大青、升麻、阿胶等 5 味,常规剂量,捣散,水煎服。④卷 42,山栀子饮治神思不宁,喜怒狂躁,口苦舌干:山栀子仁、竹茹、豆豉、大青、陈橘皮等 5 味,常规剂量,捣散,水煎服。⑤卷 43,山栀子汤治心脏大热:山栀子、大黄、朴硝、甘草、石膏、黄芩、大青、竹茹、郁金、竹叶等 10 味,常规剂量,捣散,水煎服。⑥卷 137,山栀子散治一切癣疥:山栀子仁捣末炒过蜜蒸,酒调 1 匙头许。

《普济方》 卷 93,栀子丸治瘫痪:山栀子、草乌头、干姜等 3 味,常规剂量,捣末枣丸,茶酒送服。

《本草纲目》 ①山栀子烧灰吹鼻治鼻血,屡试皆效。②治小便不通:栀子仁、独头蒜、盐,捣烂贴脐上及阴囊。③治血淋涩痛:汤送服生栀子、滑石两味。④治下泻鲜血:栀子仁烧灰水送服一匙。⑤治热毒血痢:栀子去皮,捣末蜜丸如梧子大,每服三丸,日三。⑥治热水肿:栀子研末,米汤送服三钱。⑦治胃脘火痛:大栀子七枚炒焦,水煎服。⑧治小儿狂躁昏迷不食:栀子仁七枚,豆豉五钱,水煎服。⑨治火焰丹毒:栀子捣烂和水涂搽。

《古今医彻》 卷 3,山栀仁汤治心痛烦躁呕酸:山栀、半夏、陈皮、竹茹、木香、炙甘草、黄连、灯心等 8 味,常规剂量,水煎服。

【按语】

栀子是茜草科植物山栀的果实,中药药名。栀子含黄酮类栀子素、鞣质、藏红花素、藏红花酸、β-谷甾醇等。药理作用:①利胆;②镇静;③降压;④抗菌;⑤泻下。注释:①酒疱皶鼻,即酒糟鼻。②癞,即麻风病,亦指癣疥等皮肤病。后世栀子主治中风、风癞、癣疥、狂不识人、心脏大热、鼻血、血淋、血痢、狂躁、丹毒等,较《神农本草经》有所改变。

189 竹 叶

【原文】

竹叶味苦平。主咳逆上气,溢筋急,恶疡,杀小虫。根,作汤,益气止渴,补虚下气。汁,主风痓。实,通神明,轻身益气。

【重辑】

竹叶味苦性平。主治:①咳逆;②上气;③溢筋急;④恶疡;⑤小虫。竹叶根益气止渴,补虚下气。竹叶汁主治风痓。竹实通神明益气。

【理论】

《名医别录》 竹叶除烦热,风痓,喉痹,呕逆。

《药性论》 淡竹叶主吐血,热毒风,压丹石毒,止消渴。竹烧沥治卒中风,失音不语,苦者治眼赤。青竹茹止肺痿唾血,鼻衄,治五痔。

《日华子本草》 淡竹并根治小儿惊痫天吊。苦竹治不睡,止消渴,解酒毒,除烦热,发汗,治中风失音。作沥功用与淡竹同。孟诜云:笋主逆气,除烦热,动气发冷症,不可多食。慈竹沥疗热风。

《重庆堂随笔》 内息肝胆之风,外清温暑之热,故有安神止痉之功。

【临床】

《伤寒论》 竹叶石膏汤治伤寒解后虚羸少气,气逆欲吐:竹叶、石膏、半夏、麦门冬、人参、炙甘草、粳米等7味,常规剂量,水煎服。《医宗金鉴》:竹叶石膏汤即白虎汤去知母,加人参、麦冬、半夏、竹叶也。以大寒之剂,易为清补之方,此仲景白虎变方也。经曰:形不足者,温之以气;精不足者,补之以味。故用人参、粳米,补形气也;佐竹叶、石膏,清胃热也。加麦冬生津,半夏降逆,更逐痰饮,甘草补中,且以调和诸药也。

《金匮要略方论》 竹叶汤治产后中风发热,面正赤,喘而头痛:竹叶、葛根、防风、桔梗、桂枝、人参、甘草、附子、大枣、生姜等10味,常规剂量,水煎服。

《刘涓子鬼遗方》 卷3,竹叶汤治痈疽小便不利:竹叶、小麦、人参、黄芩、前胡、芍药、炙甘草、干地黄、当归、桂心、黄芪、麦门冬、龙骨、牡蛎、赤蛸蟭、大枣等16味,常规剂量,水煎服。

《备急千金要方》 ①卷16,竹叶汤治五心热,口干唇燥,手足烦,胸中热:竹叶、小麦、知母、石膏、黄芩、麦门冬、人参、生姜、甘草、栝楼根、半夏、茯苓等12味,常规剂量,水煎服。②卷21,竹叶汤治渴利虚热,引饮不止:竹叶、地骨皮、生地黄、栝楼根、石膏、茯神、葳蕤、知母、生姜、生麦门冬等10味,常规剂量,水煎服。

《外台秘要》 卷16,引《删繁方》竹叶汤治气极气喘,甚则唾血,口燥咽干:竹叶、麦门冬、小麦、生地黄、生姜、干枣、麻黄、炙甘草等8味,常规剂量,水煎服。

《太平圣惠方》 卷16,竹叶汤治时气表里未解烦躁:竹叶、石膏、麦门冬、半夏、人参、炙甘草、陈橘皮、生姜等8味,常规剂量,水煎服。

《圣济总录》 卷102,竹叶汤治肝脏实热眼赤疼痛:淡竹叶、犀角屑、木通、黄芩、玄参、黄连、车前子、芒硝、大黄、细辛等味等10味,常规剂量,捣散,水煎服。

《三因极一病证方论》 卷17,竹叶汤治妊娠子烦,心惊胆怯:竹叶、防风、黄芩、麦门冬、茯苓等5味水煎服。

《痧疹辑要》 卷2,竹叶石膏汤治痧疹见形色红,烦躁,出不透快:竹叶、红花、生地、石膏、天花粉、陈皮、甘草、黄连、僵蚕、连翘、玄参、牛蒡子、桑皮等13味,常规剂量,水煎服。

《幼科直言》 卷5,竹叶石膏汤治肺热鼻血:竹叶、石膏、连翘、黄芩、天花粉、甘草、薄荷、柴胡等8味水煎服。

【按语】

竹叶是禾本科植物淡竹的叶,中药药名。竹叶含生物碱、酚类化合物和鞣质、皂苷、多糖与苷类、蒽醌、香豆精和萜类内酯化合物、甾体和叶绿素。注释:①溢筋,即筋肉伤损错位甚或突出;②风痓,即因风而致的痉挛等症。后世竹叶主治咳嗽、虚羸、痈疽、烦热、口渴、眼赤疼痛、子烦、痧疹、鼻血等,较《神农本草经》大为扩展。

190 蘖　木

【原文】

蘖木味苦寒。主五脏肠胃中结热,黄疸,肠痔,止泄痢,女子漏下赤白,阴阳伤蚀疮。一名檀桓。

【重辑】

蘖木味苦性寒。主治:①五脏肠胃中结热;②黄疸;③肠痔;④泄痢;⑤女子漏下赤白;⑥阴阳伤蚀疮。

【理论】

《名医别录》　蘖木治惊气在皮间,肌肤热亦起,目热赤痛,口疮。根名檀桓,治腹百病,安魂魄,不饥渴。

【临床】

《伤寒论》　栀子柏皮汤治伤寒身黄发热无表里证:栀子、黄柏、炙甘草等 3 味,常规剂量,水煎服。《删补名医方论·栀子柏皮汤》:伤寒身黄发热,若有无汗之表以麻黄连轺赤小豆汤汗之,若有成实之里以茵陈蒿汤下之。今外无可汗表证,内无可下里证,惟有黄热,宜以栀子柏皮汤清之。

《备急千金要方》　卷 15,黄柏汤治夏月伤寒下赤白滞如鱼脑,壮热头痛身热手足烦:黄柏、黄连、黄芩、升麻、当归、白头翁、牡蛎、石榴、寄生、甘草、犀角、艾叶等 12 味,常规剂量,水煎服。

《外台秘要》　卷 36,黄柏黑散治小儿肚脐渗液:黄柏、釜底墨等 2 味,常规剂量,捣散酒调敷脐。

《太平圣惠方》　①卷 62,黄柏膏治缓疽:黄柏、桐叶、龙骨、黄连、败龟、白矾、天灵盖、乱发、麝香等 9 味,常规剂量,猪脂煎膏外用。②卷 84,黄柏膏预防疹痘或疹痘出后保护面目:黄柏、绿豆、甘草等 3 味,常规剂量,捣末生麻油调如薄膏外用。

《圣济总录》　①卷 40,黄柏皮汤治霍乱洞泄:黄柏、黄连、人参、赤茯苓、厚朴、艾叶、地榆、榉木白皮、阿胶等 9 味,常规剂量,捣散,水煎服。②卷 104,黄柏膏治眼暴赤涩痛或眼翳:黄柏、蛇蜕等 2 味,醋浆煎膏外用。③卷 117,黄柏煎治口疮:黄柏、乱发、硫黄、黄连、麻油等 5 味,重煎待凝含口吐津。④卷 172,黄柏煎丸治小儿惊疳,身热颊赤,满口疮,腹胀发渴:黄柏、黄连、胡黄连、芦荟、诃黎勒皮等 5 味,捣末猪胆汁和丸,米饮下。

《伤寒总病论》　卷 3,黄柏升麻汤治天行口疮:黄柏、升麻、地黄、甘草等 4 味,常规剂量,水煎服。

《卫生总微方论》　卷 20,黄柏膏治冻疮:黄柏、白蔹、白及、芝麻等 4 味,常规剂量,捣膏外涂。

《御药院方》　卷 6,封髓丹治相火妄动梦遗:黄柏、砂仁、甘草等 3 味,常规剂量,捣末面糊和丸,分服。《删补名医方论》:封髓丹为固精要药。方用黄柏为君,性味苦寒坚肾。肾职得坚,则阴水不虞其泛溢;寒能清肃,则龙火不至于奋扬。水火交摄,精有不安其位者乎? 佐以甘草,以甘能缓急,泻诸火与肝火之内扰,且能使水土合为一家,以妙封藏之固。若缩砂者,以其味辛性温,善能入肾,肾之所恶在燥,而润之者惟辛,缩砂通三焦达津液,能内五脏六腑之精而归于肾,肾家之气内,肾中之髓自藏矣。此有取于封髓之意也。

《丹溪心法》　卷 3,苍术黄柏丸(名见《景岳全书》卷 57)治湿热食积,痰浊流注:苍术、黄柏、防己、南星、川芎、白芷、犀角、槟榔等 8 味,常规剂量,捣末酒糊为丸,分服。

《医学纲目》　卷 18,黄柏当归汤治背疽:黄柏、黄芩、当归、炙甘草、黄连、防风、泽泻、山栀子、知母、地骨皮、连翘等 11 味,常规剂量,水煎服。

《医方类聚》　卷 208,引《简易方》黄柏汤治阳乘阴,崩中下血,所谓天暑地热,经水沸溢:黄芩、黄柏、黄连、阿胶等 4 味,常规剂量,水煎服。

【按语】

蘖木别名黄柏,中药药名。为芸香科植物黄柏或黄皮树的树皮。黄柏含小檗碱、药根碱、木兰花碱、黄柏碱、掌叶防己碱及黄柏酮、黄柏内酯、白鲜交酯、黄柏酮酸。黄皮树树皮含小檗碱、木兰花碱、黄柏碱、掌叶防己碱等多种生物碱及内酯、甾醇、粘液质等。药理作用:①抗菌;②降压;③促进胰腺分泌;④降糖。注释:①肠痔,即肛门部痈疽;②阴阳蚀疮,即男女生殖器疮疡。后世蘖木主治黄疸、痢疾、腹泻、痈疽、口疮、眼翳、惊疳、冻疮、梦遗、崩中、伤寒等,较《神农本草经》大为扩展。

191 吴 茱 萸

【原文】

吴茱萸味辛温。主温中,下气,止痛,咳逆,寒热,除湿血痹,逐风邪,开腠理,根杀三虫。一名蔁。

【重辑】

吴茱萸味辛性温。主治:①咳逆;②寒热;③湿痹;④血痹;⑤风邪;⑥三虫。功效:①温中;②下气;③止痛;④开腠理。

【理论】

《名医别录》 吴茱萸去痰冷,腹内绞痛,诸冷实不消,中恶,心腹痛,逆气,利五脏。根白皮杀蛲虫,治喉痹咳逆,止泄注,食不消,女子经产余血,疗白癣。

《药性论》 吴茱萸主心腹疾,积冷,心下结气,疰心痛。治霍乱转筋,胃中冷气,吐泻腹痛不可胜忍者,疗遍身顽痹,冷食不消,利大肠拥气。

《本草拾遗》 杀恶虫毒,牙齿虫蚀。

《日华子本草》 健脾通关节治腹痛,肾气,脚气,水肿,下产后余血。

《本草思辨录》 吴茱萸上不至极上,下不至极下。然吴茱萸汤之厥阴头痛,温经汤之瘀血在少腹,何非极上极下,要皆为辟肝寒之效所及,非能径抵头与少腹也。由是推之,吴茱萸之用,亦綦广矣。胃主降,脾主升,脾之所以升,实得风木制化之益,故肝病者脾必病,吴茱萸能入肝驱邪,化阴凝为阳和,脾何能不温,腹痛腹胀何能不治。其性苦过于辛,降多而升少,肝主疏泄,肝平则气自下,此所以又利大肠壅气治滞下也。抑有用之为反佐者,古方左金丸,治肝脏火实右胁作痛,似非吴茱萸热药所宜。顾其方黄连多于吴茱萸五倍,肝实非吴茱萸不泄,连多茱少,则不至助热,且足以解郁滞之热,肝脾两获其益。故腹痛用之,亦每有神验。活法在人,未可为胶柱鼓瑟者道也。

【临床】

《伤寒论》 吴茱萸汤治厥阴头痛吐涎沫或少阴吐利手足逆冷,烦躁欲死或食谷欲呕,呕而胸满:吴茱萸、人参、生姜、大枣等4味,常规剂量,水煎服。《删补名医方论》罗谦甫曰:仲景救阳诸法,于少阴四逆汤必用姜附;通脉四逆汤倍加干姜,其附子生用;附子汤又加生附至二枚。所以然者,或壮微阳使之外达,或招飞阳使之内返,此皆少阴真阳失所,故以回阳为亟也。至其治厥阴,则易以吴茱萸,而并去前汤诸药,独用人参、姜、枣者,盖人身厥阴肝木虽为两阴交尽,而一阳之真气实起其中,此之生气一虚,则三阴浊气直逼中上,不惟本经诸证悉具,将阳明之健运失职,以至少阴之真阳浮露而吐利,厥逆烦躁欲死,食谷欲呕,种种丛生矣。吴茱萸得东方震气,辛苦大热,能达木郁,直入厥阴,降其盛阴之浊气,使阴翳全消,用以为君。人参秉冲和之气,甘温大补,能接天真,挽回性命,升其垂绝之生气,令阳光普照,用以为臣。佐姜、枣和胃而行四末。斯则震坤合德,木土不害,一阳之妙用成,而三焦之间无非生生之气矣。诸证有不退者乎?盖仲景之法,于少阴则重固元阳,于厥阴则重护生气。学人当深思而得之矣。

《肘后备急方》 卷1,吴茱萸汤(名见《圣济总录》卷55)治卒心痛:吴茱萸、桂枝等2味,常规剂量,水酒煎服。

《备急千金要方》 卷16,吴茱萸汤治久寒胸胁逆满:吴茱萸、半夏、小麦、甘草、人参、桂心、大枣、生姜等8味,常规剂量,水酒煎服。

《千金翼方》 卷16,吴茱萸散治中风半身不遂:吴茱萸、干姜、白蔹、牡桂、附子、薯蓣、天雄、干漆、秦艽、狗脊、防风等11味,常规剂量,捣散酒服。

《外台秘要》 卷19,引《许仁则方》吴茱萸汤治脚气病脚肿沉重,冲心腹满:吴茱萸、生姜、橘皮、桂心、槟榔等5味,常规剂量,水煎服。

《太平圣惠方》 ①卷9,吴茱萸散治伤寒皮肤顽痛,项强,四肢烦疼:吴茱萸、当归、川芎、附子、白芷、川乌头、麻黄、川椒等8味,常规剂量,捣散,水煎服。②卷11,吴茱萸散治阴毒伤寒:吴茱萸、厚朴、半夏、麻黄、肉桂、干姜、白术、附子、细辛、天南星、木香等11味,常规剂量,捣散,水煎服。③卷12,吴茱萸汤治伤寒吐利,手足逆冷,心烦闷绝:吴茱萸、大枣、生姜、人参、厚朴、炙甘草等6味,常规剂量,水煎服。④卷42,吴茱萸散治胸痹噎膈不能下食:

吴茱萸、半夏、白术、鳖甲、赤茯苓、前胡、青橘皮、京三棱、桂心、厚朴、槟榔、枳壳等 12 味，常规剂量，捣散，水煎服。

《圣济总录》　①卷 27，吴茱萸汤治伤寒阴毒：吴茱萸、白附子、天南星、柴胡、鳖甲、前胡、细辛、羌活、黄芪、干姜、枳壳、陈橘皮、赤芍、厚朴、白檀、五味子、桔梗、苍术、莎草根、当归、川芎、麻黄、炙甘草等 23 味，常规剂量，捣散，水煎服。②卷 40，吴茱萸汤治霍乱呕吐气结心下：吴茱萸、白术、赤茯苓、陈橘皮、荜茇、厚朴、槟榔、人参、大黄、竹茹、生姜等 11 味，常规剂量，水煎服。③卷 57，吴茱萸汤治阴盛生寒腹满膜胀：吴茱萸、厚朴、桂枝、干姜、白术、陈橘皮、人参、蜀椒、生姜等 9 味，常规剂量，水煎服。④卷 64，吴茱萸汤治冷痰吞酸吐水，胸中不快：吴茱萸、半夏、附子、生姜等 4 味，常规剂量，水煎服。⑤卷 71，吴茱萸饮治奔豚气注小腹急痛，发即不识人：吴茱萸、桃仁、黑豆等 3 味，常规剂量，童便煎服。⑥卷 94，吴茱萸汤治厥疝腹中阴冷痛，积气上逆：吴茱萸、乌头、细辛、高良姜、当归、干姜、桂枝等 7 味，常规剂量，水煎服。

《太平惠民和剂局方》　吴茱萸汤治胸膈满痛，呕吐恶心，恶寒战栗，或泄痢不止及脏气暴虚宿疾转甚：吴茱萸、防风、干姜、炙甘草、当归、细辛、熟地黄等 7 味，常规剂量，水煎服。

《医心方》　卷 22，引《产经》吴茱萸酒治妊娠恶心，腹暴痛遂动胎：吴茱萸五合酒煎分服。

《鸡峰普济方》　卷 14，吴茱萸汤治积冷赤白痢形如烂鱼腹肠，疼痛不能饮食：黄连、吴茱萸、当归、石榴皮等 4 味，常规剂量，水煎服。

《丹溪心法》　①卷 1，左金丸治肝火犯胃胁肋及脘腹胀痛，呕吐口苦，吞酸嘈杂嗳气：黄连、吴茱萸等 2 味，常规剂量，捣末蒸饼为丸，分服。②卷 4，吴茱萸散(名见《明医指掌》卷 8)治春天疮疥：白矾、吴茱萸、樟脑、轻粉、寒水石、蛇床子、黄柏、大黄、硫黄、槟榔等 10 味，常规剂量，捣末香油调敷。③卷 4，吴茱萸煎(名见《古今医统》卷 60)治肾囊湿疮：吴茱萸、寒水石、黄柏、樟脑、蛇床子、轻粉、白矾、硫黄、槟榔、白芷等 10 味，常规剂量，捣末麻油调搽。

《明医指掌》　卷 6，吴茱萸汤治厥阴头痛或厥冷：麻黄、羌活、吴茱萸、藁本、升麻、黄芪、黄芩、当归、黄柏、川芎、蔓荆、细辛、柴胡、黄连、半夏、红花、苍术等 17 味，常规剂量，水煎服。

《医宗金鉴》　卷 44，吴茱萸汤治妇人风寒，经行腹痛：当归、肉桂、吴茱萸、丹皮、半夏、麦冬、防风、细辛、藁本、干姜、茯苓、木香、炙甘草等 13 味，常规剂量，水煎服。

《中医皮肤病学简编》　吴茱萸散治湿疹：炒吴茱萸、乌贼骨、硫黄等 3 味，捣末调敷。

【按语】

吴茱萸是芸香科植物吴茱萸的未成熟果实，中药药名。吴茱萸含吴茱萸烯、罗勒烯、吴茱萸内酯、吴茱萸内酯醇、吴茱萸碱、吴茱萸次碱、吴茱萸因碱、羟基吴茱萸碱、吴茱萸卡品碱。药理作用：①驱蛔；②抗菌；③镇痛；④强心；⑤升压；⑥止泻。后世吴茱萸主治头痛、卒心痛、皮肤顽痛、阴毒伤寒、伤寒吐利、胸痹噎膈、阴毒、霍乱、膜胀、冷痰、厥疝、赤白痢、疮疥、湿疮、经行腹痛等，较《神农本草经》大为扩展。

192 桑根白皮

【原文】

桑根白皮味甘寒。主伤中,五劳六极,羸瘦,崩中,脉绝,补虚益气。叶主除寒热出汗。桑耳黑者,主女子漏下,赤白汁,血病,癥瘕积聚,阴痛,阴阳寒热,无子。五木耳名檽,益气不饥,轻身强志。

【重辑】

桑根白皮味甘性寒。主治:①伤中;②五劳六极;③羸瘦;④崩中;⑤脉绝;⑥叶主寒热出汗。功效:补虚益气。桑耳主治:①女子漏下;②带下赤白;③血病;④癥瘕积聚;⑤阴痛阴伤;⑥寒热;⑦无子。五木耳益气不饥,轻身强志。

【理论】

《名医别录》 桑根白皮去肺中水气,止唾血,热渴,水肿,腹满,胪胀,利水道,去寸白。

《新修本草》 楮耳、槐耳、榆耳、柳耳、桑耳,此为五耳。桑椹味甘性寒,单食主消渴。桑叶味苦性寒,除脚气水肿,利大小肠。

《本草拾遗》 桑叶汁主霍乱腹痛吐下,研取白汁合金疮主小儿吻疮。桑椹利五脏关节,通血气。

《药性论》 桑白皮治肺气喘满,水气浮肿,主伤绝,利水道,消水气,虚劳客热,头痛,内补不足。桑耳治女子崩中带下,月闭血凝,产后血凝,男子痃癖,兼疗伏血,下赤血。又云木耳,亦可单用,平。

《日华子本草》 桑白皮调中下气,益五脏,消痰止渴,利大小肠,开胃下食,杀腹脏虫,止霍乱吐泻。桑根研汁治小儿天吊惊痫,客忤及敷鹅口疮。桑叶利五脏通关节,下气。煎服除风痛出汗并扑损瘀血,酒服治一切风。桑耳止肠风泻血,妇人心腹痛。

【临床】

《备急千金要方》 卷3,桑根白皮汤治伤于丈夫头痛欲呕心闷:桑根白皮、干姜、桂心、大枣等4味,常规剂量,水煎服。

《外台秘要》 卷29,引《许仁则方》桑白皮散治积热劳累吐血:桑根白皮、生姜屑、柏叶、鸡苏、小蓟根、干地黄、青竹茹、地菘等8味,常规剂量,捣散,桑白皮饮和服。

《太平圣惠方》 ①卷6,桑白皮散治肺痿咳嗽:桑根白皮、桔梗、木通、紫菀、槟榔、旋覆花、款冬花、前胡、杏仁等9味,常规剂量,捣散,水煎温服。②卷69,桑白皮散治妇人脚气两脚浮肿,小便壅涩,腹胁胀满气急:桑白皮、赤茯苓、汉防己、木香、紫苏子、郁李仁、木通、大腹皮、槟榔、青橘皮等10味,常规剂量,捣散,水煎服。

《圣济总录》 卷61,桑白皮散治上气心胸满闷:桑根白皮、大腹皮、陈皮、炙甘草、桂心、赤茯苓、木通、紫苏子等8味,常规剂量,捣散,水煎服。

《政和本草》 卷13,引《经验方》桑白皮散(名见《杂病源流犀烛》卷17)治咳嗽极甚或吐血鲜红:鲜桑根白皮捣末米饮调下。

《普济方》 卷28,桑白皮散治肺脏痰毒停滞,心胸满闷:桑根白皮、半夏、赤茯苓、前胡、大腹皮、白术、木香、炙甘草、大黄等9味,常规剂量,捣散,水煎服。

《古今医统》 卷44,引《医林》桑白皮散治风咳嗽连声,喉间有血腥气:桑白皮、桔梗、川芎、防风、薄荷、黄芩、前胡、柴胡、紫苏、赤茯苓、枳壳、甘草等12味,常规剂量,捣散,水煎服。

《杂病源流犀烛》 卷30,桑白皮散治金疮血出不止:桑白皮、密陀僧、乌贼骨、煅龙骨、枯矾、黄丹等6味,常规剂量,捣散外敷伤处。

【按语】

桑根白皮通用名桑白皮,是桑科植物桑除去栓皮的根皮,中药药名。桑根白皮含伞形花内酯、东莨菪素和黄酮成分桑根皮素、桑素、桑色烯、环桑素、环桑色烯等。药理作用:①利尿;②降压;③镇静。注释:①六极,即气极、血极、筋极、胃极、肌极、精极;②脉绝,即血脉枯涩败绝的疾患。后世桑根白皮主治头痛、吐血、肺痿、水肿、上气、痰毒、金疮等,较《神农本草经》有所改变。

193 芜 荑

【原文】

芜荑味辛平。主五内邪气,散皮肤骨节中淫淫温行毒,去三虫,化食。一名无姑,一名蘵瑭。

【重辑】

芜荑味辛平。主治:①五内邪气;②皮肤骨节温毒;③三虫。功效:化食。

【理论】

《名医别录》 芜荑逐寸白,散腹中温温喘息。

《药性论》 芜荑治积冷气,心腹癥痛,除肌肤节中风,淫淫如虫行。

《食疗本草》 芜荑治五脏皮肤肢节邪气热疮,和白蜜治湿癣,和沙牛酪治一切疮。

《日华子本草》 治肠风痔,恶疮疥癣。

《本草求真》 芜荑功专燥脾,去风化食杀虫。缘虫生于人腹,多因湿为之兆。滞为之得,风为之助,寒为之成。上侵人咽,下蚀人肛,或附胁背,或隐胸腹。大则如鳖,小则如钱。治法惟当用此煎服,兼用暖胃益血理中之类,乃可杀之。且不独杀虫如是,即其皮肤骨节,湿热内入留连不解,以致秽垢不清,得以合其辛散等药亦能去风除湿,而使气血调和,肢节安养而无瘫痪痿痹之候矣!奈世仅知扫虫杀蛊,而不知此更散皮肤骨节淫湿。

【临床】

《外台秘要》 卷26,芜荑散治寸白虫:狼牙、芜荑等2味,常规剂量,捣末酒服。

《太平圣惠方》 ①卷57,芜荑散治九虫:芜荑仁、狼牙、槟榔、石榴根等4味,常规剂量,捣散,暖酒调下。②卷57,芜荑散(名见《普济方》卷308)治蜘蛛咬遍身成疮:白芜荑、皂荚、青盐等3味,常规剂量,捣末,蜜调敷疮。③卷93,芜荑散治久痢羸瘦:芜荑、黄芩、黄柏、阿胶、赤芍、厚朴、人参、地榆、当归、银、薤白、生姜、豆豉等13味水煎服。

《圣济总录》 ①卷74,芜荑丸治水泻:芜荑、黄连、吴茱萸、干姜、枳壳、缩砂等6味,捣末蜜丸,米饮送下。②卷78,芜荑丸治湿蜃下痢:芜荑仁、吴茱萸、干姜、枳壳、黄连等5味捣末饭丸,米饮送下。③卷187,芜荑丸治脾肾虚冷不思饮食:芜荑、乌梅肉、黄连、厚朴、补骨脂、肉苁蓉、巴戟天、附子、鹿茸、陈橘皮等10味,捣丸分服。

《杨氏家藏方》 卷18,芜荑丸治小儿五疳骨热,面黄肌瘦,牙齿宣露,或有盗汗,疳疮湿痒,小便白浊:白芜荑仁、黄连、黄柏、甘草、青橘皮、龙胆草、干蟾、胡黄连、使君子、青黛、麝香等11味,常规剂量,捣末为丸,米饮送下。

《鸡峰普济方》 卷22,芜荑散治疮:雄黄、芜荑、吴茱萸、白矾等4味,常规剂量,捣末,矾水调涂。

《小儿卫生总微论方》 卷6,干漆芜荑散治诸般虫证惊痫,直视上窜搐搦:干漆、白芜荑等2味捣末调服。

《普济方》 ①卷25,引《仁存方》芜荑散治三十六种恶疮:芜荑、剪草、蛇床、黄连、硫黄、雄黄、五倍子、海桐皮、轻粉等9味,捣末麻油调敷。②卷397,鹿角芜荑丸治赤白久痢腹痛:鹿角屑、芜荑仁、附子、赤石脂、黄连、地榆等6味,捣末蜜丸,粥饮送下。③卷397,黄连芜荑丸治小儿赤白痢:黄丹、黄连、白芜荑等3味,捣末枣肉为丸,温水送服。

《疮疡经验全书》 卷7,芜荑酒治三十年癞及诸恶风眉毛脱落:生地、独活、丹参、白附、甘遂、赤石脂、干姜、芜荑、麦冬、芫花、苏子、柏子仁、苁蓉、茯神、金牙、薯蓣、白术、蔓荆子、杜仲、石楠、白芷、人参、乌头、山茱萸、狼毒、川椒、防风、细辛、牛膝、寒水石、麻黄、当归、柴胡、乌药、牡蛎、枸杞子、桔梗、狗脊、天雄、石斛、桂心等41味,常规剂量,酒浸分服。

《类证治裁》 卷3,芜荑汤鳖瘕:芜荑不拘分两煎水代茶。

【按语】

芜荑是榆科植物大果榆果实的加工品,中药药名。芜荑含鞣酸、挥发油、糖分等。药理作用:①驱虫;②抗真菌。注释:皮肤骨节中淫淫行毒指能消散皮肤、骨节内游动的风邪,去除积蓄的邪气。后世芜荑主治九虫、疮疡、久痢、腹泻、五疳、惊痫、风癞等,较《神农本草经》大为扩展。

194 枳　实

【原文】

枳实味苦寒。主大风在皮肤中如麻豆苦痒,除寒热结,止痢,长肌肉,利五脏,益气轻身。

【重辑】

枳实味苦性寒。主治:①皮肤大风苦痒;②寒热结气;③泄痢。功效:①长肌肉;②利五脏。

【理论】

《名医别录》　枳实除胸胁淡癖,逐停水,破结实,消胀满、心下急、痞痛、逆气胁风痛,安胃气、止溏泄,明目。

《本草经集注》　枳树茎及皮疗水胀,暴风骨节疼急。

《新修本草》　江南为桔,江北为枳。今江南俱有枳桔,江北有枳无桔。此自是种别,非关变也。

《药性论》　枳实解伤寒结胸入陷胸汤用,主上气喘咳,肾内伤冷阴痿而有气,加而用之。

《汤液本草》　枳实,益气则佐之以人参、干姜、白术;破气则佐之以大黄、牵牛、芒硝。此《本经》所以言益气而复言消痞也。非白术不能去湿,非枳实不能除痞。

【临床】

《金匮要略方论》　枳术汤治心下坚大如盘,边如旋盘,水饮所作:枳实、白术等2味,常规剂量,水煎服。《删补名医方论·枳术汤》:心下,胃之上脘也。上脘结硬如盘,边旋如杯,谓时大时小,水气所作,非有形食滞也。用枳实以破结气,白术以除水湿,温服三服,则腹软结开而硬消矣。李果法仲景以此方倍白术,是以补为主也,此方君枳实,是以泻为主也。然一缓一急,一补一泻,其用不同,只此多寡转换之间耳。

《备急千金要方》　①卷5,枳实丸治肌肤痒痛如疥,瘙之汁出,遍身痞癗如麻豆粒,年年喜发:枳实、菊花、蛇床子、防风、白薇、浮萍、蒺藜子、天雄、麻黄、漏芦等10味,常规剂量,研末蜜丸,分服。②卷15,枳实散治久痢淋沥,形羸不堪:枳实二两治下筛每服方寸匕。

《太平圣惠方》　卷15,枳实散治时气后脾胃气虚,心腹虚胀,食不消化:枳实、人参、干姜、白术、桂心、炙甘草、桔梗、木香、半夏等9味,常规剂量,捣散,水煎服。

《圣济总录》　卷163,枳实半夏汤治产后短气不足:枳实、半夏、木香、干姜、五味子、人参、青橘皮、炙甘草等8味,常规剂量,水煎服。

《太平惠民和剂局方》　卷3,枳实理中丸理中焦,除痞满,逐痰饮,止腹痛,治伤寒结胸欲绝,心膈高起,实满作痛,手不可近:枳实、白术、人参、炙甘草、茯苓、干姜、生姜、大枣等8味,常规剂量,捣末蜜丸,分服。

《幼幼新书》　卷37,引《婴孺方》枳实膏治风疹肿痒:枳实、茺蔚子、防己、升麻、竹叶、石膏、芒硝等7味,常规剂量,麻油煎涂患处。

《宣明论方》　卷11,枳实槟榔丸治癥瘕痞块有似孕妇:枳实、槟榔、黄连、黄柏、黄芩、当归、阿胶、木香等8味,常规剂量,捣末和丸,米饮送下。

《内外伤辨惑论》　卷下,枳实导滞丸治积滞,胸脘痞闷,下痢腹痛,或泄泻或便秘:枳实、大黄、神曲、茯苓、黄芩、黄连、白术、泽泻等8味,常规剂量,捣末蒸丸,温水送服。

《普济方》　卷108,引《简易方》枳实酒治遍身白疹瘙痒不止:枳实不拘多少,酒浸分服。

《郑氏家传女科万金方》　卷3,枳芩散治胎漏下血:枳壳、黄芩、白术等2味,常规剂量,水煎服。

《活人心统》　卷1,枳连丸治痢疾赤白相杂:枳壳、黄连、槐花等3味,捣末,水泛为丸分服。

【按语】

枳实是芸香科植物枸橘、酸橙或香圆的幼果,中药药名。枸橘和橘属植物的果皮均含挥发油,且多含黄酮苷等。川枳实含生物碱、苷类。酸橙幼果含新橙皮苷、柚皮苷、野漆树苷和忍冬苷等黄酮苷等。药理作用:①兴奋在体子宫;②抑制在体肠管;③升压。后世枳实主治水饮、皮肤瘙痒、腹胀、痞满、风疹、癥瘕、白疹、胎漏、痢疾等,较《神农本草经》大为扩展。

195　厚　朴

【原文】

厚朴味苦温。主中风,伤寒,头痛,寒热,惊悸,气血痹,死肌,去三虫。

【重辑】

厚朴味苦性温。主治:①中风;②伤寒;③头痛;④寒热;⑤惊悸;⑥气血痹;⑦死肌;⑧三虫。

【理论】

《名医别录》　厚朴温中,益气,消痰,下气,治霍乱及腹痛,胀满,胃中冷逆,胸中呕不止,泄痢,淋露,除惊,去留热,止烦满,浓肠胃。

《药性论》　厚朴疗积年冷气,腹内雷鸣虚吼,宿食不消,除痰饮,去结水,破宿血,消化水谷,止痛,大温胃气,呕吐酸水,主心腹满,病患虚而尿白。

《日华子本草》　健脾,主反胃,霍乱转筋,冷热气,泻膀胱,泄五脏一切气,妇人产前、产后腹脏不安,调关节杀腹脏虫,除惊,去烦闷,明耳目。又名烈朴。

【临床】

《伤寒论》　栀子厚朴汤治伤寒心烦腹满卧起不安:栀子、厚朴、枳实等3味,常规剂量,水煎服。

《外台秘要》　卷7,引《广济方》柴胡厚朴汤治气滞湿阻心腹胀满:柴胡、厚朴、茯苓、橘皮、紫苏、生姜、槟榔等7味,常规剂量,水煎服。

《太平圣惠方》　卷5,厚朴汤治胸膈气滞吐逆不下食:厚朴、人参、陈橘皮、甘草炙等4味,常规剂量,捣散,水煎服。

《圣济总录》　①卷45,藿香厚朴汤治脾胃虚弱呕吐不下食:藿香、厚朴、半夏、甘草、人参、茯苓、陈橘皮等7味,常规剂量,水煎服。②卷67,厚朴温肺散治上气胸胁支满:厚朴、葶苈子、皂荚子、接骨草、诃黎勒等5味,常规剂量,捣散,生姜蜜汤调下。

《太平惠民和剂局方》　平胃散常服调气暖胃,化宿食,消痰饮,辟风寒湿四时非节之气,治心腹胁肋胀满刺痛,口苦无味,胸满短气,呕哕恶心,噫气吞酸,怠惰嗜卧,体重节痛,常多自利,及五噎八痞,膈气反胃:苍术、厚朴、陈皮、甘草等4味,常规剂量,捣散,水煎热服。

《朱氏集验方》　卷4,厚朴汤治脾胃不和冷泻腹痛:厚朴、生姜、枣肉、砂仁、高良姜、草果仁、炙甘草、白术、诃子、肉桂等9味,常规剂量,捣散,水煎服。

《宣明论方》　卷14,厚朴散治小儿虚滑,泻痢不止:厚朴、诃子皮、使君子、丁香、茯苓、白术、青皮、甘草等8味,常规剂量,捣散煎服。

《内外伤辨惑论》　卷上,厚朴温中汤治脾胃虚寒心腹胀满及秋冬客寒犯胃时作疼痛:厚朴、橘皮、炙甘草、草豆蔻仁、茯苓、木香、干姜等7味,常规剂量,捣散,水煎服。

《兰室秘藏》　卷上,半夏厚朴汤治腹胀满,积聚坚硬如石,上喘气促,通身虚肿:红花、苏木、吴茱萸、生姜、黄连、木香、青皮、肉桂、苍术、茯苓、泽泻、柴胡、陈皮、黄芩、草豆蔻、甘草、三棱、当归、猪苓、升麻、神曲、厚朴、半夏、桃仁、昆布等25味,常规剂量,水煎服。

《普济方》　卷23,引《卫生家宝》草果厚朴丸治腹痛滑泄,肠胃怯薄,关节不通:厚朴、草果、陈皮、干姜、白术、诃黎勒、桂枝、砂仁等8味,常规剂量,捣末面糊为丸,分服。

《医略六书》　卷30,厚朴温中饮治产后腹胀脉紧涩:厚朴、附子、白术、泽泻、吴茱萸、木香、干姜、青皮、肉桂等9味,常规剂量,水煎服。

【按语】

厚朴是木兰科植物厚朴或凹叶厚朴的树皮或根皮,中药药名。厚朴含木脂体类化合物如厚朴酚、四氢厚朴酚、异厚朴酚、挥发油及木兰箭毒碱。凹叶厚朴含挥发油、生物碱、皂苷。药理作用:①抗菌;②抗应激性胃功能障碍;③抑制血小板聚集;④降压;⑤松弛横纹肌。后世厚朴主治腹满、腹胀、腹痛、腹泻、呕吐、上气、胸胁支满、积聚等较《神农本草经》大为改变。

196 秦 皮

【原文】

秦皮味苦微寒。主风寒湿痹,洗洗寒气,除热,目中青翳白膜。久服头不白,轻身。

【重辑】

秦皮味苦性寒。主治:①风寒湿痹;②洗洗寒气;③青翳白膜;③头发早白。

【理论】

《名医别录》 秦皮治男子少精,妇人带下,小儿痫,身热,可作洗目汤。久服皮肤光泽肥大,有子。

《本草经集注》 俗方唯以疗目,道家亦有用处。

《药性论》 秦白皮主明目,去肝中久热,两目赤肿疼痛,风泪不止。治小儿身热作汤浴瘥。

《日华子本草》 治小儿热惊,皮肤风痹,退热。

【临床】

《备急千金要方》 卷15,秦皮丸(名见《普济方》卷212)治血痢连年:秦皮、鼠尾草、蔷薇根等3味捣丸分服。

《外台秘要》 ①卷2,引《范汪方》秦皮汤治伤寒腹痛下利:秦皮、黄连、白头翁、阿胶等4味,常规剂量,水煎服。②卷2,引《小品方》秦皮汤治赤翳疼痛不得视光,或眼外浮肿如吹汁出,生膜覆珠子:秦皮、前胡、常山、黄芩、升麻、芍药、白薇、枳实、大黄、炙甘草等10味,常规剂量,水煎服。③卷17,引《集验方》秦艽散治腰脚疼痛诸病:秦艽、白术、桔梗、干姜、附子、牡蛎、防风、人参、茯苓、蜀椒、黄芩、桂心、细辛、炙甘草、杜仲等15味捣散,温酒送服。

《太平圣惠方》 ①卷10,秦皮散治伤寒热毒攻眼,赤翳疼痛不可视明或眼外浮肿:秦皮、前胡、蕤仁、黄芩、升麻、赤芍、白薇、枳壳、炙甘草、栀子仁、大黄、芒硝等12味,常规剂量,捣散,水煎服。②卷32,秦皮散治眼赤肿痛有翳,脔肉多泪难开:秦皮、防风、黄连、炙甘草、淡竹叶等5味,捣散,水煎温服。③卷32,秦皮散治一切赤眼生疮:秦皮、辛夷、黄柏、黄连、玄参、莽草、炙甘草等7味,常规剂量,捣散,水煎温服。

《圣济总录》 ①卷102,秦皮汤治胁下妨痛,视物不明:秦皮、羚羊角、桔梗、细辛、薏苡仁、伏翼等6味,常规剂量,捣散,水煎服。②卷112,秦皮丸治眼昏晕恐变内障:秦皮、瞿麦穗、升麻、枳壳、黄连、前胡、栀子仁、菥蓂子、车前子、大蓝实、防风、决明子、苋实、羚羊角、黄柏等15味,常规剂量,捣散蜜丸,分服。③卷135,秦皮汤治热肿惧向暖处,周身毒热蒸人:秦皮、防风、车前子、黄连等4味,常规剂量,水煎服。

《太平惠民和剂局方》 秦皮散治风毒赤眼肿痛:秦皮、滑石、黄连等3味,常规剂量,水煎洗眼。

《秘传眼科龙木论》 卷4,秦皮煎治外障神祟疼痛:秦皮、黄芪、木香、黄连、黑参等5味,捣末煎膏分服。

《永类钤方》 卷11,秦皮散治眼赤肿痛洒泪:秦皮、当归、黄芩、川芎、荆穗、黄连、山栀仁、羌活、赤芍、黄柏、蔓荆子等11味,常规剂量,捣散,水煎泡洗。

《普济方》 ①卷77,引《医方大成》秦皮汤治热毒不可宣通目急痒痛:秦皮、荆芥穗、赤芍药、当归、黄连等5味,常规剂量,捣末水煎热洗。②卷292,引《鲍氏肘后方》秦皮散治瘰疬:秦皮、莽草、细辛、苦参、黄连、黄芩、大黄、当归等8味,常规剂量,捣末水煎洗眼。

《疮疡经验全书》 卷7,秦艽散治皮肤一身尽痛,眉毛脱落,耳聋湿痒:秦艽、川椒、人参、茯苓、牡蛎、细辛、麻黄、瓜蒌、干姜、白附子、白术、桔梗、桂心、独活、当归、黄芩、柴胡、牛膝、天雄、石楠、杜仲、莽草、乌头、甘草、川芎、防风等26味,常规剂量,酒浸分服。

【按语】

秦皮是木犀科植物苦枥白蜡树,小叶白蜡树或秦岭白蜡树的树皮,中药药名。苦枥白蜡树树皮含马栗树皮苷、马栗树皮素等香豆精类及鞣质。小叶白蜡树树皮含秦皮素、秦皮苷、马栗树皮素、马栗树皮苷等多种香豆精类、鞣质、皂苷。药理作用:①消炎;②镇痛;③利尿。注释:青翳,即青盲有翳。后世秦皮主治痢疾、赤翳、赤眼生疮、视物不明、腰脚疼痛、毒热蒸人、瘰疬等,较《神农本草经》有所扩展。

秦　椒

197

【原文】

秦椒味辛温。主风邪气,温中除寒痹,坚齿发,明目。久服轻身好颜色,耐老增年,通神。

【重辑】

秦椒味辛性温。主治:①风邪;②寒痹。功效:①坚齿发;②明目;③好颜色。

【理论】

《名医别录》　秦椒喉痹,吐逆,疝瘕,去老血,产后余疾,腹痛,出汗,利五脏。

《药性论》　秦椒治恶风遍身,四肢帮痹,口齿浮肿摇动,女人月闭不通,产后恶血痢,多年痢,生发,腹中冷痛。

《食疗本草》　秦椒灭瘢长毛去血。若齿痛醋煎含之。损疮中风者以面作馄饨,灰中烧之使热,断使口开,封其疮上。粒大者主上气咳嗽,久风湿痹。患齿痛,醋煎含之。亦治伤损成弓风。久患口疮,去闭口者以水洗之。秦椒主风邪腹痛,寒痹。温中去齿痛,坚齿发,明目,止呕逆,灭瘢,生毛发,出汗,下气,通神,去老,益血,利五脏。治生产后诸疾,下乳汁。久服令人气喘促。十月勿食,及闭口者大忌,子细黑者是。秦椒白色也。除客热,不可久食,钝人性灵。

《本草乘雅半偈》　椒分秦、蜀者,不惟方域异。大小牝牡有别也。秦地者,开花结实,实大于牡;蜀地者,无花作实,实小于牝,其色馨气味,精胜实肤,与温中通痹,主司形气则一也。但无花者,性深邃,力从内骨。横遍肤表,主益气而归肺。有花者,性舒徐,力从中脏,横遍皮毛,明目窍,坚骨余,主通神而归心为别异耳。盖中脏通乎神,故久服轻身,好颜色,耐老增年,通神也。

《本经逢原》　秦椒味辛气烈过于蜀椒,其温中去痹除风邪气,治吐逆疝瘕,下肿湿气,皆取辛烈,以散郁热,乃从治之法也,不宜多服。令须发易白,以其气辛非蜀椒之比。臭毒疮毒腹痛,冷水下一握效。其能通三焦引正气,下恶气可知也。

【临床】

《备急千金要方》　①卷2,秦椒丸治妇人绝产,生来未产,荡涤腑脏,使玉门受子精:秦椒、天雄、人参、元参、白薇、鼠妇、白芷、黄芪、桔梗、露蜂房、僵蚕、桃仁、蛴螬、白薇、细辛、芜荑、牡蒙、沙参、防风、甘草、丹皮、牛膝、卷柏、五味子、芍药、桂心、大黄、石斛、白术、柏子仁、茯苓、当归、干姜、泽兰、干地黄、川芎、干漆、紫石英、白石英、附子、钟乳44味,常规剂量,捣末蜜丸,分服。②卷4,秦椒散治黄疸:秦椒、瓜蒂等2味,常规剂量,捣散,水煎服。

《外台秘要》　卷4,引《深师方》秦椒散治膏瘅:秦椒、瓜蒂等2味,捣末,温水送服。

《太平圣惠方》　①卷41,秦椒散(名见《圣济总录》卷187)治人年未至四十头须尽白:白芷、旋覆花、秦椒、桂心等4味,常规剂量,捣散,井花水调服。②第70,秦椒丸治子脏积冷无子:秦椒、细辛、芜荑、白石英、白薇、泽兰、人参、大黄、僵蚕、天雄等10味,常规剂量,捣末蜜丸,酒服。

《圣济总录》　①卷101,秦椒丸治髭发黄悴:秦椒、生地、旋覆花、白芷等4味,常规剂量,捣末蜜丸,分服。②卷121,秦椒散治髭发白:秦椒、干漆、生地黄、马齿苋、石榴皮、柳枝、桑根白皮、胡桃皮、白刺皮等9味,常规剂量,研末揩齿,髭发白即变黑。③卷157,秦椒丸治妊娠多尿:秦椒、茴香子、黄蜡等3味,常规剂量,捣末蜡丸,酒服。

《本草纲目·秦椒》　①治饮少尿多:用秦椒、瓜蒂研末,水送下。②治手足心肿:用椒和盐末等分,醋调匀敷肿处。③治久患口疮:用秦椒去掉闭口的颗粒然后水海洗面拌煮为粥,空心腹。④治牙齿风痛:秦椒煎醋含漱。

【按语】

秦椒为茄科植物辣椒的果实。果实所含辛辣成分为辣椒碱、二氢辣椒碱、降二氢辣椒碱、高辣椒碱、高二氢辣椒碱;壬酰香荚兰胺、辛酰香荚兰胺;色素为隐黄素、辣椒红素、微量辣椒玉红素、胡萝卜素;尚含维生素C、柠檬酸、酒石酸、苹果酸等。种子含龙葵碱、龙葵胺,极可能尚含澳洲茄边碱、澳洲茄胺、澳洲茄碱等生物碱。药理作用:①促进食欲;②改善消化;③抗菌;④杀虫。后世秦椒主治妇人宫冷不孕、黄疸、头须尽白、饮少尿多、手足心肿、口疮、牙痛等,较《神农本草经》有所扩展。

198 山茱萸

【原文】

山茱萸味酸平。主心下邪气,寒热,温中,逐寒湿痹,去三虫。久服轻身。一名蜀枣。

【重辑】

山茱萸味酸性平。主治:①心下邪气;②寒热;③湿痹;④三虫。功效:温中。

【理论】

《名医别录》 山茱萸治肠胃风邪,寒热,疝瘕,头脑风,风气去来,鼻塞,目黄,耳聋,温中,下气,出汗,强阴,益精,安五脏,通九窍,止小便利。

《药性论》 山茱萸治脑骨痛,止月水不定,补肾气,兴阳道,添精髓,疗耳鸣,除面上疮,主能发汗,止老人尿不节。

《日华子本草》 山茱萸暖腰膝,助水脏,除一切风,逐一切气,破癥结,治酒皶。

《医学衷中参西录》 山茱萸大能收敛元气,振作精神,固涩滑脱。收涩之中兼具条畅之性,故又通利九窍,流通血脉,治肝虚自汗,肝虚胁疼腰疼,肝虚内风萌动。且敛正气而不敛邪气,与其他酸敛之药不同,是以《本经》谓其逐寒湿痹也。凡人元气之脱,皆脱在肝。故人虚极者,其肝风必先动,肝风动,即元气欲脱之兆也。又肝与胆,脏腑相依,胆为少阳,有病主寒热往来;肝为厥阴。虚极亦为寒热往来,为有寒热,故多出汗。萸肉既能敛汗。又善补肝,是以肝虚极而元气将脱者,服之最效。

【临床】

《千金翼方》 卷16,山茱萸散治风跛痹:山茱萸、附子、薯蓣、王荪、牡桂、干地黄、干漆、秦艽、天雄、白术、狗脊等11味,常规剂量,捣散,温酒送服。

《太平圣惠方》 ①卷22,山茱萸散治头风目眩,皮肤瘙痒:山茱萸、菊花、荆芥穗、秦艽、川芎、茯神、蔓荆子、山栀子、羚羊角屑、汉防己、藁本、炙甘草等12味,常规剂量,捣散,水煎服。②卷23,山茱萸散治中风偏枯不遂:山茱萸、天雄、麻黄、川椒、萆薢、桂心、川乌头、防风、炙甘草、牛膝、狗脊、莽草、石楠、踯躅花等14味,常规剂量,捣散酒服。③卷36,山茱萸散治耳聋,头脑旋闷:山茱萸、薯蓣、菖蒲、土瓜根、菊花、木通、防风、赤茯苓、天雄、牛膝、沉香、炙甘草、远志、生地黄、蔓荆子等15味,常规剂量,捣散,水煎服。④卷58,山茱萸散治尿频日夜无时:山茱萸、赤石脂、萆薢、牛膝、肉苁蓉、狗脊、牡蛎、黄芪、土瓜根等9味,常规剂量,捣散,水煎服。

《圣济总录》 ①卷19,山茱萸丸治风痹或血痹:山茱萸、生地黄、山芋、牛膝、萆薢、全蝎、天雄、蛴螬、车前子、干漆、狗脊、白术、地肤子、茵芋等14味,常规剂量,捣末蜜丸,分服。②卷43,山茱萸丸治心气不足:山茱萸、杜仲、茯神、枳壳、炙甘草、贝母、天门冬、茯苓、麦门冬、生地黄、百部、防风、远志等13味,常规剂量,捣末蜜丸,分服。③卷58,山茱萸丸治消渴饮水极多:山茱萸、栝楼根、土瓜根、苦参、龙骨、黄连等6味,常规剂量,捣末为丸,白茅根饮送下。④卷116,山茱萸丸治齆鼻:山茱萸、菊花、大黄、独活、炙甘草、防风、蔓荆实、秦艽、栀子、附子、朴硝等11味,常规剂量,捣末蜜丸,温水送服。⑤卷128,山茱萸散治痈疽热气结聚:山茱萸、五味子、茯苓、当归、附子、川芎、芍药、石韦、桂枝、人参、地脉草、石斛、菟丝子、炙甘草、巴戟天、远志、麦冬、肉苁蓉、生地黄、干姜等20味,常规剂量,捣散,温酒调服。

《御药院方》 卷8,山茱萸散治肾虚阴囊多汗或冷肿痛不消,或牵引少腹疼痛:山茱萸、吴茱萸、硇砂、紫梢花、零陵香、藿香叶、丁香皮、木通、细辛、续断、远志、蛇床子、木鳖子、天仙子等14味,常规剂量,捣末,水煎熏浴。

《医方类聚》 卷10,引《神巧万全方》山茱萸散治肝虚胁痛久并泪出见物不审:山茱萸、肉桂、薯蓣、天雄、茯苓、人参、川芎、白术、独活、五加皮、大黄、防风、干姜、丹参、厚朴、细辛、桔梗、菊花、炙甘草、贯众、陈橘皮、陈麦曲、大麦蘖等23味,常规剂量,捣末,温酒送服。

【按语】

山茱萸是山茱萸科植物山茱萸的果肉,中药药名。山茱萸含莫罗忍冬苷、甲基莫罗忍冬苷、獐牙菜苷、番木鳖苷、山茱萸鞣质等。药理作用:①抗菌;②降糖;③抑制血小板聚集;④抗休克;⑤抗炎。后世山茱萸主治跛痹、风痹、头面风、中风、耳聋、消渴、齆鼻、痈疽、肾虚、胁痛等,较《神农本草经》有所扩展。

199 紫 葳

【原文】

紫葳味酸微寒。主妇人产乳余疾,崩中,癥瘕,血闭,寒热,羸瘦,养胎。

【重辑】

紫葳味酸性寒。主治:①产乳余疾;②崩中;③癥瘕;④血闭;⑤寒热;⑥羸瘦。

【理论】

《名医别录》 紫葳益气治痿蹶。

《新修本草》 紫葳即凌霄花也。

《药性论》 紫臣治热风风痫,大小便不利,肠中结实,止产后奔血不定淋沥,安胎。

《日华子本草》 根,治热风身痒,游风风疹,治瘀血带下。花、叶功用同。又云凌霄花,治酒渣热毒风刺风,妇人血膈游风,崩中带下。

《本草崇原》 紫葳延引藤蔓,主通经脉,气味酸寒,主清血热,故《本经》主治如此。近时用此,为通经下胎之药。仲景鳖甲煎丸,亦用紫葳以消癥瘕,必非安胎之品。《本经》养胎二字,当是堕胎之讹耳。

【临床】

《外台秘要》 卷15,引《古今录验》定志紫葳丸治五惊喜怒不安:紫葳、远志、龙骨、牛黄、炙甘草、虎头皮、人参、桂心、白术、防风、麦门冬、雷丸、柴胡等13味,常规剂量,捣散蜜丸,分服。

《太平圣惠方》 ①卷71,凌霄花散治妇人久积风冷小腹疞痛:凌霄花、当归、木香、没药、桂心、赤芍药等6味,常规剂量,捣散,热酒调服。②卷72,凌霄花丸治妇人积年血块月水不通:凌霄花、芫花、京三棱、木香、姜黄、水蛭、硇砂、斑蝥、雄雀粪等9味,常规剂量,捣末米饭为丸,温酒送下。

《圣济总录》 ①卷97,凌霄花根丸治大肠虚冷风秘:凌霄花根、乌药、人参、皂荚子等4味,常规剂量,捣末蜜丸,温水送服。②卷151,凌霄花汤治妇人血闭不行,脐下硬痛及腰痛:凌霄花、芫花、红蓝花、没药等4味,常规剂量,捣末,水煎热服。③卷161,紫葳汤治血块攻脐腹痛:紫葳、当归、木香、没药、牛膝等5味,常规剂量,捣末,水酒煎服。

《杨氏家藏方》 卷12,凌霄花散治风湿挟热皮肤生癣久不愈:凌霄花、白矾、雄黄、天南星、黄连、羊蹄根等6味,常规剂量,捣散调擦。

《是斋百一选方》 卷9,凌霄花散(名见《普济方》卷57)治酒齄鼻:凌霄花、山栀子等2味,捣末茶汤调服。

《妇人良方大全》 卷20,凌霄花散治妇人血瘕及产后秽露不尽,儿枕急痛,积聚疼痛:凌霄花、牡丹皮、山栀子仁、赤芍药、紫河车、血竭、没药、硇砂、地骨皮、五加皮、甘草、红娘子、桃仁、红花、桂心、延胡索、当归等17味,常规剂量,捣末,温酒调下。

《医方大成》 卷9,引《澹寮方》凌花散治妇人腹满,发热自汗:凌霄花、当归、刘寄奴、红花、官桂、丹皮、白芷、赤芍、延胡索等9味,常规剂量,捣散水煎服。《医略六书》:凌霄花破血降火;刘寄奴破血通经;当归养血,统营之运;赤芍破血,泻火之亢;延胡化血滞以通经脉,红花活血脉以返瘀海;官桂温经通用;丹皮凉血化血;白芷散阳明之邪以清冲任之脉也。为散以散之,温酒以行之,使瘀血顿化,则经气自调,而经血应时以下,何经闭发热之不瘥乎?

《本草纲目》 ①治妇女血崩:凌霄花为末酒送下,后服四物汤。②治消渴:凌霄花一两捣碎,水煎分服。③治通身风痒:凌霄花为末,酒送下。④治大风疠疾:凌霄、地龙、僵蚕、全蝎等4味,常规剂量,研末,温酒送服。⑤治满脸满头温烂成疮,延及两耳,痒而出水:凌霄花及叶煎汤,每日搽洗。⑥治月经不行:凌霄花为末,温酒送服。

《杂病源流犀烛》 卷3,紫葳汤治筋痿:紫葳、天冬、百合、杜仲、黄芩、黄连、萆薢、牛膝、防风、蒺藜、菟丝子等11味,常规剂量,水煎服。

【按语】

紫葳即凌霄花,中药药名。凌霄花含芹菜素、β-谷甾醇等。药理作用:①解痉;②抗溃疡;③降脂;④止咳;⑤抗炎。后世紫葳主治惊悸、腹痛、血瘀闭、风秘、皮癣、酒齄鼻、秽露、消渴、风疠等,较《神农本草经》有所改变。

200 猪　苓

【原文】

猪苓味甘平。主痎疟,解毒,蛊疰不祥,利水道。久服轻身耐老。一名猳猪屎。

【重辑】

猪苓味甘性平。主治:①痎疟;②蛊疰。功效:①解毒;②利水道。

【理论】

《名医别录》　猪苓味苦无毒。

《药性论》　猪苓解伤寒温疫大热,发汗,治肿胀满,腹急痛。

《本草思辨录》　《本经》猪苓利水道,不云止消渴;而仲圣以猪苓名方者,必渴而后与之,恶得无故。邹氏谓猪苓起阴气以和阳化水,譬之枫叶已丹,遂能即落。虽本经别录无起阴之文,然考尔雅正义、述异记、一统志、南方草木状、物类相感志、荀伯子临川记,所载枫树诸灵异,确与阴气相感。猪苓生枫树下,其皮至黑,气味俱薄,未必不能起阴。况水道既利,三焦得通,肾气之由三焦而上者,自亦滋溉于其胸,消渴奚能不止。此与泽泻之止消渴,有相侔之处。然有不如泽泻者焉,泽泻形圆,一茎直上,能起极下之阴以济极上之阳,平极上之阳淫。猪苓甘淡,不能直上至头,故泽泻汤治冒眩而猪苓不与。然猪苓之阴,阴中有阳,能开腠理达表,与茯苓为伯仲而泽泻亦不与。五苓散、猪苓汤,所以治脉浮发热者,以其有猪苓茯苓也。夫以猪苓视茯苓,所同者为太阳阳明药耳,猪苓究何足与茯苓比烈,茯苓结于土中,猪苓亦结于土中;茯苓肉白,猪苓亦肉白;茯苓甘淡,猪苓亦甘淡;而茯苓之白,光洁而纯;猪苓之白,幽暗而犷。茯苓甘淡,得土味之正;猪苓甘淡,得土味之偏。此茯苓所以主治广,猪苓所以主治狭也。

【临床】

《伤寒论》　猪苓汤治阳明病脉浮发热,渴欲饮水;治少阴病下利六七日,咳而呕渴,心烦不得眠:猪苓、茯苓、阿胶、滑石、泽泻等5味,常规剂量,水煎服。《删补名医方论》赵羽皇曰:仲景制猪苓一汤以行阳明少阴二经水热。然其旨全在益阴,不专利水。盖伤寒表虚最忌亡阳,而里热又患亡阴。亡阴者,亡肾中之阴与胃家之津液也。故阴虚之人,不但大便不可轻动,即小水亦忌下通。盖阴虚过于渗利,则津液反致耗竭。方中阿胶质膏养阴而滋燥,滑石性滑去热而利水,佐以二苓之渗泻,既疏浊热而不留其瘀壅,亦润真阴而不苦其枯燥,是利水而不伤阴之善剂也。故太阳利水用五苓者,以太阳职司寒水,故加桂以温之,是暖肾以行水也。阳明、少阴之用猪苓,以二经两关津液,特用阿胶、滑石以润之,是滋养无形以行有形也。利水虽同,寒温迥别,惟明者知之。

《金匮要略》　猪苓散治膈上有停饮呕吐,吐后欲饮水:猪苓、茯苓、白术等3味,常规剂量,捣散,水煎服。

《备急千金要方》　卷21,猪苓散治通身肿满:猪苓、葶苈、人参、玄参、五味子、防风、泽泻、桂心、狼毒、椒目、白术、干姜、大戟、甘草、苁蓉、女曲、赤小豆等17味,常规剂量,捣散酒服。

《太平圣惠方》　①卷15,猪苓散治时气谵语烦躁不安:猪苓、白鲜皮、泽泻、赤茯苓、大青、麦门冬、大黄、炙甘草等8味,常规剂量,捣散,新汲水调服。②卷17,猪苓散治热病狂言烦渴:猪苓、白鲜皮、龙胆、泽泻、赤茯苓、麦门冬、黄芩、人参、炙甘草等9味,常规剂量,捣散,水煎服。③卷17,猪苓散治热病烦渴不止或时头痛干呕:猪苓、麦门冬、人参、石膏、炙甘草、茅根等6味,常规剂量,捣散,水煎服。④卷42,猪苓散治上气喘急,咳嗽,身面浮肿:猪苓、汉防己、百合、紫菀、杏仁、赤茯苓、天门冬、枳壳、桑根白皮、郁李仁等10味,常规剂量,捣末蜜丸,粥饮送服。⑤卷45,猪苓散治瘴毒脚气:猪苓、赤茯苓、知母、柴胡、吴茱萸、甘草、木香、黄芩、犀角屑、槟榔等10味,常规剂量,捣散,水煎服。⑥卷54,猪苓散治水气遍身浮肿:猪苓、赤茯苓、甜葶苈、大黄、五味子、汉防己、泽泻、陈橘皮、桂心、白术、狼毒、椒目、熟姜、大戟等14味,常规剂量,捣散,葱白汤调服。

《圣济总录》　①卷24,猪苓汤治伤寒表不解,心下喘满:猪苓、赤茯苓、白术、麻黄、桂枝、葶苈、泽泻等7味,常规剂量,捣末,水煎服。②卷53,猪苓散治小便不通,腰腹重痛,烦躁:猪苓、防己、栀子仁、滑石、车前子、槟榔、大黄等7味,常规剂量,捣散,水煎温服。③卷61,猪苓汤治脾黄齿龈皆青,唇黑生疮,通身黄色,心腹胀满,大便不通:猪苓、黄芩、大黄、栀子仁、朴硝等5味,常规剂量,捣末,水煎服。④卷79,猪苓饮治涌水小便涩,卧即喘息:猪苓、桑根白皮、防己、百合、郁李仁、瞿麦、木通等7味,常规剂量,捣散,水煎服。⑤卷83,猪苓汤治通身肿满气急,小便不通:猪苓、赤茯苓、防己、桑根白皮、郁李仁、泽泻、木香、大腹皮等8味,常规剂量,捣末,水煎服。

《普济本事方》 卷3,猪苓丸治梦遗:半夏一两,猪苓四两。先将一半炒半夏黄色不令焦,地上出火毒半日,半夏为末糊丸如梧子大候干,再用猪苓末二两炒微裂,同用不泄沙瓶养之,空心温酒盐汤下三四十丸,常服于申未间冷酒下。梦遗有数种:下元虚惫,精不禁者,宜服茴香丸;年壮气盛,久节淫欲,经络壅滞者,宜服清心丸;有情欲动中,经所谓所愿不得,名曰白淫,宜《良方》茯苓散。正如瓶中煎汤,气盛盈溢者,如瓶中汤沸而溢,欲动心邪者,如瓶之倾侧而出,虚惫不禁者,如作强之官,伎巧出焉。又曰:肾气藏精,盖肾能摄精气以生育人伦者也,或敛或散,皆主于肾,今也肾气闭,则一身之精气无所管摄,故妄行而出不时也。猪苓丸一方,正为此设,此古方也。今盛行于时,而人多莫测其用药之意。盖半夏有利性,而猪苓导水,盖导肾气使通之意也。予药囊中尝贮此药,缓急以与人,三五服皆随手而验。林监丞庞民,亦数服而愈。

《银海精微》 ①猪苓散治眼中神水荡漾有黑影如蝇翅:猪苓、车前子、木通、大黄、栀子、狗脊、滑石、扁蓄、苍术等9味,常规剂量,捣散,盐汤调服。②附子猪苓汤治眼痛而憎寒:芍药、甘草、羌活、附子、猪苓、黄芩、柴胡等7味,常规剂量,水煎服。

《痘疹全书》 卷下,猪苓汤治疹毒发热自利:猪苓、黄连、升麻、泽泻、滑石、赤茯苓、甘草等7味,常规剂量,水煎服。

【按语】

猪苓是多孔菌科植物猪苓的干燥菌核。中药药名。猪苓含麦角甾醇、生物素、糖类、蛋白质等。药理作用:①利尿;②抗菌;③抗肿瘤;④抗辐射;⑤保肝;⑥免疫调节。注释:痎疟,疟疾的通称,或指经年不愈老疟,或指间日疟。后世猪苓主治通身肿、谵语、热病、上气、喘满、梦遗、眼中黑影、眼痛、疹毒、瘴毒脚气等,较《神农本草经》大为扩展。

201 白 棘

【原文】

白棘味辛寒。主心腹痛,痈肿溃脓,止痛。一名棘针。

【重辑】

白棘味辛性寒。主治:①心腹疼痛;②痈肿溃脓。

【理论】

《名医别录》 无毒,主决刺结,治丈夫虚损,阴痿,精自出,补肾气,益精髓。

【临床】

《本草纲目》 ①治尿血:白棘三升水煎服。②治脏腑虚冷:棘、槟榔等2味,适量,水煎服。③治睫毛倒生:白棘、地龙、木贼、木鳖子仁等4味,炒末,吸入鼻内。④治龋齿腐朽:白棘二百枚,水煮含漱。⑤治小儿口噤,惊风不乳:白棘适量,烧为末,水送服。⑥治小儿丹肿:水煮白棘根汁洗搽。⑦治疔疮:白棘三枚、丁香七枚,入瓶烧存性涂疮。⑨治诸肿有脓:白棘烧灰,水送服。

《备急千金要方》 卷19,棘刺丸治虚劳诸气不足,夜梦遗精:棘刺、干姜、菟丝子、天门冬、乌头、小草、防葵、薯蓣、石龙芮、枸杞子、巴戟天、草薢、细辛、蒌蕤、石斛、厚朴、牛膝、桂枝等18味,常规剂量,捣末蜜丸如梧桐子大,每次温酒送服5丸。《千金方衍义》:男子百病,不独指肾虚小便多而言,《本经》棘刺主治与皂刺不甚相远,《别录》治丈夫虚损,阴痿精自出,统领巴戟、苁蓉、菟丝子、牛膝、门冬、地黄、杜仲、小草、草薢补肾益精,功司开合,足以充其所用,至于乌头、防葵、石龙芮、厚朴等味,非有固结滞气奚以及此。再详蒌蕤、柏仁、石斛、细辛、桂心通风利窍之治,则乌头、防葵、石龙芮、厚朴等药可以默悟其微,总在攻补百病之列也。

《外台秘要》 ①卷16,引《古今录验》棘刺丸治男子百病,小便过多,失精:棘刺、麦门冬、草薢、厚朴、菟丝子、柏子仁、苁蓉、桂枝、石斛、小草、细辛、杜仲、牛膝、防葵、干地黄、石龙芮、巴戟天、乌头等18味,常规剂量,捣末蜜丸如梧桐子大,每次温水送服30丸。②卷16,引《深师方》棘刺丸治虚劳诸气不足,数梦或精自泄:棘刺2两,天门冬(去心)2两,干姜2两,菟丝子2两,乌头(炮)2两,小草2两,防葵2两,薯蓣2两,石龙芮2两,枸杞子2两,巴戟天2两,草薢2两,细辛2两,蒌蕤2两,石斛2两,厚朴(炙)2两,牛膝2两,桂心2两。每次食前服5丸,每日3次。上为末,以蜜、鸡子白各半为丸,如梧桐子大。《千金方衍义》:虚劳不足,梦泄失精,多由木郁生风,袭入髓脏之故。故首取棘刺透肝肾之风,兼取乌头、干姜法风逐湿,细辛、桂心通肾达肝,防葵、石龙芮散结利窍,巴戟天、草薢、石斛、小草坚骨强筋,菟丝子、牛膝、枸杞、天门冬、蒌蕤、山药益气充精,独用厚朴一味开泄滞气而致清纯。王节斋言:风气袭于肾肝,惟蒌蕤可以搜逐,而此独不用者,既用棘刺似可无籍蒌蕤,且乌头、细辛、防葵、石龙芮、巴戟、小草、天门冬、山药等味未尝不治风气百疾也。

《鸡峰普济方》 卷9,棘刺丸治虚劳肾气不足,梦泄:棘刺1两,蒌蕤1两,石斛1两,牛膝1两,厚朴1两,龙齿1两,远志1两,干姜3分,乌头半两,甘草半两,防风半两,细辛半两,菟丝子2两,薯蓣3分,石龙芮3分,枸杞子3分,巴戟3分,桂心3分,草薢1两半,天门冬1两半,上为细末,炼蜜为丸,如梧桐子,每服30丸,食前温酒送下。

【按语】

白棘为鼠李科枣属植物酸枣的棘刺。后世白棘主治小便尿血、睫毛倒生、龋齿、小儿口噤、小儿丹肿、疔疮等,较《神农本草经》大为扩展。

202 龙 眼

【原文】

龙眼味甘平。主五脏邪气,安志厌食。久服强魂聪明,轻身不老,通神明。一名益智。

【重辑】

龙眼味甘性平。主治:①五脏邪气;②厌食。功效:①强魂聪明;②通神明。

【理论】

《名医别录》 龙眼除虫去毒,其大者似槟榔,生南海。

【临床】

《济生方》 归脾汤心悸怔忡,健忘失眠,盗汗,面色萎黄或便血,皮下紫癜,妇女崩漏淋漓不止:白术、茯神、黄芪、龙眼肉、酸枣仁、人参、木香、炙甘草、当归、远志等10味,常规剂量,水煎服。《删补名医方论•归脾汤》罗谦甫曰:方中龙眼、枣仁、当归,所以补心也;参、芪、术、苓、草,所以补脾也。薛己加入远志,又以肾药之通乎心者补之,是两经兼肾合治矣。而特名归脾何也? 夫心藏神,其用为思;脾藏智,其出为意,见神智思意火土合德者也。心以经营之久而伤,脾以意虑之郁而伤,则母病必传之子,子又能令母虚,所必然也。其病则健忘怔忡,怵惕不安之征见于心;饮食倦息不能运输,手足无力,耳目昏昏之证见于脾。故脾阳苟不运,心血必不交,彼黄婆者,若不为之媒合,则已不能摄肾气归心,而心何所赖以养? 此取坎填离者,所以必归之脾也。其药一滋心阴,一养脾阳,取乎健者,以壮子益母。然恐脾郁之久,思意不通,故少取木香之辛且散者,以畅气醒脾,使能速通脾气,以上行心阴。脾之所归,正在斯耳。

《陈素庵妇科补解》 卷1,大补二天膏治室女天癸已至复止不来:熟地、丹皮、山茱萸、茯苓、茯神、泽泻、山药、龙眼肉、黄耆、白术、酸枣仁、远志肉、当归、白芍等14味,常规剂量,捣散水煎去渣温服。

《万病回春》 卷2,太和丸治元气虚弱不思饮食,肌体羸瘦,四肢无力,面色萎黄:人参、龙眼肉、木香、白术、茯苓、神曲、麦芽、陈皮、枳实、黄连、当归、山楂、芍药、半夏、香附、白豆蔻、炙甘草等17味,常规剂量,捣末陈仓米糊丸如梧桐子大,每次陈仓米煎汤送服50丸。

《惠直堂经验方》 卷1,水火既济丹治心肾两虚,失眠,健忘,遗精:茯苓、山药、柏子仁、当归、生地、五味子、龙眼肉、枸杞、秋石、麦冬、莲肉、元参、丹参等13味,常规剂量,捣末芡实糊丸如梧桐子大,每次温水送服20丸。

《杂病源流犀烛》 卷6,龙眼汤治健忘:龙眼、丹参、人参、远志、麦冬、茯神、黄芪、甘草、升麻、柴胡等10味,常规剂量,水煎服。

《万氏家抄方》 卷4,龙眼酒助精神壮颜色:龙眼不拘多少,酒浸分服。

《医学衷中参西录》 调气养神汤治思虑过度消耗心肝之血,心火肝气上冲头部扰乱神经,知觉错乱,以是为非以非为是而不至于疯狂过甚:龙眼肉、柏子仁、生龙骨、生牡蛎、远志、生地黄、天门冬、甘松、生麦芽、菖蒲、甘草、朱砂等12味,常规剂量,捣散,铁锈浓水煎服。龙眼肉色赤入心且多津液,最能滋补血分,兼能保和心气之耗散,故以之为主药;柏树杪向西北,禀金水之精气,其实采于仲冬,饱受霜露,且多含油质,故善养肝,兼能镇肝;又与龙骨、牡蛎之善于敛戢肝火肝气者同用,则肝火肝气自不挟心火上升,以扰乱神经也;用生地黄者取其能泻上焦之虚热,更能助龙眼肉生血也;用天门冬者取其凉润之性,能清心宁神,即以开燥痰也;用远志、菖蒲者取其能开心窍利痰涎且能通神明也;用朱砂、铁锈水者以其皆能镇安神经又能定心平肝也;用生麦芽者,诚以肝为将军之官,中寄相火,若但知敏之镇之,或激动其反应之力,故又加生麦芽,以将顺其性,盖麦芽炒用能消食,生用则善舒肝气也。至于甘松,用之以清热开瘀逐痹,兼有安养神经之效。

【按语】

龙眼即龙眼肉,是无患子科植物龙眼的假种皮,中药药名。龙眼肉葡萄糖、蔗糖、酸腺嘌呤和胆碱等含氮物质。药理作用:①抑菌;②镇静;③健胃。后世龙眼主治心悸怔忡、崩漏、健忘,较《神农本草经》有扩展。

203 木 兰

【原文】

木兰味苦寒。主身大热在皮肤中,去面热,赤疱,酒皶,恶风癫疾,阴下痒湿,明耳目。一名林兰。

【重辑】

木兰味苦性寒。主治:①身大热;②面热;③赤疱;④酒皶;⑤恶风癫疾;⑥阴下痒湿;⑦耳目不明。

【理论】

《名医别录》 木兰治中风伤寒及痈疽,水肿,去臭气。

《本草经集注》 木兰治中风伤寒及痈疽水肿,去臭气。一名林兰,一名杜兰,皮似桂而香。零陵诸处皆有,状如楠树,皮甚薄而味辛香。今益州有,皮浓状如浓朴而气味为胜。

《本草图经》 木兰木高数丈,叶似菌桂叶,亦有三道纵纹;皮如板桂,有纵横纹;香味劣于桂,此与桂枝全别。而韶州所生,乃云与桂同是一种,取外皮为木兰,中肉为桂心,盖是桂中之一种耳。《述异记》云木兰川在浔阳江中,多木兰。又七里州中有鲁班刻木兰舟,至今在州中。今诗家云木兰舟出于此。

《新修本草》 今东人皆以山桂皮当之,亦相类。木兰叶似菌桂叶,其叶气味辛香,不及桂也。

《本草纲目》 木兰皮治酒疸,利小便,疗重舌。

《医学入门》 木兰寒苦,治面上皯黯及痈疽癫风等疾。

《野生药植图说》 木兰皮治治腰痛、刺痛和头痛。

【临床】

《太平圣惠方》 卷40,麝香膏配伍木兰皮治面上百疾:麝香、木兰皮、零陵香、土瓜根、白蔹、防风、沉香、栀子花、当归、藁本、僵蚕、鸬鹚粪、桃仁、冬瓜仁、辛夷、茯苓、白芷、商陆、丁香、牛脂、猪脂、鹅脂等22味,常规剂量,捣散酒浸,慢火煎膏去滓干拭涂之。

《圣济总录》 ①卷101,黄连散治面皯疱:黄连、木兰皮2味,适量捣末,纳猪肚中,缝合口,入5斗米甑内,蒸令熟,取出细切,晒干,捣罗为散。②卷101,白芷膏治面䵷疱:白芷、木兰皮、白芜荑、细辛、藁本、白附子、川芎、防风、丁香、零陵香、松花、麝香、熊脂等13味,常规剂量,捣散煎膏涂面。

《普济方》 卷223,远志丸配伍木兰明目益精长志倍力,久服长生耐老,满三年益智:远志、茯苓、细辛、菟丝子、木兰、续断、人参、菖蒲、龙骨、当归、川芎、茯神等12味,常规剂量,捣末蜜丸如梧桐子大,每次温水送服10丸。

《医心方》 卷4,蒺藜散治皶皯:蒺藜子、栀子仁、香豉、木兰皮等4味,常规剂量,捣末涂病上。

《肘后备急方》 卷4,治酒疸,心懊痛,足胫满,小便黄,饮酒发赤斑黄黑:黄芪二两,木兰一两,捣末酒服1方寸匕。

《古今录验》 治面上皶疱酐蹭:木兰皮一斤细切酢渍晒干捣末,每次浆水送服方寸匕。

《子母秘录》 治小儿重舌:木兰皮一尺削皮,醋渍取汁置重舌上。

《备急千金要方》 卷6,栀子丸治酒渣鼻疱:栀子仁、川芎、大黄、豆豉、木兰皮、甘草等6味,常规剂量,捣末蜜丸,分服。

【按语】

木兰据考证可能是武当木兰或是金钗石斛,现今已不知何物。《中药大辞典》载有木兰皮与木兰花,为木兰科植物辛夷的树皮与花。木兰根皮及茎皮含15-乙酰氧基木香烯内酯,木香烯内酯等。注释:赤疱即类似粉刺的颜面部小疙瘩。后世主治未扩展。

204 五 加 皮

【原文】

五加皮味辛温。主心腹疝气腹痛,益气疗躄,小儿不能行,疽疮阴蚀。一名豺漆。

【重辑】

五加皮味辛性温。主治:①心腹疝气;②腹痛;③躄不能行;④黄疸;⑤阴蚀。

【理论】

《名医别录》 五茄治男子阴痿,囊下湿,小便余沥,女人阴痒及腰脊痛,两脚疼风弱,五缓,虚羸,补中益精,坚筋骨,强志意。

《本草经集注》 煮根茎酿酒主益人。道家用此作灰,亦以煮石,与地榆并有秘法。

《药性论》 五加皮破逐恶风血,四肢不遂,贼风伤人,软脚(公对切)腰,主多年瘀血在皮肌,治痹湿,内不足,主虚羸,小儿三岁不能行,用此便行走。

《日华子本草》 明目下气,治中风,骨节挛急,补五劳七伤。叶治皮肤风,可作菜蔬食。

【临床】

《外台秘要》 卷16,引《删繁方》五加皮酒治筋痹脚手拘挛:五加皮、枳刺、猪椒根皮、丹参、桂心、当归、炙甘草、天雄、秦椒、白鲜皮、通草、川芎、干姜、薏苡仁、大麻仁等15味,常规剂量,酒浸分服。

《太平圣惠方》 ①卷21,五加皮散治半身不遂:五加皮、防风、白术、附子、萆薢、川芎、桂心、赤芍、枳壳、荆芥、羚羊角屑、丹参、麻黄、羌活、炙甘草等15味,常规剂量,捣散,水煎服。②卷95,五加皮酒治风痹四肢挛急疼痛:五加皮适量,清酒渍十日,温服。

《圣济总录》 ①卷11,五加皮汤治风腲腿四肢缓弱,骨节疼痛,皮肤不仁,肌肉虚满,腰脚沉重,举止无力:五加皮、萆薢、独活、防己、牛膝、桂枝、赤茯苓、防风、附子、薏苡仁、当归、秦艽、茵芋、海桐皮、赤芍药、羌活、麻黄、丹参等18味,常规剂量,水煎服。②卷85,五加皮汤治风湿腰痛:五加皮、芍药、萆薢、桂枝、芦根、杜仲等6味,常规剂量,水煎服。③卷150,五加皮汤治妇人血风劳气攻注四肢,腰背疼痛,手足麻痹:五加皮、乌头、芍药、牡丹皮、海桐皮、桂枝、干姜、川芎等8味,常规剂量,水煎服。

《朱氏集验方》 卷4,加料五加皮散治水肿:五加皮饮加泽泻、生姜、大枣水煎服。次用大戟、甘遂捣丸分服。

《三因极一病证方论》 卷8,五加皮汤治恐虑失志,伤精损髓,遗泄白浊,阴下湿痒,腰脊如折:五加皮、丹参、石斛、杜仲、附子、牛膝、秦艽、川芎、防风、桂心、独活、茯苓、麦门冬、地骨皮、薏苡仁、生姜、大麻子等17味水煎服。

《御药院方》 卷6,五加皮丸治风寒湿痹遍身疼痛及头目眩晕,心腹胀闷,小便赤涩,大便秘滞:五加皮、芍药、当归、大腹子、川芎、牛膝、陈皮、石楠叶、薏苡仁、赤小豆、麻黄、杏仁、木瓜、独活、杜仲、萆薢、牵牛头末等17味,常规剂量,捣末酒浸蒸饼为丸,木瓜汤送服。

《普济方》 ①卷15,引《济生方》五加皮汤治筋极咳则两胁下痛,烦满:五加皮、羌活、羚羊角、赤芍药、防风、秦艽、枳实、炙甘草等8味,常规剂量,水煎服。②卷301,引《海上名方》五加皮汤治阴痒有汗:五加皮煎汤外洗。

《景岳全书》 卷64,五加皮饮治杨梅疮亦可煮酒治结毒:五加皮、当归、木瓜、生地、熟地、羌活、薏仁、防风、荆芥、赤芍、苦参、大风藤、甘草、僵蚕、土茯苓等15味,常规剂量,水煎服。

《外科大成》 卷2,五加皮酒治鹤膝风:五加皮、当归、牛膝等3味,常规剂量,无灰酒煮分服。

《医宗金鉴》 卷88,五加皮汤治跌打损伤破皮及面浮虚肿:五加皮、当归、没药、皮消、青皮、川椒、香附子、丁香、麝香、老葱、地骨皮、丹皮等12味,常规剂量,水煎熏洗患处。

【按语】

五加皮为五加科植物细柱五加和无梗五加的根皮。细柱五加根皮含丁香苷、刺五加苷,无梗五加含无梗五加苷、左旋芝麻素等。药理作用:①抗惊厥;②抗疲劳;③抗衰老;④抗菌消炎;⑤改善脑供血。后世五加皮主治筋痹、半身不遂、水肿、恐虑失志、风寒湿痹、筋极、杨梅疮、风毒、鹤膝风等,较《神农本草经》大为扩展。

205 卫 矛

【原文】

卫矛味苦寒。主女子崩中下血,腹满汗出,除邪,杀鬼毒蛊疰。一名鬼箭。

【重辑】

卫矛味苦性寒。主治:①崩中下血;②腹满;③汗出;④鬼毒;⑤蛊疰。

【理论】

《名医别录》 卫矛治中恶,腹痛,去白虫,消皮肤风毒肿,令阴中解。

《本草经集注》 卫矛其茎有三羽,状如箭羽,俗皆呼为鬼箭。为用甚稀,用之削取皮羽。今医家用鬼箭妇人血气,大效。

《药性论》 鬼箭一名卫矛,破陈血,能落胎,主中恶腰腹痛及百邪鬼魅。

《日华子本草》 鬼箭羽通月经破癥结,止血崩带下,杀腹脏虫及产后血咬肚痛。

【临床】

《备急千金要方》 卷21,鬼箭羽散(名见《普济方》卷191)治水肿腹大,四肢细,腹坚如石:丹参、鬼箭羽、白术、独活、秦艽、猪苓、知母、海藻、茯苓、桂心等10味,常规剂量,酒浸分饮。

《外台秘要》 卷5,引《许仁则方》鬼箭羽十味丸治疟疾吐利又虑尫羸者:鬼箭羽、细辛、橘皮、白术、桂心、地骨皮、蜀漆、炙甘草、当归、丁香等10味,常规剂量,捣末蜜丸,分服。

《太平圣惠方》 ①卷24,鬼箭羽散治风瘾疹累医不效:鬼箭羽、白蔹、白蒺藜、白矾、防风、炙甘草等6味,常规剂量,捣散,温酒调服。②卷43,鬼箭羽散,治恶疰心痛,腹胁肩背痛无常处:鬼箭羽、桃仁、赤芍、鬼臼、陈橘皮、当归、桂心、柴胡、朱砂、大黄等10味,常规剂量,捣散,温酒调服。③卷79,鬼箭羽散治产后月水不通,脐腹时痛,渐加瘦弱:鬼箭羽、大黄、木香、桂心、当归、桃仁、赤芍、牛膝、鳖甲、延胡索、益母草等11味,常规剂量,捣散,水煎服。④卷80,鬼箭羽散治产后血运闷绝欲死:鬼箭羽、当归、益母草等3味,常规剂量,捣散,童便与酒调服。⑤卷83,鬼箭羽散治小儿中恶卒痛欲困:鬼箭羽、真珠末、桃仁、大黄、羚羊角屑、桔梗、朴硝、升麻、赤芍、柴胡、黄芩等11味,常规剂量,捣散,水煎服。

《圣济总录》 ①卷55,鬼箭羽汤治心疼中恶,绕脐刺痛,自出汗:鬼箭羽、桃仁、干姜、炙甘草、厚朴、当归、桂枝、川芎等8味,常规剂量,捣散,水煎服。②卷56,鬼箭羽汤治心腹绞痛或暴得恶注:鬼箭羽、桃仁、芍药、鬼臼、陈橘皮、当归、桂枝、柴胡、大黄、麝香、丹砂末、朴硝末等12味,常规剂量,捣末,水煎服。③卷151,鬼箭羽汤治室女月水不通,肌肤不泽,日觉瘦瘁,滑血:鬼箭羽、木香、当归、黄芩、桂枝、川芎、白术、芍药、大黄、桃仁、土瓜根、刘寄奴、虻虫、槟榔、朴硝等15味,常规剂量,捣末,水煎服。④卷161,鬼箭羽汤治产后血气攻心腹刺痛,胀满气喘:鬼箭羽、当归、白术、桂枝、细辛、生地黄等6味,常规剂量,捣末,水酒各半煎服。

《鸡峰普济方》 卷17,鬼箭丸治妇人血脉不通,寒热不调,肤肤消瘦,心腹刺痛,手足沉重:鬼箭羽、赤芍、乌梅肉、牛膝、白薇、白术、当归、桂枝、甘草、丹皮、干地黄、人参、大黄、虻虫、蒲黄、朴硝等16味,常规剂量,捣末蜜丸如梧桐子大,每次酒服20丸。

【按语】

卫矛又名鬼箭羽,是卫矛科植物卫矛的具翅状物的枝条或翅状附属物。卫矛叶含表无羁萜醇、无羁萜、槲皮素、卫矛醇。种子油含饱和脂肪酸、油酸、亚油酸、亚麻酸、己酸、乙酸和苯甲酸、草乙酸等。药理作用:①降糖;②降压;③增加冠脉流量;④收缩肠管。注释:鬼毒见丹砂条,虫疰见蓝实条。后世卫矛主治瘾疹,恶疰心痛,月水不通,产后血运闷绝欲死,小儿中恶卒痛等,较《神农本草经》有扩展。

206　合　欢

【原文】

合欢味甘平。主安五脏,利心志,令人欢乐无忧。久服轻身明目得所欲。

【重辑】

合欢味甘性平。功效:①安五脏;②利心志;③欢乐无忧;④明目;⑤得所欲。

【理论】

《本草经集注》　嵇康《养生论》云合欢蠲忿,萱草忘忧草合欢,俗间少识之者,当以其非疗病之功。

《本草拾遗》　合欢皮杀虫,叶至暮即合,故云合昏也。

【临床】

《景岳全书》　卷64,合欢皮散治肺痈:合欢皮、白蔹等2味,常规剂量,捣散,水煎服。

《备急千金要方》　卷17,黄昏汤治肺痈:合欢皮手掌大1片,水煎服。

《千金方衍义》　合欢属土与水,补阴之功最捷。其干相著即粘合不解,故治肺痈溃后长肺之要药。一名合昏,又名黄昏,宁无顾名思义之意存焉。

《圣济总录》　卷50,夜合汤治肺痈咳喘,体有微热烦满,胸前皮甲错:夜合白皮一两水煎分服。

《伤科补要》　卷3,玉红膏配伍合欢皮治一切疮口:紫草、合欢皮、当归、生地、象皮、乳香、没药、黄占、白占、血竭、甘草等11味,常规剂量,捣散芝麻油煎膏外敷。

《疡科选粹》　卷7,生肌保肤膏治杖疮腐肉去尽,肉珠渐生:当归、熟地、白术、黄芪、芍药、川芎、白及、白蔹、蓖麻子、白芷、金银花、天花粉、合欢皮、男子发、白蜡、乳香、没药、血竭、赤石脂、龙骨、没石子、麝香等15味,常规剂量,捣散芝麻油煎膏外敷。

《外科集腋》　卷8,损伤膏治跌打损伤:合欢皮、当归、生地、白杨皮、香附、红花、桑寄生、牛膝、川芎、草乌、茜草、续断、刘寄奴、地榆、木瓜、小蓟、川乌、苏木、骨碎补、乌药、羌活、泽兰、自然铜、海螵蛸、乳香、花蕊石、没药、血竭、白占等29味,常规剂量,捣末煎膏摊贴。

《中药制剂手册》　安神补心丸治思虑过度神经衰弱,失眠健忘,头昏耳鸣,心悸:合欢皮、丹参、五味子、石菖蒲、珍珠母、夜交藤、旱莲草、生地黄、菟丝子、女贞子等10味,常规剂量,捣末蜜丸如梧桐子大,每次温水送服15丸。

《中医皮肤病学简编》　首乌合剂治白癜风:何首乌、黑芝麻、赤芍、白芍、合欢皮、红花、远志、夏枯草、当归、沙苑子、生地、熟地、丹参、龙胆草等14味,常规剂量,捣散水煎分服。

《中华人民共和国药典》　2010年版金嗓利咽丸合欢皮、茯苓、法半夏、枳实、青皮、胆南星、橘红、砂仁、豆蔻、槟榔、神曲、紫苏梗、生姜、蝉蜕、木蝴蝶、厚朴等16味,常规剂量,捣末炼丸如梧桐子大,每次温水送服20丸。

中药部颁标准　WS3-B-0770-91茸血补心丸配伍合欢皮治心悸气虚,神志不安,失眠不寐及神经衰弱:鹿茸血、合欢皮、川芎、茯苓、首乌藤、酸枣仁、龙齿、当归、谷芽、麦冬、九香虫、人参、石菖蒲、柏子仁、远志、龙眼肉、地黄、朱砂、肉桂等29味,常规剂量,捣末蜜丸,每丸重9克,每次温水化服1丸。

【按语】

合欢又名合欢皮,是豆科植物合欢的树皮,中药药名。合欢皮含合欢皂苷、鞣质等。种子含合欢氨酸等。药理作用:①抗生育;②抗过敏。后世主治有扩展至肺痈、疮疡、白癜风、长眠等。

207 彼 子

【原文】

彼子味甘温。主腹中邪气,去三虫,蛇螫,蛊毒,鬼疰,伏尸。

【重辑】

彼子味甘性温。主治:①腹中邪气;②三虫;③蛇螫;④蛊毒;⑤鬼疰;⑥伏尸。

【理论】

《本草经集注》 方家从来无用此者,古今诸医及药家了不复识。

《新修本草》 彼子又一名罴子,不知其形何类也。此彼字当木傍作,仍音披,木实也,误入虫部。《尔雅》云一名杉,叶似杉,陶于木部出之,此条宜在果部中也。

《证类本草》 陶隐居不识,《唐本》注以为榧实。今据木部下品,自有榧实一条。而彼子又在虫鱼部中,虽同出永昌,而主疗稍别。古今未辨,两注不明,今移入于此卷末,以俟识者。

【按语】

彼子是红豆杉科植物榧的干燥成熟种子。后世少用。

208　梅　实

【原文】

梅实味酸平。主下气除热,烦满,安心,肢体痛,偏枯不仁死肌,去青黑痣,恶肉。

【重辑】

梅实味酸性平。主治:①烦满;②肢体痛;③偏枯不仁;④死肌;⑤青黑痣;⑥恶肉。功效:①安心;②下气;③除热。

【理论】

《名医别录》　梅实止下痢,好唾,口干。利筋脉,去痹。梅根疗风痹。

《新修本草》　此今乌梅也,用之去核,微熬之。治伤寒烦热,水渍饮汁。生梅子及白梅亦应相似,今人多用白梅和药,以点志蚀恶肉也。服黄精人,去禁食梅实。

《食疗本草》　食之除闷安神。治刺在肉中,大便不通,气奔欲死。擘破水渍少蜜相和止渴治霍乱心腹不安及痢赤。

【临床】

《伤寒论》　乌梅丸治治厥阴病消渴,气上撞心,心中疼热,饥而不欲食,食即吐蛔。又主久痢:乌梅、细辛、干姜、黄连、当归、附子、蜀椒、桂枝、人参、黄柏等10味,常规剂量,捣散酒渍乌梅,蒸饭和丸,分服。《删补名医方论·乌梅丸》:六经惟厥阴为难治。其本阴其标热,其体木,其用火,必伏其所主而先其所因,或收、或散、或逆、或从,随所利而行之,调其中气使之和平,是治厥阴法也。厥阴病热是少阳使然也。仲景立方,皆以甘平苦味为君,不用酸收之品,而此用之者,以厥阴主肝木耳。君乌梅之大酸,是伏其所主也。配黄连泻心而除疼,佐黄柏滋肾以除渴,先其所因也。连、柏治厥阴阳邪则有余,不足以治阴邪也。椒、附、辛、姜大辛之品并举,不但治厥阴阴邪,且肝欲散,以辛散之也。又加桂枝、当归,是肝藏血,求其所属也。寒热杂用,则气味不和,佐以人参,调其中气。以苦酒浸乌梅,同气相求,蒸之米下,资其谷气。加蜜为丸,少与而渐加之,缓则治其本也。蛔,昆虫也,生冷之物与湿热之气相成,故药亦寒热互用,且胸中烦而吐蛔,则连柏是寒因热用也。蛔得酸则静,得辛则伏,得苦则下,信为治虫佳剂。

《太平圣惠方》　①卷13,乌梅丸治伤寒下痢腹痛:乌梅肉、黄连、当归、诃黎勒皮、阿胶、干姜等6味,常规剂量,捣末蜜丸,分服。②卷47,乌梅散治下痢不止,冷汗出,腹胁胀:乌梅肉、黄连、熟艾、赤石脂、当归、炙甘草、附子、阿胶、肉豆蔻等9味,常规剂量,捣散,粥饮调服。③卷52,乌梅丸治久疟往来寒热亦治劳疟:乌梅、鳖甲、升麻、柴胡、甘草、麦门冬、虎头骨、天灵盖、大黄、桃仁等10味,常规剂量,捣末蜜丸,分服。

《太平惠民和剂局方》　乌梅散治痢后烦渴引饮:乌梅、茯苓、木瓜等3味,常规剂量,捣散煎服。

《赤水玄珠》　酒积乌梅丸治伤酒酒积:乌海、青木香、砂仁、巴豆霜、半夏曲、枳实、杏仁、黄连等8味,捣末蒸饼为丸,分服。

《万病回春》　卷5,椒梅汤治虫痛,舌有白点:乌梅、花椒、槟榔、枳实、木香、香附、砂仁、川楝子、肉桂、厚朴、干姜、甘草等12味,常规剂量,捣散,水煎服。

《活人心统》　卷1,鳖甲乌梅丸治疟疾:鳖甲、常山、乌梅肉、知母、贝母、槟榔、青皮、陈皮、草果仁等9味,常规剂量,捣末酒丸,分服。

《金匮翼》　柴胡梅连散治骨蒸劳热久而不愈:柴胡、乌梅、人参、黄芩、甘草、胡黄连、当归、芍药、猪胆汁、猪髓、韭根等11味,常规剂量,捣散,童便及水共煎服。

《松峰说疫》　连梅丸治瘟疫噤口痢:黄连、乌梅肉等2味,常规剂量,捣末蜜丸,分服。

《温病条辨》　连梅汤治少阴暑温消渴引饮或厥阴暑温筋脉失养:黄连、乌梅、麦冬、生地、阿胶等5味,常规剂量,水煎服。

《医门八法》　卷二独梅汤治噤口痢饮食不能入腹:乌梅5个,常规剂量,水煎服。

【按语】

梅实即乌梅,是蔷薇科植物梅的干燥未成熟果实,中药药名。乌梅含超氧化物歧化酶、草酸、琥珀酸、延胡索酸。挥发性成分有苯甲醛、松油烯醇、苯甲醇和十六烷酸。药理作用:①兴奋和刺激蛔虫后退;②抗病原生物;③钙离子拮抗;④收缩胆囊。后世梅实主治消渴、下痢、虫痛、骨蒸劳热、瘟疫等,较《神农本草经》大为扩展。

桃 核 仁

209

【原文】

桃核仁味苦平。主瘀血,血闭癥瘕邪气,杀小虫。桃花杀疰恶鬼,令人好颜色。桃凫微温,主杀百鬼精物。桃毛主下血瘕寒热,积聚无子,桃蠹杀鬼邪恶不祥。

【重辑】

桃核仁味苦性平。主治:①瘀血;②血闭;③癥瘕邪气;④小虫。桃花主治鬼疰,令人好颜色。桃凫主治鬼精百物。桃毛主治血瘕寒热,积聚无子。桃蠹主治鬼邪不祥。

【理论】

《名医别录》 桃核主咳逆上气,消心下坚,除卒暴击血,破癥瘕,通月水,止痛。桃华除水气,破石淋,利大小便,下三虫,悦泽人面。桃枭主中恶腹痛,杀精魅五毒不祥,一名桃奴。桃毛主带下诸疾,破坚闭。桃蠹除邪鬼,中恶,腹痛,去胃中热。其叶除尸虫,出疮中虫。胶保中不饥,忍风寒。其实多食令人有热。

【临床】

《伤寒论》 桃核承气汤治太阳病不解热结膀胱,其人如狂,血自下,少腹急结:桃仁、桂枝、大黄、芒硝、炙甘草等5味,常规剂量,水煎服。

《肘后备急方》 卷3,桃仁酒(名见《鸡峰普济方》卷11)治猝得咳嗽:桃仁三升,酒浸分服。

《刘涓子鬼遗方》 卷2,桃核汤治金疮瘀血:桃核、䗪虫、虻虫、水蛭、桂心、大黄等6味,常规剂量,酒水煎服。

《备急千金要方》 ①卷3,桃仁汤治产后往来寒热,恶露不尽:桃仁、吴茱萸、黄芪、当归、芍药、生姜、醍醐、柴胡等8味,常规剂量,酒水煎服。②卷4,桃仁汤治月经不通:桃仁、当归、土瓜根、大黄、水蛭、虻虫、芒硝、牛膝、麻子仁、桂心等10味,常规剂量,水煎服。③卷4,桃仁散治痛经往来寒热如疟痒状:桃仁、䗪虫、桂心、茯苓、薏苡仁、牛膝、代赭、大黄等8味,常规剂量,捣散酒服。④卷4,桃仁汤治月水淋沥不断:桃仁、泽兰、甘草、川芎、人参、牛膝、桂心、丹皮、当归、芍药、生姜、半夏、地黄、蒲黄等14味,常规剂量,水煎服。⑤卷25,桃仁汤治腹中瘀血满痛短气:荆芥、䗪虫、大黄、川芎、蒲黄、当归、桂心、甘草、桃仁等9味,常规剂量,水煎服。

《外台秘要》 ①卷7,引《集验方》桃仁汤治疝气:桃仁、吴茱萸、橘皮、海藻、生姜、茯苓、羌活、蒺藜子等8味,常规剂量,水煎服。②卷7,引《广济方》桃仁丸治心痛,又心撮肋,心闷则吐血:桃仁、当归、芍药、诃黎勒、炙甘草、延胡索、人参、槟榔等8味,常规剂量,捣末蜜丸,分服。③卷12,引《延年秘录》桃仁丸治痃癖胀满气急:桃仁、鳖甲、枳实、白术、桔梗、吴茱萸、乌头、槟榔、防葵、芍药、干姜、紫菀、细辛、皂荚、人参、橘皮、炙甘草等17味,常规剂量,捣末蜜丸,分服。④卷13,引桃仁丸治骨蒸:毛桃仁120枚,捣末可丸,分服。⑤卷29,引《深师方》桃枝汤治堕落瘀血:桃枝、芒硝、大黄、当归、炙甘草、桂心、虻虫、水蛭、桃仁等9味,常规剂量,水煎服。

《太平圣惠方》 ①卷7,桃仁丸治风寒冷气脐腹疼痛:桃仁、附子、硫黄、茴香子、木香、高良姜等6味,常规剂量,捣末蒸饼为丸,酒服。②卷7,桃仁丸治盲肠气疼痛不可忍:桃仁、阿魏、木香、全蝎、槟榔、苦楝子、桂心、芫花等8味,常规剂量,捣末蒸饼为丸,热酒送服。③卷27,桃仁丸治急劳:桃仁、乌梅肉、芫荽仁、黄连等4味,常规剂量,捣末桃仁膏为丸,温水送服。④卷31,桃仁丸治传尸骨蒸咳嗽:桃仁、猪牙、皂荚、紫菀、鳖甲、芫花根、甜葶苈、白矾、蛤蚧、麝香等10味,常规剂量,捣末蜜丸,分服。⑤卷4,桃仁丸治阴癫肿痛:桃仁、海藻、泽泻、防风、防葵、桂心、青橘皮、五味子、赤芍药、白蒺藜、地肤子、赤茯苓、细辛、牡丹、狐阴等15味,常规剂量,捣末蜜丸,酒服。⑥卷67,桃仁散治跌打损伤腹中瘀滞疼痛:桃仁、当归、牵牛子、琥珀末、腻粉、生地黄、生姜、童便等8味,常规剂量,水酒煎服。⑦卷70,桃仁丸治妇人与鬼气交通:桃仁、麝香、朱砂、水银、槟榔、阿魏、沉香、当归等8味,常规剂量,捣末蜜丸,分服。⑧卷71,桃仁散治妇人癥痞,心腹胀满:桃仁、诃黎勒皮、白术、当归、京三棱、赤芍药、鳖甲、陈橘皮等8味,常规剂量,捣散,水煎服。

《圣济总录》 ①卷14,桃花散治风惊:麻黄、天南星、白附子、附子、乌头、丹砂、麝香、全蝎等8味,常规剂量,捣散酒服。②卷29,桃仁汤治伤寒狐惑䘌病:桃仁、槐子、艾叶等3味,常规剂量,捣散,水煎服。③卷65,桃仁丸治咳嗽:桃仁、杏仁、款冬花、贝母、砂糖等5味,常规剂量,捣末蜜丸,含化咽津。④卷97,桃花汤治五脏风壅,膈实不宣:桃花、甘遂、郁李仁、海蛤、枳实、大黄、木香、陈橘皮等8味,常规剂量,捣散,水煎服。⑤卷100,桃仁饮治肩膊刺痛不移:桃仁、酸枣仁、人参、赤茯苓、桂枝、丁香、炙甘草等7味,常规剂量,捣散,水煎顿服。⑥卷100,桃枭汤治遁尸鬼疰腹中刺痛:桃枭、鬼箭羽、木香、丁香、桔梗、陈橘皮、紫苏、当归、槟榔等9味,常规剂量,捣散,水煎服。

《医心方》 卷3,引《古今录验》桃花散治风头眩倒及身体风痹:桃花、石楠、薯蓣、黄芪、山茱萸、菊花、真珠、天雄等8味,常规剂量,捣筛,温酒调服。

《妇人大全良方》 ①桃仁散治妇人经脉不通,腹胁妨闷:桃仁、木香、诃子、白姜、人参、陈皮、琥珀、桂心、赤芍药、延胡索、赤茯苓、牛膝、当归、白术等14味,捣散,水煎温服。②桃仁散治产后余血不散,结成癥块疼痛:桃仁、当归、鬼箭羽、大黄、鳖甲、赤芍药、延胡索、琥珀、川芎、桂心等10味,常规剂量,捣末,水煎服。

《仁斋直指小儿方论》 卷4,桃仁丸治小儿阴肿:桃仁、辣桂、牵牛、白蒺藜、牡丹皮、大黄等6味,常规剂量,捣末蜜丸,大流气饮研青木香丸送下。

《幼幼新书》 卷30,引《婴孺方》桃仁汤治小儿暴不得小便:桃仁20个,酒煮服。

《宣明论方》 卷3,桃仁丸治一切风毒,遍身疼痛,四肢拘急:草乌头、五灵脂、桃仁等3味,常规剂量,捣末酒糊为丸,温酒送服。

《普济方》 卷217,引《卫生家宝方》桃仁丸治少饮多惊,遗溺失精,日渐羸瘦:桃仁、石菖蒲、茴香、苍术、胡芦巴、陈皮等6味,常规剂量,捣末酒糊为丸,盐汤送服。

《全生指迷方》 卷4,桃仁汤治恶露顿绝,刺痛如锥,必作痈肿:桃仁、苏木、地黄、虻虫、水蛭等5味,常规剂量,捣散,水煎服。

《瘟疫论》 桃仁汤治疫邪溺血:桃仁、丹皮、当归、赤芍、阿胶、滑石等6味,常规剂量,煎服。

《竹林女科》 卷1,桃仁汤治经来腰腹疼痛:桃仁、当归、赤芍、生地、香附、丹皮、红花、玄胡索等8味,常规剂量,水煎服。

《郑氏家传女科万金方》 卷1,桃仁散治胞宫瘀血:桃仁、生地、人参、甘草、桂心、蒲黄、半夏、当归、川芎、赤芍、牛膝、丹皮、生姜等13味,常规剂量,水煎服。

《保婴撮要》 卷14,桃仁汤治肠痈腹痛,烦躁不安:桃仁、大黄、牡丹皮、芒硝、犀角、冬瓜仁等6味,常规剂量,水煎服。

《奇效良方》 卷20,桃枝汤治中恶霍乱心痛喘急,胸胁疞痛:桃枝白皮、官桂、当归、栀子仁、丹砂、附子、吴茱萸、豆豉等8味,常规剂量,捣散,水煎温服。

《家塾方》 桃花汤治浮肿大小便不通:桃花、大黄等2味,水煎顿服。

《痘疹仁端录》 卷14,桃梅丹治痘已出不起不发,隐在皮肤并麻痒杂证:梅花、桃仁、丝瓜、辰砂、甘草等5味,常规剂量,捣末,参苏汤送服。

《痧胀玉衡》 卷下,降香桃花散治痧毒中肾:降香、牛膝、桃花、红花、大红凤仙花、白蒺藜等6味,常规剂量,捣末,水煎服。

【按语】
桃核仁即桃仁,是蔷薇科植物桃或山桃的种子,中药药名。桃仁含苦杏仁苷、挥发油、脂肪油、苦杏仁酶等。中药药理:①祛瘀;②抗炎;③抗过敏;④镇咳。后世桃核仁主治热结膀胱、咳嗽、恶露不尽、经来绕脐痛、疝气、心痛、疟癖、骨蒸、盲肠气、急劳、传尸骨蒸咳嗽、阴癞肿痛、风惊、注气、小儿阴肿、疫邪溺血、痘、痧毒等,较《神农本草经》大为扩展。

杏核仁

【原文】

杏核仁味甘温。主咳逆上气,雷鸣,喉痹,下气,产乳,金疮,寒心,贲豚。

【重辑】

杏核仁味甘性温。主治:①咳逆;②上气;③腹中雷鸣;④喉痹;⑤难产;⑥金疮;⑦寒心;⑧贲豚。

【理论】

《名医别录》 杏核治惊痫,心下烦热,风气去来,时行头痛,解肌,消心下急,狗毒。花主补不足,女子伤中,寒热痹,厥逆。

《药性论》 治腹痹不通,发汗,主温病。治心下急满痛,除心腹烦闷,疗肺气咳嗽,上气喘促。

【临床】

《备急千金要方》 卷2,杏仁汤治曾伤七月胎者:杏仁、甘草、麦门冬、吴茱萸、钟乳、干姜、五味子、紫菀、粳米等9味,常规剂量,水煎服。

《外台秘要》 ①卷10,引《深师方》杏仁煎治咳嗽上气,鼻中不利:杏仁、五味子、炙甘草、麻黄、款冬花、紫菀、干姜、桂心、胶饴、白蜜等10味,常规剂量,水煎服。②卷20,引《古今录验》茯苓杏仁煎治气满胸急:茯苓、杏仁、橘皮、苏子、炙甘草、芍药、白前、五味子、生姜汁、蜜、竹沥等11味,常规剂量,水煎服。

《太平圣惠方》 ①卷6,补肺杏仁散治肺脏气虚伤冷咳嗽:杏仁、桂心、厚朴、人参、诃黎勒、白术、炙甘草、干姜、陈橘皮、附子、茯苓等11味,常规剂量,捣散,水煎服。②卷24,杏仁丸治大风未生疮,肿头面,皮肤顽黑瘙痒:杏仁、雷丸、贯众、木香、鸡头实、羌活、附子、桂心、栀子仁、石斛、羚羊角屑、白术、诃黎勒皮、安息香等14味,常规剂量,捣末蜜丸,酒服。③卷31,杏仁丸治传尸夜梦鬼交遗精,心腹冷癖,小腹与阴中相引痛,日渐为瘦:杏仁、真酥、薄荷汁、青蒿子、柴胡、鳖甲、乌梅肉、地骨皮、赤茯苓、知母、虎头骨、生地黄、肉苁蓉、人参、枳壳、当归、白术、木香、牡蛎、槟榔等20味,常规剂量,捣末为丸,温酒送服。④卷32,杏仁煎治眼目暴赤风泪:杏仁、黄连、腻粉、白蜜、古字钱、消梨汁等6味,常规剂量,慢火煎膏点目。

《圣济总录》 ①卷49,杏仁煎治肺痿久嗽:杏仁、阿胶、栝楼、人参、贝母、丹砂等6味,常规剂量,捣末熬膏含化。②卷101,杏仁膏治面皯黯:杏仁、雄黄、瓜子、白芷、零陵香、白蜡等6味,常规剂量,捣末煎膏涂敷。③卷116,补肺杏仁煎治寒气咳嗽唾痰,声重鼻塞:杏仁、枣肉、白蜜、酥、生姜汁等5味,常规剂量,水煎服。

《医心方》 卷20,引秦承祖杏仁煎治咳嗽胆呕,胸中冷,不得服热药:杏仁、白蜜、紫菀、干姜、牛脂等5味,常规剂量,捣筛蜜丸,分服。

《鸡峰普济方》 卷18,桔梗杏仁丸治腹中冷癖,心下停痰:桔梗、杏仁、桂枝、芫花、巴豆等5味,常规剂量,捣末面糊为丸,米饮送服。

《景岳全书》 卷51,桔梗杏仁煎治肺痈咳嗽痰中带血:桔梗、杏仁、甘草、阿胶、银花、麦冬、百合、夏枯草、连翘、贝母、枳壳、红藤等12味,常规剂量,水煎服。

《冯氏锦囊秘录》 麝香杏仁散治妇人阴疮:杏仁不拘多少烧存性,麝香少许为细末,绢袋盛药系口炙热置阴内。

《外科真检》 卷下,杏仁霜治癞疯:杏仁霜、明雄黄、扫盆粉等3味,捣末,猪胆汁调刷。

《温病条辨》 卷一,杏仁汤治伏暑所致肺疟,舌白渴饮,咳嗽频仍,寒从背起:杏仁、黄芩、连翘、滑石、桑叶、茯苓、白蔻皮、梨皮等8味,水煎服。

【按语】

杏核仁通用中药名为苦杏仁,是蔷薇科植物杏或山杏等味苦的干燥种子。杏仁含苦杏仁苷、脂肪油、蛋白质和各种游离氨基酸。苦杏仁苷水解生成野樱皮苷和扁桃腈及苯甲醛和氢氰酸。药理作用:①抗炎;②镇痛;③降压;④促进肺泡表面活性物质合成。后世杏核仁主治眼目暴赤、肺痿、肺痈、阴疮、癞疯、肺疟等,较《神农本草经》大为扩展。

211 蓼 实

【原文】

蓼实味辛温。主明目温中,耐风寒,下水气,面目浮肿,痈疡,马蓼去肠中蛭虫,轻身。

【重辑】

蓼实味辛性温。主治:①面目浮肿;②痈疡。功效:①明目;②温中;③利水。

【理论】

《名医别录》 蓼实叶除大小肠邪气,利中,益志。

《本草经集注》 人所食蓼有三种。一是紫蓼,相似而紫色;一名香蓼,亦相似而香,并不甚辛而好食;一是青蓼,人家常有,其叶有园者、尖者,以园者为胜,所用即是此。

《新修本草》 水蓼叶大似马蓼而味辛。主被蛇伤,止蛇毒入腹心闷者。又水煮渍脚捋之消脚气肿。

《药性论》 除肾气兼能去痃癖。

《本经逢原》 蓼实治消渴去热及瘰疬、癥痞、腹胀,皆取其散热消积之功。

《本草衍义》 蓼实即《神农本经》水蓼之子也。彼言蓼,则用茎;此言实,即用子。故此复论子之功,故分为二条。春初,以葫芦盛水浸湿,高挂于火上,昼夜使暖,遂生红芽,取以为蔬,以备五辛盘。又一种水红,与此相类,但苗茎高及丈。取子微炒,碾为细末,薄酒调二三钱服,治瘰疬。久则效,效则已。

【临床】

《备急千金要方》 卷7,蓼酒治胃脘冷不能饮食,四肢有气,冬卧脚冷:蓼六十把水煎服。

《太平圣惠方》 卷65,蓼叶散治无名疮:蓼叶、柏叶、黄丹、胡粉、附子、粟米、石胆、大黄、白矾、蛇蜕皮、干蟾蜍、蚕蛾、密陀僧、槟榔、龙脑、麝香等16味,常规剂量,捣末敷贴。

《圣济总录》 卷90,紫芝丸配伍蓼实治虚劳短气,胸胁苦伤,唇口干燥,手足逆冷,或有烦躁,目视𥉠𥉠,腹内时痛:紫芝、山芋、天雄、柏子仁、枳实、巴戟天、茯苓、人参、生地黄、麦门冬、五味子、半夏、牡丹皮、附子、蓼实、远志、泽泻、瓜子仁等18味,常规剂量,捣末蜜丸如梧桐子大,每次温酒送服30丸。

《普济方》 卷307,蓼汁饮治蛇咬伤:生蓼汁捣汁饮之;少少以渣敷疮上。

《赤水玄珠》 卷16,蓼汤治霍乱转筋不止:蓼1大握水煎服。

《外科启玄》 蓼草膏治阴发背黑凹不知痛:鲜蓼草、石灰等2味,常规剂量,捣末调敷。

《赵炳南临床经验集》 蓼花膏治白癜风与女阴白斑:鲜白蓼花纯花煎膏分服。

《全国中药成药处方集》 ①槟榔消痞散治一切积聚及小儿食积、奶积、虫积、水积,饮食不思,腹痛膨胀,肚大青筋,四肢瘦弱:蓼实、槟榔炭、鸡内金、焦山楂、使君子肉等5味,常规剂量,捣散,每次温水调服2分。②五花丸治气滞积聚:党参、蓼实、槟榔、阿魏、芦荟、文术、厚朴、麦芽、神曲、山楂、香附、三棱、白术、胡连、木香、青黛、茯苓、使君子、炙甘草等19味,常规剂量,捣末水泛小丸,每次温水调服2丸。③肥儿丸治小儿乳食伤脾,腹胀气闷,呕吐泄泻,面黄肌瘦,食物不消,枯干羸瘦:白术、茯苓、厚朴、麦冬、扁豆、芡实、枳实、麦芽、神曲、莲肉、胡黄连、山楂、鸡内金、黄连、橘皮、黄芪、蓼实、丹皮、炙甘草等19味,常规剂量,捣末蜜丸如梧桐子大,每次温水送服2丸。

【按语】

蓼实是蓼科植物水蓼的果实。中药药名。水蓼种子含水蓼醇醛、水蓼二醛、异水蓼二醛、异十氢三甲基萘并呋喃醇和密叶辛木素等。后世蓼实主治胃脘冷、无名疮、蛇咬伤、霍乱、阴发、白癜风、女阴白斑等,较《神农本草经》大为扩展。

212 葱 实

【原文】

葱实味辛温。主明目补中不足,其茎可作汤,主伤寒寒热,出汗,中风面目肿。

【重辑】

葱实味辛性温。功效:①明目;②补中。葱白发汗,主治:①伤寒寒热;②中风面肿。

【理论】

《名医别录》 葱白治寒伤,骨肉痛,喉痹不通,安胎,归目,除肝邪气,安中,利脏,益目精,杀百药毒。葱根治伤寒头痛,葱汁主溺血,解藜芦毒。

《新修本草》 葱有数种,山葱曰茖葱,疗病以胡葱,主诸恶载,狐尿刺毒,山溪沙虱、射工等毒。煮汁浸或捣敷大效,亦兼小蒜、茱萸辈,不独用也。其人间食葱,又有二种:有冻葱,即经冬不死,分茎栽莳而无子也;又有汉葱,冬即叶枯。食用入药,冻葱最善,气味亦佳。

【临床】

《肘后方》 卷2,葱豉汤治伤寒初觉头痛肉热脉洪:葱白、豆豉等2味,常规剂量,水煎顿服。不汗复更作,加葛根二两,升麻三两再服,必得汗,若不汗更加麻黄二两,葱汤研米二合。少时下盐豉,后纳葱白四物,令火煎取三升分服取汗也。

《备急千金要方》 卷18,葱白汤治冷热膈痰,发时头痛闷乱,欲吐不得:葱白、乌头、甘草、珍珠、恒山、桃叶等6味,常规剂量,水酒各半煎服。《千金方衍义》:葱白、乌头能吐风痰,然须恒山佐之,甘草和之,葱白、桃叶引之,珍珠取以安神解毒。此为安荣人安心而用也。

《外台秘要》 卷3,引《许仁则方》葱白七味饮治劳复状一如伤寒初有,头痛身热,微寒无汗:葱白、葛根、香豉、生姜、生麦门冬、干地黄、百劳水等7味,常规剂量,水煎服。

《伤寒总病论》 卷3,葱白汤别名连须葱白汤治伤寒发汗或未发汗,头痛如破及妊妇伤寒憎寒发热:连须葱白、生姜等2味,常规剂量,水煎服。

《圣济总录》 卷149,葱白汤治水毒溪毒如伤寒状:葱白、香豉、葛根、升麻等4味,常规剂量,水煎服。

《太平惠民和剂局方》 葱白散解四时伤寒,头痛壮热及伤风感寒,咳嗽痰涎:葱白、生姜、川芎、苍术、白术、甘草、石膏、葛根、麻黄等9味,常规剂量,捣末水煎服。

《博济方》 葱白散治一切冷气不和及妇人一切疾病:葱白、川芎、当归、枳壳、厚朴、官桂、干姜、芍药、木香、青橘皮、神曲、麦蘖、人参、蓬莪术、舶上茴香、荆三棱、苦楝子、茯苓、干地黄、诃子等20味,常规剂量,捣末,水煎服。

《仁斋直指》 卷18,葱白散治肾气刺痛及七气:葱白、当归、川芎、枳壳、官桂、青皮、白姜、茴香、川楝肉、陈皮、紫苏、三棱、蓬术、芍药、茯苓、木香、人参、沉香、炙甘草等19味,常规剂量,捣末,水煎服。

《医宗金鉴》 卷62,葱归溻肿汤治痈疽疮疡,初肿将溃:葱头、当归、甘草、独活、白芷等5味,常规剂量,水煎热洗。

《医略六书》 卷28,葱白汤治怀妊七月脉洪滑疾:葱白、人参、黄芪、白术、黄芩、阿胶、芍药、甘草、知母等9味,常规剂量,水煎服。阴阳凝聚,胎热内炽,气虚不能举护其胎,宜扶元清热以养之,人参扶元以举胎息,黄芪补气以固中州,白术健脾生血,条芩清热安胎,阿胶补阴益血以安冲任。白芍敛阴和血以固胎元,葱白通阳,生草泻火,知母清胎热以润燥安胎也。

《种福堂公选良方》 卷3,葱连膏治湿疮:葱白、飞丹、乳香、没药、黄连、血竭、冰片、松香、蓖麻子等9味,常规剂量,捣末,菜油调膏外贴。

【按语】

葱实是百合种植物葱的种子。中药药名。临床常用葱白而少用葱实。《本草经集注》曰:方家多用葱白及叶中涕,名葱苒,无复用实者。后世葱白主治伤头痛、劳复、水毒、冷气不和、肾气刺痛、七气、痈疽疮疡、妊七月脉洪滑疾、湿疮等,较《神农本草经》大为扩展。

213 薤

【原文】

薤味辛温。主金疮,疮败,轻身不饥耐老。

【重辑】

薤味辛性温。主治:①金疮;②疮败。

【理论】

《名医别录》 薤除寒热去水气,温中散结,利病患,诸疮中风寒,水肿。

《本草经集注》 葱、薤异物。薤又温补,仙方及服食家皆须之,偏辛为忌。

《新修本草》 薤乃是韭类,叶不似葱,今云同类,不识所以然。薤有赤白两种:白者补而美,赤者主金疮及风,苦而无味,今别显条于此也。

《日华子本草》 轻身,耐寒,调中,补不足。食之能止久痢冷泻,肥健人。

《长沙解药》 肺病则逆,浊气不降,故胸膈痹塞;肠病则陷,清气不升,故肛门重坠。薤白,辛温通畅,善散壅滞,故痹者下达而变冲和,重者上达而化轻清。其诸主治:断泄痢,除带下,安胎妊,散疮疡,疗金疮,下骨鲠,止气痛,消咽肿,缘其条达凝郁故也。

【临床】

《金匮要略方论》 ①栝楼薤白白酒汤治胸痹喘息咳唾,胸背痛,短气,寸口脉沉而迟,关上小紧数:栝楼实、薤白、白酒等3味,常规剂量,水煎服。②栝楼薤白半夏汤治胸痹不得卧,心痛彻背:栝楼实、薤白、半夏、白酒等4味,常规剂量,水煎服。③枳实薤白桂枝汤胸痹心中痞,留气结在胸,胸满,胁下逆抢心:枳实、厚朴、薤白、桂枝、栝楼实等5味,常规剂量,水煎服。

《肘后备急方》 卷4,薤白汤(名见《普济方》卷206)治恶心不已:薤白、吴茱萸、香豉、米、枣、枳实等6味水煎服。

《备急千金要方》 ①卷2,薤白饮(名见《产孕集》卷上)治妊娠脓血赤滞,鱼脑白滞,脐腹绞痛不可忍:薤白、酸石榴皮、阿胶、黄柏、地榆等5味,常规剂量,水煎服。②卷3,薤白汤治产后胸中烦热逆气:薤白、半夏、栝楼、人参、甘草、知母、麦门冬、石膏等8味,常规剂量,水煎服。

《外台秘要》 ①卷3,引《救急方》薤豉粥治天行干呕若哕,手足逆冷:薤白、香豉、白米等3味,常规剂量,水煎服。②卷26,引《崔氏方》薤白汤治肠痔大便出血:薤白、羊肾脂等2味,常规剂量,水煎顿服。

《太平圣惠方》 ①卷47,薤白人参散(名见《普济方》卷203)治霍乱干呕不止:薤白、人参、白术、厚朴、香薷等5味,常规剂量,捣散,水煎服。②卷67,薤白膏治榰打伤折金疮:薤白、白蔹、赤芍、杏仁、续断、川芎、白芷、郁金、生地、棘针、滑石、青布、黄丹等13味,常规剂量,捣膏外贴。

《朱氏集验方》 卷10,薤白汤治妇人血虚劳倦:薤白、鹿角胶、当归、黄芪、肉桂、干地黄、石斛、木香、白术、白茯苓、鳖甲、秦艽、巴戟、柑子皮、牡丹皮、天仙藤、甘草、人参、枳壳、生姜等20味,常规剂量,水煎服。

《圣济总录》 ①卷31,黄芪薤白汤治伤寒五脏俱虚,羸劣不足:黄芪、人参、茯苓、五味子、白术、薤白、葱白、粳米、芍药、生姜、羊肾等11味,常规剂量,捣散,水煎服。②卷66,薤白汤治久咳吐血将成劳瘵:薤白、鳖甲、阿胶、鹿角胶、炙甘草等5味,常规剂量,水煎服。③卷134,薤汁涂方治漆疮:薤捣汁涂之。

《赤水玄珠》 卷12,薤白趁痛散治产后遍身疼痛,身热头疼:薤白、黄芪、当归、牛膝、桂心、白术、独活、生姜、甘草等9味,常规剂量,水煎服。

《普济方》 卷44,引《经验良方》薤根丸治头痛眼疼如刀刺:川乌、全蝎、薤根汁等3味捣丸茶清送服。

【按语】

薤即薤白,是百合科植物小根蒜或薤的鳞茎,中药药名。薤白含薤白苷、异菝葜皂苷元、胡萝卜苷、琥珀酸、前列腺素等。药理作用:①抑菌;②降压;③利尿;④预防实验性动脉粥样硬化;⑤降脂。后世薤主治胸痹、恶心、妊娠脓血、天行干呕、肠痔、霍乱、妇人血虚劳倦、伤寒五脏俱虚、身热头疼等,较《神农本草经》大为扩展。

214　假　苏

【原文】

假苏味辛温。主寒热，鼠瘘，瘰疬生疮，破结聚气，下瘀血，除湿痹，一名鼠蓂。

【重辑】

假苏味辛性温。主治：①寒热；②鼠瘘；③瘰疬；④生疮；⑤结聚；⑥瘀血；⑦湿痹。

【理论】

《名医别录》　假苏无毒，一名姜芥。

《新修本草》　此药即菜中荆芥是也。

《本草拾遗》　荆芥去邪除劳渴，出汗除冷风。

《药性论》　荆芥治恶风贼风，口面㖞邪，遍身帮痹，心虚忘事，益力添精，主辟邪毒瓦斯，除劳。治疔肿，通利血脉，传送五脏不足气，能发汗，除冷风。

《日华子本草》　荆芥利五脏，消食下气，醒酒。作菜生、熟食。并煎茶，治头风并出汗。豉汁煎治暴伤寒。

《本草拾遗》　一名姜芥，即今之荆芥是也，姜、荆语讹耳。《本经》既有荆芥，又有析蓂，如此二种，定非一物。析蓂是大荠，大荠是葶苈子，陶、苏大亦误尔。荆芥本功外，去邪除劳渴，主疗肿，出汗，除风冷，煮汁服之。杵和酢敷疔肿。《经验方》如圣散用荆芥穗子为末酒服二钱治产后中风眼反折，四肢搐搦。《经验后方》治一切风口眼偏斜：青荆芥一斤，青薄荷一斤，绞汁煎膏晒干为丸每服 20 丸。

【临床】

《太平圣惠方》　卷 37，荆芥地黄汤（名见《金匮翼》卷 2）治风热入络呕血吐血，乍寒乍热，咳嗽口干：荆芥捣末生地黄汁调服。

《传家秘宝脉证口诀并方》　卷中，荆芥煮散治风痹四肢烦疼：荆芥、旋覆花、前胡、炙甘草、麻黄、芍药、川芎、半夏、葱白、薄荷等 10 味，常规剂量，捣散，水煎温服。

《伤寒总病论》　卷 2，荆芥散治伤寒头痛：天南星、草乌头、荆芥穗、石膏、陈茶、生姜汁、薄荷等 7 味，常规剂量，捣末，水煎服。

《圣济总录》　①卷 6，假苏丸治一切风口眼偏斜：假苏、薄荷绞汁煎膏为丸，温酒送服。②卷 137，荆芥散治多年湿癣：荆芥穗不拘多少、麝香、腻粉捣末，生油调药涂患处。③卷 162，荆芥汤治产后伤寒头目昏痛，咳嗽痰壅，肢节疼痛：荆芥穗、麻黄、干姜、五味子、石膏、炙甘草、人参、芍药等 8 味，常规剂量，捣末，水煎服。

《太平惠民和剂局方》　卷 7，荆芥汤治风热咽喉肿痛，语声不出或如有物哽：荆芥穗、桔梗、炙甘草等 3 味，常规剂量，捣末，水煎服。

《杨氏家藏方》　卷 12，荆芥汤治臁疮：地骨皮、何首乌、荆芥穗、苦参、海桐皮、草乌头等 6 味，常规剂量，水煎服。

《鸡峰普济方》　卷 15，荆芥柴胡散治处女血海不调，时发寒热，目涩舌干，面色萎黄变为劳疾：鳖甲、柴胡、荆芥穗、人参、白术、黄芪、延胡索、赤芍药、当归、熟地黄、木香、青橘皮、黄橘皮、桑白皮、地骨皮、甘草等 16 味，常规剂量，捣散，水煎服。②卷 17，假苏丸治痔疾脓血脱肛疼痛及肠风下鲜血：假苏、黄芪、防风、皂子仁、槐角、枳壳等 6 味，常规剂量，捣末蜜丸，熟水送服。③卷 24，荆芥汤治小儿瘙痒瘾疹：薄荷叶、荆芥穗、牛蒡子、甘草等 4 味，常规剂量，捣末，水煎服。

《博济方》　人参荆芥煮散治气块血块，亦治丈夫风劳病，其功不可尽述：荆芥穗、柴胡、秦艽、肉豆蔻、白芷、黄芪、当归、麦门冬、酸枣仁、海桐皮、芍药、人参、茯苓、炙甘草、干地黄、枳壳、木香、沉香、槟榔等 19 味，常规剂量，捣散，水煎服。

《妇人大全良方》　①荆芥煮散治妇人血海虚冷，寒热往来，咳嗽痰涎，血经不调，多惊盗汗，胸膈不快：荆芥穗、柴胡、秦艽、白芷、黄芪、当归、莪术、川芎、麦门冬、茯苓、人参、芍药、沉香、海桐皮、枳壳、熟地黄、甘草、酸枣仁、木香、槟榔、鳖甲、白豆蔻、桂心、桔梗、乌梅、生姜等 26 味，常规剂量，捣散，水煎服。②人参荆芥散治身体疼痛，心松烦倦,寒热盗汗,痰嗽胸满;或月水不调,脐腹疗痛,痃癖块硬:荆芥穗、人参、桂心、生地黄、柴胡、鳖甲、酸枣仁、枳壳、羚羊角屑、白术、川芎、当归、防风、甘草等14味,常规剂量,捣末,水煎服。

《史载之方》 卷上,荆芥散治两胁气痛如生积聚,甚则生气块上冲咽喉,夜卧不安:荆芥、连翘、羌活、丹皮、黄芩、杏仁、当归、芍药、栀子、大黄、蔓荆子、生姜、半夏等13味,常规剂量,捣散,水煎服。

《云岐子保命集》 卷下,荆芥散治时气风温,寒热瘴疟,往来潮热:荆芥穗、陈皮、麻黄、香附子、甘草、厚朴、草果仁、白芷、桂心等8味,常规剂量,捣散,水煎服。

《普济方》 ①卷116,荆芥豆淋酒治风痉摇头口噤,背强直如发痫之状:荆芥穗、大豆等2味,常规剂量,水酒各半煎服。②卷188,引《经验良方》荆芥汤治吐血、咯血,九窍出血:荆芥捣汁半盏饮之或以穗为末熟水调服。

《医方类聚》 ①卷73,引《御医撮要》荆芥汤治牙齿风疼痛不可忍:荆芥穗、川椒、盐等3味,常规剂量,水煎热含冷吐。②卷183,引《修月鲁般经》荆芥汤治痔疮:荆芥、好茶等2味,常规剂量,捣散,水煎洗痔。③卷265,引《疮疹方》荆芥甘草防风汤治小儿疮疹,邪在太阳疹出不快脉浮:荆芥、防风、甘草等3味,常规剂量,捣末,水煎服。

《杏苑方》 卷7,荆芥首乌散治风热疮疥痒疼:胡麻、荆芥、苦参、何首乌、甘草、威灵仙等5味,捣散,薄荷汤或温酒调服。

《明目至宝》 荆芥汤治一切赤肿眼:荆芥、牛蒡子、苍术、防风、槐花、菊花、甘草、大黄、木贼、石膏、龙胆草、草决明等12味,常规剂量,水煎服。

《万病回春》 卷5,荆芥连翘汤治风热两耳肿痛或胆热移脑之鼻渊:荆芥、连翘、防风、当归、川芎、白芍、柴胡、枳壳、黄芩、山栀、白芷、桔梗、甘草等13味,常规剂量,捣末,水煎服。

《医学心悟》 假苏散治气淋:荆芥、陈皮、香附、麦芽、瞿麦、木通、赤茯苓等7味,常规剂量,捣散,水煎服。

《辨证录》 卷12,参归荆芥汤治产后血晕神魂外越:人参、荆芥、当归等3味,常规剂量,水煎服。

《杂病源流犀烛》 卷2,荆芥解毒汤治婴儿出疹趋百窍,血遂夹毒外浮:荆芥、赤芍、牛蒡、连翘、元参、桔梗、防风、前胡、木通、当归、甘草梢、天花粉等12味,常规剂量,水煎服。

《医略六书》 卷26,荆芥四物汤治风热伤于冲任经气,洋溢不能摄血而经漏不止:生地、荆芥、白芍、当归、黄芩、川芎、香附、地榆等8味,常规剂量,水煎温服。方中生地滋阴凉血,当归养血归经,川芎入血海以升阳,白芍敛营阴以止血,条芩清在里风热,荆芥散血中风邪,香附调气解郁,地榆凉血涩血。水煎温服,使风热外解,则经气清和而血无妄行之患,何经漏之不止哉。

《外科医镜》 荆芥贩毒散治时毒喉痛,斑疹腮肿,风痰咳嗽,头痛发热:荆芥、防风、桔梗、赤芍、牛蒡子、金银花、浙贝母、连翘、薄荷、生甘草、青果等11味,常规剂量,水煎服。病势甚者加羚羊角、万年青,腮肿加马屁勃,咳嗽加杏仁,痰多加橘红。

《良朋汇集》 卷4,黄芩荆芥汤治感冒发热,丹毒疼痛,颈项有核,腮赤痈疖,口舌生疮,咽喉疼痛,胎毒痘疹,一切余毒:黄芩、荆芥、柴胡、牛蒡子、连翘、瞿麦、车前子、赤芍药、滑石、栀子、木通、当归、防风、蝉蜕、甘草、竹叶、灯芯等17味,常规剂量,水煎频服。

《中医皮肤病学简编》 荆芥蝉蜕汤治慢性湿疹:荆芥、蝉蜕、银花、黄柏、茯苓、丹皮、白薇、赤芍等8味,常规剂量,水煎服。

【按语】

假苏通用名荆芥,中药药名。荆芥是唇形科植物荆芥的全草。荆芥含胡薄荷酮、薄荷酮、异薄荷酮和异胡薄荷酮等。穗状花序含单萜类成分有荆芥苷、荆芥醇等。药理作用:①解热镇痛;②抗病原微生物;③止血。后世假苏主治呕血、风痹、伤寒头痛、口眼偏斜、咽喉肿痛、瘰疬、风痉、痔疮、赤肿眼、鼻渊、气淋、湿疹等,较《神农本草经》大为扩展。

215 水 苏

【原文】

水苏味辛微温。主下气,辟口臭,去毒,辟恶。久服通神明,轻身,耐老。

【重辑】

水苏味辛性温。主治:①口臭。功效:①去毒辟恶;②下气;③通神明。

【理论】

《名医别录》 水苏治吐血、衄血、血崩,一名鸡苏。

《新修本草》 青、齐、河间人名为水苏,江左名为荠苧,吴会谓之鸡苏。主吐血衄血,下气消谷。

《日华子本草》 鸡苏治肺痿,崩中,带下,血痢,头风目眩,产后中风及血不止。又名臭苏、青白苏。

《本草求真》 鸡苏功类于苏、薄,但苏、薄其性稍凉,水苏其性稍温;苏、薄其性主升,水苏其性主降;苏、薄多于气分疏散,水苏多于血分温利。故凡肺气上逆而见头风目眩与血瘀血热而见肺痿血痢,吐衄崩淋,喉腥口臭,邪热等病者,皆当用此宣泄,俾热除血止,而病自可以愈矣。

【临床】

《外台秘要》 ①卷27,鸡苏饮子治小便不通:鸡苏、通草、石韦、冬葵子、杏仁、滑石、生地黄等7味,捣散,水煎服。②卷27,鸡苏饮子治血淋不绝:鸡苏、竹叶、石膏、生地黄、冬葵子等5味,捣散,水煎服。③卷29,引《许仁则方》鸡苏七味汤治积热劳累吐血背上烦热:鸡苏、生地黄、青竹茹、生姜、桑白皮、小蓟根、生葛根等7味,水煎服。

《太平圣惠方》 ①卷37,鸡苏散治劳伤或饱食气逆致卒吐血不止:鸡苏茎叶、黄芪、生甘草、干姜、艾叶、阿胶等6味,常规剂量,捣散,水煎服。②卷37,鸡苏散治痰唾有血:鸡苏茎叶、赤茯苓、甘草炙、半夏、桔梗、生地黄、黄芪、麦门冬等8味,常规剂量,捣散,水煎温服。③卷58,鸡苏散治小便不通,上气喘急:鸡苏、甘遂、滑石、葵子、瞿麦、桑根白皮、防葵、榆白皮等8味,常规剂量,捣散,水煎温服。④卷70,鸡苏散治鼻衄不止:鸡苏、防风等2味,常规剂量,捣散温水调下,更以鸡苏叶于新水内揉软纳鼻窍。

《圣济总录》 ①卷16,鸡苏羌活丸治风邪攻作头目眩运,甚则倒仆:鸡苏叶、羌活、川芎、羚羊角、防风、天麻、人参、丹砂、白僵蚕、天南星、全蝎、牛黄、麝香、龙脑、犀角等15味,常规剂量,捣末蜜丸,清茶送服。②卷70,鸡苏饮治衄血不止:鸡苏、茯苓、射干、白芷、桔梗、天门冬、当归、大黄、甘草炙、桂枝等10味,常规剂量,水煎温服。③卷96,鸡苏汤治小便出血不绝:鸡苏、石膏、竹叶等3味,常规剂量,捣末,水煎温服。④卷98,鸡苏汤治血淋:鸡苏、石膏、淡竹叶、木通、生甘草,滑石、小蓟根、生地黄等8味,常规剂量,捣末,水煎温服。⑤卷124,鸡苏人参汤治上焦有热,津液燥少,喉咽干痛:鸡苏叶、恶实、玄参、甘草炙、防风、人参、天门冬等7味,常规剂量,捣末,水煎温服。⑥卷155,鸡苏饮治妊娠胎动不安,心腹气胀疔刺疼痛:鸡苏、人参、赤茯苓、大腹皮、川芎、苎麻根等6味,常规剂量,捣散,水煎温服。

《惠直堂方》 卷2,鸡苏丸治诸风上攻头目昏重,偏正头痛:鸡苏薄荷叶、川芎、荆芥、羌活、防风、香白芷、炙甘草、细辛等8味,常规剂量,捣末蒸饼为丸,清茶送下。

《小儿卫生总微论方》 卷5,鸡苏散治小儿风痫:鸡苏、木贼、荆芥等3味,常规剂量,捣末,茶清调服。

《云岐子保命集》 卷下,鸡苏散治虚损气逆吐血不止:鸡苏叶、黄芩、当归、赤芍药、阿胶、伏龙肝、刺蓟、生地黄、黄芪、竹茹等10味,常规剂量,捣散,水煎服。

《郑氏家传女科万金方》 卷2,鸡苏散治劳伤肺嗽痰涩有血:鸡苏、蒲黄、茅根、薄荷、黄芪、贝母、麦冬、阿胶、栀子、甘草、桔梗、生地等12味,常规剂量,捣散,水煎服。

《疫喉浅论》 卷下,鸡苏吹喉散治疫喉初起,肿痛腐烂:鸡苏、薄荷、僵蚕、硼砂、芒硝、马勃、冰片等7味,常规剂量,捣末吹患处。

【按语】

水苏是唇形科植物水苏的全草,中药药名。水苏含总黄酮苷等。药理作用:①促进胆汁分泌;②增强子宫收缩。后世水苏主治小便不通、鼻衄、血淋、喉咽干痛、腹疼痛、头痛、风痫、吐血、痰涩有血、疫喉等,较《神农本草经》大为扩展。

216 水 靳

【原文】

水靳味甘平。主女子赤沃,止血养精,保血脉,益气,令人肥健,嗜食。一名水英。

【重辑】

水靳味甘性平。主治女子赤沃。功效:①止血;②养精;③保脉;④益气;⑤增食。

【理论】

《名医别录》 水靳无毒,生南海。

《新修本草》 芹花味苦,主脉溢。水靳即芹菜也。芹有两种:荻芹取根,白色;赤芹取茎叶,并堪作菹及生菜。

《本草拾遗》 水芹茎叶捣绞取汁去小儿暴热,大人酒后热毒,鼻塞身热,利大小肠。茎、叶、根并寒;子,温辛。

《日华子本草》 水芹治烦渴,疗崩中,带下。

【临床】

《子母秘录》 治小儿霍乱吐痢:水芹叶细切煮熟汁饮。

《太平圣惠方》 治小便淋痛:水芹菜白根者,去叶捣汁,并水和服。《圣惠方》治小便出血:水芹捣汁,日服六、七合。

《滇南本草》 治小儿发热,月余不凉:水芹菜、大麦芽、车前子。水煎服。

《湖南药物志》 ①治小便不利:水芹三钱。水煎服。②治白带:水芹四钱,景天二钱。水煎服。③治痄腮:水芹捣烂,加茶油敷患处。

【按语】

水靳为伞形科植物水芹的全草,中药药名。水芹含缬氨酸、丙氨酸、异亮氨酸、多糖香豆精、β-水芹烯、丁基苯酞等。药理作用:①保肝;②抗心律失常;③降脂;④抗过敏。注释:赤沃指女子痢疾而便有赤色黏沫。后世少用。

217 发　髪

【原文】

发髪味苦温。主五癃,关格不通,利小便水道,疗小儿痫,大人痉,仍自还神化。

【重辑】

发髪味苦性温。主治:①五癃;②关格;③癫痫;④痉。功效:利小便水道。

【理论】

《名医别录》　发髪合鸡子黄煎之消为水,治小儿惊热下痢。

《本草经集注》　今俗中妪母为小儿作鸡子煎用发杂熬,良久得汁与儿服,去痰热,疗百病。

《日华子本草》　发,温。止血闷血运,金疮伤风,血痢。入药烧灰,勿令绝过。煎膏,长肉消瘀血也。

《本草衍义》　发髪与乱发自是两等。发髪味苦,即陈旧经年岁者。如橘皮皆橘也,而取其陈者。今人又谓之头髪,其乱发条中,自无用髪之义,此二义甚明。

【临床】

《太平圣惠方》　卷35,血余散(名见《圣济总录》卷124)治吐血,衄血,妇人崩漏,产后尿血:乱发烧灰,粥饮调服。

《圣济总录》　①卷26,血余散治伤寒小肠不通,便如血淋:乱发灰、大麻根等2味,水煎温服。②卷70,血余散治鼻衄不止:乱发灰、人中白、麝香等3味,捣末吹入鼻中。

《惠直堂方》　卷2,血余丸治便血并一切血症:血余、阿胶等2味,常规剂量,捣末蜜丸,清汤送服。

《小儿卫生总微论方》　卷18,血余散治燕口疮生口吻两角:乱发、猪脂等2味,研细敷之。

《医学纲目》　卷14,血余散治血淋,内崩,吐血,舌上出血、便血:乱发洗净晒干烧灰,茅根、车前叶煎汤送下。

《普济方》　卷38,血余散治脏毒泻血:血余灰、鸡冠花根、柏叶等3味,常规剂量,捣末,温酒调服。

《赤水玄珠》　卷26,血余散治血淋:发灰、生蒲黄、生地黄、赤茯苓、甘草等5味,常规剂量,水煎服。

《保婴撮要》　卷10,血余散治小儿汗不止:男子乱发一握,烧灰存性扑之。

《疡科纲要》　①卷下,血余散治喉癣:血余炭、真坎恶、血珀、腰黄、龙骨、梅片等6味,常规剂量,捣末吹之。②卷下,血余膏治恶疮久不收口及臁疮多年不收,瘰疬久溃,疮口多水无脓:头发、猪毛、羊毛、鸡毛、鹅毛、猪板油、桐油、麻油、白川占、龙脑香、麝香、龟板等12味,常规剂量,熬膏油纸摊贴。

《医宗金鉴》　卷62,亚圣膏治一切破烂诸疮,杨梅结毒:象皮、血余炭、驴悬蹄、鸡子清、木鳖子、蛇蜕、蝉蜕、穿山甲、槐枝、榆枝、艾枝、柳枝、桑枝等13味,常规剂量,捣末麻油煎膏摊贴。

《医略六书》　卷30,升阳四物汤治产后漏血不止:熟地、当归、白芍、川芎、白芷、升麻、血余炭等7味,常规剂量,捣散水煎去滓温服。产后冲任两亏,清阳下陷,不能摄血,而血漏不止,谓之漏血。熟地补血以滋冲任,当归养血以归经脉;川芎入血海以升阳,白芍敛阴血以止漏;升麻升少阳清气,白芷升阳明清气,二药炒黑,均能止血定漏;血余炭去宿生新,力能止血以定漏血也。水煎温服,使经血内充,则清阳敷布,而冲任脉定,血无妄渗之虞,何漏血之不止哉!

【按语】

发髪是人的头发,通用名为血余或血余炭,中药药名,《金匮要略方论》名为乱发。发髪主要成分是优角蛋白,黑色素。人发炮炙成血余炭时,有机成分破坏炭化。药理作用:①抑菌;②凝血。后世发髪主治吐血、衄血、妇人崩漏、便血、燕口疮、血淋、脏毒泻血、小儿汗不止、喉癣等,较《神农本草经》大为扩展。

218 白 马 茎

【原文】

白马茎味咸平。主伤中脉绝,阴不足,强志益气,长肌肉,肥健,生子。眼,主惊痫,腹满,疟疾,当杀用之。悬蹄,主惊邪,瘈疭,乳难,辟恶气鬼毒蛊注不祥。

【重辑】

白马茎味咸性平。主治:①伤中脉绝;②阴不足。功效:①强志益气;②长肌肉;③生子;④白马眼治惊痫,腹满,疟疾。⑤白马悬蹄治惊邪,瘈疭,乳难,恶气鬼毒,蛊注不祥。

【理论】

《名医别录》 白马茎治小儿惊痫。

《本草新编》 白马茎专益阳道修伟,添精益髓,绝阳可兴,小阳可长,然必加入人参、白术、山茱萸、麦冬、杜仲、熟地、枸杞、柏子仁、淫羊藿、枣仁、当归、黄芪、白芥子、茯神、牛膝之类,同用尤灵,否则平平也。用之生子则无衍;用之取乐必有祸。或疑白马茎之可以兴阳,已属怪谈,子又曰长阳,不更怪乎? 天地生一物,必供人之取用。人有一缺陷,必生一物以补苴。白马茎之长阳,正天生之以补人世之缺陷也。天下男子不能种子者,非尽由于命门之寒,亦非由于肾水之不足,往往阳小而不足以动妇女之欢心,而所泄之精,隔于胞胎之门者甚远,不能直射入其中,则胎不结而无嗣以绝者比比也。世人不知其故,徒用补阳之药,而阳实未衰也,徒用补阴之药,而阴亦未亏也。服药终身,叹息于无可如何,不重可悲乎。

【临床】

《刘涓子鬼遗方》 卷2,白马蹄散避鬼气恶毒,蛊疰不祥,破瘀结治跌打腹中瘀血,亦治妇人血疾:白马蹄,烧令烟尽,捣筛,温酒调服。

《备急千金要方》 ①卷4,马蹄屑汤治妇人经血不定白漏不绝:白马蹄、赤石脂、禹余粮、乌贼骨、龙骨、牡蛎、附子、干地黄、当归、甘草、白僵蚕等11味,常规剂量,水煎服。②卷4,白马毛散治带下:白马毛、龟甲、鳖甲、牡蛎等4味,常规剂量,捣筛,温水调服。《千金方衍义》:此方与后白马蹄丸功用相仿,而白马毛与白马蹄功用亦相仿,龟、鳖二甲相为辅佐亦相仿。惟牡蛎咸寒入肾,有软坚止漏之能,可抵禹余粮、磁石之功,其主赤白带下亦《本经》之旨。《医方考》:气陷于下焦则白带;血陷于下焦则赤带。以涩药止之,则未尽之带留而不出;以利药下之,则既损其中,又伤其下,皆非治也。白马得干之刚,毛得血之余,血余可以归血,干刚可以利气,固血则赤止,利气则白愈,此用马毛之意也。龟、鳖、牡蛎,外刚而内柔,离之象也,去其柔而用其刚,故可以化症,可以固气。化症,则赤白之成带者,无复中留;固气,则营卫之行不复陷下,营不陷则无赤,卫不陷则无白矣。③卷4,马蹄丸治白漏不绝:白马蹄、禹余粮、龙骨、乌贼骨、白僵蚕、赤石脂等6味,捣末蜜丸,温酒送服。《济阴纲目》:马蹄得干金在下之健体而入肝;僵蚕得燥金之刚气而制木;余粮、赤石脂以固血之脱;龙骨、乌贼以固气之脱。盖肝主疏泄而藏血:疏泄者气脱,气脱则血不藏。以金平之,而健其升;以血涩之,而固其气,宜其为治漏之要药也。④卷20,白马茎丸治空房独怒,见敌不兴,口干汗出,失精,囊下湿痒,尿有余沥,卵偏大引疼,膝冷胫酸,目中眈眈,少腹急,腰脊强:白马茎、赤石脂、石韦、天雄、远志、山茱萸、菖蒲、蛇床子、薯蓣、杜仲、肉苁蓉、柏子仁、石斛、续断、牛膝、栝楼根、细辛、防风等18味,常规剂量,捣末蜜丸,酒送服。

《太平圣惠方》 卷67,白马蹄散化瘀血为水,治伤折:白马蹄、栗子黄、桂心、蒲黄、龟壳等5味,常规剂量,捣散,温酒调服。

《圣济总录》 ①卷141,马蹄灰方治牡痔蟹虫:马蹄烧灰存性,猪脂调和涂纳下部。②卷152,白马蹄散治带下久不愈:白马蹄、龟甲、鳖甲、牡蛎等4味,常规剂量,捣散,温酒调服。

《鸡峰普济方》 卷15,马蹄丸治妇人崩中带白:白马蹄、白马鬐毛、蒲黄、鹿茸、禹余粮、白芷、续断、小蓟根、人参、干地黄、柏子仁、黄芪、茯苓、当归、乌贼骨、伏龙肝、苁蓉、艾叶等18味,常规剂量,捣末蜜丸,米饮送服。

《外科大成》 卷4,马蹄膏治一切癣:白马蹄煅灰存性,马齿苋杵烂加水煎膏调前末搽之。

【按语】

白马茎是马科动物马的雄性外生殖器,中药药名。注释:惊痫、瘈疭见牡丹条。后世白马茎主治经血不定、白漏不绝、伤折、牡痔蟹虫、癣等,较《神农本草经》大为扩展。

219 鹿 茸

【原文】

鹿茸味甘温。主漏下恶血,寒热,惊痫,益气强志,生齿不老。角,主恶疮痈肿,逐邪恶气,留血在阴中。

【重辑】

鹿茸味甘性温。主治:①漏下;②恶血;③寒热;④惊痫。功效:①益气强志;②生齿不老。鹿角逐邪恶气,主治恶疮,痈肿,阴中留血。

【理论】

《名医别录》 鹿茸治虚劳洒洒如疟,羸瘦,四肢酸疼,腰脊痛,小便利,泄精。鹿血破留血在腹,散石淋痈肿,骨中热疽,养骨,安胎下气,杀鬼精物,不可近阴令痿。鹿角除少腹血痛,腰痛折伤恶血,益气。鹿髓治丈夫女子伤中脉绝,筋急,咳逆,以酒服之。鹿肾治肾气,鹿肉温中强五脏,益气力。生者治口僻,割薄之。

《药性论》 鹿茸补男子腰肾虚冷,脚膝无力,夜梦鬼交,精溢自出,女人崩中,漏血。又主赤白带下,入散用。

【临床】

《肘后备急方》 卷3,鹿角散(名见《圣济总录》卷14)治男女梦与鬼通致恍惚及诸脏虚邪夜卧恍惚,精神不安:鹿角屑捣散酒温调服。

《备急千金要方》 ①卷4,鹿茸散(名见《圣济总录》卷152)治妇人漏下不止:鹿茸、阿胶、乌贼骨、当归、蒲黄等5味,常规剂量,捣筛,温酒调服。②卷19,鹿角丸补益方:鹿角、鹿茎、石斛、山药、地黄、人参、菟丝子、防风、蛇床子、山萸肉、杜仲、赤石脂、泽泻、干姜、石龙芮、远志、五味子、巴戟天、牛膝、肉苁蓉、天雄等21味,常规剂量,捣末蜜丸,温酒送服。

《外台秘要》 ①卷16,引《深师方》鹿角汤治劳梦泄精:鹿茸、鹿角屑、韭白、生姜、川芎、茯苓、当归、白米等8味,常规剂量,水煎服。②卷25,引《张文仲方》鹿茸散治青、黄、白、黑、鱼脑痢:鹿茸、石榴皮、干姜、枣核、赤地利烧灰等5味,常规剂量,捣散饮服方寸匕。③卷27,引《古今录验》鹿茸散治尿血:鹿茸、当归、干地黄、冬葵子、蒲黄等5味,常规剂量,捣散,温酒调服。

《太平圣惠方》 卷57,鹿角膏(名见《圣济总录》卷149)治蟭螋尿疮及一切痈疖初起:鹿角烧末,醋调涂之。

《太平惠民和剂局方》 ①卷5,鹿茸四斤丸治诸虚不足筋骨痿弱,惊恐战掉:鹿茸、肉苁蓉、天麻、菟丝子、熟地黄、牛膝、杜仲、木瓜等8味,常规剂量,捣末蜜丸,温酒送服。②卷5,鹿茸大补汤治诸虚不足,血气耗伤,一切虚损:鹿茸、黄芪、当归、茯苓、苁蓉、杜仲、人参、芍药、肉桂、石斛、附子、五味子、半夏、白术、甘草、熟地等16味,常规剂量,水煎热服。

《杨氏家藏方》 ①卷9,附子鹿角霜丸治小便频数遗泄诸疾:鹿角胶、鹿角霜、杜仲、青盐、山药、附子、阳起石等7味,好酒熬丸,温酒送服。②卷9,赐方鹿茸丸治真元虚惫,五劳七伤:鹿茸、附子、五味子、肉苁蓉、牛膝、熟地黄、山药、杜仲等8味,常规剂量,捣末面糊为丸,温酒送服。

《魏氏家藏方》 ①卷4,附子鹿角煎填精髓补不足:鹿角、附子等2味,水煎角胶为丸,温酒送服。②卷8,鹿茸四斤丸补气血,壮元阳,强筋骨,除风湿治腰重脚弱,筋骨酸疼,倦怠无力:鹿茸、肉苁蓉、牛膝、木瓜、天麻、虎胫骨、附子、杜仲、五味子、当归等10味,常规剂量,捣末蜜丸,酒服。

《洪氏集验方》 卷3,鹿茸世宝丸治诸虚不足,肠鸣泄泻,腹疼,手足厥逆,顽痹,头疼怯寒,肢体酸痛,惊悸自汗:鹿茸、附子、白术、阳起石、椒红、成炼钟乳粉、苁蓉、人参、肉豆蔻、当归、牛膝、茯苓、沉香、巴戟等14味,常规剂量,捣末蜜丸,盐汤送服。

《朱氏集验方》 卷12,鹿角丸治一切疮疖脓泡,热疮及发背:鹿角、黄芪、羚羊角等3味,常规剂量,捣末蜜丸,地黄酒送服。

《圣济总录》 ①卷91,鹿角丸治腰脚顽痹,筋骨疼痛或攻刺胁肋:鹿角、巴戟天、熟地黄、黄芪、牛膝、独活、萆薢、茯苓、桂枝、肉苁蓉、附子、泽泻、续断、川芎、槟榔、防风、炙甘草、秦艽、细辛、当归、芍药、白蒺藜、枳壳、人参、鹿角胶、杏仁等26味,常规剂量,捣末蜜丸,温酒送服。②卷142,鹿角丸治痔疾下血:鹿角、芸薹子等2味,常规剂量,捣末面糊为丸,温酒送服。

《鸡峰普济方》 ①卷9,韭子鹿茸丸治虚劳梦与鬼交,精泄不止:鹿茸、韭子、柏子仁、菟丝子、黄芪、巴戟、附子、泽泻、茯神、石斛、石龙芮、麝香、天门冬、龙骨、露蜂窠等15味,常规剂量,捣末蜜丸,温酒送服。②卷18,地黄鹿茸丸治虚淋:鹿茸、熟地黄、赤芍药、当归、赤茯苓、桃胶、血余等7味,常规剂量,捣末面糊为丸,温酒或灯草汤送服。

《证类本草》 卷17,引《梅师方》鹿角酒治腰痛暂转不得:鹿角枚烧赤纳酒中浸一宿饮之。

《普济方》 ①卷12,引《余居士选奇方》鹿茸石斛丸除内障膜治血气不能营养于睛,目视䀮䀮有黑花簇簇,雾气昏昏,视物如霜雪之形:鹿茸、金钗石斛、犀角、羚羊角、肉苁蓉、熟地黄、酸枣仁、青木香、菟丝子、车前子、覆盆子、茺蔚子、地肤子、柏子仁、葳蕤、麦门冬等16味,常规剂量,捣末蜜丸,盐汤送服。②卷226,引《十便良方》附子鹿茸丸治诸虚不足:鹿茸、麋茸、附子、龙骨、麝香等5味,常规剂量,捣末糯米为丸,温酒送服。

《医方类聚》 卷150,引《济生方》鹿角丸治骨虚极面肿垢黑,脊痛不能久立,气衰,发落齿槁,腰脊痛:鹿角、牛膝等2味,常规剂量,捣末蜜丸,盐汤送服。

《医略六书》 卷21,鹿茸肾气丸治肾虚不能纳气,眩晕脉虚:鹿茸、熟地、萸肉、丹皮、山药、茯苓、泽泻、菟丝子、龟板、巴戟、石斛等11味,常规剂量,捣末蜜丸,盐汤送服。熟地补阴滋肾脏,萸肉秘气涩精海;鹿茸壮元阳以归肾,龟板壮肾水以滋阴;山药益脾阴,茯苓渗湿热,丹皮平相火,泽泻泻浊阴;菟丝补肾填精,巴戟补火温肾,石斛以退虚热也。丸以白蜜,下以盐汤,使肾水充足,则虚炎自退,而真气无不归原,何眩晕之有?此补肾纳气之剂,为肾虚眩晕之专方。

《温病条辨》 卷3,鹿附汤治寒湿伏足少阴,舌白身痛,足跗浮肿:鹿茸、附子、草果、菟丝子、茯苓等5味,常规剂量,水煎温服。

《痘疹传心录》 卷19,参归鹿茸汤治痘疹色淡白浆不足及痘有水疱无脓:鹿茸、黄芪、炙甘草、人参、当归、生姜、龙眼肉等8味,常规剂量,水煎服。

《胎产秘书》 卷下,虎骨鹿茸丸治产后瘫痪:虎胫骨、鹿茸、枸杞子、菟丝子、巴戟肉、刺蒺藜、补骨脂、肉桂、陈皮、威灵仙、防风、淫羊藿、杜仲、全蝎、当归、萆薢、龟甲等17味,常规剂量,捣末米仁稠糊为丸,红花浸酒送服。

《医碥》 卷6,鹿茸丸治失血:牛膝、鹿茸、五味子、石斛、菟丝子、附子、川楝子、沉香、磁石、官桂、泽泻等11味,常规剂量,捣末酒糊为丸,温酒送服。

《嵩崖尊生》 卷13,鹿茸散治遗尿滑脱:鹿茸、海螵蛸、白芍、当归、桑寄生、龙骨、人参、桑螵蛸等8味,常规剂量,捣末,温酒调服。

《济众新编》 卷6,单鹿茸汤治气血虚而难产:鹿茸1两或5钱浓煎连服。

《痘疹仁端录》 卷14,鹿茸活血丹治痘不起及小儿痘形隐隐:紫草、鹿茸、穿山甲、麝香等4味,常规剂量,捣末熬膏为丸,分服。

《外科真诠》 卷上,加味参归鹿茸汤治百会疽,高大如道士冠:党参、当归、鹿茸、茯苓、金银花、元参、藁本、甘草等8味,常规剂量,水煎服。

【按语】

鹿茸是鹿科动物梅花鹿或马鹿尚未骨化的幼角,中药药名。梅花鹿鹿茸含多种化学成分,其中总氨基酸含量达50%。中药药理:①抗衰老;②增强免疫功能;③促进蛋白质和核酸合成;④增强记忆功能;⑤增强性功能;⑥中等剂量有强心作用。后世鹿茸主治恍惚、劳梦泄精、尿疮、痈疖、筋骨痿弱、内障膜、产后瘫痪、百会疽等,较《神农本草经》大为扩展。

220 牛 角 腮

【原文】

牛角腮下闭血,瘀血,疼痛,女人带下血。髓,补中填骨髓。久服增年。胆可丸药。

【重辑】

牛角腮主治:①闭血;②瘀血;③疼痛;④带下赤白。牛髓补中填骨髓,胆可丸药。

【理论】

《名医别录》 牛角腮无毒。水牛角治时气寒热头痛,水牛髓安五脏平三焦,温骨髓,补中益气,续绝伤,止泄利,消渴,以酒服之。水牛胆治心腹热渴,利口焦燥,益目精。水牛心治虚忘,水牛肝明目,水牛肾补肾气,益精。水牛齿治小痫。水牛肉治消渴,止哕泄,安中益气,养脾胃。

《药性论》 青牛胆主消渴,利大小肠。腊月牯牛胆,中盛黑豆一百粒,后一百日开取,食后、夜间吞二七枚,镇肝明目。黑豆盛浸不计多少。心,主虚忘。

【临床】

《备急千金要方》 ①卷4,小牛角腮散治带下崩漏:牛角腮、鹿茸、禹余粮、当归、干姜、续断、阿胶、乌贼骨、龙骨、赤小豆等10味,常规剂量,捣散,温酒调服。②卷4,小牛角腮散治带下五贲:一日热病下血;二日寒热下血;三日房事血漏;四日任脉下血;五日产后脏开经利。五贲之病,外实内虚:牛角腮、鹿茸、禹余粮、当归、干姜、续断、阿胶、乌贼骨、龙骨、赤小豆等10味,捣筛,酒服方寸匕。③卷4,大牛角中仁散治妇人积冷崩中,去血不止,腰背痛,四肢沉重,虚极者:牛角仁、续断、干地黄、桑耳、白术、赤石脂、矾石、干姜、附子、龙骨、当归、人参、蒲黄、防风、禹余粮等15味,捣筛,温酒送服。《千金方衍义》:此即前小牛角散之变法。方中地黄乃阿胶之变;桑耳乃赤小豆之变;蒲黄乃乌贼骨之变;人参乃鹿茸之变;附子、白术专用温经;石脂、矾石专行固脱;防风一味,专祛子脏中风,且治腰背痛,四肢沉重,兼行地黄之滞。以其积冷虚极,非峻用温补兜涩,必难取效耳。④卷15,牛角腮散(名见《普济方》卷212)治血痢腹痛:牛角腮、当归、龙骨、干姜、熟艾、附子、黄柏、赤石脂、川芎、阿胶、厚朴、甘草、橘皮、石榴皮、芍药、大枣、黄连、升麻、蜀椒等19味,常规剂量,水煎分服。⑤卷10,牛胆丸治酒疸身黄曲尘出:牛胆、芫花、荛花、瓜蒂、大黄等5味,常规剂量,酒渍煎令可丸,分服。

《太平圣惠方》 ①卷60,牛角腮散治积年肠风或发或歇:牛角腮、槐耳、臭椿根、屋松等4味,常规剂量,捣散,粥饮调服。②卷73,牛角腮散治赤白带下:牛角腮、桂心、当归、牛膝等4味,常规剂量,捣散,温酒调服。③卷73,牛角腮散治妇人崩中下血:牛角腮、白矾、橡实、木贼、川芎等5味,常规剂量,捣散,热酒调服。④卷73,牛角腮散治崩中带下赤白,腹中时痛:牛角腮、龙骨、当归、干姜、禹余粮、熟地黄、阿胶、续断、炙甘草等9味,常规剂量,捣散,温酒调服。

《圣济总录》 ①卷153,牛角腮丸治妇人经血暴伤兼带下久不止:牛角腮灰、赤石脂、龙骨、艾叶、桑耳、鹿茸、阿胶、干姜等8味,常规剂量,捣末蜜丸,温酒送服。②卷165,牛角腮散治血痢:黄牛角腮、橡实、侧柏叶等3味,常规剂量,捣散,米饮调服。

《鸡峰普济方》 卷15,牛角腮散治带下血崩:牛角腮、鹿茸、当归、禹余粮、阿胶、干姜、续断、乌贼鱼骨、赤小豆等9味,常规剂量,捣末,温酒调服。

《妇科玉尺》 卷4,牛角腮丸治恶血不绝,崩血不可禁,腹中绞痛,气息急:牛角腮、发灰、阿胶、代赭石、干姜、生地、马蹄壳等7味,常规剂量,捣末蜜丸,分服。

《绛囊撮要》 牛胆星丸治厥逆猝不省事,口流涎沫,手足拳挛:陈极牛胆星、天竺黄、白芥子、香犀角、羚羊角尖、金箔、龙齿、辰砂等8味,常规剂量,捣末米饮为丸,开水送服。

【按语】

牛角腮是牛科动物黄牛或水牛角中的骨质角髓,中药药名。水牛角含甾醇、氨基酸、肽类、胍基衍生物、蛋白质等。药理作用:①强心;②镇静;③抗惊厥;④促性腺样作用。后世牛角腮主治血痢腹痛、酒疸、肠风、厥逆等,较《神农本草经》大为扩展。

221 羖 羊 角

【原文】

羖羊角味咸温。主青盲明目,杀疥虫,止寒泄,辟恶鬼虎狼,止惊悸。久服安心益气,轻身。

【重辑】

羖羊角味咸性温。主治:①青盲;②疥虫;③寒泄;④惊悸;⑤辟恶鬼虎狼。

【理论】

《名医别录》 羖羊角治百节中结气,风头痛及蛊毒、吐血,妇人产后余痛。烧之杀鬼魅,辟虎野狼。

《药性论》 治产后恶血,烦闷,烧灰酒服之。又治小儿惊痫。

《食疗本草》 烧角作灰治漏下恶血。

《本草经疏》 羖羊角乃肺、肝、心三经药也,而入肝为正。《本经》咸温,《别录》苦微寒,甄权大寒,察其功用、应是苦寒居多,非苦寒则不能主青盲、惊悸、杀疥虫及风头痛、吐血也。盖青盲,肝热也;惊悸,心热也;疥虫,湿热也;风头痛,火热上升也;吐血,热毒伤血也;苦寒总除诸热,故能疗如上等证也。其主百节中结气与妇人产后余痛,亦指血热气壅者而言。

【临床】

《肘后备急方》 卷2,太一流金散辟瘟气:羖羊角屑、雄黄、雌黄、矾石、鬼箭羽等4味,常规剂量,捣散,三角绛囊贮1两带心前并门户上,月旦青布裹1刀圭中庭烧,温病人亦烧熏之。

《备急千金要方》 ①卷2,单行羖羊角散(名见《千金翼方》卷6)治产后心闷亦治难产:羖羊角烧灰存性,温酒送服。②卷9,辟温杀鬼丸熏百鬼恶气:雄黄、雌黄、龙骨、龟甲、鲮鲤甲、猬皮、羖羊角、虎骨、樗鸡、空青、川芎、真珠、东门上鸡头等13味,常规剂量,捣末,烊蜡手丸如梧桐子大,正旦门户前烧一丸,带一丸,男左女右,辟百恶。独宿吊丧问病各吞一丸小豆大,天阴大雾日烧一丸于户牖前佳。

《医心方》 卷26,引《古今录验》入军丸治蛇毒蜂毒:雄黄、羖羊角、礜石、矾石、鬼箭羽、锻椎柄、锻灶灰等7味,常规剂量,捣末鸡子黄并丹雄鸡冠血为丸如杏仁大,每次1丸涂毒上。

《太平圣惠方》 ①卷37,羖羊角散(名见《普济方》卷188)治咳喘上气吐血:桂枝、羖羊角屑等2味,常规剂量,捣散,每次粥饮调服2钱。②卷56,羖羊角散治蛊毒腹内坚如石,面目青黄,小便淋沥:羖羊角、蘘荷、栀子仁、牡丹皮、赤芍药、黄连、犀角屑等7味,常规剂量,捣散,水煎服。

《圣济总录》 ①卷14,羖羊角散治诸脏虚邪,夜卧恍惚,神不安:羖羊角1两,捣散,温酒调服。②卷97,羖羊角饮健忘多惊,大便难,口中生疮:羖羊角、人参、赤茯苓、羌活、附子、栀子仁、牡丹皮、黄芩、麦门冬、蔷薇根皮、大黄、防己、胡黄连、炙甘草、生姜、盐豉等16味,常规剂量,捣散,水煎服。③卷107,羖羊角汤治肝肺实热目生白翳:羖羊角、葳蕤、木通、菊花、泽泻、大黄、芒硝等7味,常规剂量,捣末,水煎服。

《医方类聚》 卷65,引《龙树菩萨眼论》蒺藜子丸配伍羖羊角治眼目昏暗,夜视不明:蒺藜子、羖羊角、蔓荆子、车前子、决明子、黄连、防风、紫芩、兔肝等9味,常规剂量,捣末蜜丸如梧桐子大,每次温水送服40丸。

【按语】

羖羊角是牛科动物雄性山羊或雄性绵羊的角,中药药名。药理作用:抗肿瘤。后世羖羊角主治赤痢、瘰子、难产、蛊毒、诸脏虚邪、健忘、白翳等,较《神农本草经》大为扩展。

222 牡 狗 阴 茎

【原文】

牡狗阴茎味咸平。主伤中阴痿不起,令强热大,生子,除女子带下十二疾。一名狗精。胆主明目。

【重辑】

牡狗阴茎味咸性平。主治:①伤中阴痿不起;②女子带下十二疾;③胆主明目。

【理论】

《名医别录》 牡狗阴茎无毒。胆主痂疡恶疮,心治忧恚气除邪,脑主瘅痛疔下部疮,鼻中息肉。齿治癫痫,寒热,卒风痱。头骨主金血,四脚蹄,下乳汁。白狗血治癫疾发作,肉安五脏,补绝伤,轻身益气。狗骨灰主下痢,生肌,敷马疮,乌狗血主产难横生,血上荡心。

《本草蒙筌》 大者狗唤,小者犬称。六月上伏将茎刮收,文火烘干方不臭腐。专助房术,又名狗精。坚举男子阳茎,两三时不痿;禁止妇人带漏,十二疾咸瘳。

《幼幼新书》 卷31,引《婴孺方》狗茎散治少小偏癞:狗茎、白术、猪苓、桂心等4味,捣末,米饮送服。

【按语】

牡狗阴茎是犬科动物雄性狗的外生殖器,中药药名。含雄性激素、蛋白质、脂肪等。注释:带下十二疾指所下之物,如膏、如青血、如紫汁、如赤皮、如脓痂、如豆汁、如葵羹、如凝血、如清血、如米汁、如月浣。后世主治未扩展。

223 羚 羊 角

【原文】

羚羊角味咸寒。主明目,益气起阴,去恶血注下,辟蛊毒恶鬼不祥,安心气,常不魇寐。

【重辑】

羚羊角味咸性寒。主治:①眼疾;②阴痿;③恶血注下;④蛊毒;⑤恶鬼不祥;⑥魇寐。

【理论】

《名医别录》 羚羊角治伤寒时气寒热,热在肌肤,温风注毒伏在骨间,除郁,狂越,僻谬及食噎不通。久服强筋骨轻身起阴,益气,利丈夫。

《药性论》 羚羊角治一切热毒风攻注,中恶毒风,卒死昏乱不识人,散产后血冲心烦闷,烧末酒服之。主小儿惊痫,治山瘴,散恶血。烧灰治噎塞不通。

《本草拾遗》 羚羊角主溪毒及惊悸、烦闷、卧不安、心胸间恶气毒、瘰疬。

《医学衷中参西录》 羚羊角性近于平不过微凉。最能清大热,兼能解热中之大毒。且既善清里,又善透表,能引脏腑间之热毒达于肌肤而外出,疹之未出,或已出而速回者,皆可以此表之,为托表麻疹之妙药。即表之不出而毒瓦斯内陷者,服之亦可内消。又善入肝经以治肝火炽盛,至生眼疾,及患吐衄者之妙药。所最异者性善退热却不甚凉,虽过用之不致令人寒胃作泄泻,与他凉药不同。此乃具有特殊之良能,非可以寻常药饵之凉热相权衡也。或单用或杂他药中用,均有显效。

【临床】

《备急千金要方》 ①卷2,羚羊角散治产后血晕:羚羊角烧灰为末,开水调服。②卷17,羚羊角散(名见《普济方》卷26)治肺热喘息鼻衄血:羚羊角、玄参、射干、鸡苏、芍药、升麻、柏皮、竹茹、生地黄、栀子仁等10味,常规剂量,水煎分服。《千金方衍义》:肺热喘衄,良由龙雷煽虐,反侮肺金之象。故用羚羊角入肝散血,射干入肺散气,栀子、柏皮分解于内,升麻、鸡苏开提于上,芍药、地黄顺血下注,元参、竹茹抑火,芒硝以急夺之。自然龙火潜踪,金不受侮,焉有喘衄之患乎。

《外台秘要》 卷23,引《古今录验》羚羊角豉汤治喉痛肿结毒气冲心胸:香豉、犀角屑、羚羊角屑、芍药、升麻、杏仁、栀子、炙甘草等8味,常规剂量,水煎分服。

《太平圣惠方》 ①卷3,羚羊角散治煎厥:羚羊角屑、五味子、葳蕤、茯神、远志、龙骨、沙参、酸枣仁等8味,常规剂量,捣散煎服。②卷15,羚羊角散治时气壅毒不退,发斑,遍身烦热,大小便不利:羚羊角屑、栀子仁、麦门冬、升麻、大黄、玄参、黄芪、甘草炙、赤芍药等9味,常规剂量,捣散,水煎温服。③卷19,羚羊角散治风癔咽中作声,舌强语涩,心膈不利:羚羊角屑、前胡、桂心、川芎、麻黄、秦艽、防风、附子、赤箭、天南星、蝉壳、独活、茯神、槟榔、枳壳、桑螵蛸、全蝎、牛黄、朱砂、麝香、铅霜等21味,常规剂量,捣末,温酒调服。④卷50,羚羊角散治膈气不顺咽喉噎塞:羚羊角屑、柴胡、赤芍药、诃黎勒皮、桑根白皮、半夏、大腹皮、枳实、大黄等9味,常规剂量,捣散,水煎热服。

《圣济总录》 ①卷6,羚羊角散治打击破疮,或洗头,挑齿,灸疮,狗咬等破伤风:羚羊角、石斛、川芎、知母、山茱萸、薏苡仁、白芷、曲棘针、炙甘草、芍药、紫菀、天雄、防风、牛膝、枳壳、蔓荆实、石楠叶、杏仁、麻黄、龙骨、黄芩、防己、白术、萆薢、蔓菁花、赤茯苓、葛根、羌活、苍耳心、车前子、桑白皮、菊花、酸枣仁、当归、藁本、秦艽、细辛、丹参、乌蛇、陈橘皮等40味,常规剂量,捣散,温酒调服。②卷8,羚羊角煎治中风手足不随:羚羊角、荆芥穗、羌活、熟地黄、防风、黑豆等6味,常规剂量,捣末煎膏,温酒调服。③卷13,羚羊角煎治热毒风攻头面,唇口肿痛,咽喉肿塞,或目涩痛:羚羊角、菊花、玄参、牛膝、防风、紫参等6味,常规剂量,捣末栝楼汁与酒煎服。④卷28,羚羊角升麻汤治伤寒刚痉仰目,壮热,筋脉不舒,牙关紧急:羚羊角、升麻、白鲜皮、龙齿、木通、百合、防风、石膏、豆豉、葱白等10味,常规剂量,捣末,水煎温服。⑤卷18,羚羊角散治大风癫疾:羚羊角、犀角、吴茱萸、羌活、独活、麻黄、乌蛇、蔓荆实、当归、黄芪、防风、附子、杏仁、蒺藜子等14味,常规剂量,捣散,温酒调服。⑥卷124,羚羊角汤治咽喉如有物妨闷,食即噎塞不下:羚羊角屑、赤茯苓、半夏、木通、射干、仓粟米、桔梗、芦根等8味,常规剂量,捣末,水煎温服。⑦卷125,羚羊角丸治气瘿胸膈壅塞,咽喉渐粗:羚羊角屑、昆布、桂心、木通、大黄等5味,常规剂量,捣末蜜丸。

《太平惠民和剂局方》 卷7,羚羊角散治一切风热毒邪暴发赤肿或生疮疼痛:羚羊角、黄芩、升麻、炙甘草、车前子、栀子仁、龙胆草、决明子等8味,常规剂量,捣末,温水调服。

《杨氏家藏方》 卷3,羚犀汤治风热上攻目赤头疼,口舌生疮,小便赤涩:羚羊角屑、犀角屑、生地黄、白术、防风、人参、炙甘草、山栀子仁、荆芥穗、升麻等10味,常规剂量,水煎服。

《济生方》 卷7,羚羊角散治妊娠中风名子痫:羚羊角、独活、防风、酸枣仁、五加皮、薏苡仁、当归、川芎、茯神、杏仁、木香、炙甘草等12味,常规剂量,捣散,水煎服。《医方集解》:此足厥阴药也。羚羊之辛凉以平肝火,防风、独活之辛温以散肝邪,茯神、酸枣以宁神,当归、川芎以活血,杏仁、木香以利气,薏仁、甘草以调脾也。《医林纂要》:子痫作于猝然,旧有风湿,溢于冲任,因孕而动,肝血养胎。血热风生,时或动其经血,而风涎淬作,非中风也。羚羊角苦咸寒,补心宁神,宣布血脉,搜刷经络,无坚不软,无瘀不行,兼平君相之火,降已亢之阳,除妄作之热,故可以治痫而安胎也。独活、防风以去风湿,当归、川芎以滋血补肝,茯神、酸枣仁以收散宁心,杏仁降逆气,破坚结,润心肺,薏苡仁甘淡清肺和脾,缓肝舒筋,能除血脉经络中风湿,木香行肝气之滞,甘草缓肝急,加姜煎,姜亦能补肝行瘀。总之,当归、川芎以补肝血而行之,茯神、枣仁以安心神而敛之,防风、独活以达其风,杏仁、木香以顺其气,君以羚羊角以穷极隐之风湿无不搜而逐之,且清宫除道以安心主也,加用薏苡、甘草以和其脾,则以培木之本也。

《世医得效方》 卷6,羚羊角丸治蛊痓下痢血色黑如鸡肝:羚羊角、黄连、茯苓、黄柏等4味,常规剂量,捣末蜜丸,腊茶送服。

《普济方》 卷378,羚羊角散治小儿癫痫不能语:羚羊角屑、木通、防风、升麻、桂心、竹沥、炙甘草等7味,常规剂量,捣散水煎服。

《济阳纲目》 卷45,羚羊角散治风湿血燥手足瘈疭:羚羊角、独活、防风、酸枣仁、五加皮、薏苡仁、当归、川芎、茯神、杏仁、木香、甘草、钩藤、山栀等14味,常规剂量,捣散,水煎服。

《审视瑶函》 卷3,羚羊角饮子治眼目外障,红赤肿胀,珠痛胀急:羚羊角、犀角、防风、桔梗、茺蔚子、玄参、知母、大黄、草决明、甘草、黄芩、车前等12味,常规剂量,捣散,水煎服。

《秘传眼科龙木论》 卷4,羚羊角饮子治眼目外障疼痛如锥,睑皮亦如火炙:羚羊角、人参、茯苓、大黄、天门冬、黑参、黄芩、车前子等8味,常规剂量,捣散,水煎服。

《外科证治全书》 卷4,羚角化斑汤治葡萄疫身热口渴,肌肤大小青紫斑点,色若葡萄:羚羊角、石膏、知母、淡竹叶、人参、甘草、元参、防风、苍术、牛蒡子等10味,常规剂量,水煎服。

《重订通俗伤寒论》 ①羚角钩藤汤治瘈疭狂乱痉厥及产后惊风:羚羊角、钩藤、桑叶、菊花、川贝、竹茹、鲜生地、茯神、白芍、甘草等10味,常规剂量,水煎服。②羚熊清狂汤治伤寒风火发狂:羚羊角、熊胆、天竺黄、寒水石、黄连、胆星、金汁、鲜石菖蒲汁等8味,水煎服。③羚角清营汤治暑温迫血妄行:羚羊角、鲜生地、山栀、银花、连翘、血见愁、生蒲黄等7味,常规剂量,水煎服。

《喉科家训》 卷4,羚羊黑膏汤治喉痧痧点逼留不化,舌色纯绛鲜泽,尖上起刺:羚羊角、豆豉、鲜生地、桑叶、白蒺藜、牛蒡子、桔梗、前胡、杏仁、土贝母、人中黄等11味,常规剂量,水煎服。是方减去前、桔、杏、豉、人中黄,加滁菊、藿斛、甘草、薄荷为稳;热甚生风加钩藤。

《眼科全书》 卷3,羚羊角散治绿风内障:羚羊角、防风、川芎、羌活、菊花、半夏等6味,常规剂量,捣末,荆芥汤调服。

【按语】

羚羊角是牛科动物赛加羚羊的角,中药药名。赛加羚羊角含磷酸钙、角蛋白及不溶性无机盐等。药理作用:①镇静;②抗惊厥;③解热;④降压。后世羚羊角主治产后血晕、喉痛肿结、时气、风瘾、喧塞、破伤风、中风、刚痉、大风癫疾、气瘿、头疼、癫痫、手足瘈疭、葡萄疫、瘈疭、喉痧、绿风内障等,较《神农本草经》大为扩展。

224 犀 角

【原文】

犀角味苦寒。主百毒蛊疰,邪鬼障气,杀钩吻鸩羽蛇毒,除不迷惑魇寐。久服轻身。

【重辑】

犀角味苦性寒。主治:①百毒蛊疰;②邪鬼;③失眠;④障气;⑤钩吻鸩羽蛇毒。

【理论】

《名医别录》 犀角治伤寒温疫,头痛寒热,诸毒气。

《本草经集注》 犀有二角,以额上者为胜。又有通天犀,角上有一白缕,直上至端,此至神验。或云是水犀角,出水中。通天犀者,夜露不濡,以此知之。

《新修本草》 雌犀纹理细腻,斑白分明,俗谓斑犀。然充药不如雄犀也。

《药性论》 牯犀角辟邪精鬼魅,中恶毒气,镇心神,解大热,散风毒,能治发背痈疽疮肿,化脓作水,主疗时疾热如火,烦闷,毒入心中,狂言妄语。

《日华子本草》 犀角治心烦,止惊,安五脏,补虚劳,退热,消痰,解山瘴溪毒,镇肝明目,治中风失音,热毒风,时气发狂。

【临床】

《肘后备急方》 卷7,犀角散(名见《普济方》卷252)治中蛊状如鬼气:犀角、麝香、雄黄等3味,常规剂量,捣末带于身。

《备急千金要方》 ①卷8,犀角汤治热毒流入四肢历节肿痛:犀角、羚羊角、前胡、黄芩、栀子仁、射干、大黄、升麻、香豉等味9味,常规剂量,水煎分服。②卷13,犀角汤治风毒热头面肿:犀角、生姜、苦参、栝楼根、防风、石膏、青木香、黄芩、升麻、防己、竹叶等11味,常规剂量,水煎服。③卷12,犀角汤(名见《普济方》卷188)治酒客温疫中热毒吐血:犀角、蒲黄、栝楼根、甘草、桑寄生、葛根等6味,常规剂量,水煎服。④卷24,犀角丸治蛊毒百病,腹暴痛,飞尸恶气肿:犀角屑、羚羊角屑、鬼臼屑、桂心、天雄、莽草、真朱、雄黄、贝子、蜈蚣、射罔、巴豆、麝香等13味,常规剂量,捣末蜜丸,含咽。卒得腹满飞尸,服如大豆许二丸;若恶气肿以苦酒和涂之。

《外台秘要》 ①卷2,引《小品方》芍药地黄汤治伤寒及温病应发汗而不发之,内瘀有蓄血者及鼻衄吐血不尽,内余瘀血面黄大便黑者,此主消化瘀血:犀角屑、芍药、地黄、丹皮等4味,水煎温服。有热如狂者加黄芩二两。《删补名医方论》:犀角地黄汤治热伤吐衄、便血,妇人血崩、赤淋。吐血之因有三:曰劳伤,曰努伤,曰热伤。劳伤以理损为主,努伤以去瘀为主,热伤以清热为主。热伤阳络则吐衄,热伤阴络则下血。是汤治热伤也,故用犀角清心去火之本,生地凉血以生新血,白芍敛血止血妄行,丹皮破血以逐其瘀。此方虽曰清火,而实滋阴;虽曰止血,而实去瘀。瘀去新生,阴滋火熄,可为探本穷源之法也。若心火独盛,则加黄芩、黄连以泻热,血瘀胸痛,则加大黄、桃仁以逐瘀也。②卷2,引《小品方》犀角汤治热毒深入血分身有壮热,下痢脓血,腹痛里急后重:犀角屑、黄柏、黄芩、白头翁、黄连、当归、牡蛎、艾叶、石榴皮、桑寄生、炙甘草等11味,常规剂量,水煎服。③卷7,引《古今录验》犀角丸治心痛腹痛积年,发甚数日不能食,便出干血:犀角屑、麝香、朱砂、桔梗、莽草、鬼臼、附子、桂心、贝齿、甘草、芫花、巴豆、蜈蚣等13味,常规剂量,捣末蜜丸,米饮送服。④卷19,引《深师方》犀角丸治百病鬼疰,皮肤恶风,淫淫液液,四肢不仁,腹胀满,心痛逆,吸吸短气,寒热赢瘦,夜喜恶梦与鬼神交通,咳嗽脓血:犀角屑、獭肝、雄黄、桂心、丹砂、贝齿、巴豆、蜈蚣、真珠、射罔、麝香、羚羊角屑、牛黄、附子、鬼臼等15味,常规剂量,捣末蜜丸,温酒送服。⑤卷23,引《经效方》犀角丸治瘰疬:犀角、升麻、大黄、牛蒡子、乌蛇、玄参等6味,常规剂量,捣末蜜丸,牛蒡汤送服。⑥卷25,引《张文仲方》犀角散治热毒痢血:犀角、石榴皮、黄连、干蓝、地榆等5味,常规剂量,捣散,米饮送服。

《太平圣惠方》 ①卷4,犀角丸治言语颠倒,神思错乱,舌强语涩,怔忡不安:犀角屑、天麻、防风、远志、羌活、沙参、茯神、龙齿、升麻、天门冬、葳蕤、羚羊角、铁粉、金银箔、玄参、牛黄、朱砂、麝香等18味,常规剂量,捣末蜜丸,薄荷汤送服。②卷6,犀角丸治皮肤遍生疮疱,头颔生结核:犀角屑、连翘、麦门冬、黄芩、升麻、地骨皮、防风、秦艽、大黄、栀子仁、漏芦、乌蛇、牛蒡子、苦参、枳壳、白蒺藜等16味,捣末蜜丸,温水送服。③卷20,犀角散治惊悸心神不安:犀角屑、防风、枳壳、独活、茯神、黄连、白鲜皮、麦门冬、炙甘草等9味,常规剂量,捣散,水煎服。④卷24,犀角散治瘾疹心闷:犀角屑、牛黄、升麻、玄参、防风、白鲜皮、景天花、白蒺藜、人参、沙参、炙甘草、马牙硝等12味,常规剂量,捣散,竹叶汤调服。⑤卷55,犀角散治急黄心膈烦躁,眼目赤痛:犀角屑、茵陈、黄芩、栀子仁、升麻、芒硝等6味,常规剂量,捣散,水煎温服。

《圣济总录》 ①卷12,犀角丸治肌肉𥄉动,头目昏眩,肢节麻痹,瘙痒疼痛:犀角、防风、白花蛇、丁香、木香、桂枝、独活、丹砂、麝香、龙脑、天麻、人参、天南星等13味,常规剂量,捣末蜜丸,荆芥或温酒送服。②卷76,犀角丸治血痢腹中疗痛:犀角、地榆、黄芩、黄柏、炙甘草、茜根、柏叶等7味,常规剂量,捣末蜜丸,米饮送服。③卷126,犀角丸治恶核:犀角、木香、硇砂、茯苓、皂荚、薄荷、大黄、原蚕蛾、何首乌、天麻等10味,捣末生羊肉精研膏为丸,茶清送服。

《太平惠民和剂局方》 ①卷1,犀角丸治风盛痰实头目昏重,肢节拘急,肠胃燥涩,大小便难:黄连、犀角、人参、大黄、黑牵牛等5味,常规剂量,捣末蜜丸,分服。②卷10,犀角人参散治小儿虚热及吐泻烦渴不止:犀角、人参、茯苓、甘草、桔梗、葛根等6味,常规剂量,捣末,水煎服。

《幼幼新书》 卷12,引张涣犀角丹治小儿惊痫闷乱:犀角屑、天南星、全蝎、朱砂、牛黄、麝香等6味,常规剂量,捣末蒸饼为丸,人参汤送服。

《宣明论方》 卷3,犀角丸治风痫日发作有时,扬手掷足,口吐痰涎,不省人事,暗倒屈伸:犀角末、赤石脂、朴硝、白僵蚕、薄荷叶等5味,常规剂量,捣末面糊为丸,温水送服。

《卫生宝鉴》 卷5,犀角紫河车丸治传尸诸劳:紫河车、鳖甲、桔梗、胡黄连、芍药、大黄、贝母、鼓皮心、龙胆草、黄药子、知母、犀角、蓬术、芒硝、朱砂等15味,常规剂量,捣末蜜丸,酒服。

《伤寒全生集》 卷4,犀角玄参汤治伤寒毒盛发斑,心烦狂乱,吐血:犀角、升麻、香附、黄芩、人参、玄参、甘草、桔梗、黄连、石膏、黄柏、山栀、薄荷等13味,常规剂量,水煎服。

《普济方》 卷388,引《汤氏宝书》犀角丸治小儿摇头下血:犀角屑、栝楼根、蛇退皮、钩藤钩子、麻黄、黄芪、羌活、防风、芍药、甘草等10味,常规剂量,捣末枣肉为丸,薄荷汤送服。

《医方类聚》 卷164,引《吴氏集验方》犀角饮治诸毒喉闭,邪气恶毒入腹:雄黄、麝香等2味,常规剂量,水煎犀角汁研服。

《医学心悟》 犀角大青汤治斑出已盛,心烦大热,错语呻吟,不得眠,或咽痛不利:犀角屑、大青、元参、甘草、升麻、黄连、黄芩、黄柏、黑山栀等9味,常规剂量,水煎服。

《奇方类编》 犀角清毒饮治一切瘟疫发热,舌上生苔,腮项肿痛:犀角、牛蒡子、荆芥、生甘草、黄芩、防风、灯心等7味,常规剂量,水煎服。

《杂病源流犀烛》 卷2,犀角解毒汤治疹子出一日即没,毒邪内陷:犀角、连翘、桔梗、生地、当归、薄荷、防风、黄芩、甘草、赤芍、牛蒡、荆芥穗等12味,常规剂量,水煎服。

《保婴撮要》 卷12,犀角消毒散治小儿斑疹发热、丹毒,痛痒:犀角、牛蒡子、甘草、荆芥、防风、金银花等6味,常规剂量,水煎服。

《疡医大全》 卷30,犀角丸治胎毒蓐疮:天竺黄、防风、羚羊角、全蝎、白僵蚕、羌活、明天麻、京墨、黄连、犀角、胆南星、麻黄、西牛黄等13味,常规剂量,捣末面糊为丸,薄荷汤送服。

【按语】

为犀科动物印度犀、爪哇犀、苏门犀等的角,中药药名。犀角含角蛋白、蛋白质、肽类及游离氨基酸、胍衍生物、甾醇类等。药理作用:①强心;②解热。后世犀角主治中蛊、历节、风毒、内瘀、瘰疬、神思错乱、疮疱、惊悸、瘾疹、肌肉𥄉动、血痢、恶核、小儿惊痫、诸劳、胎毒蓐疮等,较《神农本草经》大为扩展。

225　牛　黄

【原文】

牛黄味苦平。主惊痫,寒热,热盛狂痓,除邪逐鬼。

【重辑】

牛黄味苦性平。主治:①惊痫;②寒热;③热盛狂痓。功效:除邪逐鬼。

【理论】

《名医别录》　牛黄治小儿百病,诸痫,热口不开,大人狂癫。又堕胎,久服轻身增年,令人不忘。

《药性论》　牛黄辟邪魅治卒中恶,安魂定魄治小儿夜啼。

《日华子本草》　牛黄疗中风失音,口噤,妇人血噤,惊悸,天行时疾,健忘,虚乏。

《本草崇原》　牛黄胆之精也。牛之有黄犹狗之有宝,蚌之有珠,皆受日月之精华而始成。无令见日月光者,恐复夺其精华也。牛属坤土,胆具精汁,禀性皆阴,故气味苦平,而有阴寒之小毒。治惊痫寒热者,得日月之精而通心主之神也。治热盛狂痓者,禀中精之汁而清三阳之热也。除邪者,除热邪,受月之华,月以应水也。逐鬼者,逐阴邪,受日之精,日以应火也。

【临床】

《备急千金要方》　卷5,牛黄鳖甲丸治少小癖实壮热,中恶忤气:牛黄、鳖甲、厚朴、茯苓、桂心、白芍、干姜、麦曲、柴胡、大黄、枳实、川芎等12味,常规剂量,捣末蜜丸,分服。

《外台秘要》　卷13,引《深师方》牛黄散治梦寤纷纭,羸瘦,往来寒热,或欲向壁悲涕,或喜笑无常:牛黄、鬼箭羽、王不留行、徐长卿、远志、干姜、附子、五味子、石韦、黄芩、茯苓、桂心、代赭、菖蒲、麦门冬、生地黄汁等16味,常规剂量,捣末,酒服方寸匕。

《太平圣惠方》　①卷17,牛黄散治热病大热烦渴,心躁不睡:牛黄、柴胡、黄连、黄芩、葛根、炙甘草等6味,常规剂量,捣散,薄荷水调服。②卷18,牛黄散治热毒发斑:牛黄、人参、栀子仁、升麻、甘草、大黄、槟榔、木香、犀角屑、羚羊角屑等10味,常规剂量,捣散,竹叶汤调服。③卷20,牛黄散治惊悸狂乱恍惚:牛黄、防风、白僵蚕、朱砂、远志、黄连、玄参、升麻、天门冬、犀角屑、天竹黄、龙脑等12味,常规剂量,捣散,竹叶温水调服。

《苏沈良方》　卷10,牛黄煎治小儿诸疳,诸痢,壮热不食,齿烂鼻疮,丁奚潮热:大蚵蚾、诃子、使君子、胡黄连、蝉壳、墨石子、芦荟、芜荑、熊胆、朱砂、夜明砂、雄黄、肉豆蔻、牛黄、麝香、龙脑等16味,常规剂量,捣末为丸,米饮送服。

《圣济总录》　①卷6,牛黄散治破伤中风:牛黄、全蝎、麝香、雄黄、白附子、天南星、白僵蚕、天麻、半夏、丁香、丹砂、犀角、羌活、羚羊角、槟榔、麻黄、附子、乌蛇、蔓荆实、防风、当归等21味,常规剂量,捣散,温酒调服。②卷171,牛黄散治小儿五种痫,手足动摇,眼目反视,口吐涎沫,心神喜惊,身体壮热:牛黄、丹砂、白蔹、露蜂房、杏仁、桂枝等6味,常规剂量,捣散,乳汁调服。③卷171,牛黄煎治小儿膈上有痰,发痫瘛疭:牛黄、人参、生犀末、硼砂、茯苓、薄荷、乳香、炙甘草、井泉石、乌金石、生地黄、天麻等12味,常规剂量,捣末熬膏,人参汤化服。

《太平惠民和剂局方》　①卷1,牛黄清心丸治诸风缓纵不随,语言謇涩,心怔健忘,恍惚去来,头目眩冒,胸中烦郁,精神昏愦。又治心气不足,神志不定,惊恐怕怖,悲忧惨戚,虚烦少睡,喜怒无时,或发狂颠,神情昏乱:牛黄、雄黄、麝香、犀角末、羚羊角末、龙脑、黄芩、芍药、麦门冬、当归、防风、白术、柴胡、桔梗、川芎、茯苓、杏仁、神曲、蒲黄、人参、肉桂、大豆黄卷、阿胶、白蔹、干姜、山药、甘草、金箔、大枣等29味,常规剂量,捣末蜜丸,金箔为衣,温水化下。②卷1,牛黄金虎丹治中风身背强直,口禁失音,筋脉拘急,遍身壮热,心神迷闷,痰涎壅塞如拽锯声:牛黄、天雄、雄黄、龙脑、金箔、白矾、天竺黄、天南星、腻粉等9味,常规剂量,捣末蜜丸,金箔为衣,新汲水化服。③卷1,牛黄小乌犀丸治诸风筋脉拘急,手足麻痹,语言謇涩,口面㖞斜,心怔恍惚及中风瘫缓,暗风痫病:牛黄、犀角、麝香、朱砂、天麻、川乌、地榆、玄参、浮萍草、龙脑、薄荷、甜瓜子等12味,常规剂量,捣末熬膏搜丸,荆芥茶送服,温酒亦得。④卷1,牛黄生犀丸治风盛痰壅,头痛目眩,咽膈烦闷,神思恍惚:犀角、牛黄、羚羊角、雄黄、龙脑、龙齿、天麻、牙硝、黄丹、腻粉、铅水银、朱砂、半夏等13味,常规剂量,蜜丸,薄荷汤化下。⑤卷6,牛黄凉膈丸治风壅痰实蕴积不散,头痛面赤,心烦潮躁,精神恍惚,睡卧不安,唇焦咽痛,颔颊赤肿,口舌生疮:牛黄、南星、甘草、紫石英、麝香、龙脑、牙硝、寒水石、石膏等9味,常规剂量,捣末蜜丸,薄荷人参汤送服。⑥卷10,牛黄丸治惊化涎,凉膈镇心,祛邪热,止痰嗽:牛黄、蛤粉、牙硝、朱砂、人参、雄黄、龙脑、甘草、金箔、银箔等10味,常规剂量,捣末炼蜜搜和为丸,金箔、银箔为衣,薄荷温水送服。

《幼幼新书》 卷9,引《吉氏家传》牛黄散治慢惊风:牛黄、朱砂、雄黄、天南星、金箔、银箔、轻粉、麝香等8味,常规剂量,捣末,薄荷汤调服。

《素问病机气宜保命集》 卷中,牛黄丸治妇人热入血室发狂不认人:牛黄、朱砂、郁金、丹皮、脑子、甘草等6味,常规剂量,捣末蜜丸,新水化下。

《痘疹心法》 卷22,牛黄清心丸治温邪内陷心包,痰涎壅塞,烦热神昏,谵语抽搐:牛黄、黄连、黄芩、山栀仁、郁金、辰砂等6味,常规剂量,捣末,腊雪面糊为丸,灯心汤送服。

《永乐大典》 卷975,引《灵苑方》牛黄散治积年心恙,诸痫风癫,谬忘昏乱及小儿惊风:牛黄、犀角屑、羚羊角屑、雄黄、人参、硼砂、铁粉、铅霜、郁金、腻粉、辰砂、北矾、龙脑、麝香、金箔、天南星等16味,常规剂量,捣末,薄荷汤调服。

《赤水玄珠》 卷7,牛黄散治热痰暴喘欲死:白牵牛、大黄等2味,捣末,蜜水调服。

《鲁府禁方》 卷3,牛黄散治疬癖:牛黄、芦荟、僵蚕、孩儿茶、阿魏、甘草、大黄、穿山甲等8味,常规剂量,捣末,黄酒调服。

《痘疹仁端录》 卷7,牛黄散治狐惑口疮:牛黄、雄黄、轻粉、飞丹、枯矾、川椒、乳香、没药、冰片、龙骨、贝母、五倍、白芷、白及、苦参、赤石脂等16味,常规剂量,捣末,苦参浸油调涂。

《古今医鉴》 卷14,牛黄散治小儿口中百病,鹅口、口疮,及咽喉肿塞,一切热毒:牛黄、片脑、硼砂、雄黄、青黛、朴硝、黄连、黄柏、辰砂等9味,常规剂量,捣末敷入口内。

《医宗金鉴》 卷59,牛黄散治痘毒不能发越于外,火热壅塞膈间,上冲咽喉或肿痛或哑呛,甚而不能呼吸,饮食难入:牛黄、冰片、黄连、黄柏、薄荷、雄黄、火消、青黛、硼砂、朱砂等10味,常规剂量,捣末吹患处。

《医学心悟》 卷4,牛黄清心丸:牛胆南星、麝香、珍珠、冰片、黄连、防风、荆芥、五倍子、桔梗、元参、茯神、天竺黄、雄黄、当归、甘草等15味,常规剂量,捣末为丸,薄荷汤化服。

《诚书》 卷6,牛黄散治胎热神烦,惊搐:牛黄、人参、炙甘草、郁金、大黄、朱砂、胡黄连、珍珠等8味,常规剂量,捣末,蜜汤调服。

《斑疹备急》 牛黄散治疮疹阳毒入胃,便血日夜无节度,腹痛啼哭及诸热烦躁:郁金、牛黄等2味,常规剂量,捣末,水煎温服。

《疡科捷径》 卷下,牛黄散治骊龙疔:牛黄、蟾酥、冰片、麝香等4味,常规剂量,捣末搽之。

《幼科金针》 卷上,牛黄散治风痫:牛黄、胆星、蝉蜕、防风、白附子、天麻、僵蚕、麝香、全蝎等9味,常规剂量,捣末,姜汁调服。

【按语】

牛黄是牛科动物黄牛或水牛的胆囊、胆管或肝管中的结石,中药药名。天然牛黄含胆红素、胆汁酸、脱氧胆酸、胆甾醇、多种氨基酸及平滑肌收缩物质。药理作用:①镇静;②催眠;③抗惊厥;④解热;⑤强心;⑥利胆;⑦增加红细胞、血红蛋白;⑧抗炎;⑨抗病毒。注释:惊痫见龙胆条。后世牛黄主治中恶忤气、发斑、惊悸、诸疮、诸痢、破伤中风、痰嗽、疬癖、狐惑口疮、痘毒、胎热神烦、骊龙疔等,较《神农本草经》大为扩展。

226 豚 卵

【原文】

豚卵味甘温。主惊痫,癫疾,鬼疰,蛊毒,除寒热,贲豚,五癃,邪气,挛缩。一名豚颠。悬蹄,主五痔,伏热在肠,肠痈,内蚀。

【重辑】

豚卵味甘性温。主治:①惊痫;②癫疾;③鬼疰;④蛊毒;⑤寒热;⑥贲豚;⑦五癃;⑧邪气;⑨挛缩。悬蹄主治:①五痔;②伏热在肠;③肠痈;④内蚀。

【理论】

《名医别录》 豚卵无毒,阴干藏之,勿令败。猪四足治伤挞,诸败疮,下乳汁。猪心主惊邪忧肾,冷利,理肾气,通膀胱。猪胆治伤寒热渴,猪肚补中益气,止渴利。猪齿治小儿惊痫。猪鬐膏主生发,猪肪膏主煎诸膏药,解斑蝥、芫青毒。猳猪肉治狂病。凡猪肉主闭血脉,弱筋骨,虚人肌。猪屎治寒热,黄胆,湿痹。

《日华子本草》 猪肉疗水银风并掘土,土坑内恶气,久食令人虚肥,动风气。猪脂治皮肤风,杀虫,敷恶疮。猪肠止小便,补下焦。生血,疗奔豚气及海外瘴气。猪乳治小儿惊痫,天吊,大人猪、鸡痫病。

【临床】

《刘涓子鬼遗方》 卷4,猪蹄汤治痈疽肿坏多汁:猪蹄、川芎、甘草、大黄、黄芩、芍药、当归等7味水煎洗疮。

《备急千金要方》 ①卷2,猪肾方治曾伤九月胎者:猪肾、茯苓、桑寄生、干姜、干地黄、川芎、白术、麦冬、附子、大豆等10味,常规剂量,水煎服。②卷21,猪肾荠苨汤治强中阴茎长兴盛,不交津液自出或消渴病后发痈疽:猪肾、大豆、荠苨、石膏、人参、茯神、磁石、知母、葛根、黄芩、栝楼根、甘草等12味,常规剂量,水煎服。

《太平圣惠方》 卷70,黄连猪肚丸治妇人热劳羸瘦:黄连、人参、赤茯苓、黄芪、木香、鳖甲、柴胡、地骨皮、桃仁等9味,常规剂量,捣散安猪肚内蒸熟,研丸分服。

《圣济总录》 ①卷88,猪肝煎丸治五劳七伤,脏腑虚惫,四肢少力,骨节疼痛,胃气不调,日渐羸瘦,不思饮食:猪肝、猪肚、猪胆、桃仁、阿魏、薄荷汁、青蒿、鳖甲、京三棱、槟榔等25味,常规剂量,捣末煎丸,人参汤或温酒送服。②卷102,补益猪肾丸治眼目昏暗:猪肾、附子、黄芪、牛膝、肉苁蓉、黄蜡、蜀椒、白蒺藜等8味,常规剂量,捣末为丸,大盐汤送下。③卷134,猪蹄膏治冻烂:猪后悬蹄烧灰研细,猪脂和敷。④卷166,猪蹄汤治产后乳汁少或不下:瞿麦、漏芦、木通等3味,常规剂量,捣罗猪蹄煎汤分服。⑤卷173,黄连猪胆丸治小儿五疳瘦弱,不思乳食:黄连、芦荟、芜荑、青黛、槟榔、蝉蜕、胡黄连、麝香等8味,常规剂量,捣末猪胆为丸,分服。

《世医得效方》 卷7,黄连猪肚丸治强中消渴,已服栝楼散、荠苨汤者:猪肚、黄连、小麦、天花粉、茯神、麦门冬等6味,常规剂量,捣散纳猪肚中,蒸烂为丸米饮送服。

《鲁府禁方》 卷2,黄连猪肚丸治消渴:黄连、麦门冬、知母、天花粉、葛根、生地黄等6味,常规剂量,捣末入猪肚内蒸烂,捣膏令丸大米饮送服。

《女科指掌》 卷5,猪蹄汤治妇人乳汁少:猪蹄、通草、葱白等3味,常规剂量,水煎酒服。

《医方类聚》 卷82,引《神效名方》猪蹄膏治面黑干:猪蹄、白芷、玄豆、瓜蒌、白及、白蔹、零陵香、藿香、鹅梨等7味,常规剂量,捣末水煎滤过,临卧涂面。

《赤水玄珠》 卷6,猪心血丸治劳役大虚心跳:当归、白芍、侧柏、川芎、陈皮、甘草、黄连、朱砂等8味,常规剂量,捣末猪心血为丸,分服。

《松峰说疫》 卷2,猪蹄汤治天时热毒手足肿痛欲断:猪蹄一具、葱一握共煎入盐少许渍之。

【按语】

豚卵为猪科动物猪的睾丸,中药药名。豚卵含睾丸酮。注释:肠痈指以发热,右少腹疼痛拘急,或触及包块为主要表现的疾病。后世豚卵主治未扩展;悬蹄主治冻烂、乳汁少、面黑干、天时热毒等,较《神农本草经》有所改变。

227 麋 脂

【原文】

麋脂味辛温。主痈肿,恶疮,死肌,寒风,湿痹,四肢拘缓不收,风头,肿气,通腠理。一名官脂。

【重辑】

麋脂味辛性温。主治:①痈肿;②恶疮;③死肌;④风寒湿痹;⑤四肢拘缓不收;⑥风头;⑦肿气。功效:通腠理。

【理论】

《名医别录》 麋脂无毒,柔皮肤不可近阴,令痿。麋角治痹,止血,益气力。

《新修本草》 麋茸功力胜鹿茸。煮角为胶,亦胜白胶。

《食疗本草》 补虚劳填髓。理角法:可五寸截之,中破,炙令黄香后末,和酒空腹服三钱匕。若卒心痛,一服立瘥。常服之令人赤白如花,益阳道,不知何因与肉功不同尔。亦可煎作胶,与鹿角胶同功。茸,甚胜鹿茸。仙方甚重。丈夫冷气及风,筋骨疼痛,作粉长服。于浆水中研为泥涂面令不皱,光华可爱。常俗人以皮作靴熏脚气。

《日华子本草》 麋角添精补髓,益血脉,暖腰膝,悦色,壮阳,疗风气,偏治丈夫胜鹿角。按《月令》麋角属阴,夏至角解,盖一阴生也。治腰膝不仁,补一切血病也。

《证类本草》 《肘后备急方》治年少气盛面生疱疮,涂麋脂即瘥。《经验方》补益麋茸煎治老人骨髓虚竭:麋茸五两去毛,涂酥炙微黄为末,以清酒二升,于银锅中慢火熬成膏,盛瓷器中。每服半匙,温水调下,空心食前服。何君谟云:《礼记·月令》仲夏鹿角解,仲冬麋角解。《日华子》云:鹿是山兽,情淫而游山,夏至得阴气而解角;麋是泽兽,故冬至得阳气而解角。鹿是阳兽,情淫而游山,夏至得阴而解角,从阳退之象。沈存中笔谈麋茸利补阳,鹿茸利补阴,壮骨髓。茹茸太嫩长数寸,破之如朽木。端如玛玛瑙红玉者最善。青麋大鹿也。不如麂,似獐有毒。

【临床】

《备急千金要方》 卷19,麋角丸补肾:麋角、槟榔、通草、秦艽、人参、甘草、菟丝子、肉苁蓉等8味,捣散蜜丸,分服。

《太平圣惠方》 ①卷27,麋茸丸治虚劳不足,肾脏伤绝:麋茸、鹿茸、熟地、牛膝、人参、茯苓、桂心、五味子、巴戟、菟丝子、附子、肉苁蓉、汉椒、山茱萸、薯蓣、车前子、远志、蛇床子、羊肾等19味,常规剂量,捣末熬膏为丸,温酒送服。②卷98,麋角丸治五脏虚损腰脚疼痛:麋角屑、熟地黄、巴戟、黄芪、牛膝、人参、独活、萆薢、茯苓、桂心、肉苁蓉、附子、泽泻、续断、川芎、槟榔、防风、当归、鹿角胶、白蒺藜等20味,常规剂量,捣末蜜丸,温酒送服。

《圣济总录》 卷18,麋角散治大风恶疾,滑泄精气:麋角、芦荟、赤箭、全蝎、麝香、附子、干姜等7味,常规剂量,捣散好腊茶末和匀,荆芥、薄荷汤送服。

《鸡峰普济方》 ①卷7,麋角丸治精液不固,大便不调,食少乏力:麋角、附子等2味,常规剂量,捣末酒煮面糊为丸,米饮送服。②卷7,麋角丸治一切风气:麋角霜、龙骨、天雄、红椒、菟丝子、牡蛎、韭子、肉苁蓉、磁石、石斛、肉桂、巴戟、木贼、朱砂、泽泻、阳起石等16味,常规剂量,捣末酒煮面糊为丸,盐汤送服。

《是斋百一选方》 卷4,麋角鹿茸丸治真阳不足,下焦伤惫,脐腹疼痛,遗泄失精,阳事虚弱,小便滑数:麋角饼子、鹿角霜、鹿茸、九节菖蒲、钟乳、覆盆子、石斛、蛇床子、当归、肉桂、金铃子、山药、泽泻、柏子仁、续断、附子、山茱萸、萆薢、杜仲、天雄、茯苓、五味子、人参、槟榔、胡芦巴、麝香、细辛、破故纸、远志、天门冬、牛膝、胡桃、巴戟、苁蓉等34味,常规剂量,捣末酒煮面糊为丸,温酒送服。

《普济方》 卷20,引《家藏经验方》麋肪丸治脾虚:麋肪、麋茸、腽肭脐、肉苁蓉等4味,常规剂量,捣末糊丸,温酒送服。

【按语】

麋脂是为鹿科动物麋鹿的脂肪。后世麋脂主治肾脏伤绝,精液不固,脾虚等,较《神农本草经》大为扩展。

228 丹 雄 鸡

【原文】

丹雄鸡味甘微温。主女人崩中漏下,赤白沃,补虚,温中,止血,通神,杀毒辟不祥。头主杀鬼,东门上者尤良。肪主耳聋。肠主遗溺。肶胵裹黄皮,主泄利。尿白,主消渴伤寒,寒热。黑雌鸡主风寒湿痹,五缓六急,安胎。翮羽主下血闭。鸡子主除热,火疮痫痓,可作虎魄,神物。鸡白蠹,肥脂。

【重辑】

丹雄鸡味甘性微温。主治:①崩中漏下;②赤白沃。功效:①补虚;②温中;③止血;④通神;⑤杀毒;⑥辟不祥;⑦鸡头主杀鬼。丹雄鸡肪主治耳聋。丹雄鸡肠主主遗溺。肶胵黄皮主主泄利。尿白主治:①消渴;②伤寒;③寒热。黑雌鸡安胎。主治:①风寒湿痹;②五缓六急;③血闭。鸡子除热主治火疮痫痓。鸡白蠹肥脂。

【理论】

《名医别录》 丹雄鸡微寒无毒,主不伤之疮。

《本草蒙筌》 丹雄鸡性动风,患筋挛切忌。味助火,病骨热须防。补虚温中,通神健脉。止血除血漏,杀毒辟不祥。鸡头杀鬼痓魅精,鸡肝补肾虚肝损,鸡脑刺血点飞丝眼免害。白雄鸡饲三年能为鬼神役使,治狂邪下气,止消渴调中,利小便更压丹毒。乌雄鸡微温,补中止痛治折伤痈肿,杀鬼安胎。黄雄鸡益气壮阳,主伤中消渴。安五脏禁痢止泄,治劳劣遗尿,续绝伤,健脾胃。黑雌鸡养血安胎,治痈疽排脓通瘀。主风寒湿痹,补产后虚赢。鸡之种类最多,古今方书常用,并以毛色分其劣优。

【临床】

《黄帝内经素问》 鸡矢醴治鼓胀心腹满:鸡矢白半升,好酒一斗,渍七日,临卧温服。

《金匮要略方论》 卷中,鸡屎白散治转筋入腹,臂脚直:鸡屎白为散水和温服。

《太平圣惠方》 ①卷7,鸡肶胵散治膀胱虚冷,小便滑数,漏精,白浊如泔:鸡肶胵、熟地黄、牡蛎、龙骨、鹿茸、黄芪、赤石脂、桑螵蛸、肉苁蓉等9味,常规剂量,捣散,丹雄鸡肠三具,纳散在肠中缝系蒸炊焙干为散,温酒调服。②卷58,鸡肶胵丸治小便数而多:鸡肶胵、黄芪、龙骨、黄连、麦门冬、土瓜根、熟地黄等7味,常规剂量,捣末蜜丸,粥饮送服。

《圣济总录》 ①卷6,鸡血涂方治中风口面㖞僻不正:雄鸡血煎热涂之或新取血涂之亦佳。②卷40,鸡白汤治霍乱转筋,闷绝欲死:鸡粪白、胡椒、高良姜、桂枝、白术、木瓜、生姜等7味,常规剂量,捣末,水煎温服。③卷61,鸡参饮治肾黄:鸡子、人参、蜜、生姜汁、朴硝等5味,水煎去滓,入鸡子、朴硝搅和顿服。④卷167,鸡血涂方治小儿脑长囟不合:丹雄鸡血、赤芍药粉。丹雄鸡一只将就小儿肉上,割鸡冠使血滴小儿囟上,以赤芍药末粉血上。

《幼幼新书》 卷26,引《家宝》鸡肉煎丸治小儿疳劳壮热,形瘦骨蒸潮热,盗汗瘦弱,腹急面黄,食不生肌:黄连、银柴胡、芜荑、鹤虱、秦艽、知母、使君子、黄芩等8味,常规剂量,捣末入黄雌鸡腹内蒸熟酒糊为丸,麦门冬汤送服或温酒送服。

《小儿卫生总微论方》 卷7,鸡白调散治小儿寒热似疟,渐变骨间蒸热:朱砂、白矾、铁华粉、粉霜、铅白霜、轻粉、白附子、全蝎、龙脑、麝香等10味,常规剂量,捣末入鸡子白、井花水调服。

《饮膳正要》 卷2,鸡头粉羹治湿痹腰膝痛:鸡头磨粉、羊脊骨带肉熬汁,生姜汁调服食。

《普济方》 卷216,引《圣藏经验方》鸡肶胵丸治小便多及遗尿:鸡肶胵、益智子、石菖蒲、鸡肠等4味,常规剂量,捣末酒糊为丸,米饮送服。

【按语】

丹雄鸡是雉科动物雄性家鸡。鸡肠含血管活性肠肽、胆囊收缩素、蛙皮素、胰高糖素及P物质等。药理作用:①兴奋平滑肌作用;②中枢兴奋作用。注释:赤白沃即赤白带下,另一解释即痢疾症候。后世主治未扩展。

229 雁　　肪

【原文】

雁肪味甘平。主风挛拘急，偏枯，气不通利，久服益气不饥，轻身耐老。一名鹜肪。

【重辑】

雁肪味甘性平。主治：①风挛拘急；②偏枯；③气不通利。功效：益气轻身。

【理论】

《名医别录》　雁肪无毒，久服长毛发须眉。雁喉下白毛疗小儿痫。

《本草经集注》　诗云：大曰鸿小曰雁，雁类亦有大小，皆同一形又别有野鹅大于雁，犹似家苍鹅谓之驾鹅。雁乃住江湖而夏应产伏皆往北，恐雁门北人不食此鸟故也，中原亦重之尔。

《本草衍义》　雁人多不食者，谓其知阴阳之升降，分长少之行序。世或谓之天厌，亦道家之一说尔。食之则治诸风。《唐本》注曰：雁为阳鸟，其义未尽，兹盖得中和之气，热则即北，寒则即南，以就和气。所以为礼币者，一以取其信，二取其和。

《本草蒙筌》　小白雁，大曰鸿，长幼行序不紊；寒投南，热投北，阴阳升降预知。常得气之中和，人故用为礼币。一取其信，二则尚其和也。世人因之，不忍杀食。或谓天厌，道家谬言。入药觅肪，冬取才妙。六月七月，食之伤神。合豆黄为丸，能补劳瘦；单炼泸调酒，专逐风挛。多服长毛发生须，久服壮筋骨助气。膏亦长发，用和泔水洗头；毛可驱痫，取与小儿带佩。

【临床】

《外台秘要》　卷 38，雁肪汤治石发结热，心下肿：雁肪、甘草、当归、桂心、芍药、人参、石膏、桃仁、大枣、大黄等 10 味，常规剂量，水雁肪取汁煎药分服。

《食医心镜》　治风挛拘急，偏枯，血气不通利：雁肪适量炼滤，暖酒和饮。

【按语】

雁肪是鸭科动物白额雁、鸿雁等的脂肪，中药药名。后世少用。

230　　　鳖　　甲

【原文】

鳖甲味咸平。主心腹癥瘕坚积,寒热,去痞息肉,阴蚀,痔恶肉。

【重辑】

鳖甲味咸性平。主治:①癥瘕;②坚积寒热;③息肉;④阴蚀;⑤痔疮;⑥恶肉。

【理论】

《名医别录》　鳖甲治温疟,血瘕,腰痛,小儿胁下坚。肉治伤中,益气,补不足。

《新修本草》　鳖头烧为灰主小儿诸疾,又主产后阴脱下坠,尸疰,心腹痛。

《本草拾遗》　鳖,主热气湿痹,腹中激热。

《药性论》　鳖甲治劳瘦,下气,除骨热,骨节间劳热,结实拥塞。治妇人漏下五色羸瘦者但烧甲令黄色,末,清酒服之方寸匕。诃梨勒皮、干姜末等分为丸,空心下三十丸治癥癖病。治疟癖气可醋炙黄,末,牛乳一合,散一匙,调可琥珀、大黄作散,酒服二钱匕,少时恶血即下。若妇人小肠中血下尽,即脱肛。

《日华子本草》　鳖,益气调中,治妇人带下,血瘕腰痛。鳖甲去血气,破癥结恶血,堕胎,消疮肿,并扑损瘀血,疟疾,肠痈。鳖头烧灰疗脱肛。

【临床】

《金匮要略方论》　卷上,鳖甲煎丸治癥瘕积聚及疟母胁下痞硬有块:鳖甲、乌扇、黄芩、柴胡、鼠妇、干姜、大黄、芍药、桂枝、葶苈、石韦、厚朴、牡丹、瞿麦、紫葳、半夏、人参、䗪虫、阿胶、蜂窠、赤消、蜣螂、桃仁等23味,常规剂量,捣末,煅灶灰、清酒煎鳖甲成胶状,纳诸药煎为丸分服。《医方考》:方中灰酒,能消万物,盖灰从火化也;渍之以酒,取其善行;鳖甲、鼠妇、䗪虫、蜣螂、蜂窠皆善攻结而有小毒,以其为血气之属,用之以攻血气之凝结,同气相求,功成易易耳;柴胡、厚朴、半夏散结气;桂枝、丹皮、桃仁破滞血;水谷之气结,则大黄、葶苈、石韦、瞿麦可以平之;寒热之气交,则干姜、黄芩可以调之。人参者,以固元于克伐之汤;阿胶、芍药以养阴于峻厉之队也。乌扇、赤消、紫葳攻顽散结。

《备急千金要方》　①卷5,鳖头丸治小儿痞气,胁下腹中有积聚坚痛:鳖头、虻虫、䗪虫、桃仁、甘皮等5味,常规剂量,捣末蜜丸,分服。②卷5,鳖甲丸治腹中结坚,胁下有疹,手足烦热:鳖甲、芍药、大黄、茯苓、柴胡、干姜、桂心、䗪虫、蟅螬等9味,常规剂量,捣末蜜丸,分服。

《外台秘要》　卷7,引《广济方》鳖甲丸治臓胀气急,冲心硬痛:鳖甲、芍药、枳实、人参、槟榔、诃黎勒、大黄、桂心、橘皮等味9味,常规剂量,捣筛蜜丸,温酒送服。

《太平圣惠方》　①卷28,鳖甲散治虚劳积聚心腹疼痛,四肢羸瘦:鳖甲、厚朴、木香、槟榔、神曲、三棱、大黄、川芎、青橘皮、桃仁、麦蘖、当归、赤芍药、桂心、柴胡等15味,常规剂量,捣散,水煎服。②卷48,鳖甲散治伏梁气横心下,坚硬妨闷,不能食:鳖甲、吴茱萸、郁李仁、京三棱、枳实、柴胡、桂心、槟榔等8味,常规剂量,捣散,水煎服。③卷54,鳖甲散治水癥心下痞坚,上气喘急,眠卧不安,大肠秘涩:鳖甲、桑根白皮、诃黎勒皮、赤茯苓、吴茱萸、大腹皮、郁李仁、大黄等8味,常规剂量,捣散,水煎服。④卷48,鳖甲散治肥气左胁下按之坚,不能食,脉候弦而紧,肌体萎瘦:鳖甲、当归、京三棱、诃黎勒皮、大黄、枳壳、吴茱萸、桃仁等8味,常规剂量,捣散,水煎服。

《圣济总录》　①卷73,鳖甲大黄丸治癖积:鳖甲、大黄、槟榔、附子、麦蘖、乌药、诃黎勒、木香、白术、桂枝、莪术、三棱、枳壳、吴茱萸、硇砂等15味,常规剂量,捣末煎为丸,生姜汤送服。②卷89,鳖甲柴胡汤治虚劳四肢拘急,遍身疼痛:鳖甲、柴胡、乌梅、人参、半夏、陈橘皮、独活、川芎、附子、芍药、桂枝、酸枣仁、炙甘草、黄芪等14味,常规剂量,水煎服。③卷93,鳖甲麦煎汤治骨蒸血风攻注四肢,心胸烦壅,黄瘦盗汗:鳖甲、大黄、常山、柴胡、赤茯苓、当归、干漆、白术、生地黄、石膏、炙甘草、小麦等12味,常规剂量,捣散,水煎服。④卷161,鳖甲当归散治产后少腹结块,痛不可忍:鳖甲、当归、桃仁、芍药、京三棱、桂枝等6味,常规剂量,捣散,温酒调服。

《太平惠民和剂局方》　①卷5,黄芪鳖甲散治虚劳肌肉消瘦,口燥咽干,潮热盗汗,咳唾稠粘,时有脓血:黄芪、鳖甲、人参、肉桂、桔梗、生地黄、半夏、紫菀、知母、赤芍、甘草、桑白皮、天门冬、柴胡、秦艽、茯苓、地骨皮等17味,常规剂量,捣散,水煎服。②卷5,秦艽鳖甲散治气血劳伤,倦怠消弱,骨节烦疼,肢体枯槁,五心烦热,痰涎咳嗽,梦寐不宁,神情恍惚,时有盗汗,及治山岚瘴气,寒热往来:秦艽、鳖甲、荆芥、贝母、天仙藤、前胡、青皮、柴胡、炙甘草、陈皮、葛根、白芷、肉桂、羌活等14味,常规剂量,捣散,水煎服。

《普济本事方》 卷1,鳖甲丸治胆虚不得眠,四肢无力:鳖甲、酸枣仁、羌活、黄芪、牛膝、人参、五味子等7味,常规剂量,捣末蜜丸,温酒送服。

《重订严氏济生方》 卷1,鳖甲地黄汤治虚劳烦热怔悸,妇人血室有干血,身体羸瘠,饮食不养肌肉:鳖甲、熟地黄、柴胡、当归、麦门冬、石斛、秦艽、人参、白术、茯苓、肉桂、炙甘草生姜、乌梅等14味,常规剂量,水煎温服。《医略六书》:血气两虚,虚阳内郁而烦躁,潮热不解,故渐至羸瘦成痨焉。生鳖甲滋阴散结,生地黄壮水滋阴;当归身养营血以活血,麦门冬润肺气以清心;茯苓化气和脾,白术健脾生血;人参扶元补气,甘草和胃缓中;石斛平虚热兼益肾阴,柴胡疏肝胆能除蒸热;乌梅肉除烦热以收津液也。水煎温服,使血气内充,则虚阳得伸,而烦热自解,肌肉渐生,何虚痨之足虑哉。此滋阴疏补之剂,为虚劳烦躁潮热之专方。

《陈素庵妇科补解》 卷1,鳖甲导经丸治室女天癸闭而不通,五心烦热或寒热往来,或梦与鬼交,或善怒时时干咳:鳖甲煎膏、当归、川芎、赤芍、白芍、生地、琥珀屑、熟地、麦冬、白术、茯神、枣仁、丹皮、阿胶、白薇、玉竹、红花等17味,常规剂量,捣末,龙眼、莲子煮烂蜜丸分服。

《小儿卫生总微论方》 卷12,鳖甲黄连丸治小儿诸疳羸瘦,寒热盗汗,肚大脚细,气粗促急:鳖甲、黄连、白术、人参、茯苓、炙甘草、川楝子肉、使君子仁、木香、草豆蔻、柴胡、陈皮、草龙胆等13味,常规剂量,捣末貒猪胆汁为丸,乌梅汤送服。

《仁斋直指》 卷9,鳖甲生犀散杀瘵虫出恶物治瘵疾:天灵盖、鳖甲、犀角、虎长牙、安息香、槟榔、桃仁、木香、甘遂、降真香、干漆、阿魏、穿山甲、雷丸、全蝎、蚯蚓等16味,常规剂量,捣末,香豉、桃、李、桑、梅、蓝青、青蒿、葱白等石臼内同杵,水煎入童便、麝香分服。

《幼幼新书》 卷22,引《婴孺方》大鳖头足丸治小儿胁下积气,羸瘦骨立,圊便不节:鳖头、鳖足、干漆、紫芝、芍药、人参、栝楼根、甘草等8味,常规剂量,捣末蜜丸,分服。

《杂类名方》 鳖甲桃仁煎丸治诸积:桃仁、三棱、鳖甲、木香、槟榔、青皮等6味,常规剂量,煎丸分服。

《世医得效方》 卷12,鳖血丸治疳劳:人参、川芎、芜荑、柴胡、使君子、胡黄连、黄连、吴茱萸等8味,常规剂量,捣末煎膏,鳖血糊丸熟水送服。

《嵩崖尊生》 卷11,鳖甲散治骨蒸热:银柴胡、胡连、秦艽、鳖甲、地骨皮、青蒿、知母、甘草、当归、白芍、生地等11味,常规剂量,捣散,水煎服。咳嗽加阿胶、麦冬、五味。

《医宗金鉴》 卷52,鳖甲青蒿饮治小儿疳疾发热,初起多实:银柴胡、鳖甲、青蒿、生甘草、生地黄、赤芍、胡黄连、知母、地骨皮等9味,常规剂量,水煎服。

《杂病源流犀烛》 鳖甲牛膝汤治足厥阴疟腰痛,少腹满,意恐惧,先寒后热:鳖甲、牛膝、当归、陈皮、柴胡等5味,常规剂量,水煎服。热甚而渴倍鳖甲加花粉、麦冬、知母;脾胃弱或溏泄去当归加人参;寒甚寒多指甲青黯加人参、姜皮、桂枝;肺火忌用参,只多服本方。

《不居集》 卷11,鳖甲杀虫丹杀虫补气血治主传尸痨瘵:人参、白薇、熟地、生首乌、地栗粉、桑叶、神曲、麦冬、鳖甲等9味,常规剂量,捣末山药糊丸,白滚汤送服。

【按语】

鳖甲是鳖科动物中华鳖及山瑞鳖的背甲,中药药名。鳖甲含骨胶原、角蛋白、碘质、维生素D、肽类、多种氨基酸、大量钙及磷等。药理作用:①强壮;②增强免疫;③抑制结缔组织增生;④增加血浆蛋白。鳖甲主治小儿痞气、臌胀、癖积、虚劳、天癸闭、小儿诸疳、瘵疾、诸积、疳劳、骨蒸热、足厥阴疟等,较《神农本草经》大为扩展。

231　鮀鱼甲

【原文】

鮀鱼甲味辛微温。主心腹癥瘕，伏坚，积聚，寒热，女子崩中，下血五色，小腹阴中相引痛，疮疥，死肌。

【重辑】

鮀鱼甲味辛性温。主治：①癥瘕；②伏坚；③积聚；④寒热；⑤崩中下血五色；⑥小腹阴中相引痛；⑦疮疥；⑧死肌。

【理论】

《名医别录》　鮀鱼甲治五邪涕泣时惊，腰中重痛，小儿气癃眦溃。肉主少气吸吸，足不立地。生南海池泽，取无时。

《本草经集注》　鮀即今鼍甲也。皮可贯鼓，肉至补益。

《本草拾遗》　鮀主恶疮，腹内癥瘕。甲更佳，浸酒服之。

《药性论》　鼍甲治百邪鬼魅，妇人带下，腹内血积聚伏坚相引结痛。

《食疗本草》　鼍治惊恐及小腹气疼。

《日华子本草》　鼍治齿疳䘌宣露。鼋甲治五脏邪气，杀百虫毒，消百药毒，续人筋骨，又脂涂铁烧之便明。

【临床】

《备急千金要方》　卷14，鼍甲汤治邪气，梦寐寤时涕泣不欲闻人声，体中酸削，乍寒乍热，腰脊强痛，腹中拘急不欲饮食，或因疾病之后，劳动疲极，或触犯忌讳，众诸不节，妇人产生之后月经不利，时下青赤白，肌体不生肉虚羸瘦，小便不利，或头身发热旋复解散，或一度交接，弥日困极，皆主之方：鼍甲、甘草、白薇、贝母、黄芩、麻黄、白术、芍药、防风、凝水石、桂心、茯苓、知母、石膏等14味常规剂量水煎服。

【按语】

鮀鱼甲又名鼍甲，是鼍科动物扬子鳄的鳞甲。鼍肉是鼍科动物扬子鳄的肉。中药药名。鼍外壳表皮由β-角蛋白质组成，鳞甲含大量骨胶原。后世主治未扩展。

232 蠡 鱼

【原文】

蠡鱼味甘寒。主湿痹,面目浮肿,下大水。一名鲖鱼。

【重辑】

蠡鱼味甘性寒。主治:①湿痹;②面目浮肿。功效:下大水。

【理论】

《名医别录》 蠡鱼治五痔,有疮者不可食,令人瘢白。蠡鱼肠及肝主久败疮中虫。

《本草经集注》 蠡今皆作鳢字,旧言是公蛎蛇所变,至难死,犹有蛇性。合小豆白煮以疗肿满,甚效。

《食疗本草》 鳢鱼下大小便,拥塞气。又作鲙,与脚气、风气人食之,效。以大者洗去泥,开肚,以胡椒末半两,切大蒜三两颗,纳鱼腹中缝合,并和小豆一升煮之。临熟下萝卜三、五颗如指大,切葱一握,煮熟。空腹服之,并豆等强饱,尽食之。至夜即泄气无限,三、五日更一顿。下一切恶气。

《日华子本草》 鳢鱼肠以五味炙贴痔瘘及蚘舼,良久虫出,即去之。诸鱼中,唯此胆甘,可食。

《本草经疏》 蠡鱼乃益脾除水之要药也。上虚则水泛滥,上坚则水自清。凡治浮肿之药,或专于利水,或专于补脾。其性各自为用。惟蠡鱼能导横流上势,补其不足,补泻兼施,故主下大水及湿痹,面目浮肿,五痔因湿热所生,水去则湿热自除。

【临床】

《外台秘要》 治痔:鳢鱼肠三具绵裹纳谷道中,一食顷虫当出,鱼肠数易尽三枚瘥。

《太平圣惠方》 卷54,鳢鱼汤治卒身面浮肿,小肠涩,大便难,上气喘息:鳢鱼、赤茯苓、泽漆、泽泻、杏仁、桑根白皮、紫苏茎叶等7味,常规剂量,水煮鳢鱼取汁,纳药煎服,鱼肉亦宜食之。

《灵苑方》 治急喉闭:蠡鱼胆阴干为末,每服少许,点患处,药至即瘥。

《医方类聚》 卷184,引《食医心鉴》鳢鱼治脍痔下血不止,肛肠疼痛:鳢鱼不限多少切作脍,以蒜齑食之。

【按语】

蠡鱼即鳢鱼,是鳢科动物乌鳢的肉。中药药名。鳢鱼肠是鳢科动物乌鳢的肠。乌鳢肉含蛋白质、脂肪、灰分、钙、磷、铁、硫胺素、核黄素、烟酸等。肌肉含组氨酸和3-甲基组氨酸。斑鳢含22碳六烯酸及20碳五烯酸。后世蠡鱼主治脍痔下血,较《神农本草经》无扩展。

233 鲤 鱼 胆

【原文】

鲤鱼胆味苦寒。主目热赤痛青盲,明目。久服强悍益志气。

【重辑】

鲤鱼胆味苦性寒。主治:①目热赤痛;②青盲。功效:①明目;②强悍益志。

【理论】

《名医别录》 鲤鱼肉味甘,治咳逆上气,黄疸,止渴。生者治水肿脚满,下气。骨治女下赤白,齿治石淋。

《本草经集注》 鲤鱼最为鱼之主,形既可爱,又能神变,乃至飞越山湖,所以琴高乘之。

《新修本草》 鲤鱼骨主阴蚀;血主小儿丹肿及疮;皮主瘾疹;脑主诸痫;肠主小儿肌疮。

《本草拾遗》 鲤鱼肉主安胎,胎动,怀妊身肿,煮为汤食之。破隔冷气痃癖,气块横关伏梁,作鲙以浓蒜齑食之。胆主耳聋,滴耳中,目为灰,研敷刺疮。中风水疼肿,汁出即愈。诸鱼目并得。

《药性论》 鲤鱼胆亦可单用,味大苦。点眼治赤肿翳痛。小儿热肿涂之。鱼烧灰末治咳嗽,糯米煮粥。

《食疗本草》 鲤鱼白煮食之疗水肿脚满,下气,腹有宿瘕不可食。

《日华子本草》 鲤鱼肉治咳嗽,疗脚气,破冷气,痃癖。怀孕人胎不安,用绢裹鳞和鱼煮羹,熟后去鳞,食之验。脂治小儿痫疾惊忤。胆治障翳等。脑髓治暴聋,煮粥服良。

【临床】

《肘后备急方》 ①卷3,鲤鱼茯苓汤(名见《普济方》卷193)治水肿入腹苦满急:鲤鱼、泽漆、茯苓、桑根白皮、泽泻等5味,常规剂量,水煎服。②卷3,治身面肿满:大鲤鱼一头,醇酒三升煮服。

《备急千金要方》 卷6,鱼醋膏(名见《圣济总录》卷114)治耳聋有脓不瘥,有虫:鲤鱼肠一具、醋三合捣膏帛裹纳耳。

《外台秘要》 卷22,引《古今录验》鱼脑膏治风聋年久,耳中鸣:生雄鲤鱼脑、当归、菖蒲、细辛、白芷、附子等6味,常规剂量,煎膏纳耳。

《太平圣惠方》 ①卷33,鱼脑点眼方治眼青盲:鲤鱼脑一枚、鲤鱼胆一枚相和调匀点眼。②卷80,鲤鱼散治产后恶血不散,冲心痛闷:鲤鱼、乱发、皂荚、硇砂、穿山甲、香墨等6味,常规剂量,同入瓷瓶密封候干,炭火烧赤待冷取出,入麝香一分同研令极细。每服一钱,红兰花酒调下。

《圣济总录》 ①卷80,鲤鱼汤治水肿,腹大喘咳,胸胁满不得卧:鲤鱼、桂枝、紫菀、防己、黄芩、硝石、人参等7味,常规剂量,水煎温服。②卷105,鱼胆敷眼膏治眼中飞血,赤脉作痛:鲤鱼胆、黄连等2味,常规剂量,调膏涂敷目眦。③卷166,鱼灰散治产后乳无汁:鲤鱼头五枚烧灰捣散,温酒调服。

《女科百问》 卷下,鲤鱼汤治胎死腹中,两脚浮肿;亦有胎水遍身肿满,心胸急胀,胸肚不分:当归、芍药、白术等3味,常规剂量,捣末,入鲤鱼煎服。

《儒门事亲》 卷12,鱼胆丸:鲤鱼胆、龙胆草、青盐、脑子、黄连、硇砂、硼砂、麝香等8味,常规剂量,捣末熬膏,入鲤鱼胆拌匀,徐徐点可视之。

《饮膳正要》 卷1,鲤鱼汤治黄疸:鲤鱼、胡椒末、芫荽末、荜茇末等4味,常规剂量,生姜末、葱、酒煎服。

《古今医统大全》 卷31,鲤鱼汤治浮肿上气喘急,小便急涩,大便难:鲤鱼、赤茯苓、猪苓、泽泻、紫苏、杏仁等6味,常规剂量,水煮鲤鱼取汁,纳药再煮温服。

《普济方》 ①卷351,鲤鱼鳞散治产后腹痛:鲤鱼鳞、乱发、故绯帛等3味,常规剂量,同入瓶内泥缝,火烧通赤取出细研为散,入曲末一两更同研令匀热酒调服。②卷354,引《便产须知》鲤鱼齿汤治产后淋痛及血淋:鲤鱼齿、冬葵子、黄芩、瞿麦、车前子、木通等6味,常规剂量,水煎服。

【按语】

鲤鱼胆是鲤科动物鲤鱼的胆,中药药名。鲤鱼胆含胆汁一般常有的胆汁酸、胆汁色素、脂类等外,尚含鲤甾醇、别鹅脱氧胆酸。后世鲤鱼主治水肿入腹、耳聋、胎死腹中、黄疸、产后腹痛,较《神农本草经》有扩展。

乌贼鱼骨

234

【原文】

乌贼鱼骨味咸微温。主女子漏下赤白,经汁血闭,阴蚀,肿痛,寒热,癥瘕,无子。

【重辑】

乌贼鱼骨味咸性温。主治:①女子漏下赤白;②经汁血闭;③阴蚀肿痛;④寒热;⑤癥瘕;⑥无子。

【理论】

《名医别录》 乌贼鱼骨治惊气入腹,腹痛环脐,阴中寒肿,令人有子。止疮多脓汁不燥。肉主益气强志。

《本草经集注》 此是鸟鹢乌所化作,今其口脚具存,犹相似尔。用其骨亦炙之。其鱼腹中有墨,今作好墨用之。

《新修本草》 此鱼骨疗牛、马目中障翳,亦疗人目中翳,用之良也。

《本草拾遗》 乌贼鱼骨主小儿痢下,亦主妇人血瘕,杀小虫并水中虫,投骨于井中,虫死。腹中墨,主血刺心痛,醋摩服之。

《药性论》 乌贼鱼骨止妇人漏血,主耳聋。

《日华子本草》 乌贼鱼通月经,骨疗血崩,杀虫。心痛甚者炒其墨,醋调服也。

【临床】

《黄帝内经素问》 四乌鲗骨一藘茹丸治血枯气竭肝伤,月事衰少不来:乌鲗骨、藘茹2味,常规剂量,捣末,雀卵为丸鲍鱼汁送服。

《圣济总录》 卷111,海螵蛸丸治外障眼及赤翳贯瞳人攀睛等:海螵蛸、丹砂等2味,常规剂量,捣末好蜡为丸如绿豆大,安眦上。

《杨氏家藏方》 卷16,螵蛸散治妇女血崩漏下,脐腹疼痛:乌贼鱼骨不拘多少,捣末,木贼汤调服。

《幼幼新书》 卷16,引《惠眼观证》海螵蛸散治小儿咳喘:海螵蛸、牡蛎、马兜铃、木香、牵牛子等5味,常规剂量,捣末生姜煎汤调服。

《宋氏女科》 白芷螵蛸散治白带:白芷、海螵蛸、胎发等3味,常规剂量,捣末分服。

《古今医统大全》 卷83,海螵蛸散治妇人小户嫁痛:海螵蛸适量,烧,温酒调服。

《瑞竹堂方》 ①卷3,海青膏治一切昏翳内障眼疾:黄丹、黄连、诃子、乌贼鱼骨、青盐、槐条、白沙蜜等7味,常规剂量,水煎澄清点眼。②卷5,螵蛸散治头上疮俗名粘疮:海螵蛸、白胶香、轻粉等3味,常规剂量,捣末,清油掺疮。

《普济方》 ①卷310,螵蛸散治跌破出血亦治汤火伤烂:乌贼鱼骨捣末敷患处。②卷354,引《便产须知》螵蛸散螵蛸散治产后房劳、举重,清水续续,小便淋露:海螵蛸、枯矾、五倍子、桃仁等4味,常规剂量,捣末拌匀外敷。③卷360,引《太平圣惠方》螵蛸散治小儿脐中脓出不干:胭脂、海螵蛸2味,常规剂量,捣末油调擦。

《景岳全书》 卷51,螵蛸散治湿热破烂毒水淋漓等疮,或下部紧囊足股肿痛、下疳诸疮:海螵蛸、人中白等2味,常规剂量,捣末,百草浓汤乘热熏洗后以此药掺之;如干者以麻油或熬熟猪油,或蜜水调敷之。

《仙拈集》 卷3,螵蛸散治阴疮:海螵蛸捣末,香油调擦。

《医级宝鉴》 卷9,螵蛸散治阴疮:海螵蛸、枯矾、雄黄等3味,常规剂量,捣末,油调擦。

《外科方外奇方》 卷4,引陆定圃螵蛸散治黄水流脓疮久不痊:海螵蛸、五倍子、枯矾、儿茶、黄丹、赤石脂、密陀僧、铅粉等8味,常规剂量,捣末,湿者干掺,干者柏油调擦。

《药奁启秘》 螵蛸散治湿热诸疮耳内出脓,耳痒:海螵蛸、朱砂、梅片等3味,常规剂量,捣末,香油调敷。

【按语】

乌贼鱼骨又名海螵蛸,是乌贼科动物无针乌贼、鑫乌贼、针乌贼、白斑乌贼、虎班乌贼、拟目乌贼等多种乌贼的内壳。中药药名。海螵蛸含碳酸钙、角质、粘液质、磷酸钙、氯化钠及镁、钾、锌、铜、铝等10多种无机元素。内壳中含蛋氨酸、天冬氨酸、谷氨酸等17种氨基酸。药理作用:①制酸;②抗辐射;③促进骨缺损修复。后世乌贼鱼骨主治血枯气竭、外障眼、血崩漏下、小儿咳喘、小户嫁痛、粘疮、耳内出脓等,较《神农本草经》大为扩展。

235 海 蛤

【原文】

海蛤味苦平。主咳逆上气,喘息烦满,胸痛,寒热。一名魁蛤。

【重辑】

海蛤味苦性平。主治:①咳逆;②上气;③喘息烦满;④胸痛;⑤寒热。

【理论】

《名医别录》 海蛤治阴痿。

《药性论》 海蛤亦白海蛤,亦名紫薇。治水气浮肿,下小便,治嗽逆上气。主治项下瘤瘿。

《日华子本草》 海蛤治呕逆,阴痿,胸胁胀急,腰痛,五痔,妇人崩中带下病。此即鲜蛤子。雁食后粪中出,有纹彩者为文蛤,无纹彩者为海蛤。

《苏沈良方》 文蛤即吴人所食花蛤也。魁蛤即车螯也。海蛤今不识,其生时但海岸泥沙中得之。大者如棋子,细者如油麻粒,或黄或赤相杂,盖非一类。蛤之属其类至多,房之坚久莹洁者皆可用。不必指一物,故通谓之海蛤耳。

【临床】

《外台秘要》 卷20,引《广济方》海蛤丸治水肿小便涩,气妨闷不能食:昆布、橘皮、赤茯苓、汉防己、海蛤、郁李仁、桑根白皮、泽漆、槟榔、杏仁、大黄、葶苈子等12味,常规剂量,捣末蜜丸,分服。

《太平圣惠方》 ①卷46,海蛤散治咳嗽面目浮肿,小便不通,喘息促急,欲成水病:海蛤、泽漆、汉防己、桑根白皮、百合、赤茯苓、槟榔、木通、牵牛子、甜葶苈、郁李仁等11味,常规剂量,捣散,水煎温服。②卷54,海蛤丸治水气遍身浮肿,上喘,小便不通:海蛤、甜葶苈、海藻、昆布、赤茯苓、汉防己、泽漆、桑根白皮、木通等9味,常规剂量,捣末蜜丸,粥饮送服。

《圣济总录》 ①卷57,海蛤丸治鼓胀四肢羸瘦,喘急息促:海蛤、木香、桂枝、防己、诃黎勒皮、厚朴、槟榔、旋覆花、鳖甲、郁李仁等10味,常规剂量,捣末蜜丸,木通汤送服。②卷74,海蛤汤治涌水:海蛤、紫菀、远志、大戟、木香、防己等6味,常规剂量,捣散,水煎服。③卷80,海蛤丸治水蛊腹胀喘嗽:海蛤、滑石、凝水石、白丁香、腻粉、粉霜等6味,常规剂量,捣末面糊为丸,温酒送服。④卷121,海蛤散治牙齿宣露:海蛤、硫黄、干漆、麝香等4味,常规剂量,捣散拭敷患处。⑤卷125,海蛤散治瘿瘤:海蛤、人参、海藻、茯苓、半夏、猪靥子末、甜藤、甘草等8味,常规剂量,水煎服。⑥卷188,海蛤索饼治水气,头面浮肿,坐卧不安或嗽喘:海蛤、甘遂、郁李仁、桑根白皮等4味,常规剂量,水煎服。

《类证活人书》 卷19,海蛤散治伤寒血结胸膈,揉而痛不可抚近:海蛤、滑石、炙甘草、芒硝等4味,常规剂量,捣散,鸡子清调服。

《小儿卫生总微论方》 卷17,海蛤散治小儿阴囊肿大坚硬:海蛤、茴香子、薏苡仁、白术、槟榔等5味,常规剂量,捣末,温酒调服。

《宣明论方》 卷11,海蛤丸治妇人赤白带下,小便浊败,五淋脐腹疼痛,寒热口干:海蛤、半夏、芫花、红娘子、诃子、玄胡索、川楝子、茴香、乳香、硇砂、朱砂、没药、当归等13味,常规剂量,捣末面糊为丸,醋汤送服。

《洁古家珍》 海蛤丸治癫疝:海蛤、当归、海金沙、腻粉、硇砂、海藻、粉霜、水蛭、青黛、滑石、乳香、朱砂、地胆等13味,常规剂量,捣末面糊为丸,灯草汤送服。

《普济方》 卷331,引《博济方》治小肠积败,妇人赤白带下并五淋:海蛤、芫青、舶上茴香、半夏、芫花、红娘子、玄胡索、川苦楝、硇砂等9味,常规剂量,捣末面糊为丸,盐汤送服。

《医学纲目》 卷16,引丹溪海蛤丸治痰饮心痛:海蛤、瓜蒌仁2味,常规剂量,捣末蜜丸,分服。

《仙拈集》 卷2,海蛤散治胃气痛:蛤蜊壳适量,捣末,烧酒送服。

【按语】

海蛤是帘蛤科动物青蛤等几种海蛤的贝壳,中药药名。海蛤含碳酸钙、壳角质等。后世海蛤主治水肿、鼓胀、瘿瘤、小儿阴囊肿大、赤白带下、癫疝、小肠积败、五淋、胃气痛等,较《神农本草经》大为扩展。

236 文　蛤

【原文】

文蛤主恶疮蚀,五痔。

【重辑】

文蛤主治:①恶疮;②阴蚀;③五痔。

【理论】

《名医别录》　文蛤治咳逆胸痹,腰痛胁急,鼠瘘,大孔出血,崩中漏下。

《本草拾遗》　海蛤主水饮。

《本草崇原》　文蛤治恶疮蚀,五痔。文蛤生东海,背上有斑文,大者圆三寸,小者圆五六分。即吴人所食花蛤也,其形一头小,一头大,壳有花斑者是。《开宝》《药性》有五倍子,亦名文蛤,乃是蜀中盐肤子树上之虫窠也,以象形而称之,与水中所产文蛤不同。蛤乃水中介虫,禀寒水之精,故主治恶疮蚀。感燥金之气,主资阳明大肠,故治五痔。

《本草蒙筌》　仲景《伤寒论》有文蛤散研文蛤为散,利水为咸走肾,坠痰因咸软坚。驱胁急腰疼,除喉咳胁痹。收涩崩中带下,消平鼠痔疮。走马疳蚀口鼻将危,和腊猪脂为膏敷贴。

【临床】

《伤寒论》　文蛤散治肉上粟起,意欲饮水,反不渴:文蛤五两捣散沸汤送服一钱匕。

《金匮要略方论》　①文蛤散治渴欲饮水不止:文蛤五两杵散沸汤和服方寸匕。②文蛤汤治吐后渴欲得水而贪饮者兼主微风脉紧头痛:文蛤、麻黄、甘草、生姜、石膏、杏仁、大枣等7味,常规剂量,水煎温服,汗出即愈。《医宗金鉴》:文蛤汤即大青龙汤去桂枝,乃发汗之剂,使水饮从毛窍中泄去,以散水饮于外。经云:开鬼开、洁净府,此一方两得之。以内有麻黄、生姜等解表药,故兼主微风脉紧头痛。

《外科启玄》　卷12,文蛤散治痔疮口内水多:文蛤、玄胡索、明矾等3味,常规剂量,捣末敷患处。

《外科正宗》　卷4,文蛤散治奶癣:文蛤、蜀椒、轻粉等3味,常规剂量,捣末,香油调搽。

《外科大成》　卷1,文蛤散治肿疡焮痛,不问已溃未溃:文蛤、葱白等2味,常规剂量,水煎淋洗。

《种福堂方》　卷2,文蛤津脐膏(名见《医学实在易》卷7)治遗精:文蛤捣末女儿津调贴脐。

【按语】

文蛤是帘蛤科动物文蛤的贝壳,中药药名。文蛤肉是帘蛤科动物文蛤的肉。药理作用:文蛤提取液对葡萄球菌有抑制作用。后世文蛤主治奶癣、遗精、肿疡等,较《神农本草经》有扩展。

237 石 龙 子

【原文】

石龙子味咸寒。主五癃,邪结气,破石淋,下血,利小便水道。一名蜥蜴。

【重辑】

石龙子味咸寒。主治:①五癃;②邪结气;③石淋;④下血;⑤小便不利。

【理论】

《名医别录》 石龙子一名山龙子,一名守宫,一名石蝎。

《本草经集注》 云石龙子其类有四种:一大形纯黄色,为蛇医母,亦名蛇舅母,不入药。次似蛇医,小形长尾,见人不动,名龙子。次有小形而五色,尾青碧可爱,名蜥蜴,并不螫人。一种喜缘篱壁,名蝘蜓,形小而黑,乃言螫人必死,而未常闻中人。东方朔云:是非守宫,则蜥蜴,如此蝘蜓名守宫矣。以涂女子身,有交接事便脱,不尔如赤志,故谓守宫。

《新修本草》 此言四种者,蛇师,生山谷,头大尾短小,青黄或白斑者是。蜓,似蛇师,不生山谷,在人家屋壁间,荆楚及江淮人名蝘蜓,河济之间名守宫,亦名荣螈,又名蝎虎,以其常在屋壁,故名守宫,亦名壁宫,未必如术饲朱点妇人也,此皆假释尔。其名龙子及五色者,并名蜥蜴,以五色者为雄而良,色不备者为雌,劣尔,形皆细长,尾与身相类,似蛇着四足,去足便直蛇形也。蛇医则不然。

【临床】

《备急千金要方》 ①卷11,蜥蜴丸治癥坚水肿,蜚尸,遁尸,百注,尸注,骨血相注,恶气鬼忤,蛊毒邪气往来,梦寤存亡,留饮结积,虎狼所啮,猘犬所咋,鸩毒人人五脏,妇人邪气鬼忤:蜥蜴、蜈蚣、地胆、䗪虫、杏仁、蜣螂、虻虫、朴硝、泽漆、桃奴、犀角、鬼督邮、桑赤鸡、芍药、虎骨、甘草、巴豆、款冬花、甘遂、干姜、巴豆、杏仁等22味,常规剂量,捣末蜜丸,分服。②卷17,太乙神明陷冰丸治诸病破积聚,心下支满,寒热鬼疰长病,咳逆唾噫,辟除众恶鬼逐邪气鬼击客忤,中恶胸中结气,咽喉闭塞,有进有退,绕脐绞痛恻恻,随上下按之挑手,心中愠愠如有虫状,毒疰相染甚至灭门者:蜥蜴、雄黄、当归、丹砂、矾石、桂枝、大黄、芫青、藜芦、附子、人参、真珠、麝香、鬼臼、犀角、牛黄、蜈蚣、射罔、乌头、杏仁、樗鸡、地胆、斑蝥等24味,捣末蜜丸,如小豆,先食服二丸,日再。不知稍增。又以二丸着门上令众邪不近。伤寒服之无不愈。若至病家及视病患,夜行独宿服二丸,众邪不能近也。《胡洽方》无桂心、芫青、人参、真珠、犀角、麝香、射罔、牛黄、蜥蜴、乌头、樗鸡、当归十二味药,与积聚篇同。③卷17,大度世丸治万病与前状同方者:蜥蜴、牛黄、大黄、雄黄、真珠、丹砂、人参、附子、细辛、甘草、射罔、鬼臼、莽草、蜀椒、麝香、鬼箭羽、桂心、茯苓、紫菀、干姜、野葛、蜈蚣、巴豆、地胆、元青、樗鸡等26味,常规剂量,捣末蜜丸,分服。

《太平圣惠方》 ①卷49,蜥蜴丸治暴癥坚结,四肢瘦瘁,食少无力:蜥蜴、蜈蚣、鬼臼、汉防己、当归、大黄、芒硝、赤芍药、炙甘草等9味,常规剂量,捣末蜜丸,温酒送服。②卷66,蜥蜴丸治瘰疬久不愈,出脓水肿痛,日夜不止:蜥蜴、芫青、麝香、犀角屑、斑蝥、大豆黄卷、炙甘草、地胆等8味,常规剂量,捣末软饭和丸,粥饮送服。

《普济方》 ①卷238,麝香丸治五疰积年心痛,鬼气蛊毒,百病悉疗:蜥蜴、麝香、牛黄、藜芦、鬼臼、赤朱、当归、蜈牙、桂枝、人参、獭肝、吴茱萸、贯众、丹砂、鬼箭羽、干姜、巴豆等17味,常规剂量,捣末蜜丸,米饮送服。②卷238,五野丸治五疰:尸疰、冷疰、寒疰、热疰,寒热短气,两胁下痛引背腰脊,吸吸气少不能行,饮食少,面目痿黄,小便难,项强不得俯仰,腹坚癖,脐左右下雷鸣胀急,手足烦疼,目不明喜忘及风湿痹,腰脊不随,喜梦寐百病皆疗之方:蜥蜴、牛黄、麝香、蜀椒、雄黄、大黄、桂心、乌头、天雄、硝石、人参、当归、细辛、朱砂、干姜、巴豆、鬼臼等17味,常规剂量,捣筛蜜丸,分服。

《本草纲目》 守宫又名壁宫、壁虎、蝎虎、蝘蜓。主治:①久年惊痫:守宫一个剪去四足,连血研烂,加珍珠、麝香、龙脑香各二分研匀,薄荷汤调服。②小儿撮口:朱砂末装小瓶中,捕守宫一个关瓶内吃砂末,一个月后,守宫显红色,取出阴干为末,每服三、四分,薄荷汤送下。③瘫痪疼痛:守宫、陈皮、罂粟壳、甘草、乳香、没药等6味,常规剂量,捣末,水煎服。④关节风痛:守宫、蟾蜍、蚯蚓、草乌头、木香、乳香末、麝香、龙脑等8味,常规剂量,研膏酒糊捣丸,乳香酒送服。此方名壁虎丸。⑤病风成癞:守宫、大蚕沙等2味,常规剂量,研末,柏叶汤送服。⑥瘰疬初起:守宫研末温酒送服。⑦小儿疳疾:守宫、蜗牛壳、兰香根、靛花、雄黄、麝香、龙脑等 7 味,常规剂量,研末米醋糊丸,芝麻汤送服。⑧胃隔气:守宫、木香、人参、朱砂、乳香等 5 味,常规剂量,研末蜜丸,木香汤送服。⑨痈疮疼痛:守宫适量焙干研末,调油敷涂。

《奇效良方》 守宫丸治破伤风角弓反张及筋脉拘急口噤:守宫、腻粉、天南星等 3 味,常规剂量,捣末面糊为丸,温酒送服。

【按语】

石龙子是石龙子科动物石龙子或蓝尾石龙子除去内脏的全体,中药药名。药理作用:抗癌。《神农本草经》称石龙子又名蜥蜴。《名医别录》称石龙子又名山龙子,一名守宫,一名石蜴。陶弘景认为石龙子有蛇舅母、龙子、蜥蜴、蝘蜓 4 种。蜥蜴是蜥蜴科蜥蜴属动物,种类繁多。石龙子是蜥蜴类动物中最为人知的一种。守宫亦名壁虎,种类繁多,大多体型较小,身体扁平,四肢短,眼睛大而突出,擅长攀爬。石龙子科有 85 属 1 200～1 300 种,是蜥蜴中的最大一科。《玉楸药解》言蜥蜴入手太阴肺、足太阳膀胱、足少阴肾、足厥阴肝经。消癥通淋,破水积,治瘘疮。蜥蜴亦名石龙子,能吐雹祈雨,故善通水道。注释:五癃见冬葵子条。后世石龙子主治癥坚水肿、蛊尸、遁尸、五痓等,较《神农本草经》大为扩展。

238 露 蜂 房

【原文】

露蜂房味苦平。主惊痫瘈疭,寒热邪气,癫疾,鬼精蛊毒,肠痔。火熬之良。一名蜂肠。

【重辑】

露蜂房味苦性平。主治:①惊痫;②瘈疭;③寒热邪气;④癫疾;⑤鬼精;⑥蛊毒;⑦肠痔。

【理论】

《名医别录》 露蜂房治蜂毒毒肿。合乱发、蛇皮三味烧灰治诸恶疽、附骨疼,根在脏腑,历节肿出疔肿,恶脉诸毒皆瘥。

《新修本草》 水煮露蜂房一服五合汁,下乳石,热毒壅闷服之,小便中即下石末,大效。灰之酒服主阴痿,水煮洗狐尿刺疮。服之疗上气,赤白痢,遗尿失禁也。

《药性论》 土蜂房亦可单用不入服食,能治臃肿不消,用醋水调涂干即便易。

《日华子本草》 露蜂房治牙齿疼,痢疾,乳痈,蜂叮,恶疮,即煎洗入药并炙用。

【临床】

《太平圣惠方》 ①卷18,露蜂房散治热病喉中热毒闭塞肿痛:露蜂房、炙甘草、射干、升麻、朴硝、玄参等6味,常规剂量,捣散,水煎服。②卷60,露蜂房丸治痔疾肛边痒痛:露蜂房、威灵仙、枳壳、皂荚、萹蓄、薏苡根、卷柏、桑花叶等8味,常规剂量,捣末蜜丸,槐子汤送服。③卷66,露蜂房丸治瘰疬常出脓水:露蜂房、续断、礜石、犀角屑、空青、雄黄、桔梗、狸头、麝香、大黄、斑蝥等11味,常规剂量,捣末蜜丸,粥饮送服。④卷85,露蜂房丸治小儿手足搐搦,多惊不睡:露蜂房、蚕蛾、天浆子、腻粉、天南星、朱砂、全蝎、牛黄、水银等9味,常规剂量,捣末蜜丸,薄荷汤送服。

《圣济总录》 ①卷120,露蜂房汤治牙齿肿痛:露蜂房、矾石等2味,常规剂量,捣末,水煎服。②卷136,露蜂房散治疔肿:露蜂房、乱发、蛇蜕、棘针等4味,常规剂量,烧灰为散,酒服。③卷142,露蜂房散治脉痔下部如虫啮:露蜂房、生螺厣等2味,常规剂量,烧灰纳下部。④卷166,露蜂房散治无乳汁:露蜂房捣散酒服。

《小儿卫生总微论方》 卷14,露蜂房丸治咳嗽喘满,呕逆不食:露蜂房、蝉壳、蛤蚧、丁香、木香、人参、地黄、麻黄、马兜铃子、五倍子、五味子、贝母、杏仁、半夏曲、款冬花等15味,常规剂量,捣末蜜丸,生姜汤送服。

《医方类聚》 卷183,引《神巧万全方》露蜂房丸治五痔下血不止:露蜂房、槐实、黄芪、石楠、贯众、川乌、黄矾、乱发灰、枳壳、乌蛇、猬皮等11味,常规剂量,捣末蜜丸,桑枝汤送服。

《幼幼新书》 卷11,引张涣方露蜂房散治小儿五痫,手足抽掣,口吐涎沫:露蜂房、石菖蒲、桂心、远志、人参、牛黄、朱砂、杏仁等8味,常规剂量,捣末,麝香汤调服。

《洞天奥旨》 卷16,太仓公蜂房散治喉痹肿痛:露蜂房、冰片、白僵蚕、乳香等4味,捣末吹喉。

《普济方》 卷65,露蜂房散治诸牙疼不可忍:蜂房、当归、细辛、川芎、赤芍、白芷、防风、藁本、升麻、川椒等10味,常规剂量,水煎热含冷吐。

《本草纲目》 露蜂房主治:①小儿疾患:大蜂房水煎洗浴。②手足风痹:露蜂房烧灰加独蒜、百草霜捣烂敷痛。③风虫牙痛:露蜂房煎醋热漱。④喉痹肿痛:露蜂房灰、白僵蚕等分为末,乳香汤送服。⑤舌上出血及吐血、鼻血等:露蜂房、贝母、芦荟等3味,常规剂量,研末,水煎服。⑥崩中漏下:蜂房末温酒送服。⑦小儿下痢赤白:蜂房烧末,水送服。⑧小儿咳嗽:蜂房洗净烧研,米汤送服。⑨阴萎:蜂房烧末,新汲井水送服。⑩绦虫、蛔虫病:蜂房烧存性温酒调服。⑪头上疮癣:蜂房研为末猪油调搽。⑫妇女妒乳:蜂房烧灰研末,水煎温服。⑬蜂螫肿痛:蜂房研末,水洗痛处。

【按语】

露蜂房是为胡蜂科昆虫黄星长脚黄蜂或多种近缘昆虫的巢,中药药名。大黄蜂巢含露房油、蜂蜡、树脂、多种糖类、维生素和无机盐等。药理作用:①止血;②利尿;③驱虫;④抗炎;⑤强心。注释:①惊痫见龙胆条。瘈疭见牡丹条。②鬼精、蛊毒见赤箭条。后世露蜂房主治喉痹、痔疾、牙齿肿痛、小儿五痫、舌上出血、吐血、鼻血、崩中漏下、绦虫、蛔虫病、头上疮癣、妇女妒乳、蜂螫肿痛等,较《神农本草经》大为扩展。

239 蚱蝉

【原文】

蚱蝉味咸寒。主小儿惊痫,夜啼,癫病,寒热。生杨柳上。

【重辑】

蚱蝉味咸性寒。主治:①小儿惊痫;②夜啼;③癫病;④寒热。

【理论】

《名医别录》 蚱蝉治惊悸,妇人乳难,胞衣不出,又堕胎。壳名枯蝉,主小儿痫,女人生子不出。灰服之主久痢。

《药性论》 蚱蝉治小儿惊哭不止,杀疳虫,去壮热,治肠中幽幽作声。蝉蜕治小儿浑身壮热,惊痫,兼能止渴。

《本草图经》 蝉类甚多,其实一种。蝉类虽众而为时用者,独此一种耳。医方多用蝉壳,亦此蝉所蜕壳也,又名枯蝉。蜀中有一种蝉,其蜕壳头上有一角如花冠状,谓之蝉花,西人有赍至都下者,医工云入药最奇。

【临床】

《太平圣惠方》 ①卷83,蚱蝉散治小儿风热惊悸:蚱蝉、茯神、龙齿、麦门冬、人参、钩藤、牛黄、蛇蜕皮、杏仁等9味,常规剂量,捣散,新汲水调服。②卷85,蚱蝉散治小儿天钓,眼目搐上,筋脉急:蚱蝉、全蝎、牛黄、雄黄等4味,常规剂量,捣散,薄荷汤调服。③卷85,蚱蝉煎治小儿惊痫,频频发动:蚱蝉、麻黄、钩藤、柴胡、芍药、石膏、黄芩、知母、龙齿、犀角屑、沙参、炙甘草、蛇蜕皮、生姜汁、牛黄、蜜、生地黄汁、杏仁、竹沥等19味,常规剂量,捣末,水煎服。

《圣济总录》 卷173,蝉蜕丸治小儿疳痫或黄或青,项细腹胀羸瘦:蝉蜕、麝香、青黛、阿胶、蛇蜕皮、瓜蒂等6味,常规剂量,捣末稀糊为丸,米饮送服。

《太平惠民和剂局方》 蝉花散治内外障眼,翳膜遮睛,赤肿疼痛:蝉蜕、谷精草、白蒺藜、菊花、防风、草决明、密蒙花、羌活、黄芩、蔓荆子、山栀子、甘草、川芎、木贼草、荆芥穗等15味,常规剂量,捣末,茶清调服或荆芥汤调服。

《小儿药证直诀》 ①卷下,蝉蜕散治斑疮入眼:蝉蜕、猪悬蹄甲、羚羊角等3味,常规剂量,捣末,温水调服。②卷下,蝉花散治惊风,夜啼咬牙,咳嗽咽痛:蝉花、僵蚕、炙甘草、延胡索等4味,常规剂量,捣末,蝉壳汤调服。

《幼幼新书》 蚱蝉汤治小儿壮热惊痫:蚱蝉、石膏、柴胡、黄芩、升麻、知母、栀子仁、龙齿、蛇蜕、麻黄、葛根、大黄、钩藤皮、竹沥、炙甘草等15味,常规剂量,水煎服。

《博济方》 卷3,蝉蜕散治时疾眼目赤疼涩肿兼治翳膜疮:蝉蜕、地骨皮、宣连、菊花、白术、苍术、牡丹皮、草龙胆、甜瓜子等9味,常规剂量,捣末,荆芥汤调服。

《仁斋直指小儿方论》 卷2,蝉蝎散治慢惊:蝉壳、全蝎、甘草、南星等4味,常规剂量,水煎服。

《世医得效方》 卷19,蝉蜕散治身痒如风疮:蝉蜕、薄荷叶等2味,常规剂量,捣末,温酒调服。

《普济方》 卷377,蚱蝉汤治风痫胸中痰盛:蚱蝉、白鲜皮、钩藤、细辛、川芎、天麻、牛黄、蛇蜕、人参、薄荷等10味,常规剂量,捣末,水煎服。

《永乐大典》 卷980,引《卫生家宝》蝉蜕饮治慢惊手足时瘈疭,多睡眼上:钩藤钩子、川芎、白僵蚕、蝉蜕、蛇皮、蜣螂、附子等7味,常规剂量,捣末,水煎温服。

《医方类聚》 卷21,引《修月鲁般经》蝉花饼子治头风:蝉花、川芎、甘草、防风、天麻、细辛、半夏、川乌、南星、荆芥穗、生姜等11味,常规剂量,捣末蒸饼,茶汤调服。

《医林纂要》 卷9,蝉蜕散治风热夜啼:蝉蜕捣末,钩藤汤调服。

《保婴撮要》 卷19,人参蝉蜕散治痘疮不发,烦躁作渴,咬牙喘满:人参、蝉蜕、芍药、木通、赤芍、甘草、紫草茸等7味,常规剂量,水煎服。

【按语】

蚱蝉是蝉科昆虫黑蚱的全虫,蝉蜕是蝉科昆虫黑蚱羽化后的蜕壳,蝉花是为麦角菌科真菌蝉棒束孢菌的孢梗束、大蝉草的子座及共所寄生的虫体,中药药名。药理作用:①抗惊厥;②镇静;③解热。注释:惊痫,见龙胆条。后世蚱蝉主治小儿疳痫、内外障眼、斑疮入眼、风疮、瘈疭、头风、疔疮等,较《神农本草经》有扩展。

240 白 僵 蚕

【原文】

白僵蚕味咸平。主小儿惊痫夜啼,去三虫,减黑野,令人面色好,男子阴疡病。

【重辑】

白僵蚕味咸性平。主治:①小儿惊痫;②夜啼;③三虫;④黑野;⑤男子阴疡。

【理论】

《名医别录》 白僵蚕治女子崩中赤白,产后余痛,灭诸疮瘢痕。

《药性论》 白僵蚕治口噤发汗,主妇人崩中,下血不止。与衣中白鱼、鹰屎白等分治疮灭瘢。

《日华子》 僵蚕治中风失音并一切风疾,小儿客忤,男子阴痒痛,女子带下。蚕蛹子治风及劳瘦。研敷蚕病恶疮等。

《本经逢原》 僵蚕,蚕之病风者也。功专祛风化痰,得乎桑之力也。《本经》治惊痫,取其散风痰之力也。去三虫,灭黑,男子阴痒,取其涤除浸淫之湿,三虫亦湿热之蠹也。凡咽喉肿痛及喉痹用此,下咽立愈。其治风痰,结核,头风,皮肤风疹,丹毒作痒,疳蚀,金疮疔肿,风疾,皆取散结化痰之义。

【临床】

《太平圣惠方》 ①卷24,白僵蚕丸治大风癫疾:白僵蚕、蛇蜕皮灰、皂荚刺灰、虾蟆灰、防风、薄荷根、茵陈根、兰香根、蜥蜴、腰带皮灰、皮巾子灰等11味,常规剂量,捣末蛇卵为丸,温酒送服。②卷67,白僵蚕丸治骨折疼痛不止:白僵蚕、当归、桂心、补骨脂、神曲、川芎、薯蓣、半夏、槟榔、白附子、赤芍、芫花等12味,常规剂量,捣末蜜丸,酒服。③卷83,白僵蚕丸治小儿风疭及天钓惊邪风痫:白僵蚕、全蝎、白附子、天南星、乌蛇、朱砂等6味捣酒服。

《圣济总录》 ①卷6,白僵蚕丸治卒中风:白僵蚕、白附子、天南星、桑螵蛸、藿香叶、全蝎、天麻、乌蛇、麝香、天雄等10味,常规剂量,捣末米粥为丸,温酒送服。②卷6,白僵蚕散治破伤中风牙关不开:白僵蚕不拘多少,捣末,生姜汁调服。③卷9,白僵蚕丸治肉苛肌肉不仁:白僵蚕、天南星、附子、白附子、干姜、腻粉、麝香等7味,常规剂量,捣末蜜丸,温酒送服。④卷10,白僵蚕散治白虎风痛不可忍:白僵蚕、地龙、腊茶、炙甘草等4味,常规剂量,捣散,热酒调服。⑤卷14,白僵蚕丸治风邪癫狂,妄言躁闷:白僵蚕、海荆子、白附子、全蝎、蒺藜子、腻粉等6味,常规剂量,捣末大枣为丸,温酒送服。⑥卷15,白僵香丸治首风遇风即发头痛:白僵蚕、菊花、石膏、葱白汁等4味,常规剂量,捣末面糊为丸,荆芥茶送服。⑦卷101,白僵蚕膏治面上瘢痕:白僵蚕、白鱼、白石脂、白附子、鹰屎、腊月猪脂等6味,常规剂量,捣末,猪脂调敷瘢痕。

《魏氏家藏方》 卷9,白僵蚕散治缠喉风喉闭喉肿:僵蚕、南星等2味,常规剂量,捣末,姜汁调服。

《瑞竹堂经验方》 卷2,僵蚕汤治喘嗽喉中如锯:好末茶、白僵蚕等2味,适量,捣末,沸汤泡服。

《普济方》 卷374,引《医方妙选》白僵蚕丹治惊风潮搐生涎喘急:白僵蚕、全蝎、白附子、天麻、半夏、朱砂、金箔、腻粉等8味,常规剂量,捣末枣肉为丸,麝香或荆芥汤送服。

《古今医统大全》 卷43,僵蚕丸治郁痰:白僵蚕、瓜蒌仁、杏仁、诃子、贝母、五倍子等6味捣末为丸分服。

《东医宝鉴》 僵黄丸治大头瘟及喉闭:白僵蚕、大黄等2味,适量,捣末,姜汁为丸分服。

《杂病源流犀烛》 卷25,白僵蚕散治冷风丹毒:僵蚕、蝉蜕、防风、甘草、苍耳子、白芷、川芎、茯苓、荆芥、厚朴、陈皮、人参等12味,常规剂量,捣末,豆淋酒送服。

《慈禧光绪医方选义》 僵蚕全蝎敷治方治面肌抽筋:僵蚕、全蝎、香皂等3味,捣泥,温酒调服。

【按语】

白僵蚕是蚕蛾科昆虫家蚕蛾的幼虫感染白僵菌而僵死的干燥全虫,中药药名。白僵蚕含蛋白质、草酸铵、赖氨酸、亮氨酸、天冬氨酸等17种氨基酸以及变态活性融激素、促脱皮甾酮等。药理作用:①抗惊厥;②催眠;③抑菌;④原蚕蛾有雄激素样作用。注释:阴疡:现指外阴溃疡。惊痫见龙胆条。三虫见天门冬条。后世白僵蚕主治风癫、中风、癫狂、瘢痕、缠喉风、郁痰、大头瘟、面肌抽筋等,较《神农本草经》大为扩展。

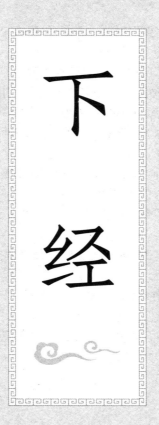

下 经

241 孔 公 孽

【原文】

孔公孽味辛温。主伤食不化,邪结气,恶疮,疽瘘,痔,利九窍,下乳汁。

【重辑】

孔公孽味辛性温。主治:①伤食不化;②邪气结;③恶疮;④痈疽;⑤痔瘘。功效:①利九窍;②下乳汁。

【理论】

《名医别录》 孔公孽治男子阴疮,女子阴蚀及伤食病,恒欲眠睡。

《本草经集注》 此即今钟乳床也。凡钟乳之类三种同一体,石室汁溜积久盘结者为钟乳床,即孔公孽也。其次以小窿嵸者,为殷孽。今人呼为孔公孽、殷孽。复溜轻好者为钟乳。虽同一类,而疗体为异,贵贱悬殊。此二孽不堪丸散,人皆捣末酒渍饮之,甚疗脚弱。其前诸疗,恐宜水煮为汤也。三种同根,而所生各处,当是随其土地为胜尔。

《新修本草》 此孽次于钟乳,中尚孔通,故名通石。

《本草图经》 凡钟乳之类有五种:一钟乳,二殷孽,三孔公孽,四石床,五石花,虽同一体而主疗有异。

《药性论》 孔公孽治腰冷,膝痹,毒风,男女阴蚀疮。治人常欲多睡,能使喉声圆亮。

《日华子本草》 孔公孽治癥结,此即殷孽床也。

【临床】

《备急千金要方》 五加酒治产后癖瘦,玉门冷:五加皮、孔公孽、蛇床子、杜仲、干地黄、枸杞子、丹参、干姜、天门冬等9味,捣散酒渍三宿,每服五合,日再。

《太平圣惠方》 卷35,菖蒲丸治咽喉肿痛:菖蒲、孔公孽、木通、皂荚等3味,常规剂量,捣末蜜丸,分服。

【按语】

孔公孽是碳酸盐类方解石族矿物方解石的钟乳状集合体,中药药名。孔公孽含碳酸钙,及微量元素铁、铜、钾、锌、锰、镉、镁、磷、钴、镍、铅、银、铬等。后世少用。

242 殷 蘖

【原文】

殷蘖味辛温。主烂伤瘀血,泄痢寒热,鼠寒瘘癥瘕结气。一名姜石。

【重辑】

殷蘖味辛性温。主治:①烂伤瘀血;②泄痢寒热;③鼠瘘;④癥瘕;⑤结气。

【理论】

《名医别录》 殷蘖治脚冷疼弱,钟乳根也。

《新修本草》 殷蘖即石堂下孔公蘖根也。盘结如姜,故名姜石。俗人以为孔公蘖,误尔。

《日华子本草》 殷蘖下乳汁治筋骨弱并痔瘘等疾。

【临床】

《太平圣惠方》 卷87,姜石散治小儿眼疳,怕日赤烂:姜石、桑耳、豉为末,3岁以下每服半钱,3岁以上至7岁每服1钱,用羊肝或猪肝、牛肝两指大,去膜细切,以水研绞取汁调下,1日3服。

《鸡峰普济方》 卷22,接骨丹治伤折:左顾牡蛎、料姜石为细末,以糯米粥摊在纸上,然后掺药末,每次用半两裹伤处,用竹片子周围夹定。稍进通气缠之。候药自落,依前换。

《普济方》 卷325,姜石救急散治乳痈:白姜石1~2斤捣末,用鸡子白和如饧,敷肿上,干易之。

《中医癌瘤证治学》 芪苡汤治乳腺癌:黄芪、党参、郁金、当归、旱莲草、白术、白芍、重楼、丹参、薏苡仁、姜石等11味,常规剂量,水煎服。

【按语】

殷蘖又名姜石,为钟乳石的根部,系碳酸钙水凝结而成。后世主治未扩展。

243 铁精 244 铁落 245 铁

【原文】

铁精平,主明目化铜。

铁落味辛平,主风热,恶疮,疡疽疮痂,疥气在皮肤中。

铁主坚肌耐痛。

【重辑】

铁精性平,功效:明目化铜。

铁落味辛性平,主治:①风热;②恶疮;③疡疽;④疥气皮肤。

铁,功效:坚肌耐痛。

【理论】

《名医别录》 铁精定心气,治惊悸,小儿风痫,阴癫,脱肛。铁落止烦去黑子除胸膈中热气,食不下。生铁治下部蜃及脱肛,钢铁治金疮,烦满热中,胸膈气塞,食不化。

《本草经集注》 铁落是染皂铁浆。生铁是不被破镭枪釜之类,钢铁是杂炼生鍒作刀镰者。铁精出灶中,如尘,紫色轻者为佳,亦以摩莹铜器用之。

《新修本草》 单言铁者,鍒铁也。铁落是家烧铁赤沸,砧上煅之,皮甲落者。夫诸铁疗病,并不入丸散,皆煮取浆用之。若以浆为铁落,钢生之汁,复谓何等? 落是铁皮滋液,黑于余铁。陶谓可以染皂,云是铁浆,误矣。又铁屑炒使极热,用投酒中饮酒,疗贼风痉。又裹以熨腋,疗胡臭有验。今针砂、铁精,俱堪染皂,铁并入丸散。

《本草拾遗》 铁浆,取诸铁于器中以水浸之,经久色青沫出。即堪染帛成皂,兼解诸物毒入腹,服之亦镇心,明目。主癫痫发热,急黄狂走,六畜癫狂。人为蛇、犬、虎、野狼、毒恶虫等啮,服之毒不入内也。又云铁镭,主恶疮蚀蜃,金疮,毒物伤皮肉,止风水不入,入水不烂,手足皲坼,疮根结筋,瘰疬,毒肿。染髭发令永黑。并及热末凝涂之,少当干硬,以竹木火于刀斧刃上,烧之津出,如漆者是也。一名刀烟,江东人多用之防水。项边病子,以桃核烧熏。杀虫立效。淬铁水主小儿丹毒,此打铁器时坚铁槽中水。针砂堪染白为皂及和没食子染须至黑。飞为粉,功用如铁粉。炼铁粉中亦别须之。针是其真钢砂堪用,人多以杂和之,谬也。下铁屑主鬼打,鬼疰,邪气。水渍搅令沫出,澄清去滓及暖饮一、二盏。刀刃主蛇咬毒入腹者,取两刀于水中相磨,饮其汁。两刀于耳门上相磨敲作声,主百虫入耳,闻刀声即自出也。

《日华子本草》 铁屑治惊邪癫痫,小儿客忤,消食及冷气,并煎汁服之也。又云得犁镵尖浸水名为铁精,可制朱砂、石亭脂、水银毒。

【临床】

《黄帝内经·素问》 生铁落饮治阳厥怒狂:生铁落为饮,下气疾也。

《肘后备急方》 卷7,铁精丸(名见《圣济总录》卷147)治蛊毒腹内坚痛,面目青黄,淋露骨立,病变无常:铁精捣末,乌鸡肝为丸如梧桐子大,每服三丸。

《备急千金要方》 卷8,铁精汤治风痹,三阴三阳厥逆,寒食胸胁支满,病不能言,气满,胸中急,肩息,四肢时寒热不随,喘悸烦乱,吸吸少气,言辄飞飏,虚损:黄铁三十斤以流水八斗扬之三千遍,以炭五十斤烧铁令赤,投冷水,复烧,如此七遍,澄清取汁二斗煮下药:半夏、麦门冬、白薇、黄芩、甘草、芍药、人参、大枣、石膏、生姜等10味,常规剂量,纳前汁中煎服。

《外台秘要》 ①卷15,引《范汪方》铁精散治五癫:铁精、川芎、防风、蛇床子等4味,常规剂量,捣末,温酒送服。②卷15,引《深师方》铁精散治惊恐妄言或见邪魅或如中风,恍惚不自觉,发作有时:铁精、茯苓、川芎、桂心、猬皮等5味,常规剂量,捣末,温酒送服。③卷15,引《古今录验》铁精散治五癫:铁精、川芎、防风、蛇床子等4味,常规剂量,捣末,温酒送服。

《太平圣惠方》 ①卷4,铁精丸治风虚惊悸,恍惚悲愁,妄语失志:铁精、人参、茯苓、远志、龙齿、炙甘草、白薇、朱砂、熟地黄、茯神、麦门冬、防风、独活、赤石脂、白术等15味,常规剂量,捣末蜜丸,粥饮送服。②卷20,铁精丸治风惊狂言妄语,不得睡卧:铁精、龙齿、犀角屑、人参、石菖蒲、远志、茯神、防风、麦门冬、生地黄等 10 味,常规剂量,捣末蜜丸,粥饮送服。③卷 69,铁精散治妇人血风,心气虚,惊悸喜忘,不能进食:铁精、生地黄、远志、桂心、黄芪、紫石英、防风、当归、人参、茯苓、炙甘草、白术、羌活、茯神、麦门冬等 15 味,常规剂量,捣散,水煎温服。④卷 74,铁精丸治妊娠中风,心神恍惚,狂言妄语,惊悸烦乱,不得睡卧:铁精、龙齿、犀角屑、茯神、天竹黄、人参、远志、防风、麦门冬、菖蒲、白鲜皮、龙脑、生地黄、金箔、银箔等 15 味,常规剂量,捣散蜜丸,竹叶汤送服。

《圣济总录》　①卷 15,铁粉乌鸦散治积年痫病:铁粉、乌鸦、铅丹、黑铅、丹砂、天麻、羌活、独活、防风、川芎、全蝎、天南星、麝香等 13 味,常规剂量,捣散,冷酒调服。②卷 139,铁精散治金疮肠出:铁精末、磁石、滑石等 3 味,常规剂量,捣末粉肠上,后以温酒调服一钱匕。

《传家秘宝脉证口诀并方》　卷 3,铁粉牛黄丸治中风四肢不举,语涩面青,精神昏浊,形似醉人,日深瘫泄:铁粉、辰砂、天竺黄、牛黄、铅白霜等 5 味,常规剂量,糯米为丸,人参汤送服。

《普济方》　①卷 376,铁精丸治癫痫时发:铁精、石膏、炙甘草、当归、麝香等 5 味,常规剂量,捣末蜜丸,如小豆大,先服铅丹丸,后服此方。②卷 376,铁精丸治少小癫痫发或未发:铁精、黄芩、芍药、芫花、人参、甘遂、茯神、硝石、牛黄、蛇蜕皮、甘草等 11 味,常规剂量,捣末蜜丸,分服。

《证治准绳》　卷 5,生铁落饮治狂证:生铁落水煎入后药:石膏、龙齿、茯苓、防风、玄参、秦艽等 6 味,常规剂量,捣散,入竹沥温服。

《产科发蒙》　①卷 2,铁砂三黄汤治妇人肝郁盛怒,气逆躁扰或不省人事:铁砂、大黄、黄连、黄芩等 4 味,常规剂量,水煎温服。②卷 3,铁砂牡蛎汤治妇人心神不宁,言语错乱似有鬼祟者:铁砂、柴胡、大黄、牡蛎、茯苓、桂枝、甘草等 7 味,常规剂量,水煎服。

《医学心悟》　卷 4,生铁落饮治癫狂骂詈不避亲疏,甚则登高而歌,弃衣而走,踰垣上屋及心热癫痫:生铁落、天冬、麦冬、贝母、胆星、橘红、远志肉、石菖蒲、连翘、茯苓、茯神、元参、钩藤、丹参、辰砂等 14 味,常规剂量,水煎服。

《医略六书》　卷 22,生铁落饮治狂妄,脉洪数弦急:生铁落、生石膏、生地黄、羚羊角、防风、茯神、龙齿、竹沥、元参、金箔等 10 味,常规剂量,捣末,水煎服。

【按语】

铁精是炼铁炉中的灰烬,主要成分为氧化铁。铁落是为生铁煅至红赤时外层氧化锤落的铁屑。铁落含四氧化三铁或名磁性氧化铁。铁粉是钢铁飞炼而成的粉末或生铁打碎成粉水漂的细粉,主要含四氧化三铁及金属铁。铁精、铁落、铁粉均为中药药名。后世铁精主治蛊毒腹内坚痛、风痹、五癫、惊悸、妊娠中风、少小癫痫等,较《神农本草经》大为扩展。

246 铅 丹

【原文】

铅丹味辛微寒。主吐逆胃反,惊痫癫疾,除热下气,炼化还成九光。久服通神明。

【重辑】

铅丹味辛性寒。主治:①吐逆胃反;②惊痫;③癫疾;④热气。

【理论】

《名医别录》 铅丹止小便利除毒热脐挛,金疮溢血。

《本草经集注》 铅丹即今熬铅所作黄丹也。画用者,俗方亦稀用,唯《仙经》涂丹釜所须,云化成九光者,当谓九光丹以为釜尔,无别变炼法。

《新修本草》 丹、白二粉,俱炒锡作,今《本草经》称铅丹,陶云熬铅,俱误矣。此即今黄丹也,与粉锡二物,俱是化铅为之。

《本草音义》 黄丹,胡粉皆化铅,未闻用锡者,故《参同契》云:若胡粉投炭中,色坏为铅。《抱朴子内篇》云:愚人乃不信黄丹及胡粉是化铅所作。

《药性论》 铅丹治惊悸狂走,呕逆,消渴。煎膏用,止痛生肌。

《日华子本草》 黄丹镇心安神,疗反胃,止吐血及嗽,敷金疮长肉及汤火疮,染须发。可煎膏。

【临床】

《伤寒论》 柴胡加龙骨牡蛎汤治伤寒胸满烦惊,小便不利,谵语,一身尽重:柴胡、龙骨、牡蛎、铅丹、黄芩、人参、桂枝、茯苓、半夏、大黄、生姜、大枣等 12 味,常规剂量,水煎服。

《肘后备急方》 卷 6,铅丹散(名见《备急千金要方》卷 6)治面黑:女菀、铅丹等 2 味,常规剂量,捣末,醋浆送服。

《备急千金要方》 卷 21,引《古今录验》铅丹散治消渴小便数:铅丹、胡粉、栝楼根、甘草、泽泻、石膏、赤石脂、白石脂等 8 味,捣筛,温水送服。

《千金翼方》 卷 19,铅丹散治消渴:铅丹、栝楼、茯苓、炙甘草、麦门冬等 5 味,常规剂量,捣散,浆水送服。

《太平圣惠方》 ①卷 22,铅霜丸治急风身强口噤,手足拘急:铅霜、犀角屑、桑螵蛸、赤箭、白花蛇、白僵蚕、白附子、全蝎、天南星、附子、半夏、羌活、乌头、羚羊角屑、防风、麝香等 16 味,常规剂量,捣末槐胶为丸,温酒调服。②卷 22,铅霜丸治风痫发时吐涎沫,作恶声音不识人:铅霜、金箔、银箔、人参、茯神、远志、细辛、菖蒲、苦参、黄芩、栀子仁、犀角屑、龙齿、朱砂等 14 味,常规剂量,捣末蜜丸,薄荷汤送服。③卷 33,铅丹膏(名见《圣济总录》卷 110)治眼卒生珠管:铅丹、鲤鱼胆等 2 味,常规剂量,捣末相和如膏,点眦。④卷 90,铅丹膏治小儿口疮:铅丹、铅霜、蛤粉、晚蚕蛾、麝香等 5 味,常规剂量,捣末蜜膏涂口。

《圣济总录》 ①卷 14,铅金丸治心风惊悸:铅霜、金箔、半夏、天南星、雄黄、白矾、防风、茯苓等 8 味,常规剂量,捣末面糊为丸,生姜薄荷汤送服。②卷 30,铅丹膏治伤寒毒气手足虚肿及一切肿毒:铅丹、蜡、松脂、乳香、麝香等 5 味,常规剂量,捣末慢火煎膏,摊贴肿处。③卷 58,铅丹散治消渴羸瘦,小便不禁,内燥引饮不已:铅丹、栝楼根、黄连、白石脂等 4 味,常规剂量,捣散,浆水调服。④卷 70,铅丹散治鼻衄:铅丹不拘多少,捣末,水调服。⑤卷 133,铅丹散治破伤水入,肿溃不愈:铅丹、蛤粉等 2 味,常规剂量,捣末掺疮。⑥卷 173,铅丹散治疳痢:铅丹、定粉、蛇蜕、夜明砂、芦荟等 5 味,常规剂量,捣散,米饮调服。⑦卷 180,铅丹煎治口疮:铅丹、密陀僧、白蜜等 3 味,常规剂量,煎丸含口咽津。

《太平惠民和剂局方》 丹阳慈济大师受神仙桑君黑锡丹治脾元久冷,上实下虚,胸中痰目睫昏眩,及奔豚气上冲,胸腹连两胁,膨胀刺痛不可忍,气欲绝者饮食不进,面黄羸瘦,肢体浮肿,五种水气,脚气上攻;及牙龈肿兼治脾寒心痛,冷汗不止;或卒暴中风,痰潮上膈,言语艰涩,瘫痪,曾用风药吊吐不出者,宜用此药百粒,煎姜、枣汤灌之,自利。或触冒寒邪,霍乱吐泻,手足逆冷,唇口青黑;及男子阳痿力,脐腹虚鸣,大便久滑;及妇人血海久冷,白带自下,岁久无宜服之。兼疗膈胃烦壅,痰饮虚喘,百药不愈者。常服克化饮食冷滞,除湿破癖,不动真气,使五脏安宁,六腑调畅,百病不侵:沉香、附子、葫芦巴、阳起石、茴香、肉桂、黑锡、硫黄等8味,常规剂量,捣末酒糊如梧桐子大,姜盐汤或枣汤送服。喻嘉言曰:凡遇阴火逆冲真阳暴脱,气喘痰鸣之急证,舍此丹别无方法。即痘疹各种坏症服之无不回生。予每用小囊佩带随身,恐遇急症不及取药,且欲吾身元气温养其药,借手效灵,厥功历历可纪。徐灵胎曰:镇纳元气为治喘必备之药。当蓄在平时,非一时所能骤合也。既备此丹如灵砂丹养正丹之类可不再备。陈修园曰:此方一派辛温之中,杂以金铃子之苦寒为导,妙不可言。

《杨氏家藏方》 卷11,铅霜散治咽喉肿痛:硼砂、柿霜、糖霜、铅白霜等4味,适量,捣末掺咽。

《宣明论方》 卷3,铅红散治肺风面鼻紫赤刺瘾疹:硫黄、白矾、铅丹等3味常规剂量捣末涂之,内服防风通圣散,速效。

《普济方》 卷177,铅参散治消渴:铅丹、蚌粉、人参、天花粉等4味,常规剂量,捣末,麦冬汤调服。

《外科正宗》 卷3,铅回散治杨梅结毒,筋骨疼痛,朝轻夜重,喜热手按揉:铅(半斤铜勺内化开,倾入水内,将铅取起,再化再倾,如此百遍,铅尽为度,候半日,待水澄清倾去,用钵底内沉下铅灰倾在三重纸上,下用灰收干水气,取起晒干)硫黄2味,常规剂量,捣末,温酒调服。

《惠直堂方》 卷3,铅汞丹治杨梅疮后舌断及阴阳烂去者:铅一两(入狗脑内炭火烧红取出)、粉霜、月石等3味,常规剂量,捣末外敷。

《解围元薮》 卷4,铅汞膏治风癞血枯,手足僵挛,身内干憔,骨瘦如柴:苏木、紫草、当归、红花、乳香、没药、血竭、沉香、檀香、香蛇、人参、麝香等12味,常规剂量,捣末,白蜜煎膏分服。

【按语】

铅丹是用铅加工制成的四氧化三铅,中药药名,主要成分是四氧化三铅。药理作用:①灭菌;②杀寄生虫;③制止粘液分泌。后世铅丹主治胸满烦惊、面黑、消渴、急风、心风惊悸、口疮、咽喉肿痛、瘾疹、杨梅结毒、风癞血枯等,较《神农本草经》大为扩展。

247 粉　锡

【原文】

粉锡味辛寒。主伏尸毒螫,杀三虫。一名解锡。

【重辑】

粉锡味辛性寒。主治:①伏尸;②毒螫;③三虫;④血闭;⑤癥瘕;⑥伏肠;⑦绝孕。

【理论】

《名医别录》　粉锡去鳖瘕,治恶疮,堕胎,止小便利。

《本草经集注》　即今化铅所作胡粉也。其有金色者疗尸虫弥良,而谓之粉锡,事与经乖。

《新修本草》　铅丹、胡粉,实用锡造。陶今言化铅作之,《经》云粉锡,亦为误矣。《本经》呼为粉锡,然其实铅粉也。故英公序云:铅、锡莫辨者,盖谓此也。

《药性论》　胡粉治积聚不消,焦炒止小儿疳痢。

《本草拾遗》　胡粉主久痢成疳。

《日华子本草》　光粉治痈肿瘘烂,呕逆,疗癥瘕,小儿疳气。

《本草崇原》　铅粉因化铅而成粉,故名铅粉。《本经》名粉锡,《别录》名胡粉,今名水粉。李时珍曰:铅锡一类也,古人名铅为黑锡,故名粉锡。黄丹、铅粉皆本黑锡所成,而变化少有不同。变白者,得金水之气而走气分。变赤者,得火土之气而走血分。黄丹禀火土之气,故入膏丹,主痈疽恶疮之用。今时则用铅粉收膏药以代黄丹。

【临床】

《肘后备急方》　卷5,胡粉散(名见《普济方》卷301)治恶疮似火自烂或阴疮:胡粉、黄柏、黄连等3味,常规剂量,捣末粉之。

《备急千金要方》　卷18,胡粉丸(名见《外台秘要》卷7引《救急方》)治蛔虫攻心腹痛:胡麻、胡粉等2味,常规剂量,捣末猪肉臛汁啖尽。

《外台秘要》　卷24,引《深师方》胡粉散治瘰疬:胡粉、黄连、炙甘草、蔄茹等4味,常规剂量,捣末敷疮。

《太平圣惠方》　①卷65,胡粉散治干癣瘙痒:胡粉、黄连、蛇床子、白蔹等4味,常规剂量,捣末面脂调涂,湿即干贴之。②卷68,胡粉散治金疮漏血:胡粉、干姜、生栗子等3味,常规剂量,捣末敷疮。③卷81,胡粉丸治小儿内疳,下痢不止,昏沉多睡:胡粉、黄连末、青黛、麝香等味,常规剂量,捣末猪胆汁和丸,粥饮送服。④卷92,胡粉丸治腹内蛔虫时时疼痛:胡粉、猪胆、麝香、牛黄等4味,常规剂量,捣末胆汁蒸饼和丸,温水送服。

《圣济总录》　①卷35,胡粉丸治一切疟疾及一切痰疾:胡粉、砒霜、寒水石等4味,常规剂量,捣末水丸,吞服。②卷126,胡粉丸治瘰疬:胡粉、雄黄、雌黄等3味,常规剂量,捣末为丸,鸡子白调服。

《济生方》　卷8,胡粉散治一切癣:胡粉、砒霜、硫黄、斑蝥、麝香、全蝎、雄黄、草乌等8味,常规剂量,捣末擦患处。

《普济方》　卷399,引《医方妙选》胡粉丹治蛲虫、痔瘘、疥疮:大枣、水银、胡粉、雄黄等4味,常规剂量,捣匀,苦楝根煎汤送服。

《外科正宗》　卷2,铅粉散治冷疔生于脚上,初起紫白泡,疼痛彻骨,渐至腐烂,深孔紫黑,血水气秽,经久不愈:黑铅(铁杓化开倾入水中,取起再化,如此百遍,以铅尽为度,去水澄下者)、松脂、铅丹、轻粉、麝香等5味,常规剂量,捣末麻油调涂疮口。

《古今医统大全》　卷66,胡粉丹治面生黑斑:胡粉、密陀僧、白芷、白附子、茯苓等5味,常规剂量,捣末羊乳调药敷患处。

《济阳纲目》　卷105,胡粉散治唇生肿核:松脂、大黄、白蔹、赤小豆、胡粉等5味,常规剂量,捣末鸡子清调敷。

【按语】

粉锡是铅加工制成的碱式碳酸铅,又名铅粉或胡粉,中药药名。因原料铅常含杂质,故制成的铅粉常含杂质有铁、银、铜、砷、锑、锡等。药理作用:能使蛋白质沉淀而起收敛、制泌的作用。注释:伏肠指癥瘕伏着于腹内。后世粉锡主治恶疮、瘰疬、干癣、金疮、疟疾、瘰疬、痔瘘、疥疮、冷疔、黑斑、唇生肿核等,较《神农本草经》大为扩展。

248 锡 镜 鼻

【原文】

锡镜鼻主女子血闭，癥瘕伏肠绝孕。

【重辑】

锡镜鼻主治：①女子血闭；②癥瘕；③伏肠；④绝孕。

【理论】

《名医别录》 锡镜鼻治伏尸，邪气。

《本草经集注》 锡镜鼻与胡粉异类，而今共条，当以其非只成一药，故以附见锡品中也。古无纯铜作镜者，皆用锡杂之，《别录》用铜镜鼻，即是今破古铜镜鼻尔。用之当烧令赤纳酒中饮之。若置酰中出入百过，亦可捣也。铅与锡相似，而入用大异。

《药性论》 铜镜鼻治产后余疹刺痛三十六候，取七枚投醋中，熬过呷之。亦可入当归、芍药煎服之。

《日华子本草》 古鉴辟一切邪魅，女人鬼交，飞尸蛊毒，小儿惊痫，百虫入人耳鼻中，将就彼敲，其虫即出。又催生及治暴心痛并烧酒淬服之。

【临床】

《备急千金要方》 ①卷3，铜镜鼻汤治产后恶露，积聚，心腹疼痛：铜镜鼻、大黄、芍药、干地黄、川芎、干漆、芒硝、乱发、大枣等9味，常规剂量，水煎服。②卷3，小铜镜鼻汤治同前亦治遁尸心腹痛及三十六尸疾：铜镜鼻、大黄、甘草、黄芩、芒硝、干地黄、桃仁等7味，酒煮纳镜鼻末，分服。③卷5，铜鉴鼻饮治客忤：铜镜鼻烧红着少许酒中，大儿饮之，小儿不能饮者含与之。

《外台秘要》 卷13，引《胡洽方》金牙散配伍鑑鼻治江南三十六症，人病经年羸瘦垂死，诸恶疬不祥：金牙、鑑鼻、曾青、消石、礜石、石膏、莽草、玉支、雄黄、朱砂、寒水石、龙骨、蛇蜕皮、芫青、当归、龙胆、大黄、细辛、防风、大戟、芫花、野葛、苁蓉、天雄、茯苓、附子、乌啄、干姜、人参、桔梗、桂枝、蜀椒、贯众、巴豆、狸骨、蜂房、鹳骨、蜈蚣、蜥蜴、雌黄、麝香、毒公等42味，常规剂量，捣散，每次温酒调服1钱。或三角绛囊贮散方寸匕以系头及心上，带之能杀鬼气逐尸疰。

【按语】

锡镜鼻又名锡铜镜鼻，中药药名。注释：伏肠见粉锡条。后世锡镜鼻主治产后恶露、心腹痛，较《神农本草经》无有扩展。

249 代 赭 石

【原文】

代赭石味苦寒。主鬼疰,贼风,蛊毒,杀精物恶鬼,腹中毒,邪气,女子赤沃漏下。一名须丸。

【重辑】

代赭味苦性寒。主治:①鬼疰;②贼风;③蛊毒;④精物恶鬼;⑤腹中毒;⑥邪气;⑦女子赤沃漏下。

【理论】

《名医别录》 代赭治带下百病,产难,胞衣不出,堕胎,养血气,除五脏血脉中热,血痹瘀,大人小儿惊气入腹及阴痿不起。

《新修本草》 此石多从代州来,云山中采得,非城门下土。今齐州亭山出赤石,其色有赤、红、青者。其赤者,亦如鸡冠且润泽,土人唯采以丹楹柱,而紫色且暗,此物与代州出者相似,古来用之。

《药性论》 代赭治女子崩中,淋沥不止,疗生子不落,辟鬼魅。

《日华子本草》 代赭止吐血,鼻衄,肠风,痔瘘,月经不止,小儿惊痫,疳疾,反胃,止泻痢,脱精,尿血,遗溺,金疮长肉,安胎,健脾,又治夜多小便。

【临床】

《伤寒论》 旋复代赭汤治伤寒解后心下痞硬,噫气不除:旋覆花、代赭石、半夏、人参、生姜、甘草、大枣等7味,常规剂量,水煎温服。《删补名医方论》罗谦甫曰:方中以人参、甘草养正补虚,姜、枣和脾养胃,所以安定中州者至矣。更以代赭石之重,使之敛浮镇逆,旋覆花之辛,用以宣气涤饮,佐人参以归气于下,佐半夏以蠲饮于上。浊降痞硬可消,清升噫气自除,观仲景治少阴水气上凌,用真武汤镇之;治下焦滑脱不守,用赤石脂禹余粮固之。此胃虚气失升降,复用此法理之,则胸中转否为泰,其为归元固下之法。

《外台秘要》 卷34,代赭丸(名见《鸡峰普济方》卷16)治产后恶露,崩血,腹痛及蓐病三十六疾:乱发烧灰、阿胶、代赭、干姜、马蹄、干地黄、牛角腮等7味,常规剂量,捣末蜜丸,醋汤送服。

《太平圣惠方》 ①卷24,代赭丸治紫癜风:代赭、铁粉、金箔、朱砂、当归、香墨、白矾等7味,常规剂量,捣末水浸蒸饼为丸,温酒送服。②卷73,代赭散治妇人漏下:代赭石、附子、赤石脂、蒲黄、鹿茸、当归、干姜、川芎、熟地黄等9味,常规剂量,捣散,温酒调服。③卷84,代赭丸治小儿食痫四肢抽掣,壮热惊悸,乳食不消,痰涎壅滞,发歇不定:代赭、马牙硝、金箔、银箔、水银、巴豆、腻粉、天浆子、大黄、蟾酥、朱砂、全蝎、龙脑、麝香等14味,常规剂量,捣末蜜丸,薄荷汤送服。④卷88,代赭丸治小儿癥瘕,体热瘦瘁,大便坚硬,不能乳食:代赭、朱砂、大黄、木香、当归、桂心、犀角屑、巴豆霜等8味,常规剂量,捣末蜜丸,粥饮送服。

《圣济总录》 ①卷72,代赭丸治积聚腹满刺痛:代赭、木香、桂枝、丹砂、京三棱、杏仁、槟榔、巴豆等8味,常规剂量,捣末面糊为丸,橘皮汤或生姜汤送服。②卷74,代赭丸治水泻肠鸣脐腹撮痛:代赭、干姜、龙骨、附子等4味,常规剂量,捣末软饭为丸,米饮送服。③卷175,代赭丸治小儿惊热腹胀,积年瘦弱:代赭、丹砂、麝香、犀角、大黄、牛黄、当归、鳖甲、巴豆、枳壳等10味,常规剂量,捣散蜜丸,熟水送服。

《仁斋直指小儿方论》 卷3,代赭丸治小儿腹中结癖块痛:代赭石、鳖甲、桃仁、大黄、巴豆肉、木香、五灵脂、朱砂、辣桂等9味,常规剂量,捣末糕糊为丸,姜汤送服。

《御药院方》 卷4,代赭石汤治逆气上冲鼻息滞塞不通:代赭石、陈皮、桃仁、桂枝、吴茱萸等5味,捣末,常规剂量,水煎服。

《万氏家传育婴秘诀发微赋》 代赭石挨癖丸治腹中痞块或生寒热或作痛:代赭石、青皮、莪术、木香、山棱、辣桂、大黄、巴豆霜等8味,常规剂量,研末面糊为丸,姜汤送服。

【按语】

代赭石是氧化物类矿物赤铁矿的矿石。中药药名。代赭石含三氧化二铁以及杂质钛、镁、铝、硅和水分。药理作用:①促进肠蠕动;②抑制离体蛙心收缩。注释:鬼疰见蓝实条。蛊毒、精物恶鬼见赤箭条。后世代赭石主治心下痞硬、产后血露、紫癜风、食痫、积聚、水泻、惊热等,较《神农本草经》大为扩展。

250 戎 盐

【原文】

戎盐主明目。目痛,益气,坚肌骨,去毒蛊。大盐,令人吐。

【重辑】

戎盐主治:①目痛;②毒蛊。功效:①催吐;②明目;③益气;④坚肌骨。

【理论】

《名医别录》 戎盐主心腹痛,溺血,吐血,齿舌血出。

《本草经集注》 今俗中不复见卤咸,唯魏国所献房盐,即是河东大盐,形如结冰圆强,味咸、苦,夏月小润液。房中盐乃有九种:白盐、食盐,常食者;黑盐主腹胀气满,胡盐主耳聋目痛,柔盐主马脊疮;又有赤盐、驳盐、臭盐、马齿盐四种,并不入食。马齿即大盐,黑盐疑是卤咸,柔盐疑是戎盐,而此戎盐又名胡盐,并主眼痛,二、三相乱。今戎盐房中甚有,从凉州来,芮芮河南使及北部胡客从敦煌来,亦得之,自是稀少尔。其形作块片,或如鸡鸭卵,或如菱米,色紫白,味不甚咸,口尝气臭,正如鰕鸡子臭者言真。又河南盐池泥中,自有凝盐如石片,打破皆方,青黑色,善疗马脊疮,又疑此或是。盐虽多种,而戎盐,卤咸最为要用。卤咸即是人煮盐釜底凝强盐滓。

《本草拾遗》 盐药主眼赤皆烂风赤,去热烦,痰满,头痛,明目镇心。又主蝮蛇恶虫毒,疥癣,痈肿,瘰疬。

《日华子本草》 戎盐助水脏益精气,除五脏癥结,心腹积聚,痛疮疥癣等。即西蕃所出,食者号戎盐,又名羌盐。

【临床】

《金匮要略方论》 茯苓戎盐汤治小便不利:茯苓、白术、戎盐等3味,水煎服。

《备急千金要方》 卷6,戎盐丸(名见《小儿卫生总微论方》卷15)治舌上黑有数孔出血:戎盐、黄芩、黄柏、大黄、人参、桂心、甘草等7味,常规剂量,捣末蜜丸,米饮送服。亦可烧铁烙之。

《外台秘要》 卷29,引《古今录验》戎盐散治浸淫疮:戎盐、大黄、蔺茹等3味,适量,捣散敷疮。

《太平圣惠方》 ①卷58,戎盐散治遗尿:戎盐、炙甘草、蒲黄、白矾、龙骨、鹿角胶等6味,常规剂量,捣散,大枣汤调服。②卷71,戎盐散治青瘕聚在左右胁背臀上与肩膊腰下,挛急,两足肿,面目黄,大小便难,月水不通或不复禁,状若崩中:戎盐、皂荚、细辛等3味,常规剂量,捣末纳阴中。

《圣济总录》 ①卷45,戎盐方治心腹疞痛,痰逆恶心,不思饮食:戎盐、槟榔、青橘皮、桂枝、楝实、益智、蓬莪术、墨、巴豆霜、肉豆蔻、丁香、木香、胡椒等13味,常规剂量,捣末面糊为丸,生姜汤送服。②卷120,戎盐汤治肾虚齿痛:戎盐、地骨皮、细辛、生地等4味,常规剂量,捣末,水煎热漱。

《永乐大典》 卷1037,引《医方妙选》戎盐散治小儿鬼火丹,两臂赤起如李子:戎盐、附子、雄黄等3味,常规剂量,捣末,雄鸡血调涂患处。

《普济方》 卷186,引《指南方》戎盐汤治心痹心痛,痛引腰背,善瘛疭,如物从后触其心,身伛偻,脉沉紧:戎盐、黄芪、茯苓、甘草、高良姜、芍药、泽泻、官桂、吴茱萸、乌喙等10味,捣末,常规剂量,水煎温服。

【按语】

戎盐是卤化物类矿物石盐的结晶。中药药名。主产于青海盐湖。注释:蛊毒见赤箭条。后世戎盐主治小便不利、舌上黑有数孔、浸淫疮、遗尿、青瘕、心腹疞痛、小儿鬼火丹、心痹等,较《神农本草经》大为扩展。

251 大　盐

【原文】

大盐令人吐。

【重辑】

大盐催吐。

【理论】

《名医别录》　大盐主肠胃结热，喘逆，吐胸中病。

《传信方》　盐黑丸：盐一升捣末置瓷瓶筑泥火烧勿令瓶破，盐如水汁即去火，其盐冷即凝，破瓶取之。豉一升熬焦，桃仁一大两和麸熬令熟，巴豆二大两纸中熬令油出，须生熟得所，熟即少力，生又损人，四物各用研捣成熟药，秤量蜜和丸如梧子，每服三丸，皆平旦时服。天行时气，豉汁及茶下并得。服后多吃茶汁行药力。心痛，酒下，入口便止。血痢，饮下，初变水痢，后便止。凡服药后吐痢，勿怪。吐痢若多即煎黄连汁服止之。清河崔能云：合得一剂可救百人。天行时气，卒急觅诸药不得，又恐过时，或在道途，或在村落，无诸药可求，但将此药一刀圭，即敌大黄、朴硝数两，曾试有效。宜行于闾里间及所使辈。

《本草纲目》　主治：①下部蚀疮；②胸中痰饮；③下痢肛痛；④牙痛出血；⑤溃痈作痒。

《重庆堂随笔》　大盐味最咸，味过咸即渴者，干液之征也，既能干液，则咸味属火无疑。但味虽属火而性下行，虚火上炎者，饮淡盐汤即降，故为引火归元之妙品。吐衄不止者盐卤浸足愈。

【临床】

《金匮要略方论》　盐汤吐法：盐一升，水三升，煮令盐消，分三服。治贪食不消，心腹坚满痛，服后当吐出食，便瘥。干霍乱上下不通，腹中大痛，服此汤吐之，则气机可通，腹痛可止。因盐汤涌吐之力较缓，往往须与翎毛或手指探吐，以助药力，故名盐汤探吐方。

《太平惠民和剂局方》　①卷3，盐煎散治胸胁疼痛，霍乱转筋，妇人血气刺痛，血积血瘕，绕脐撮痛：草果仁、砂仁、槟榔、厚朴、肉豆蔻、羌活、苍术、陈皮、荜澄茄、枳壳、高良姜、茯苓、大麦芽、茴香、川芎、甘草等16味，常规剂量，捣末，入盐水煎服。②卷3，盐煎散治同前：高良姜、苍术、缩砂仁、茴香、肉桂、丁皮、橘红、甘草、青皮、山药等10味，常规剂量，捣末入盐少许，同煎温服。

《三因极一病证方论》　盐汤治干霍乱及蛊毒，宿食不消，积冷，心腹烦满，鬼气：至咸盐汤三升，热饮一升，刺口，令吐宿食使尽；不吐更服，吐讫复饮，三吐乃止。此法大胜诸治，俗人以为田舍浅近，鄙而不用，守死而已，凡有此病，即先用之。

《医方考》　卷4，盐汤探吐法：烧盐四合，温汤二升和匀饮之，以指探吐。饮食自倍，胸膈饱胀，宜以此法吐之。经日：阴之所生，本在五味。阴之五宫，伤在五味。故饮食过之，则胸膈饱胀者势也。与其胀而伤生，孰若吐而去疾，故用盐汤之咸以软坚，复使探喉以令吐。

【按语】

大盐即食盐，中药药名。大盐主要成分为氯化钠。普通常见的杂质，有氯化镁、硫酸镁。后世大盐主治冷气攻冲胸胁、妇人血气刺痛、干霍乱、蛊毒等，较《神农本草经》大为扩展。

252 卤 醎

【原文】

卤醎味苦寒,主大热,消渴狂烦,除邪及下蛊毒,柔肌肤。

【重辑】

卤醎味苦性寒。主治:①大热;②消渴狂烦;③蛊毒。功效:①祛邪;②柔肌肤。

【理论】

《名医别录》 卤醎去五脏肠胃留热,结气,心下坚,食已呕逆,喘满,明目,目痛。

《医学入门》 卤盐主大烦热渴欲狂,消痰磨积涤肠垢,去湿热喘满。卤,水也,可煎盐者即石碱。

【临床】

《摄生众妙方》 卷10,白玉饼子治小儿吐泻:卤醎面、白滑石、巴豆、半夏等3味,常规剂量,捣末滚水为丸,如绿豆大,作饼分服。

【按语】

卤醎是盐卤凝结而成的氯化镁等物质的结晶,中药药名。后世少用。

253 青 琅 玕

【原文】

青琅玕味辛平。主身痒,火疮,痈伤,疥瘙,死肌。一名石珠。

【重辑】

青琅玕味辛性平。主治:①身痒;②火疮;③痈伤;④疥瘙;⑤死肌。

【理论】

《名医别录》 青琅治白秃,浸淫在皮肤中。煮炼服之起阴气,可化为丹。

《本草经集注》 琅玕亦是树名,《九真经》中大丹名也。此石今亦无用,唯以疗手足逆胪。化丹之事未的见其术。

《新修本草》 琅玕乃有数种色,是琉璃之类,火齐宝也。且琅玕五色,以青者入药为胜。今出巂州以西乌白蛮中及于阗国也。

【临床】

《圣济总录》 卷118,琅玕散治脾胃客热,唇肿生疮,饮食妨闷:青琅玕、寒水石、青黛、马牙硝、蓬砂、龙脑等6味,常规剂量,捣末掺喉咽。

【按语】

青琅玕是鹿角珊瑚科动物鹿角珊瑚群体的骨骼及其共肉,中药药名。鹿角珊瑚含碳酸钙等。药理作用:①降压作用;②抑制心肌收缩;③抗心律失常;④抗心肌缺血。后世少用。

254 礜　石

【原文】

礜石味辛大热。主寒热,鼠瘘,蚀疮,死肌,风痹,腹中坚,辟邪气。一名青分石,一名立制石,一名固羊石。

【重辑】

礜石味辛性热。主治:①寒热;②鼠瘘;③蚀疮;④死肌;⑤风痹;⑥腹中坚。

【理论】

《名医别录》　礜石主明目下气,除膈中热,止消渴,益肝气,破积聚、痼冷腹痛,去鼻中息肉。久服令人筋挛。火炼百日,服一刀圭。不炼服则杀人及百兽。

《本草经集注》　生礜石纳水中令水不冰,如此则生亦大热。今以黄土泥包,炭火烧之,一日一夕,则解碎可用,疗冷结为良。丹方及黄白术多用之。白礜石能柔金。

《新修本草》　此石能拒火,久烧但解散,不可夺其坚。此药攻击积聚痼冷之病为良,若以余物代之,疗病无效,正为此也。

《药性论》　礜石除胸膈间积气,去冷湿风痹,瘙痒皆积年者。

【临床】

《鸡峰普济方》　卷13,三建丸治气极虚寒,癖饮留滞,胸中痰满,心腹疼痛,气急,不下饮食,腹胀虚满,寒冷积聚:礜石、硫黄、乌头、干姜、吴茱萸、人参、当归、蜀椒、细辛、皂角、桂枝、附子等12味,常规剂量,捣末蜜丸,米饮送服。

《外台秘要》　卷24,引《范汪方》飞黄散治缓疽恶疮:丹砂、雌黄、磁石、曾青、白石英、礜石、石膏、钟乳、雄黄、云母等10味,常规剂量,捣末,取丹砂着瓦盆南,雌黄着中央,磁石北,曾青东,白石英西,礜石上,石膏次,更下钟乳、雄黄,覆云母,薄布下,以一盆覆上,羊毛泥令厚,作三隔灶,烧之以陈苇,1日成。取其飞者使之。

《太平圣惠方》　①卷66,露蜂房丸治瘰疬病瘘:露蜂房、续断、礜石、犀角、空青、雄黄、桔梗、狸头、麝香、大黄、斑蝥等11味,常规剂量,为末蜜丸,分服。②卷95,白金丹治一切冷疾,诸疟痢:握雪礜石、寒水石、阳起石、砒霜等4味,常规剂量,捣末,先取1通油瓶子,以六一泥固济,可厚3分以来,待干;乃先下矾石充底,次下砒霜,次下阳起石,上以寒水石盖之,其瓶子口,磨1砖子盖之,以六一泥固缝,于灰池内坐1砖子,安药瓶子,初以文火,后渐断令通赤,住火候冷,取出研令极细。于润地铺熟绢,上摊药,可厚半寸,以盆合定,周遭用湿上拥盆,不令透气,1伏时取出,却少时,出阴气了,细研,面糊为丸,如绿豆大。每服5丸,空心以盐汤送下;如患疟痢,以新汲水送下。

《备急千金要方》　①卷12,仓公散治卒鬼击、鬼疰、鬼刺:特生礜石、皂荚、雄黄、藜芦各等4味,常规剂量,捣末纳管中,吹病人鼻。得嚏则气通,便活;若未嚏,复更吹之。以得嚏为度。②卷16,露宿丸治寒冷积聚:礜石、桂枝、附子、干姜等4味,常规剂量,捣末蜜丸如梧桐子大,每次温水送服10丸。《千金方衍义》:露宿者,形寒饮冷致病,故用礜石之大辛大热以治腹中坚癖邪气;兼取附子、桂枝、干姜壮其雄烈以破癖冷沉寒,能助阳气内充,即使霜行露宿,亦可无虞。

《千金翼方》　卷15,匈奴露宿丸治毒冷:礜石、桔梗、皂荚、干姜、附子、吴茱萸等6味,常规剂量,捣末蜜丸如梧桐子大,每次温水送服5丸。

【按语】

礜石是硫化物类矿物毒砂的矿石,中药药名。礜石含铁、砷、硫、铜等。药理作用:麻痹毛细血管,抑制含硫基酶活性,使心、肝、肾、肠充血,上皮细胞坏死。后世主治未扩展。

255 石 灰

【原文】

石灰味辛温。主疽疡疥瘙,热气,恶疮,癞疾,死肌,堕眉,杀痔虫,去黑子息肉。一名恶灰。

【重辑】

石灰味辛性温。主治:①疽疡;②疥瘙;③热气;④恶疮;⑤癞疾;⑥死肌;⑦堕眉;⑧痔虫;⑨黑子息肉。

【理论】

《名医别录》 锻石治髓骨疽,疗金疮,止血大效。

《本草经集注》 今近山生石,青白色,作灶烧竟,以水沃之,即热蒸而解末矣。性至烈,人以度酒饮之,则腹痛下痢,疗金疮亦甚良。俗名石垩。古方多以构家,用捍水而辟虫。故古冢中水洗诸疮,皆即瘥。

《新修本草》 若五月五日采蘩蒌、葛叶、鹿活草、槲叶、芍药、地黄叶、苍耳叶、青蒿叶合锻石捣为团如鸡卵,曝干末,以疗疮生肌,大神验。石灰即烧青石为灰也,有风化,水化两种。风化为胜。

《药性论》 锻石治疥,蚀恶肉,不入汤服。止金疮血,和鸡子白,败船茹,甚良。

《日华子本草》 石灰生肌长肉,止血,并主白癜,疬疡,瘢疵等。疗冷气,妇人粉刺,痔瘘疽疮,瘰赘疣子。又治产后阴不合者,浓煎汁熏洗。解酒味酸,令不坏,治酒毒,暖水藏,倍胜炉灰。又名煅石。

《本草经疏》 石灰,《本经》不言其毒,观所主皆不入汤,其为毒可知矣。火气未散,性能灼物,故主去黑子息肉及堕眉也。其主疽疡疥瘙,热气恶疮,癞疾死肌,髓骨疽者,皆风热毒气浸淫于骨肉皮肤之间,辛温能散风热毒气,且能蚀去恶肉而生新肌,故为诸疮肿要药也。辛而燥,故又能杀痔虫。古方多用合百草团末治金疮殊胜者,以其性能坚物,使不腐坏,且血见石灰则止,而百草又能活血凉血故也。

【临床】

《肘后备急方》 石灰汤(名见《产科发蒙》卷4)治产后玉门不闭:石灰一升入二斗水中,入水中坐,须臾更作。

《备急千金要方》 ①卷23,锻石酒去大风生毛发须眉:锻石、松脂、上曲、黍米、枸杞根等5味,常规剂量,酿酒分服。②卷24,锻石散治狐臭:锻石、枫香、丁香、熏陆香、青木香、矾石、橘皮、阳起石等8味,常规剂量,捣筛绢囊盛着腋下。

《太平圣惠方》 ①卷62,石灰散治一切肿及发背、乳痈:风化石灰、小麦面、皂荚灰、白蔹等4味,常规剂量,捣散酽浆水和面涂贴。②卷68,石灰散治金疮出血:石灰、大麻心、槲叶、桑叶、青蒿叶、刺蓟、益母草、芸薹子等8味,常规剂量,捣散敷疮。③卷68,石灰散治金疮不愈:石灰、细辛末、地松苗汁、旋覆根汁、葛叶汁、青蒿汁、麦门冬苗汁、莓苗汁、猪脂等9味,常规剂量,作饼晒干,捣末如粉敷疮。

《圣济总录》 卷139,石灰膏治金疮出血疼痛:石灰末、杏仁、猪膏等3味,常规剂量,煎膏涂疮。

《仁斋直指》 卷14,石灰方治大肠积冷久年脱肛:石灰帛包肛坐其上,仍以海螵蛸末敷之。

《妇人大全良方》 卷7,引《妇人经验方》陈五婆锻石散治妇人血气痛不可忍:猪贴脊血半盏,于汤上暖,用杖子搅停后,用锻石于火上烧令黄为末;罗过入灰一钱同血搅停。放温服,立愈。

《医方类聚》 卷191,引《经验良方》石灰散治疮肿软疖:干姜、石灰等2味,常规剂量,捣烂清油和敷疮肿。

《普济方》 卷190,石灰散治吐血妄行:石灰刀头上烧井水调服或扁柏叶同阶前草根自然汁咽下。

《仙拈集》 卷1,石灰煎治痰厥气绝,心头温,喉中响:古石灰捣末水煎,澄清灌服。

《急救广生集》 锻石散治一切肿毒:陈锻石、大黄、五倍子等3味,常规剂量,捣末醋调涂。

【按语】

石灰又名锻石,是石灰岩经加热煅烧而成。中药药名。石灰主要成分是碳酸钙,常见夹杂物为硅酸、铁、铝、镁等。药理作用:①抑菌;②消毒;③杀虫。后世石灰主治产后玉门不闭、大风、狐臭、乳痈、肿及发背、金疮出血、脱肛、疮肿软疖、吐血妄行、痰厥气绝等,较《神农本草经》大为扩展。

256　白　垩

【原文】

白垩味苦温。主女子寒热癥瘕，月闭，积聚。

【重辑】

白垩味苦性温。主治：①女子寒热癥瘕；②积聚；③月闭。

【理论】

《名医别录》　白垩止泄痢。不可久服，伤五脏令人羸瘦。

《本草经集注》　此即今画用者，甚多而贱，俗方亦稀，《仙经》不须。

《药性论》　白垩主女子血结，月候不通，能涩肠止痢，温暖。

《日华子本草》　白垩善治泻痢，痔瘘，泄精，女子宫冷，男子水脏冷，鼻洪，吐血。本名白垩，入药烧用。

【临床】

《备急千金要方》　卷4，白垩丸治女人36疾：白垩、白石脂、牡蛎、禹余粮、龙骨、细辛、乌贼骨、当归、芍药、黄连、茯苓、干姜、桂心、人参、瞿麦、石韦、白芷、白蔹、附子、甘草、蜀椒等21味，常规剂量，捣末蜜丸，酒服。《太平惠民和剂局方》名此方为白垩丹，组方主治相同。

《太平圣惠方》　卷20，白垩丸治中风语涩多涎：白垩、鹿角霜、天南星、羌活、附子、乌头、天麻、蛤粉、白附子、白僵蚕、龙脑、麝香等12味，常规剂量，捣末米饭为丸，温酒送服。

《圣济总录》　卷74，白垩丸治水泻完谷不化：白垩、干姜、楮叶等3味，常规剂量，捣末面丸，饮服。

《济生方》　卷6，白垩丸治妇人白带久而不止，面黣，绕脐疼痛，腰膝冷痛，日渐虚困：白垩、禹余粮、鳖甲、乌贼骨、当归、鹊巢灰、干姜、紫石英、附子、金毛狗脊、川芎、艾叶灰、鹿茸等13味，常规剂量，捣末米糊为丸，温酒调服。

【按语】

白垩是粘土岩高岭土或膨润土，中药药名。白垩主要成分为碳酸钙，夹杂物有少量的硅酸铝、硅酸镁、磷酸钙、氧化铁等。又名白涂、白墡、白善、白恶、白善土、白土子、画粉等。后世白垩主治女人三十六疾、中风、完谷不化、白带等，较《神农本草经》有扩展。

257 冬　灰

【原文】

冬灰味辛微温。主黑子,去肬息肉,疽蚀,疥瘙。一名藜灰。

【重辑】

冬灰味辛性温。主治:①黑子;②疣赘;③息肉;④疽蚀;⑤疥瘙。

【理论】

《名医别录》　冬灰生方谷。

《本草经集注》　此即今浣衣黄灰尔,烧诸蒿、藜,积聚炼作之,性亦烈,获灰尤烈。欲销黑志、疣赘,取此三种灰和水蒸以点之即去,不可广用,烂人皮肉。

《新修本草》　桑薪灰最入药用,疗黑子、疣赘,功胜冬灰。用煮小豆,大下水肿。然冬灰本是藜灰,余草不真。又有青蒿灰,烧蒿作之。柃灰,烧木叶作。并入染用,亦堪蚀恶肉。

《本草拾遗》　桑灰去风血癥瘕块,又主水阴淋,取酽汁作食,服三、五升。又取鳖一头,治如食法,以桑灰汁煎如泥,和诸癥瘕药重煎,堪丸,众手捻成,日服十五丸,癥瘕疢癖无不瘥者。

【临床】

《外台秘要》　卷29,引《集验方》三灰煎治黑子及疣赘:生藜芦灰、生姜灰、石灰等3味,调蒸气溜取甑下汤一斗,从上淋之,尽汤取汁,以药点之。

《太平圣惠方》　卷68,二灰散(名见《圣济总录》卷140)治金疮刀箭入肉,骨碎不出,赤肿疼痛:马缰灰、弓弦灰捣末蓼蓝汁调下。

《圣济总录》　①卷136,二灰散治疔肿毒气治乳汁不泄,结滞热肿:棘针、丁香2味,烧令烟断,研细涂肿。②卷166,二灰散:蔓荆实、皂荚刺等2味,常规剂量,烧灰存性,温酒调服。

《朱氏集验方》　卷10,三灰散治血崩:败棕、棕皮、柜木叶等3味,常规剂量,烧灰存性,水酒煎服。

《证治要诀类方》　卷3,三灰散治崩中:侧柏叶焙末、棕榈烧灰、桐子烧炭等3味,捣末,米饮调服。

【按语】

冬灰是为柴草烧成的灰,通用名为草木灰,中药药名。《神农本草经》称藜灰,《本草纲目》称薪柴灰。一般草木灰含灰量为1~6%。灰的成分主要是氧化钾、二氧化硅、氧化钙,含钠、镁、磷、氯、硫、锰、硼、铜等。后世冬灰主治金疮、肿毒、血崩等,较《神农本草经》有所改变。

258　附　子

【原文】

附子味辛温。主风寒咳逆邪气,温中,金疮,破癥坚积聚,血瘕,寒湿,踒躄拘挛,膝痛,不能行步。

【重辑】

附子味辛性温。主治:①风寒;②咳逆;③邪气;④金疮;⑤癥坚;⑥积聚;⑦血瘕;⑧寒湿;⑨踒躄;⑩拘挛;⑪膝痛;⑫不能行步。功效:①温中。

【理论】

《名医别录》　附子治脚疼冷弱,腰脊风寒心腹冷痛,霍乱转筋,下痢赤白,坚肌骨,强阴。又堕胎,为百药长。陶隐居云:附子,以八月上旬采,八角者良。凡用,三建皆热灰微炮令拆,勿过焦,唯姜附汤生用之。俗方每用附子,皆须甘草、人参、生姜相配者,正制其毒故也。今按陈藏器本草云:附子醋浸,削如小指,纳耳中,去聋。去皮炮令拆,以蜜涂上炙之,令蜜入内,含之,勿咽其汁,主喉痹。

【临床】

《伤寒论》　①附子汤少阴病得之一二日,其背恶寒;少阴病身体痛,手足寒,骨节痛,脉沉:附子、茯苓、人参、白术、芍药等5味,常规剂量,水煎温服。《删补名医方论·附子汤》:少阴为寒水之脏,故伤寒之重者多入少阴,所以少阴一经最多死证。方中君附子二枚者,取其力之锐,且以重其任也。生用者,一以壮少火之阳,一以散中外之寒,则恶寒自止,身痛自除,手足自温矣;所以固生气之原,令五脏六腑有本,十二经脉有根,脉自不沉,骨节可和矣。更佐白术以培土,芍药以平木,茯苓以伐水。水伐火旺,旺则阴翳消,木平土益安,安则水有制,制则生化。此万全之术,其畏而不敢用,束手待毙者,曷可胜计耶!②真武汤治少阴病腹痛小便不利,四肢沉重疼痛,自下利者此为有水气,其人或咳或小便利或下利或呕:附子、茯苓、芍药、生姜、白术等5味,常规剂量,水煎温服。若咳者加五味子、细辛、干姜;若小便利者去茯苓;若下利者去芍药加干姜;若呕者去附子加生姜。《删补名医方论·真武汤》:小青龙汤治表不解有水气,中外皆寒实之病也。真武汤治表已解有水气,中外皆寒虚之病也。真武者,北方司水之神也,以之名汤者,借以镇水之义也。夫人一身制水者脾也,主水者肾也,肾为胃关,聚水而从其类,倘肾中无阳,则脾之枢机虽运,而肾之关门不开,水即欲行,以无主制,故泛溢妄行而有是证也。用附子之辛热,壮肾之元阳,则水有所主矣。白术之苦燥瘟建中土,则水有所制矣。生姜之辛散,佐附子以补阳,于主水中寓散水之意。茯苓之淡渗,佐白术以健土,于制水中寓利水之道焉。而尤妙在芍药之酸收,仲景之旨微矣。盖人之一身阳根于阴,若徒以辛热补阳,不少佐以酸收之品,恐真阳飞越矣。用芍药者,是亚收阳气归根于阴也。于此推之,则可知误服青龙致发汗亡阳者,所以于补阳药中之必需芍药也。然下利减芍药者,以其阳不外散也;加干姜者,以其温中胜寒也。水寒伤肺则咳,加细辛、干姜者,散水寒也;加五味子者,收肺气也。小便利者,去茯苓,以其虽寒而水不能停也。呕者,去附子倍生姜,以其病非下焦,水停于胃也。所以不须温肾以行水,只当温胃以散水,且生姜功能止呕也。③头风摩散:大附子、盐等分捣散摩疾上,令药力行。

《肘后备急方》　卷1,附子散(名见《圣济总录》卷6)治中风口噤不开:生附子捣末吹舌下。

《备急千金要方》　①卷8,附子八物汤(名见《三因极一病证方论》卷3)治风寒湿痹,四肢关节痛不可忍;疮痈阳气脱陷,畏寒吐泻,四肢厥逆:附子、干姜、芍药、茯苓、人参、甘草、桂心、白术等8味,常规剂量,水煎服。②卷8,附子酒治大风诸痹,冷痰疬癖,胀满:大附子1枚酒渍分服。《千金方衍义》:附子辛烈,人但知为回阳之药,不知其有寒湿、瘘躄、拘挛之用,更渍之以酒,为逐湿开痹要药,不烦他物佐使也。③卷15,附子汤治暴下积日及久痢:附子、龙骨、甘草、芍药、干姜、黄连、石榴皮、阿胶、黄芩、粳米等10味,常规剂量,水煎服。《千金方衍义》:暴痢势剧,火迫之象,日久不止,热烁津枯,不独下多亡阴,而真阳亦已告匮,故于驻车丸中除去当归之行血,掺入芍药辅阿胶以滋耗竭之真阴,附子助干姜以扶伤残之虚阳,黄芩佐黄连以屏宿蕴之余火,甘草、粳米缓清脾胃之虚热,龙骨、橘皮急收二肠之滑脱也。

《太平圣惠方》　①卷26,附子丸治骨极:附子、肉苁蓉、补骨脂、鹿茸、杜仲、黄芪、五味子、牛膝、薯蓣、山茱萸、酸枣仁、川芎、柏子仁、肉桂等14味,捣末蜜丸,温酒送服。②卷45,附子酒治脚气风毒湿痹,筋脉挛急疼痛:附子、独活等2味,酒渍分服。③卷48,附子丸治心腹积聚,绕脐切痛:附子、吴茱萸、细辛、乌头、藁本、槟榔等6味,捣末蜜丸,蚊酒送服。④卷49,附子丸治癥癖腹满不能食:附子、巴豆、蟅虫、川椒、干姜、防葵、甜葶苈、大黄等8味,常规剂量,捣末蜜丸,温酒送服。

《伤寒总病论》 ①卷3,附子饮子治阴毒脉沉微欲绝,四肢逆冷,大躁而渴:附子1枚水煎入瓶紧封,沉井底候极冷取饮。②卷5,附子鳖甲汤治天行病热势弥固,精神昏乱恍惚,狂言谵语:鳖甲、白鲜皮、茵陈、细辛、桂枝、白术、吴茱萸、附子、枳实、大黄、生姜等11味,常规剂量,水煎服。

《类证活人书》 卷17,附子防风散治伤寒阴痉,闭目合面,手足厥逆,筋脉拘急,汗出不止:附子、防风、白术、茯苓、柴胡、五味子、干姜、炙甘草、桂心等9味,常规剂量,捣末,水煎服。

《圣济总录》 ①卷8,附子饮治中风四肢拘挛,屈伸不得:附子、桂枝、麻黄、炙甘草、杏仁等5味,捣末,水煎温服。②卷8,附子饮治少年服冷药太过,风冷腰脚疼痛不随:附子、牛膝、防风、羌活等4味,常规剂量,捣末,水煎服。③卷21,附子饮治伤寒头疼壮热恐成阴毒:附子、白术、桔梗、细辛等4味,常规剂量,捣散,水煎服。

《太平惠民和剂局方》 附子散治大肠虚冷肛门脱出:附子、龙骨等2味,常规剂量,捣散敷肛。

《魏氏家藏方》 ①卷1,附子细辛汤治头痛连脑户或额间与目相连,欲得热物熨者:附子、细辛、川芎、麻黄等味4味,常规剂量,捣末,水煎服。②卷2,附子升降汤治寒痰咳嗽:附子、天南星、橘红、炙甘草、肉桂、吴茱萸、白术、芍药、半夏、茯苓、木香等11味,常规剂量,水煎服。③卷6,沉香附子汤治身面浮肿,胀满气喘,胸膈痞闷,小便不利:沉香、附子等2味,常规剂量,水煎服。《痎疟指南》:是方用附子,乃肾经本药,加以沉香,能引上焦阳气入肾,肾中有阳气则下元暖,根本固而邪风自息矣。

《普济本事方》 附子散治翻胃:附子一枚极大者坐于砖上,四面着火渐渐逼热,淬入生姜自然汁中,再用火逼,再淬,约尽姜汁半碗,焙干末之,每服二钱,水煎温服。

《鸡峰普济方》 ①卷7,附子鹿茸煎治肝肾气虚肢体痹痛:附子、鹿茸、破故纸、山药、桂心、牛膝、泽泻、熟地、山茱萸、茯神、巴戟、赤石脂、苁蓉、五味子、菟丝子、杜仲、麝香等17味,常规剂量,捣末蜜丸,温酒送服。②卷17,大附子丸治血崩日夜不绝将欲困笃:大附子、禹余粮、白马蹄、鹿茸、乌贼鱼骨、龙骨、当归等7味,常规剂量,捣末蜜丸,温酒送服。

《素问病机气宜保命集》 卷中,附子续命汤治太阳中风无汗身凉:麻黄、人参、黄芩、芍药、防己、桂枝、川芎、防风、附子、杏仁、甘草、干姜等12味,常规剂量,捣末,水煎服。

《痘疹仁端录》 卷14,附子振阳汤治虚寒痘证:附子、人参、肉桂、黄芪、橘红、甘草、当归等7味,常规剂量,水煎服。

《医宗金鉴》 卷64,附子败毒汤治湿毒瘰疬漫肿疼痛:羌活、附子、白僵蚕、前胡、连翘、生黄芪、蔓荆子、陈皮、防风、茯苓、金银花、甘草等12味,常规剂量,水煎服。

《医略六书》 卷25,黑附子散治冷淋涩痛,憎寒,脉弦细:附子、滑石、半夏、瞿麦、通草等5味,水煎入盐少许,调服。附子补火御冷,炮黑更能燥脾中之湿;滑石通闭利窍,姜制力可彻脾中之寒;半夏燥湿却水;瞿麦利水通淋;通草利小水以快小便也。生姜以散之,灯心以利之,二味煎汤,少入盐花送下,使之速归水府,则寒回春谷而憎寒自退,溲溺通调,淋数涩痛无不瘳矣。此补火通淋之剂,为冷淋涩痛憎寒之专方。

【按语】

附子是毛茛科植物乌头的旁生块根,中药药名。附子含乌头碱、中乌头碱、次乌头碱、塔拉乌头胺和乌胺、棍掌碱氯化物、异飞燕草碱、苯甲酰中乌头碱、新乌宁碱、附子宁碱、北乌头碱、多根乌头碱、去氧乌头碱、附子亭碱、准葛尔乌头碱、江油乌头碱、新江油乌头碱、去甲猪毛菜碱等。药理作用:①抗炎;②糖皮质激素样作用;③镇痛;④镇静;⑤强心;⑥升压。注释:血瘕见天名精条。踒躄即四肢痿弱,足不能行。后世附子主治中风、骨极、阴毒、伤寒阴痉、头痛、翻胃、肢体痹痛、痘证、冷淋等,较《神农本草经》大为扩展。

259 乌　头

【原文】

乌头味辛温。主中风，恶风洗洗，出汗，除寒湿痹，咳逆上气，破积聚，寒热。其汁煎之名射罔，杀禽兽。一名奚毒，一名即子，一名乌喙。

【重辑】

乌头味辛性温。主治：①中风；②恶风；③出汗；④寒湿痹；⑤咳逆；⑥上气；⑦积聚；⑧寒热；⑨射罔杀禽兽。

【理论】

《名医别录》　乌头消胸上淡冷，食不下，心腹冷疾，脐间痛，肩胛痛不可俯仰，目痛不可力视，又堕胎。射罔味苦有大毒，疗尸注癥坚及中风痹痛。乌喙味辛微温有大毒，主风湿，丈夫肾湿阴囊痒，寒热历节掣引腰痛，不能行步，痈肿脓结。又堕胎。长三寸以上为天雄。

《本草求真》　草乌头治恶风洗洗汗出，但能去风而不能回阳散寒可知。乌附五种，主治攸分：附子大壮元阳，虽偏下焦，而周身内外无所不至；天雄峻温不减于附，而无顷刻回阳之功；川乌专搜风湿痛痹，却少温经之力；侧子善行四末，不入脏腑；草乌悍烈，仅堪外治。此乌、附之同类异性者。至于乌喙，禀气不纯，服食远之可也。

【临床】

《金匮要略方论》　①乌头汤治历节疼痛不可屈伸：乌头、麻黄、芍药、黄芪、炙甘草等 5 味，常规剂量，水煎服。②乌头煎治寒疝腹痛绕脐，手足厥冷：乌头大者五枚，水煎纳蜜分服。

《备急千金要方》　①卷 7，乌头汤治风冷脚痹，疼痛挛弱不可屈伸：乌头、细辛、蜀椒、甘草、秦艽、附子、桂心、芍药、干姜、茯苓、防风、当归、独活、大枣等 14 味，常规剂量，水煎服。②卷 8，乌头汤治八风五尸恶气游走胸心，流出四肢，来往不住，短气欲死：乌头、芍药、干姜、桂心、细辛、干地黄、当归、吴茱萸、甘草等 9 味，常规剂量，水煎服。③卷 9，乌头赤散治天行疫病：乌头、皂荚、雄黄、细辛、桔梗、大黄等 6 味，常规剂量，捣筛，清酒调服。人始得病一日时，服一刀圭，取两大豆许，吹注两鼻孔中。④卷 17，太乙神明陷冰丸治诸病积聚，咳逆，鬼疰，毒疰相染甚至灭门：乌头、射罔、雄黄、当归、丹砂、矾石、桂心、大黄、芫青、藜芦、附子、人参、真珠、麝香、鬼臼、犀角、牛黄、蜈蚣、杏仁、蜥蜴、樗鸡、地胆、斑蝥、巴豆等 24 味，常规剂量，捣末蜜丸，分服。

《太平圣惠方》　①卷 11，乌头散治阴毒伤寒，四肢厥冷，心腹胀满，腹中疗痛，遍身疼痛：川乌头、白术、赤芍、麻黄、桂心、枳壳、当归、川椒、干姜等 9 味，常规剂量，捣散，水煎服。②卷 16，乌头散治时气转相染易：川乌头、升麻、大黄、獭肝、龙脑、柴胡、朴硝等 7 味，常规剂量，捣散，温酒调服。③卷 65，乌头散治湿疥瘙痒有黄水：川乌头、藜芦、白矾灰、马肠根、石菖蒲、硫黄、杏仁、苦参、腻粉等 9 味，捣散，油浆水和涂。

《圣济总录》　①卷 11，乌头粉治风瘙瘾疹：乌头、桔梗、细辛、白术、铅丹等 5 味，常规剂量，捣末粉身体瘙痒处。②卷 35，乌头汤治痰疟：乌头、半夏、桂枝、芫花、常山、香豉等 6 味，常规剂量，酒煎温服。③卷 132，乌头膏治二十种恶疮及风疮、痔瘘、疣子、黑疵、疮肿、鹊面、默黯、痤疖：乌头、巴豆、藜芦、大黄等 4 味，常规剂量，捣末熬膏外敷。

《古今医统大全》　卷 9，乌头汤治大麻风癞，紫白癜风：草乌头、麻黄根、地骨皮、朴硝、蜀椒、葱、艾叶等 7 味，常规剂量，捣末，水煎浴身。

《景岳全书》　草乌揭毒散治痈疽肿毒：草乌、贝母、天花粉、南星、芙蓉叶等 5 味，常规剂量，捣末，醋调搽。

【按语】

唐以前统称乌头，宋代始分草乌头与川乌头。草乌头是野生种毛茛科植物北乌头等的块根，中药药名。川乌头是栽培品毛茛科植物乌头的块根，中药药名。乌头含生物碱，其中主要是乌头碱。药理作用：①镇痛；②局部麻醉；③降温；④抗组胺；⑤强心；⑥消炎。注释：①咳逆见禹余粮条。后世乌头主治历节、风冷、八风、天行、阴毒、湿疥瘙痒、风瘙瘾疹、大麻风癞等，较《神农本草经》大为扩展。

260 天 雄

【原文】

天雄味辛温。主大风,寒湿痹,历节痛,拘挛,缓急,破积聚,邪气,金疮,强筋骨,轻身健行。一名白幕。

【重辑】

天雄味辛性温。主治:①大风;②风寒湿痹;③历节痛;④拘挛;⑤缓急;⑥积聚;⑦邪气;⑧金疮。功效:①强筋骨;②轻身健行。

【理论】

《名医别录》 天雄治头面风去来疼痛,心腹结积关节重不能行步,除骨间痛,长阴气,强志,令人武勇,力作不倦,堕胎。

《本草经集注》 天雄似附子,细而长便是。天雄与乌头、附子三种并出建平,故谓之三建。

《药性论》 天雄治风痰,冷痹,软脚,毒风,止气喘促急,杀禽虫毒。

《日华子本草》 治一切风,一切气,助阳道,暖水脏,补腰膝,益精,明目,通九窍,利皮肤,调血脉,四肢不遂,破癖症结,排脓止痛,续骨消瘀血,补冷气虚损,霍乱转筋,背脊偻伛,消风痰,下胸膈水,发汗,止阴汗,炮含喉痹。凡丸散,炮去皮脐用,饮药即和皮生使,甚佳。可以便验。天雄大长少角刺而虚,乌喙似天雄,而附子大短有角,平稳而实。乌头次于附子,侧子小于乌头,连聚生者,名为虎掌,并是天雄一裔,子母之类,力气乃有殊等。

【临床】

《金匮要略方论》 卷上,天雄散治男子失精,腰膝冷痛:天雄、白术、桂枝、龙骨等4味,捣散,温酒调服。

《备急千金要方》 卷14,引徐嗣伯天雄散治眩晕屋转旋倒:天雄、防风、川芎、人参、独活、桂心、葛根、白术、远志、薯蓣、茯神、山茱萸、莽草等13味,常规剂量,捣筛,菊花酒送服。

《太平圣惠方》 ①卷7,天雄丸治腰背强痛:天雄、石斛、五味子、巴戟、茯苓、熟地黄、远志、人参、补骨脂、蛇床子、泽泻、薯蓣、石楠、草薢、附子、沉香、石龙芮、桂心、棘刺、黄芪、龙骨、菟丝子、杜仲、肉苁蓉等24味,常规剂量,捣散,蜜丸酒服。②卷19,天雄丸治风痹皮肤不仁:天雄、麻黄、天麻、桂心、南星、羌活、雄黄、腻粉、全蝎、麝香、朱砂、牛黄、乌蛇等13味,常规剂量,捣丸酒服。③卷27,补益天雄丸治风劳体痹:天雄、菟丝子、柏子仁、石斛、巴戟、天门冬、牛膝、干漆、肉苁蓉、熟地黄、肉桂等11味,常规剂量,捣丸酒服。④卷25,天雄浸酒治风湿痹痛,筋脉挛急:天雄、川乌头、蜀椒、干姜、茵芋、附子、肉桂、牛膝、白蔹、踯躅花等10味,常规剂量,捣散酒服。

《魏氏家藏方》 天雄散治偏正头风:天雄、钟乳、石膏、雄黄、朱砂等5味,常规剂量,捣末酒服。

《小儿卫生总微论方》 卷5,天雄膏治小儿慢惊瘈疭:赤头蜈蚣、天雄、白附子、朱砂、细辛、轻粉、雄黄、白术、郁金、半夏等10味,常规剂量,捣末蜜丸,薄荷汤送服。

《御药院方》 卷6,天雄丸治阳气衰惫,脐腹疠急及阳事不兴:天雄、蛤蚧、朱砂、沉香、丁香、阳起石、钟乳粉、木香、紫梢花、晚蚕蛾、牡蛎粉、桂心、石燕子、鹿茸、白术、苁蓉、菟丝子、龙骨、海马、乳香等20味捣末蜜丸分服。

《普济方》 卷301,天雄散治阴疮肿痛:天雄、腻粉、麝香等3味,捣散,津液涂之。

《时方妙用》 消水圣愈汤治水第一方。必两手脉浮而迟,足跗阳脉浮而数,诊法丝毫不错。否则不可轻用此秘方也:天雄、麻黄、细辛、牡桂、炙甘草、生姜、大枣、知母等8味,水煎温服。陈修园曰:天雄补上焦之阳而下行入肾,犹天造下济而光明而又恐下济之气潜而不返。故取细辛之一茎直上者以举之,牡桂暖下焦之水而上通于心,犹地轴之上出而旋运而又恐其上出施之用。若潜而不返则气不外濡而络脉虚,故用姜枣甘草化气生液以补络脉。若止而不上则气聚为火而小便难,故以知母滋阴化阳以通小便。此方即仲景桂甘姜枣辛附子汤加知母。

【按语】

天雄是附子或草乌之形长而细者,中药药名。天雄含乌头碱,经炮制后生物碱含量降低。药理作用:①兴奋PHA轴;②强心;③镇痛;④消炎退肿。后世天雄主治眩晕、腰痛、风湿痹痛、元气衰惫、偏正头风、慢惊瘈疭、阴疮肿痛等,较《神农本草经》大为扩展。

261 半 夏

【原文】

半夏味辛平。主伤寒,寒热,心下坚,下气,喉咽肿痛,头眩胸胀,咳逆肠鸣,止汗。

【重辑】

半夏味辛性平。主治:①伤寒;②寒热;③心下坚;④喉咽肿痛;⑤头眩;⑥胸胀;⑦咳逆;⑧肠鸣。功效:①止汗;②下气。

【理论】

《名医别录》 半夏消心腹胸中膈痰热满结,咳嗽上气,心下急痛坚痞,时气呕消痈肿,胎堕,治痿黄,悦泽面目。

《药性论》 半夏消痰涎,开胃健脾,止呕吐,去胸中痰满,下肺气,主咳结。新生者摩涂痈肿不消,能除瘤瘿气。

《日华子本草》 半夏治吐食反胃,霍乱转筋,肠腹冷痰疟。

《本草纲目》 脾无留湿不生痰,故脾为生痰之源,肺为贮痰之器。半夏治痰饮及腹胀者,为其体滑而味辛性温也,涎滑能润,辛温能散亦能润,故行湿而通大便,利窍而泄小便,所谓辛走气能化痰,辛以润之是矣。洁古张氏云半夏、南星治其痰,而咳嗽自愈。丹溪朱氏云,二陈汤能使大便润而小便长。聊摄成氏云,半夏辛而散,行水气而润肾燥。又《和剂局方》用半硫丸,治老人虚秘,皆取其滑润也。世俗皆以南星、半夏为性燥,误矣。湿去则土燥,痰涎不生,非二物之性燥也。古方治咽痛喉痹,吐血下血,多用二物,非禁剂也。二物亦能散血,故破伤打扑皆主之。惟阴虚劳损,则非湿热之邪,而用利窍行湿之药,是乃重竭其精液。

【临床】

《黄帝内经·灵枢》 半夏秫米汤治目不瞑:半夏、秫米等2味,常规剂量,水煎服。

《金匮要略方论》 ①小半夏汤治心下有支饮口不渴:半夏、生姜等2味,常规剂量,水煎温服。②大半夏汤治胃反膈间痰饮,心下痞坚,肠中沥沥有声:半夏、人参、白蜜等3味,常规剂量,水煎温服。

《备急千金要方》 卷18,小半夏汤治痰饮胸满,呕逆恶心,头痛眩晕,喘逆咳嗽:半夏、生姜、橘皮等3味,水煎服。

《外台秘要》 ①卷8,引《集验方》大半夏汤治胃反食已呕吐:半夏、人参、茯苓、竹茹、大黄、橘皮、干姜、泽泻、炙甘草、桂心等10味,常规剂量,水煎温服。②卷16,引《删繁方》大半夏汤治肉极其状右胁下痛,阴阴引肩背痛,动则咳,腹胀满,留饮痰癖:半夏、白术、茯苓、人参、炙甘草、附子、橘皮、生姜、桂心等9味,常规剂量,水煎温服。

《太平圣惠方》 卷55,小半夏散治阴黄小便色不变,欲自利而不利,腹满而喘:半夏、人参、葛根等3味,常规剂量,捣散,水煎服。

《圣济总录》 卷63,大半夏丸治支饮膈脘不利,咳嗽喘满:半夏、生姜、蜜、青州枣、木香、沉香、青橘皮、白术、陈橘皮、干姜、附子、肉豆蔻、红豆蔻等13味,常规剂量,捣末膏丸,枣汤送服。

《太平惠民和剂局方》 卷4,二陈汤治痰饮呕吐恶心或头眩心悸或发为寒热:半夏、橘红、茯苓、炙甘草等4味,常规剂量,生姜、乌梅同煎温服。

《鸡峰普济方》 卷5,大半夏汤治天行热势弥固,心腹痞满,精神昏乱恍惚,狂言异语:半夏、大黄、吴茱萸、朴硝、桂心、牡丹皮、柴胡、干姜、细辛、白术等10味,常规剂量,捣末,水煎温服。

《脾胃论》 卷下,半夏白术天麻汤治头痛如裂,目眩头晕,恶心呕吐,四肢厥冷:半夏、白术、天麻、黄柏、干姜、苍术、茯苓、黄芪、泽泻、人参、神曲、麦蘖、橘皮等13味,常规剂量,水煎服。

【按语】

半夏是天南星科植物半夏的块茎,中药药名。半夏含挥发油、烟碱、天门冬氨酸、谷氨酸、精氨酸等氨基酸及生物碱等物质。药理作用:①镇咳;②抑制腺体分泌;③镇吐;④抗生育;⑤抑制胰蛋白酶;⑥凝血;⑦促细胞分裂。后世半夏主治目不瞑、支饮、痰饮、阴黄等,较《神农本草经》大为扩展。

262 虎　　掌

【原文】

虎掌味苦温。主心痛，寒热，结气，积聚，伏梁，伤筋，痿，拘缓，利水道。

【重辑】

虎掌味苦性温。主治：①心痛；②寒热；③结气；④积聚；⑤伏梁；⑥伤筋；⑦痿；⑧拘缓。功效：利水道。

【理论】

《名医别录》　虎掌除阴下湿，风眩。

《本草经集注》　虎掌形似半夏，四边有子如虎掌。

《药性论》　虎掌治风眩目转，主疝瘕肠痛，主伤寒时疾，强阴。

【临床】

《备急千金要方》　卷20，虎掌丸（名见《普济方》卷201）治霍乱：虎掌、薇衔、枳实、附子、人参、槟榔、干姜、厚朴、皂荚、白术等10味，常规剂量，捣末蜜丸，温酒送服。

《太平圣惠方》　①卷20，虎掌丸治中风不语，喉中痰鸣：虎掌、牛黄、天南星、板蓝根、川乌头、白僵蚕、雄黄、桂心、白附子、大豆黄卷、麝香、龙脑等12味，常规剂量，捣末蜜丸，酒服。②卷56，虎掌丸治尸疰寒热，心腹刺痛：虎掌、赤茯苓、龙齿、朱砂、当归、阿魏、蓬莪术等7味，常规剂量，捣末阿魏为丸，乌梅汤送服。③卷85，天南星煎丸治小儿慢惊风：天南星、白附子、天麻等3味，常规剂量，捣末和丸，薄荷汤送服。

《圣济总录》　①卷151，虎掌涵治月水不利腹中满痛：虎掌、大黄、桃仁、水蛭等4味，常规剂量，捣末，水煎服。②卷161，虎掌饮治产后恶露心闷气短无力：虎掌、当归、艾叶、人参、地榆、生地黄等6味，常规剂量，捣末，水煎服。

《太平惠民和剂局方》　①卷1，天南星丸治风痰恶心呕吐：天南星、辰砂、丁香、麝香、龙脑等5味，常规剂量，捣末蜜丸，分服。②卷10，大天南星丸治小儿急慢惊风，涎潮发搐，目睛上视，牙关紧急，背脊强直：南星、龙脑、牛黄、乳香、人参、天麻、麝香等7味，常规剂量，捣末蜜丸，荆芥薄荷汤送服。

《小儿药证宜诀》　卷下，抱龙丸治小儿瘟疫，身热昏睡，痰盛咳嗽，惊风抽搐：牛胆南星、天竺黄、雄黄、辰砂、麝香等5味，常规剂量，捣末蜜丸，温水化服。

《杨氏家藏方》　卷14，天南星散治破伤风：南星、蜈蚣、防风、草乌等4味，常规剂量，捣末酒服。

《妇人大全良方》　天南星散治妇人中风口噤，四肢拘急：天南星、白附子、黑附子、乌蛇肉、全蝎等5味，常规剂量，捣末，生姜汁或温酒调服。

《小儿卫生总微论方》　卷5，大天南星散治慢惊危急之候：天南星1枚，炭火烧赤锉碎，防风汤调服。

《鸡峰普济方》　卷18，厚朴天南星丸治疟疾：厚朴、天南星各等2分，捣末姜糊为丸，生姜汤送服。

《是斋百一选方》　卷10，南星防风散治缠喉风，腮痛内生结核：当归、天麻、僵蚕、南星、防风、皂角等6味，常规剂量，捣末，水煎服。

《奇效良方》　牛黄天南星丸治肌肉瞤动，头目旋眩，筋脉拘急，涎潮发搐，精神昏昧，舌强语涩：天南星、天麻、独活、白附子、僵蚕、人参、当归、桑螵蛸、全蝎、甘草、桂心、羚羊角、犀角、麝香、牛黄、雄黄、片脑、丹砂等13味，常规剂量，捣末蜜丸，温酒或鸡苏汤送服。

《普济方》　卷46，引《海上方》南星丸治头风：天南星、全蝎、川芎、人参、藁本、龙脑、防风等7味捣丸分服。

《丹溪心法附余》　卷22，南星膏治小儿惊痫，恍惚不宁：胆星、人参、白术、山药、茯苓、茯神、羌活、炙甘草、僵蚕、全蝎、辰砂、麝香等12味，常规剂量，捣末蜜丸，金箔为衣，薄荷汤化服。

【按语】

虎掌即天南星，是天南星科植物天南星、东北天南星或异叶天南星的块茎，中药药名。药理作用：①抗惊厥；②镇静；③镇痛；④祛痰；⑤抗肿瘤；⑥抗氧化。注释：伏梁即腹内积聚，中医病名。后世虎掌主治霍乱、中风、月水不利、小儿瘟疫、破伤风、慢惊、疟疾、缠喉风、肌肉瞤动、痰热惊痫等，较《神农本草经》大为扩展。

263 鸢 尾

【原文】

鸢尾味苦平。主蛊毒邪气,鬼疰,诸毒,破癥瘕积聚,去水,下三虫。

【重辑】

鸢尾味苦性平。主治:①癥瘕;②积聚;③邪气;④三虫;⑤水肿;⑥蛊毒鬼疰。

【理论】

《名医别录》 鸢尾治头眩,杀鬼魅。

《本草经集注》 方家云是射干苗,无鸢尾之名。主疗亦异,当别一种物。方亦有用鸢头者,即应是其根。疗体相似,而本草不显之。

《新修本草》 此草叶似射干而阔短,不抽长茎,花紫碧色。根似高良姜,皮黄肉白,有小毒。嚼之戟人咽喉,与射干全别。人家亦种,所在有之。射干花红,抽茎长,根黄有臼。今陶云由跋,正说鸢尾根、茎。臣禹锡等谨按蜀本云:此草叶名鸢尾,根名鸢头,亦谓之鸢根。又《图经》云:叶似射干,布地生。黑根似高良姜而节大,数个相连。今所在皆有。九月、十月采根,日干。

【临床】

《外台秘要》 卷17,引《苏恭方》金牙散配伍鸢尾辟诸恶厉治脚气毒遍内外,烦热,口中生疮,狂易叫走及邪热卒黄,瘴疫毒疠,卒死温疟,五尸五注,心腹诸疾,绞刺切痛,蛊毒鬼魅,野道热毒,小儿惊痫百病:金牙、鸢根、曾青、矾石、丹砂、雄黄、朴消、寒水石、代赭、龙骨、犀角屑、獭肝、鹳骨、狸骨、巴豆、大黄、野葛皮、牛黄、麝香、升麻、桂枝、附子、鬼臼、鬼督邮、黄环、青木香、牡蛎、苏合香、常山、茯苓、黄芪、知母、龙胆、露蜂房、玉支、茵草、鬼箭羽、徐长卿、石长生、蜀漆、当归、桔梗、白薇、蜈蚣、蜥蜴、芫青、地胆、亭长、蜀椒等49味,常规剂量,捣散,每次温水调服3分。或以绛袋裹方寸匕带之。

《增广和剂局方药性总论》 鸢尾治头眩,主飞尸游蛊着喉中气欲绝者,以根削去皮纳喉中摩病处血出佳。

《本草纲目》 卷17,引《便民方》夺命散治喉痹不通,浆水不入:鸢尾根、黄芩、生甘草、桔梗为末,水调顿服。

【按语】

鸢尾是鸢尾科植物鸢尾的叶或全草,中药药名。鸢尾叶含大量维生素,鸢尾烯,鸢尾酮及单环三萜酯类化合物。挥发油含十四酸甲酯、射干酮、鸢尾烯等。药理作用:①消炎;②促进唾液分泌。注释:三虫见天门冬条。蛊毒见赤箭条。鬼疰见蓝实条。后世主治未扩展。

264 大 黄

【原文】

大黄味苦寒。主下瘀血,血闭,寒热,破癥瘕积聚,留饮,宿食,荡涤肠胃,推陈致新,通利水谷,调中化食,安和五脏。

【重辑】

大黄味苦性寒。主治:①瘀血;②血闭;③寒热;④癥瘕;⑤积聚;⑥留饮;⑦宿食。功效:①荡涤肠胃;②推陈致新;③通利水谷;④调中化食;安和五脏。

【理论】

《名医别录》 大黄平胃下气,除痰实,肠间结热,心腹胀满,女子寒血闭胀,小腹痛,诸老血留结。

【临床】

《伤寒论》 ①大承气汤治伤寒瘟疫阳明府实:大黄、厚朴、枳实、芒硝等 3 味,常规剂量,水煎服。②大黄黄连泻心汤治心下痞按之濡,其脉关上浮者:大黄、黄连等 2 味,常规剂量,麻沸汤渍之温服。

《金匮要略方论》 ①卷上,大黄䗪虫丸治干血虚劳形体羸瘦,肌肤甲错,两目黯黑亦治妇女经闭,腹中有块或胁下癥瘕刺痛:大黄、䗪虫、黄芩、甘草、桃仁、杏仁、芍药、干地黄、干漆、虻虫、水蛭、蛴螬等味 12 味,常规剂量,研末蜜丸,温酒送服。②卷中,泻心汤心气不足吐血,衄血:大黄、黄连、黄芩等 3 味,常规剂量,水煎顿服。

《肘后备急方》 ①卷 2,大黄汤(名见《外台秘要》卷 3)治伤寒时气温病五六日以上:大黄、黄连、黄柏、栀子、香豉、葱白等 6 味,常规剂量,水煎温服。②卷 5,大黄汤治发背欲肿及热毒生疔:大黄、甘草、黄芩、升麻、栀子等 5 味,常规剂量,水煎服。

《刘涓子鬼遗方》 ①卷 3,大黄汤治痈疽发背,时毒焮肿:大黄、栀子、升麻、黄芩、芒硝等 5 味,常规剂量,水煎服。②卷 3,大黄汤治肠痈未成脓时复恶寒:大黄、丹皮、芥子、硝石、桃仁等 5 味,常规剂量,水煎服。

《备急千金要方》 ①卷 3,大黄汤治恶露不尽:大黄、当归、甘草、生姜、丹皮、芍药、吴茱萸等 7 味,常规剂量,水煎服。②卷 3,大黄汤治风痫,积聚腹痛:大黄、人参、细辛、干姜、当归、甘皮等 6 味,常规剂量,水煎服。③卷 11,大黄汤治蛇瘕:大黄、茯苓、乌贼骨、皂荚、甘草、芒硝等 6 味,常规剂量,水煎服。

《外台秘要》 ①卷 2,引《范汪方》大黄豉汤治伤寒食复或劳复:大黄、香豉、炙甘草、桂心、芒硝等 5 味,常规剂量,水煎温服。②卷 3,引《古今录验》八毒大黄丸治天行病身热目赤,四肢不举,狂言妄语或飞尸遁尸,心腹痛隔,上下不通,癖饮积聚,壅肿苦痛:藜芦、大黄、朱砂、蜀椒、雄黄、巴豆、桂心等 7 味,常规剂量,捣末蜜丸,分服。③卷 4,引《必效方》大黄汤治急黄:大黄、芒硝等 2 味,常规剂量,水渍大黄一宿,平旦绞汁一升半纳芒硝搅服。④卷 30,引《小品方》地肤大黄汤治实热子淋或妊娠小便淋涩,脐腹妨闷:地肤草、大黄、知母、黄芩、茯苓、芍药、枳实、升麻、通草、炙甘草等 10 味,常规剂量,捣散,水煎服。《医略六书》:大黄泻热通幽,水道亦得以快;枳枳泻滞化气,火热亦从下泄;地肤子利水道以通淋;猪苓利溺道以通闭;条芩清热安胎;白芍敛阴护胎;知母清热存阴以润燥;甘草泻火缓中以除痛;更以升麻升举清阳,而浊阴自降。

《太平圣惠方》 ①卷 49,大黄散治癖结两胁胀痛:大黄、京三棱、鳖甲、槟榔、木香、赤芍、桃仁等 7 味,常规剂量,捣散,水煎服。②卷 56,川大黄散治风尸及贼风遁尸,邪鬼五疰,心腹刺痛:大黄、炙甘草、当归、赤芍药、川乌头、桂心等 6 味,常规剂量,捣散,水煎服。③卷 68,川大黄散治金疮刀箭所伤疼痛,血不止:川大黄、甘草、黄柏、菊花、旋覆花、桑根白皮、槟榔、黄连、白芷、芜菁花等 10 味,常规剂量,捣散外敷。④卷 73,川大黄散治妇人胞中积滞赤白带下:大黄、朴硝、当归、桂心、虻虫、桃仁等 6 味,常规剂量,捣散,温酒调服。

《圣济总录》 ①卷 73,鳖甲大黄丸。治癖积:鳖甲、大黄、槟榔、附子、麦蘖、乌药、诃黎勒、木香、白术、桂心、蓬莪术、京三棱、枳壳、吴茱萸、硇砂等 15 味,常规剂量,捣末煎膏为丸,生姜汤送服。②卷 95,大黄散治关格不通:大黄、桂枝、冬瓜子、滑石、朴硝等 5 味,常规剂量,捣散,白茅根汤调服。③卷 151,大黄汤治妇人胞中风冷经年月水不通:大黄、牛膝、丹皮、紫葳、虻虫、炙甘草、水蛭、代赭、干姜、细辛、桃仁、麻仁等 12 味,常规剂量,捣末,水煎服。

《伤寒总病论》 卷 3,大黄散治吐血百治不愈:地黄汁、生大黄末等 2 味,常规剂量,水煎服。

《苏沈良方》　卷10,引《灵苑方》大黄散治妇人癥瘕:羊胫炭、大黄、巴豆肉、古铜钱等4味,常规剂量,捣末,当归汤调服。

《幼幼新书》　①卷28,引《婴孺方》大黄汤治壮热头痛:大黄、柴胡、炙甘草、生姜、升麻、知母、黄芩、大青、石膏、芍药、枳实等11味,常规剂量,水煎温服。②卷39,《婴孺方》大黄汤治五痫吐痢:大黄、滑石、龙骨、当归、芍药、黄芩、桂心、炙甘草、人参、青石脂、牡蛎、石膏等12味,常规剂量,捣散,水煎服。

《鸡峰普济方》　卷25,大黄散治百种毒:大黄、瞿麦、葛根、牛蒡子、地骨皮、苍术、升麻、大青、芍药、枸杞子、当归、吊藤、黄芩、黄连、连翘、羌活、青皮、郁金、川芎、桑白皮、甘草、牵牛、荆芥穗等23味,常规剂量,捣末,生姜自然汁调服。

《素问病机气宜保命集》　卷中,大黄汤治痢疾脓血稠黏,里急后重,腹痛脉实:大黄一两细锉,好酒二大盏同浸半日许,再同煎至一盏半,去大黄不用,将酒分为二服,顿服之。

《脉因证治》　卷下,大黄汤治瘰疬、瘿瘤、结核:大黄、皂角、炙甘草等3味,常规剂量,水煎服。外以麝香、瓜蒌仁敷之。

《韩氏医通》　卷下,大黄汤(名见《金匮翼》卷7)治五痢:黄连(吴茱萸炒)、木香、生大黄等3味,常规剂量,加倍水煎服。

《医方类聚》　卷141,引《医林方》大黄槟榔丸治痢疾便血脐腹疼痛,里急后重,诸药无效:大黄、细墨、槟榔、荞面等4味,常规剂量,捣末醋丸,分服。

《医方简义》　卷4,大黄汤治喉症火毒太甚,壮热痰盛,胸痞便秘,咽痛水浆不入,危在旦夕:生锦纹大黄、生石膏、银花、栝楼子、桔梗、焦栀子、牛蒡子、苏子、连翘、射干等10味,常规剂量,水煎加竹沥、姜汁、青果徐徐呷下。

《医方考》　大黄一物汤治癫狂:大黄四两,酒浸水煎分服。

《普济方》　①卷119,引《指南方》大黄除热汤治阳实发热:大黄、黄芩、柴胡、芒硝、甘草等5味,常规剂量,捣末,水煎温服。②卷163,大黄散治肺喘:大黄捣末,新水调服。③卷279,大黄膏治恶疥癣疮:信砒、巴豆仁、雄黄、大黄、黄芩、黄连、硫黄、黄柏等8味,常规剂量,捣末油涂。

《张氏医通》　卷15,大黄当归散治瘀血凝滞不散,眼胞壅肿,渐生翳膜:大黄、当归、黄芩、栀子、红花、苏木屑、木贼各等7味,常规剂量,捣散,水煎服。

《医宗金鉴》　卷39,斑蝥大黄煎治犬咬风毒入腹痉风:斑蝥、生大黄末等2味,常规剂量,酒煎服。

《伤寒广要》　卷12,钩藤大黄汤治伤寒里不解,发惊妄语,狂躁潮热:钩藤皮、当归、炙甘草、芍药、大黄等5味,常规剂量,捣末,水煎服。

《医学入门》　卷8,大黄散治斑疮:大黄、紫草、川芎、甘草、黄芩、枳壳等6味,常规剂量,煎服。

《类证治裁》　卷3,大黄散治痞结胁坚如石:三棱、大黄、生姜、橘皮等4味,常规剂量,水煎服。

【按语】

大黄是蓼科植物掌叶大黄或唐古特大黄或药用大黄的根茎,中药药名。大黄含蒽醌类化合物,其主要泻下成分为结合性大黄酸蒽酮-番泻苷。药理作用:①泻下;②增加血小板;③促进血液凝固等止血作用;④促进胆汁分泌;⑤利胆;⑥降压;⑦降低血清高胆固醇;⑧利尿;⑨抑菌。后世大黄主治伤寒瘟疫、干血虚、痈疽发背、恶露不尽、蛇瘕、伤寒食复、癖积、吐血、头痛、百种毒、瘰疬、瘿瘤、结核、五痢、喉症火毒、阳实发热、眼胞壅肿、疥疮等,较《神农本草经》大为扩展。

265 葶 苈

【原文】

葶苈味辛寒。主癥瘕积聚,结气,饮食,寒热,破坚逐邪,通利水道。一名大室,一名大适。

【重辑】

葶苈味辛性寒。主治:①癥瘕;②积聚;③结气;④癥坚;⑤寒热。

【理论】

《名医别录》 葶苈下膀胱水治腹留热气,皮间邪水上出,面目肿,身暴中风热痱痒,利小腹。

《证类本草》 此药亦疗肺壅上气咳嗽,定喘促,除胸中痰饮。

《药性论》 葶苈利小便,治肺气上急喘息,止嗽。

《日华子本草》 利小肠,通水气虚肿。

《本草衍义》 葶苈用子,子之味有甜苦两等,其形则一也。《本草经》既言味辛苦,即甜者不复更入药也。大概治体皆以行水走泄为用,故日久服令人虚。盖取苦泄之义,其理甚明。《药性论》所说尽矣,但不当言味酸。

【临床】

《金匮要略论》 卷上,葶苈大枣泻肺汤治肺痈胸中胀满,痰涎壅塞,喘咳不得卧,甚则一身面目浮肿,鼻塞流涕,不闻香臭酸辛;亦抬支饮不得息者:葶苈子、大枣等 2 味,常规剂量,水煎顿服。《千金方衍义》:肺痈已成,吐如米粥,浊垢壅遏清气之道,所以喘不得卧,鼻塞不闻香臭。故用葶苈破水泻肺,大枣护脾通津,乃泻肺而不伤脾之法,保全母气以为向后复长肺叶之根本。然肺胃素虚者,葶苈亦难轻试,不可不慎。

《肘后备急方》 卷 4,葶苈子回神酒(名见《医心方》卷 10)利小便治大腹水病:春酒、葶苈子等 2 味,常规剂量,酒浸分服。

《外台秘要》 卷 9,引《许仁则方》葶苈子十五味丸治饮气咳嗽渐成水病,大小便不利,吐痰饮涎沫,气上喘急肩息:葶苈子、细辛、五味子、干姜、当归、桂心、人参、丁香、大黄、商陆根、橘皮、桑白皮、皂荚肉、大腹槟榔、麻黄等 15 味,常规剂量,捣末蜜丸,桑白皮饮送服。

《太平圣惠方》 ①卷 6,大黄葶苈丸(名见《普济方》卷 28)治肺气咳嗽,头面虚肿,小便秘涩:大黄、甜葶苈、甘遂、前胡、巴豆等 5 味,常规剂量,捣末蜜丸,粥饮送服。②卷 34,葶苈煎治齿䘌:苦葶苈末、地龙末、麝香、腊月猪脂等 4 味,常规剂量,水煎柳枝点药,于火上炙令热烙牙齿缝中十余度。

《伤寒总病论》 卷 3,苦葶苈汤治伤寒热盛不解:苦酒、苦葶苈、生艾汁等 3 味,常规剂量,水煎服。

《太平惠民和剂局方》 卷 8,神助散治十种水气,面目四肢遍身俱肿,不得安卧,腹大肿胀:甜葶苈、牵牛子、猪苓、泽泻、椒目等 5 味,常规剂量,捣散,水酒煎服。

《圣济总录》 ①卷 50,葶苈丸治癖聚沉伏,大便秘涩:葶苈、大黄、芒硝、杏仁等 4 味,常规剂量,捣末蜜丸,分服。②卷 133,葶苈膏治一切疮疡:葶苈、蜣螂、马衔虫、蝉壳、斑蝥、麝香等 6 味,常规剂量,捣末蜜膏摊贴。③卷 172,葶苈散治小儿脑疳:葶苈、漏芦、鹤虱、虾蟆、丹砂、滑石、蟾酥等 7 味,常规剂量,捣散吹鼻,嚏即可治。

《普济本事方》 卷 2,葶苈丸治肺积:苦葶苈、当归、肉桂、白蒺藜、干姜、川乌头、吴茱萸、大杏仁、鳖甲、茯苓、人参、槟榔等 12 味,常规剂量,捣末枣肉为丸,姜枣汤送服。

《续本事方》 卷 5,大黄葶苈丸治气喘咳嗽:大黄、葶苈子等 2 味,常规剂量,捣末蜜丸,桑皮汤送服。

《鸡峰普济方》 卷 19,葶苈煎治石水腹坚渐大,四肢肿满:甜葶苈、芒硝、椒目、水银、防己、海蛤等 6 味,常规剂量,捣末蜜丸,米饮送服。

《宣明论方》 卷 8,葶苈木香散下水湿,消肿胀,止泄泻,利小便治水肿腹胀:葶苈子、茯苓、猪苓、白术、木香、泽泻、木通、甘草、辣桂、滑石等 10 味,常规剂量,捣末,水煎温服。

【按语】

葶苈是为十字花科植物葶苈、琴叶葶苈和播娘蒿的种子,中药药名。葶苈种子含黑芥子苷。播娘蒿种子含挥发油、亚麻酸。非皂化部分含谷甾醇及少量黄色物质。种子中尚分出两种强心苷。药理作用:①强心;②利尿。后世葶苈主治肺痈、肺气咳嗽、脑疳、肺积等,较《神农本草经》大为扩展。

266　　桔　梗

【原文】

桔梗味辛微温。主胸胁痛如刀刺,腹满,肠鸣幽幽,惊恐悸气。

【重辑】

桔梗味辛性温。主治:①胸胁痛如刀刺;②腹满;③肠鸣;④惊悸。

【理论】

《名医别录》　桔梗利五脏肠胃,温中消谷,补血气,除寒热风痹,治喉咽痛,下蛊。

《本草经集注》　桔梗治蛊毒甚验,俗方用此,乃名荠苨。今别有荠,能解药毒。所谓乱人参者便是。非此桔梗,而叶甚相似。但荠苨叶下光明、滑泽、无毛为异,叶生又不如人参相对者尔。

《药性论》　桔梗治下痢,破血去积气,消积聚痰涎;气促嗽逆;除腹中冷痛治中恶及小儿惊痫。

《日华子本草》　治一切气,止霍乱转筋,心腹胀痛,补五劳,养气,除邪辟温,补虚,消痰破癥瘕,养血排脓,补内漏。

《重庆堂随笔》　桔梗,开肺气之结,宣心气之郁,上焦药也。肺气开则府气通,故亦治腹痛下利,昔人谓其升中有降者是矣。然毕竟升药,病属上焦实证而下焦无病者,固可用也;若下焦阴虚而浮火易动者,即当慎之。其病虽见于上焦,而来源于下焦者,尤为禁剂。昔人舟楫之说,最易误人。夫气味轻清之药,皆治上焦,载以舟楫,已觉多事。质重味厚之药,皆治下焦,载以上行,更属无谓。故不但下焦病不可用,即上焦病,亦惟邪痹于肺、气郁于心,结在阳分者,始可用之。如咽喉痰嗽等证,惟风寒外闭者宜之。不但阴虚内伤为禁药,即火毒上升之宜清降者,亦不可用也。

【临床】

《伤寒论》　桔梗汤治少阴病咽痛:桔梗、甘草等2味常规剂量水煎温服。

《备急千金要方》　桔梗破气丸治上下痞塞不能息:桔梗、橘皮、干姜、厚朴、枳实、细辛、葶苈、胡椒、蜀椒、乌头、荜茇、人参、桂心、附子、茯苓、前胡、防葵、川芎、甘草、大黄、槟榔、当归、白术、吴茱萸等24味,常规剂量,捣末蜜丸,温酒送服。《千金方衍义》:上下痞塞不能布息,故用桔梗、橘皮、前胡以散痞,防葵、葶苈、大黄以荡实,槟榔、枳实、厚朴以泄滞,乌头、附子、细辛以破结,川椒、吴萸、胡椒、荜茇以下气,干姜、桂心以温中,川芎、当归以和血,人参、白术、茯苓、甘草以安正气而助药力也。

《太平惠民和剂局方》　卷4,桔梗汤治胸胁胀满,寒热呕哕,心下坚痞,短气烦闷,痰逆恶心,饮食不下:桔梗、半夏、陈皮、枳实等4味,常规剂量,捣末,水煎温服。

《重订严氏济生方》　桔梗汤治肺痈心胸气壅,咳嗽脓血,心神烦闷,咽干多渴,两脚肿满,小便赤黄,大便多涩:桔梗、贝母、当归、瓜蒌子、枳壳、薏苡仁、桑白皮、防己、甘草节、杏仁、百合、黄芪等12味,常规剂量,水煎温服。

《医宗己任编》　卷3,桔梗汤治痘疮浆势欲行:桔梗、前胡、红花、荆芥、蝉蜕、僵蚕、大力、灯心、通草等9味,常规剂量,水煎服。

《证治汇补》　卷4,桔梗汤治风火结痰,喉痹疼肿:牛蒡、玄参、升麻、桔梗、犀角、黄芩、木通、甘草等8味,常规剂量,水煎服。《医略六书》:风火结痰,其喉为痹,故咽物妨碍,咽喉肿痛焉。牛蒡子疏风解热,乃喉痹要药;乌犀角清胃凉心,能善解热毒;桔梗清利咽喉之痛;玄参清降上浮之火;荆芥散표退肿;黄芩清肺凉膈;小木通降心火以热从溺泄;生甘草泻火毒能和药缓中。煎令微温,俾火化风消,则结痰自开而咽喉肃清,喉痹无不退矣。此疏热开结之剂,为喉痹疼肿之专方。

《笔花医镜》　卷2,桔梗前胡汤治肺气闭塞闷咳:桔梗、前胡、苏子、赤芍、桑白皮、陈皮、杏仁、姜汁炒竹茹、生甘草等9味,常规剂量,水煎服。

【按语】

桔梗是桔梗科植物桔梗的根,中药药名。桔梗含皂苷,菠菜甾醇。从桔梗得到三萜烯类物质:桔梗酸A、桔梗酸B、桔梗酸C。药理作用:①祛痰;②镇静;③解热;④降糖;⑤抗炎;⑥抑制胃液分泌。后世桔梗主治咽痛、上下痞塞、肺痈、痘疮、风火结痰等,较《神农本草经》大为扩展。

267 莨菪子

【原文】

莨菪子味苦寒。主齿痛出虫,肉痹,拘急,使人健行,见鬼,多食令人狂走。久服轻身,走及奔马,强志益力通神。一名横唐。

【重辑】

莨菪子味苦性寒。主治:①齿痛出虫;②肉痹;③拘急。功效:①健行;②多食令人狂走;③久服轻身及奔马;③强志益力通神。

【理论】

《名医别录》 莨菪子治癫狂风痫,颠倒拘挛。

《本草经集注》 莨菪子唯入疗癫狂方用,寻此乃不可多食过剂尔。久服自无嫌,通神健行,足为大益,而《仙经》不见用。今方家多作野狼菪。

《本草拾遗》 莨菪子,主疬癖,安心定志,聪明耳目,除邪逐风。

《药性论》 莨菪亦可单用。生能泻人见鬼,拾针狂乱。热炒止冷痢,主齿痛蚛牙。莨菪子用锻石清煮一伏时,掬出去芽曝干,以附子、干姜、陈橘皮、桂心、浓朴为丸,去一切冷气,积年气痢,甚温暖。热发用录豆汁解之,焦炒碾细末,治下部脱肛。

【临床】

《史记》 卷105,莨菪酒(名见《医方考》卷6)治怀子而不乳:莨菪1撮温酒饮服。《医方考》:乳,产也,怀子而不乳者,气血凝涩,宜产而不产也。莨菪能行痹气,酒性能行滞血,故主之而旋乳。蕾川王美人怀子而不乳,召意,酒饮莨菪药1撮,旋乳。

《千金翼方》 卷19,莨菪丸治水气肿,鼓胀,小便不利:莨菪子、羖羊肺等2味,常规剂量,熬令变色熟捣如泥麦门冬饮服。《千金方衍义》:莨菪走而不守,故须醋制稽留其性,以去痰涎垢腻;用羚羊肺为引,以通气化;服用麦门冬饮,以通肺之津液也。

《外台秘要》 卷15,引《古今录验》莨菪子散治五癫反侧羊鸣,目翻吐沫,不知痛处:莨菪子、牛黄、猪卵、鲤鱼胆、桂心等5味,常规剂量,捣筛,温酒送服。

《太平圣惠方》 ①卷7,莨菪子丸治阳气萎弱,手足不和:莨菪子、蛇床子、菟丝子、附子、蜀茶、硇砂、雄雀粪等7味,常规剂量,捣末蜜丸,盐汤送服。②卷34,莨菪子散治蠹齿疼痛:莨菪子、细辛、鲫鱼、黄连、人粪灰、蛤蟆干、石胆、甘草、麝香等9味,常规剂量,捣散绵裹纳蛀孔中。③卷59,莨菪丸治久痢肠滑羸困:莨菪子、干姜、白矾等3味,常规剂量,捣末面糊为丸,粥饮送服。④卷63,莨菪膏治一切恶毒疮肿:莨菪、白蔹末、川芎末、丁香末、乳香末、木香末、鸡舌香末、黄丹、麻油等9味,常规剂量,捣末熬膏,贴患处。

《圣济总录》 ①卷65,莨菪子散治三十年呷嗽:莨菪子、木香、雄黄等3味捣散卷烟,早晨空腹,烧令烟出,吸十咽,每日3次。②卷78,莨菪散治痢后脱肛:莨菪子、鳖头铁精等3味捣末米饮调服。③卷173,莨菪丸治疳痢面黄体瘦,盗汗壮热:莨菪子、木香、胡黄连、芦荟、诃黎勒皮,肉豆蔻等6味捣末粟饭为丸,米饮送服。④卷187,莨菪子丸治一切冷气积年气痢:莨菪子、附子、干姜、陈橘皮、桂枝、厚朴等6味,捣末面糊为丸,米饮送服。

《本草图经》 引《小品方》莨菪丸(名见《圣济总录》卷15)治癫狂:莨菪3升捣末酒渍,掬出捣汁煎丸分服。

《证类本草》 卷10,引《箧中方》莨菪煎治肠风下血:莨菪实、生姜等2味,常规剂量,酒煎可丸,温酒送服。

【按语】

莨菪子为茄科植物莨菪的种子,又名天仙子,中药药名。莨菪子含莨菪碱、阿托品、东莨菪碱、l-东莨菪碱等。莨菪碱是从中药天仙子、洋金花中分离的颠茄生物碱之一,其结构为由莨菪醇和莨菪酸缩合而生成的酯。莨菪碱为左旋体,本品的消旋体即阿托品,作用亦与阿托品相似,对外周作用较阿托品更强。后世莨菪子主治怀子不乳、水肿、五癫、阳气萎弱、蠹齿疼痛、久痢、恶毒疮肿、呷嗽、肠风下血等,较《神农本草经》大为扩展。

268　草　蒿

【原文】

草蒿味苦寒。主疥瘙痂痒，恶疮，杀虫，留热在骨节间，明目。一名青蒿，一名方溃。

【重辑】

草蒿味苦性寒。主治：①疥瘙；②痂痒；③恶疮；④三虫；⑤骨节留热。

【理论】

《本草经集注》　草蒿即今青蒿，人亦取杂香菜食之。

《新修本草》　草蒿生挪敷金疮，大止血生肉，止疼痛，良。

《本草图经》　草蒿即青蒿也。根、茎、子、叶并入药用，干者炙作饮香，尤佳。青蒿亦名方溃。凡使子勿使叶，使根勿使茎，四者若同，反以成疾。得童子小便浸之良。治骨蒸热劳为最，古方多单用者。葛氏治金刃初伤，取生青蒿捣傅上，以帛裹疮，血止即愈。崔元亮《海上方》疗骨蒸鬼气。

《日华子本草》　青蒿补中益气，轻身补劳，驻颜色，长毛发，发黑不老。兼去蒜发，心痛，热黄。生捣汁服并敷之治泻痢。炒用治劳，壮健人。小便浸用治恶疥癣风疹，杀虱煎洗。

【临床】

《肘后备急方》　治疟病方：青蒿一握，水二升渍，绞取汁尽服之。

《太平圣惠方》　卷70，青蒿散治妇人骨蒸劳热，四肢烦疼，日渐羸瘦：青蒿、龙胆、栀子仁、知母、黄连、鳖甲、黄芪、桑根白皮、地骨皮、白术、炙甘草、柴胡等12味，常规剂量，捣散，水煎服。

《圣济总录》　卷168，青蒿汤治小儿潮热：青蒿、知母、炙甘草、半夏、常山、鳖甲、桂枝、枳壳、秦艽等9味，常规剂量，捣筛入生姜、乌梅肉水煎温服。

《急救仙方》　卷11，引《上清紫庭追痨仙方》青蒿饮治痨疾：青蒿、桃枝、柴胡、甘草、柳枝、地骨皮、栀子仁等7味，常规剂量，加乌梅二个水煎温服。

《丹溪心法》　卷2，截疟青蒿丸治疟疾：青蒿、冬瓜叶、官桂、马鞭草等4味常规剂量捣末水丸分服。

《普济方》　①卷151，引《鲍氏方》青蒿散治时气疫疠：青蒿、石膏等2味，常规剂量，捣散，水煎温服。②卷236，青蒿丸治童子室女骨蒸痨热，身体苦疼，面色多赤及腹中有块，疢癖，恶寒头痛：青蒿、甘草、桃仁、杏仁、芍药、知母、天灵盖、车前子、紫菀、葳蕤、当归、枳壳、生地黄、槟榔、黄连、秦艽、京三棱、柴胡、续断、獭肝、麝香、犀角等22味，常规剂量，捣末蜜丸，熟水送服。

《慈航集三元普济方》　首乌青蒿鳖甲饮治温疟阴虚发热脉弱：赤色鲜首乌、青蒿、鳖甲、当归、柴胡、青皮、草蔻仁等7味，常规剂量，水煎服。口干加知母，恶心加藿香，热甚烦躁加石膏。

《温病条辨》　①卷2，青蒿鳖甲汤治疟疾暮热早凉，汗解渴饮，脉左弦：青蒿、知母、桑叶、鳖甲、丹皮、天花粉6味，常规剂量，水煎服。②卷3，青蒿鳖甲汤治温病热邪深伏阴分，夜热早凉，热退无汗，能食消瘦，舌红少苔，脉细数：青蒿、鳖甲、细生地、知母、丹皮等5味，常规剂量，水煎温服。

《活人方》　卷7，青蒿鳖甲丸治骨蒸内热，或寒热似疟，或朝凉暮热，渐至咳嗽痰红，肌消骨瘘而成痨瘵：人参、黄芪、白术、生地黄、鳖甲、龟板胶、青蒿穗、地骨皮、秦艽、知母、川芎、牡丹皮、黄柏等13味，捣末蜜丸分服。

《重订通俗伤寒论》　蒿芩清胆汤治少阳湿热痰浊，寒热如疟，寒轻热重，口苦膈闷，胸胁胀痛，舌红苔白腻：青蒿、黄芩、竹茹、半夏、赤茯苓、枳壳、陈皮、碧玉散等8味，常规剂量，水煎服。

【按语】

草蒿是菊科植物青蒿或黄花蒿的全草，中药药名。草蒿含乙醚可溶物、水可溶物、乙醇可溶物、半纤维素、纤维素、木质素、蛋白质、灰分、鞣质类等。地上部分含东莨菪素及东莨菪苷。青蒿含苦味质、挥发油和青蒿碱。药理作用：①青蒿素抗疟疾；②抑制皮肤真菌；③抗钩端螺旋体。注释：疥瘙见五色石脂条。三虫见天门冬条。后世草蒿主治骨蒸、潮热、痨疾、疟疾、疫疠、痨热、温疟、日晒疮等，较《神农本草经》大为扩展。

269 旋覆花

【原文】

旋覆花味咸温。主结气,胁下满,惊悸,除水,去五脏间寒热,补中下气。一名金沸草,一名盛椹。

【重辑】

旋覆花味咸性温。主治:①结气;②胁满;③惊悸;④水肿;⑤五脏寒热。功效:①补中下气。

【理论】

《名医别录》 旋覆花消胸上痰结唾如胶漆,心胁痰水,膀胱留饮,风气湿皮间死肉,目中眵,利大肠,通血脉,益色泽。根主风湿。

《药性论》 旋覆花主肋胁气下,寒热水肿,治膀胱宿水,去逐大腹,开胃,止呕逆不下食。

《日华子本草》 旋覆花治头风,通血脉。叶止金疮血。

【临床】

《伤寒论》 旋复代赭石汤治伤寒心下痞硬,噫气不除:旋覆花、代赭石、人参、生姜、大枣、炙甘草、半夏等7味常规剂量水煎服。《删补名医方论》罗谦甫曰:汗、吐、下解后,邪虽去而胃气已亏矣。胃气既亏,三焦因之失职,清无所归而不升,浊无所纳而不降,是以邪气留滞,伏饮为逆,故心下痞硬,噫气不除。方中以人参、甘草养正补虚,姜、枣和脾养胃,所以安定中州者至矣。更以代赭石之重,使之敛浮镇逆,旋覆花之辛,用以宣气涤饮,佐人参以归气于下,佐半夏以蠲饮于上。浊降痞硬可消,清升噫气自除。观仲景治少阴水气上凌,用真武汤镇之;治下焦滑脱不守,用赤石脂禹余粮固之。此胃虚气失升降,复用此法理之。则胸中转否为泰,其为归元固下之法,各极其妙如此。

《金匮要略方论》 旋覆花汤治肝着常欲蹈其胸上及妇人半产漏下:旋覆花、葱、新绛等3味,常规剂量,水煎顿服。

《备急千金要方》 卷18,旋覆花丸治停痰澼饮,结在两胁,腹胀满,羸瘦不能食,食不消化,喜唾干呕,大小便或涩或利,腹中动摇作水声,腹内热,口干好饮水浆,卒起头眩欲倒,胁下痛:旋覆花、桂心、枳实、人参、干姜、芍药、白术、茯苓、狼毒、乌头、礜石、细辛、大黄、黄芩、葶苈、厚朴、吴茱萸、芫花、橘皮、甘遂等20味,常规剂量,捣末蜜丸,温酒送服。

《外台秘要》 ①卷8,引《范汪方》旋覆花汤治胸膈痰结唾如胶食不下:旋覆花、乌头、细辛、前胡、炙甘草、茯苓、半夏、生姜、桂心等9味,常规剂量,水煎温服。②卷8,引《延年秘录》旋覆花丸治左胁停痰澼饮胁下痛,胀满腹中有时水声,卒起头眩欲倒:旋覆花、大黄、茯苓、泽泻、人参、桂心、皂荚、附子、芍药、蜀椒、干地黄、防葵、干姜、枳实、杏仁、葶苈子等16味,常规剂量,捣末蜜丸,白饮送服。③卷33,引《集验方》旋覆花汤治妊娠六七月胎动不安:旋覆花、厚朴、白术、枳实、黄芩、茯苓、半夏、芍药、生姜等9味,常规剂量,水煎服。

《太平圣惠方》 ①卷22,旋覆花丸治肺脾风痰,心膈烦满,头目眩晕:旋覆花、枳壳、石膏、川椒、前胡、防风、羚羊角屑、赤茯苓、黄芩、白蒺藜、大黄、炙甘草等12味,常规剂量,捣末蜜丸,竹叶汤送服。②卷51,旋覆花丸治悬饮腹满胁痛:旋覆花、皂荚、草豆蔻、杏仁、大黄、枳壳等6味,常规剂量,捣末蜜丸,生姜汤送服。

《太平惠民和剂局方》 旋覆汤治伤风,感寒,暑湿,咳嗽喘满,痰涎壅塞:旋覆花、五味子、前胡、麻黄、赤芍药、半夏、杏仁、茯苓、炙甘草、荆芥等10味,常规剂量,捣末,水煎温服。《医林纂要》:金沸草咸苦微辛,其花午开子落,与半夏意同而轻浮,上入于肺,苦能泄热气,咸能化痰结,辛能行痰湿,凡痰饮之逆于肺者,此能降而泄之;前胡甘苦微辛,能降泄高亢之气,而疏畅下行之滞,主下气行痰;麻黄以大开腠理而泄其风;荆芥辛苦而性上浮,祛头面之风,去经隧之湿,此方盖以此为君药,以兼去风痰,诸药亦藉以上升于肺,而后乃降而下坠其痰也;赤芍药酸寒干泻肝敛阴,且监麻黄之过散,用赤者以行水分收痰湿也;轻用半夏者,以风则夹相火也,然必用之者,非此不足以通滞行痰也。金沸草轻虚,此以行于下所以助之;甘草以厚脾土,以缓肝急。

《圣济总录》 ①卷49,旋覆花汤治肺痿咳嗽唾稠涎,身体羸瘦,喘急盗汗:旋覆花、炙甘草、牡蛎、葳蕤、紫菀、桔梗、生地黄汁、生姜汁等8味,常规剂量,水煎服。②卷58,旋覆花汤治消渴,腹胁虚胀,心下满闷:旋覆花、桑白皮、紫苏、犀角、赤茯苓、陈橘皮等6味,常规剂量,捣末,水煎服。

《御药院方》 ①卷1,旋覆花丸治风痰旋运欲倒及痹痪小癫内有脓血:旋覆花、防风、白芷、菊花、天麻、天南星、白附子、半夏、陈皮、川芎、全蝎、僵蚕、石膏等13味,常规剂量,捣末面糊为丸,生姜汤送服。②卷1,旋覆花汤治风热瘴子,脑昏目疼,鼻塞声重,面上游风,状如虫行:旋覆花、人参、赤茯苓、黄芩、柴胡、枳实、赤芍药、甘草等8味,常规剂量,捣散水煎温服。

《广嗣纪要》 卷8,旋覆花汤治肥人恶阻:旋覆花、川芎、细辛、人参、茯苓、半夏、当归、陈皮、干姜、炙甘草等10味,常规剂量,水煎温服。

《千金翼方》 金沸草散治时疫寒热及头目昏痛,咳嗽声重,涕唾稠黏:金沸草、前胡、荆芥、半夏、麻黄、芍药、炙甘草等7味,常规剂量,水煎温服。

《太平惠民和剂局方》 卷2,金沸草散治治时行寒疫壮热恶风及往来寒热,胸膈满闷,痰涎不利,咳嗽喘满:旋覆花、麻黄、前胡、荆芥穗、半夏、赤芍药、甘草等7味,常规剂量,捣末,水煎温服。

《类证活人书》 ①卷17,金沸草散治伤寒壮热头痛,项筋紧急,时发寒热:旋覆花、前胡、荆芥、半夏、赤芍药、细辛、炙甘草等7味,常规剂量,捣末,水煎温服。②卷17,金沸草散治伤寒中脘有痰,壮热头痛,项筋紧急:旋覆花、前胡、荆芥、半夏、赤芍、细辛、炙甘草等7味,常规剂量,捣散,水煎服。《医方集解》风热上壅,荆芥辛轻发汗而散风;痰涎内结,前胡、旋覆消痰而降气,半夏燥痰而散逆;甘草发散而和中;茯苓行水;细辛温经;盖痰必挟火而兼湿,故下气利湿而证自平。茯苓用赤者,入血分而泻丙丁也。

《证治准绳·幼科》 加味金沸草散治麻疹初起咳嗽喷嚏,面浮腮赤:旋覆花、麻黄、前胡、荆芥穗、炙甘草、半夏、赤芍、鼠粘子、浮萍等9味,常规剂量,捣末,水煎服。

《麻症集成》 卷4,金沸草散治伤风头目昏痛,咳嗽多痰:金沸草、前胡、黄芩、枳壳、桔梗、赤芍、荆芥、橘红、麻黄、甘草等10味,常规剂量,水煎服。

《治疫全书》 卷4,金沸草散治风温咳嗽多痰,上气喘促:旋覆花、前胡、细辛、荆芥、赤苓、甘草、杏霜等7味,常规剂量,水煎服。

《四明心法》 卷3,金沸草散治咳嗽:金沸草、前胡、麻黄、荆芥、黄芩、甘草等5味,常规剂量,水煎服。

《济阳纲目》 卷61,金沸草散治热嗽有血:旋覆花、前胡、赤芍药、山栀、桑白皮、荆芥穗、黄芩、橘红、甘草、阿胶等10味,常规剂量,锉散,水煎温服。

《伤寒全生集》 卷2,金沸草散治冷痰哮喘,多吐冷沫:金沸草、半夏、前胡、麻黄、荆芥、桂枝、干姜、五味、甘草、细辛、杏仁、枳壳、桔梗等13味,捣末,水煎温服。

【按语】

旋覆花又名金沸草,是菊科植物旋覆花、线叶旋覆花或大花旋覆花等的头状花序,中药药名。大花旋覆花含大花旋覆花素和旋覆花素以及槲皮素、异槲皮素、咖啡酸、绿原酸、菊糖及蒲公英甾醇等多种甾醇。药理作用:抗菌。后世旋覆花主治心下痞硬、癖饮、肺痿、肥人恶阻、时疫、麻疹、伤风、风温、热嗽有血、冷痰哮喘等,较《神农本草经》大为扩展。

270 藜 芦

【原文】

藜芦味辛寒。主蛊毒,咳逆,泄痢,肠澼,头疡,疥瘙,恶疮,杀诸蛊毒,去死肌。一名葱苒。

【重辑】

藜芦味辛性寒。主治:①咳逆;②泄痢;③肠澼;③头疡;④疥瘙;⑤恶疮;⑥死肌;⑦蛊毒。

【理论】

《名医别录》 藜芦治哕逆,喉痹不通,鼻中息肉,马刀烂疮。

《药性论》 藜芦治上气去积年脓血,泄痢,恶风疮疥癣头秃,杀虫。

《本草图经》 藜芦大吐上隔风涎,暗风痫病,小儿眇。用钱匕一字则恶吐人,又用通顶,令人嚏。

《本草衍义》 藜芦为末细调治马疥痒。

《本草经疏》 《本经》主蛊毒咳逆及《别录》疗哕逆、喉痹不通者,皆取其宣壅导滞之力。苦为涌剂,故能使邪气痰热,胸膈部分之病,悉皆吐出也。辛能散结,故主鼻中息肉,苦能泄热杀虫,故主泄痢肠,头疡,疥瘙,杀诸虫毒也。疮疡皆湿热所生,湿热不去,则肌肉溃烂,苦寒能泻湿热,则马刀,恶疮,烂淹,死肌皆愈也。味至苦,入口即吐,故不入汤。藜芦辛苦有大毒,服一匕则令人胸中烦闷,吐逆不止,凡脑中有痰次,或中蛊毒恶气者,止可借其上涌宣吐之力,获效一时,设病非关是证者,切勿沾唇,徒令人闷乱吐逆不止,亏损律液也。

【临床】

《肘后备急方》 卷4,藜芦散(名见《太平圣惠方》卷55)治黄疸热毒结在胸膈,上壅烦闷,目赤口干:藜芦一味捣散,温水调服。

《备急千金要方》 ①卷15,藜芦丸治小儿泄痢:藜芦、黄连、附子等3味,捣末,常规剂量,捣末蜜丸,粥饮送服。②卷5,藜芦膏治头疮疽痒及病癣瘙痒:藜芦、黄连、雄黄、黄芩、松脂、猪脂、矾石等7味,常规剂量,捣末,煎膏调敷。

《外台秘要》 卷5,引《删繁方》藜芦丸治五脏疟疾:藜芦、皂荚、常山、巴豆、牛膝等5味,常规剂量,捣末蜜丸,粥饮送服。

《太平圣惠方》 ①卷61,藜芦散蚀恶肉治痈疽:藜芦、真珠末、硫黄、马齿矾、雄黄、麝香、茴茹等7味,常规剂量,捣散敷疮。②卷66,藜芦散治蚍蜉瘘,浮核不尽及诸息肉在肌中:藜芦、茴茹、雄黄等3味,常规剂量,捣散敷疮,不得入眼。

《圣济总录》 卷141,藜芦汤治痔疮:藜芦、附子、莽草、蛇床子、羌活、独活、当归、苦参、芍药、蜀椒等10味,常规剂量,捣末水煎,候温外洗。

《朱氏集验方》 ①卷9,藜芦散治咽喉肿痛或喉闭:藜芦、白矾、猪牙皂角、雄黄、粉草、薄荷等6味,常规剂量,捣末咽服。②卷12,藜芦散治疥疮:藜芦不拘多少,鲫鱼煎油涂。

《魏氏家藏方》 卷8,藜芦粉治诸般癣疮:藜芦、硫黄、斑蝥、腻粉等4味,捣末,清油调敷。

《素问病机气宜保命集》 卷中,藜芦散久疟不能饮食,胸中郁郁,欲吐不能吐:大藜芦末温齑水调下,以吐为度。

《普济方》 卷48,藜芦散治秃疮:贯众、藜芦、漏芦等3味,捣末油调涂。

《重订通俗伤寒论》 藜香散治昏狂痉厥,癫痫痴呆:藜芦、麝香等2味,常规剂量,捣末搐鼻取嚏。

【按语】

藜芦是百合科植物黑藜芦的根及根茎,中药药名。黑藜芦根、根茎含介芬胺、假介芬胺、玉红介芬胺、秋水仙碱、计明胺及藜芦酰棋盘花碱等生物碱。天目藜芦根含天目藜芦碱、天目藜芦宁碱等多种生物碱。蒜藜芦根含藜芦胺、玉红介芬胺、龙葵胺、脱氧介芬胺等生物碱及β-谷甾醇。根茎含介芬胺、藜芦胺、棋盘花辛碱、玉红介芬胺及棋盘花酸δ-内酯-16-当归酸酯等生物碱。药理作用:①降压;②杀虫;③催吐;④祛痰。注释:①咳逆见禹余粮条;②疥瘙见五色石脂条;③恶疮见漏芦条;④死肌见云母条;⑤蛊毒见赤箭条。后世藜芦主治黄疸、五脏疟疾、痈疽、蚍蜉瘘、癣疮、秃疮、昏狂痉厥、癫痫痴呆等,较《神农本草经》大为扩展。

271 钩　　吻

【原文】

钩吻味辛温。主金疮乳痓,中恶风,咳逆上气,水肿,杀鬼疰注蛊毒。一名野葛。

【重辑】

钩吻味辛性温。主治:①金疮;②乳痓;③中风;④咳逆;⑤水肿;⑥鬼疰蛊毒。

【理论】

《名医别录》　钩吻破癥积,除脚膝痹痛,四肢拘挛,恶疮疥虫,杀鸟兽。秦钩吻温中治喉痹,咽中塞,声变,咳逆上气。

《本草经集注》　五符中亦云钩吻是野葛。言其入口则钩人喉吻。或言吻作挽字,牵挽人肠而绝之。

《新修本草》　野葛生桂州以南,村墟间巷间皆有,彼人通名钩吻,亦谓苗名钩吻,根名野葛。人或误食其叶者皆致死,而羊食其苗大肥,物有相伏如此。《博物志》云:钩吻叶似凫葵,并非黄精之类。毛茛是有毛,石龙芮何干钩吻?掌禹锡日:秦钩吻主喉痹,咽中塞,声变,咳逆气,温中。钩吻一名野葛者,亦如徐长卿、赤箭、鬼箭等,并一名鬼督邮。《岭表录异》云:野葛,毒草也。俗呼为胡蔓草,误食之,则用羊血解之。黄帝问天老日:天地所生,岂有食之死者乎?天老日:太阴之精名日钩吻,不可食之,入口则死。

《本经逢原》　野葛之毒甚于戈戟,故有钩吻之名。而风毒蛊疰用之以毒攻毒,苟非大剧。亦难轻用。紫者破血结,青者破痰积。其叶与黄精叶相似,但钩吻叶有毛钩二个,黄精叶似竹叶而无毛钩,可以明辨。误食钩吻叶,饮冷水即死,以死尸悬树上汁滴在地即生菌子,收之名菌药。毒于野葛,蕹菜捣汁解之,取蕹菜汁滴野葛苗即萎死。

【临床】

《备急千金要方》　①卷7,野葛膏治恶风毒肿,疼痹不仁,瘰疬恶疮,痈疽肿胫,脚弱偏枯:野葛、犀角、蛇衔、莽草、乌头、桔梗、升麻、防风、蜀椒、干姜、鳖甲、雄黄、巴豆、丹参、踯躅花等15味,常规剂量,苦酒渍一宿,猪膏五斤煎膏摩病上。②卷11,野葛膏治暴癥:野葛、当归、附子、雄黄、细辛、乌头、巴豆、蜀椒等8味,常规剂量,醋浸猪膏煎膏敷癥上。③卷25,野葛膏治射工恶核,卒中恶毒:野葛、茵芋、踯躅、附子、丹砂、巴豆、乌头、蜀椒、雄黄、大黄等10味,常规剂量,捣筛,猪膏熬膏摩痛上。

《太平圣惠方》　①卷24,野葛膏治风瘾疹:野葛、附子、牛李子并根等6味,常规剂量,醋浸猪脂熬膏,摩患处。②卷61,野葛散治痈肿不能溃:野葛皮、龙骨、干姜、桂心、栝楼、王不留行等6味,常规剂量,捣散,温酒调服。③卷61,野葛散治痈肿疼痛不止:野葛皮、大黄、半夏、莽草、芒硝、白蔹等6味,常规剂量,捣散,猪胆和膏敷肿处。④卷90,野葛膏治小儿白秃疮苦痒:野葛末、猪脂、羊脂等3味,常规剂量,水煎候冷涂之。

《圣济总录》　卷134,野葛膏治久疮:野葛、黄连、细辛、杏仁、莽草、芍药、藜芦、附子、乱发灰、蔄茹、川芎、白芷、桂枝、藁本、乌头、白术、吴茱萸、雌黄、矾石、天雄、当归、斑蝥、巴豆、蜀椒、黄柏、蛇床子、猪脂等27味,常规剂量,捣末煎膏,摩涂疮上。

【按语】

钩吻又名野葛,是马钱科植物胡蔓藤的全草,中药药名。钩吻素剧毒,亦为药效成分。药理作用:①镇痛;②镇静;③抑制平滑肌。注释:①乳痓见地榆条;②蛊毒见赤箭条;③鬼疰见蓝实条;后世钩吻主治暴癥、瘾疹、痈肿、白秃疮、久疮等,较《神农本草经》扩展。

272 射 干

【原文】

射干味苦平。主咳逆上气,喉痹咽痛不得消息,散结气,腹中邪逆,食饮大热。一名乌扇,一名乌蒲。

【重辑】

射干味苦性平。主治:①咳逆;②上气;③咽痛;④喉痹;⑤结气;⑥邪逆;⑦食饮大热。

【理论】

《名医别录》 射干治老血在心肝脾间,咳唾,言语气臭,散胸中气。

《本草经集注》 此即是乌翣根,庭台多种之。黄色,亦疗毒肿,方多作夜干字。今射亦作夜音,人言其叶是鸢尾,而复又有鸢头,此盖相似尔,恐非乌翣者即其叶名矣。

《药性论》 射干治喉痹,水浆不入,能通女人月闭,治疰气,消瘀血。

《日华子本草》 消痰破癥结,胸膈满,腹胀,气喘,疝癖,开胃下食,消肿毒,镇肝明目。

【临床】

《金匮要略方论》 射干麻黄汤治咳而上气,喉中有水鸡声:射干、麻黄、生姜、细辛、五味子、半夏、紫菀、款冬花、大枣等9味常规剂量水煎温服。《退思集类方歌注·射干麻黄汤》:此治形寒饮冷伤肺之要方也。喉中水鸡声者,痰气出入而咳咯也。由肺中冷,阳气不能宣其液,郁于肺而生声,乃复用《本经》主治咳逆上气之品,大泄阴液,宣通肺气。射干、紫菀,以苦泄之也,麻、辛、款、夏、生姜,以辛泻之也,五味子酸以收其正气,大枣甘以缓其下行,则射干、细辛、五味之性,从麻黄外达肺经,内通肺脏,泄肺之苦,遂肺之欲,补肺之正,温肺之阳,俾气道平而肺得阳和之致,自无咳咯之声矣。

《备急千金要方》 卷18,射干煎治咳嗽上气:射干、款冬花、紫菀、细辛、桑白皮、附子、甘草、白蜜、竹沥、生姜汁、饴糖等11味常规剂量水煎服。射干煎治同前:射干、大青、石膏、赤蜜等4味,常规剂量,水煎温服。

《太平圣惠方》 ①卷18,含化射干丸治热病咽喉肿塞,连舌根痛:射干、升麻、硼砂、甘草炙、豉心、杏仁等6味,常规剂量,捣末蜜丸,含化咽津。②卷35,射干散风毒咽喉肿痛,水浆不下:射干、赤芍、升麻、杏仁、牛蒡子、枫香、葛根、麻黄、炙甘草等9味,常规剂量,捣散,水煎温服。③卷62,射干散治瘰疬:射干、升麻、枳实、大黄、甘草、麝香、前胡、羚羊角屑等8味,锉捣末,水煎温服。

《圣济总录》 ①卷122,络石射干汤治咽喉肿痛,咽物不得:络石、射干、芍药、升麻、露蜂房、蒺藜子等6味,常规剂量,捣末,水煎温服。②卷124,黄芩射干汤治咽喉似有物噎塞:黄芩、射干、枳实、半夏、炙甘草、升麻、桂枝等7味,常规剂量,捣筛,水煎温服。

《杏苑生春》 卷3,大射干汤治暴寒咳嗽呕吐:射干、当归、麻黄、肉桂、桑皮、枳壳、紫菀、独活、杏仁、半夏、甘草等11味,常规剂量,水煎温服。

《外科理例》 射干连翘散治寒热瘰疬:射干、连翘、玄参、木香、赤芍、升麻、前胡、当归、山栀仁、炙甘草、大黄等11味,常规剂量,水煎温服。

《张氏医通》 卷15,射干消毒饮治麻疹咳嗽声喑,咽喉肿痛:射干、黑参、连翘、荆芥、鼠粘子、甘草等6味,常规剂量,水煎温服。

《奇效良方》 卷61,射干散治热毒悬痈肿痛,咽喉不利:射干、天竺黄、马牙硝、犀角屑、玄参、升麻、白矾、芍药、黄药子、炙甘草等10味,常规剂量,捣末蜜丸,含化咽津。

《医钞类编》 卷12,黄芩射干汤治热毒喉中腥臭:黄芩、射干等2味,常规剂量,水煎服。

【按语】

射干是鸢尾科植物射干的根茎,中药药名。射干含射干定、鸢尾苷、鸢尾黄酮苷、鸢尾黄酮等。药理作用:①抗病毒;②消炎;③解热;④利尿。注释:腹中邪逆即脾胃气机逆行,出呕吐、撑胀等症状。后世射干主治暴寒咳嗽、寒热瘰疬、麻疹、热毒悬痈等,较《神农本草经》大为扩展。

273　蛇　含

【原文】

蛇含味苦微寒。主惊痫寒热邪气,除热,金疮,疽痔,鼠瘘,恶疮,头疡。一名蛇衔。

【重辑】

蛇含味苦微寒。主治:①惊痫;②寒热邪气;②金疮;③疽痔;④鼠瘘;⑤头疡。功效:除热。

【理论】

《名医别录》　蛇含治心腹邪气,腹痛,湿痹,养胎,利小儿。

《本草经集注》　蛇含即是蛇衔。蛇衔有两种,并生石上。当用细叶黄花者,处处有之。亦生黄土地,不必皆生石上也。

《新修本草》　含、衔义同,见古本草也。

《本草拾遗》　蛇衔主蛇咬。种之,亦令无蛇。今以草纳蛇口中,纵伤人,亦不能有毒矣。

《药性论》　蛇衔治丹疹,小儿寒热。

《日华子本草》　蛇含治蛇虫、蜂虺所伤及眼赤,止血,风疹,痈肿。茎、叶俱用。又名威蛇。

【临床】

《肘后备急方》　卷8,蛇衔膏治痈肿,金疮瘀血,产后血积,耳目诸病,牛领马鞍疮:蛇衔、大黄、附子、当归、芍药、细辛、黄芩、椒、莽草、独活、薤白等11味,常规剂量,苦酒淹渍猪脂熬膏,温酒调服。

《刘涓子鬼遗方》　卷2,蛇衔散治金疮内伤:蛇衔、炙甘草、川芎、白芷、当归、续断、黄芩、泽兰、干姜、桂心、乌头等11味,常规剂量,捣筛酒服。

【按语】

蛇含是蔷薇科植物蛇含的全草或带根全草,中药药名。蛇含含仙鹤草素,蛇含鞣质,长梗马铃素等。注释:①惊痫见龙胆条;②鼠瘘见黄芪条;③疽痔见漏芦条;④头疡见五色石脂条。后世主治未扩展。

274 常　山

【原文】

常山味苦寒。主伤寒,寒热,热发温疟,鬼毒,胸中痰结吐逆。一名互草。

【重辑】

常山味苦性寒。主治:①伤寒;②寒热;③热发温疟;④鬼毒;⑤痰结吐逆。

【理论】

《名医别录》　恒山治鬼蛊往来,水胀,洒洒恶寒,鼠瘘。

《药性论》　常山忌葱,治诸疟,吐痰涎,去寒热,治项下瘤瘿。

《本草衍义》　常山,蜀漆根也。亦治疟吐痰,如鸡骨者佳。

【临床】

《肘后备急方》　①卷3,恒山甘草汤(名见《备急千金要方》卷7)治寒热诸疟,发作无常,心下烦热:常山、甘草等2味,水煎分服。②卷3,常山丸(名见《外台秘要》卷5)治障疟:常山、黄连、豆豉、附子等5味捣丸分服。

《备急千金要方》　①卷10,恒山丸治痎疟瘅疟:恒山、知母、甘草、大黄、麻黄等5味,常规剂量,捣末蜜丸,分服。②卷10,恒山丸治疟疾或渴或不渴,热气内伤不泄,令人病寒腹中痛,肠中鸣,汗出:恒山、甘草、知母、鳖甲等4味,常规剂量,捣末蜜丸,温酒调服。③卷11,恒山丸治胁下邪气积聚,往来寒热如温疟:恒山、蜀漆、白薇、桂心、蛇甲、白术、附子、鳖甲、蟦虫、贝齿、蜚虻等11味,常规剂量,捣末蜜丸,米汁送服。

《千金翼方》　卷19,恒山散(名见《太平圣惠方》卷40)治痰饮头痛往来寒热:常山、云母粉等2味捣散温服。

《外台秘要》　卷5,引《延年秘录》常山丸治疟疾:常山、青木香、蜀漆、牡蛎、大黄、乌梅肉、丹砂、豆豉、知母、鳖甲、麻黄等11味,常规剂量,捣末蜜丸,粥饮送服。

《医心方》　①卷14,引《深师方》恒山丸治疟疾:大黄、附子、恒山、龙骨等4味,常规剂量,捣筛蜜丸,分服。②卷14,引《范汪方》恒山汤治疟疾痰实不消:恒山、甘草、知母、麻黄、大黄等5味,常规剂量,水煎分服。

《太平圣惠方》　①卷9,恒山散治伤寒四日太阴初受病:恒山、甘草、鳖甲、石膏、柴胡、知母等6味,常规剂量,捣散,入淡竹叶水煎至温服。当吐顽涎,后即服和气治中汤。②卷52,恒山丸治寒癖四肢颤掉:恒山、野狸头骨、虎头骨、猢狲头骨、天灵盖、绿豆、臭黄、安息香、朱砂、雌黄、砒霜、乳香、阿魏、白芥子等14味,常规剂量,捣末软饭和丸,熟水送服。③卷55,恒山散治疟疾黄疸:恒山、茵陈、赤茯苓、知母、鳖甲、炙甘草等6味捣散水煎服。

《圣济总录》　卷35,常山饮治一切疟疾经年不愈:常山、鳖甲、知母、白头翁、炙甘草、柴胡、青蒿、桃枝柳枝、桂枝等9味,常规剂量,捣末入葱白、薤白,酒水合煎温服。

《太平惠民和剂局方》　卷8,常山饮治疟疾或先寒后热,或先热后寒,或寒热独作,或连日并发,或间日一发,寒则肢体颤掉,热则举身如烧:知母、常山、草果、炙甘草、良姜、乌梅等6味,常规剂量,捣末,水煎温服。

《鸡峰普济方》　①卷9,恒山汤治急黄,酒黄,心黄,劳黄,气喘欲发:柴胡、恒山、芒硝、大黄、黄芩、龙胆、茵陈、秦艽、栀子等9味,常规剂量,捣末,水煎温服。②卷14,恒山鳖甲散治痰鬼瘅疟:恒山、鳖甲、乌梅、甘草、犀角、桃仁、知母、石膏等8味,常规剂量,捣末,入竹叶二片,水煎温服。

《普济方》　①卷197,引《经效济世方》恒山散治疟疾:恒山、青蒿、乌梅、赤芍、炙甘草等5味,常规剂量,捣末,水煎温服。②卷197,引《肘后备急方》恒山乌梅汤治疟疾膈痰不得吐:恒山、乌梅、桂心、芫花、半夏、豆豉等6味,常规剂量,捣末,酒水合煎分服。

【按语】

常山又名恒山,是虎耳草科植物黄常山的根,中药药名。黄常山含黄常山碱简称常山碱、黄常山定以及4-喹唑酮、伞形花内酯等。药理作用:①抗疟;②抗阿米巴原虫;③解热。后世恒山主治痎疟、瘅疟、黄疸、急黄、酒黄、心黄、劳黄等,较《神农本草经》有扩展。

275　蜀　漆

【原文】

蜀漆味辛平。主疟及咳逆,寒热,腹中癥坚,痞结,积聚邪气,蛊毒,鬼疰。

【重辑】

蜀漆味辛性平。主治:①疟疾;②咳逆;③寒热;④癥坚;⑤痞结;⑥积聚;⑦邪气;⑧蛊毒;⑨鬼疰。

【理论】

《名医别录》　蜀漆治胸中结气。

《本草经集注》　蜀漆是常山苗。

《新修本草》　此草日微萎则把束曝使燥,色青白,堪用。若阴干,便黑烂郁坏矣。

《药性论》　蜀漆,常山苗也。治瘴、鬼疟多时不瘥,去寒热疟,治温疟寒热。不可多进,令人吐逆。主坚癥,下肥气,积聚。

《日华子本草》　蜀漆治癥痕,又名鸡尿草、鸭尿草。

【临床】

《金匮要略方论》　蜀漆散治牝疟寒多热少:蜀漆、云母、龙骨等3味,捣散,浆水送服。《医宗金鉴·蜀漆散》:牝疟证多阴寒,治宜助阳温散为主。云母之根为阳起石,下有云母,上多云气,性温气升,乃升发阳气之物;龙骨属阳,能逐阴邪而起阳气;蜀漆乃常山之苗,功能治疟,不用根而用苗者,取其性多升发,能透达阳气于上之义也。温疟加蜀漆,亦取其升散之功。《医方考·蜀漆散》:此仲景治牝疟之方也,病原于顽痰癥痕者,此方主之。牝,阴也,无阳之名。顽痰乃至阴所化,痕乃凝结之阴,故令人有寒无热。蜀漆、云母、龙骨,既经烧炼,则味涩而辛热,味涩可以固既脱之阳,辛热可以消固结之阴。仲景治火劫亡阳之证,于桂枝汤去芍药加蜀漆、龙骨辈,名曰救逆汤,是二物之为纯阳可知。云母烧二日夜,则寒性亦去而纯阳矣,宜仲景之用之也。

《备急千金要方》　①卷3,蜀漆汤治产后虚热往来,心胸烦满,骨节疼痛,头痛壮热,晡时辄甚,又如微疟:蜀漆叶、黄芪、桂心、甘草、黄芩、知母、芍药、生地黄等8味,常规剂量,水煎分服。②卷5,蜀漆汤治小儿潮热:蜀漆、甘草、知母、龙骨、牡蛎等5味,常规剂量,水煎温服。

《外台秘要》　①卷5,引《救急方》蜀漆汤治疟疾瘴疠诸药不能愈:白薇、蜀漆、知母、炙甘草、苦参、升麻、龙胆、常山、大黄、鳖甲、石膏、茯苓、黄芩、香豉、独蒜、淡竹叶等16味,常规剂量,捣散,水酒合煎温服。②卷5,引《近效方》蜀漆丸治瘴疟:蜀漆、常山、青木香、升麻、鳖甲、牡蛎、朱砂、猪苓、香豉、大黄等10味,常规剂量,捣末蜜丸,米汤送服。

《太平圣惠方》　①卷52,蜀漆汤(名见《普济方》卷200)治劳疟发歇无常,日渐羸瘦:蜀漆、甘草、天灵盖、生黑豆、桃仁、乌梅肉、竹叶等7味,常规剂量,捣细,水煎温服。②卷52,蜀漆丸治劳疟积年不愈,颜色苍苍,颤掉气喘:蜀漆、乌梅肉、石膏、鳖甲、恒山、香豉、炙甘草、知母、苦参、麝香、桃仁等11味,常规剂量,捣末蜜丸,温酒送服。

《圣济总录》　①卷33,蜀漆鳖甲丸治肝疟邪热客于足厥阴,颜色苍苍,战掉,或似热劳:鳖甲、蜀漆、知母、乌梅、苦参、常山、葳蕤、豆豉、石膏、细辛、炙甘草等11味,常规剂量,捣末蜜丸,温酒送服。②卷37,蜀漆汤治疟疾发热身黄,小便不利:蜀漆、常山、人参、赤茯苓、桂枝、大黄等6味,常规剂量,捣末加生姜,大枣水煎温服。③卷66,蜀漆汤治三焦咳嗽,中满气逆,面目浮肿,咯唾痰饮:蜀漆、郁李仁、炙甘草、当归、柴胡、黄连、射干、大腹皮、桑根白皮、川芎、牵牛子、天雄、陈橘皮、桂枝、苍术、桃仁等16味,常规剂量,捣末,水煎温服。④卷128,蜀漆方治石痈结硬未成脓:蜀漆、桑根白皮等2味,常规剂量,捣末牛皮胶酒调,外敷肿处。⑤卷175,蜀漆丸治小儿坚痕,面黄羸瘦,心中躁闷,时发寒热,腹中疞痛:蜀漆、细辛、龙胆、附子、干姜、牡丹皮、虻虫、桂枝、曾青等9味,常规剂量,捣末蜜丸,米饮送服。

《朱氏集验方》　卷2,蜀漆汤治一切疟疾:蜀漆、桂心、甘草、茯苓、黄芪、生地黄、知母、芍药等8味,常规剂量,水煎温服。

【按语】

蜀漆是虎耳草科植物黄常山的嫩枝叶,中药药名。注释:①邪气见云母条;②蛊毒见赤箭条;③鬼疰见蓝实条。后世主治未扩展。

276 甘 遂

【原文】

甘遂味苦寒。主大腹疝瘕,腹满,面目浮肿,留饮宿食,破癥坚积聚,利水谷道。一名主田。

【重辑】

甘遂味苦性寒。主治:①大腹疝瘕;②腹满;③面目浮肿;④留饮宿食;⑤癥坚;⑥积聚。功效:利水谷道。

【理论】

《名医别录》 甘遂下五水,散膀胱留热,皮中痞,热气肿满。

【临床】

《伤寒论》 ①十枣汤治太阳中风表解里未和,汗出而不恶寒,里有水气,小便不利,呕逆短气,心下至胁痞满硬痛。此治水之急方也:甘遂、芫花、大戟等3味,常规剂量,捣散,大枣十枚水煮纳药末,强人一钱匕,羸人半钱,温服,得快下利后,糜粥自养。《删补名医方论》柯琴曰:仲景治水之方,种种不同,此其最峻者也。凡水气为患,或喘或咳,或悸或噎,或吐或利,病在一处而止。此则水邪留结于中,心腹胁下痞满硬痛,三焦升降之气阻隔难通。此时表邪已罢,非汗散之法所宜,里饮实盛,又非淡渗之品所能胜,非选逐水至峻之品以折之,则中气不支,束手待毙矣。甘遂、芫花、大戟三味,皆辛苦气寒而禀性最毒,并举而用之,气味相济相须,故可夹攻水邪之巢穴,决其渎而大下之,一举而患可平也。然邪之所凑,其气必虚;以毒药香邪,必伤及脾胃,使元冲和甘缓之品为主宰,则邪气尽而大命亦随之矣。然此药最毒,参术所不能君,甘草又与之相反,故选十枣之大而肥者以君之,一以顾其脾胃,一以缓其峻毒。得快利后,糜粥自养,一以使谷气内充,一以使邪不复作。此仲景用毒攻病之法,尽美又尽善也。昧者惑于甘能中满之说,而不敢用,岂知承制之理乎?②大陷胸汤治伤寒结胸热实,心下痛,按之石硬;伤寒热结在里,但结胸无大热,但头微汗出;太阳病不大便五六日,舌上燥而渴,日晡所小有潮热,从心下至少腹硬满而痛不可近:大黄、芒硝、甘遂等3味,常规剂量,水六升先煮大黄取二升,去滓纳芒硝煮一两沸,内甘遂末,温服一升,得快利止后服。《删补名医方论》柯琴曰:水结于胸则津液不下,无以润肠胃,故大便必燥,不下输膀胱,故水道不通。大黄、芒硝善涤肠胃之热实,此病在胸中而亦用以为君者,热淫于内,当治以苦寒,且以润阳明之燥,是实则泻子之法,补膀胱之寒,亦制之以其所畏也。任甘遂之苦辛,所以直攻其水结。然水结因于气结,必佐杏仁之苦温,以开其水中之气,气行而水自利矣。水结又因于气热,必佐葶苈之大寒,以清其气分之热,源清而流自洁矣。若胸中水结而未及中焦者,当小其制,而复以白蜜之甘以缓之,使留恋于胸中,过宿乃下,但解胸心之结滞,而保肠胃之无伤,是又以香剂为和剂也。是方为利水攻积之剂,故治水肿、痈疾之初起者甚捷。

《金匮要略方论》 ①甘遂半夏汤治留饮欲去,其人欲自利,利反快,虽利心下续坚满:甘遂、半夏、芍药、甘草等4味,常规剂量,水煮顿服。《医宗金鉴·甘遂半夏汤》:留者行之,用甘遂以决水饮,结者散之,用半夏以散痰饮。甘遂之性直达,恐其过于行水,缓以甘草白蜜之甘,收以芍药之酸,虽甘草、甘遂相反,而实有以相使,此酸收甘缓,约之之法也。《灵枢经》曰:约方犹约囊。其斯之谓欤!尤怡曰:甘草与甘遂相反,而同用之者,盖欲其一战而留饮尽去,因相激而成也。芍药、白蜜不特安中,亦缓药毒耳!②大黄甘遂汤治妇人水血俱结血室,少腹满如敦状,小便微难而不渴:大黄、甘遂、阿胶等3味,常规剂量,水煎顿服。

《肘后备急方》 卷3,甘遂方(名见《普济方》卷193)治身面肿满,大小便涩:猪肾、甘遂等2味,常规剂量,火炙熟食。

《备急千金要方》 卷11,甘遂汤治暴坚久痞腹坚:甘遂、黄芩、芒硝、桂心、细辛、大黄等6味,常规剂量,水煎分服。

《外台秘要》 ①卷20,引《古今录验》甘遂丸治风水黄疸,体大如囊,阴肿如斗:甘遂、葶苈子、杏仁、巴豆等4味,常规剂量,捣筛蜜丸,粥饮送服。②卷33,引《小品方》甘遂散治妊娠子淋气急,大小便不利,已服猪苓散不愈:泰山赤皮甘遂二两,捣末蜜丸分服。

《太平圣惠方》 ①卷51,甘遂丸治痰饮疝癖腹胁胀满,四肢浮肿:甘遂、芫花、甜葶苈、大黄、青橘皮、大戟、芒硝、贝母、桂心、乌喙等10味,常规剂量,捣末蜜丸,粥饮送服。②卷54,甘遂散治水气遍身浮肿,心胸急硬喘满,大小便涩:甘遂、杏仁、泽泻、黄芩、泽漆、赤茯苓、郁李仁、陈橘皮、朴硝等9味,常规剂量,捣散,桑根白皮汤调服。③卷54,甘遂散(名见《普济方》193)治水气鼓胀喘息:甘遂、槟榔、牛蒡子、商陆等4味,常规剂量,捣散,猪肾切片掺药纸裹煨熟,顿服。④卷88,甘遂丸治癥瘕胁下坚硬如石,四肢黄瘦:甘遂、雄黄、石膏、牡蛎、巴豆、丹砂、蕤仁、麝香等8味,常规剂量,捣末蜜丸,粥饮送服。

《圣济总录》 ①卷54,甘遂散治三焦不通,心腹胀满,喘促,大小便不利:甘遂、牵牛子、续随子、大戟、葶苈等5味,常规剂量,捣散,灯心汤调服。②卷54,甘遂散治三焦水气,四肢虚肿:甘遂、槟榔、木香、牵牛子、莱菔子等5味,常规剂量,捣散,紫苏木瓜汤调服。③卷73,甘遂丸治痃气:甘遂、芫花、桃仁、川芎、当归、柴胡、蜀椒、吴茱萸、厚朴、桂枝等10味,常规剂量,捣末蜜丸,生姜汤送服。④卷80,甘遂散治蛊毒水肿脚气:甘遂、蓬莪术、青橘皮、大戟、桂枝、石菖蒲、木香等7味,常规剂量,捣散,葱汤调服。⑤卷174,甘遂丸治小儿水肿满实,诸治不愈:甘遂、葶苈、车前子、猪苓、杏仁、芍药、泽漆叶、黄芩、鳖甲等9味,常规剂量,捣末蜜丸,竹叶汤送服。

《幼幼新书》 卷32,引茅先生甘遂散治气肿水肿:甘遂、大戟、黑牵牛、槟榔、陈橘皮、木香等6味,常规剂量,捣末,葱酒调服。

《普济方》 ①卷56,引《海上方》甘遂丸治鼻齆及鼻塞不闻香臭,亦治息肉:甘遂、通草、细辛、附子等4味,常规剂量,捣散犬胆为丸,绵裹纳鼻中。②卷386,甘遂槟榔散治小儿积水、疳水:甘遂、青皮、陈皮、槟榔等4味,常规剂量,捣末,紫苏木瓜汤送服。

《东医宝鉴·外形篇》 卷2,引《医学入门》甘遂散治耳聋:甘遂末、葱汁和丸绵裹塞耳中,口含甘草汤。

【按语】

甘遂是大戟科植物甘遂的根,中药药名。甘遂含三萜类物质,中有大戟酮、大戟二烯醇、大戟醇、表大戟二烯醇。药理作用:①泻下;②利尿;③抗早孕;④镇痛。注释:疝瘕见防葵条。后世甘遂主治风水黄疸、三焦不通、鼻齆、耳聋等,较《神农本草经》大为扩展。

277 白 蔹

【原文】

白蔹味苦平。主痈肿疽疮,散结气,止痛除热,目中赤,小儿惊痫,温疟,女子阴中肿痛。一名菟核,一名白草。

【重辑】

白蔹味苦平。主治:①痈疽;②肿疮;③结气;④目赤;⑤小儿惊痫;⑥温疟;⑦女子阴中肿痛。功效:止痛除热。

【理论】

《名医别录》 白蔹治下赤白,杀火毒。

《本草经集注》 白蔹作藤生,根如白芷,破片以竹穿之,日干。生取根捣敷痈肿亦效。

《药性论》 白蔹治气壅肿及一切肿毒面上疮。子治温疟,主寒热,结壅热肿。

《日华子本草》 止惊邪瘰疬,肠风痔瘘,刀箭疮,扑损,温热疟疾,血痢,汤火疮,生肌止痛。

【临床】

《肘后备急方》 ①卷3,白蔹散(名见《备急千金要方》卷8)治中风风痹筋急:白蔹、附子等2味,常规剂量,捣末,水煎服。②卷3,白蔹散(名见《普济方》卷239)治寸白虫眼无光泽,脚膝少力:芜荑、狼牙、白蔹等3味,常规剂量,捣散苦酒浸,早空腹服。

《刘涓子鬼遗方》 ①卷2,白蔹散治金疮箭在肉中不出:白蔹汤洗七遍,生姜浸,捣末,温水调服。②卷5,白蔹膏治瘰疬痱疮:白蔹、白芷、川芎、大黄、黄连、当归、黄柏、豆豉、羊脂、猪脂等10味,常规剂量,微火煎膏,候凝外敷。

《备急千金要方》 卷4,(名见《圣济总录》卷152)治漏下色白:鹿茸、白蔹、狗脊等3味,常规剂量,捣筛,米饮送服。

《外台秘要》 ①卷23,引《广济方》白蔹膏(名见《圣济总录》卷126)治瘰疬息肉结硬:白蔹、炙甘草、青木香、芍药、大黄、玄参等5味,常规剂量,捣散,少酢糊涂布外贴。②卷26,引《古今录验》白蔹散治痔疮,鼠乳脓出:白蔹、赤小豆、黄芪、芍药、黄芩、桂心、附子、牡蛎等8味,常规剂量,捣散,温酒送服。

《太平圣惠方》 ①卷24,白蔹散治白癜风遍身斑点瘙痒:白蔹、天雄、商陆、黄芩、干姜、踯躅花等6味,常规剂量,捣散,温酒调服。②卷36,白蔹散(名见《圣济总录》卷115)治聤耳出脓血不止:白蔹、黄连、龙骨、乌贼鱼骨、赤石脂等5味,常规剂量,捣散,绵裹塞耳中。③卷64,白蔹散治恶核焮肿,瘰疬结核,肿硬疼痛及痈疽:白蔹、大黄、赤石脂、赤芍药、莽草、黄芩、黄连、吴茱萸等8味,常规剂量,捣末,鸡子清和涂贴肿处。④卷68,白蔹散治金疮:白蔹、黄芩、艾叶、地松、石灰、狗头骨等6味,常规剂量,捣散,敷疮上。

《圣济总录》 卷18,白蔹散治风癫头面白驳,渐长如癣:白蔹、当归、附子、黄芩、干姜、天雄、羊踯躅等7味,常规剂量,捣散,温酒调服。

《鸡峰普济方》 卷4,白蔹散治肾脏风毒脚膝生疮,痛痒有时:白蔹、白及、黄芩、当归、芍药、吴茱萸等6味,常规剂量,捣末,生蜜调膏,摊纸贴疮。

《是斋百一选方》 卷16,白蔹散治干湿疮癣:天南星、全蝎、草乌头、白矾等4味,常规剂量,捣末,蟹壳灰和油贴疮。

《魏氏家藏方》 卷9,白蔹散治痈疽:白蔹、白矾、远志、雄黄、藜芦、麝香、白芷等7味,常规剂量,捣末,猪脂调敷。

【按语】

白蔹是葡萄科植物白蔹的根,中药药名。白蔹含粘质和淀粉、酒石酸、β-谷甾醇、延胡索酸,胡萝卜苷。药理作用:①抑制癣菌;②保肝;③抗癌。注释:惊痫见龙胆条。后世白蔹主治寸白虫、漏下色白、瘰疬、痔疮、干湿疮癣等,较《神农本草经》大为扩展。

278 青 葙 子

【原文】

青葙子味苦微寒。主邪气,皮肤中热,风瘙,身痒,杀三虫,子名草决明,疗唇口青。一名草蒿,一名萎蒿。

【重辑】

青葙子味苦微寒。主治:①邪气;②皮热;③风瘙身痒;④三虫。子名草决明。

【理论】

《名医别录》 青葙子治恶疮、疥虱、痔蚀,下部䘌疮。

《药性论》 青葙子治肝脏热毒冲眼,赤障青盲翳肿,治恶疮疥瘙,治下部虫䘌疮。

《日华子本草》 治五脏邪气,益脑髓,明耳目,镇肝,坚筋骨,去风寒湿痹。苗止金疮血。

【临床】

《备急千金要方》 青葙子丸治伤寒结热烦渴:青葙子、黄芩、栝楼根、苦参、黄柏、龙胆、栀子仁、黄连等8味,常规剂量,捣末,蜜丸分服。

《外台秘要》 卷2,引《小品方》青葙子散治热病䘌疮:青葙子、藋芦、狼牙、橘皮、萹蓄等5味,常规剂量,捣筛,粥饮调服。

《太平圣惠方》 ①卷10,青葙子丸治伤寒热毒攻眼赤痛兼治白翳:青葙子、大黄、黄连、黄芩、升麻、栀子仁、兔肝、朴硝、苦参等9味,常规剂量,捣末蜜丸,温浆水送服。②卷33,青葙子丸治风热壅滞泪出,眊眊不见物:青葙子、决明子、甜葶苈、车前子、细辛、五味子、麦门冬、生地黄、枸杞子、茺蔚子、防风、泽泻、地肤子、桂心、菟丝子、兔肝等16味,常规剂量,捣末蜜丸,粥饮送服。

《圣济总录》 ①卷5,大排风天麻散配伍青葙子治肺中风,帮麻不仁,手足牵急:天麻、青葙子、乌蛇、羌活、独活、秦艽、当归、桂枝、白芷、麻黄、细辛、枳壳、附子等13味,常规剂量,捣散,每次温酒调服2钱。②卷102,青葙子丸治肝虚两眼昏涩,泪出翳生,或散或聚:青葙子、车前子、细辛、生地黄、泽泻、菟丝子、防风、赤茯苓、茺蔚子、五味子、人参等11味,常规剂量,捣末蜜丸,茶汤送服。③卷102,青葙子丸治肾肝风虚,两目昏暗,视物不明:青葙子、桂枝、葶苈、熟地黄、细辛、茺蔚子、枸杞子、决明子、五味子、茯苓、黄芩、防风、地肤子、泽泻、麦门冬、车前子、菟丝子、兔肝等18味,常规剂量,捣末蜜丸,米饮送服。④卷110,青葙子丸治目睑风粟:青葙子、犀角、茯苓、羌活、槐子、桑根白皮、麻黄、羚羊角、大黄等9味,常规剂量,捣末蜜丸,粥饮送服。

《小儿卫生总微论方》 卷12,除毒丹治疳蛔不愈,传染兄弟姊妹:鬼臼、苦参、青葙子、草龙胆、硫黄、绯绢、干蟾、白矾等8味,常规剂量,捣末蜜丸如麻子大,每次沉香汤送服10丸。

《普济方》 ①卷72,引《余居士选奇方》青葙子散治眼暗久视无力:青葙子、玄参、人参、白术、地黄、地骨皮、茯苓、川芎、羌活、珍珠子、防风、甘草等12味,常规剂量,捣散,麦门冬汤调服。②卷95,大八风乌蛇散治风痹不仁,皮肤麻木,手足挛急:乌蛇、青葙子、防风、独活、麻黄、桔梗、秦艽、羌活、当归、细辛、桂枝、川芎、白芷、芍药、蒺藜子、人参、天麻、附子等18味,常规剂量,捣散,每次温酒调服2钱。

《银海精微》 卷上,黑参汤治肝经风热上攻,眼目有黑花,状如蝇翅者:黑参、黄芩、生地黄、赤芍药、菊花、青葙子、白蒺藜等7味,常规剂量,捣散,每次4钱水煎去渣温服。

【按语】

青葙子是苋科植物青葙的种子,中药药名。青葙子含脂肪油和硝酸钾、烟酸等。药理作用:①抗菌;②降眼压;③缩短血浆钙化时间。注释:邪气见云母条;三虫见天门冬条。后世青葙子主治恶疮、疥虱、痔蚀、眼暗有花、热毒攻眼等,较《神农本草经》大为扩展。

279 蘿菌

【原文】

蘿菌味咸平。主心痛，温中去长虫，白㾊蛲虫，蛇螫毒，癥瘕，诸虫。一名蘿芦。

【重辑】

蘿菌味咸性平。主治：①心痛；②诸虫或长虫或蛲虫；③蛇螫毒；④癥瘕。

【理论】

《名医别录》 蘿菌治疽蜗，去蛔虫寸白，恶疮。

《本草经集注》 形状似菌，鹳屎所化生，一名鹳菌。单末之，猪肉臛和食，可以遣蛔虫。

《新修本草》 蘿菌亦非是鹳屎所化生也。其菌色白轻虚，表里相似，与众菌不同。疗蛔虫有效。

《药性论》 蘿菌除腹内冷痛，治白秃。

【临床】

《普济方》 卷239，引《肘后备急方》蘿芦散治三虫：蘿芦2两，捣散，羊肉臛汁调服。

《备急千金要方》 ①卷18，懊憹散治湿䘌疮烂：萹蓄、蘿芦、雷丸、青葙子、女青、桃仁等6味，捣散，水煎服。②卷18，蘿芦丸治老小及妇人万病：蘼芜丸加蘿芦6分。②卷18，蘿芦丸治老小及妇人等万病，腹内冷热不通，急满痛，胸膈坚满，手足烦热，上气不得饮食，身体气肿，腰脚不遂，腹内状如水鸡鸣，妇人月经不调：蘼芜丸加蘿芦6分。

《外台秘要》 卷2，引《范汪方》懊憹散治伤寒心中懊憹，下利，谷道中烂伤，热患有蛔虫懊憹：蘿芦、干漆、萹蓄等3味，常规剂量，捣散，粥饮送服。

《圣济总录》 ①卷99，引《肘后备急方》蘿芦散治三虫：蘿芦、干漆、吴茱萸等3味，常规剂量，捣散，粟米稀粥调服。②卷179，蘿芦汤治蛔虫攻心腹痛：蘿芦、黍米等2味，常规剂量，捣末，水煎温服。

【按语】

蘿菌据考证可能是羊肚菌。后世主治未扩展。

280 白 及

【原文】

白及味苦平。主痈肿,恶疮,败疽,伤阴,死肌,胃中邪气,贼风,鬼击,痱缓不收。一名甘根,一名连及草。

【重辑】

白及味苦性平。主治:①痈肿;②恶疮;③败疽;④伤阴;⑤死肌;⑥胃中邪气;⑦贼风;⑧鬼击;⑨痱缓不收。

【理论】

《名医别录》 白及除白癣疥虫。

《药性论》 白及治结热不消,阴痿,面上皯疱,令人肌滑。

《日华子本草》 白及止惊邪血邪,痫疾,赤眼症结,发背瘰疬,肠风痔瘘,刀箭疮,扑损,温热疟疾,血痢,汤火疮,生肌止痛,风痹。

《本经逢原》 白及性涩而收,得秋金之气,故能入肺止血,生肌治疮。《本经》主败疽伤阴死肌,皆热壅血伤,胃中邪气亦邪热也。贼风痱缓,皆血分有热,湿热伤阴所致也。其治吐血咯血,为其性敛也。用此为末,米饮服之即止。试血法:吐水盆内,浮者肺血,沉者肝血,半浮半沉者心血,各随所见。以羊肺、肝、心煮熟,蘸白及末每日食之,其治金疮及痈疽方多用之。

【临床】

《太平惠民和剂局方》 卷10,白及散治小儿头缝骨应合不合:白及、柏子仁、防风、细辛等4味,常规剂量,捣末,乳汁调涂。

《圣济总录》 卷181,白及膏治小儿唇疮:白及、白蔹、白蜡、黄芪、乳香、牡丹皮、芍药、丁香、麻油等9味,常规剂量,煎膏敷疮。

《朱氏集验方》 卷7,白及散(名见《普济方》卷190)治肺痿吐血咯血:白及捣末,粥饮调服。

《活幼心书》 卷下,白及散治瘰疬脓汁不止:白及、贝母、黄连、轻粉等4味,常规剂量,捣末,清油调擦患处。

《普济方》 ①卷278,引《十便良方》白及散治发疮肿硬热赤不散:白及、麒麟竭、木鳖子、黄连等4味,常规剂量,捣末,猪胆汁调涂。②卷290,白及散治痈疽疮毒及金疮出血不止:白及、白蔹、乌鱼骨、紫参、黄芩、龙骨等6味,常规剂量,捣末,干掺疮口。③卷314,白及膏治蟭蛄疮:白及、良姜、沥青等3味,常规剂量,捣末嚼脂麻水熬为膏,摊膏贴疮。

《证治准绳》 ①卷3,引戴氏白及莲须散治咯血:白及、莲花须、侧柏叶、沙参等4味,常规剂量,捣末入藕节汁、地黄汁,磨京墨令黑,调药如稀糊啜服。②卷3,白及枇杷丸治咯血:白及、枇杷叶、藕节、阿胶、蛤粉、生地黄汁等6味,常规剂量,捣末为丸如龙眼大,噙化。

《古今医统大全》 卷81,白及散治大小疮疖:白及、乌骨鸡、红药子、雄黄、轻粉、红芽大戟等6味捣末外敷。

《医学启蒙汇编》 卷4,白及散治肺痿咳嗽,咳唾脓血及肺破不愈:款冬花、紫菀、白及、阿胶等4味水煎服。

《喉科心法》 卷下,白及治肺痿肺烂:白叶猪肺、白及等2味,煮熟服食。

《嵩崖尊生》 卷8,白及散治劳瘵吐血咯血:白及、枇杷叶、藕节、莲须、柏叶、沙参、阿胶等7味水煎服。

《胎产秘书》 卷下,白及散治小便淋数:白及、凤凰衣、桑螵蛸等3味,常规剂量,入猪脬煮烂食之。

《理瀹骈文》 白及锭治瘰疬:生南星、生半夏、海藻、昆布、冰片、麝香、红花、牡蛎、青盐等9味,常规剂量,捣末,白及半斤切片熬膏,和药为锭,听用。

【按语】

白及是兰科植物白及的块茎,中药药名。白及含挥发油、黏液质等。药理作用:①止血;②胃黏膜保护;③预防肠粘连;④抗真菌。注释:①鬼击即古人认为某些神经疾患发病是因鬼击所致;②痱缓不收即类似中风后遗症。后世白及主治小儿囟门不合、唇疮、肺痿、瘰疬、劳瘵、产后小便淋数等,较《神农本草经》大为扩展。

281 大 戟

【原文】

大戟味苦寒。主蛊毒十二水,腹满急痛,积聚,中风,皮肤疼痛,吐逆。一名邛钜。

【重辑】

大戟味苦性寒。主治:①十二水;②腹满急痛;③积聚;④中风;⑤皮肤疼痛;⑥吐逆;⑦蛊毒。

【理论】

《名医别录》 大戟治颈腋痈肿,头痛,发汗,利大小肠。

《药性论》 大戟破新陈,下恶血癖块,腹内雷鸣,通月水,善治瘀血,能堕胎孕。

《日华子本草》 大戟泻毒药,泄天行黄病温疟,破癥结。

《本草图经》 大戟治隐疹风及风毒脚肿。

《本经逢原》 大戟,性禀阴毒,峻利首推,苦寒下走肾阴,辛散上泻肺气,兼横行经脉,故《本经》专治十二水,腹满急痛等证,皆浊阴填塞所致,然惟暴胀为宜,云中风者,是指风水肤胀而言,否则传写之误耳。

【临床】

《肘后备急方》 卷3,大戟丸(名见《普济方》卷193)治腹肿满急害饮食:大戟、乌翅、术等3味,常规剂量,捣末蜜丸,分服。

《太平圣惠方》 ①卷54,大戟丸治十种水气,遍身肿满,上气喘息:大戟、牵牛子、皂荚、海蛤、甜葶苈、大黄、桑根白皮、郁李仁等8味,常规剂量,捣末蜜丸,温水送服。②卷58,大戟丸治肠胃积滞,大便不通,气壅上奔:大戟、大黄、木香、羌活、陈橘皮、桑根白皮、牵牛子等7味,常规剂量,捣末蜜丸,生姜汤送服。

《圣济总录》 ①卷10,趁痛丸治风毒日深,攻击不定,走注疼痛:大戟、甘遂、白芥子等3味,常规剂量,捣末面糊为丸,酒服。②卷22,大戟散治伤寒结胸:大戟、甘遂、腻粉、硫黄、水银等5味,常规剂量,捣散,温水调服。③卷80,大戟汤治水蛊水肿:大戟、甘遂等2味,常规剂量,捣末,水煎服。④卷72,大戟丸治癥癖食积,水疾蛊胀:大戟、芫花、巴豆、甘遂、干姜、陈橘皮、硇砂、姜黄、桂枝等9味,常规剂量,捣末蜜丸,生姜汤送服。⑤卷176,大戟丸治霍乱烦闷,身体多热,乳食难停,吐逆不定:大戟、腻粉、粉霜、水银、铅、乳香、丁香末、龙脑等8味,常规剂量,捣末,马齿苋、丁香汤送服。

《三因极一病证方论》 ①卷13,控涎丹《外科垒生集》卷4名子龙丸治痰涎内伏,胸背、手脚、颈项、腰胯突然痛不可忍,坐卧不宁,走易不定,或头痛不可举,昏倦多睡:紫大戟、甘遂、白芥子等3味,常规剂量,捣末糊丸,大姜汤送服。②卷14,大戟丸治阴癫肿胀或小肠气痛:大戟、葫芦巴、木香、附子、舶上茴香、诃子、槟榔、川楝子、麝香等9味,常规剂量,捣末和丸,温酒送服。

《本草图经》 引《兵部手集方》大戟汤(名见《普济方》卷191)治水病无问年月深浅:大戟、当归、橘皮等3味,常规剂量,捣散,水煎顿服。

《宣明论方》 卷8,大戟丸治十种水气,肿胀喘满,寒热咳嗽,心胸痞闷:大戟、芫花、甘遂、海带、海藻、郁李仁、续随子、樟柳根、硇砂、轻粉、粉霜、水银沙子、龙脑、巴豆等8味,常规剂量,捣末枣肉为丸,龙脑、腊茶送服。

《洁古家珍》 大戟散治水肿臌胀:大戟、白牵牛、木香等3味,常规剂量,捣末掺猪腰子烧熟服食。

《医方类聚》 卷129,引《王氏集验方》大戟散治水溢四肢浮肿:白大戟不拘多少,捣末,温酒调服。

《永类钤方》 卷21,大戟散治痘疮紫黑色陷,寒战噤牙,身黄紫肿:红芽大戟捣末,脂麻汤调服。

《古今医统大全》 卷64,大戟散治风火牙痛:大戟、蜂房、细辛、防风等4味,常规剂量,水煎热漱。

《内外科百病验方大全》 大戟膏治恶疮及疔毒,痛不可忍:红芽大戟温茶洗净去心,嚼融敷之。

【按语】

大戟是大戟科植物大戟或茜草科植物红芽大戟的根,中药药名。大戟含三萜类成分大戟酮,生物碱,大戟色素体 A、B、C 等及树胶、树脂等。药理作用:①致泻;②兴奋平滑肌;③抗菌;④利尿;⑤镇痛。后世大戟主治霍乱、阴癫肿胀、痘疮、牙痛等,较《神农本草经》大为扩展。

282 泽　漆

【原文】

泽漆味苦微寒。主皮肤热,大腹水气,四肢面目浮肿,丈夫阴气不足。

【重辑】

泽漆味苦性寒。主治:①皮肤热;②大腹水气;③四肢面目浮肿;④丈夫阴气不足。

【理论】

《名医别录》　泽漆利大小肠,明目,轻身。

《本草经集注》　是大戟苗,生时摘叶有白汁,故名泽漆,亦能啮人肉。

《药性论》　泽漆治人肌热,利小便。

《日华子本草》　泽漆止疟疾,消痰退热。此即大戟花。

【临床】

《金匮要略方论》　泽漆汤治治咳而脉沉:泽漆、半夏、紫参、生姜、白前、甘草、黄芩、人参、桂枝等9味,常规剂量,水煎服。《长沙药解》:泽漆汤治咳而脉沉者,火浮水沉,自然之性,其脉见沉,是有里水。水邪阻格,肺气不降,金受火刑,是以作咳。人参、甘草,补中而培土,生姜、半夏,降逆而驱浊,紫参、白前,清金而破壅,桂枝、黄芩,疏木而泻火,泽漆行其水积也。泽漆苦寒之性长于泻水,能治痰饮阻格之咳。

《备急千金要方》　卷21,泽漆汤治水气,通身洪肿,四肢无力,或从消渴,或从黄疸支饮,内虚不足,营卫不通,气不消化,实皮肤中,喘息不安,腹中响响胀满,眼不得视:泽漆根、鲤鱼、赤小豆、生姜、茯苓、人参、麦门冬、甘草等8味,常规剂量,水煎服。

《外台秘要》　①卷20,引《深师方》泽漆根汤:治水在五脏,令人咳逆喘上气,腹大响响,两脚肿,目下有卧蚕,微渴,不得安卧,气奔短气,有顷乃复,小便难少而数,肺病胸满引痛,水气迫肺,吸吸寒热:泽漆根、生鲤鱼、麦门冬、炙甘草、人参、茯苓等味8味,常规剂量,水煎服。②卷20,引《古今录验》泽漆汤治寒热当风,饮多暴肿,身如吹,脉浮数:泽漆、知母、海藻、茯苓、丹参、秦艽、木防己、猪苓、大黄、通草、青木香等11味,常规剂量,水煎温服。

《太平圣惠方》　①卷6,泽漆散治浮肿胸膈痰逆:泽漆、羌活、杏仁、旋覆花、贝母、半夏、猪苓、前胡、大腹皮、汉防己、桑根白皮、甜葶苈、陈橘皮等13味,常规剂量,捣散,水煎温服。②卷46,泽漆散治咳嗽喘急,坐卧不得,面目浮肿:泽漆、桑根白皮、赤茯苓、木通、陈橘皮、紫苏茎叶、炙甘草、大腹皮等8味,常规剂量,捣散,水煎温服。③卷49,泽漆丸治食癥癖气,头面及四肢浮肿,欲成水病:泽漆、槟榔、附子、木香、肉桂、陈橘皮、泽泻、大黄、郁李仁、厚朴等10味,常规剂量,捣末蜜丸,温水送服。

《圣济总录》　①卷54,泽漆汤治三焦不调身体浮肿,上乘于肺时发喘咳,坐卧不安:泽漆、防己、甜葶苈、郁李仁、百合、陈橘皮、桑根白皮、木通、赤茯苓等9味,常规剂量,捣末,水煎温服。②卷78,泽漆汤治水肿盛满,气急喘嗽:泽漆叶、桑根白皮、郁李仁、杏仁、人参、白术、陈橘皮等7味,常规剂量,捣末,水煎温服。③卷80,引《膜外气方》泽漆丸治膜外水肿:泽漆、水银、葶苈、大戟、郁李仁、枳壳、甘遂、椒目等8味,常规剂量,捣末蜜丸,米饮送服。

《三因极一病证方论》　卷14,泽漆汤:石水腹肿,四肢瘦:泽漆、桑白皮、射干、黄芩、茯苓、白术、泽泻、防己、乌豆等9味,常规剂量,水煎服。

《是斋百一选方》　玉枢丹原名太乙紫金丹,治痈疽恶疮,时行瘟疫,山岚瘴气,喉闭喉风以及久病劳瘵或汤火蛇虫犬兽所伤:红大戟、山慈菇、千金子霜、五倍子、麝香、雄黄、朱砂等7味,常规剂量,捣末,糯米糊作锭子阴干,口服或外用。《本草新编·泽漆》:或问泽漆,气味与大戟同,既删大戟,又取泽漆,岂玉枢丹中可不用大戟,而用泽漆乎。玉枢丹若改大戟为泽漆,则其功效更神,惟其用大戟,而不用泽漆,故止可祛邪,不可调和正气。然则,何不添入泽漆。不知只用大戟,尚有正气大伤之虚,乌可增其党羽以损乎。

【按语】

泽漆是大戟科植物泽漆的全草,中药药名。泽漆含槲皮素、半乳糖苷、泽漆皂苷、三萜、丁酸、泽漆醇、二氢岩藻甾醇等。药理作用:①抗肿瘤;②止咳;③退热;④兴奋肠管;⑤抗血吸虫尾蚴。后世泽漆主治食癥癖气、三焦不调、膜外水肿、痈疽恶疮等,较《神农本草经》大为扩展。

283 茵芋

【原文】

茵芋味苦温。主五脏邪气,心腹寒热,羸瘦如疟状,发作有时,诸关节风湿痹痛。

【重辑】

茵芋味苦性温。主治:①五脏邪气;②心腹寒热;③羸瘦如疟状;④风湿痹痛。

【理论】

《名医别录》 茵芋微温,有毒阴干。

《本草经集注》 茎叶状如莽草而细软,方用甚稀,唯以合疗风酒散。

《药性论》 茵芋治五脏寒热似疟,诸关节中风痹,拘急挛痛,软脚毒风,温疟发作有时。

《日华子本草》 茵芋治一切冷风,筋骨怯弱羸颤,入药炙用,出自海盐。

《本草求真》 茵芋治关节风湿痹痛,气温有毒。治症多是风湿为用。如治风痫则有茵芋丸,治风痹则有茵芋酒,治产后风则有茵芋膏。凡风湿痹症多用茵芋,与石楠、莽草同为一类。若云能疗虚羸寒热恐莫及耳。

【临床】

《备急千金要方》 ①卷13,茵芋汤治风眩眼暗:茵芋、人参、甘草、苁蓉、黄芪、茯苓、秦艽、厚朴、防风、乌喙、松实、山茱萸等12味,常规剂量,水煎分服。②卷7,茵芋酒治大风头眩重,目瞀无所见,或仆地气绝半日乃苏,口噤不开,半身偏死,拘急痹痛,不能动摇,历节肿痛,骨中酸疼,手不能上头,足不得屈伸,不能蹑履,行欲倾跛,皮中动淫淫如有虫啄,疹痒瘑之生疮,甚者狂走:茵芋、乌头、石楠、附子、细辛、独活、防风、川椒、女萎、卷柏、桂心、天雄、秦艽、防己、踯躅等15味,常规剂量,清酒渍服。《胡洽方》无川椒、独活、卷柏,为12味。

《外台秘要》 卷19,引《深师方》茵芋酒治新久风体不仁,屈曳,或拘急肿,或枯焦:茵芋、狗脊、踯躅花、乌头、附子、天雄等6味,常规剂量,细切酒渍分服。

《太平圣惠方》 ①卷19,茵芋散治偏风口眼不正,言语謇涩,四肢拘急:茵芋、枳壳、当归、荆芥、细辛、桂心、独活、天麻、羚羊角屑等9味,常规剂量,捣散,水煎温服。②卷19,茵芋散治风痹血痹,风邪入血肌肤顽麻:茵芋、川乌头、天雄、石楠、附子、桂心、秦艽、防风、踯躅花等9味,常规剂量,捣散,温酒调服。③卷24,茵芋酒治大风疾:茵芋、乌头、天雄、附子、川椒、踯躅花、干姜、桂心、防风、石楠叶、炙甘草、莽草等12味,常规剂量,捣细,清酒浸服。④卷20,茵芋散治贼风入腹,腹中拘急,烦乱恍惚,迷惑不知人事,口噤不开,手足缓弱,卧即惊恐:茵芋、川乌头、干姜、细辛、黄芩、桂心、天雄、汉防己、秦艽、赤茯苓、防风、当归、炙甘草等13味,常规剂量,捣散,水煎温服。⑤卷91,茵芋汤治风瘙瘾疹:茵芋、防风、附子、牡蛎、莽草等味,常规剂量,捣末,水煎洗浴。

《圣济总录》 ①卷7,茵芋饮治贼风入腹,腹中拘急,烦乱恍惚,妄语迷惑,不知人事,口噤不开,卧则惊怖,口干恶风,时时失精:茵芋、乌头、干姜、细辛、黄芩、桂枝、天雄、防己、茯苓、秦艽、防风、当归、炙甘草等13味,常规剂量,捣末,入竹沥水煎温服。②卷19,茵芋酒治血痹,肌体手足痿弱,四肢拘挛或贼风手足枯痹:茵芋、附子、天雄、乌头、秦艽、女萎、防风、羊踯躅、防己、石楠、细辛、桂心等12味,常规剂量,清酒浸服。③卷182,茵芋汤治小儿恶疮:茵芋、甘草、苦参、细辛、黄连、蕤仁等6味,常规剂量,捣末,水煎洗浴。

《本草纲目》 茵芋主治:①茵芋酒治手足枯痹拘挛用茵芋、附子、天雄、乌头、秦艽、女萎、防风、防己、石楠叶、踯躅花、细辛、桂心各一两切细,酒浸饮服。②茵芋丸治脚气病:茵芋叶、薏苡仁、郁李仁、牵牛子等4味,捣末蜜丸,枣汤送服。

【按语】

茵芋是芸香科植物茵芋的茎叶,中药药名。茵芋含茵芋碱、茵芋苷、呋喃喹啉生物碱、单叶芸香品碱、吴茱萸定碱、吴茱萸素、茵芋宁碱、香豆精化合物、橙皮油内酯。药理作用:①升压;②增加子宫收缩;③抑制小肠收缩;④提高横纹肌张力。后世茵芋主治风眩眼暗、小儿恶疮、手足枯痹、脚气病等,较《神农本草经》大为扩展。

284 贯 众

【原文】

贯众味苦微寒。主腹中邪热气,诸毒,杀三虫。一名贯节,一名贯渠,一名百头,一名虎卷,一名扁符。

【重辑】

贯众味苦性寒。主治:①腹中邪气;②诸毒;③三虫。

【理论】

《名医别录》 贯众去寸白,破癥瘕,除头风,止金疮。花治恶疮,令人泄。

《药性论》 贯众主腹热,杀寸白虫。

【临床】

《备急千金要方》 卷18,贯众丸(名见《太平圣惠方》卷26)治心劳伤心,有虫长一尺贯心为病:贯众、雷丸、橘皮、石蚕、桃仁、狼牙、僵蚕、吴茱萸根皮、芜荑、青葙、干漆、乱发等12味,常规剂量,捣末蜜丸,米饮或温酒送服。

《外台秘要》 卷26,引《集验方》贯众丸治九虫动作变生诸病:贯众、石蚕、狼牙、藋芦、蜀漆、僵蚕、雷丸、芜荑、厚朴、槟榔等10味,常规剂量,捣末蜜丸,浆水送服。

《圣济总录》 ①卷66,贯众汤治年深咳嗽唾脓血:贯众、苏枋木等2味,常规剂量,捣末,水煎温服。②卷76,贯众丸治伏热下痢脓血:贯众、黄连、板蓝根、木香、胡黄连、诃黎勒皮、肉豆蔻等7味,常规剂量,捣末面糊为丸,甘草汤送服。③卷128,淋渫贯众汤治附骨疽生股上伏肉间:贯众、地骨皮、谷精草、枇杷叶、荆芥、蜀椒等6味,常规剂量,捣末水煎,淋渫。④卷80,贯众汤治水气肿满,气息喘息,小便不利:贯众、黄连等2味,常规剂量,捣末水煎,加龙脑温温漱之。⑤卷126,贯众汤治瘰疬疮尚不愈:贯众、乌蛇、连翘、生地黄、鹤虱、杏仁、桑根白皮、白蔹、威灵仙、白及、大腹皮、延胡索、黄芪、木占斯、炙甘草、黄连等16味,常规剂量,捣末,水煎温服。⑥卷143,贯众五物散治泻血不定:贯众、槐花、地榆、黄连、甘草等5味,常规剂量,捣散,水煎服。

《幼幼新书》 卷31,引《婴孺方》贯众丸治九虫:贯众、藋芦、狼牙子、芜荑、石蚕、雷丸、蜀漆、僵蚕、厚朴等9味,常规剂量,捣末蜜丸,苦酒送服。

《卫生家宝》 卷5,贯众汤治疮肿不散:贯众、吴茱萸、朴硝等3味,常规剂量,水煎,先熏后洗。

《儒门事亲》 卷15,黄连贯众散治肠风下血:黄连、鸡冠花、贯众、大黄、乌梅、炙甘草、枳壳、荆芥等8味,常规剂量,捣末,米饮调服。

《御药院方》 ①卷7,管仲散治一切热毒及食毒、酒毒、药毒:黄连、管仲、甘草、骆驼蓬等4味,常规剂量,捣末煎服。②卷8,管仲散治肠风痔瘘:管仲、红藤等2味,常规剂量,捣末,水酒煎服。

《医方类聚》 卷129,引《医林方》管仲黄连散治水气:管仲、黄连、板兰根、山豆根等4味,捣末八宝散水煎送服烧青丸五日后,再用本方漱口。

《古今医统大全》 卷83,大贯众平胃散治妇人阴中生虫痛痒不定:贯众、苍术、厚朴、陈皮、甘草等5味,捣末熟煮猪肝拌药末入阴户内。

《万病回春》 卷4,贯众汤治积热吐血成斗,先吐痰而后见血,命在须臾:贯众、血余炭、侧柏叶汁等3味,捣末搅匀加童便一小盅,黄酒频频温服。

《仁斋直指》 卷25,贯众酒治寸白诸虫:五更嚼炙肉一片,莫吞,俟虫寻肉,其头向上,却吐出肉,嚼使君子三个,并轻粉一字,吞下,少顷以当晚所煎贯众酒,吞解毒雄黄丸七粒,泻下皆虫也。

【按语】

贯众是鳞毛蕨科植物粗茎鳞毛蕨的根茎及叶柄残基,中药药名。贯众含绵马酸、黄绵马酸以及白绵马素等。药理作用:①驱虫;②抗病毒;③抗菌;④兴奋子宫;⑤抗癌。注释:三虫见天门冬条。后世贯众主治咳嗽、骨痛、疮肿、肠风下血、热毒、食毒、酒毒、药毒、水气、阴中生虫、积热吐血等,较《神农本草经》大为扩展。

285　莞　花

【原文】

莞花味苦平寒。主伤寒温疟,下十二水,破积聚,大坚,癥瘕,荡涤肠胃中留癖饮食,寒热邪气,利水道。

【重辑】

莞花味苦性平或寒。主治:①伤寒;②温疟;③十二水;④积聚大坚;⑤癥瘕;⑥寒热邪气;⑦肠胃留癖饮食,功效:①利水道。

【理论】

《名医别录》　莞花治痰饮咳嗽。

《药性论》　莞花下水肿治咳逆上气,喉中肿满,痤气蛊毒,痃癖气块。

《本草衍义》　张仲景《伤寒论》以莞花治利者,以其行水也。水去则利止,其意如此。然今人用时当以意斟酌,不可使过与不及也。仍须是有是证者方可用。

《本草纲目》　莞花盖亦芫花之类,气味主治大略相近。

《本草崇原》　莞花始出咸阳、河南、中牟,今所在有之,以雍州者为胜。苗似胡荽,茎无刺,花细黄色。《诊要经终论》云:五月六月,天气高,地气盛,人气在头。莞花气味苦寒,花开炎夏,禀阳之标阳,故苦寒有毒。伤寒者,寒伤太阳。莞花气合标阳,故治伤寒。温疟者,病藏于肾,莞花气禀寒水,故治温疟。膀胱水气藉太阳阳热而营运于周身,则外濡皮毛,内通经脉。水气不行,则为十二经脉之水。莞花合太阳之阳,故下十二水,且破类也。不但荡涤胸中留,且除饮食内停之寒热邪气。水气得阳热以营运,故利水道。《伤寒论》云伤寒表不解,心下有水气,干呕,发热而咳。若微利者,小青龙汤加莞花如鸡子大,熬令赤色。大如鸡子,形圆象心也。熬令赤色,取意象火也。是莞花气味虽属苦寒,而有太阳之标阳,恐后世不能司岁备物,故加炮制如是尔。

《本经逢原》　莞花,能破积聚癥瘕,治痰饮咳逆、去咽喉肿闭。《本经》治伤寒温疟者,即苦寒以攻蕴积伏匿之邪也。言下十二经水,又治饮食寒热邪气者,以其苦寒峻利,饮食之邪亦得荡涤,而寒热自除也。

《本草求真》　莞花虽与芫花形式相同而究绝不相似,盖芫花叶尖如柳花紫似荆,莞花苗茎无刺花细色黄。至其性味,芫花辛苦而温,此则辛苦而寒。若论主治,则芫花辛温多有达表行水之力,此则气寒多有入里走泄之效,故书载能治利。然要皆属破结逐水之品,未可分途而别视也。

【临床】

《伤寒论》　小青龙加莞花汤治伤寒表不解,心下有水气,干呕,发热而咳,若微利者:麻黄、芍药、五味子、干姜、炙甘草、桂枝、半夏、细辛、莞花等9味,常规剂量,水煎服。

《备急千金要方》　①卷18,干枣汤治支满澼饮:莞花、芫花、甘草、大戟、甘遂、大黄、黄芩、大枣等8味,常规剂量,捣散,水煎服。②卷18,款冬丸配伍莞花治三十年上气咳嗽唾脓血,喘息不得卧:款冬花、莞花、干姜、蜀椒、吴茱萸、桂枝、菖蒲、人参、细辛、紫菀、桔梗、防风、芫花、茯苓、皂荚、甘草等16味,常规剂量,捣末蜜丸如梧桐子大,每次酒服3丸。

《外台秘要》　卷12,引《范汪方》捶凿丸治腹中积聚邪气、寒气,消谷:甘遂、莞花、芫花、桂心、巴豆、杏仁、桔梗等7味,常规剂量,捣散蜜丸,分服。

【按语】

莞花是瑞香科植物莞花的花朵,中药药名。后世主治未扩展。莞花功同芫花,后世多用芫花,故临床有莞花的方剂不多。

286 牙 子

【原文】

牙子味苦寒。主邪气热气,疥瘙,恶疡,疮痔,去白虫。一名狼牙。

【重辑】

狼牙味苦性寒。主治:①邪气热气;②疥瘙;③恶疡;④痔疮;⑤白虫。

【理论】

《名医别录》 牙子一名野狼齿,一名野狼子。

《本草乘雅半偈》 野狼牙苗似蛇毒,叶浓而大,深绿色。六月华,八月实。实黑根白者佳,黑次之。设中湿,则易于腐烂。野狼牙象形,其善逐贪饕而肠直,治用类相同也。气寒味苦有毒,逐邪热气,秉毒攻毒,捷如影响。盖风入虫成,热伤身窍,此以剧饮伤饱,至肠澼疝痔,阴蚀恶疡,饵服固多奇验,洗濯更易涤除也。

《本经逢原》 野狼牙其形似兽牙故名。野狼牙较野狼毒之性稍缓而所治亦相类。《金匮要略方论》九痛丸用野狼牙,《局方》用野狼毒。方用附子三两,野狼牙、人参、吴茱萸、干姜各一两,巴霜一钱,蜜丸梧子大,日服二三丸,治九种心痛,并卒中恶腹胀满。又连年积冷流注心胸痛,及冷冲上气,落马坠车,血疾,皆主之。《本经》治邪气热气,去白虫,益心痛多有属虫积者,故前方用之亦治恶疡疮痔。《金匮》《外台》《千金》并以煎洗阴疮蚀痒,捣汁治射工溪毒,《肘后》以之捣贴金疮,《外台》以之蜜丸,浆水服一丸,治寸白虫,皆取杀虫解毒之功也。

【临床】

《金匮要略方论》 ①卷上,九痛丸治九种心痛:附子、生狼牙、巴豆、人参、干姜、吴茱萸等6味,常规剂量,捣末蜜丸如桐桐子大,每次酒服3丸。兼治中恶腹痛,口不能言及连年积冷心胸痛并冷肿上气,落马坠车血疾等。②卷下,狼牙汤治妇人阴中生疮:狼牙一味水煎浸汤沥阴中,日四遍。

《太平圣惠方》 ①卷36,狼牙散(名见《圣济总录》卷115)治聤耳脓水塞耳:狼牙、白蔹、竹蛀屑等3味,常规剂量,捣末纳耳中。②卷57,狼牙散治九虫令人心烦,吐逆:狼牙、鹤虱、贯众、芜荑仁等4味,常规剂量,捣散,粥饮调服。③卷57,狼牙散治蛔虫攻心吐清水:狼牙、芜荑仁等2味,常规剂量,捣散,温酒调服。④卷64,狼牙汤治热毒恶疮:狼牙草、赤芍药、白芷、黄柏、丹参、大黄等6味,捣细,水煎淋洗。⑤卷73,狼牙散治妇人崩中下血不止:狼牙草、诃黎勒皮、芍药、白术、黄芪等5味,常规剂量,捣散,水煎温服。

《圣济总录》 卷137,狼牙膏治一切癣:狼牙、雄黄、丹砂、硫黄、雷丸、白矾、藜芦等7味,常规剂量,捣散蜜膏涂癣上。

《医心方》 卷7,引《耆婆方》狼牙丸寸白虫:狼牙、芜荑、白蔹、狗脊、干漆等5味,常规剂量,捣筛为丸如豌豆大,分服。

《妇人大全良方》 野狼牙汤治妇人阴蚀烂伤,脓水淋漓臭秽:野狼牙水煎入苦酒沥疮。

《本草纲目》 ①刀伤:狼牙草熟捣贴伤处。②尿血:狼牙草、蚌粉、槐花、百药煎等4味,捣末,淘米水调服。③寸白虫:狼牙五两研末蜜丸如麻子大浆水送服。④妇女阴痒:狼牙、蛇床子等2味,水煎热洗。⑤妇女阴蚀:狼牙水煎洗患处。⑥聤耳出汁:狼牙研末裹棉塞耳内。⑦毒蛇伤螫:狼牙根或叶捣烂猪油调匀涂搽。

【按语】

狼牙是蔷薇科木蓝属植物的全草,中药药名。注释:①疥瘙见五色石脂条;②白虫见蔓荆实条。后世狼牙主治耳脓、癣、妇人阴蚀烂伤、刀伤、毒蛇伤螫等,较《神农本草经》有扩展。

287 羊 踯 躅

【原文】

羊踯躅味辛温。主贼风在皮肤中,淫淫痛,温疟。恶毒,诸痹。

【重辑】

羊踯躅味辛性温。主治:①皮肤贼风淫淫痛;②温疟;③恶毒;④诸痹。

【理论】

《名医别录》 羊踯躅治邪气,鬼疰,蛊毒。

《本草经集注》 花、苗似鹿葱,羊误食其叶,踯躅而死,故以为名。

《药性论》 羊踯躅恶诸石及面,不入汤服也。

《本草图经》 羊踯躅苗似鹿葱,叶似红花,夏开花似凌霄、山石榴、旋覆辈。古大方多用踯躅。如胡洽治时行赤散及治五嗽四满丸之类及治风诸酒方皆杂用之。又治百病风湿等,鲁王酒中亦用踯躅花。今医方援脚汤中多用之。南方治蛊毒下血,有踯躅花散,甚胜。

【临床】

《备急千金要方》 ①赤散辟温疫气伤寒热病:踯躅花、藜芦、丹皮、皂荚、附子、桂心、真珠、细辛等 9 味,常规剂量,捣末纳真珠合治置绛囊中男左女右,着臂自随。觉有病之时,便以粟米大纳着鼻中。又酒服一钱匕,覆取汗,日三服,当取一过汗耳。②卷 8,鲁王酒别名鲁公酒主治风眩心乱,耳聋,目暗泪出,鼻不闻香臭,口烂生疮,风齿㿔病,喉下生疮,烦热,厥逆上气,胸胁肩肿痛,手不上头,不自带衣,腰脊不能俯仰,脚酸不仁,难以久立;八风十二痹,五缓六急,半身不遂,四肢偏枯,筋挛不可屈伸,贼风咽喉闭塞,哽哽不利,或如锥刀所刺,行人皮肤中,无有常处,久久不治,入人五脏,或在心下,或在膏肓,游走四肢,偏有冷处,如风所吹,久寒积聚,风湿五劳七伤,虚损百病。茵芋、乌头、踯躅、天雄、防己、石斛、细辛、柏子仁、牛膝、甘草、通草、桂心、山茱萸、秦艽、黄芩、茵陈、附子、瞿麦、杜仲、泽泻、王不留行、石楠、防风、远志、干地黄等 25 味,常规剂量,捣散,酒浸分服。

《外台秘要》 ①卷 9,引《古今录验》四满丸治五嗽,一为气嗽,二为痹嗽,三为燥嗽,四为邪嗽,五为冷嗽:蜈蚣、芫花根、踯躅花、干姜、川芎、桂心、人参、细辛等 8 味,常规剂量,捣筛蜜丸,分服。②卷 28,引《小品方》踯躅散治蛊毒腹痛,注下赤血:羊踯躅、干姜、藜芦、附子、巴豆、野葛皮、肉桂、丹砂、雄黄、蜈蚣等 10 味,常规剂量,捣散,每次温水调服 1 钱。

《太平圣惠方》 ①卷 9,败毒丸治伤寒阴阳二毒:踯躅花、全蝎、麻黄、芫花、朱砂等 5 味,常规剂量,捣末豉心和丸,分服。②卷 22,踯躅散治风毒上攻头痛目眩:踯躅花、白花蛇肉、天雄、菊花、天麻、肉桂、藁本、细辛、羌活、秦艽、防风、羚羊角屑、炙甘草等 13 味每次温酒调服 2 钱。③卷 37,羊踯躅丸治鼻中息肉不通利:羊踯躅花、白矾、矾石、肉苁蓉等 4 味,常规剂量,捣末纳鼻中。

《圣济总录》 ①卷 7,大圣黑神丸治瘫痪及一切风:踯躅花、木香、紫葳花、乌头、乌蛇、全蝎、苍术、防风、白芷、麻黄、厚朴、川芎、芫花、桂枝、芍药、陈橘皮、天南星、吴茱萸、自然铜等 19 味,常规剂量,捣末蜜丸,温酒化服。②卷 10,莎草根丸治风邪走注经络,周身疼痛及腰膝苦疼:莎草根、草乌头、威灵仙、踯躅花、刘寄奴、乳香、没药等 7 味,常规剂量,捣末和丸,自然铜为衣分服。

《鸡峰普济方》 干姜川芎丸治冷嗽:踯躅花、蜈蚣、芫花根、干姜、川芎、桂枝、人参、细辛等 8 味,常规剂量,捣末蜜丸,分服。

【按语】

羊踯躅是杜鹃花科杜鹃花属植物羊踯躅的根,中药药名。羊踯躅含有二萜类化合物、煤地衣酸甲酯、石楠素等。药理作用:①镇痛;②抑制免疫;③解热;④降压;⑤杀虫。后世羊踯躅主治五嗽、阴阳二毒、瘫痪等,较《神农本草经》有扩展。

288　芫　花

【原文】

芫花味辛温。主咳逆上气,喉鸣,喘咽肿,短气,蛊毒,鬼疟,疝瘕,痈肿,杀虫鱼。一名去水。

【重辑】

芫花味辛性温。主治:①咳逆;②上气喘息;③喉鸣;④咽肿;⑤短气;⑥蛊毒;⑦鬼疟;⑧疝瘕;⑨痈肿;⑩水肿。

【理论】

《名医别录》　芫花消胸中痰水,喜唾,水肿,五水在五脏皮肤及腰痛,下寒毒毒。其根名蜀桑根,治疥疮,可用毒鱼。

《药性论》　芫花去水气利五脏治心腹胀满,寒痰涕唾如胶,通利血脉治恶疮风痹湿,一切毒风如肢挛急,不能行步,能泻水肿胀满。

《日华子本草》　芫华疗嗽与瘴疟。

《本草求真·芫花》　芫花大通里外水道,治与大戟、甘遂同,皆能达水饮窠囊隐僻之处。凡水隐痰癖,皮肤胀满,喘急痛引胸胁,咳嗽胀疟,里外水闭,危迫殆甚者用此毒性至紧,无不立应。不似甘遂苦寒只泄经隧水湿,大戟苦寒只泄脏腑水湿。芫花与此气味虽属相同,而性较此多寒之有异耳! 此虽取效甚捷,误用多致夭折,不可不慎。根名蜀桑,只可敷疮毒鱼及捣汁浸线系落痔疮,他不宜用。

【临床】

《备急千金要方》　卷12,芫花散治一切风冷痰饮,积阴宿食,癥癖痃疟,消瘦骨立,噎膈冷痢,痔疝瘕,奔豚冷气,中恶注忤,瘴气蛊毒,以及妇人带下崩中,月水前后不调,乍多乍少,月闭不通,冷病不产,子宫下垂诸病:芫花、桔梗、紫菀、大戟、乌头、附子、天雄、白术、莞花、狼毒、五加皮、莽草、王不留行、栝楼根、栾荆、蹋躅、麻黄、白芷、荆芥、茵芋、石斛、车前子、人参、石长生、石楠、萆薢、牛膝、蛇床子、菟丝子、狗脊、苁蓉、秦艽、藜芦、薯蓣、细辛、当归、薏苡仁、干地黄、川芎、杜仲、厚朴、黄芪、干姜、芍药、山茱萸、桂心、吴茱萸、黄芩、防己、五味子、柏子仁、远志、蜀椒、独活、牡丹、橘皮、通草、柴胡、藁本、菖蒲、茯苓、续断、巴戟天、食茱萸等63味,常规剂量,捣末,温酒调服。

《外台秘要》　①卷9,引《深师方》芫花煎治冷饮咳嗽:芫花、干姜、白蜜等3味,微火煎糜,分服。②卷26,引《范汪方》芫花散治蛲虫:芫花、狼牙、雷丸、桃仁等4味,捣散,米饮送服。

《太平圣惠方》　卷42,芫花散治上气咳逆,支满喘嗽,气结胸中:芫花、桂心、干姜、陈橘皮、细辛、前胡、赤茯苓、诃黎勒皮等8味,常规剂量,捣散,水煎服。②卷54,芫花散治十种水气,证候极恶:芫花、泽泻、郁李仁、牵牛子、甜葶苈、滑石、汉防己、海蛤、甘遂、瞿麦、槟榔、大戟等12味,常规剂量,捣散,橘皮汤调服。

《圣济总录》　卷33,芫花散治伤寒后腰胯疼痛,坐卧艰难:芫花、吴茱萸、芸薹子等3味,常规剂量,捣散,黄米糟酒煮如糊摊蜡纸贴痛处。

《本草纲目》　芫花主治:①突发咳嗽:芫花、大枣水煎服大枣;②水肿:十枣汤加大黄、甘草水煎服。③水蛊胀满:芫花、枳壳等分捣匀味丸白汤送服。④月经不通:芫花根锉细研末,桃仁煎汤调服。⑤牙痛难忍:芫花末擦牙令热。⑥痈肿初起:芫花末和胶涂搽。

《古今医统大全》　卷64,引《医方选要》芫花散治风虫牙痛:芫花、细辛、川椒、蕲艾、小麦、细茶等6味,常规剂量,水煎漱口,吐涎即愈。

【按语】

芫花是瑞香科植物芫花的花蕾,中药药名。芫花含芫花素、羟基芫花素、芹菜素及谷甾醇,还含苯甲酸及刺激性油状物。药理作用:①利尿;②镇咳祛痰;③镇痛;④镇静;⑤抗菌;⑥抗白血病。注释:①喉鸣喘,即由于反复咳嗽,引起肺气上逆而喘促,夹痰则喉鸣;②鬼疟,即疟疾发作无常,或噩梦、恐惧者。后世芫华主治痰饮、腰胯疼痛、月经不通、风虫牙痛等,较《神农本草经》有扩展。

289 姑 活

【原文】

姑活味甘温。主大风邪气,湿痹寒痛。久服轻身益寿耐老。一名冬葵子。

【重辑】

姑活味甘性温。主治:①大风邪气;②湿痹寒痛。

【理论】

《名医别录》 姑活生河东,一名鸡精也。

《新修本草》 方药亦无用此者,乃有固活丸,即是野葛一名耳。此又名冬葵子,非葵菜之冬葵子,疗体乖异。

【临床】

待考。

【按语】

姑活究竟何物仍存疑。曾有学者考证姑活即钩吻,但遭到后世多位学者的反对。

290　别　羁

【原文】

别羁味苦微温。主风寒湿痹，身重，四肢疼酸，寒，历节痛。

【重辑】

别羁味苦性温。主治：①风寒湿痹；②身重；③四肢疼酸；④寒邪；⑤历节痛。

【理论】

《名医别录》　别羁无毒，一名别枝，一名别骑，一名鳖羁。

《本草经集注》　别羁方家时有用处，今世亦绝尔也。

【临床】

待考。

【按语】

别羁古代已少用，现今无法确知为何物。

291 商　陆

【原文】

商陆味辛平。主水胀疝瘕痹,熨除痈肿,杀鬼精物,一名葛根,一名夜呼。

【重辑】

商陆味辛性平。主治:①水肿;②疝瘕;②诸痹;④痈肿;⑤鬼精百物。

【理论】

《名医别录》　商陆治胸中邪气,水肿,痿痹,腹满洪直,疏五脏,散水气。

《药性论》　商陆泻十种水病。治喉痹不通,薄切醋熬,喉肿处外薄之瘥。

《日华子本草》　通大小肠,泻蛊毒,堕胎,熁肿毒,敷恶疮。

【临床】

《备急千金要方》　卷23,(名见《外台秘要》卷15)商陆散治白癜风及二百六十种大风:商陆、天雄、白蔹、黄芩、干姜、附子、踯躅等味捣筛温酒调服。

《外台秘要》　①卷20,引《近效方》商陆粥(名见《圣济总录》卷188)治水气:粟米、商陆根水煎煮粥空腹服。②卷20,引《小品方》商陆膏治水肿:商陆根、猪膏等2味,常规剂量,煎膏摩肿,亦可服少许。③卷15,引《古今录验》商陆散治白癜风:生商陆根、白蔹、天雄、黄芩、干姜、附子、踯躅花等7味,常规剂量,捣散,每次酒服1钱。

《太平圣惠方》　①卷54,(名见《普济方》卷193)商陆散治水气脚膝浮肿,妨闷喘息,小便不利:商陆、赤小豆、木通、泽泻、赤茯苓、陈橘皮、葱白茎、生姜等8味,常规剂量,捣细,水煎温服。②卷66,商陆散治浮疽瘘或生于颈或发于腋,肿硬如指,久即穿溃有脓:商陆、曾青、黄芩、防风、白矾、人参、小蓟根、石胆、炙甘草、雌黄、赤芍药、白芷、茳枝、知母、桔梗、雄黄、狸骨、银星礜石、地胆、斑蝥等20味,常规剂量,捣散,淡醋调服。③卷89,商陆散治小儿瘿气,胸膈噎塞咽粗:商陆、昆布、牛蒡子、射干、木通、海藻、羚羊角屑、杏仁等8味,常规剂量,捣散,水煎温服。

《圣济总录》　①卷79,商陆丸治诸般水肿:商陆、陈橘皮、木香、赤小豆面等4味,常规剂量,捣末新汲水为丸如绿豆大,橘皮汤送服。②卷161,商陆散治产后血气血块时攻心腹,疼痛不可忍:商陆、当归、紫葳、蒲黄等4味,常规剂量,捣散,温酒调服。

《杨氏家藏方》　卷10,商陆散治十种水气:商陆根、甘遂、土狗等3味,常规剂量,捣末,温水调服。

《济生方》　疏凿饮子治遍身水肿,喘呼口渴,大小便秘:商陆、羌活、秦艽、槟榔、大腹皮、茯苓皮、椒目、木通、泽泻、赤小豆、姜皮等11味,常规剂量,水煎服。《删补名医方论》:三焦者决渎之官,水道出焉。若水饮阻于内,风寒束于外,则三焦之气化不行,上焦之如雾,中焦之如沤,同为下焦之如渎也。以致水气外泛,皮肤作肿,内停腹里作胀,上攻喘咳呕逆,下蓄小便不利,种种诸证,而治法总不外乎表里也。小青龙汤、真武汤、越婢汤、五苓散、疏凿饮子五方,皆治有水气兼表里证之药也。小青龙汤治表里寒实,中有水气。真武汤治里有虚寒,中兼水气。二证俱内不作胀,外不作肿,故一以麻、桂辈散寒以行水;一以姜、附辈温寒以制水也。越婢汤治表里实热,中有水气,五苓散治表里虚热,中有水气。故一以麻黄、石膏,散肤之水,清肌之热,以消肿也;一以桂、苓、术、泽,解肌表热,利所停水,以止吐也。疏凿饮子治表里俱实,不偏寒热而水湿过盛,遍身水肿喘胀便秘者。故以商陆为君,专行诸水。佐羌活、秦艽、腹皮、苓皮、姜皮,行在表之水,从皮肤而散;佐槟榔、赤豆、椒目、泽泻、木通,行在里之水,从二便而出。上下、内外,分消其势,亦犹神禹疏凿江河之意也。至于越婢汤加半夏者,因喘气上逆,用之降逆也,加附子者,因汗出恶风,散表固阳也。小青龙汤加石膏者,因喘而烦躁,用之兼清胃热也。五苓散以术、桂易滑石、阿胶,名猪苓汤,专清阴兼治水也。真武汤,去生姜加人参,名附子汤,专温阳不治水也。由此可知仲景用方,于群温剂中,加以大寒之品;大寒剂中,加以辛热之品。去桂枝加滑石,则不走外;去生姜加人参,则不治水。其转换变化,神妙如此,拘拘之士,不足语也。

《鸡峰普济方》　卷19,商陆逐水散治水气:白商陆根捣末,与黄颡鱼、大蒜、绿豆合煮,食豆饮汁。

《疡医大全》　卷7,商陆膏治疮毒:商陆、牛蒡子、防风、金银花、荆芥、当归、连翘、赤芍药、红花、苍术、甘草等11味,常规剂量,捣末麻油熬枯,密陀僧收膏外贴。

【按语】

商陆是商陆科植物商陆的根,中药药名。商陆含商陆碱、多量硝酸钾、皂苷等。中药药理:①祛痰;②镇咳;③平喘;④抗菌;⑤抗病毒;⑥利尿。注释:①疝瘕见防葵条;②鬼精百物见赤箭条。后世商陆主治白癜风、疮毒,较《神农本草经》有扩展。

292 羊 蹄

【原文】

羊蹄味苦寒。主头秃疥瘙,除热,女子阴蚀。一名东方宿,一名连虫陆,一名鬼目。

【重辑】

羊蹄味苦性寒。主治:①头秃;②疥瘙;③女子阴蚀。功效:除热。

【理论】

《名医别录》 羊蹄治浸淫疽痔,杀虫。

《日华子本草》 治癣,杀一切虫肿毒,醋摩贴。

【临床】

《备急千金要方》 ①卷22,羊蹄散(名见《普济方》卷276)治久疥湿疮,浸淫日广,痒不可堪,瘙之汁出,愈后复发:羊蹄根细切熟熬,醋和熟捣洗疮。②卷23,葐茹膏配伍羊蹄治一切恶疮、疥癣等:葐茹、狼牙、青葙子、地榆、藜芦、当归、羊蹄根、萹蓄、蛇床子、白蔹、漏芦、雄黄、雌黄、硫黄、矾石、胡粉、松脂、水银等18味,常规剂量,捣末酒渍煎膏搅敷。

《太平圣惠方》 卷69,白蒺藜汤治妇人血风皮肤瘙痒:白蒺藜、羊蹄根、防风、苍耳子、蛇床子、卷柏、黄芪、漏芦、蒴藋根等9味,常规剂量,捣散水煎去滓外洗。

《圣济总录》 ①卷118,芦荟散治口舌生疮:芦荟、羊蹄花、丹砂、丁香、麝香、牛黄、蟾酥、角蒿灰、瓜蒂、干蜗牛、熊胆、细辛、马牙消、白矾灰等14味,常规剂量,捣散掺疮上。②卷137,蛇床子汤治一切干湿诸癣岁久不愈:蛇床子、羊蹄根、葛根、苦参、菖蒲、莽草、黄连、白土等8味,常规剂量,捣散水煎去滓淋洗癣上。③卷137,备急羊蹄根涂方治一切风癣及诸般癣瘙痒,瘙之不已:羊蹄根、草乌头等2味,常规剂量,捣末外抹。

《杨氏家藏方》 ①卷1,乌金丸治大风疾眉须堕落,鼻柱崩倒:乌贼鱼骨、羊蹄根、胭脂、朱砂、人参、乳香、藕节、竹茹、烟墨、川芎、草乌头、炙甘草等12味常规剂量捣末面糊为丸如梧桐子大,每次茶清送服10丸。②卷12,凌霄花散配伍羊蹄治风湿夹热诸癣久不愈:凌霄花、羊蹄根、黄连、白矾、雄黄、天南星等6味,常规剂量捣散,每次生姜汁调涂患处。

《卫生宝鉴》 卷19,羊蹄散治小儿顽癣:羊蹄根、白矾等2味,常规剂量,捣末擦癣。

《朱仁康临床经验集》 羊蹄根酒治体癣、股癣、神经性皮炎等:羊蹄根、土槿皮、川乌头、槟榔、百部、海桐皮、白鲜皮、苦参、蛇床子、千金子、地肤子、番木鳖、蛇衣、大枫子、蜈蚣末、白信、斑蝥等17味,常规剂量,入高粱酒浸半月至一月去药滓外涂。

《中医皮肤病学简编》 羊蹄草合剂治鹅口疮:羊蹄草、盆上芫茜、崩大碗、白花蛇舌草、金银花、鬼针草、旱莲草等7味,常规剂量,捣散水煎分服。

【按语】

羊蹄是蓼科植物羊蹄或尼泊尔羊蹄的根,中药药名。羊蹄含大黄素、大黄素甲醚、大黄酚、酸模素、鞣质等。中药药理:①抑菌;②预防病毒感染;③降压;④泻下;⑤止血;⑥抗白血病。有报道用羊蹄根汤治疗白血病:羊蹄根水煎服。羊蹄根马蹄香汤治疗直肠恶性肿瘤:羊蹄根、马蹄香、虎杖、败酱草、大红袍、金花果、青刺尖、皂角刺等8味水煎分服。羊蹄根酒剂治疗急性淋巴细胞型白血病、急性单核细胞型白血病和急性粒细胞型白血病等:羊蹄根水煎醇提分服。羊蹄根治疗慢性白血病:羊蹄根水煎服。注释:①头秃同白秃见松脂条;②疥瘙见五色石脂条;③阴蚀见矾石条。后世羊蹄主治风癣、小儿顽癣、体癣、股癣等,较《神农本草经》有扩展。

293 萹 蓄

【原文】

萹蓄味苦平。主浸淫,疗瘙疽痔,杀三虫。

【重辑】

萹蓄味苦性平。主治:①浸淫;②疥瘙;③痈疽;④痔疮;⑤三虫。

【理论】

《名医别录》 萹蓄治女子阴蚀。

《本草经集注》 萹蓄人亦呼为萹竹。煮汁与小儿饮,疗蛔虫有验。

《药性论》 萹蓄煮汁与小儿服,主蛔虫等咬心。心痛面青,口中沫出,临死者,取十斤细锉,以水一石煎,去滓成煎如饴。空心服,虫自下,皆尽止。主患痔疾者,常取叶捣汁服,效。治热黄,取汁顿服一升,多年者再服之,根一握洗去土,捣汁服之一升,恶丹石毒发,冲目肿痛,又敷热肿,效。

【临床】

《外台秘要》 卷2,引《范汪方》懊憹散治伤寒心中懊憹,下利,谷道中烂伤。热患有蛔虫懊憹:藋芦、干漆、萹蓄等3味,常规剂量,捣末,每次粥饮调服1钱。《千金方衍义》:藋芦走气分,更益以干漆破血,萹蓄杀虫,化湿热。

《急救仙方》 卷3,泻肝饮子治暴赤眼:萹蓄、杏仁、桑白皮等3味,常规剂量,捣散水煎热服。

《圣济总录》 卷142,二皮汤治肠痔:桃皮、李皮、萹蓄、苦参等4味,常规剂量,水煎去滓熏洗。

《太平惠民和剂局方》 卷6,八正散小便赤涩或癃闭不通,热淋、血淋及一切蕴毒,咽干口燥,大渴引饮,心忪面热,烦躁不宁,目赤睛疼,唇焦鼻衄,口舌生疮,咽喉肿痛:车前子、瞿麦、萹蓄、滑石、山栀子仁、炙甘草、木通、大黄等8味,捣散,入灯心水煎温服。

《丹溪心法附余》 卷12,复聪汤治痰火上攻耳聋耳鸣:萹蓄、半夏、陈皮、茯苓、甘草炙、木通、瞿麦、黄柏等8味,常规剂量,捣散水煎去渣分服。

《类证治裁》 卷7,萹蓄汤脱肛及肛头虫痒:萹蓄1握,水煎服。

《证治准绳·疡医》 卷3,地萹蓄散治手中指头结毒,焮赤肿痛:地萹蓄擂酒服或砍烂,酒炒,敷患处。

《普济方》 ①卷214,琥珀茯苓丸治膀胱积热小便癃闭淋涩:琥珀、赤茯苓、萹蓄、瞿麦、滑石、知母、黄柏、蛤粉、木通、当归、泽泻、人参、山栀子仁、赤芍药、白术、猪苓、黄连、大黄、黄芩、木香等20味,常规剂量,捣末滴水为丸如梧桐子大,每次温水送服30丸。②卷143,瞿麦汤治伤寒下痢,赤白脓血:瞿麦、萹蓄、甘草、车前子、大黄、栀子、木通、滑石等8味,常规剂量,水煎服。③卷403,过关散治婴孩斑疮、水痘,心躁发渴及小便赤色,口舌生疮:萹蓄、瞿麦、山栀子仁、车前子、木通、赤茯苓、人参、滑石、大黄、灯心草、甘草等10味,常规剂量,捣散水去渣分服。

《伤科大成》 吉利散治跌打损伤,红肿不消,阵阵作痛:萹蓄、当归、川芎、枳壳、陈皮、香附、厚朴、木香、苏木末、刘寄奴、落得打、三七、乳香、没药等14味,常规剂量,捣散,每次温酒送服3钱。

【按语】

萹蓄是蓼科植物萹蓄的全草,中药药名。萹蓄含萹蓄苷、槲皮苷、儿茶精、没食子酸、咖啡酸、草酸、硅酸、绿原酸、香豆酸、粘质等。药理作用:①利尿;②降压;③止血;④抗菌;⑤利胆。注释:三虫见天门冬条。后世萹蓄主治小便赤涩、脱肛等,较《神农本草经》有所改变。

294　狼　毒

【原文】

狼毒味辛平。主咳逆上气,破积聚饮食,寒热,水气恶疮,鼠瘘,疽蚀,鬼精,蛊毒,杀飞鸟走兽。一名续毒。

【重辑】

狼毒味辛性平。主治:①咳逆;②上气;③积聚;④寒热;⑤水气;⑥恶疮;⑦鼠瘘;⑧疽蚀;⑨鬼精;⑩蛊毒。

【理论】

《名医别录》　野狼毒治胁下积癖。

《本草经集注》　与防葵同根类,但置水中沉者便是野狼毒,浮者则是防葵。俗用稀亦难得,是疗腹内要药尔。

《新修本草》　野狼毒叶似商陆及大黄。

《药性论》　野狼毒治痰饮癥瘕,亦杀鼠。

【临床】

《肘后备急方》　①卷5,狼毒丸(名见《外台秘要》卷7)治心腹相连常胀痛:狼毒、附子等2味,常规剂量,捣筛蜜丸,分服。②卷5,狼毒丸(名见《普济方》卷248)治阴疝卒缩入腹,急痛欲死:狼毒、防风、附子等3味捣丸分服。

《备急千金要方》　①卷11,狼毒丸治坚癖、癖结,坚瘤等:狼毒、半夏、杏仁、桂心、附子、蜀椒、细辛等7味,常规剂量,捣末蜜丸,分服。②卷23,狼毒散治疬风恶疾:狼毒、秦艽等2味,常规剂量,捣筛,温酒送服。《千金方衍义》:狼毒杀虫辟毒,秦艽逐湿开痹,允为疬风专药。

《太平圣惠方》　①卷21,狼毒丸治风注疼痛:狼毒、天南星、附子等3味,常规剂量,捣末,酽醋煎膏和丸酒服。②卷28,狼毒丸治积聚腹坚喘急:狼毒、肉桂、川乌头、京三棱、紫菀、附子、大黄、鳖甲、甜葶苈、槟榔、鮀甲、木香、桃仁、吴茱萸、皂荚、芫花等16味,常规剂量,捣末蜜丸,酒服。③卷48,狼毒丸治积聚腹胁下气结成块,久不消散,发歇疼痛:狼毒、芫花、干漆、雄雀粪、五灵脂、鳖甲、硫黄、硼砂、腻粉等9味,常规剂量,捣末醋糊为丸,醋服。④卷49,狼毒丸治痃气胁肋胀痛,腹内气结:狼毒、乌头、槟榔、木香、干漆等5味,常规剂量,捣末蜜丸,温酒送服。⑤卷51,狼毒丸治痰冷癖块,腹胁胀痛:狼毒、附子、半夏、芫花、木香、槟榔等6味,常规剂量,捣末醋糊为丸,生姜汤送服。⑥卷66,狼毒散治瘰疬久经年月,脓水不止,时发焮肿:狼毒、鼠李根皮、昆布、连翘、沉香、熏陆香、鸡舌香、詹糖香、丁香、薇衔、斑蝥、玄参等12味,常规剂量,捣散,荆芥汤调服。

《圣济总录》　卷131,狼毒膏治疮如葡萄,破后疮孔无数:狼毒、蓝根、龙胆、定风草、乳香、水银粉等6味,常规剂量,捣末蜜膏,摊贴疮上。

《良朋汇集》　卷4,狼毒散治小儿胎毒,赤红痒极,遍身无皮:狼毒、白附子、黄丹、蛇床子、羌活、独活、白鲜皮、硫黄、枯白矾、轻粉等10味,常规剂量,捣末,香油调掺。

《博济方》　卷4,狼毒丸治腰脚遍身疼痛及四肢烦倦麻痹:狼毒、天南星、海桐皮、黑附子等4味,常规剂量,童便浸一宿,漉出控干为末酒糊为丸温酒送服。

《幼幼新书》　卷26,引《吉氏家传》狼毒丸治小儿胆热肝风天柱倒折:狼毒、白附子、大附子、天麻、防风、羌活、朱砂、地龙、麝香等9味,常规剂量,捣末酒糊为丸,黑豆薄荷汤送服。

《济生方》　卷3,狼毒丸治七疝发作无时,脐腹坚硬疼痛:狼毒、芫花、川乌头、椒红、干漆、鳖甲、三棱、没药、干姜、全蝎等10味,常规剂量,捣末醋糊为丸,温酒送服。

《外科正宗》　卷4,狼毒膏治肾囊风疙瘩作痒,瘙之作疼:狼毒、槟榔、硫黄、五倍子、川椒、风子肉、蛇床子、皮消等8味,常规剂量,捣末香油调搽患上。

【按语】

狼毒是为瑞香科植物瑞香狼毒的根,中药药名。狼毒含甾醇、酚性成分、氨基酸、三萜类及有毒的高分子有机酸,可能还含蒽苷。中药药理:①抗肿瘤;②镇痛。后世狼毒主治心腹相连常胀痛、阴疝、坚癖、癖结、坚瘤、疬风恶疾、胎毒、七疝、肾囊风等,较《神农本草经》大为扩展。

295 鬼 臼

【原文】

鬼臼味辛温。主杀蛊毒鬼疰，精物，辟恶气不祥，逐邪，解百毒。一名爵犀，一名马目毒公，一名九臼。

【重辑】

鬼臼味辛性温。主治：①蛊毒；②鬼疰精物；③恶气。功效：①逐邪；②解百毒。

【理论】

《名医别录》 鬼臼治咳嗽喉结，风邪，烦惑，失魄，妄见，去目中肤翳，杀大毒。

《本草经集注》 鬼臼如射干，主风邪，鬼疰蛊毒，九臼相连，有毛者良。

《药性论》 鬼臼主尸疰，劳疾，传尸瘦疾，主辟邪气，逐鬼。

【临床】

《金匮要略方论》 杂疗方紫石寒食散令伤寒愈而不复：鬼臼、紫石英、白石英、赤石脂、钟乳研炼、栝楼根、防风、桔梗、文蛤、太乙余粮、干姜、附子、桂枝等13味，常规剂量，捣散酒服。

《备急千金要方》 卷12，大麝香丸配伍鬼臼治鬼疰飞尸诸病：麝香、鬼臼、牛黄、附子、真珠、莽草、犀角、矾石、细辛、桂枝、獭肝、藜芦、蜈蚣、蜥蜴、丹砂、雄黄、巴豆、杏仁、地胆、元青、亭长、斑蝥、礜石等23味，常规剂量，捣末蜜丸如小豆大，每次温水送服5丸。《千金方衍义》：玉壳丸中加入斑蝥、地胆、芫青、亭长、蜈蚣、蜥蜴、獭肝以攻毒邪，犀角、牛黄、麝香、真珠以和药毒，杏仁、细辛、莽草、桂心、矾石、鬼臼以佐玉壶丸中六味，并毒虫野兽之药，共襄厥功。

《千金翼方》 卷10，杀鬼丸辟疫治时气瘴疫：虎头骨、鬼臼、鬼箭羽、鬼督邮、丹砂、真珠、雄黄、雌黄、曾青、女青、皂荚、桔梗、芫荑、白芷、川芎、白术、藜芦、菖蒲等18味，常规剂量，捣末蜜丸如弹丸大，男左女右带之。

《外台秘要》 卷13，引《近效方》大麝香丸治积年心痛，尸注蛊毒，癥癖乘心，两肋有块，温瘴毒气，精魅邪气，或悲或哭，蛇蝎蜂所螫等：麝香、鬼臼、鬼箭羽、牛黄、藜芦、朱砂、当归、茯苓、桔梗、金牙、乌头、桂枝、吴茱萸、贯众、丹参、蜈蚣、干姜、人参、虎骨、芍药、雄黄、巴豆、蜥蜴等23味，常规剂量，捣末蜜丸如梧桐子大，每次温水送服5丸。

《太平圣惠方》 ①卷16，鬼臼丸治时气瘴疫：鬼臼、雄黄、龙脑、麝香、朱砂、炙甘草等6味，常规剂量，捣末蜜丸，人参汤送服。②卷55，鬼臼丸治一切劳疾，飞尸，鬼疰等：鬼臼、升麻、麝香、柴胡等4味，常规剂量，捣末蜜丸，温酒送服。

《圣济总录》 ①卷35，鬼臼丸治鬼疟：鬼臼、常山、炙甘草、绿豆粉、鳖甲、雄黑豆、砒霜等7味，常规剂量，捣末面糊为丸，丹砂为衣新汲水送服。②卷61，鬼臼汁治黑黄：生鬼臼捣绞取汁服。③卷149，鬼臼浆治射工中人寒热：鬼臼叶1把细锉苦酒渍之，捣绞取汁顿服，每日3次。

藏药部颁标准 WS3－BC－0154－95 二十五味鬼臼丸治妇女子宫虫病，下肢关节疼痛，小腹、肝、胆、上体疼痛，心烦血虚，月经不调：鬼臼、藏茜草、石榴子、藏紫草、肉桂、矮紫堇、巴夏嘎、光明盐、硇砂、榜嘎、藏木香、诃子、熊胆、胡椒、喜马拉雅紫茉莉、余甘子、花蛇肉、山柰、火硝、降香、沙棘膏、沉香、朱砂、肉豆蔻、枸杞、紫草茸、芫荽果等27味，常规剂量，捣末水泛为丸，每丸重1克，每次2丸。

【按语】

鬼臼是小檗科植物八角莲的根茎，中药药名。鬼臼含醇溶性树脂、鬼臼毒素、去氢鬼臼毒素、山柰酚等。注释：①蛊毒见赤箭条；②鬼疰见蓝实条。后世鬼臼主治伤寒、气瘴疫、劳疾、黑黄等，较《神农本草经》有扩展。

296 白 头 翁

【原文】

白头翁味苦温。主温疟,狂易,寒热,癥瘕积聚,瘿气,逐血,止痛,金疮。一名野丈人,一名胡王使者。

【重辑】

白头翁味苦温。主治:①温疟;②狂易;③寒热;④癥瘕;⑤积聚;⑥瘿气;⑦金疮。功效:①逐血;②止痛。

【理论】

《名医别录》 白头翁治鼻衄。

《本草经集注》 白头翁近根处有白茸,状似人白头,故以为名。方用亦疗毒痢。

《药性论》 白头翁止腹痛治赤毒痢,齿痛,项下瘤疬。

《日华子本草》 治一切风气及暖腰膝,明目,消赘子。

《本草经疏》 暑伏足阳明经,则发温疟;伏手阳明经,则病毒痢,滞下纯血;狂易鼻衄者,血热也;寒热者,血瘀也;癥瘕积聚,瘿气,靡不由血凝而成。积滞停留则腹痛,金疮血凉则痛自止。苦能下泄,辛能解散,寒能除热凉血,具诸功能,故悉主之,殆散热凉血行瘀之要药欤?

【临床】

《伤寒论》 白头翁汤治热利下重:白头翁、黄柏、黄连、秦皮等4味,常规剂量,水煎服。《删补名医方论·白头翁汤》:三阴俱有下利证。自利不渴者,属太阴也;自利而渴者,属少阴也。惟厥阴下利属于寒者,厥而不渴,下利清谷;属于热者,消渴下重,下利脓血。此热利下重,乃火郁湿蒸,秽气奔迫广肠魄门,重滞而难出。《内经》云暴注下迫者是矣。君以白头翁寒而苦辛,臣以秦皮寒而苦涩。寒能胜热,苦能燥湿,辛以散火之郁,涩以收下重之利也。佐黄连清上焦之火,则渴可止。使黄柏泻下焦之热,则利自除也。治厥阴热利有二,初利用此方,以苦燥之,以辛散之,以涩固之,是谓以寒治热之法;久利则用乌梅丸之酸以收火,佐以苦寒,杂以温补,是谓逆之从之,随所利而行之,调其气使之平也。

《备急千金要方》 ①卷15,白头翁汤治赤滞下血连月不瘥:白头翁、厚朴、阿胶、黄连、秦皮、附子、黄柏、茯苓、芍药、干姜、当归、赤石脂、甘草、龙骨、大枣、粳米等味16味,常规剂量,水煎服。②卷15,三黄白头翁汤治热毒下痢赤如烂血,滞如鱼脑,腹痛壮热:黄连、黄芩、黄柏、升麻、石榴皮、艾叶、白头翁、桑寄生、当归、牡蛎、犀角、甘草等12味,常规剂量,水煎服。

《外台秘要》 ①卷23,引《必效方》白头翁丸(名见《圣济总录》卷125)治气瘤:白头翁、昆布、海藻、通草、玄参、连翘、白蔹等7味,常规剂量,捣末蜜丸,温酒送服。②卷25,引《古今录验》白头翁汤治寒痢急下及滞下:白头翁、干姜、炙甘草、当归、黄连、秦皮、石榴皮等7味,常规剂量,水煎分服。

《太平圣惠方》 卷22,白头翁煎治白虎风四肢疼痛,夜甚不可忍:白头翁、牛膝、附子、桂心、羌活、赤芍药、赤茯苓、人参、防风、虎胫骨、牡丹皮、当归等12味,捣散好酒煎饧,温酒调服。

《圣济总录》 卷10,白头翁酒治四肢百节风痛:白头翁一握,醇酒浸服。

《医心方》 卷8,引陶氏白头翁酒治足肿:白头翁、甘草、牛膝、海藻、石斛、干地黄、土瓜根、附子、葛根、麻黄等10味,酒渍分服。

《幼幼新书》 卷29,引张涣白头翁散治蛊毒痢肛门脱出:白头翁、黄连、茜根、苏枋木、故旧鼓皮、甘草炙、地榆、犀角屑等8味,捣末,水煎温服。

《普济方》 卷397,白头翁汤治热毒壮热下痢如鱼脑:黄连、白头翁、酸石榴皮、犀角屑等4味,捣筛,水煎温服。

《医学衷中参西录》 通变白头翁汤治热痢下重腹疼及患痢之人曾有鸦片嗜好:生山药、白头翁、秦皮、生地榆、生杭芍、甘草、旱三七、鸦胆子等8味,水煎服。

【按语】

白头翁是毛茛科植物白头翁的根,中药药名。白头翁含白头翁皂苷、白桦脂酸、胡萝卜苷、白头翁素、原白头翁素等。中药药理:①抗阿米巴原虫;②抗阴道滴虫;③抗菌;④抗病毒;⑤抑癌。注释:狂易指精神失常。后世白头翁主治热利下重、足肿、四肢疼痛、蛊毒等,较《神农本草经》有所改变。

297 羊 桃

【原文】

羊桃味苦寒。主燎热,身暴赤色,风水积聚,恶疡,除小儿热。一名鬼桃,一名羊肠。

【重辑】

羊桃味苦性寒。主治:①燎热;②身暴赤色;③风水;④积聚;⑤恶疡;⑥小儿热。

【理论】

《名医别录》 羊桃去五脏五水,大腹,利小便,益气,可作浴汤。

《本草经集注》 羊桃利小便,益气,可作浴汤。一名苌楚,一名御戈,一名铫戈。山野多有,甚似家桃,又非山桃。子小细,苦不堪啖,花甚赤。《诗》云隰有苌楚者,即此也。方药亦不复用。

《新修本草》 羊桃多生沟渠隍堑之间,人取煮以洗风痒及诸疮肿,极效。剑南人名细子根也。

《证类本草》 引《本草图经》:今人呼羊桃为细子根,似牡丹,疗肿。

《本草拾遗》 羊桃亦云羊桃根也。

【临床】

《圣济总录》 卷81,淋渫羊桃汤治脚气痛肿,行履不得:羊桃、蒴藋、桑叶等3味,锉碎水煎淋渫两脚,以肿消为度。

《肘后备急方》 治伤寒毒攻手足痛,煮羊桃汁渍之,杂盐豉尤好。

《备急千金要方》 卷18,治伤寒热病多睡变成湿𧏾,四肢烦疼不得食:羊桃10斤捣散汤浸分服。

【按语】

羊桃据《中药大辞典》考证为阳桃,是酢酱草科阳桃属植物阳桃的果实。羊桃皮含β-谷甾醇,羽扇豆醇等。鲜果肉含有草酸、柠檬酸、苹果酸、蔗糖、果糖、葡萄糖和痕迹量脂肪。种子含水分25%,油37%。注释:①燎热,即燎疮发热;②身暴赤色,即红痧、丹毒一类疾病发热;③风水,即风邪外袭,以突发头面部及四肢水肿为主要表现的水肿病。后世少用。

298　女 青

【原文】

女青味辛平。主蛊毒,逐邪恶气,杀鬼温疟,辟不祥。一名雀瓢。

【重辑】

女青味辛性平。主治:①邪气;②温疟;③蛊毒。功效:①杀鬼;②辟不祥。

【理论】

《名医别录》　女青蛇衔根也,生朱崖。雀瓢白汁主虫蛇毒。

【临床】

《肘后备急方》　辟瘟病:正月上寅日捣女青末,三角缝囊盛,系前帐中,大吉。《子母秘录》治小腹皮青黑赤,不能喘息,即急用此方并治吐痢卒死,用女青末纳口中酒服。亦治大人。紫灵南君南岳夫人内传治卒死:捣女青屑一钱安喉中,以水或酒送下,立活也。

【按语】

女青据考证可能是萝藦科萝藦属的植物萝藦。后世少用。

299　连　翘

【原文】

连翘味苦平。主寒热,鼠瘘,瘰疬,痈肿,恶疮,瘿瘤,结热,蛊毒。一名异翘,一名兰华,一名轵,一名三廉。

【重辑】

连翘味苦性平。主治:①寒热;②结热;③痈肿;④瘰疬;⑤恶疮;⑥瘿瘤;⑦鼠瘘。

【理论】

《名医别录》　连翘去白虫。

《新修本草》　此物有大翘、小翘两种。大翘叶狭长如水苏,小翘叶、花、实皆似大翘而小细。今京下唯用大翘子。

《药性论》　连翘一名旱莲子,主通利五淋,小便不通,除心家客热。

《日华子本草》　连翘通小肠排脓,治疮疖止痛,通月经。

《本草衍义》　连翘,今只用其子,治心经客热最胜。尤宜小儿。

【临床】

《肘后备急方》　五香连翘汤治恶肉恶脉,恶核瘰疬,风结肿痛:木香、沉香、鸡舌香、麝香、薰陆香、射干、紫葛、升麻、独活、寄生、炙甘草、连翘、大黄、竹沥等13味,常规剂量,水煎分服。

《备急千金要方》　卷5,连翘丸治小儿无辜寒热,身体颈项结核瘰疬及心胁腹背里有坚核不痛,名为结风气肿:连翘、桑白皮、白头翁、牡丹、防风、黄柏、桂心、香豉、独活、秦艽、海藻等11味,常规剂量,捣末蜜丸,分服。

《外台秘要》　卷34,引《集验方》连翘汤治妒乳乳痈及附骨疽:连翘、升麻、杏仁、射干、防己、黄芩、大黄、芒硝、柴胡、芍药、炙甘草等11味,常规剂量,水煎分服。

《太平圣惠方》　①卷63,连翘膏治一切痈疽发背穿穴后:连翘、陈油、猪脂、羊脂、黄芪、黄丹、白芷、白及、白蔹、乳香、松脂、蜡、露蜂房、乱发灰、青绢、绯绢、当归、芍药、桂心等19味,常规剂量,捣末微火煎膏摊贴。②卷66,连翘丸治瘰疬结肿不散,欲成脓而寒热不退:连翘、大黄、沉香、薰陆香、黄芪、牛蒡子、枳壳、赤芍药、玄参、升麻、羌活、皂荚子仁、占斯、川芎、黄芩、红盐等16味,常规剂量,捣末蜜丸,温酒送服。

《圣济总录》　①卷126,连翘丸治热毒气毒风毒结成瘰疬:连翘、芍药、玄参、大黄、犀角、防己、羌活、木香、山栀子仁等9味,常规剂量,捣末蜜丸,米饮送服。②卷168,连翘汤治小儿潮热,伤寒夹惊:连翘、山栀子仁、炙甘草、防风、蝉壳等5味,常规剂量,捣末,水煎温服。

《太平惠民和剂局方》　①卷3,连翘丸治脾胃不和,气滞积聚,心腹胀满,干呕醋心,饮食不下,胸膈噎塞,胁肋疼痛,酒积面黄,四肢虚肿,行步不能或久患赤白痢及大肠风秘,脾毒泻血:连翘、陈皮、青皮、蓬莪茂、肉桂、好墨、槟榔、牵牛子、三棱、肉豆蔻等10味,常规剂量,捣末面糊为丸,生姜汤送服。②卷5,五香连翘汤治一切恶核,瘰疬痈疽,恶肿等病:沉香、乳香、麝香、舶上青木香、丁香、连翘、射干、升麻、桑寄生、独活、木通、大黄、甘草等13味,常规剂量,水煎温服。

《类证活人书》　卷20,连翘饮治伤寒及疮疡等一切热证:连翘、防风、炙甘草、山栀子等4味,常规剂量,捣末,水煎温服。

《素问病机气宜保命集》　连翘汤治瘰疬马刀:连翘、瞿麦、大黄、甘草等4味,常规剂量,水煎服。

《云岐子七表八里道脉诀论并治法》　连翘汤治热结胸中:连翘、柴胡、当归、生地、赤芍、黄芩、大黄等7味,常规剂量,水煎服。

《普济方》　卷14,引《护命》连翘散治肋下结块引痛:连翘、荆芥穗、鳖甲、栀子仁、射干、羌活、独活、当归、大黄、恶实、牵牛子等11味,常规剂量,捣散,温水调服。

《伤寒全生集》　卷4,连翘败毒饮治发颐。伤寒汗下不彻,邪结在耳后,或两耳下俱硬肿:连翘、山栀、羌活、元参、薄荷、防风、柴胡、桔梗、升麻、川芎、当归、黄芩、芍药、牛蒡子、红花等15味,常规剂量,水煎服。口渴加天花粉,面肿加白芷,项肿加威灵仙,大便实加大黄、穿山甲,气虚加人参。

《古今医鉴》 卷15,连翘败毒散治痈疽、疔疮、乳痈及一切无名肿毒,初期憎寒壮热,头痛拘急:连翘、金银花、柴胡、羌活、桔梗、防风、荆芥、薄荷叶、川芎、独活、前胡、茯苓、甘草、枳壳等14味,常规剂量,捣末加生姜水煎服。如热甚并痛甚加黄连、黄芩;如大便不通加大黄、芒硝。

《丹台玉案》 卷6,连翘饮治热毒蓄内痘不出齐:黄芩、黄连、黄柏、山栀仁、大黄、石膏、蝉蜕、牛蒡子、红花、升麻等10味,常规剂量,加灯心水煎服。

《外科大成》 卷3,连翘汤治一切牙痛:黄芩、黄连、当归、赤芍、连翘、天花粉、玄参、枳壳等9味,常规剂量,水煎服。

《痧胀玉衡》 卷下,连翘薄荷饮痧症食积气阻:香附、卜子、槟榔、山楂、陈皮、连翘、薄荷、木香等8味,常规剂量,捣散,水煎服。

《镐京直指医方》 连翘赤小豆汤治肺痈咳吐脓痰,右胁隐痛:连翘、赤小豆、银花、杏仁、葶苈、生甘草、象贝、郁金、石膏等9味,捣散,每服2钱,开水送下。

《幼科直言》 ①卷5,连翘汤治小儿口疮或牙根舌肿:连翘、僵蚕、陈皮、甘草、桔梗、黄芩、丹皮等6味,常规剂量,水煎服。②卷5,连翘汤治小儿白浊疼痛:连翘、茯苓、车前子、甘草梢、陈皮、当归、黄芩、丹皮等8味,常规剂量,水煎服。

《杂病源流犀烛》 卷27,连翘汤治妒乳坚结肿痛手不可近:大黄、连翘、射干、升麻、独活、桑寄生、沉香、木香、藿香、丁香、甘草、麝香等12味,常规剂量,水煎服。

《白喉全生集》 连翘饮治白喉热证初起白见于外关,或薄或小,淡红微肿,略痛,声音响亮,牙关饮食稍碍,口干头闷目胀,舌苔与小便微黄:连翘、桔梗、牛蒡、僵蚕、银花、黄芩、人中黄、葛根、赤芍、薄荷、皂刺等11味,常规剂量,水煎服。

《温病条辨》 银翘散治太阴风温、温热、温疫、冬温但发热不恶寒而渴:连翘、银花、桔梗、薄荷、竹叶、生甘草、芥穗、淡豆豉、牛蒡子、鲜苇根等10味,常规剂量,捣散,每服六钱,鲜苇根汤煎,香气大出,即取服,勿过煎。肺药取轻清,过煎则味浓而入中焦矣。病重者,约二时一服,日三服,夜一服;轻者三时一服,日二服;夜一服;病不解者,作再服。盖肺位最高,药过重,则过病所,少用又有病重药轻之患,故从普济消毒饮时时清扬法。今人亦间有用辛凉法者,多不见效,盖病大药轻之故,一不见效,随改弦易辙,转去转远,即不更张,缓缓延至数日后,必成中下焦证矣。温病忌汗,汗之不惟不解,反生他患。盖病在手经,徒伤足太阳无益;病自口鼻吸受而生,徒发其表亦无益也。且汗为心液,心阳受伤,必有神明内乱,谵语癫狂、内闭外脱之变。再,误汗虽曰伤阳,汗乃五液之一,未始不伤阴也。

【按语】

连翘是木犀科植物连翘的果实,中药药名。连翘含连翘酚、甾醇化合物、皂苷及黄酮醇苷类、马苔树脂醇苷等。中药药理:①抗菌;②抗病毒;③强心及升压;④抑制毛细血管通透性;⑤抗辐射损伤。后世连翘主治发颐、牙痛、肺痈、白喉、风温、温热、温疫、冬温等,较《神农本草经》大为扩展。

300 石 下 长 卿

【原文】

石下长卿味咸平。主鬼疰精物,邪恶气,杀百精蛊毒老魅,注易亡走,啼哭悲伤,恍惚。一名徐长卿。

【重辑】

石下长卿味咸性平。主治:①鬼疰精物;②百精蛊毒;③啼哭悲伤;④恍惚。

【理论】

《名医别录》 石下长卿有毒,生陇西山谷。

【临床】

参见徐长卿条。

【按语】

石下长卿据明李时珍《本草纲目》考证与徐长卿功疗相似。现今多数学者认同李时珍之说。有效成分及药理作用见徐长卿条。注释:注易亡走,即精神错乱走失。主治见徐长卿条。

301 茵 茹

【原文】

茵茹味辛寒。主蚀恶肉,败疮,死肌,杀疥虫,排脓恶血,除大风热气,善忘不乐。

【重辑】

茵茹味辛性寒。主治:①恶肉;②败疮;③死肌;④疥虫;⑤大风热气;⑥善忘不乐。

【理论】

《名医别录》 茵茹去热痹,破癥瘕,除息肉。陶隐居云:今第一出高丽,色黄,初断时汁出凝黑如漆。故云漆头。次出近道,名草茹,色白,皆烧铁烁头令黑以当漆头,非真也。叶似大戟,花黄,二月便生,根亦疗疮。

《蜀本图经》 叶有汁,根如萝卜,皮黄肉白,所在有之。

【临床】

《刘涓子鬼遗方》 ①卷5,茵茹散治痈疽:漆头茵茹、矾石、硫黄、雄黄等4味,常规剂量,捣末着锐头纳疮口中。②卷5,茵茹膏治痈疽疥癣恶疮:茵茹、雄黄、雌黄、丹砂、乱发等5味,常规剂量,捣末猪脂煎膏敷疮。

《备急千金要方》 ①卷13,(名见《太平圣惠方》卷41)茵茹膏治头中二十种病,头眩,发秃落,面中风:茵茹、蜀椒、莽草、桂心、附子、细辛、半夏、干姜等8味,常规剂量,猪生肪合捣成膏摩囟上。②卷23,茵茹膏治一切恶疮、济、癣、疽、漏、痿:茵茹、狼牙、青葙、地榆、藜芦、当归、羊蹄根、扁蓄、蛇床子、白蔹、漏芦等11味,常规剂量,捣末苦酒渍宿猪脂煎膏:雄黄、雌黄、硫黄、矾石、胡粉、松脂、水银等7味,常规剂量,捣末,煎膏外敷。

《外台秘要》 卷29,引《必效方》茵茹膏(名见《圣济总录》卷129)治甲疽肿烂,脚指甲边赤肉出,时愈时发:茵茹、黄芪等2味,常规剂量,苦酒浸宿,猪脂熬膏涂疮。

《太平圣惠方》 ①卷40,茵茹膏(名见《普济方》卷299)治头疮经年不愈:黄连、茵茹、胡粉、黄柏等4味,常规剂量,捣末麻油调膏涂抹。②卷62,茵茹散治缓疽肿痛,肉坚厚如牛领皮:茵茹、藜芦、真珠末、硫黄、雄黄、白矾、干姜、麝香等8味,常规剂量,捣散绵裹纳疮中。③卷90,茵茹散治小儿恶疮不愈:茵茹、桑螵蛸、地龙、乳香、黄丹、黄柏、麝香、糯米粉、腻粉等9味,常规剂量,捣散外敷。

《圣济总录》 卷54,茵茹散治热痹善忘不乐:茵前、炙甘草、硝石等3味,常规剂量,捣散酒服。

《医心方》 卷18,引《古今录验》茵茹散治箭伤满腹瘀血:茵茹、杏仁等2味,常规剂量,捣末酒服。

《卫生宝鉴》 卷13,茵茹散治疥疮经年:水银、好茶、茵茹、轻粉等4味,常规剂量,捣末油调搽之。

《疡科选粹》 卷6,茵茹膏治手足疮疥及无名恶疮、风癣:茵茹、黄连、蛇床子、枯矾、水银、黄蜡等6味,常规剂量,捣末猪脂熬膏涂摩。

【按语】

茵茹据考证可能是狼毒大戟,中药药名。后世茵茹主治痈疽、头疮、热痹、箭伤、甲疽肿烂、手足疮疥等,较《神农本草经》有扩展。

302 乌 韭

【原文】

乌韭味甘寒。主皮肤往来寒热,利小肠膀胱气。

【重辑】

乌韭味甘性寒。主治:皮肤往来寒热。功效:利小肠膀胱气。

【理论】

《名医别录》 乌韭治黄疸,金疮内塞,补中益气,好颜色。

【临床】

《福建中草药》 ①治急性支气管炎:鲜大叶金花草 60 g 水煎服。②治白浊,湿热带下:鲜大叶金花草全草 30～60 g,捣烂绞汁,调米泔水服。③治对口疮:大叶金花草鲜叶,以蜜或盐同捣外敷。④治脚癣糜烂:大叶金花草全草,水煎熏洗。

《浙江民间常用草药》 ①治肝炎:鲜大叶金花草 90 g,水煎分 3 次服,连服 10～15 剂。②治乳痈:大叶金花草根茎 30 g,水煎冲黄酒服,鲜叶捣烂敷患处。

【按语】

乌韭是鳞始蕨科植物乌蕨的全草,中药药名,又名大叶金花草(《广西中药志》)。叶含牡荆素、丁香酸、原儿茶醛、原儿茶酸和山奈素。后世主治支气管炎、口疮、脚癣、肝炎、乳痈等,较《神农本草经》有扩展。

303 鹿藿

【原文】

鹿藿味苦平。主蛊毒,女子腰腹痛,不乐肠痈,瘰疬,疡气。

【重辑】

鹿藿味苦性平。主治:①腰腹痛;②不乐;③肠痈;④瘰疬;⑤疡气;⑥蛊毒。

【理论】

《名医别录》 鹿藿无毒。

《本草经集注》 方药不复用,人亦罕识。葛根之苗,又一名鹿藿。

《新修本草》 此草所在有之,苗似豌豆,有蔓而长大,人取以为菜,亦微有豆气,名为鹿豆也。

《证类本草》 《尔雅》云蘆,鹿藿。其实莥。释曰:蘆,一名鹿藿。其实名莥。郭云:鹿豆也。叶似大豆,根黄而香,蔓延生。梁《简文帝劝医文》鹿藿,止救头痛之苦。

《本草经疏》 鹿藿,解毒凉血之药也。主肠痈瘰疬疡气。女人以血为主,血虚有热则腰腹痛不乐,得苦凉之气则热退而血得所养,故主女人腰腹痛不乐也。

【临床】

《湖南药物志》 治小儿疳积:鹿藿根三钱,水煎服。

《湖南药物志》 治月经痛:鹿藿根三钱,川芎三钱,木防己四钱,算盘子根三钱,水煎服。

《浙江天目怀山药植志》 治疔毒:鹿藿根煨熟,加盐捣烂涂敷。治蛇咬伤:鹿藿根捣烂敷伤处。

《江西草药手册》 治瘰疬:鹿藿根五钱,瘦肉二两煮汤,以汤煎药服。

【按语】

鹿藿是豆科植物鹿藿的茎叶,中药药名。鹿藿根是豆科植物鹿藿的根。注释:肠痈见豚卵条。疡气指疮疡的征象。后世鹿藿主治小儿疳积、月经痛、较《神农本草经》有改变。

304 蚤 休

【原文】

蚤休味苦微寒。主惊痫，摇头弄舌，热气在腹中，癫疾，痈疮，阴蚀，下三虫，去蛇毒。一名蚩休。

【重辑】

蚤休味苦微寒。主治：①惊痫；②摇头弄舌；③腹中热气；④癫疾；⑤痈疮；⑥阴蚀。

【理论】

《名医别录》 蚤休有毒，生山阳及宛朐。

《新修本草》 蚤休即今谓重楼者是也。一名重台，南人名草甘遂。醋摩疗痈肿，敷蛇毒有效。

《日华子本草》 重台根治胎风搐手足，吐泻，瘰疬。根如尺二蜈蚣，又如肥紫菖蒲，又名蚤休、螫休也。

【临床】

《太平圣惠方》 卷65，乌金散配伍蚤休治恶疮：附子、蚤休、蛇蜕、干姜、骨碎补、黄丹、大黄、藜芦、槟榔、旧棉絮、血余、铅粉、蓼叶、榆皮、楸皮等15味，常规剂量，捣末煎膏外敷。

《圣济总录》 卷43，凉心丸治心热烦躁：蚤休、人参、茯苓、远志、麦门冬、丹砂、龙脑、金箔等8味，常规剂量，捣末炼蜜为丸，如鸡头子大，每服1丸，人参汤化下。

《医方类聚》 卷254，引《保童秘要》褐丸子治小儿惊疳：走石、金线重楼、郁金等3味，常规剂量，捣末，盛猪胆内煮令熟，细研入牛黄、麝香各少许，醋煮面糊为丸如麻子大，每服3丸。

《浙江省中医院》 柴胡蚤休汤治原发性肝癌气滞血瘀型：柴胡、蚤休、茯苓、赤芍、白芍、茜草、当归、郁金、香附、黄芩、莪术、瓜蒌、鳖甲、虎杖、甘草等15味，常规剂量，水煎服。

【按语】

蚤休现今通用名为重楼。是为百合科植物华重楼或七叶一枝花的根茎。含蚤休苷等多种皂苷。中药药理：①平喘；②止咳；③抗肿瘤；④抗菌；⑤抗病毒。后世蚤休主治肝癌。

305 石 长 生

【原文】

石长生味咸微寒。主寒热,恶疮,大热,辟鬼气不祥。一名丹草。

【重辑】

石长生味咸微寒。主治:①寒热;②恶疮;③大热;④鬼气不祥。

【理论】

《名医别录》 石长生下三虫。

《本草经集注》 俗中虽时有采者,方药亦不复用。

《药性论》 石长生皮亦云石长生也,治疥癣,逐诸风,治百邪鬼魅。

《新修本草》 石长生是细细草叶,花紫色尔。南中多生石岩下,叶如光漆,高尺余,不与余草杂也。今市人用龄筋草为之,叶似青葙,茎细劲紫色,今太常用者是也。

【临床】

《备急千金要方》 ①卷14虎睛汤配伍石长生治狂邪无常,披头大唤欲杀人,不避水火:虎睛、石长生、茯苓、桂枝、防风、独活、人参、天雄、露蜂房、鸱头、枫上寄生、甘草等12味,常规剂量,捣散水煎去渣分服。《千金方衍义》:虎睛、参苓定魄安神,天雄、桂心、鸱头、蜂房、石长生辟除阴毒,余皆截风之味。②卷14,铜青丸(名见《普济方》卷100)配伍石长生治五癫:铜青、石长生、雄黄、空青、水银、茯苓、猪苓、白芷、白鼓、白薇、人参、卷柏、乌扇、硫黄、东门上鸡头等15味,常规剂量,捣末蜜丸如麻子大,每次温水送服30丸。《千金方衍义》:五癫丸方,首尾皆列金石,中间风毒杂陈,即有1-2参、苓,不过藉以鼓励诸药之势,良非兼补之谓,乃西北癫证之的方。若大江以南,心劳志郁,神出舍空,金石每多扼腕,恒有以乌、蝎、六君、鹿茸、八味收功者,未可执此概论也。③卷23,九江散配伍石长生治白癜风及260种大风:当归、石长生、石楠、踯躅、秦艽、菊花、干姜、防风、雄黄、麝香、丹砂、斑蝥、蜀椒、鬼箭羽、连翘、知母、蜈蚣、虻虫、地胆、附子、鬼臼、人参、石斛、天雄、王不留行、乌头、独活、防己、莽草、水蛭等30味,常规剂量,捣散,每次温酒送服1钱。

《普济方》 卷237,淮南丸治女子、小儿诸般疰证:车前子、车下李根皮、石长生、徐长卿各等分,粗末,作方囊贮半合,系衣带及头。

《太平圣惠方》 ①卷7,补肾巴戟丸配伍石长生治胸胁腰脚疼痛,志意不乐,视听不明,肌肉消瘦,体重无力:巴戟、石长生、石斛、鹿茸、当归、白石英、石韦、桂枝、天雄、远志、菟丝子、茯苓、钟乳粉、肉苁蓉、五味子、牛膝、蛇床子、牡蛎、柏子仁、附子、补骨脂、薯蓣、沉香、荜澄茄、熟地黄、黄芪、川椒等27味,常规剂量,捣末蜜丸如梧桐子大,每次温酒送服20丸。②卷61,内补五香丸配伍石长生治痈疽溃后脓血甚多不生肌肉:沉香、熏陆香、木香、藿香、丁香、续断、熟地黄、芍药、侧柏子、石长生、厚朴、败酱、人参、茯苓、鹿角屑、虎胫骨等16味,常规剂量,捣末蜜丸如梧桐子大,每次黄芪汤送服30丸。③卷69,虎睛散治妇人风邪,癫狂:虎睛、露蜂房、石长生、枫树寄生、茯神、防风、独活、天雄、当归、桂心、鸡头并肝、甘草、朱砂、麝香等14味,常规剂量,捣散酒服。④卷64,苍耳膏治疔疮:苍耳子、荆芥子、葵子、黄蜡、木香、白猫粪、石长生、当归、黄芩、藁本、玄参、丁香、干马齿、雄黄、虾蟆灰、乳香等16味,常规剂量,捣末煎膏外敷。

《圣济总录》 卷54,石长生丸治下焦受热大便难及多疮痍:石长生、升麻、鸡舌香、水银粉、消石、石膏、葛根、大黄、射干等9味,常规剂量,捣末蜜丸如绿豆大,每次米饮送服20丸。

【按语】

《中药大辞典》记载石长生为铁线蕨科单盖铁线蕨全草,中药药名。全草含铁线蕨烯、5-铁线蕨烯臭氧化物、7-羊齿烯、雁齿烯、羟基铁线蕨酮、铁线蕨酮、金丝桃式、紫云英式、洋李式等。后世少用。

306 陆 英

【原文】

陆英味苦寒。主骨间诸痹,四肢拘挛,疼酸,膝寒痛,阴痿,短气,不足,脚肿。

【重辑】

陆英味苦性寒。主治:①骨间诸痹;②四肢拘挛酸疼;③膝寒痛;④阴痿;⑤短气;⑥脚肿。

【理论】

《名医别录》 陆英无毒,生熊耳及宛朐。

《新修本草》 此即蒴藋是也,后人不识,浪出蒴藋条。此叶似芹及接骨花,亦一类,故芹名水英,此名陆英,接骨树名木英,此三英也,花、叶并相似。

《药性论》 陆英,一名蒴藋。将风毒脚气上冲,心烦闷绝,治水气虚肿,风瘙皮肌恶痒。

《本草图经》 陆英,生熊耳川谷及冤句,蒴藋不载所出州土,但云生田野,今所在有之。春抽苗,茎有节,节间生枝,叶大似水芹及接骨。春夏采叶,秋冬采根、茎。或云即陆英也。《本经》别立一条,陶隐居亦以为一物。苏恭云《药对》及古方无蒴藋,唯言陆英,明非别物。今注以性味不同,疑非一种,谓其类耳,然亦不能细别。再详陆英条,不言所用。蒴藋条云用叶、根、茎,盖一物而所用别,故性味不同,何以明之。苏恭云此叶似芹及接骨花,亦一类,故芹名水英,此名陆英,接骨名木英,此三英,花、叶并相似。又葛氏方有用蒴藋者,有用蒴藋根者,有用叶者,三用各别,正与《经》载三时所采者相会,谓陆英为花无疑也。

【临床】

《普济方》 卷108,引《肘后备急方》蒴藋汤治一切风瘾疹:蒴藋一两水煎洗患处。

《备急千金要方》 ①卷18,蒴藋蒸汤治寒气关格及皮肤一切劳冷:蒴藋根叶、菖蒲叶、桃叶皮枝、细糠、秫米等5味,常规剂量,水煎坐蒸。②卷22,蒴藋涂方治小儿五色丹:蒴藋叶烂捣涂敷。

《外台秘要》 ①卷15,蒴藋汤治风疹:蒴藋根、蒺藜子、羊桃、楮枝、茺蔚子、石盐、辛夷仁、矾石等8味,常规剂量,水煎涂风疹。②卷27,蒴藋根汁方治下部不通及脚气:蒴藋根一把,绞汁顿服。

《太平圣惠方》 ①卷9,蒴藋汤治伤寒壮热头痛:蒴藋、槐枝、柳枝、桃枝、枸叶、香豉、葱白等7味,常规剂量,水煎淋背。②卷24,蒴藋煎治赤白瘾疹:蒴藋根、白蒺藜、兔藿、羊桃、虎杖、盐、辛夷、白矾等8味,常规剂量,捣末水煎涂患处。③卷24,蒴藋膏治风瘙瘾疹,皮肤苦痒,瘙之血出:蒴藋根、白蒺藜、附子、独活、犀角屑、蔷薇根、白芷、防风、苦参、升麻、漏芦、汉防己、川椒、木香、蛇衔草、茺蔚、枳壳、莽草等18味,常规剂量,捣末醋浸慢火猪脂煎膏涂摩患处。④卷24,蒴藋根汤治身体瘾疹:蒴藋根、蒺藜苗、景天、蛇床子、玉屑5味,常规剂量,水煎热洗患处。⑤卷55,蒴藋汤治体黄:蒴藋、柳枝、桃枝、黄栌木等4味,常规剂量,细锉水煎入白矾,温温浴之。⑥卷91,蒴藋汤治风瘙瘾疹:蒴藋、防风、羊桃根、石楠、秦艽、升麻、苦参、茵芋、芫花、蒺藜子、蛇床子、黄矾、枳壳等13味,常规剂量,细锉水煎洗浴。

《圣济总录》 ①卷8,蒴藋散治风痹腰脚不随:蒴藋根捣散,温酒调服。②卷8,蒴藋煎治中风手足不随:生蒴藋根汁、生地黄汁、附子、酥、生姜汁、蜜等6味,常规剂量,捣末煎膏,温酒调服。③卷120,蒴藋汤治风齿肿疼及头面肿痛:蒴藋、蜀椒、吴茱萸、乌贼鱼骨、桂枝、桃胶等6味,常规剂量,捣末水煎,热漱冷吐。④卷136,蒴藋汤治风毒攻肌肉,皮肤浮肿:蒴藋苗水煎淋洗。

《证类本草》 卷11,引《梅师方》蒴藋酒(名见《圣济总录》卷80)治水气头面身体悉肿:蒴藋根捣汁,和酒一合,空心温服。

《御药院方》 卷8,蒴藋散治风寒湿气脚膝疼痛:蒴藋、吴茱萸、顽荆、黄芪、防风、防己、踯躅花、独活、荆芥穗、藁本、葱白、木瓜等12味,常规剂量,捣末炒热熨痛处。

【按语】

陆英是忍冬科植物蒴藋的茎叶,中药药名。陆英含黄酮类、酚性成分、鞣质、糖类、绿原酸,种子含氰苷类。中药药理:①镇痛;②抗肝损伤;③活血散瘀。注释:阴痿见白石英条。后世陆英主治瘾疹、关格、风疹、头痛,较《神农本草经》有改变。

307 荩 草

【原文】

荩草味苦平。主久咳,上气喘逆,久寒,惊悸,痂疥,白秃,疡气,杀皮肤小虫。

【重辑】

荩草味苦性平。主治:①久咳;②上气喘逆;③久寒;④惊悸;⑤痂疥;⑥白秃;⑦疡气;⑧皮肤小虫。

【理论】

《名医别录》 荩草无毒,可以染黄作金色。

《本草经集注》 荩草可以染黄作金色。

《新修本草》 此草叶似竹而细薄,茎亦圆小。荆襄人煮以染黄,色极鲜好。洗疮有效,俗名绿蓐草,《尔雅》所谓王刍者也。

《证类本草》 菉,鹿蓐也。今呼鸱脚莎。《诗·卫风》云:瞻彼淇澳,绿竹猗猗是也。

《医学入门》 荩草生溪涧侧。叶似竹而细薄,茎亦圆小。荆襄人煮以染黄色,甚鲜。主痂疥白秃,一切恶疮疡气,杀皮肤小虫。兼治咳喘上气,久寒惊悸。

【临床】

《幼幼新书》 卷 30,引《惠眼观证》调荣散治小儿衄血不止:血余 1 团,用荩草、笋壳 1 片裹,烧过,每服半钱或 1 钱,新汲井华水送下。

【按语】

荩草是禾本科植物荩草的全草,中药药名。荩草含乌头酸、木犀草素、荩草素等。注释:①痂疥见雌黄条;②白秃见松脂条;③疡气见鹿藿条。后世主治未扩展。

308 牛 扁

【原文】

牛扁味苦微寒。主身皮疮,热气,可作浴汤,杀牛虱小虫,又疗牛病。

【重辑】

牛扁味苦性寒。主治:①身皮疮疡;②热气。

【理论】

《名医别录》 无毒,生桂阳。

《本草经集注》 今人不复识此,牛疫代代不无用之。

《新修本草》 此药似三堇、石龙芮等,根如秦艽而细,生平泽下湿地,田野人名为牛扁。疗牛虱甚效。

《本草图经》 牛扁,出桂阳川谷,今潞州、宁州亦有之。叶似三堇、石龙芮等。根如秦艽而细。多生平泽下湿地。

【临床】

《全国中草药汇编》 治慢性支气管炎,腰腿痛,关节肿痛:牛扁3～6g,水煎服。

【按语】

牛扁是毛茛科植物牛扁的全草,中药药名。主要含生物碱和鞣质。后世主治慢支、关节肿痛,较《神农本草经》有改变。

夏 枯 草

309

【原文】

夏枯草味苦辛寒。主寒热,瘰疬,鼠瘘,头疮,破癥散瘿,结气,脚肿,湿痹,轻身。一名夕句,一名乃东。

【重辑】

夏枯草味苦性寒。主治:①寒热;②瘰疬;③鼠瘘;④头疮;⑤癥瘕;⑥瘿瘤;⑦结气;⑧脚肿;⑨湿痹。

【理论】

《名医别录》　夏枯草无毒,一名燕面,生蜀郡。

【临床】

《增补内经拾遗》　卷4,引《经验良方》夏枯草汤治瘰疬马刀及无名肿毒:夏枯草常规剂量,水煎温服。

《仁斋直指》　卷20,夏枯草散治两眼痛痒翳膜:夏枯草、香附、木贼、蚕蜕、细辛、连翘、川芎、当归、赤芍、蝉蜕、炙甘草、脑荷等12味,常规剂量,捣末,茶清调服。

《普济方》　卷196,引《卫生家宝》夏枯草散治痔漏:夏枯草、荆芥、枳壳、轻粉、龙胆草、朴硝、灯芯等7味,常规剂量,捣末,水煎外洗。

《本草纲目》　卷15,引《太平圣惠方》夏枯草散(名见《普济方》卷352引《海上名方》)治血崩不止:夏枯草常规剂量捣末,米饮调服。

《先醒斋医学广笔记》　卷3,夏枯草汤治瘰疬:金银花、夏枯草、柴胡、贝母、土茯苓、鼠黏子、鳖虱、胡麻仁、酸枣仁、栝楼仁、陈皮、皂角子、白芍药、当归、粉甘草、荆芥穗、连翘、何首乌、漏芦等19味,常规剂量,水煎温服。

《外科正宗》　卷2,夏枯草汤治瘰疬马刀不问已溃未溃,形体消瘦,寒热如疟,渐成痨瘵:夏枯草、当归、白术、茯苓、桔梗、陈皮、生地、柴胡、甘草、贝母、香附、白芍、白芷、红花等14味,常规剂量,水煎分服。

《冯氏锦囊》　卷6,引《简要济众方》夏枯草散治厥阴郁火目珠疼痛:夏枯草、香附、甘草等3味,常规剂量,捣末,茶清调服。

《惠直堂方》　卷1,夏枯扶桑丸治一切疮疡及痨瘵咳嗽,痰喘血症:夏枯草、桑叶、金银花、百合、阿胶、川贝母等6味,常规剂量,捣末煎膏为丸。肺痿肺痈,百合汤下;心颤,朱砂麦冬汤下;久嗽,五味汤下;肠痈乳痈,带壳瓜蒌仁汤下;烦躁不宁,白芍地骨皮汤下;病串,雄黄冲开水下;疔疮,醋磨敷患处;阴疮痛痒难当,车前子、牡蛎粉煎汤下。

《医宗金鉴》　卷64,夏枯草膏治瘰疬坚硬,结核肿痛,痈疖肿毒,目珠夜痛等症:夏枯草、当归、白芍、黑参、乌药、浙贝母、僵蚕、昆布、桔梗、陈皮、抚芎、甘草、香附、红花等14味,常规剂量,慢火煎膏滚水冲服,亦可薄纸摊贴。

《古今医彻》　卷3,夏枯草汤治瘰疬:夏枯草、玄参、黄芩、土贝母、金银花、连翘、天花粉、薄荷、桔梗、甘草节、灯心等11味,常规剂量,水煎服。

《名家方选》　夏枯草汤治瘰疬马刀不问已溃未溃:夏枯草、大黄、甘草等3味,常规剂量,水煎服。

《东医宝鉴》　卷8,引《医学入门》夏枯草散治瘰疬:夏枯草末、甘草末等2味,常规剂量,捣末茶清调服。

【按语】

夏枯草是唇形科植物夏枯草的果穗,中药药名。夏枯草含熊果酸、齐墩果酸、熊果酸及齐墩果酸、胡萝卜苷、β-香树脂醇等。中药药理:①降压;②免疫抑制;③降糖;④抗病毒;⑤抗菌。注释:①鼠瘘见黄芪条;②结气见牡桂条。后世夏枯草主治两眼痛痒翳膜、痔漏、痨瘵咳嗽。

310 屈 草

【原文】

屈草味苦微寒。主胸胁下痛，邪气，肠间寒热，阴痹。久服轻身，益气耐老。

【重辑】

屈草味苦性微寒。主治：①胸胁下痛；②邪气；③肠间寒热；④阴痹。

【理论】

《本草经集注》 方药不复用，俗无识此者。

【临床】

缺，待考。

【按语】

据《中华本草》考为掌叶蓼的全草。后世少用。

311 巴 豆

【原文】

巴豆味辛温。主伤寒,温疟,寒热,破癥瘕结聚,坚积,留饮,痰癖,大腹水胀,荡练五脏六腑,开通闭塞,利水谷道,去恶肉,除鬼毒蛊疰邪物杀虫鱼。一名巴椒。

【重辑】

巴豆味辛性温。主治:①伤寒;②温疟;③寒热;④癥瘕;⑤结聚;⑥坚积;⑦留饮;⑧痰癖;⑨大腹水胀;⑩恶肉;⑪蛊毒邪物。功效:①荡练五脏六腑;②开通闭塞;③利水谷道。

【理论】

《名医别录》 巴豆治女子月闭,烂胎,金疮脓血,不利丈夫阴,杀斑蝥毒。可练之,益血脉,令人色好,变化与鬼神通。

《本草拾遗》 巴豆主癥癖痃气,痞满,腹内积聚,冷气血块,宿食不消,痰饮吐水。取青黑大者,每日空腹服一枚,去壳,勿令白膜破,乃作两片(并四边不得有缺损)吞之,以饮压令下。少间腹内热如火,痢出恶物。虽痢不虚,若久服亦不痢。白膜破者弃之。生南方。树大如围,极高,不啻一丈也。

《药性论》 巴豆杀斑蝥、蛇虺毒。破心腹聚结气,治十种水肿,痿痹,大腹,能落胎。

《日华子本草》 通宣一切病,泄壅滞,除风补劳,健脾开胃,消痰破血,排脓消肿毒,杀腹脏虫,治恶疮息肉及疥癞疔肿。凡合丸散,炒不如去心膜煮五度,换水各煮一沸。

【临床】

《伤寒论》 三物白散治伤寒寒实结胸无热证及胸膈寒实痰水内结:桔梗、贝母、巴豆等3味,常规剂量,捣末白饮合服。《删补名医方论》:是方治寒实痰水结胸,极峻之药也。君以巴豆极辛极烈,攻寒逐水,斩关夺门,所到之处无不破也。佐以贝母开胸之结,使以桔梗为之舟楫,载巴豆搜逐胸邪。膈上者必吐,膈下者必利,使其邪悉尽无余矣。然惟知任毒以攻邪,不量强羸,鲜能善其后也,故羸者减之,不利进热粥,利过进冷粥,盖巴豆性热,得热则行,得冷则止。不用水而用粥者,藉谷气以保胃也。

《金匮要略》 三物备急丸治心腹卒暴胀痛如锥刺,气急口噤,大便不通:大黄、干姜、巴豆等3味,常规剂量,捣散蜜丸,温水送服。

《肘后备急方》 ①卷6,治三十年老聋:巴豆捣烂鹅脂火熔纳巴豆,绵裹纳耳中。②卷6,巴豆丸治耳聋:巴豆、斑蝥等2味,常规剂量,捣筛绵裹塞耳。

《备急千金要方》 卷15,巴豆丸治寒癖宿食饱胀大秘不通:巴豆仁清酒煮碎酒煎为丸分服。

《外台秘要》 ①卷9,引《许仁则方》巴豆丸:巴豆仁、杏仁、牵牛子、葶苈子、大枣等5味,常规剂量,捣膏可为丸,桑白皮饮送服。②卷22,引《广济方》巴豆丸治牙疼:巴豆、大枣、细辛等3味,常规剂量,捣末为丸,绵裹置疼处。③卷26,引《范汪方》巴豆桃仁丸治蛲虫:巴豆、桃仁等2味,常规剂量,捣末蜜丸,分服。

《太平圣惠方》 ①卷48,巴豆丸治心腹积聚疼痛:巴豆、杏仁、藜芦、皂荚、桔梗等5味,常规剂量,捣末蜜丸,温水送服。②卷49,巴豆丸治癥病萎黄羸瘦,不欲饮食:巴豆、硫黄、附子、五灵脂、干姜、木香、肉豆蔻、丁香、槟榔、硼砂、干漆等11味,常规剂量,捣末面糊为丸,醋汤送服。得转下恶物为效。③卷49,巴豆丸治久积癥癖及一切恶气:巴豆、京三棱、青橘皮、大黄、干漆、附子、香墨、硼砂等8味,常规剂量,捣末为丸,大橘皮汤送服。④卷65,巴豆膏治一切疥疮瘙痒:巴豆、硫黄、白矾、芜荑、猪脂等5味,常规剂量,捣末猪脂调膏搓涂。⑤卷71,巴豆丸治妇人疝瘕及血气疼痛:巴豆、硇砂、大黄、五灵脂、木香、桃仁等6味,常规剂量,捣蜜丸,热酒送服。

《圣济总录》 ①卷76,巴豆丹砂丸治赤白痢:巴豆、丹砂、杏仁等3味,常规剂量,捣末蒸饼为丸,米饮送服。②卷97,巴豆丸治大便不通:巴豆醋煮研烂饭丸,米饮送服。③卷135,巴豆涂敷方治瘘疮:巴豆、肥枣等2味,常规剂量,捣细水煎稀稠如膏涂敷疮上。④卷114,通灵丸治耳聋鼻塞,不闻音声香臭:巴豆、松脂等2味,常规剂量,捣烂捻如枣核纳耳。

《普济方》 ①卷54,巴豆丸治耳鸣:巴豆、桃仁、松脂等3味,常规剂量,捣丸绵裹塞耳。②卷59,引《经验良方》巴豆方治伤寒后不能转撮,舌出不收:巴豆纸捻卷之纳鼻中。③卷197,巴豆丸治疟疾:巴豆、麝香、大枣等3味,常规剂量,捣丸如梧桐子大,温水送服。④卷308,引《肘后备急方》卷7巴豆方治卒射工水毒:鼠妇、香豉、巴豆等3味,常规剂量,合猪脂涂之。⑤卷361,巴附丸治盘肠气腹中冷痛:附子、斑蝥、巴豆等3味,常规剂量,捣末面糊为丸,菖蒲茴香汤送服。

《东医宝鉴》 卷2,引《丹溪心法》巴豆烟治喉闭危急:巴豆肉以纸压取油,用压油之纸作捻子点灯吹灭,以烟熏鼻中一时,口鼻流涎,其关自开。

《摄生众妙方》 卷10,巴豆丸(名见《仙拈集》卷3)治小儿痰壅喘甚:巴豆捣烂棉花包裹塞鼻。

《古今医统大全》 卷46,巴椒丸治虫牙疼痛:巴豆、花椒等2味,常规剂量,捣末饭丸,温水送服。

《医部全录》 卷194,巴豆丸引水下行运脾浊气,治脾胃内伤酒食下注脚气:巴豆霜、白术、陈皮、泽泻、麦芽、神曲、茯苓、半夏、青皮、干姜、枳实等11味,常规剂量,捣末蒸饼为丸,温水送服。

《中医皮肤病学简编》 ①巴黄散治神经性皮炎:巴豆、雄黄等2味,捣末纱布包装涂患部。②巴豆油膏治神经性皮炎:巴豆、蛇床子、大黄、海桐皮、羊蹄根、胡麻油、凡士林等7味,常规剂量,捣末调膏涂敷患处。

【按语】

巴豆是大戟科植物巴豆的果实,中药药名。巴豆含巴豆油,蛋白质等。巴豆油含油酸、亚油酸、巴豆油酸、顺芷酸等及巴豆苷。中药药理:①泻下;②利胆;③促进胰液分泌;④促凝血;⑤抗感染;⑥镇痛。注释:①痰癖即由饮水未散,在胸腑之间,因遇寒热之气相搏,沉滞而成痰;②蛊毒见赤箭条。后世巴豆主治老聋、蛲虫、牙疼、赤白痢、耳鸣、喉闭、神经性皮炎等,较《神农本草经》大为扩展。

312 蜀椒

【原文】

蜀椒味辛温。主邪气咳逆,温中,逐骨节,皮肤死肌,寒湿,痹痛,下气。久服之头不白,轻身增年。

【重辑】

蜀菽味辛性温。主治:①邪气;②咳逆;③死肌;④寒湿痹痛。功效:①下气;②温中;③逐骨节。

【理论】

《名医别录》 蜀椒除六腑寒冷,伤寒,温疟,大风,汗不出,心腹留饮,宿食,止、下利,泄精,女子字乳余疾,散风邪,瘕结,水肿,黄疸,鬼疰,蛊毒,杀虫鱼毒。开腠理,通血脉,坚齿发,调关节,耐寒暑。多食令人乏气。一名巴椒,一名蘑藙。

《本草经集注》 出蜀都北部,人家种之。皮肉浓,腹里白,气味浓。江阳、晋原及建平间亦有而细赤,辛而不香,力势不如巴郡。凡用椒,皆炙微熬之令汗出,谓为汗椒。令有势力。椒目,别入药用,不得相杂。

《新修本草》 主水腹胀满,利小便。

《药性论》 蜀椒又名陆拨,治冷风顽头风下泪,腰脚不遂,虚损留结,破血,下诸石水,治嗽,主腹内冷而痛,除齿痛。又云椒目,治十二种水气。

《日华子本草》 汉椒破癥结开胃,暖腰膝,缩小便,治天行时气温疾,产后宿血,心腹气,阴汗。椒目主膀胱急。椒叶治贲豚,伏梁气及内外肾钓,并霍乱转筋。

《本经逢原》 椒乃手足太阴、少阴、厥阴气分之药。禀五行之气而生,叶青皮红花黄膜白子黑,其气馨香,能使火气下达命门。故《本经》谓之下气,其主邪气咳逆等证,皆是脾肺二经受病,肺虚则不能固密腠理,外邪客之,为咳逆。脾虚则不能温暖肌肉而为痛痹等证。其治呕吐服药不纳者,必有蛔在膈间,但于呕吐药中加川椒数十粒,盖蛔闻药则动,遇椒则头伏也。故仲景治蛔厥。乌梅丸用之。又能开痹湿,温中气,助心包命门之火。《本经》言久服头不白者,辛温上通肾气之力可知。今乌须发方用之。一人腰痛痰喘,足冷如冰,六脉洪大,按之却软,服八味丸无功,用椒红、茯苓蜜丸,盐汤下,甫二十日而安。但其性辛温气窜,阴虚火旺人禁之。

【临床】

《金匮要略方论》 大建中汤:蜀椒、干姜、人参、饴糖等4味常规剂量水煎服。《医方集解》:此足太阴阳明药也,蜀椒辛热,入肺散寒,入脾暖胃,入肾命补火;干姜辛热通心,助阳逐冷散逆;人参甘温,大补脾肺之气;饴糖甘能补土,缓可和中。盖人之一身,以中气为主,用辛辣甘热之药,温健其中脏,以大祛下焦之阴,而复其上焦之阳也。《医方论》:非人参不能大补心脾,非姜、椒不能大祛寒气,故曰大建中。又有饴糖之甘缓以杀姜、椒之辛燥。非圣于医者,不辨有此。

《备急千金要方》 ①卷13,蜀椒散治胸痹达背:蜀椒、食茱萸、桂心、桔梗、乌头、香豉等6味,常规剂量,捣散,温酒送。②卷18,引王叔和蜀椒丸治上气咳嗽:蜀椒、乌头、杏仁、菖蒲、皂荚、矾石、细辛、款冬花、紫菀、干姜、吴茱萸、麻黄等12味,常规剂量,捣末蜜丸,温水送服。

《外台秘要》 ①卷7,引《小品方》解急蜀椒汤治寒疝疼痛如刺,汗出,困急欲死:蜀椒、附子、粳米、干姜、半夏、大枣、炙甘草等7味,常规剂量,水煎服。②卷7,引张文仲蜀椒丸治胸满心痛引背:蜀椒、半夏、附子等3味,常规剂量,捣末蜜丸,温水送服。③卷10,引《深师方》蜀椒散治咳逆上气,腹中坚痞,往来寒热,羸瘦不能饮食,或时下痢,腹中如绞:蜀椒、桂心、炙甘草、通草、半夏等5味,常规剂量,捣散,米饮调服。④卷34,引《经心录》蜀椒汤治产后大寒心痛:蜀椒、芍药、半夏、当归、桂心、人参、炙甘草、生姜汁、茯苓、蜜等10味,常规剂量,水煎服。

《太平圣惠方》 ①卷28,川椒丸治虚劳羸瘦,神思昏沉:川椒、茯苓、柏子仁、川芎、人参、桂心、黄芪、干姜、枸杞子、薯蓣、枳实、牛膝、厚朴、肉苁蓉、石斛、熟地黄、菟丝子等17味,常规剂量,捣末蜜丸,温酒送服。②卷30,川椒丸治虚劳膝冷阴痿羸弱:川椒、菟丝子、桂心、牛膝、续断、鹿茸、肉苁蓉、附子、山茱萸、蛇床子、远志、防风等12味,常规剂量,捣末蜜丸,温酒送服。③卷50,川椒丸治五膈气逆:川椒、桂心、食茱萸、细辛、干姜、诃黎勒皮、厚朴、远志、杏仁、木香、附子、当归等12味,常规剂量,捣末蜜丸,温酒送服。④卷56,川椒丸治诸尸寒热疰气,肌肉枯尽,四肢烦热以及伤寒时气恶气疰忤:川椒、人参、麝香、细辛、炙甘草、大黄、紫菀、干姜、赤茯苓、附子、珍珠、朱砂、野葛、川乌头、桂心、雄黄、蜈蚣、鬼臼、巴豆等19味,常规剂量,捣末蜜丸,温酒送服。

《圣济总录》 ①卷46,蜀椒丸治赢瘦面黄,口淡不思饮食:蜀椒、厚朴、盐花、附子等4味,常规剂量,熬末蜜丸,温酒送服。②卷48,蜀椒丸治肺气喘急坐卧不得:蜀椒、干姜、猪牙皂荚、葶苈子等4味,常规剂量捣末枣肉丸桑根白皮汤送服。③卷67,蜀椒丸治诸气积聚心腹胀痛:蜀椒、人参、半夏、菖蒲、柴胡、桂枝、桃仁、木香、吴茱萸、干姜、细辛、桔梗、赤茯苓、川芎、大黄等15味,常规剂量,捣末蜜丸,温酒送服。④卷67,蜀椒丸治上气咳逆,喘息短气:蜀椒、麦门冬、炙甘草、远志、桂枝、细辛、附子、人参、干姜等9味,常规剂量,捣末蜜丸,含化细咽。⑤卷101,蜀椒丸治髭发白,可还黑色:蜀椒、杏仁、熟地黄等3味,常规剂量,捣末煎膏米饭为丸,温酒送服。⑥卷102,蜀椒丸治眼目昏暗时见虚花:蜀椒、熟地黄、苍术等3味,常规剂量,捣末蜜丸,温酒送服。⑦卷178,蜀椒丸治深秋冷痢:蜀椒、干姜等2味,常规剂量,捣末蜜丸,面汤送服。⑧卷128,蜀椒散治痈疽内虚:蜀椒、熟地黄、白蔹、防风、黄芩、人参、桂枝、川芎、附子、赤小豆、炙甘草等10味,常规剂量,捣散酒服。

《医心方》 ①卷10,引《经心录方》蜀椒汤治寒疝腹痛奔胸:蜀椒、吴茱萸、当归、芍药、黄芩等5味,常规剂量,水煎分服。②卷15,引《深师方》蜀椒散治痈肿自溃:蜀椒、桂心、甘草、干姜、川芎、当归等6味,捣散,温酒调服。

《脚气治法总要》 卷下,蜀椒汤治脚气肿挛:蜀椒水煎泡脚。

《普济方》 ①卷69,蜀椒散治牙疼及牙龈风肿:蒴藋、蜀椒、吴茱萸、独活、乌贼鱼骨、桃胶、桂心、酒等8味,常规剂量,捣散,水煎含口。②卷352,蜀椒丸治产后虚赢,颜色萎黄:蜀椒、泽兰叶、芜荑仁、石膏、白芷、干姜、藁本、厚朴、人参、白术、细辛、桂枝、防风、当归、川芎、炙甘草、柏子仁等17味,常规剂量,捣末蜜丸,温酒送服。

《本草纲目》 椒红主治:①目暗耳聋:蜀椒捣末为温酒送服。②腹内虚冷:生椒浸水温水送服。③寒湿脚气:川椒装布囊踏脚。④疮肿作痛:生椒末、釜下土、荞麦粉等分为末,调醋敷涂。⑤手足皲痛:蜀椒水煮浸泡皲痛处。⑥漆疮作痒:川椒煎汤外洗。⑦久冷不痢:川椒醋浸一夜和曲拌粥服。⑧牙痛:川椒末调水和面敷患处。⑨痔漏脱肛:川椒凉水送服。⑩肾风囊痒:川椒、杏仁研膏涂掌心合阴囊而卧。

《外科证治全书》 卷4,参椒汤治疥疮:苦参、花椒等2味,常规剂量,米泔水煎洗。

《仁斋直指》 卷18,川椒散治疝气外肾肿痛:川椒、官桂、川芎、当归、青皮、陈皮、枳壳、槟榔、赤茯苓、青木香、南木香、荜澄茄、白豆蔻仁、炙甘草等14味,常规剂量,捣散,水煎服。

《温病条辨》 卷2,蜀椒救中汤治卒中寒湿,内挟秽浊,眩冒欲绝,腹中绞痛,欲吐不得吐,欲利不得利,甚则转筋,四肢欲厥,俗名发痧,又名干霍乱:蜀椒、干姜、厚朴、槟榔、陈皮等5味,常规剂量,水煎服。兼转筋者加桂枝、防己、薏仁;厥者加附子。

【按语】

蜀椒通用名为花椒,是芸香科植物花椒的果皮。花椒含挥发油、甾醇、香草木宁碱、茵芋碱及不饱和有机酸等。挥发油主要成分为柠檬烯桉叶素、月桂烯、香桧烯、水芹烯、紫苏烯、葎草烯、乙酸牻牛儿醇酯等。中药药理:①抗应激性溃疡形成;②镇痛;③抑菌;④抗血栓形成;⑤保肝;⑥驱虫。注释:①邪气、死肌见云母条;②咳逆见禹余粮条。后世蜀椒主治上气咳嗽、寒疝、虚劳赢瘦、牙疼、目暗耳聋、寒湿脚气、手足皲痛、漆疮作痒、痔漏脱肛、疥疮等,较《神农本草经》大为扩展。

313　皂　荚

【原文】

皂荚味辛咸温。主风痹，死肌，邪气，风头，泪出，利九窍，杀精物。

【重辑】

皂荚味辛性温。主治：①风痹；②死肌；③邪气；④风头；⑤泪出。功效：①利九窍；②杀精物。

【理论】

《名医别录》　皂荚消谷治腹胀满，破咳嗽囊结，妇人胞下落，明目益精。可为沐药。陶隐居云：今处处有，长尺二者良。俗人见其皆有虫孔而未尝见虫形，皆言不可近，令人恶病，殊不尔。其虫状如草菜上青虫，荚微欲黑便出，所以难见尔。但取青荚生者看，自知之。唐本注云：此物有三种：猪牙皂荚最下，其形曲戾薄恶，全无滋润，洗垢不去；其尺二寸者，粗大长虚而无润；若长六、七寸，圆浓节促直者，皮薄多肉，味浓大好。臣禹锡等谨按药性论云：皂荚，使。主破坚症，腹中痛，能堕胎。又曰：将皂荚于酒中，取尽其精，于火内煎之成膏，涂帛，贴一切肿毒，兼能止疼痛。陈藏器云：鬼皂荚作浴汤，去风疮疥癣，挪叶去衣垢，沐头长发。生江南泽畔，如皂荚，高一、二尺。日华子云：皂荚，通关节，除头风，消痰，杀劳虫，治骨蒸，开胃及中风口噤。入药去皮、子，以酥炙用。

【临床】

《金匮要略方论》　卷上，皂荚丸治咳逆上气，时时吐浊，但坐不得眠：皂荚常规剂量捣末蜜丸如梧子大，枣膏汤送服。喻嘉言曰：火热之毒结聚于肺，表之、里之、温之、清之，曾不少应坚而不可攻者，令服此丸。庶几无坚不入，竟成洗荡之功，不可以药之微贱而少之也。本方加蛤粉等分为末，名皂蛤丸，治妇人风邪客于乳房而成奶痛，每服二钱酒下。此药能导其汁，散其风邪，汗出而病自愈矣。

《肘后备急方》　卷7，皂荚膏（名见《圣济总录》卷149）治射工伤人如伤寒，或似中恶，或口不能语，或恶寒热，不疗即死：皂荚一梃捶碎醋煎如饧敷痛处。

《外台秘要》　①卷22，引《古今录验》皂荚散治鼻塞不得喘息：皂荚、菖蒲等2味，常规剂量，捣散绵裹塞鼻。②卷34，引《素女经》皂荚散治妇人黄瘕：皂荚、蜀椒、细辛等3味，捣散纳阴中。

《太平圣惠方》　①卷20，皂荚丸治伤寒气壅咳嗽，咽喉胸膈不利喘息：百合、皂荚、贝母、炙甘草、杏仁等5味，常规剂量，捣末另以皂荚煎膏为丸，粥饮送服。②卷23，皂荚丸治中风偏枯不遂，行立艰难：皂荚、羌活、防风、桂心、附子、薄荷等6味，常规剂量，捣末蜜丸，酒。③卷24，皂荚丸治大风疾：皂荚二十梃捣末煎膏酒服。④卷31，皂荚丸治骨蒸传尸鬼气：皂荚并树白皮棘刺烧灰，水淋取汁入麝香细研，软饭为丸，温酒送服。⑤卷49，皂荚丸治癖气结硬不消：猪牙皂荚、巴豆、硼砂等3味，常规剂量，捣丸，粥饮送服。

《圣济总录》　①卷18，皂荚丸治大风眉须堕落：大皂荚、羌活、木香、萆薢、附子、白牵牛、郁李仁、独活、槟榔、大黄、青橘皮、何首乌等11味，捣末，皂荚膏捣丸分服。②卷50，皂荚丸治面疮鼻头赤烂：皂荚、苦参、晚蚕沙、薄荷叶等4味，常规剂量，捣末和丸，分服。③卷65，皂荚丸治三焦咳腹满不欲饮食：皂荚、半夏、甜葶苈、杏仁、巴豆、槟榔等6味，常规剂量，捣末蜜丸，分服。④卷127，皂荚丸治瘰疬：皂荚、薄荷叶、大黄、防葵、腻粉、鸡子黄等6味，常规剂量，捣末熬膏和丸，分服。

《张氏医通》　卷15，皂荚丸治一切障膜翳嫩不宜针拨：蛇蜕、蝉蜕、元精石、穿山甲、当归、白术、茯苓、谷精草、木贼、菊花、刺猬皮、龙胆草、赤芍、连翘、獭猪爪、人参、川芎等17味，常规剂量，捣末蜜丸，杏仁汤送服。

《奇效良方》　皂角膏治中风口歪不正：大皂角五两，捣末米醋和涂。

【按语】

皂荚是豆科植物皂荚的果实，中药药名。皂荚不育果实称猪牙皂。皂荚含三萜皂苷、鞣质、蜡醇、廿九烷、豆甾醇、谷甾醇等。中药药理：①祛痰；②抗菌；③溶血。注释：邪气、死肌见云母条。后世皂荚主治咳逆上气、鼻塞、伤寒、骨蒸传尸鬼气、癖气结硬不消、面疮、瘰疬、障膜、中风等，较《神农本草经》大为扩展。

314 柳 华

【原文】

柳华味苦寒。主风水黄疸,面热黑。一名柳絮。叶主马疥痂疮。实主溃痈,逐脓血。子汁疗渴。

【重辑】

柳华味苦性寒。主治:①风水;②黄疸;③面热黑;④柳叶主治马疥痂疮;⑤柳实治溃痈;⑥柳子汁治消渴。

【理论】

《名医别录》 柳华治痂疥,恶疮,金疮。又治心腹内血,止痛。

《本草经集注》 柳,即今水杨柳也。花熟随风状如飞雪。陈元方以为譬,当用其未舒时。子亦随花飞,正应水渍汁尔。柳花亦宜贴灸疮。皮、叶疗漆疮。

《新修本草》 柳与水杨全不相似。水杨叶圆阔而赤,枝条短硬;柳叶狭长,青绿,枝条长软。此论用柳,不载水杨。水杨亦有疗能,本草不录。枝皮主痰热淋,可为吐汤,煮洗风肿痒。酒煮含主齿痛。此人间柳树是也。

《药性论》 柳华主止血治湿痹,四肢挛急,膝痛。

《本草拾遗》 柳絮,《本经》以絮为花,花即初发时黄蕊。子为飞絮,以絮为花,其误甚矣。江东人通名杨柳,北人都不言杨。杨树叶短,柳树枝长。

《日华子本草》 叶治天行热病,疔疮,传尸骨蒸劳,汤火疮,毒入腹热闷,服金石药人发大热闷,并下水气。煎膏续筋骨,长肉止痛。牙痛煎含,枝煎汁可消食也。

《本草崇原》 柳有蒲柳、杞柳、柽柳之别,喜生水旁,纵横倒顺,插之皆生。春初生柔荑,即开黄蕊花,是为柳花,至春晚花中结细黑子,蕊落而絮出如白绒,因风飞舞,着于衣物能生虫蛀,入池沼即为浮萍。是为柳絮,盖黄蕊未结子时,为花结于蕊落,即为絮矣。古者春取榆柳之火。《开宝本草》有柽柳一日三起三眠,又名三眠柳。《尔雅》名河柳,即今儿医治疹,所谓西河柳是也,乃寒凉通利,下行小便之药,用者以意会之。柳性柔顺,喜生水旁,受寒水之精,感春生之气,故纵横顺逆,插之皆生。得春气则能助肝木以平土,故主治风水,黄胆。得水精则能清热气而资面颜,故治面热黑。

【临床】

《太平圣惠方》 ①卷24,柳枝汤治风瘙皮肤痦瘟瘟之肿痒:嫩柳枝、茵陈、苦参、狼牙草、青葙叶、桃枝、槐白皮、蒴藋、麻黄等9味,捣散,水煎温洗。②卷24,柳枝煎防风丸治大风疾风毒极甚,疮肿瘙痒出脓:柳枝、桑枝、槐枝、天蓼木枝、仙灵脾叶等5味,常规剂量,捣末水煎去渣,入晚蚕沙末相和酒调下后丸药:防风、羌活、五味子、人参、五加皮、白蒺藜、赤茯苓、白鲜皮、菊花、松子、乌蛇、露蜂房等12味,捣末蜜丸,酒服。③卷34,柳枝汤治齿根出露摇动疼痛:柳枝、地骨皮、细辛、防风、杏仁、蔓荆子、盐、生地黄等9味,水酒同煎含口。

《圣济总录》 ①卷119,柳枝膏治牙齿历蠹:柳枝、防风、细辛、盐花等4味,水煎成膏,涂药贴齿。②卷132,柳絮散治面露疮作脓窠如香瓣:柳絮、腻粉等2味,捣末油调外涂。③卷134,柳叶汤治漆疮:生柳叶水煎温洗。

《普济方》 ①卷188,引《经效良方》柳花散治吐血:柳絮不拘多少捣末米饮送服。②卷407,柳枝膏治漆疮壮热:垂柳枝、苦参、黄芩等3味,常规剂量,捣末熬膏涂疮。

《东垣试效方》 柳枝当归膏治一切热疮:柳枝、桃枝、当归、杏仁、黄丹、芝麻油等6味,油熬摊纸外敷。

《赤水玄珠》 卷28,柳花散治发热经行:柳花、紫草、升麻、当归等4味,常规剂量,捣末酒服。

《种痘新书》 卷10,柳花散治女子出痘,火毒致血妄行,非经行之期于发热之时而经水忽至:柳花、紫草、升麻、当归、赤芍等5味,常规剂量,捣末,葡萄汤送服。

【按语】

柳华是杨柳科植物垂柳的花,又名柳花,中药药名。中药药理:解热镇痛。后世柳华主治吐血、发热经行、痘等;柳枝主治皮肤痦瘟、牙齿历蠹、灸疮、热疮;柳絮主治小儿斑疮入眼,较《神农本草经》有改变。

315 楝 实

【原文】

楝实味苦寒。主温疟伤寒,大热烦狂,杀三虫疥疡,利小便水道。

【重辑】

楝实味苦性寒。主治:①温疟;②伤寒;③大热烦狂;④三虫;⑤疥疡。功效:利小便水道。

【理论】

《名医别录》 楝实根治蛔虫,利大肠。

《新修本草》 此有两种:有雄有雌,雄者根赤无子有毒,服之多使人吐不能止,时有至死者;雌者根白有子微毒。用当取雌者。

《药性论》 楝实亦可单用,主人中大热狂,失心躁闷,作汤浴,不入汤服。

《日华子本草》 楝皮治游风热毒,风疹恶疮疥癞,小儿壮热,并煎汤浸洗。服食须是生子者。雌树皮一两可入五十粒糯米煎煮,杀毒,泻多以冷粥止,不泻者以热葱粥发。无子雄树能吐泻杀人。

《本经逢原》 川楝,苦寒性降,能导湿热下走渗道,人但知其有治疝之功,而不知其荡热止痛之用。《本经》主温疟烦狂,取以引火毒下泄,而烦乱自除。其杀三虫利水道,总取以苦化热之义。古方金铃子散,治心包火郁作痛,即妇人产后血结心疼,亦宜用之。以金铃子能降火逆,延胡索能散结血,功胜失笑散,而无腥秽伤中之患。昔人以川楝为疝气腹痛、杀虫利水专药,然多有用之不效者。不知川楝所主,乃囊肿茎强木痛湿热之疝,非痛引入腹、厥逆呕涩之寒疝所宜。此言虽迥出前辈,然犹未达至治之奥。夫疝瘕皆由寒束热邪,每多掣引作痛,必需川楝之苦寒,兼茴香之辛热,以解错综之邪,更须察其痛之从下而上引者,随手辄应,设痛之从上而下注者,法当辛温散结,苦寒良非所宜,诸痛皆尔,不独疝瘕为然。

【临床】

《备急千金要方》 卷22,(名见《太平圣惠方》卷65 治病癣经年:楝实、地榆根、桃皮、苦参等4味水煎温洗。

《太平圣惠方》 卷11,楝根皮丸治伤寒䘌蚀下部,腹中疠痛:苦楝根白皮、狼牙、白矾灰3味,常规剂量,捣末猪胆汁和丸,桃枝汤送服。

《苏沈良方》 川楝散治小肠气下元闭塞不通:川楝子、巴豆等2味,常规剂量,捣散,茴香酒调服。

《圣济总录》 ①卷94,楝实散治小肠疝气:楝实、茴香子、荆三棱、蓬莪术等4味捣散,葱酒调服。②卷179,楝实散治小儿虫痛:楝实、鸡粪等2味捣散,每服半钱。③卷137,楝实洗方治一切新久干湿癣:楝实、楝叶及嫩枝、凌霄叶及藤、丹参、枳壳、蛇床子、地榆、皂荚、苦参等9味水煎热洗患处。④卷174,楝根汤治小儿蛔虫攻心腹痛:楝根皮、酸石榴根、槐根等3味水煎顿服。⑤卷187,楝实散治小肠撮痛:楝实、蓬莪术、京三棱、川芎、补骨脂、菟丝子、木香、葫芦巴、茴香子、桂枝、荜澄茄、陈橘皮、丁香等13味捣散调服。

《太平惠民和剂局方》 川楝散治膀胱小肠气痛,面色萎黄,外肾瘙痒:川楝子、破故纸、茴香、干姜、葫芦巴等5味,常规剂量,捣末,热酒调服。

《杨氏家藏方》 卷18,楝实散治小儿疳黄羸瘦,好食泥土,蛔虫疠痛,发歇往来:川楝子、甘草、栝楼根等3味,常规剂量,捣末,紫苏汤调服。

《素问病机气宜保命集》 卷中金铃子散治肝气不舒气郁化火,心腹胁肋诸痛,或发或止,口苦:金铃子、玄胡索等2味,常规剂量,捣散温酒调服。《古方选注》:金铃子散一泄气分之热,一行血分之滞。《雷公炮炙论》:心痛欲死速觅延胡。洁古复以金铃治热厥心痛。经言:诸痛皆属于心,而热厥属于肝逆,金铃子非但泄肝,功专导去小肠膀胱之热,引心包相火下行,延胡索和一身上下诸痛。时珍曰:用之中的,妙不可言。

【按语】

楝实是樟科植物川楝的果实,又名川楝子,中药药名。楝实含川楝素、生物碱、鞣质等。中药药理:①驱虫作用;②抗肉毒作用;③抑制呼吸作用。后世楝实主治病癣疮、疝气、虫痛、湿癣、疳黄等,较《神农本草经》有扩展。

316 郁 李 仁

【原文】

郁李仁味酸平。主大腹水肿,面目四肢浮肿,利小便水道。根主齿龈肿,龋齿坚齿。一名爵李。

【重辑】

郁李仁味酸性平。主治:①大腹水肿;②面目四肢浮肿;③郁李仁根主治齿龈肿及龋齿。功效:利小便水道。

【理论】

《名医别录》 郁核根去白虫,一名车下李。

《药性论》 郁李仁治肠中结气,关格不通。根治齿痛,宣结气,破结聚。

《日华子本草》 郁李仁通泄五脏治膀胱急痛,腰胯冷脓,消宿食下气。郁李根作汤浴治小儿热发,浓煎含口治风䘌牙。

《本草经疏》 郁李仁,主大腹水肿,面目四肢浮肿者,《经》曰,诸湿肿满,皆属脾土,又曰,诸腹胀大,皆属于热。脾虚而湿热客之,则小肠不利,水气泛溢于面目四肢,辛苦能润热结,降下善导癃闭,小便利则水气悉从之而出矣。郁李仁,性专降下,善导大肠燥结,利周身水气,然而下后多令人津液亏损,燥结愈甚,乃治标救急之药。

【临床】

《外台秘要》 ①卷7,引《广济方》郁李仁丸治腹中停水,心腹胀满连两肋满闷,气急冲心不能坐:郁李仁、牵牛子、甘遂、防葵、䔲茴子、桑白皮、槟榔、橘皮、泽泻、茯苓、泽漆叶、杏仁等味12味,常规剂量,捣末蜜丸,米饮送服。②卷22,引《广济方》郁李根汤治齿风挺出疼痛:郁李根、川芎、细辛、生地黄等4味,常规剂量,水煎含口。

《太平圣惠方》 ①卷30,郁李仁散治虚劳通体肿满,腹坚喘急:郁李仁、大黄、柴胡、泽泻、赤芍药、猪苓、桔梗、桑根白皮、杏仁、赤茯苓、鳖甲、麻黄等12味,常规剂量,捣散,水煎服。②卷44,郁李仁散治腰痛强直不能俯仰:郁李仁、槟榔、诃黎勒、木香、朴硝等5味,常规剂量,捣散,水煎服。③卷50,郁李仁丸治五膈心胸气壅,腹胃胀满,大便秘涩:郁李仁、汉椒、人参、甘草、桂心、细辛、赤芍、陈皮、厚朴、胡椒、附子、大黄、木香、诃黎勒皮等14味,常规剂量,捣末蜜丸,酒服。

《圣济总录》 ①卷26,郁李仁散治大便不通:郁李仁、桃仁、大黄、槟榔、川芎、木香等4味,常规剂量,捣散,温汤调服。②卷71,木香都郁李仁丸治奔豚气从少腹奔上冲心,昏乱呕吐,痛甚:木香、郁李仁、沉香、槟榔、桂枝、青橘皮、附子、茴香子等8味,常规剂量,捣末蜜丸,薄荷酒送服。

《小儿药证直诀》 郁李仁丸治襁褓小儿大小便不通,惊热痰实:郁李仁、大黄、滑石等3味,常规剂量,捣末为丸,薄荷汤送服。

《鸡峰普济方》 卷16,郁李仁散治腹胁胀闷,四肢浮肿,坐卧气促:郁李仁、牵牛子、槟榔、干地黄、桂枝、木香、青橘皮、延胡索等8味,常规剂量,捣末,温酒调服。

《外科理例》 当归郁李仁汤治痔漏大肠下坠出血,苦痛难忍:当归、郁李仁、泽泻、生大黄、枳实、苍术、蓁艽、麻黄仁、皂角等9味,常规剂量,水煎温服。

《济阳纲目》 卷38,李仁丸治水气乘肺动痰作喘,身体微肿:葶苈、杏仁、防己、郁李仁、真苏子、陈皮、赤茯苓等7味,常规剂量,捣末蜜丸,紫苏汤送服。

《辨证录》 卷7,郁李归芍汤治酒疸:白芍、当归、茯苓、郁李仁、甘草、黄连、车前子等7味,常规剂量,水煎服。

【按语】

郁李仁是蔷薇科植物郁李、欧李或长梗郁李的种子,中药药名。郁李仁含苦杏仁苷、挥发性有机酸、纤维素、油酸、皂苷、植物甾醇、鞣质等。中药药理:①泻下;②抗炎;③镇痛。郁李仁主治虚劳、腰痛、大便不通;郁李仁根主治痔漏大肠下坠出血、喘、酒疸等,较《神农本草经》大为扩展。

317 莽　草

【原文】

莽草味辛温。主风头痈肿,乳肿,疝瘕,除结气疥瘙,杀虫鱼。

【重辑】

莽草味辛性温。主治:①风头;②痈肿;③乳肿;④疝瘕;⑤结气;⑥疥瘙。

【理论】

《名医别录》　莽草治喉痹不通,乳难,头风痒,可用沐,勿近目。

《药性论》　莽草治风疽,疝气肿坠,凝血,瘰疬,湿风,头疮白秃,杀虫。不入汤服。

《日华子本草》　莽草浓煎汤淋治皮肤麻痹,浓煎漱口治风虫牙痛,喉痹。

【临床】

《备急千金要方》　①卷5,莽草浴汤又名六物莽草汤荡邪热逐毒气治小儿寒热不休不能服药:莽草、丹参、桂心、菖蒲、蛇床子、雷丸等6味,常规剂量,煎汤洗浴。②卷5,莽草浴汤治少小伤寒:莽草、牡蛎、雷丸、大黄、蛇床子等5味,常规剂量,水煎适寒温浴儿。

《外台秘要》　卷22,引《古今录验》莽草汤治齿痛有孔面肿:莽草、蜀椒等2味水煎适寒温含满口,冷即吐之。

《太平圣惠方》　①卷24,莽草散治十年大风,毛发秃落,隐疹生疮,气脉不通,抓瘙不觉痛痒:莽草、附子、干姜、石斛、天雄、细辛、蹢躅花、白蔹、川乌头、石楠、川椒、桂心等12味,常规剂量,捣散酒服。②卷24,莽草丸治皮肤瘙痒如虫行:莽草、天麻、升麻、乌蛇、蝉壳、细辛、赤茯苓、蚺祁、附子、川芎、炙甘草、麝香等12味,常规剂量,捣末蜜丸,酒服。③卷64,淋渫莽草汤治脚疮:莽草、榆白皮、甘草、玄参、苦参、郁金、羌活、独活、五加皮、防风、枳壳、细辛等12味,常规剂量,水煎入白矾末淋渫。④卷69,莽草散治血风皮肤瘙痒,心胸烦闷:莽草、羌活、羚羊角屑、景天、白蒺藜、茺蔚子、凌霄花、鬼箭羽、丹参、防风、细辛、枳壳等12味,常规剂量,捣散,水煎服。

《圣济总录》　①卷6,莽草散治破伤中风:莽草、石斛、萆薢、柏子仁、石龙芮、泽泻、牛膝、芍药、防风、山茱萸、菟丝子、白术、细辛、川芎、牛黄、松脂、附子、杜仲、羌活、乌蛇、桂枝、天麻、麻黄、牛黄、菟丝末等25味,捣末温酒调服。②卷11,莽草汤治皮肤帮麻,疼痛瘙痒:莽草、藁本、桔梗、地榆、谷精草、生地黄、枳壳、蜂窝等8味,常规剂量,捣散水煎热淋患处。③卷135,莽草散治恶毒风肿结成坚核:莽草、附子、木香、白蔹、桂枝等5味,捣末榆根汁调药熟帛贴患处。④卷182,莽草汤治小儿隐疹:莽草、防风、附子、牡蛎等4味水煎温浴。

《幼幼新书》　卷35,引张焕莽草散治废灶火丹:莽草、寒水石、硝石等3味,常规剂量,捣散调涂。

《鸡峰普济方》　卷21,莽草散治牙疼:细辛、莽草等2味常规剂量捣末入麝香水煎热含冷吐。

《御药院方》　卷9,莽草散治乌髭鬓及牙齿痛:莽草、生姜、柳枝皮、牛膝、胡蒜子、生地黄、菟丝子、无食子、桐子漆、猪牙皂角等10味,常规剂量,捣散擦牙。

《普济方》　卷93,引《博济方》大莽草散治瘫痪血风及一切风疾:莽草、石斛、牛胶、附子、萆薢、天麻、麻黄、泽泻、防风、石龙芮、松脂、独活、杜仲、川芎、芍药、人参、茯苓、乌蛇、薯蓣、桂心、吴白术、细辛、麝香、柏子仁、菟丝子等25味,常规剂量,捣末。

《本草纲目》　莽草主治:①莽草膏治贼风肿痹:莽草、乌头、附子、蹢躅等味,水醋泡夜猪油煎膏摩病处疮。②莽草膏小儿风癫及癣疥杂疮:莽草、舅丸各鸡蛋黄大猪油煎膏摩病处。③莽草汤治头风久痛:莽草煎汤洗头。④莽草捣末蛋白调匀外涂治瘰疬结核。⑤莽草、小豆等分捣苦酒和匀敷患处治乳肿不消。⑥莽草叶煎汤含口治风虫牙痛及喉痹。

【按语】

莽草是为八角科植物狭叶茴香的叶,中药药名。后世莽草主治齿痛、脚上生疮、破伤中风、恶毒风肿、火丹、瘫痪血风、贼风肿痹、小儿风癫及癣疥杂疮、瘰疬结核等,较《神农本草经》有扩展。

318 雷　丸

【原文】

雷丸味苦寒。主杀三虫,逐毒气,胃中热,利丈夫,不利女子,作摩膏,除小儿百病。

【重辑】

雷丸味苦性寒。主治:①三虫;②毒气;③胃热;④小儿百病。

【理论】

《名医别录》　雷丸逐邪气,恶风汗出,除皮中热结,积聚蛊毒,白虫、寸白自出不止。久服令人阴痿。

《药性论》　能逐风,主癫痫狂走,杀蛔虫。

《本草经疏》　雷丸杀三虫,肠胃湿热甚也。逐毒气,胃中热邪气;恶风汗出,皮中热结积者,肠胃邪热盛也。苦寒能除二经湿热邪气,则上来诸证自除。作摩膏治小儿百病者,以小儿好食甘肥,肠胃类多湿热虫积,苦能杀虫除湿,咸寒能清热消积,故主之也。《别录》又云,久服令人阴痿,正见其过于苦寒偏至之气,能令阳道痿也。

【临床】

《备急千金要方》　雷丸汤治小儿忽寒热或小儿烦热:雷丸、大黄、苦参、黄芩、丹参、石膏等6味,常规剂量,水煎洗浴。

《千金翼方》　卷21,引《耆婆方》阿魏雷丸散治癫风:阿魏、紫雷丸、雄黄、紫石英、朱砂、滑石、石胆、丹砂、藋芦、白蔹、犀角、斑蝥、芫青、牛黄、紫铆等15味,常规剂量,捣散,清酒调服。

《外台秘要》　①卷7,引《广济方》雷丸鹤虱散杀虫治心痛三十年不愈:雷丸、鹤虱、贯众、狼牙、桂心、当归、槟榔等7味,常规剂量,捣散,蜜水鸡子调服。②卷16,引《删繁方》雷丸丸治长虫贯心为病:雷丸、橘皮、石蚕、桃皮、狼牙、贯众、芜荑、青葙子、蜀漆、僵蚕、茱萸根皮、乱发等12味,常规剂量,捣末蜜丸,温水送服。③卷23,引《古今录验》雷丸散止汗治热汗:雷丸、桂心、牡蛎等3味,常规剂量,捣末粉身。

《太平圣惠方》　①卷24,雷丸酒治大风疾:雷丸、雄黄、硝石、雌黄、朱砂、阿魏、藜芦、犀角屑、紫石英、斑蝥、芫青、苦参、硝石等13味,常规剂量,捣散,酒浸分服。②卷43,雷丸散治诸心痛不可忍,九种心痛虫痛为先:雷丸、贯众、狼牙、当归、槟榔、陈橘皮、桂心、鹤虱等8味,常规剂量,捣散,粟米饮调服。③卷82,雷丸浴汤治小儿寒热,惊啼不安:雷丸、牡蛎、黄芩、细辛、蛇床子等5味,常规剂量,水煎浴头。

《圣济总录》　卷141,雷丸丸治牡痔生鼠乳疮,痔瘘脓血不止,积年不愈:雷丸、鹤虱、白矾灰、皂荚针灰、舶上硫黄等5味,常规剂量,捣散面糊为丸,麝香温酒调服。

《仁斋直指》　卷24,雷丸散治风癫:雷丸、水银、硫黄、雄黄、阿魏、贯众末、麝香等7味,常规剂量,捣末,温酒调服。

《鸡峰普济方》　卷11,雷丸散治蛔虫咬心痛闷绝,坐卧不安:雷丸、鹤虱、萆薢、芜荑、干姜、干漆、石脂、龙胆、槟榔、当归等10味,常规剂量,捣末,石榴根汤调服。

《幼幼新书》　卷25,引《万全方》雷丸丹治小儿一切疳积,肚胀腹满,手脚枯细,眼目口鼻生疮,身体壮热,痢下泔淀,日渐羸瘦,面无光泽:雷丸、鹤虱、使君子、胡黄连、芦荟、麝香、蟾蜍、木香、肉豆蔻、芜荑、朱砂等11味,常规剂量,捣末獖猪胆汁为丸,麦门冬汤送服。

《证治准绳》　卷5,雷丸散治疬风:雷丸、雄黄、朱砂、滑石、紫石英、犀角屑、牛黄、斑蝥、芫青、白蔹、阿魏等11味,常规剂量,捣末,清酒调服。

《石室秘录》　卷4,黄雷丸治腹间胁上如鳞甲状:雷丸、大黄、白矾、铁衣、雄黄等5味,常规剂量,捣末枣肉为丸,温酒送服。

【按语】

雷丸是多孔菌科植物雷丸菌的菌核,中药药名。雷丸含雷丸素。中药药理:①驱绦虫;②驱蛔虫;③驱阴道毛滴虫。注释:①三虫见天门冬条;②小儿百病见黄芪条。后世雷丸主治癫风、长虫贯心、大风疾、痔瘘脓血、疳积、疬风、胁上如鳞甲状等,较《神农本草经》大为扩展。

319 梓　白　皮

【原文】

梓白皮味苦寒。主热,去三虫,叶捣传猪疮,饲猪肥大三倍。

【重辑】

梓白皮味苦性寒。主治:①诸热;②三虫。

【理论】

《名医别录》　梓白皮治目中患。皮主吐逆胃反,去三虫。小儿热疮,身头热烦,蚀疮,汤浴之,并封薄散敷。

《本草经集注》　梓白皮即梓树之皮。梓有三种,当用拌素不腐者。叶疗手脚火烂疮。

《日华子本草》　煎汤洗治小儿壮热,一切疮疥,皮肤瘙痒。梓树皮有数般,唯楸梓佳,余即不堪。

【临床】

《伤寒论》　麻黄连轺赤小豆汤治伤寒表不解,瘀热在里发黄:麻黄、连轺、赤小豆、杏仁、生姜、大枣、炙甘草、生梓白皮等8味,常规剂量,水煎温服。《删补名医方论》:湿热发黄无表里证,热盛者清之,小便不利者利之,里实者下之,表实者汗之,皆无非为病求去路也。用麻黄汤以开其表,使黄从外而散。去桂枝者避其湿热也,佐姜枣者和其营卫也,加连轺、梓皮以泻其热,赤小豆以利其湿,同成表实发黄之效也。连轺即连翘根,无梓皮以茵陈代之,成无己曰:煎以潦水者取其味薄不助湿热也。

《伤寒总病论》　卷5,梓皮饮子治温热重被暴寒呕哕及时气温病头痛壮热:梓皮水煎稍稍饮之。

《名家方选》　梓叶汤治霉毒骨节疼痛:梓叶、忍冬、大黄、川芎、甘草等5味,常规剂量,水煎服。

《汉药神效方》　三物梓叶汤治一切疮疡:梓叶、忍冬、木通等3味,常规剂量,水煎服。

【按语】

梓白皮是紫葳科植物梓的根皮或树皮的韧皮部,中药药名。梓白皮含异阿魏酸、谷甾醇、对-羟基苯甲酸。树皮含对-香豆酸、阿魏酸。中药药理:①利尿;②抗肿瘤。后世梓白皮主治骨节疼痛、疮疡,较《神农本草经》有扩展。

320 桐 叶

【原文】

桐叶味苦寒。主恶蚀疮著阴，皮，主五痔，杀三虫。花主传猪疮。饲猪，肥大三倍。

【重辑】

桐叶味苦性寒。主治：①阴疮；②五痔；③三虫。

【理论】

《名医别录》 桐叶皮治贲豚气病。

《本草经集注》 桐树有四种，青桐，叶、皮青，似梧而无子。梧桐，色白，叶似青桐而有子，子桐无异，唯有花、子尔，花二月舒，黄紫色。

《药性论》 白桐皮治五淋沐发去头风，生发滋润。

《日华子本草》 桐油敷恶疮疥及宣水肿，涂鼠咬处，能辟鼠。

《本草衍义》 桐叶，《神农本草经》注不指定是何桐，致难执用。今具四种桐，各有治疗条，其状列于后：一种白桐，可斫琴者，叶三杈，开白花，亦不结子。

《药性论》 皮能治五淋，沐发去头风，生发。一种荏桐，早春先开淡红花，状如鼓子花成筒子，子或作桐油。

《日华子本草》 云桐油冷，微毒。一种梧桐，四月开淡黄小花，一如枣花。枝头出丝，堕地成油，沾渍衣履。一种岗桐，无花，不中作琴，体重。

【临床】

《杂病源流犀烛》 卷29，桐油膏治臁疮初起势甚重：桐油、百草霜、发灰、黄丹、乳香、鹿角灰等6味，常规剂量，捣末熬膏涂油纸贴患处。

《太平圣惠方》 卷62，黄柏膏治缓疽：黄柏、桐叶、龙骨、黄连、败龟、白矾、天灵盖、乱发、麝香等9味，常规剂量，猪脂煎膏帛上匀摊贴之。

《证治准绳·疡医》 卷6，退肿膏治头部或其他部位外伤破损：芙蓉叶、地薄荷、耳草叶、泽兰叶、金桐叶、赤牛膝、大黄等7味，常规剂量，捣烂敷贴伤处。

【按语】

桐叶是玄参科植物泡桐或毛泡桐的叶，中药药名。桐叶含熊果酸、糖苷及多酚类。中药药理：扩张冠状血管。
注释：恶蚀疮著阴即阴疮，由三虫、九虫动作，侵食所为也。后世桐叶主治臁疮。

321 石 楠

【原文】

石楠味辛苦。主养肾气,内伤,阴衰,利筋骨皮毛。实,杀蛊毒,破积聚,逐风痹。一名鬼目。

【重辑】

石楠味辛性苦。主治:①内伤;②阴衰。石楠实主治:①积聚;②风痹;③蛊毒。功效:①养肾气;②利筋骨皮毛。

【理论】

《名医别录》 石楠草治脚弱,五脏邪气,除热。女子不可久服,令思男。

《本草经集注》 石楠叶状如枇杷叶,方用亦稀。

《新修本草》 叶似䓖草,凌冬不凋。疗风邪丸散之要。

《药性论》 石楠主除热,恶小蓟,无毒。能添肾气,治软脚,烦闷疼,杀虫,能逐诸风,虽能养肾内,令人阴痿。

【临床】

《备急千金要方》 ①卷3,石楠酒(名见《普济方》卷317)治妇人自少患风,头眩眼痛:石楠、细辛、天雄、茵芋、山茱萸、干姜、薯蓣、防风、贯众、独活、藋芜等11味,常规剂量,酒渍分饮。②卷8,石楠汤治64种风注走入皮肤如虫行,腰脊强直,五缓六急,手足拘挛或隐疹瘒之作疮或风尸身痒,卒风面目肿起,手不至头,口噤不能言:石楠、干姜、黄芩、细辛、人参、桂心、麻黄、当归、川芎、干地黄、甘草、食茱萸等12味,常规剂量,水酒煎服。

《外台秘要》 卷16,引《删繁方》石楠散治肉极体如鼠走或风痹唇口坼,皮肤色变:石楠、薯蓣、天雄、桃花、菊花、炙甘草、黄芪、山茱萸、真珠、石膏、升麻、葳蕤等12味,常规剂量,捣散,温酒送服。

《圣济总录》 ①卷11,石楠酒治风瘾疹经旬不解:石楠叶捣末,酒煎温服。②卷81,石楠丸治脚膝挛痹:石楠、白术、牛膝、防风、天麻、枸杞、黄芪、桂枝、鹿茸等9味,常规剂量,捣末木瓜膏为丸,酒服。

《脚气治法总要》 卷下,石楠丸治风湿脚气,筋急拘挛,湿痹缓弱,阴不仁,寒厥痿痹,腰脊痛,脚膝冷,转筋腿紧,不能久立及如履物隐痛:石楠叶、桂枝、附子、防风、牛膝、茯苓、熟地黄、菟丝子、薏苡仁、五加皮等10味,常规剂量,捣末木瓜蒸熟研膏蜜丸,木瓜酒送服。

《太平惠民和剂局方》 卷5,石楠丸治风毒脚弱少力,脚重疼痹,脚肿生疮,脚下隐痛,不能踏地,脚膝筋挛,不能屈伸,项背腰脊拘急不快。风毒上攻,头面浮肿,或生细疮,出黄赤汁,或手臂少力,或口舌生疮,牙龈宣烂,齿摇发落,耳中蝉声,头眩气促,心腹胀闷,小便时涩,大便或难,妇人血气:石楠叶、赤芍药、薏苡仁、赤小豆、当归、牵牛子、麻黄、陈皮、杏仁、大腹皮、川芎、牛膝、五加皮、萆薢、独活、杜仲、木瓜等17味,常规剂量,捣末酒浸蒸饼为丸,木瓜汤送服。

《杨氏家藏方》 卷4,石楠汤治脚气:石楠叶、大戟、川乌头、顽荆叶、草乌头、藁本、杜仲、川楝子肉、川椒等9味,常规剂量,水煎淋渫。

《鸡峰普济方》 卷4,石楠丸治风湿脚重少力,脚膝缓弱或痹麻胫冷,脚下隐痛,行履艰难,筋脉挛急,不得屈伸,项背腰脊肿痛及虚风上攻,头面浮肿,生疮痒痛,脓汁浸渍,手脚少力:石楠、续断、黄芪、狗脊、木瓜、乌药、地龙、乌头等8味,捣末酒煮面糊为丸,木瓜汤送服。

《医方类聚》 卷95,引《王氏集验方》石楠丸治腰脚疼痛或曾经坠堕打扑损伤,筋骨疼痛:石楠藤、乳香、没药、川乌、五灵脂、自然铜、木瓜等7味,常规剂量,捣末面糊为丸,温酒送服。

《串雅外编》 卷2,石楠叶散治小儿误跌或头脑受惊致瞳人不正,观东见西,观西见东:石楠、藜芦、瓜丁等3味,常规剂量,捣末吹鼻。内服牛黄。

【按语】

石楠是蔷薇科植物石楠的叶或带叶嫩枝,中药药名。石楠含氰苷、游离氢氰酸、野樱皮苷等。中药药理:①强心;②利尿;③抑菌;④杀血吸虫尾蚴。后世石楠主治头眩眼痛、风痹、脚气、瞳人不正等,较《神农本草经》有扩展。

322 黄 环

【原文】

黄环味苦平。主蛊毒鬼疰鬼魅,邪气在脏中,除咳逆寒热。一名凌泉,一名大就。

【重辑】

黄环味苦性平。主治:①咳逆;②寒热;③蛊毒;④鬼疰鬼魅;⑤邪在脏中。

【理论】

《名医别录》 黄环有毒,生蜀郡。

《蜀都赋》 青珠黄环者或云是大戟花,定非也。用甚稀,市人鲜有识者。

《新修本草》 此物,襄阳、巴西人谓之就葛,作藤生,根亦葛类,所之。人取葛根,误得食之,吐痢不止,用土浆解乃瘥,此真黄环也。余处亦稀,唯襄阳大有。《本经》用根,今云大戟花非也,其子作角生,似皂荚。花、实与葛同时矣。

【临床】

《备急千金要方》 卷18,治咳嗽胸胁支满,多唾上气:黄环、礜石、蜀椒、干姜、吴茱萸、款冬花、紫菀、乌头、菖蒲、细辛、杏仁等11味,常规剂量,捣末蜜丸如梧桐子大,每次1丸置牙咽汁。

《圣济总录》 卷100,黄环丸治邪气鬼魅,脉见人迎气口时大时小:黄环、琥珀、丹砂、生银、龙胆、白颈蚯蚓、玄参、大黄、莔茹等9味,常规剂量,捣末酒煮面糊为丸,麝香温酒送服。

【按语】

黄环是豆科紫藤或防己科千金藤,中药药名。注释:①咳逆见禹余粮条;②蛊毒见赤箭条;③鬼疰见蓝实条。后世少用。

323 溲 疏

【原文】

溲疏味辛寒。主身皮肤中热，除邪气，止遗溺，可作浴汤。

【重辑】

溲疏味辛性寒。主治：①皮肤中热；②邪气；③遗溺。

【理论】

《名医别录》 通利水道，除胃中热，下气。

《新修本草》 李当之云溲疏子似枸杞子，末代乃无识者。李当之此说，恐斯误矣。溲疏与空疏亦不同。溲疏，形似空疏，树高丈许，白皮，其子八月、九月熟，色赤，似枸杞子，味苦，必两两相并，与空疏不同。空疏一名杨栌，子为荚，不似溲疏。

《本草会编》 李当之但言溲疏子似枸杞子，不曾言树相似。马志因其子相似，遂谓树亦相似，以有刺无刺为别。苏颂又因巨骨、地骨之名疑其相类。殊不知枸杞未尝无刺，但小则刺多，大则刺少耳。《神农本草经》异物同名甚多，况一骨字之同耳。

《本经逢原》 溲疏一名巨骨。溲疏与枸杞相类，先哲虽以有刺无刺、树高树小分辨。然枸杞未尝无刺，但树小则刺多，树大则刺少。与酸枣、白棘无异。《本经》枸杞条下主五内邪气，热中消渴，即溲疏之除邪气也。枸杞条下主周痹风湿即溲疏之止遗溺、利水道也。除去五内之邪则热中消渴愈矣。疏利水道之热则周痹风湿痊矣。溲溺疏利则气化无滞，子脏安和。观《千金方》与梅核仁、辛夷、藁本、泽兰子、葛上亭长同清子脏三十六疾，其清利风热之性可知。

【临床】

《备急千金要方》 卷2，承泽丸治妇人下焦三十六疾，不孕绝产：梅核仁、辛夷、葛上亭长、泽兰子、溲疏、藁本等6味，常规剂量，捣末蜜丸，分服。《千金方衍义》：承泽丸专破子脏积血。子脏属冲脉，紧附厥阴而主风木。故取梅仁之酸平以泄厥阴风热，则亭长方得振破血之威；辛夷、藁本、溲疏三味，《本经》一治寒热风头脑痛，一主妇人阴中寒肿痛，一止遗溺利水道；更用泽兰子统理妇人三十六病，一举而内外风气悉除，胞户积血尽扫。

【按语】

据《中药大辞典》记载，溲疏为虎耳草科溲疏属植物溲疏的果实。溲疏叶和花含黄酮类化合物：山柰酚-7-葡萄糖苷，山柰酚-3-鼠李糖-7-葡萄糖苷，槲皮素-3-葡萄糖苷，槲皮素-3-鼠李糖-葡萄糖苷，山柰酚-3-三葡萄糖苷，山柰酚-3-葡萄果糖-鼠李糖-葡萄糖苷等；叶中尚含环烯醚萜类化合物：α,β-溲疏苷元、α,β-卯花苷元、卯花苷、溲疏醇和卯花醇。后世少用。

324　　鼠　李

【原文】

鼠李主寒热瘰疬疮。

【重辑】

鼠李主治：①寒热；②瘰疬；疮疡。

【理论】

《名医别录》　鼠李除身皮热毒。

《新修本草》　鼠李一名赵李，一名皂李，一名乌槎。树皮主诸疮，寒热毒痹。子主牛马六畜疮中虫，或生捣敷之，或和脂涂，皆效。子味苦，采取晒干，九蒸，酒渍服三合，能下血及碎肉，除疝瘕积冷气。皮、子俱有小毒。

《日华子本草》　鼠李味苦凉微毒，治水肿，皮主风痹。

《本草图经》　鼠李即乌巢子也。《本经》不载所出州土，但云生田野，今蜀川多有之。枝叶磐黑，其汁紫色，味甘苦，实熟时采，晒干。九蒸，酒渍服，能下血。一名牛李。刘禹锡《传信方》主大人口中疳疮并发背，万不失一。用山李子根亦名牛李子，蔷薇根各五升水五大斗煎至半日以来，汁浓，即于银、铜器中盛之，重汤煎至一、二升，看稍稠，即于瓷瓶子中盛。少少温含咽之，必瘥。如患发背，重汤煎令极稠，和如膏，以帛涂之疮上，神效。襄州军事柳岸妻窦氏患口疳十五年，齿尽落，龈亦断坏，不可近，用此方遂瘥。

【临床】

《太平圣惠方》　卷66，狼毒散治瘰疬久经年月：狼毒、鼠李根皮、昆布、连翘、沉香、熏陆香、鸡舌香、詹糖香、丁香、薇衔、斑蝥、玄参常规剂量捣散，每服1钱，食前荆芥汤调下。

《备急千金要方》　①卷6，蔷薇丸治口舌生疮，咽喉肿痛，身体常发痱瘰：蔷薇根、黄芩、鼠李根、当归、葛根、白蔹、石龙芮、黄柏、芍药、续断、黄芪、栝楼根等12味，常规剂量，捣末蜜丸，分服。②卷23，蔷薇丸治热气瘰疬及常有细疮并口中有疮：蔷薇根、鼠李根皮、石龙芮、黄芪、芍药、黄芩、苦参、白蔹、防风、龙胆、栝楼根、栀子仁等12味，常规剂量，捣末蜜丸如梧桐子大，每次米饮送服15丸。

《圣济总录》　卷169，夺命煎治小儿疮疹毒气出不快：鼠李黑熟者不计多少，研末煎膏分服。

《普济方》　卷260，麦门冬膏治石气在皮肤重热：生麦门冬、鼠李皮、葳蕤、石膏、凝水石、沙参、青葙子、露蜂房、竹沥、牛酥、杏仁油、生地黄汁等12味，常规剂量，捣散煎膏摩热处。

【按语】

鼠李是鼠李科植物鼠李的果实，中药药名。鼠李含大黄素、大黄酚、蒽酚、山奈酚等。种子中有多种黄酮苷酶，树皮含大黄素、芦荟大黄素、大黄酚等多种蒽醌类。后世主治未扩展。

325 松 萝

【原文】

松萝味苦平,主瞋怒邪气,止虚汗,头风,女子阴寒肿痛,一名女萝。

【重辑】

松萝味苦性平。主治:①瞋怒;②邪气;③虚汗;④头风;⑤女子阴寒肿痛。

【理论】

《名医别录》 松萝主治淡热,温疟,可为吐汤,利水道。

《本草经集注》 东山甚多,生杂树上,而以松上者为真。

《药性论》 松萝能治寒热,能吐胸中客痰涎,去头疮,主项上瘤瘿。

《日华子本草》 令人得眠。

【临床】

《备急千金要方》 卷18,松萝汤治胸中痰积热皆除:松萝、乌梅、栀子、恒山、甘草等5味,常规剂量,水煎服。

《外台秘要》 卷16,引《删繁方》前胡吐热汤配伍松萝治脾劳热有白虫长1寸,令人好呕,胸中塞,呕而不:前胡、松萝、白术、赤茯苓、枳实、细辛、旋覆花、龙胆、杏仁、常山、竹叶等11味,常规剂量,捣散,每次5钱水煎去滓温服。

《太平圣惠方》 ①卷35,昆布散配伍松萝治瘿气结肿胸膈不利:昆布、松萝、海藻、细辛、半夏、海蛤、白蔹、龙胆、土瓜根、槟榔、炙甘草等11味,常规剂量,捣散,每次温酒调服2钱。②卷46,木通散治咳嗽痰唾稠粘不散,胸中壅闷:木通、麻黄、甜葶苈、松萝、桔梗、乌梅肉、桑根白皮、炙甘草等8味,常规剂量,捣散,每次4钱水煎去滓温服。③卷52,乌梅汤治痰实疟疾攻作寒热:乌梅肉、恒山、松萝、鳖甲、升麻等5味,常规剂量,捣散,每次茶末调服2钱。

《圣济总录》 ①卷35,细辛汤配伍松萝治痰疟吐膈:细辛、松萝、恒山、栀子仁、犀角屑、升麻、玄参、甘草等8味,常规剂量,捣散,每次3钱水煎去滓顿服。②卷35,知母汤治劳疟热多寒少:知母、松萝、常山、桔梗、柴胡、鳖甲、橘叶等7味,常规剂量,捣散,每次5钱水煎去滓温服。

【按语】

松萝是松萝科植物长松萝、破茎松萝的丝状体。长松萝和破茎松萝均含巴尔巴地衣酸、松萝酸、地弗地衣酸。药理作用:①抗病原微生物;②促进肝脏再生;③抗肿瘤;④解热镇痛。后世少用。

326 药 实 根

【原文】

药实根味辛温。主邪气,诸痹疼酸,续绝伤,补骨髓。一名连木。

【重辑】

药实根味辛性温。主治:①邪气;②诸痹疼酸;③绝伤。功效:补骨髓。

【理论】

《名医别录》 药实根无毒,生蜀郡。

《新修本草》 药实根,此药子也,当今盛用,胡名那绽,出通州、渝州。《本经》用根,恐误载根字。子味辛平无毒,主破血止利消肿,除蛊注蛇毒。树生叶似杏,花红白色,子肉味酸甘。用其核仁也。

【临床】

缺,待考。

【按语】

药实根,《本草经集注》已无注,不知为何物。后世少用。

327 蔓 椒

【原文】

蔓椒味苦温。主风寒湿痹,历节疼,除四肢厥气,膝痛。一名家椒。

【重辑】

蔓椒味苦性温。主治:①风寒湿痹;②历节疼痛;③四肢厥气;④膝痛。

【理论】

《名医别录》 蔓椒无毒,一名猪椒,一名彘椒。

《本草经集注》 煮蔓椒茎根酿酒。山野处处有,世呼为椵,似椒,小不香尔,一名豨椒,可以蒸病出汗也。

《食疗本草》 蔓椒主贼风挛急。

《本经逢原》 能通经脉,去风毒湿痹。

【临床】

《备急千金要方》 卷21,治通身水肿,猪椒枝叶煎如饧,空腹服一匕。痒,以汁洗之。

《中医皮肤病学简编》 疮疖汤配伍入地金牛治疮疖:生地、入地金牛、白蔹、土茯苓、菊花、苦参、土兔冬、地肤子、甘草等9味,常规剂量,捣散水煎分服。

《外伤科学》 外伤散配伍入地金牛治骨折、伤筋初期肿痛:大黄、入地金牛、扁柏、栀子、桃仁、泽兰、防风、薄荷、黄芩、骨碎补、当归、制草乌、制川乌、天南星、制半夏、麝香、千打捶、血见愁、透骨消、田基黄等20味,常规剂量,捣末水酒调敷。

《本草求原》 治喉痹水饮不入:入地金牛根擂烂,黄糖煮成弹子大,含化。

《陆川本草》 治风湿骨痛:入地金牛根皮三钱,鸡蛋一只,水煎服。

《中草药新医疗法处方集》 治牙痛:入地金牛干根五钱水煎服。

《云南中草药选》 治跌打劳伤,风湿骨痛:入地金牛根一两泡酒,七天后分服。

《广西实用中草药新选》 治烫伤:入地金牛根研粉撒布局部。

《福建中草药》 ①治对口疮:入地金牛根鲜根皮捣烂外敷。②治蛇咬伤:鲜入地金牛根一两水煎服,另用鲜根酒磨外敷。

中药部颁标准 WS3-B-0139-89 蛇咬丸配伍入地金牛治毒蛇咬伤肿痛,蜈蚣、鼠咬及蜂蜇伤等:入地金牛、半边旗、五灵脂、半边莲、枯矾、全蝎、半夏、三七、防风、木香、桔梗、硼砂、夜明砂、雄黄、南蛇胆汁、羌活、前胡、白芍、木通、细辛、吴茱萸、石菖蒲、白芷、牛蒡子、五倍子、秦艽、威灵仙等27味,如法制备大蜜丸,每次口服1丸。

【按语】

蔓椒据《中药大辞典》为入地金牛,芸香科花椒属植物两面针的根或枝叶,中药药名。蔓椒根及根皮含光叶花椒碱、光叶花椒酮碱等。光叶花椒碱对动物有抗癌与镇痛作用;根皮水提取液对胃痛及关节肌肉痛有一定缓解作用。提取物成分有强心作用。后世主治未扩展。

328 栾 华

【原文】

栾华味苦寒。主目痛泪出,伤眦,消目肿。

【重辑】

栾华味苦性寒。主治:①目痛泪出;②眦伤;③目肿。

【理论】

《名医别录》 栾华无毒,生汉中。

《新修本草》 此树叶似木槿而薄细,花黄似槐而小长大。子壳似酸浆,其中有实如熟豌豆,圆黑坚硬,堪为数珠者,是也。南人取合黄连作煎治目赤烂,大效。花以染黄色,甚鲜好。

《本草图经》 栾华生汉中川谷,今南方及都下园圃中或有之。

《本草衍义》 栾华今长安山中亦有,其子即谓之木栾子,携至京都为数珠,未见其入药。

【临床】

《圣济总录》 卷54,冬除散治中焦热结,目睑赤烂:栾华、莎草根、丹砂、硝石、石决明、石膏、白芍药、夏枯草、黄连等9味,常规剂量,捣散,水煎服。

【按语】

栾华为无患子科栾树属植物栾树的花,中药药名。栾花果实含甾醇、皂甙、黄酮甙、花色甙、鞣质和聚糖醛酸。干燥种子含脂类20.9%,种仁含油38%。叶含没食子酸甲酯,对多种细菌和真菌具有抑制作用。后世主治未扩展。

329　　淮　木

【原文】

淮木味苦平。主久咳上气,伤中虚羸,女子阴蚀,漏下赤白沃。一名百岁城中木。

【重辑】

淮木味苦性平。主治:①久咳;②上气;③伤中虚羸;④女子阴蚀;⑤漏下赤白沃。

【理论】

《名医别录》　淮木补中益气。

《本草经集注》　淮木方药亦不复用。

【临床】

缺,待考

【按语】

淮木,从陶弘景时已成为有名无用之药,至今不知其源。后世少用。

330 大豆黄卷

【原文】

大豆黄卷味甘平。主湿痹，筋挛，膝痛。生大豆涂痈肿。煮汁饮杀鬼毒止痛。

【重辑】

大豆黄卷味甘性平。主治：①湿痹；②筋挛；③膝痛；④痈肿；⑤赤小豆利水排脓。

【理论】

《名医别录》 大豆黄卷治五脏胃气结积，益气，止毒，去黑皯，润泽皮毛。

《食医心镜》 大豆黄卷治久风湿痹，筋挛膝痛，五脏胃气结积，益气，止毒，去黑痣面皯，润泽皮毛。

【临床】

《肘后备急方》 卷3，大豆酒治中风口噤口喎：大豆熬令黄黑以酒淋汁顿服。

《备急千金要方》 ①卷13，引徐嗣伯薯蓣煎配伍大豆黄卷治风眩：薯蓣、大豆黄卷、泽泻、人参、黄芩、当归、白薇、桂枝、防风、麦门冬、桔梗、芍药、山茱萸、紫菀、白术、川芎、干姜、蜀椒、干地黄、生地黄、麻子仁、大枣、蜜、獐鹿杂髓、鹿角胶、桑根皮、甘草等27味，常规剂量，捣散清酒煎膏丸如鸡子黄大，每次温酒调服1枚。②卷21，大豆散治腹肚如鼓：乌豆一斗熬香去皮捣细末筛下饧粥服之。③卷21，大豆散治风水通身大肿：大豆、杏仁、麻黄、木防己、防风、猪苓、泽泻、黄芪、乌头、半夏、生姜、茯苓、白术、甘遂、甘草、清酒等16味，常规剂量，水煎服。

《外台秘要》 卷19，大豆桑白皮汤治水肿：大豆、桑白皮、槟榔、茯苓等4味，常规剂量，水煎服。

《太平圣惠方》 卷66，蜥蜴丸大豆黄卷治瘰疬久不愈，出脓水肿痛：蜥蜴、芫青、大豆黄卷、犀角屑、斑蝥、地胆、麝香、炙甘草等8味，常规剂量，捣末饭丸如绿豆大，每次粥饮送服3丸。

《圣济总录》 ①卷80，大豆散治水病通身肿满喘急，大小便涩：大豆黄、大黄等2味，捣散，橘皮汤调服。②卷129，大豆酒治毒风肿疽，日夜热痛：大豆、麻子仁、乌蛇等3味，常规剂量，捣蒸酒服。

《医心方》 ①卷3，引《效验方》大豆散治中风口不开大豆、姜、蜀椒等3味，常规剂量，捣末酒服。②卷23，引《子母秘录》苏膏治难产或经3－5日不得平安，或横或竖，或一手出，或一脚出，百计千方终不平安：好苏、秋葵子、滑石、瞿麦、好蜜、大豆黄卷等味，常规剂量，捣散酒煎，初服半匙。

《宣明论方》 大豆蘖散治周痹五脏：大豆蘖炒香捣末，温酒调服。

《杏苑生春》 大豆甘草汤治湿痒作疮：大豆、甘草、丹参、黄芩、白薇等4味，常规剂量，水煎服。

《普济方》 卷336，引《孟诜方》千金保生丸配伍治大豆黄卷妇人无子：防风、大豆黄卷、石膏、糯米、川椒、黄芩、秦艽、厚朴、贝母、细辛、石斛、白姜、火麻仁、熟地黄、当归、没药、炙甘草等17味，常规剂量，捣末蜜丸如弹子大，每次枣汤嚼服1丸。

《良方合璧》 玉雪救苦丹配伍大豆黄卷治咽喉一切诸证及烂喉丹痧，痰涎壅塞，口噤身热，命在倾刻者并治小儿闷痘急惊或大人痰厥及伤寒时行：安息香、珍珠、琥珀、钟乳、牛黄、冰片、麝香、苏合油、厚朴、寒水石、黄连、螺蛳壳、柴胡、豆豉、赤茯苓、辰砂、茅术、前胡、藿香、大豆黄卷、防风、白术、荆芥、茯苓皮、秦艽、桂枝、大黄、石膏、天花粉、枳壳、枳实、麻黄、生甘草、桔梗、牛蒡子、土贝母、赤芍、大麦仁、青皮、车前子、连翘、六神曲、陈皮、木通、广木香、槟榔、大腹绒等48味，常规剂量，捣末蜜丸，每丸干重1钱，每次温水化服1丸。

【按语】

大豆黄卷是豆科植物大豆的种子发芽晒干，中药药名。大豆黄卷含天门冬酰胺等。中药药理：①抑菌；②抗病毒。后世大豆黄卷治中风、水腹、水气、周痹，较《神农本草经》有扩展。

331 腐 婢

【原文】

腐婢味辛平。主痎疟,寒热,邪气,泄痢,阴不起,病酒头痛。

【重辑】

腐婢味辛平。主治:①痎疟;②寒热;③邪气;④泄痢;⑤阴不起;⑥酒头痛。

【理论】

《名医别录》 腐婢止消渴,即小豆华也。

《本草经集注》 花用异实,故其类不得同品,方家都不用之,今自可根据其所主以为疗也,但未解何故有腐婢之名。《本经》不云是小豆花,后医显之尔,未知审是否。今海边有小树,状似栀子,茎条多曲,气作腐臭,土人呼为腐婢,用疗疟有效,亦酒渍皮疗心腹。恐此当是真。若尔,此条应在木部下品卷中。

《新修本草》 腐婢,山南相承,以为葛花。《本经》云小豆花,陶复称海边小树,未知孰是? 然葛花消酒,大胜豆花,葛根亦能消酒,小豆全无此效。校量葛、豆二花,葛为真也。

《证类本草》 别本注云小豆花亦有腐气。《本经》云病酒头痛,即明其疗同矣。葛根条中见其花并小豆花,干末服方寸匕,饮酒不知醉。唐注海边有小树,土人呼为腐婢,其如《本经》称小豆花是腐婢。二家所说证据并非。

《药性论》 赤小豆花名腐婢,能消酒毒明目,散气满不能食。又下水气并治小儿丹毒热肿。

《本草图经》 腐婢,小豆花也。陶隐居以为海边有小木,状似栀子,气作臭腐,土人呼为腐婢,疑是此。苏恭云:山南相承,呼为葛花是也。今注云:小豆花亦有腐气,《本经》云:主病酒头痛。海边小木,自主疟及心腹痛。葛花不言主酒病。注云:并小豆花末服方寸匕,饮酒不知醉。然则三物皆有腐婢名,是异类同名耳。

【临床】

《金匮要略方论》 赤小豆当归散治无热微烦脉数,默默但欲卧,汗出,目赤如鸠眼,目四眦黑,脓已成:赤小豆、当归等 2 味,常规剂量,捣散浆水送服。《千金方衍义》:方以赤小豆清热利水,且浸令芽出,以发越蕴积之毒,佐当归司经血之权,使不致于散漫也。至于先便后血亦主,此方以清小肠流入大肠热毒之源,见证虽异,而主治则同也。

《肘后备急方》 卷 4,赤小豆散(名见《普济方》卷 195)治黄疸:赤小豆、秫米、鸡矢白等 3 味,捣末分服。

《备急千金要方》 ①卷 2,赤小豆散治产后烦闷不能食,虚满:赤小豆捣末水和顿服。②卷 9,赤小豆丸(名见《外台秘要》卷 4)治瘟疫相染乃至灭门,延及外人:赤小豆、鬼箭羽、鬼臼、丹砂、雄黄等 5 味,捣末蜜丸,温水送服。

《外台秘要》 卷 4,引《深师方》赤小豆茯苓汤治黑疸大便正黑:赤小豆、茯苓、瓜蒂、雄黄、炙甘草、女萎等 6 味,常规剂量,捣散分服。

《太平圣惠方》 ①卷 66,赤小豆散治鼠瘘、蚍蜉瘘、小儿一切瘘,出脓水,四肢寒热:赤小豆、白蔹、露蜂房、蛇皮等 4 味,常规剂量,捣散,温酒调服。②卷 66,内消赤豆散治风瘘结肿脓水及热毒、风毒、气毒瘰疬:赤小豆、黄药子、硝石、大黄、木鳖子、猪牙皂荚等 6 味,常规剂量,捣散外敷。

《圣济总录》 卷 37,赤小豆丸治山岚瘴疟:鬼臼、赤小豆、鬼箭羽、朱砂、雄黄、阿魏等 6 味,常规剂量,捣末,阿魏和膏为丸,井花水送服。

《鸡峰普济方》 卷 13,赤小豆丸治腹胀:赤小豆、硫黄、附子等 3 味,常规剂量,捣末糊醋服。

《古今医统大全》 卷 87,豆花羹治寒热泄痢或酒头痛:小豆花、豆豉常规剂量,水煎作羹食。

《观聚方要补》 卷 2,赤小豆汤治疮疡身肿:赤小豆、商陆、连翘、腹蛇脯、桂枝等 5 味,常规剂量,水煎服。

【按语】

腐婢是马鞭草科植物豆腐木的茎或叶,中药药名。腐婢含臭梧桐碱等。《名医别录》认为腐婢即赤小豆花。后世腐婢主治黄疸、产后烦闷、瘟疫、黑疸、鼠瘘、山岚瘴疟、疮疡身肿等,较《神农本草经》大为扩展。

332 瓜 蒂

【原文】

瓜蒂味苦寒。主大水身面四肢浮肿，下水，杀蛊毒，咳逆上气，及食诸果，病在胸腹中，皆吐下之。

【重辑】

瓜蒂味苦性寒。主治：①身面四肢浮肿；②蛊毒；③咳逆；④上气；⑤胸腹病。

【理论】

《名医别录》 瓜蒂去鼻中息肉，治黄疸。其花主心痛咳逆。

《本草经集注》 瓜蒂，多用早青蒂，此云七月采，便是甜瓜蒂也。人亦有用熟瓜蒂者，取吐乃无异，此只于论其蒂所主尔。今瓜例皆冷利，早青者尤甚。熟瓜乃有数种，除瓤食之不害人，若觉多，即入水自渍便即消。永嘉有寒瓜甚大，今每取藏经年食之。亦有再熟瓜，又有越瓜，人作菹食之，亦冷，并非药用尔。

《药性论》 瓜蒂茎治鼻中息肉，齆鼻。和小豆、丁香吹鼻治黄疸。

《日华子本草》 瓜蒂治脑塞，热齆，眼昏，吐痰。

【临床】

《伤寒论》 瓜蒂散治病如桂枝证，头不痛，项不强，寸脉微浮，胸中痞硬，气上冲咽喉，不得息者，此为胸有寒也，当吐之：瓜蒂、赤小豆等2味，常规剂量，捣散，香豉热汤送服。《删补名医方论》：胸中者，清阳之府，诸邪入胸，皆阻阳气不得宣达，以致胸满痞硬，热气上冲，燥渴心烦，温温欲吐，脉数促者，热郁结也。胸满痞硬，气上冲咽喉不得息，手足寒冷，欲吐不能吐，脉迟紧者，寒郁结也。凡胸中寒热与气与饮郁结为病，谅非汗下之法所能治，必得酸苦涌泻之品，因而越之，上焦得通，阳气得复，痞硬可消，胸中可和也。瓜蒂极苦，赤豆味酸，相须相益，能除胸胃中实邪，为吐剂中第一品也。而佐香豉粥汁合服者，藉谷气以保胃气也。服之不吐，少少加服，得快吐而即止者，恐伤胃中元气也。此方奏功之捷，胜于汗下。所以三法鼎立，今人不知岐伯、仲景之精义，置之不用，可胜惜哉！

《外台秘要》 ①卷4，引《延年秘录》瓜蒂汤治黄疸身面四肢浮肿或鼻中息肉：瓜蒂、赤小豆、丁香等3味，捣末水煎滴鼻。②卷13，引《集验方》瓜蒂散治飞尸中恶，心腹绞痛，气急胀闷，奄奄欲绝：瓜蒂、赤小豆、雄黄等3味，捣散以酪服药。

《圣济总录》 ①卷119，瓜蒂散治牙痛：瓜蒂碾散麝香相和，绵裹病牙处咬住。②卷132，瓜蒂散治恶疮：瓜蒂、黄连、杏仁、腻粉、麝香等5味，常规剂量，捣末，腻粉、麝香调匀，津唾调涂疮上。③卷167，瓜蒂散治小儿口噤：瓜蒂、全蝎、赤小豆等3味，常规剂量，捣散，粥饮调服。④卷173，瓜蒂丸治小儿疳积：瓜蒂、麝香、蟾酥、乌蛇尾、黄连、蛇蜕、熊胆等7味，常规剂量，捣末饭丸，温水溶化滴鼻。

《证类本草》 卷27，引《经验后方》瓜蒂散（名见《奇效良方》卷61）治风痫，缠喉风，喉嗽，遍身风疹：瓜蒂不限多少，捣末，井花水送服。

《杨氏家藏方》 卷3，瓜蒂散治疟疾及太阳头痛寒热：瓜蒂、穿山甲鳞等2味，常规剂量，捣末纳鼻。

《儒门事亲》 卷12，瓜蒂散治伤寒腹满无汗而喘：瓜蒂、赤小豆、人参、甘草等4味，常规剂量，捣末，齑汁调服。

《全生指迷方》 卷2，瓜蒂散治风湿鼻塞气息不通：瓜蒂、细辛、藜芦等3味，常规剂量，捣末纳鼻。

《温疫论》 卷上，瓜蒂散治温疫胸膈满闷，心烦喜呕，欲吐不吐，虽吐而不得大吐，腹中满，欲饮不能饮，欲食不能食，此疫邪留于胸膈：甜瓜蒂、赤小豆、生山栀仁等3味，常规剂量，水煎服。

《青囊秘传》 瓜蒂散治一切乳症：瓜蒂、生甘草、当归、乳香、金银花、青皮、白芷、没药等8味，常规剂量，水煎服。

【按语】

瓜蒂是葫芦科植物甜瓜的果蒂，中药药名。瓜蒂含喷瓜素。中药药理：①催吐；②利尿。后世瓜蒂主治黄疸、牙痛、小儿口噤、疟疾、乳症等，较《神农本草经》大为扩展。

333　苦　瓠

【原文】

苦瓠味苦寒。主大水,面目四肢浮肿,下水,令人吐。

【重辑】

苦瓠味苦性寒。主治:①大水;②面目四肢浮肿。功效:①催吐;②利水。

【理论】

《名医别录》　苦瓠有毒,生晋地。

《本草经集注》　瓠与冬瓜气类同辈,而有上下之殊,当是为其苦尔。今瓠自忽有苦者如胆,不可食,非别生一种也。又有瓠(蒌瓜),亦是瓠类,小者名瓢,食之乃胜瓠。凡此等皆利水道,所以在夏月食之,大理自不及冬瓜也。

《新修本草》　瓠与冬瓜、瓠(蒌瓜)全非类例,今此论性,都是苦瓠(蒌瓜)尔。陶谓瓠中苦者,大误矣。瓠中苦者不入药用。冬瓜自依前说,瓠(蒌瓜)与瓠又须辨之。此三物苗叶相似而实形有异,瓠味皆甜,时有苦者,而似越瓜,长者尺余,头尾相似。其瓠(蒌瓜)形状大小非一。瓠,夏中便熟,秋末并枯;瓠(蒌瓜)夏末始实,秋中方熟,取其为器,经霜乃堪。瓠与甜瓠体性相类,但味甘冷,通利水道,止渴消热,无毒,一如《经》说,然瓠苦者不堪啖,无所主疗,不入方用。而甜瓠与瓠子,啖之俱胜冬瓜,陶言不及,乃是未悉。此等元种各别,非甘者变而为苦也。其苦瓠瓢味苦,主水肿,石淋,吐呀嗽,囊结,疰蛊,痰饮。或服之过分,令人吐利不止者,宜以黍穰灰汁解之。又煮汁渍阴,疗小便不通也。今按陈藏器本草云:苦瓠,煎取汁,滴鼻中出黄水,去伤寒,鼻塞,黄胆。又取一枚,开口,以水煮中搅取汁,滴鼻中煮令热,解开熨小儿闪癖。臣禹锡等谨按蜀本注云:陶云瓠小者名瓢,按《切韵》瓢,注云:瓠也。又语日:吾岂匏瓜也哉,是则此为瓜匏之瓠也。今据瓜匏少见有苦者。谨按瓠,固匏也。但匏字合作,盖音同字异尔,且似瓠,可为饮器。有甘、苦二种:甘者大;苦者小。则陶云:小者名瓢是也,今人以苦人吐。此又与上说正同尔。

《药性论》　苦瓠瓢治水浮肿,面目肢节肿胀,下大水气疾。

《日华子本草》　瓠除烦止渴治心热,利小肠,润心肺,治石淋,吐蛔虫。

【临床】

《肘后备急方》　卷7,苦瓠汤(名见《圣济总录》卷147)治蛊毒吐血或下血如烂肝:苦瓠水煎服,立即吐愈。

《备急千金要方》　①卷21,苦瓠丸(名见《增补内经拾遗》卷3)治通身水肿或石水少腹独肿:大枣肉、苦瓠常规剂量,捣丸,温水送服。②卷21,苦瓠丸治大水石水:苦瓠白瓢实捻如大豆,面裹空腹吞七枚。《医方考》:经曰,苦能涌泄。故用之在上,则令人涌;用之在下,则令人泄。今以熟面裹之,空腹而吞,盖用之于下也,宜乎水自泄矣。③卷23,引《古今录验》苦瓠散治浸淫疮:苦瓠、蜂房、蛇蜕、大豆、梁上尘等5味,常规剂量,捣散粥和敷贴。

《圣济总录》　卷140,苦瓠浸方治恶刺:苦瓠1枝上开口,纳童便煮2~3沸,浸患处。

《疡医大全》　卷19,苦瓜膏治蛇头毒:苦瓜不拘多少捣烂,以盐卤浸收,1匙敷患上。

【按语】

苦瓠是葫芦科植物苦瓜的果实。后世苦瓠主治通身水肿、少腹独肿、蛊毒吐血、浸淫疮、恶刺等,较《神农本草经》有改变。

334 六畜毛蹄甲

【原文】

六畜毛蹄甲味咸平。主鬼疰，蛊毒，寒热，惊痫，癫痉，狂走，骆驼毛尤良。

【重辑】

六畜毛蹄甲味咸性平。主治：①寒热；②惊痫；③癫痉；④狂走；⑤鬼疰；⑥蛊毒。

【理论】

《名医别录》 六畜毛蹄甲有毒。

《本草经集注》 六畜，谓马、牛、羊、猪、狗、鸡也。骡、驴亦其类，骆驼，方家并少用。且狗毛蹄亦已各出其身之品类中，所主疗不必同此矣。

《新修本草》 骆驼毛蹄甲，主妇人赤白带下最善。

猪蹄甲与猪毛

【原文】

悬蹄主五痔，伏热在肠，肠痈，内蚀。

【临床】

《刘涓子鬼遗方》 卷4，猪蹄汤治痈疽恶疮恶肉或甲疽：猪蹄、白蔹、白芷、狼牙、芍药、黄连、黄芩、大黄、独活等9味，常规剂量，水煎洗疮。

《医心方》 卷15，引《古今录验》猪蹄汤治痈疽恶疮毒气：当归、炙甘草、芍药、川芎、白芷、藺草、黄芩、狼牙、猪蹄、蔷薇根等10味，常规剂量，水煎洗疮痈结疽。

《备急千金要方》 卷22，猪蹄汤治痈疽积毒恶肉：猪蹄、黄芪、黄连、芍药、黄芩、蔷薇根、狼牙根等7味，常规剂量，水煎洗疮。

《外台秘要》 卷34，引《广济方》猪蹄粥（名见《圣济总录》卷190）治妇人无乳：母猪蹄、土瓜根、通草、漏芦等4味，常规剂量，水煎服。

《太平圣惠方》 ①卷44，猪蹄汤治阴疮脓血：猪蹄、黄柏、败酱、黄芩、黄连、甘草、营实根等7味，常规剂量，捣散水煎洗。②卷97，猪蹄羹治产后虚损少乳：猪蹄一具、粟米三合常法作羹食之。

《圣济总录》 ①卷65，黑金散治久咳喘息：煅猪蹄合子、天南星、款冬花、麝香、龙脑等5味，常规剂量，捣末，桑根白皮汤调服。活用生犀角末，羚羊角末代猪蹄合子。②卷141，猪蹄灰丸治牡痔生鼠乳，肛门痒痛，触者有脓血出不绝：猪悬蹄壳烧灰存性、水银等2味，常规剂量，捣丸盐汤外洗。③卷134，猪蹄膏治冻烂疮：猪后悬蹄烧灰存性研细，猪脂和敷。

《医方类聚》 卷82，引《神效名方》猪蹄膏治面黚：白芷、玄豆、瓜蒌、白及、白蔹、零陵香、藿香等7味，常规剂量，捣末与猪蹄、鹅梨熬膏涂面。

《本草纲目》 猪蹄主治：同赤木烧烟熏辟一切恶疮。治小儿白秃：猪蹄甲、白矾、枣儿等3味，常规剂量，烧灰存性研末入轻粉，麻油调搽。猪毛治赤白崩中：猪毛烧灰、黑豆等味好酒煮服。

《袖珍方》 治汤火伤：猪毛烧灰麻油调涂。

《伤寒类要》 治小儿寒热及热气中人：猪后蹄甲烧灰末乳汁调服。

《普济方》 治痘疮入目：猪蹄爪甲烧灰浸汤滤净洗之甚妙。

《小儿药证直诀》 治痘疹生翳：猪悬蹄甲、蝉蜕、羚羊角等3味，常规剂量，捣末，温水调服。

《松峰说疫》 卷2，猪蹄汤治天时热毒手足肿痛欲断：猪蹄、葱等2味，常规剂量，水煎溃洗。

《摄生众妙方》 卷9，猪鬃散治目病眼胞红烂，有瘀热云翳：珍珠烧灰存性、炉甘石、铜绿、飞巩、熊胆、蕤仁、胡椒、飞黄丹、硇砂、鸦翅、皮消等11味，常规剂量，捣末，猪鬃点眼四角。

【按语】

猪蹄甲是猪科动物猪的蹄甲,中药药名。中药药理:①止血作用;②兴奋子宫作用;③兴奋肠管作用;④强心作用;⑤抗炎作用。猪蹄是猪科动物猪的四足,中药药名。猪毛是猪科动物猪的体毛,中药药名。猪蹄主治痈疽恶疮恶肉、甲疽、妇人无乳、阴疮脓血、冻烂疮、面黯、天时热毒。猪甲主治诸痔、小儿白秃、小儿寒热及热气中人、痘疮入目。猪毛主治赤白崩中、汤火伤、眼目病。后世少用。

马蹄甲与马毛

【理论】

《名医别录》　白马蹄疗妇人漏下白崩,赤马蹄疗亦崩。《食疗本草》:赤马蹄辟温疟。

《滇南本草》　马蹄甲烧灰为末油调搽治秃头疮、癣疥。

【临床】

《刘涓子鬼遗方》　卷2,白马蹄散避鬼气恶毒,蛊疰不祥,破瘀结治跌打损伤腹中瘀血及妇人血疾:白马蹄烧令烟尽,捣筛酒服送服。

《备急千金要方》　①白马驼散治带下:白马驼、龟甲、鳖甲、牡蛎等4味,常规剂量,捣筛,温酒送服方寸匕。又方治带下:烧马左蹄末酒服方寸匕,日三。②卷4,白马蹄丸治下焦寒冷带下赤白:白马蹄、鳖甲、附子、龟甲、川椒、磁石、甘草、杜仲、当归、续断、萆薢、禹余粮、桑耳、川芎、鲤鱼甲等15味,常规剂量,捣末蜜丸,温酒送服。③卷4,马蹄屑汤治经血不定白漏不绝:白马蹄、赤石脂、禹余粮、乌贼骨、龙骨、牡蛎、附子、干地黄、当归、甘草、白僵蚕等11味,常规剂量,水煎分服。④卷4,马蹄丸治白漏不绝:白马蹄、禹余粮、龙骨、乌贼骨、白僵蚕、赤石脂等6味,常规剂量,捣末蜜丸,温酒送服。

《太平圣惠方》　①卷67,白马蹄散治跌打损伤:白马蹄烧令烟尽、栗子黄、桂心、蒲黄、龟壳涂酥炙微黄等5味,常规剂量,捣散酒服。②治头赤秃:马蹄烧灰捣罗为末腊月猪脂和敷。③卷69,赤马蹄散治妇人血风心神烦闷:赤马蹄屑、白僵蚕、羚羊角屑、麝香等4味,常规剂量,捣散,研匀酒服。

《圣济总录》　①卷6,马尾散治风癔咽喉作声,言语謇涩:白马尾1团如鸡卵大烧末,温酒送服。②卷141,马蹄灰方治牝痔䘌虫:马蹄烧存存性猪脂调和涂纳下部。③卷152,马蹄丸治经血不止或五色相杂:白马蹄、白石脂、禹余粮、牡蛎粉、龙骨、乌贼鱼骨、白僵蚕、熟地黄、当归、附子、炙甘草等11味,常规剂量,捣末蜜丸,酒服。④卷152,白马蹄散治带下:白马蹄、龟甲、鳖甲、牡蛎等4味,常规剂量,捣散酒服。

《鸡峰普济方》　卷15,马蹄丸治妇人崩中带白:白马蹄、白马鬃毛、蒲黄、鹿茸、禹余粮、白芷、续断、小蓟根、人参、干地黄、柏子仁、黄芪、茯苓、当归、乌贼骨、伏龙肝、苁蓉、艾叶等18味,常规剂量,捣末蜜丸,米饮送服。

《普济方》　卷300,马蹄汤治断根鞦:马蹄、猫儿毛、男子头垢等3味,常规剂量,烧灰清油调涂。

《外科全生集》　卷4,马蹄散治走马牙疳延烂穿腮:白马前蹄刮下脚皮炙炭存性,加冰片少许吹之。

《外科大成》　马蹄膏治一切癣:白马蹄煅灰存性为末,马齿苋杵烂加水煎膏调前末搽之。

【按语】

马蹄是马科动物马的蹄甲。马蹄主治下焦寒冷、经血不定、跌打损伤、心神烦闷、牝痔䘌虫、带下、癣。马毛主治带下、风癔。后世少用。

狗蹄甲与狗毛

【理论】

《名医别录》　狗蹄煮饮之下乳汁。

《滇南本草》　狗蹄治癫狂病。

【按语】

狗蹄是犬科动物狗的足蹄,狗毛是犬科动物狗的皮毛。后世少用。

牛蹄甲与牛毛

【理论】

《本草纲目》　烧灰服,治牛痫;和油涂臁疮;研末贴脐,止小儿夜啼。

【临床】

《种痘新书》 白牛毛散治痘出稀少：纯白牛毛煅灰、朱砂、丝瓜等 3 味捣末蜜汤调服。

《海上方》 治臁胫烂疮：牛蹄甲烧灰，桐油和敷。

《奚囊备急方》 治玉茎生疮：牛蹄甲烧灰，油调敷之。

《动物脏器食疗验方》 治臁疮：牛蹄甲烧灰适量，人乳、桐油各等分涂抹。

【按语】

牛蹄甲是牛科动物黄牛或水牛的蹄甲。主要成分是角蛋白。后世牛蹄甲主治皮肤生疮。

羊蹄甲与羊毛

【临床】

缺，待考

【按语】

后世少用。

鸡蹄甲与鸡毛

【临床】

《备急千金要方》 卷 23，鸡毛散（名见《圣济总录》卷 129）治肠痈：雄鸡顶上毛、雄鸡屎等 2 味，烧末，温酒调服。

【按语】

后世少用。

335 燕 屎

【原文】

燕屎味辛平。主蛊毒鬼疰,逐不样邪气,破五癃,利小便。

【重辑】

燕屎味辛性平。主治:①蛊毒;②鬼疰;③不祥邪气;④五癃;⑤小便不利。

【理论】

《名医别录》 燕屎有毒。胡燕卵主治水浮肿,肉出痔虫。

《本草经集注》 燕有两种,有胡燕、有越燕。紫胸轻小者是越燕,不入药用。胸斑黑,声大者是胡燕。俗呼胡燕为夏候,其作窠喜长,人言有容一匹绢者,令家富。窠亦入药用,与屎同,多以作汤洗浴疗小儿惊邪也。窠户有北向及尾倔色白者,皆是数百岁燕,食之延年。凡燕肉不可食,令人入水为蛟所吞。亦不宜杀之。

《新修本草》 《名医别录》云胡燕卵主水浮肿,肉出痔虫。越燕屎亦疗痔,杀虫去目翳也。

【临床】

《外台秘要》 卷40,治蠼螋尿疮绕身匝即死:燕巢中土猪脂、苦酒和敷。

《证类本草》 载《葛氏方》卒得浸淫疮有汁,多发于心,不早疗周匝身则杀人:胡燕窠中土水和敷之。又方:若石淋者取燕屎末冷水服五钱匕,且服至食时当尿石水。贾相公《牛经》牛有非时吃着杂虫,腹胀满,取燕子粪一合水浆二升相和灌之,效。

【按语】

现今缺乏报道。后世少用。

336 天 鼠 屎

【原文】

天鼠屎味辛寒。主面痈肿,皮肤洗洗,时痛,腹中血气,破寒热积聚,除惊悸。一名鼠法,一名石肝。

【重辑】

天鼠屎味辛性寒。主治:①面痈肿;②皮肤痛;③腹中血气;④寒热积聚;⑤惊悸。

【理论】

《名医别录》 天鼠屎有毒,去面黑皯。

《新修本草》 《李当之本草》云天鼠屎即伏翼屎也。伏翼条中不用屎,是此明矣。

【临床】

《太平圣惠方》 ①卷86,夜明砂丸治小儿疳积,日渐尪弱:夜明砂、芦荟、熊胆、朱砂、蜣螂、蛇蜕皮、蝉壳、青黛、蟾蜍头、麝香、牛黄等11味,常规剂量,捣散,猪胆和丸,薄荷汤送服。②卷86,夜明砂丸治小儿风疳,肌体羸瘦:夜明砂、白附子、白僵蚕、牛黄、全蝎、麝香、朱砂、甜葶苈、青黛、乌蛇、蟾酥、雀儿饭食等12味,常规剂量,捣末猪胆汁和丸,粥饮送服。③卷93,夜明砂丸治小儿疳痢不愈渐加黄瘦:夜明砂、诃黎勒、龙骨、熊胆、朱砂、牛黄、麝香、黄连等8味,常规剂量,捣末猪胆汁和丸,粥饮送服。④卷87,夜明砂散治小儿眼疳渐渐急小多赤:夜明砂、天竺黄、犀角屑、川芎、羚羊角屑、白僵蚕、菊花、车前子等8味,常规剂量,捣散,温水调服。⑤卷90,夜明砂散治小儿久瘘疮孔:夜明砂、白僵蚕、雄蚕蛾、乳香、腊面茶等5味,常规剂量,捣散敷疮。

《仁斋直指》 卷22,夜明砂膏治痈疽:夜明砂、辣桂、乳香等3味,捣末,砂糖井水调膏外敷。

《普济方》 ①卷364,密陀僧散治小儿聤耳:密陀僧、白矾、夜明砂等3味,常规剂量,捣末干掺。②卷398,夜明砂散治小儿痢渴不止壮热腹痛:夜明砂、干虾蟆、蜗牛、麝香、朱砂、龙骨等6味,捣末,粥饮调服。

《医方类聚》 卷255,引《经验良方》胡黄连丸配伍夜明砂治小儿毛发焦落,腹大气喘,肌体羸瘦,吃食炭土生米,寒热往来,下痢脱肛:陈皮、川楝肉、黄连、神曲、青皮、使君子、麦芽、龙胆草、胡黄连、夜明砂、白芜荑、干姜、乌梅等13味,常规剂量,捣末曲糊为丸如黍米大,每次米饮送服每服30丸。

《证治宝鉴》 卷10,夜明砂散治雀目:石决明、夜明砂等2味捣末入猪肝内米泔煮服。

《医级》 卷8,谷精夜明散治雀目鸡盲:谷精草2钱,夜明砂1钱捣末,菊花汤调服。

《青囊秘传》 鸡肝散配伍夜明砂治小儿疳积,骨瘦如柴,精神短少,饭食不思并治疳眼百药不效者:石决明、夜明砂、代赭石、黄连、麝香、龙胆草、泽泻、朱砂等8味,常规剂量,捣散,每次4分生鸡肝蒸熟并汤分服。

【按语】

天鼠屎即夜明砂,是蝙蝠科动物蝙蝠等多种蝙蝠的干燥粪便,中药药名。夜明砂含少量维生素A等。后世天鼠屎主治疳积、小儿风疳、久瘘、小儿聤耳、五疳、雀目青盲等,较《神农本草经》有扩展。

337 鼺鼠

【原文】

鼺鼠主堕胎,令产易。

【重辑】

鼺鼠主治堕胎,令人产易。

【理论】

《名医别录》 鼺鼠生山都。

《本草经集注》 是鼯鼠一名飞生,状如蝙蝠,大如鸱鸢,毛紫色暗,夜行飞生。人取其皮毛以与产妇持之,令儿易生。

《本草图经》 鼺鼠出山都平谷,即飞生鸟也。今湖岭间山中多有之。南人见之,多以为怪。《小品方》乃入服药,其方:飞生一枚,槐之、故弩箭羽各十四枚,合捣丸如梧桐子大,酒服二丸。

《本草衍义》 鼺鼠,《经》中不言性味,《难产通用药》云:鼺鼠微温,毛赤黑色长尾,人捕得取皮为暖帽。但向下飞则可,亦不能致远。今关西山中甚有,毛极密,人谓之飞生者是也。

【临床】

《外台秘要》 卷34,引《小品方》飞生丸治难产:鼺鼠、槐子、故弩箭羽等3味,常规剂量,捣末蜜丸,分服。

《普济方》 卷356,飞生丸治难产:蛇蜕皮、鼺鼠皮、马衔等3味,常规剂量,取蛇蜕皮着衣带中,鉴鼻击衣带,临欲产时,左手持马衔,右手持飞生皮,令易产。

《济生》 卷7,金液丸治瘦胎:鼺鼠毛、血余、公母羊粪、灶中心土、黑铅、朱砂等6味,常规剂量,捣末粽子角为丸,分服。

《太平圣惠方》 卷77,沉香汤治令产安稳:沉香、水马、鼺鼠毛、零陵香、粗唐香、龙骨、瞿麦、苏合香、茴蓿香等9味,常规剂量,水煎,从心上洗3～5遍,其汤冷,即平安。

【按语】

鼺鼠是鼯鼠科动物棕鼯鼠的全体。后世主治未扩展。

338 伏 翼

【原文】

伏翼味咸平。主目瞑,明目,夜视有精光。久服令人喜乐,媚好无忧。一名蝙蝠。生太山川谷。

【重辑】

伏翼味咸性平。主治:①目瞑。功效:①明目;②令人喜乐;③媚好无忧。

【理论】

《名医别录》 伏翼主痒痛,治淋,利水道。

【临床】

《刘涓子鬼遗方》 卷2,蝙蝠消血散治金疮出血肉瘮:蝙蝠三枚烧令烟尽沫下绢筛水服方寸匕当下如水,血消化也。

《肘后备急方》 卷3,治久咳嗽上气十年二十年,诸药不瘥:蝙蝠除翅足烧灰味末饮服。

《范汪方》 治久疟不止:蝙蝠七个去头、翅、足,捣丸清汤送服。

《太平圣惠方》 ①卷52,伏翼丸(名见《医部全录》卷290)治疟疾:蝙蝠、蜘蛛、蛇蜕皮、麝香、鳖甲等5味,常规剂量,捣末蜘蛛膏蜜丸,温酒送服。②卷85,返魂丹治慢惊风及天钓夜啼:蝙蝠、人中白、全蝎、麝香等4味,常规剂量,捣散蜜丸,分服。③卷88,伏翼散治小儿鬼病:伏翼烧灰调服。

《圣济总录》 卷136,蝙蝠粪涂方治风毒肿:蝙蝠粪研细冷水调涂。

《中藏经》 香鼠散治漏疮:香鼠皮、蝙蝠、龙骨、黄丹、麝香、乳香、没心草等7味,常规剂量,捣末贴敷。

《奇效良方》 卷54,蝙蝠散治瘰疬:蝙蝠一个,猫头一个同烧作灰,撒上黑豆,煅其灰骨化,碎为细末,湿即干掺,干则油调敷。

《医学集成》 治小儿惊痫:人蛰蝙蝠一个,朱砂三钱,新瓦合煅存性为末,空心分四服,儿小分五服,白汤送服。

《医学入门》 ①遇仙补寿丹治年老体弱诸般不足:蝙蝠、紫黑桑椹、杜仲、童子发、天门冬、黄精、何首乌、熟地、川椒、枸杞、当归、旱莲草、秋石丹、玄胡索等14常规剂量捣末面糊为丸如梧桐子大,每次温水送服20丸。②卷7蝙蝠散治痫证:大蝙蝠1个,朱砂3钱捣末,每次温水调服1钱。

《叶氏女科》 卷4神机丹治魃病,妇人先有小儿未能行走,而母复有胎妊,使儿饮此乳则作魃病,患儿黄瘦骨立精神不爽,身体痿瘁:黄芪、白术、茯苓、扁豆、莲肉、薏苡仁、山楂肉、陈皮、石菖蒲、炙甘草等10味,常规剂量,捣末,每次温水调服1钱。

【按语】

伏翼为蝙蝠科动物蝙蝠的全体,中药药名。后世伏翼主治金疮出血、咳嗽上气、久疟不止、风毒肿、瘰疬、小儿惊痫等,较《神农本草经》大为扩展。

339 虾蟆

【原文】

虾蟆味辛寒。主邪气,破癥坚,血痈肿,阴疮。服之不患热病。

【重辑】

虾蟆味辛性寒。主治:①邪气;②癥坚;③血肿;④痈肿;⑤阴疮。

【理论】

《名医别录》 虾蟆治阴蚀,疽疬,恶疮,犬伤疮,能合玉石。一名蟾蜍。脑主明目,治青盲也。

《本草衍义补遗》 虾蟆味甘性寒,南人多食之,《本草》明言可食,不患热病,由是病人煮食之矣。《本草》之义,盖是或炙或干或烧或灰,在药剂用之,非若世人煮为羹,入盐椒而啜其汤。此物大能发湿,久则湿以化热。《衍义》谓解劳热,非羹之谓也。

【临床】

《肘后备急方》 卷3,虾蟆散(名见《普济方》卷101)治发狂及狂言鬼语,忽仆地吐涎遗屎:烧虾蟆末温酒送。

《外台秘要》 治小儿风脐及脐疮:烧虾蟆末敷之。治蝮蛇螫伤:生虾蟆一枚捣烂敷之。

《子母秘录》 治小儿口疮及蓐疮:虾蟆杵末敷疮。

《太平惠民和剂局方》 卷10,虾蟆丸治小儿腹胀面黄,肌肤瘦瘁,时作寒热,不长肌肉多生疮癣,痢色无定,日渐黄瘦变成疳疾:虾蟆、使君子、皂角、青黛、龙胆草、雄黄等6味,常规剂量,捣末水糊为丸如粟米大,饭饮送服。

《太平圣惠方》 ①卷27,虾蟆散治急劳烦热干瘦:虾蟆、胡黄连、麝香、龙脑等4味,常规剂量,捣末羊头髓调散,温酒送服。②卷65,虾蟆散治月蚀疮及阴蚀欲尽疮痛:兔粪、虾蟆烧灰细研敷之。

《圣济总录》 ①卷172,虾蟆丸治小儿急疳:虾蟆、熊胆、麝香、猪牙皂角、白芜荑等5味,常规剂量,捣末蜜丸如绿豆大,米饮送服。②卷134,干虾蟆灰涂敷方治湿疳病:虾蟆烧灰研细,猪脂调涂敷疮。

《幼幼新书》 ①卷20,引郑愈虾蟆丸治小儿骨热:虾蟆、芦荟、鹤虱、黄连、胡黄连等5味,常规剂量,捣末猪胆汁为丸,饭饮送服。②卷24,引丁左藏虾蟆膜丸治小儿疳疾:虾蟆、陈皮、胡黄连、郁金、芜荑仁等5味,捣丸分服。

《小儿卫生总微方论》 卷12,引王绍祖虾蟆丸治疳泻:虾蟆、芦荟、黄连、谷精草、桂心、朱砂、缩砂仁、熊胆、麝香等9味,常规剂量,杵末胆汁为丸,米饮送服。

《仁斋直指》 卷25,虾蟆丸小儿虫痛,口馋好甜或食泥土:虾蟆、木香、鸡心槟榔、桃仁、苦楝根、酸石榴根皮、贯众、芜荑、鹤虱、巴豆肉等10味,常规剂量,捣末米糊为丸,石菖蒲汤送服。

《普济方》 卷101,虾蟆散治风邪不识人不能语者:虾蟆烧灰、朱砂等2味,常规剂量,捣末分服。

《理骈文》 虾蟆膏治食积、痞块、疳疾、疮毒:干蟾皮、黄丹等2味,常规剂量,槐枝熬膏外敷。

《瑞竹堂方》 卷5,返魂丹治十三种疔疮:蟾酥、朱砂、胆矾、血竭、铜绿、蜗牛、雄黄、白矾、轻粉、没药、麝香等11味,常规剂量,捣末为丸,酒服。

《仙传外科集验方》 返魂丹治疔疮发狂:麝香、雄黄、蟾酥、江子等4味,常规剂量,捣末含咽。

《医林纂要》 卷9,虾蟆丸治小儿疳疾:蟾蜍、粪蛆、黄连、胡黄连、神曲、麦芽、槟榔、肉果等8味,捣丸分服。

《痘疹会通》 卷4,虾蟆散治痘毒:虾蟆、白矾、黑枣等3味,常规剂量,煅灰调敷。

《验方新编》 卷11,虾蟆散治无名肿毒恶疮,阴疽,鼠瘰,杨梅结毒等:虾蟆、硫黄、胡椒等3味,捣末外敷。

《风痨臌膈》 虾蟆猪肚丸治单腹胀:虾蟆、胡椒2味,常规剂量,猪肚包缝煮烂捣末,温汤送服。

【按语】

虾蟆是蛙科动物泽蛙的全体,中药药名。虾蟆含氨基酸、甾类、胆碱及吲哚类衍生物。胆囊含胆酸,胆甾烷酸、硫酸蟾毒醇及其牛磺酸等。后世虾蟆主治卒发狂、小儿风脐、蝮蛇螫伤、小儿口疮、蓐疮、月蚀疮、急疳、湿病、骨热、疳疾、食积、痞块、疮毒、疔疮、痘毒等,较《神农本草经》大为扩展。

340 马 刀

【原文】

马刀味辛微寒。主漏下赤白,寒热,破石淋,杀禽兽贼鼠。

【重辑】

马刀味辛性微寒。主治:①漏下赤白;②寒热;③石淋。

【理论】

《名医别录》 马刀除五脏间热,肌中鼠瘘,止烦满补中,去厥痹利机关。一名马蛤。

《本草经集注》 李当之云生江汉中,长六七寸,江汉间人名为单姥,亦食其肉,肉似蚌。今人多不识之,大都似今蝏蛑而非。方用至少。凡此类皆不可多食,而不正入药,唯蛤蜊煮之醒酒。

《本草衍义》 马刀京师谓之椑岸,春夏人多食,然发风痰,性微冷。今蛤粉皆此等众蛤灰也。

【临床】

《万选方》 单药治咽喉一切急症:马刀置瓦上日晒夜露,捣细,同冰片吹喉。

【按语】

马刀是竹蛏科动物长竹蛏的贝壳,中药药名。后世少用。

341　蟹

【原文】

蟹味咸寒。主胸中邪气，热结痛，㖞僻面肿败漆。烧之致鼠。

【重辑】

蟹味咸性寒。主治：①胸中邪气；②结热痛；③㖞僻；④面肿；⑤败漆。

【理论】

《名医别录》　蟹解结散血，愈漆疮，养筋益气。爪主破胞堕胎。

《本草经集注》　蟹类甚多，蟛蚏、拥剑、彭蜎皆是，并不入药。唯蟹最多有用，仙方以化漆为水，服之长生。以黑犬血灌之三日烧之，诸鼠毕至。未被霜甚有毒，云食水莨所为，人中之，不即疗多死。目相向者亦杀人，服冬瓜汁、紫苏汁及大黄丸皆得瘥。海边又有蟛蜞、拥剑，似彭蜎而大，似蟹而小，不可食。蔡谟初渡江，不识而啖之，几死，叹曰：读《尔雅》不熟，为劝学人所误。

《本草拾遗》　蟹脚中髓及脑并壳中黄芒，长寸许，向东输海神，开腹中犹有海水。《本经》云伊芳、洛水中者石蟹，形段不同。其黄敷久疽疮，无不瘥者。蟛蚏，主小作闪癖，煮食之。大者长尺余，两螯至强，八月能与虎斗，虎不如也。随大潮退壳，一退一长。拥剑一名桀步，一螯极小，以大者斗，小者食，别无功。彭蜎有小毒，膏主湿癣疽疮，不瘥者涂之。食其肉，能令人吐下至困。孟诜云：蟹，主散诸热治胃气，理经脉，消食。利肢节，去五脏中烦闷气。其物虽形状恶，食甚宜人。

《日华子本草》　螃蟹治产后肚痛，血不下，并酒服。筋骨折伤，生捣，炒罯，良。脚爪破宿血，止产后血闭、肚痛，酒及醋汤煎服，良。蟛蚏解热气，治小儿痞气。

《本草经疏》　蟹味咸气寒，入足阳明，足厥阴经。经曰：热淫于内治以咸寒，故主胸中热结痛也。㖞僻者，厥阴风热也，面肿者，阳明热壅也，解二经之热，则筋得养而气自益，㖞僻面肿俱除矣。咸走血而软坚，故能解结散血。愈漆疮者，以其能解漆毒故也。

【临床】

《肘后备急方》　治漆疮延及满身：捣烂生蟹涂之。又可敷疥疮湿癣之久不愈者。

《备急千金要方》　①卷2，蟹爪饮（名见《圣济总录》卷159）治动胎及产难或子死腹中：蟹爪、甘草、阿胶等3味，常规剂量，水煎去纳胶顿服。②卷2，蟹爪汤治妊娠僵仆失据，胎动转上抢心，甚者血从口出，逆不得息，或注下血一斗五升，胎不出，子死则寒，熨人腹中，急如产状，虚乏少气，困顿欲死，烦闷反复：蟹爪、甘草、桂心、阿胶等4味，常规剂量，水煎去滓，纳胶顿服。

《外台秘要》　①卷12，引《广济方》蟹爪丸治鳖癥伏在心下，手揣见头足，时时转者，并心腹宿癥：蟹爪、附子、麝香、半夏、生姜、鳖甲、防葵、郁李仁等8味，常规剂量，捣末蜜丸，温酒送服。②卷33，引《小品方》蟹爪散（名见《普济方》卷343）治羸人欲去胎者：蟹爪、炙甘草、干姜、人参、川芎、生姜、桂心、黄芩等8味，常规剂量，水煎分服。

《太平圣惠方》　卷77，蟹爪散治妊娠羸瘦腹不能安：蟹爪、干姜、人参、川芎、牛膝、桂心、甘草炙、黄芪等8味，捣散，水煎温服。

《圣济总录》　①卷134，蟹黄涂方治漆疮：生螃蟹取黄涂敷疮上。②卷167，蟹足散治小儿解颅不合：生蟹足骨、白蔹等2味，常规剂量，捣散乳汁和涂囟上。

《普济方》　卷310，引《十便良方》蟹髓方治被伤绝筋：蟹髓取甲中或足中者不拘多少略熬纳筋断处，随以绯帛系缚，更捣葛根汁饮之。

【按语】

蟹是方蟹科动物中华绒螯蟹的肉和内脏，中药药名。蟹含蛋白质、脂肪、碳水化合物及10余种游离氨基酸等。后世蟹主治漆疮、产难、小儿解颅、儿枕疼痛、被伤绝筋等，较《神农本草经》大为扩展。

342 蛇 蜕

【原文】

蛇蜕味咸平。主小儿百二十种惊痫,瘛疭,癫疾,寒热,肠痔,虫毒,蛇痫。火熬之良。一名龙子衣,一名蛇符,一名龙子单衣,一名弓皮。

【重辑】

蛇蜕味咸性平。主治:①惊痫;②瘛疭;③癫疾;④寒热;⑤肠痔;⑥虫毒;⑦蛇痫。

【理论】

《名医别录》 蛇蜕治弄舌摇头,大人五邪,言语僻越,恶疮,呕咳,明目。

《本草经集注》 草中不甚见虺,蝮蛇,惟有长者,多是赤练、黄颔辈,其皮不可复识,今往往得尔,皆须完全。石上者弥佳,烧之甚疗诸恶疮也。

《本草拾遗》 蛇蜕主疟,取正发日,以蜕皮塞病患两耳,临发又以手持少许,并服一合盐、醋汁,令吐也。

《药性论》 蛇蜕皮主百鬼魅兼治喉痹。

《日华子本草》 辟恶止呕逆治蛊毒,小儿惊悸,客忤,催生。疬、白癜风,煎汁敷。入药并炙用。

【临床】

《备急千金要方》 卷23,蛇蜕膏(名见《圣济总录》卷127)治蛇瘘:蛇蜕皮煅灰腊月猪脂和敷。

《太平圣惠方》 ①卷35,蛇蜕散(名见《圣济总录》卷122)治咽喉肿痛咽物不得:蛇蜕皮烧令烟尽、马勃等2味,常规剂量,捣散含咽。②卷86,蛇蜕丸治小儿五疳羸瘦:蛇蜕皮、蟾蜍、地龙、蜗牛等4味,常规剂量,火煅研末,更入黄丹、丁香末、阿魏、朱砂捣末,蒸饼为丸如麻子大,熟水送服。

《圣济总录》 ①卷17,蛇蜕饮治头旋心闷发即欲倒:蛇蜕、蚱蝉、柴胡、赤芍、沙参、葛根、杏仁、石膏、牛黄、麻黄等10味,常规剂量,捣末,水煎温服。②卷136,蛇蜕散治疔肿:蛇蜕皮、露蜂房、乱发等3味,常规剂量,捣末,米饮调服。

《仁斋直指》 卷22,蛇蜕散治漏疮血水不止:蛇蜕皮、五倍子、龙骨、续断等4味,捣末入麝香少许,津唾调敷。

《世医得效方》 卷14,蛇蜕散治妊娠欲产时不肯伸舒行动,多是曲腰眠卧忍痛,儿在腰中,不能得转,故脚先出,谓之逆生:乌蛇蜕、蝉蜕、血余等3味,常规剂量,烧灰,温酒调服。

《普济方》 卷378,蛇蜕丹治惊痫涎盛:蛇蜕皮烧灰、麝香、牛黄、腻粉、天竺黄、钩藤、虎睛、蜣螂等8味,常规剂量,捣末蜜丸,麦门冬煎汤送服。

《医方类聚》 卷183,引《神巧万全方》蛇脱散治痔疮肛边结核,寒热疼痛不止:蛇脱皮、猬皮、猪后悬蹄甲、丹参、露蜂房、鳖甲、当归、木香等8味,常规剂量,捣末,黄芪汤调服。

《古今医统大全》 ①卷64,蛇蝎散治舌肿强硬:蛇蜕、全蝎等2味,常规剂量,捣末敷舌上。②卷83,蛇蜕散治妇人阴疮:蛇蜕、枯矾、黄丹、扁蓄、藁本、硫黄、荆芥穗、蛇床子等8味,常规剂量,捣末香油调搽。

《疡医大全》 卷35,蛇蜕丹治疥疮:水银、槟榔、潮脑、枯矾、蛇蜕、雄黄、油核桃、花椒、杏仁、大枫肉等10味,常规剂量,捣末陈蜡烛油为丸,手搓鼻嗅。

《小儿斑疹备急方论》 蛇蜕散治斑疹入眼,翳膜侵睛成珠子:蛇蜕皮、马勃、皂荚子等3味,常规剂量,烧煅存性研末,温水调服。

《医宗金鉴》 卷64,蛇蜕膏治瘰疬:蜜蜂、蛇蜕、蜈蚣等3味,常规剂量,香油熬膏,纸摊贴患处。

《小儿痘疹方论》 蛇蜕散治痘毒目翳:蛇蜕末、瓜蒌仁、羊肝等3味,常规剂量,米泔煮熟频食。

【按语】

蛇蜕是游蛇科动物王锦蛇、红点锦蛇、黑眉锦蛇等多种蛇蜕下的皮膜,中药药名。蛇蜕含骨胶原、氨基酸、氨肽酶及乳酸脱氢酶等。中药作用:①抗炎;②抗风湿;③抑制血管通透性;④抑制红血球热溶血。注释:蛇痫可能即身软、头举、吐舌、视人。后世蛇蜕主治蛇瘘、头旋心闷、疔肿、漏疮、疥疮、斑疹、瘰疬、痘毒目翳等,较《神农本草经》有扩展。

343 猬 皮

【原文】

猬皮味苦平。主五痔阴蚀下血,赤白五色,血汁不止,阴肿痛引要背,酒煮杀之。

【重辑】

猬皮味苦性平。主治:①五痔;②阴蚀;③赤白经汁;④阴肿;⑤痛引要背。

【理论】

《名医别录》 猬皮治腹痛疝积,烧为灰酒服之。

《药性论》 猬皮主肠风泻血,痔病有头,烧末吹主鼻衄。

《食疗本草》 猬皮烧灰酒服治胃逆,煮汁止反胃。

《本草经疏》 猬皮治大肠湿热血热为病及五痔阴蚀下血,赤白五色血汁不止也。阴肿痛引腰背,腹痛疝积,皆下焦湿热邪气留结所致,辛以散之,苦以泻之,故主之也。

【临床】

《备急千金要方》 卷23,猬皮丸治崩中及痔:猬皮、人参、茯苓、白芷、槐耳、干地黄、禹余粮、续断、蒲黄、黄芪、当归、艾叶、橘皮、白蔹、甘草、白马蹄、牛角䚡、鳗鲡鱼头、猪悬蹄甲等14味,常规剂量,捣末蜜丸如梧桐子大,每次酒服20丸。《千金方衍义》:痔漏经久,气血冰凝,故用姜、附温散结滞;归、耆、续、地调和血气;连翘、槐子清解热邪,以助猬皮、矾石涤除毒垢之力。

《太平圣惠方》 ①卷24,猬皮丸攻毒取虫治乌癞:猬皮、魁蛤、蚺蛇头、虻虫、蛴螬、鲮鲤甲、葛上亭长、斑蝥、蜈蚣、附子、蜘蛛、水蛭、巴豆、雷丸、水银、大黄、朱砂、桂枝、麝肉、黄连、石膏、芒消、龙骨、川椒、甘遂、白矾灰、滑石等27味,常规剂量,捣末蜜丸如小豆大,每次温水送服1丸。②卷73猬皮丸治妇人劳伤气血虚损,白崩发歇不止:猬皮、槐角、白蔹、黄芪、艾叶、桂枝、蒲黄、当归、干姜、白马蹄、牛角䚡、续断、禹余粮、猪悬蹄甲等14味,常规剂量,捣末蜜丸如梧桐子大,每次温酒送服30丸。

《简明医彀》 卷3,猬皮丸治诸痔漏下血:猬皮、槐角、防风、当归、贯众、枳壳、黄芪、枯矾、发灰、猪悬蹄小甲等10味,常规剂量,捣末蜜丸如梧桐子大,每次温水送服30丸。

《活人心统》 卷3,凉血猬皮丸治痔漏下血,痛不可忍:猬皮、黄柏、枳壳、厚朴、当归、荆芥穗、槐角、槐花、木香、地榆、黄连等11味,常规剂量,捣末面糊为丸,温水送服。

《疡科选粹》 卷5,川楝猬皮丸治痔漏:猬皮、雷丸、川楝白皮、黑芝麻、槐角子、男发、乳香、牛角䚡、麝香、雄猪左悬蹄甲等10味,常规剂量,捣末蜜丸,温酒送服。

《本草纲目》 卷51,引《寿域方》刺猬皮散(名见《医林改错》卷下)治五色痢疾,有梦或无梦遗精,无问虚实:猬皮烧灰,每服2钱,温酒送服。

《医钞类编》 卷14,刺猬皮丸治脉痔:猬皮、槐花、艾叶、枳壳、地榆、白芍、川芎、当归、白矾、黄芪、贯众、头发、猪后悬蹄甲、皂角等14味,常规剂量,捣末蜜丸,米饮送服。

《保赤存真》 卷10,追毒保嗣丹治大人梅疮闭毒伏于命门,以致所生儿女均于月内从下身起发毒:穿山甲、刺猬皮、蝉蜕、皂角刺、蛇蜕、土茯苓、黄芩、槐花米、黄连、人参、黄柏、栀子仁等12味,常规剂量,捣末蜜丸如梧桐子大,每次温水化服1丸。

【按语】

猬皮是刺猬科动物刺猬或短刺猬的皮,中药药名。猬皮上层的刺由角蛋白所成,是主要成分。下层真皮层主要为胶原与其他蛋白质如弹性硬蛋白之类和脂肪等所成。后世猬皮主治五色痢疾、遗精等,主治有扩展。

344　　蠮 螉

【原文】

蠮螉味辛平。主久聋，咳逆，毒气，出刺出汗。

【重辑】

蠮螉味辛性平。主治：①久聋；②咳逆；③毒气；④出汗；⑤出刺。

【理论】

《名医别录》　疗鼻窒。

《本草品汇精要》　主痈肿。

《日华子本草》　治呕逆。生研罯竹木刺。

《本草衍义》　研细，醋调，涂蜂虿。

【临床】

《太平圣惠方》　卷78，白花蛇散治中风：白花蛇肉、天南星、蠮螉、全蝎、桑螵蛸、麻黄、赤箭、薏仁、酸枣仁、柏子仁、当归、桂心、羚角屑、牛膝、麝香等16味，常规剂量，捣散酒服。

《圣济总录》　卷146，蜂窠散治中药毒吐后：蠮螉窠、赤小豆、糯米、粟米、蓝实、猪苓、荠苨、马蔺等8味，常规剂量，捣散，温水调服。

《是斋百一选方》　卷16，松脂贴散（名见《东医宝鉴》卷8）治一切恶疮：水银、蠮螉窠、黄柏、黄连、松脂、腻粉、甘草等6味，常规剂量，捣散生麻油和研涂患处。

《外科全生集》　卷4，回疔散治一切疔疮走黄：蠮螉窠、蛇蜕2味，常规剂量，泥裹烧煅外用。

【按语】

蠮螉是蜾蠃科昆虫蜾蠃的全虫，中药药名。后世主治未扩展。

345 蜣 螂

【原文】

蜣螂味咸寒。主小儿惊痫,瘈疭,腹胀,寒热,大人癫疾狂易。一名蛣蜣,火熬之良。

【重辑】

蜣螂味咸性寒。主治:①小儿惊痫;②瘈疭;③腹胀;④寒热;⑤癫疾狂易。

【理论】

《名医别录》 蜣螂治手足端寒,肢满贲豚。

《本草经集注》 《庄子》云蜣之智在于转丸。其喜入人粪中,取屎丸而却推之,俗名为推丸。

《新修本草》 《别录》云捣为丸塞下部,引痔虫出尽,永瘥。

《药性论》 蜣螂治小儿疳虫蚀。

《日华子本草》 蜣螂能堕胎,治痃疖,和干姜敷恶疮,出箭头,其粪窒痔出虫。入药去足炒用。《本草图经》载曰:蜣螂生长沙池泽,今处处有之。其类极多,取其大者。又鼻高目深者,名胡蜣螂,用之最佳。小儿疳虫方多用之。蜣螂心主疔疮。而《本经》不着。刘禹锡纂《柳州救三死方》云:元和十一年得疔疮,凡十四日,日益笃,善药敷之皆莫能知,长乐贾方伯教用蜣螂心,一夕而百苦皆已。明年正月食羊肉又大作,再用亦如神验。其法:一味贴疮,半日许可再易,血尽根出遂愈。蜣螂心,腹下度取之,其肉稍白是也。其法盖出葛洪《肘后方》。又治箭镞入骨不可拔者,微熬巴豆与蜣螂并研匀,涂所伤处,斯须痛定必微痒,且忍之,待极痒不可忍,便撼动箭镞拔之立出。此方传于夏候郓。郓初为阆州录事参军,有人额上有箭痕,问之。云:随马侍中征田悦中射,马侍中与此药,立可拔镞出,后以生肌膏药敷之,遂无苦,因并方获之。云:诸疮亦可疗。郓得方后,至洪州逆旅,主人妻患疮,呻吟方极,以此药试之立愈。又主沙尘入眼不可出者,取生蜣螂一枚,手持其背,遂于眼上影之沙尘自出。

【临床】

《备急千金要方》 卷23,治痔瘘方:烧死蜣螂为末,醋和敷之。

《太平圣惠方》 卷60,蜣螂丸治肛门痒或出脓血,傍有虫生孔窍内:蜣螂、新牛粪、肥羊肉等3味,常规剂量,捣膏为丸如莲子大,新绵薄裹纳肛门中。

《小儿卫生总微论方》 卷5,蜣螂散治小儿风痫发搐:蜣螂、天麻、防葵、全蝎、威灵仙、芒硝、天竺黄等7味,常规剂量,捣散,每服半钱乳香汤调服。

《摄生众妙方》 卷6,蜣螂散治风痰壅塞,大便闭结:蜣螂焙干存性为末,好酒调服。

《普济方》 ①卷293,引《卫生家宝》蜣螂丸治恶漏疮恶肉内溃:蜣螂、巴豆等2味,常规剂量,捣末饭丸如麻子大,纳漏疮孔内。②卷301,引《德生堂方》蜣螂散治冷疳透骨相穿,脓水常流不愈:蜣螂末、轻粉等2味,常规剂量,捣末,乌龙德生膏药捏作锭子蘸药入疮孔内,再用膏药外贴疮上。

《痈疽神秘验方》 蜣螂膏治疔毒:蜣螂、黄麻虫等2味,常规剂量,捣匀拨破患处贴之。

《吴鞠通医案》 蜣螂丸治痹证病久入络,夹痰饮疝瘕:蜣螂、降香、小茴香、穿山甲、姜黄、当归、川楝子、两头尖、海桐皮、麝香、乳香、地龙等12味,常规剂量,捣末酒水为丸,分服。

《外科方外奇方》 卷2,蜣龙丸治一切疮毒成管,脓血时流,久不收口:蜣螂、地龙、刺猬皮、象牙屑、穿山甲等5味,常规剂量,捣末蜜丸如梧桐子大,温水送服。

《仙拈集》 ①卷1,蜣螂散治噎膈:蜣螂不拘多少洗净焙干捣末,每服五分,大麦汤送服。②卷4,蜣螂散治顽疮久不收口,内有多骨:蜣螂脑子五六个捣烂外敷患处,骨即出。

【按语】

蜣螂是金龟子科昆虫屎蛣螂的干燥全虫,中药药名。蜣螂含蜣螂毒素。有毒成分约1%。有效物质能溶于水、乙醇及氯仿,但不溶于乙醚。中药药理:①心脏抑制;②肠管抑制;③子宫抑制;④呼吸抑制。后世蜣螂主治痔瘘、冷疳、疔毒、痹证、疮毒、噎膈等,较《神农本草经》大为扩展。

346 蛞　　蝓

【原文】

蛞蝓味咸寒。主贼风，㖞僻，轶筋，及脱肛，惊痫挛缩。一名陵蠡。

【重辑】

蛞蝓味咸性寒。主治：①贼风；②㖞僻；③轶筋；④脱肛；⑤惊痫；⑥挛缩。

【理论】

《名医别录》 蛞蝓无毒，一名土蜗，一名附蜗。生泰山池泽及阴地沙石垣下。

《本草经集注》 蛞蝓无壳，不应有蜗名，其附蜗者，复名蜗牛。生池泽沙石则应是今山蜗，或当言其头形类犹似蜗牛虫者。俗名蜗牛者，作瓜字，则蜗字亦音瓜。《庄子》所云战于蜗角也。蛞蝓入三十六禽限，又是四种角虫之类。荧室星之精矣，方家殆无复用乎。

《新修本草》 三十六禽。亥上有三豕，豕，貐，豪猪。亦名蒿猪，毛如猬，簪摇而射人，其肚合屎干烧为灰，主黄胆，猪之类也。陶谓为蝓，误极大矣。《山海经》云：貐，彘身人面，音如婴儿，食人兽。《尔雅》云：猰貐迅走食人，并非蛞蝓也。蛞蝓乃无壳蜗蠡也。

《蜀本草图经》 此即蜗牛也。而新附自有蜗牛一条，虽数字不同，而主疗与此无别，是后人误剩出之，亦如《别录》草部已有鸡肠，而新附又有繁蒌在菜部。《尔雅》云：蚹蠃，螔蝓，蜗牛也。子书解蝓字，亦云螔蝓蜗牛也。如此是为一物明也。

《本草图经》 蛞蝓生泰山池泽及阴地沙石垣下，蜗牛《本经》不载所出州土，今并处处有之。

《本草衍义》 蛞蝓、蜗牛，二物矣。蛞蝓其身肉只一段，蜗牛背上别有肉，以负壳行，显然异矣。若为一物，《经》中焉得分为二条也。其治疗亦大同小异，故知别类。又谓蛞蝓是蜗牛之老者，甚无谓。蛞蝓有二角，蜗牛四角，兼背有附壳肉，岂得为一物也。

《本草崇原》 蛞蝓即蜒蚰也，大者如人手指，肥泽有涎，头有二角，行则角出，惊之则缩，以其身涎涂止。蜒蚰感雨湿之气而生，故气味咸寒。主定惊清热，解毒输筋。寇宗奭曰：蛞蝓能解蜈蚣毒。近时治咽喉肿痛，风热喉痹，用簪脚捡之，内入喉中，令吞下，即愈。

《本草经疏》 阴血亏竭，阳气躁扰，则腠理不密，贼风乘虚而入。风主摇动，中于经络，故歪僻、挛缩、轶筋、筋急所自来矣。又风为阳邪，筋脉得之皆燥急，蛞蝓咸寒能益阴润燥软坚，则筋脉舒缓，经络通达而诸证除矣。惊痫者风热也，脱肛者大肠热也，腕跌者血脉伤必发热也，咸寒总除诸热，所以主之。

【临床】

《卫生鸿宝》 卷2，载救苦拔毒丹治顶门疽：雄蜒蚰、葱白，加雄黄、白及研匀，少加冰片、麝香，敷患处。

《圣济总录》 卷122，立通散治咽喉闭塞：蜒蚰、矾石、白梅肉等3味，常规剂量，捣散吹喉或调服。

《本草纲目》 ①蛞蝓治蜈蚣咬伤：蛞蝓生捣敷涂。②治痔热肿痛：蛞蝓一个捣泥，加龙脑三分、胭脂坯子半钱，敷患处。③治脚胫烂疮：蛞蝓十个焙干研末，调油敷患处。

《得配本草》 蛞蝓即蜒蚰螺，畏盐。得京墨研，涂痔疮肿痛。生捣，涂蜈蚣咬伤。

《医学入门》 蛞蝓生研水服止渴，烧灰猪脂调敷脱肛，和蛤粉敷发背，石灰淹治牙虫。

《方氏脉症正宗》 治口歪身僻四肢挛缩：五加皮、当归、蜒蚰等3味适量研末为丸温水送服。

《种福堂公选良方》 治一切痰火喉痹：青脆梅子百枚，活蜒蚰百条，炙脆研末分服。

《妇人良方大全》 治痔热肿瘤：蛞蝓、京墨研末涂敷。

【按语】

蛞蝓是蛞蝓科动物蛞蝓的全体，中药药名。蛞蝓含一种特殊的凝集素唾液酸。中药药理：①抗癌；②抗淋巴细胞性白血病。后世主治未扩展。

347 白 颈 蚯 蚓

【原文】

白颈蚯蚓味咸寒。主蛇瘕,去三虫,伏尸,鬼疰,蛊毒,杀长虫,仍自化作水。

【重辑】

蚯蚓味咸性寒。主治:①蛇瘕;②三虫;③伏尸;④鬼疰;⑤蛊毒。

【理论】

《名医别录》 白颈蚯蚓治伤寒伏热,狂谬,大腹,黄疸。蚯蚓盐沾为汁治耳聋。

《本草经集注》 白颈是其老者尔,取破去土盐之日曝,须臾成水,道术多用之。温病大热狂言,饮其汁皆瘥,与黄龙汤疗同也。其屎呼为蚓蝼,食细土无沙石,入合丹泥釜用。若服此干蚓应熬作屑,去蛔虫甚有验也。

《新修本草》 蚯蚓屎封狂犬伤毒。

《药性论》 蚯蚓治蛇伤毒,一名地龙子。

《日华子本草》 蚯蚓治中风并痫疾,去三虫,治传尸,天行热疾,喉痹,蛇虫伤。入药烧用。其屎治蛇犬咬并热疮,并盐研敷。小儿阴囊忽虚热肿痛,以生甘草汁调,轻轻涂之。

《本草图经》 白颈蚯蚓,方家谓之地龙。治脚风药,必须此物为使,然亦有毒。曾有人因脚病药中用此,果得奇效,病既愈,服之不辍,至二十余日而觉躁愦乱,但欲饮水不已,遂至委顿。凡攻病用毒药已愈,当便罢服也。其矢呼为蚓蝼,并盐敷疮,可去热毒。

《本草拾遗》 蚯蚓粪土疗赤白久热痢。

《本草衍义》 白颈蚯蚓自死者良。昔有病腹大,夜闻蚯蚓鸣于身,有人教用盐水浸之而愈。崇宁末年,陇州兵士暑月中跣立厅下,为蚯蚓所中,遂不救。后数日,又有人被其毒,博识者教以先饮盐汤一杯,次以盐汤浸足,乃愈。若治肾脏风下疰病,不可阙也,仍须盐汤送。王荆公所谓藁壤太牢俱有味,可能蚯蚓独清廉者也。

【临床】

《肘后备急方》 卷2,治交接劳复阴卵肿或缩入腹,腹中绞痛或温病瘥后数十日与之交接,甚于时行急治之:蚯蚓数升绞汁服之良。

《太平圣惠方》 ①卷22,地龙散治白虎风疼痛不可忍:地龙末、好茶末、白僵蚕等3味,常规剂量,捣散,温酒调服。②卷57,地龙散(名见《普济方》卷308)治蜘蛛咬遍身成疮:地龙、青葱叶等2味,捣末涂患处。③卷58,地龙散治血淋烦热涩痛:地龙、滑石、腻粉、麝香、自然铜、绿豆粉等6味,常规剂量,捣散,甘草汤调服。④卷65,地龙散(名见《圣济总录》卷137)治代指:猪脂、蚯蚓等2味,常规剂量,捣泥敷患处。⑤卷71,地龙散治腹中积聚瘀血疼痛:地龙、蝎蜊、川芎、桂心、干姜、苏枋木、木香、蒲黄、赤芍药、丹皮、水蛭、桃仁等12味,常规剂量,捣散,温酒调服。⑥卷85,地龙散治小儿痫癫瘈疭,发歇无时:地龙、虎睛、人参、金箔、朱砂、雄黄、天竺黄、代赭、铅霜、铁粉等10味,常规剂量,捣末,紫苏汤调服。

《养老奉亲书》 地龙膏治小便不通:白颈地龙、茴香等2味,常规剂量,杵汁倾于脐上自然便通。

《圣济总录》 ①卷8,地龙饼子治中风手足筋急,拘挛疼痛:地龙、海蛤、硫黄、乌头、鲮鲤甲等5味,常规剂量,捣末面糊为丸如鸡头子大,晒干,每用1饼,以葱白裹安在手足节上,以手帛系住,搁杉木桶上,用热汤淋之,候觉骨中热极,方解去帛子。手足未得舒展时,再用热汤淋之。②卷10,地龙散治帮痹腰脚疼痛:地龙、附子、蒺藜子、赤小豆等4味,常规剂量,捣散,生姜酒调服。③卷12,乳香丸治风虚气闭,口眼㖞动,偏正头痛:乳香、地龙、天麻、麻黄、防风、半夏、乌头、天南星、川芎等9味,常规剂量,捣末和匀酒煮面糊为丸如梧桐子大,荆芥茶送服。④卷16,地龙散治风头痛及产后头痛:地龙、半夏、赤茯苓等3味,常规剂量,捣散,荆芥汤调服。⑤卷108,地龙散治头痛:地龙、谷精草、乳香等3味,常规剂量,捣散熏鼻。⑥卷16,龙珠丸治头痛目运及喉痹缠喉风:蚯蚓、龙脑、麝香等3味,常规剂量,捣末和丸,生姜汁涂鼻中。⑦卷170,乳香丸治小儿慢惊风筋脉拘急:乳香、胡粉、白颈蚯蚓等3味,常规剂量,烂研为丸如麻子大,葱白汤送服。

《杨氏家藏方》 卷1,龙珠丹治一切中风半身不遂;或颠扑折伤或头风臂疼或白虎风不可忍:地龙、川乌头、虎骨、牛膝、龟甲、全蝎、香白芷、附子、枫香脂、踯躅花、独活、藿香叶、白僵蚕、麻黄、当归、白花蛇、草薢、金毛狗脊、天麻、川芎、凌霄花、犀角屑、没药、朱砂、牛黄、麝香、乳香、龙脑等28味,常规剂量,捣末蜜丸,朱砂为衣,温酒送服。

《幼幼新书》 卷34,引丁时发地龙散治小儿风热,咽喉肿痛:郁金、炙甘草、白僵蚕、地龙、全蝎、牙消等6味,捣末,薄荷汤调服。

《鸡峰普济方》 ①卷4,天麻地龙丸治湿毒两腿肿破重疼,皮肉顽紫:天麻、地龙、羌活、附子、桂心、没药、荆芥穗、麝香等8味,常规剂量,捣末蜜丸如弹子大,荆芥汤送服。②卷24,地龙膏治小儿胎风并大人疥癣:地龙、黄连、巴豆等3味,常规剂量,小油煎黑黄蜡搅匀涂贴如常法。

《儒门事亲》 地龙散治牙痛:地龙、玄胡索、荜茇等3味,常规剂量,捣末塞耳大效。

《兰室秘藏》 卷中,地龙散治跌打损伤瘀血疼痛:地龙、肉桂、黄柏、甘草、羌活、苏木、麻黄、桃仁、当归、独活等10味,常规剂量,捣末,水煎温服。

《摄生众妙方》 治小儿急慢惊风:白颈蚯蚓不拘多少捣末,朱砂为丸,金箔为衣白汤送服。

《奇效良方》 卷64,地龙散治风热瘾疹发热恶寒,耳尖及手足冷:地龙、穿山甲、朱砂等3味,常规剂量,捣末研匀,紫草煎汤调服。

《证治准绳》 卷8,地龙散治鼻息肉:地龙、猪牙皂角等2味,常规剂量,煅灰存性,研末外敷。

《普济方》 卷60,地龙膏治缠喉风:活地龙、白梅肉、朴硝等3味,常规剂量,研膏挑入喉中含化。

《伤寒蕴要》 治阳毒结胸按之极痛或通而复结,喘促,大躁狂乱:生地龙四条研泥入生姜汁少许,蜜一匙,薄荷汁少许,新汲水调服。

《外科大成》 卷4,地龙散治阴囊肿大:甘草、地龙末等2味,甘草煎汁调地龙末涂之。

《张氏医通》 卷15,地龙酒治痘疮黑陷不起:活地龙五七枚乌芋捣绞,入酒浆少许炖热服之。

《伤寒温疫条辨》 卷1,地龙汤治温病大热诸证:蚯蚓捣烂,新汲水搅净浮油,饮清汁。

《保婴易知录》 卷下,蚯蚓膏治小儿胎惊抽搐:陈京墨、朱砂、麝香等3味,常规剂量捣末,蚯蚓头上白浆和丸,乳汁调服。

《文堂集验方》 卷4,蚯蚓散治外伤至重:白颈蚯蚓焙干为末姜葱汤送服。止痛后,以松节温酒服之。如打伤筋缩痛甚者,急取白颈蚯蚓二三条,捣烂冲酒服。

《接骨图说》 蚯蚓膏治缓筋挛筋,缩骨关强:蚯蚓、清酒、麻油捣末相和,文火煮水尽为度。

《医林改错》 补阳还五汤治治半身不遂,口眼歪斜,语言謇涩,口角流涎,大便干燥,小便频数,遗尿不禁:黄芪、地龙、当归、赤芍、川芎、桃仁、红花等7味,常规剂量,水煎服。初得半身不遂,依本方加防风一钱,服四、五剂后去之,如患者先有入耳之言,畏惧黄芪,只得迁就人情,用一、二两,以后渐加至四两,至微效时,日服两剂,岂不是八两? 两剂服五、六日,每日仍服一剂。如已病三、两个月,前医遵古方用寒凉药过多,加附子四、五钱。如用散风药过多,加党参四、五钱,若未服,则不必加。此法虽良善之方,然病久气太亏,肩膀脱落二、三指缝,胳膊曲而搬不直、脚孤拐骨向外倒,哑不能言一字,皆不能愈之症。虽不能愈,常服可保病不加重。若服此方愈后,药不可断,或隔三、五日吃一付,或七、八日吃一付,不吃恐将来得气厥之症,方内黄芪,不论何处所产,药力总是一样,皆可用。

【按语】

蚯蚓是巨蚓科动物参环毛蚓或正蚓科动物背暗异唇蚓等的全体,中药药名。各种蚯蚓含蚯蚓解热碱、蚯蚓素、蚯蚓毒素。中药药理:①舒张支气管;②降压;③解热;④镇静;⑤抗惊厥;⑥抗凝。蚯蚓主治白虎风、蜘蛛咬遍身成疮、血淋、小儿痫癫痿痉、中风、小儿慢惊风、牙痛、风热瘾疹、鼻息肉、缠喉风、阴囊肿大、痘疮、外伤等,较《神农本草经》大为扩展。

348 蛴 螬

【原文】

蛴螬味咸微温。主恶血,血瘀,痹气,破折血在胁下坚满痛,月闭,目中淫肤,青翳,白膜。一名蟦蛴。

【重辑】

蛴螬味咸性温。主治:①恶血;②血瘀;③痹气;④胁下坚满痛;⑤月闭;⑥目中淫肤;⑦青翳白膜。

【理论】

《名医别录》 蛴螬治吐血在胸腹不去及破骨踒折,血结金疮内塞,产后中寒,下乳。

《本草经集注》 大者如足大指,以背行,乃快于脚,杂猪蹄作羹,与乳母不能别之。《诗》云:领如蝤蛴,今此别之,名以蛴字在下,恐此云此蛴螬倒尔。

《新修本草》 此虫有在粪聚,或在腐木中。其在腐柳树中者内外洁白,土粪中者皮黄内黑黶。形色既异,土木又殊,当以木中者为胜。

《本草拾遗》 蛴螬主赤白游疹。

《蜀本草图经》 俗通谓之蝎,莫如其主疗。

《药性论》 蛴螬主滴目中去翳障,主血止痛。

《日华子本草》 蛴螬虫治胸下坚满,障翳瘀膜,治风疹。桑、柳树内收者佳,余处即不中。粪土中者,可敷恶疮。

《本草图经》 蛴螬,张仲景治杂病大䗪虫丸中用蛴螬,以其主胁下坚满也。《续传信方》治喉痹,取虫汁点在喉中,下即喉开也。《外台秘要》《删繁》丹走皮中浸淫,名火丹。方取蛴螬末敷之。《备急千金要方》治稻麦芒入眼,取蛴螬新布覆目上,持蛴螬从布上摩之。《子母秘录》治痈疽痔漏,恶疮及小儿丹。末蛴螬敷上。治口疮截头箸,翻过拭疮,效。

【临床】

《备急千金要方》 卷6,蛴螬散(名见《普济方》卷300)治沈唇:干蛴螬烧末和猪脂,临卧敷之。

《太平圣惠方》 ①卷22,蛴螬丸治急风眼前暗黑,心躁吐涎,四肢不举:蛴螬、槐蚺粪、蚕沙、晚蚕蛾、地龙、蚵祁、白花蛇、乌头、天麻等9味,常规剂量,捣末乌驴脑髓为丸如梧桐子,热酒送服。②卷33,蛴螬点眼方治斑豆疮入眼不退:蛴螬、曾青、朱砂等3味,常规剂量,先研曾青、朱砂如粉,后入蛴螬汁同调点眼。③卷68,蛴螬丸治金疮箭镞在骨中:蛴螬、蝼蛄、赤小豆、赤鲤鱼鲊、硼砂、红花末等6味,常规剂量,捣末鲊研为丸如绿豆大外用,轻摇即出。④卷72,蛴螬丸治妇人月水不通或成肿满,气逆咳嗽,羸瘦食少:蛴螬、生地黄、牡丹皮、干漆、赤芍药、牛膝、土瓜根、桂心、桃仁、黄芩、琥珀、虻虫、水蛭、甜葶苈、赤茯苓、海藻、桑根白皮等17味,常规剂量,捣末蜜丸如梧桐子大,温酒送服。⑤卷79,蛴螬丸治产后月水不通:蛴螬、虻虫、水蛭、桑螵蛸、狗胆、代赭石、大黄、桃仁等8味,常规剂量,捣末蜜丸如梧桐子大,温酒送服。

《圣济总录》 ①卷10,蛴螬散治白虎风疼痛昼静夜发:蛴螬、炙甘草、没药、乳香等4味,常规剂量,捣末酒煎,温服。②卷182,蛴螬散治丹火走行皮中:干蛴螬捣末,油调涂之。

《医学入门》 卷10,蛴螬酒治破伤风:粪堆内蛴螬虫一二个,手捏住,待虫口中吐些小水,如紧急只剪去尾,将腹内黄水抹疮口;再滴些少入热酒内饮之。身穿厚衣,片时疮口觉麻,两胁微汗,风出立效。

【按语】

蛴螬是金龟子科昆虫朝鲜黑金龟子或其他近缘昆虫的干燥幼虫,中药药名。蛴螬含蛋白质、脂肪和多种微量元素。中药药理:①兴奋子宫;②抑制肠管;③收缩血管;④利尿、强心。后世蛴螬主治急风、豆疮入眼不退、白虎风、破伤风等,较《神农本草经》有扩展。

349 石　蚕

【原文】

石蚕味咸寒。主五癃,破石淋,堕胎,内解结气,利水道,除热。一名沙虱。

【重辑】

石蚕味咸性寒。主治:①五癃;②石淋;③结气。功效:①堕胎;②利水道;③除热。

【理论】

《名医别录》　石蚕有毒,生江汉。

《本草经集注》　李当之云江左无识此者,谓为草根,其实类虫,形如老蚕,生附石。伧人得而食之,味咸而微辛。李之所言有理,但江汉非伧地尔。大都应是生气物,犹如海中蛎蛤辈,附石生,不动亦皆活物也。今世用草根黑色多角节,亦似蚕,恐未是实。方家不用沙虱,自是东间水中细虫。人入水浴,着人略不可见,痛如针刺,挑亦得之。今此名或同尔,非其所称也。

《新修本草》　石蚕形似蚕,细小有角节,青黑色。生江汉侧石穴中,岐陇间亦有,北人不多用,采者遂绝尔,今陇州采送之。

《蜀本草图经》　石蚕既在虫部,又一名沙虱,则是沙石间所生者一种虫也。陶云犹如蛎蛤辈,附石而生,近之矣。苏亦未识,而云似蚕,有节,青黑,生江汉石穴中。此则半似说虫半似草,更云不采遂绝,妄亦甚也。按此虫所在水石间有之,取以为钩饵者是也。今马湖石间出此最多。彼人好啖之,云咸微辛。李苏二说,殆不足凭也。

《本草衍义》　石蚕谓之为草则缪矣。经言内解结气,《注》中更辨不定。此物在处有,附生水中石上,作丝茧如钗股,长寸许,以蔽其身,色如泥,蚕在其中。此所以谓之石蚕也。今方家用者绝稀。此亦水中虫耳,山河中多。

《玉楸药解》　石蚕入足太阳膀胱经,通淋沥,生肌肉,清利膀胱,治石淋血结,磨服则下碎石。

【临床】

《外台秘要》　①卷16,引《删繁方》雷丸丸治心劳长虫贯心为病:雷丸、石蚕、桃皮、狼牙、贯众、芜荑、青葙子、蜀漆、僵蚕、茱萸根皮、橘皮、乱发等12味,常规剂量,捣末蜜丸如梧桐子大,每次温水送服10丸。②卷26,引《集验方》贯众丸治九虫:贯众、石蚕、野狼牙、藿芦、蜀漆、僵蚕、雷丸、芜荑、厚朴、槟榔等10味,常规剂量,捣末蜜丸,分服。

《解围元薮》　①卷3洞虚丹配伍石蚕治恶风麻木走注抽痛:藁本、石蚕、天麻、川芎、细辛、牛膝、羌活、大枫子、蝉壳、胡麻、防风、独活、僵蚕、荆芥、苏木、风藤、石膏、蒺藜、山栀、芍药、菖蒲、黄芩、连翘、草乌、紫萍、升麻、红花、麻黄、白芷、石斛、当归、威灵仙等32味,常规剂量,捣末面糊为丸如梧桐子大,每次羊蹄蹋草根煎汤送服30丸。②卷4,载石蚕散治大风疮肿,斑黑顿消:石蚕生研为末,酒下一钱。

《疬医大全》　卷28,麻黄饮配伍石蚕治痛风:麻黄、石蚕、海风藤、秦艽、地苏木、五加皮、熟地、下山虎等8味,常规剂量,捣散,每次酒服2钱。

【按语】

石蚕是石蚕科昆虫石蛾或其近缘昆虫的幼虫,中药药名。后世主治未扩展。

350 雀瓮

【原文】

雀瓮味甘平。主小儿惊痫,寒热,结气,蛊毒。鬼疰。一名躁舍。

【重辑】

雀瓮味甘性平。主治:①惊痫;②寒热;③结气;④蛊毒;⑤鬼疰。

【理论】

《名医别录》 雀瓮无毒,生汉中。

《本草经集注》 蚝蝍,蚝虫也。此虫多在石榴树上,俗为蚝虫,其背毛亦螫人。生卵形如鸡子,大如巴豆,今方家亦不用此。

《新修本草》 此物紫白间斑,状似砗磲纹可爱,大者如雀卵,在树间似螵蛸虫也。

《蜀本草图经》 雀好食之,俗谓之雀儿饭瓮。

《本草拾遗》 雀瓮,本功外,主小儿撮口病:先劙小儿口旁,令见血,以瓮碎取汁涂之,亦生捣鼠妇并雀瓮汁涂。小儿多患此病,渐渐以撮不得饮乳者是。凡产育时,开诸物口不令闭,相厌之也。打破绞取汁,与平常小儿饮之,令无疾。《本经》云蚝蝍房,苏云蚝虫卵也。且蚝虫身扁,背上有刺,大小如蚕,安有卵如雀卵哉,苏为深误耳。雀痈一名雀瓮,为其形似瓮而名之。痈、瓮声近耳,其虫好在果树上,背有五色裥毛,刺人有毒。欲老者,口中吐白汁,凝聚渐硬,正如雀卵,子在其中作蛹,以瓮为茧,羽化而出,作蛾放子如蚕子,于叶间,岂有蚝虫卵如雀卵大也。

《本草图经》 雀瓮,蚝蝍房也,生汉中木枝上,今处处有之。毛虫好在石榴木上,似蚕而短,背上有五色斑,刺螫人有毒,欲老者口吐白汁,凝聚渐坚硬,正如雀卵,故名之。一名雀痈,痈、瓮声近耳,其子在瓮中作蛹,如蚕之在茧也。久而作蛾出,枝间叶上放子如蚕子,复为虫。旧注以瓮为虫卵,非也。一日雀好食其瓮中子,故俗间呼为雀儿饭瓮,又名棘刚子,又名天浆子。今医家治小儿慢惊方,以天浆子有虫者、白僵蚕、干蝎三物微炒各三枚,捣筛为末,煎麻黄汤调服一字,日三,随儿大小加减之,大有效。

《本草衍义》 雀瓮多在棘枝上,故又名棘刚子。研其间虫出,灌小儿治惊痫。

【临床】

《太平圣惠方》 ①卷85,天浆子丸治小儿诸痫:天浆子、川芎、蚱蝉、大黄、蛜螂、知母、牛黄、人参、生地黄、虻虫、桂心、蛴螬等12味,常规剂量,捣末蜜丸如绿豆大,粥饮送服。②卷85,天浆子丸治小儿慢惊风发歇不定:天浆子、蝉壳、棘刺、蚕纸、防风、朱砂、麝香等7味,常规剂量,捣末蜜丸如麻子大,温水化服。③卷85,天浆子丸治小儿诸痫复发,使断根源:天浆子、川芎、蚱蝉、大黄、蛜螂、知母、牛黄、人参、生地黄、虻虫、桂心、蛴螬等12味,常规剂量,捣末蜜丸如绿豆大,粥饮送服。

《圣济总录》 ①卷170,天浆子散治小儿慢惊风:天浆子、白僵蚕、全蝎等3味,常规剂量,捣散,煎麻黄汤调服。②卷172,天浆子散治小儿天钓惊风:天浆子、全蝎、犀角屑、丹砂、雄黄、附子、天南星、白附子、半夏、水银、乳香、白花蛇、白僵蚕、腻粉、牛黄、麝香、金箔、银箔等18味,常规剂量,捣散,薄荷汤调服。③卷173,天浆子丸治小儿诸疳:天浆子、青黛、乌蛇、丹砂、麝香、荸荠、龙脑、雄黄、腻粉、白附子、独角仙、全蝎、蝉蜕、蟾酥等14味,常规剂量,捣末猪胆为丸,分服。

【按语】

雀瓮是刺蛾科昆虫黄刺蛾的虫茧,中药药名。中药药理:①抗缺氧;②抗惊厥;③催眠;④镇痛;⑤抗炎;⑥抗溃疡。后世雀瓮主治疳积、癫痫、惊风等,较《神农本草经》有扩展。

351 樗 鸡

【原文】

樗鸡味苦平。主心腹邪气,阴痿,益精,强志,生子好色,补中轻身。

【重辑】

樗鸡味苦性平。主治:①心腹邪气;②阴痿。功效:①益精;②强志;③补中轻身。

【理论】

《名医别录》 樗鸡治腰痛,下气,强阴多精,不可近目。

《本草经集注》 形似寒螀而小,今出梁州,方用至稀,唯合大麝香丸用之。樗树似漆而臭,今以此树上为好,亦如芫青、亭长,必以芫、葛上为良矣。

《新修本草》 此物有二种,以五色具者为雄,良;青黑质白斑者是雌,不入药用。今出歧州,河内无此物也。

《本草图经》 樗鸡,生河内川谷樗木上,今近都皆有之。形似寒螀而小。《尔雅》云:翰,天鸡。郭璞注云:小虫,黑身赤头,一名莎鸡,又曰樗鸠。《广雅》谓之樗鸡。然今所谓莎鸡者,亦生樗木上,六月后出飞,而振羽索索作声,人或畜之樊中。但头方腹大,翅羽外青内红,而身不黑,头不赤,此殊不类,盖别一种而同名也。今在樗木上者,人呼为红娘子,头翅皆赤,乃如旧说,然不名樗鸡,疑即是此,盖古今称不同耳。古今大麝香丸用之,近人少用,故亦鲜别。

《本草衍义》 樗鸡,东西京界尤多。形类蚕蛾,但头足微黑,翅两重,外一重灰色,下一重深红,五色皆具。腹大,此即樗鸡也。今人又用之行瘀血血闭。

《本草崇原》 樗鸡生于木上,味苦色赤,禀火木之气化。主治心腹邪气者,禀火气以治心,禀木气以治腹也。益精强志者,水火相济也。生子好色者,木生火也。补中轻身者,火生土也。

《本经逢原》 樗鸡,厥阴经药也。能活血散血,治目翳。拨云膏中与芫青、斑蝥同用,亦是活血散结之义。能通血闭,行瘀血,主瘰疬,辟邪气,疗猘犬伤。治偏头风用红娘子、青娘子各七枚,去翅足炒为末,同葱茎捣涂痛处,周时起泡去之。孙一奎治血蛊用抵当丸以樗鸡易水蛭三服,血下胀消,形神自复。与薛新甫治水肿,椒仁丸中芫青不殊。一走血而下瘀,一走气而破水,皆峻剂也。

【临床】

《备急千金要方》 ①卷23,治转脉漏始发于颈,濯濯脉转,苦惊惕身振寒热。此得之因惊卧失枕,其根在小肠:樗鸡、猬皮、鲮鲤甲、鹤骨、蜥蜴、蜈蚣、蜀椒、附子、当归、蜂房、桂心、地榆、通草、干漆、牡丹皮、薏苡仁、蒺藜子、漏芦、龙胆、土瓜、斑蝥、蛇床子、苦参、大黄、蛇蜕皮、雄黄、菌茹、细辛等28味,常规剂量,捣散酒服。

《圣济总录》 卷134,樗鸡膏治疬疮:樗鸡、蜜蜂、芫青、蜈蚣、斑蝥、藜芦、菌茹、铅丹、附子、巴豆、猪脂等11味,常规剂量,捣末猪脂熬膏摩疮。

《普济方》 卷78,拨云膏治翳膜上星:斑蝥、青娘子、红娘子、硼砂、蕤仁等5味,常规剂量,捣末与春雪膏同用点眼。

《济阴纲目》 卷2,斑蝥通经丸治经候闭塞:斑蝥、桃仁、大黄、虻虫、水蛭等5味,常规剂量,捣末酒糊为丸如梧桐子大,每服五丸,温酒送服。如血枯经闭者用四物汤送服。

《慈幼新书》 ①卷11,斑蝥夺命丹治疯狗咬伤:斑蝥、红娘子、滑石、糯米等4味,常规剂量,捣末,温酒送服。②卷11,斑蝥夺命丹治疯狗咬伤:斑蝥、杏仁、大黄、白芷、甘草等5味,常规剂量,捣末葱白汤洗净疮口,再用蜜和药敷之。

【按语】

樗鸡是蜡蝉科动物樗鸡的成虫,中药药名。后世樗鸡主治转脉漏、疬疮,翳膜上星、经候闭塞、疯狗咬伤等,较《神农本草经》有扩展。

352 斑 蝥

【原文】

斑蝥味辛寒。主寒热,鬼疰蛊毒,鼠瘘,恶疮,疽蚀,死肌,破石癃。一名龙尾。

【重辑】

斑蝥味辛性寒。主治:①寒热;②石癃;③鬼疰蛊毒;④鼠瘘恶疮;⑤疽蚀死肌。

【理论】

《名医别录》 斑蝥治疥癣,血积,伤人肌,堕胎。

《蜀本草图经》 大豆叶上甲虫,长五六分,黄斑纹乌腹者,今所在有之。吴普云斑蝥,一名斑蚝,一名龙蚝,一名斑菌,一名腾发,一名盘蝥,一名晏青。

《药性论》 斑蝥一名龙苗,有大毒。能治瘰疬,通利水道。

《日华子本草》 疗淋疾,敷恶疮瘘烂。入药除翼、足,熟炒用,生即吐泻人。

《本草图经》 斑蝥,古方书多有用此,其字或作斑蠹,亦作斑蚝,入药不可令生,生即吐泻人。

【临床】

《备急千金要方》 ①卷23,斑蝥白芷丸(名见《普济方》卷293)治转脉漏始发于颈,濯濯脉转,苦惊惕身振,寒热:斑蝥、白芷、绿青、大黄、人参、当归、桂心、麦门冬、白术、升麻、钟乳、甘草、防风、地胆、续断、麝香、礜石等17味,捣末蜜丸如大豆大,每服十丸温酒送服。②治一切痔瘘:斑蝥、豆豉、芫青、生大豆黄、地胆、蜈蚣、犀角、牛黄等8味,捣末蜜丸如梧子大,饮服二丸。③卷23,斑蝥散(名见《太平圣惠方》卷66)治瘰疬痔瘘:斑蝥、猬皮、真珠、雄黄等4味,捣筛酒服半钱匕。④又方:斑蝥、雄黄、桂心、犀角等4味,捣末酒服一钱匕。

《太平圣惠方》 ①卷31,斑蝥散治瘦病复连,传尸鬼气,疰忤恶气:斑蝥、射干、石胆、桂心、牛黄、犀角屑、炙甘草、人参、蜥蜴、紫石英、蜈蚣、麝香等12味,常规剂量,捣散,新汲水调服。②卷66,斑蝥散治气毒瘰疬结肿疼痛:斑蝥、牵牛子、雄雀粪、枳壳等4味,常规剂量,捣散,粥饮调服。③卷66,斑蝥丸治瘰疬结核肿硬,相连如珠颗,头项肩胛烦疼:斑蝥、猪牙皂、蛇蜕皮、乌蛇、天南星、露蜂房、大黄、麝香、威灵仙等9味,常规剂量,捣末蜜丸,粥饮送服。④卷72,斑蝥散治妇人月水不通,时作寒热,食少体瘦:斑蝥、大黄、水蛭、当归、虻虫等5味,常规剂量,捣散,温酒调服。⑤卷90,斑蝥散治月蚀疮久不愈:斑蝥、硫黄、莔茹等3味,常规剂量,捣散猪脂和涂。

《圣济总录》 ①卷126,斑蝥散治项下并腋下热毒气毒结成瘰疬:斑蝥、炒黄豆末、炒糯米末、甘草、腻粉等5味捣散,米饮调服。②卷127,斑蝥散治诸瘘:斑蝥、珍珠、桂枝、水银、葛上亭长等5味,捣散,米饮调服。

《鸡峰普济方》 卷11,斑蝥丸治心痛:斑蝥、胡椒、乳香等3味,常规剂量,捣末蜜丸,菖蒲酒送服。

《医学启源》 斑蝥膏治毒聚血结痛风、梅毒、跌扑闪朒,瘀血凝滞:斑蝥、黄蜡、猪脂等3味,熬膏贴患所。

《万病回春》 卷8,斑蝥散治瘰疬壮实者:斑蝥、穿山甲、僵蚕、丁香、白丁香、苦丁香、红小豆、磨刀泥等8味,常规剂量,捣末,无根水调服。

《医学入门》 卷8,斑玄丸治鬼胎惑于妖魅,状似癥瘕及气血疼痛:斑蝥、玄胡索等2味,捣末为丸,温酒送服。

《医林纂要》 卷10,斑蝥酒治猘犬咬伤腹痛狂呼,见人欲啮,时作犬声,恶风,恶闻金鼓声,闻则腹中切痛,狂啮:斑蝥、番木鳖、糯米等3味,常规剂量,捣末,温酒送服。

《医略六书》 卷28,斑延丸治鬼胎脉无常候:斑蝥、玄胡索等2味,常规剂量,捣末蜜挺纳阴中。

《洞天奥旨》 卷16,斑蝥散治疯犬咬伤:斑蝥、雄黄等2味,常规剂量,捣末,温酒调服。

【按语】

斑蝥是芫青科昆虫南方大斑蝥或黄黑小斑蝥的干燥全虫,中药药名。斑蝥含斑蝥素。中药药理:①抗肿瘤;②抗病毒;③发泡;④升高白细胞数。后世斑蝥主治转脉漏、痔瘘、传尸鬼气、瘰疬、月水不通、心痛、痛风、梅毒、猘犬咬伤等,较《神农本草经》大为扩展。

353 蝼 蛄

【原文】

蝼蛄味咸寒。主产难,出肉中刺,溃痈肿,下哽噎,解毒,除恶疮。一名蟪蛄,一名天蝼,一名。夜出者良。

【重辑】

蝼蛄味咸性寒。主治:①产难;②肉刺;③痈肿溃败;④哽噎;⑤恶疮;⑥诸毒。

【理论】

《名医别录》 蝼蛄无毒,夏至取,曝干。

《本草经集注》 蝼蛄自腰以前甚涩,主止大小便。从腰以后甚利,主下大小便。若出拔刺,多用其脑。此物颇协神鬼,昔人狱中得其蝼力者。今人夜忽见出,多打杀之,言为鬼所使也。

《日华子本草》 蝼蛄治恶疮水肿,头面肿,入药炒用。孔颖达《正义》云:蝼蛄有五能而不能成技之虫也。蔡邕《劝学篇》云:硕鼠五能不成一技术:能飞不能过屋,能缘不能穷木,能游不能度谷,能穴不能掩身,能走不能免人。《荀子》云:梧鼠五技而穷并为此蝼蛄也。方家治石淋导水用蝼蛄七枚,盐二两,同于新瓦上铺盖焙干研末,温酒调一钱匕,服之即愈。

《证类本草》《圣惠方》治十种水病,肿满喘促不得卧。以蝼蛄五枚,干为末。食前汤调半钱匕至一钱,小便通,效。孙真人治箭镞在咽喉,胸膈及针刺不出。以蝼蛄捣取汁滴上,三、五度箭头自出。

《本草衍义》曰:蝼蛄当立夏后至夜则鸣,《月令》谓之蝼蝈鸣者是矣。其声如蚯蚓。

【临床】

《外台秘要》 卷8,引《深师方》蝼蛄散(名见《圣济总录》卷124)治诸骨鲠及刺不出:蝼蛄一物吞下,刺不出者涂刺疮上。

《太平圣惠方》 ①卷60,蜗牛散配伍蝼蛄治痔疮肿痛下血不止:蜗牛、蛴螬、蝼蛄、赤石脂、龙骨、麝香等5味,常规剂量,捣散,每次粥饮调服1钱。②卷66,蝼蛄膏治蟹瘘:蝼蛄、苍蝇等2味,常规剂量,研匀猪脂和膏敷疮。③卷68,蛴螬丸配伍蝼蛄治金疮及箭镞在骨中,远年不出:蛴螬、蝼蛄、赤小豆、赤鲤鱼鲊、硼砂、红花木等6味,常规剂量,捣末蜜丸如绿豆大,每次温水送服5丸。

《圣济总录》 卷95,蝼蛄麝香散治小便不通诸药无效:蝼蛄一枚生研如麝香少许,新汲水调服。

《杨氏家藏方》 卷18,截疳散治小儿走马牙疳,牙龈溃烂:蝼蛄烧灰存性入麝香少许研末,每次盐汤漱口后用鹅毛点药扫患处。

《本事方续集》 卷6,推车散(名见《世医得效方》卷6)治大小便秘,经月欲死者:推车客、蝼蛄等2味捣散,每次虎杖煎汤调服2钱。

《普济方》 卷301,蝼蛄散治疳疮漏年久不效:蝼蛄、麝香等2味,常规剂量,捣末敷疮。

《医宗必读》 卷7,土狗散治水肿胀满:土狗适量焙干为末,每次温水调服1钱。

《仙拈集》 卷4,蝼蛄散治箭头并竹木刺入肉:蝼蛄、五倍子等2味,常规剂量,研末凉水调敷患处。

《丹台玉案》 卷5,珍珀活命丹配伍蝼蛄治单腹胀:珍珠、琥珀、牛黄、蝼蛄、蟾酥、朱砂、地鳖虫等7味,常规剂量,捣末人乳为丸如梧桐子大,每次温水送服10丸。

【按语】

蝼蛄是蝼蛄科昆虫蝼蛄的干燥全虫,中药药名。蝼蛄组织含牛磺酸等15种氨基酸。后世蝼蛄主治恶疮、水肿、骨鲠、刺不出、蟹瘘、小便不通等、较《神农本草经》有扩展。

354 蜈 蚣

【原文】

蜈蚣味辛温。主鬼疰蛊毒,噉诸蛇虫鱼毒,杀鬼物老精,温疟,去三虫。

【重辑】

蜈蚣味辛性温。主治:①温疟;②三虫;③鬼疰蛊毒;④蛇虫鱼毒;⑤鬼物老精。

【理论】

《名医别录》 蜈蚣治心腹寒热结聚,堕胎去恶血。赤头足者良。

《本草经集注》 今赤足者多出京口,长山、高丽山、茅山亦甚有,于腐烂积草处得之,勿令伤,曝干之。黄足者甚多,而不堪用,人多火炙令赤以当之,非真也。一名蒟蛆。《淮南子》云:腾蛇游雾而殆于蒟蛆。蒟蛆其性能制蛇。蜈蚣啮人,以桑汁、白盐涂之即愈。

《新修本草》 山东人呼蜘蛛,一名蒟蛆,亦能制蛇,而蜘蛛条无制蛇语。

《日华子本草》 蜈蚣治癥癖,邪魅,蛇毒,入药炙用。

《本草衍义》 蜈蚣背光,黑绿色,足赤,腹下黄。有中其毒者,以乌鸡屎水稠调涂咬处有效。大蒜涂之亦效。复能治丹毒瘤,蜈蚣一条,白矾皂子大,雷丸一个,百部二钱,同为末,醋调涂之。

《本经逢原》 盖行而疾者惟风与蛇,蜈蚣能制蛇故亦能截风。厥阴经药也。岭南有蛇瘴,项大肿痛连喉,用赤足蜈蚣二节研细,水下即愈。又破伤风欲死,研末擦牙边去涎沫立瘥。《本经》言噉诸蛇虫鱼毒,悉能解之。万金散治小儿急惊,蜈蚣一条去足炙黄,入朱砂、轻粉、乳汁为丸,服少许即安。双金散治小儿天吊目久不下,口噤反张,蜈蚣一条酥炙去头足,入麝香为末,以少许吹鼻至眼合乃止。若眼未下再吹之。小儿撮口刮破舌疮,蜈蚣末敷之。《千金》治射工毒疮,蜈蚣炙黄为末敷之。小儿秃疮,蜈蚣浸油搽之。《直指方》治痔疮疼痛,蜈蚣炙末,入片脑少许唾调敷之。《急救方》治温疟洒洒时惊,凉膈散加蜈蚣尾服之。《摘要》治妇人趾疮,甲内鸡眼及恶肉突出,蜈蚣一条去头足,焙研入麝香少许,去硬盖,摊乌金纸留孔,粘贴一夕即效。如有恶肉,外以南星末,醋和敷四周,其祛毒之功,无出其右。《本草求真》蜈蚣入肝祛风通瘀散热解毒。本属毒物,性善噉蛇,故治蛇癥毒者无越是物。其性善走窜,故瘟疫鬼怪得此则疗。其味辛,辛则能以散风,故凡小儿惊痫风搐,脐风噤口,得此入肝则治。其性温,温则能以疗结,故凡瘀血堕胎,心腹寒热结聚,得此则祛。至于癥癖便毒等症,书载能以调治,亦是以毒攻毒之意耳!

【临床】

《备急千金要方》 卷17,蜈蚣汤治恶疰邪气往来,心痛彻背,或走入皮肤移动不定,苦热,四肢烦疼,羸乏短气:蜈蚣、牛黄、大黄、丹砂、人参、细辛、鬼臼、当归、桂心、干姜、黄芩、麝香、附子等13味,㕮咀水煎去滓下牛黄、麝香末分服。

《圣济总录》 卷167,蜈蚣丸(名见《普济方》卷360)治小儿撮口:赤足蜈蚣、棘刚子等2味,常规剂量,烧灰存性饭和为丸,乳汁送服。

《朱氏集验方》 卷11,蜈蚣丸治小儿惊风:赤脚蜈蚣、白附子、天南星、防风、半夏等5味,常规剂量,捣末蜜丸,薄荷汤送服。

《仁斋直指小儿方论》 卷1,蜈蚣方治小儿口噤不开:赤足蜈蚣为末入麝香少许,猪乳调服。

《素问气宜病机保命集》 卷中蜈蚣散治破伤风:蜈蚣、鳔、左蟠龙等3味,常规剂量,捣末酒服。

《儒门事亲》 卷15,蜈蚣散治破伤风:蜈蚣头、乌头尖、附子、全蝎等4味,常规剂量,捣末酒服。

《医方类聚》 卷24,引《烟霞圣效方》蜈蚣散治破伤风搐搦角弓反张:蜈蚣、全蝎等2味,常规剂量,捣末鼻内搐之。

《本草纲目》 蜈蚣主治:①小儿撮口:生蜈蚣捣汁敷涂。②小儿急惊:蜈蚣一条为末,丹砂、轻粉等分研匀,乳汁和丸如绿豆大,乳汁送服。③天吊惊风:大蜈蚣一条研末加麝香五分吹鼻。④口眼歪斜:蜈蚣三条蜜炙酒浸,天南星一个切片蜜炙酒浸,半夏、白芷各五钱,各药研末加麝香少许,温水调服。⑤蝮蛇螫伤:蜈蚣研末敷涂。⑥天蛇头疮：蜈蚣一条烧熏即愈，或研蜈蚣为末调猪胆汁敷涂。⑦丹毒瘤肿：蜈蚣、白矾、雷丸、百部等4味，研末调醋敷涂。⑧瘰疬溃疮：茶和蜈蚣等2味，捣末敷疮。⑨痔疮疼痛：赤足蜈蚣焙为末，加冰片调好敷涂。⑩腹大如箕：蜈蚣酒炙研末装入鸡蛋内搅匀煮熟吃下。⑪脚吐转筋：蜈蚣烧为末调猪油涂搽。

《外科正宗》 卷4，蜈蚣饯治臁疮黑腐臭烂作疼，诸药不效：蜈蚣、独活、白芷、甘草等4味，常规剂量，捣末入桐油煎滚，茶匙挑油乘热渐渐加满，待油温取去腐肉，解毒紫金膏搽上。

《赤水玄珠》 卷10，蜈蚣散治传尸劳：赤脚蜈蚣、乌鸡粪、槟榔、辰砂、麝香等5味，常规剂量，捣末，水煎温服。

《证治准绳》 卷3，蜈蚣散治手心结毒燉赤肿痛：穿山蜈蚣、花心蜈蚣、背子蜈蚣、飞天蜈蚣、金头蜈蚣、山苏木、酒坛子根、赤牛膝、臭不待根、紫背草、紫金藤等11味，常规剂量，酒煎温服。

《疡科选粹》 卷5，蜈蚣油治疮癣：生蜈蚣浸麻油内略熬，外涂患处。

《仙拈集》 卷4，蜈甲散治骨疽诸疮出脓不收口：蜈蚣、鳖甲等2味，常规剂量，捣末酒服。

《东医宝鉴》 卷4，引《医学入门》蜈蚣油治诸痔：大蜈蚣煅炙存性，桐油调涂。

《张氏医通》 卷14，蜈蚣散治疠风赤肿：蜈蚣、雄黄、牛膝、穿山甲、槟榔、薏苡仁等6味，常规剂量，捣散，温酒调服。

《洞天奥旨》 ①卷10，蜈蚣油治蛇窠疮亦治蛇咬伤成疮：蜈蚣末、白芷、雄黄、生甘草等4味，常规剂量，浸香油，再以油调蜈蚣末涂搽患处。②卷13，蜈蚣散治蛇咬疮：白芷、雄黄、蜈蚣、樟脑等4味，捣末香油调搽肿处，蛇毒尽出而愈。

《外科全生集》 卷4，蜈蚣油治蛀癣：活蜈蚣三条浸菜油，生木鳖片入锅煮透取汤洗发，洗后取蜈蚣油搽头至愈方止。

《疡医大全》 卷19，蜈蚣散治天蛇毒：大蜈蚣、全蝎、雄黄等3味，常规剂量，捣末，鸡子清调敷。

《医学衷中参西录》 逐风汤治中风及破伤风抽掣：蜈蚣、全蝎、黄芪、当归、羌活、独活等6味，常规剂量，水煎服。蜈蚣最善搜风，贯串经络、脏腑无所不至，调安神经又具特长。而其性甚平和，从未有服之觉瞑眩者。曾治一妪，年六旬。其腿为狗咬破受风，周身抽搐。延一老医调治，服药十余日，抽掣愈甚。所用之药，每剂中皆有全蝎数钱，佐以祛风、活血、助气之药，仿佛此汤而独未用蜈蚣。遂为拟此汤，服一剂而抽掣即止。又服一剂，永不反复。又治一人，年三十余，陡然口眼歪斜，其受病之边，目不能瞬。俾用蜈蚣二条为末、防风五钱，煎汤送服，三次全愈。审斯，则蜈蚣逐风之力，原迥异于他药也。且其功效，不但治风也，愚于疮痛初起甚剧者，恒加蜈蚣于托药之中，莫不随手奏效。虽《神农本草经》谓有坠胎之弊，而中风抽掣，服他药不效者，原不妨用。《内经》所谓有故无殒亦无殒也。况此汤中又有黄芪、当归以保摄气血，则用分毫何损哉。

《验方新编》 卷11，蜈蚣膏治一切已破无名恶毒并治疯犬及百虫咬伤：大蜈蚣、土木鳖子等2味，常规剂量，浸小磨麻油三日，文武火熬起青烟入黄丹熬膏以布摊贴。

《集成良方三百种》 卷下，蜈蚣散治疔疮阳毒：蜈蚣、雄黄、白芷、僵蚕、元寸、甘草等6味，常规剂量，捣末，小茄子一个煨半熟将药末填入内套指上。

《流行性乙型脑炎中医治疗法》 止痉散治乙脑、流脑痉厥抽搐及破伤风、癫痫、面神经麻痹、三叉神经痛、小儿抽动秽语综合征：全蝎、蜈蚣等2味，常规剂量，捣末，温水送服。

【按语】

蜈蚣是大蜈蚣科动物少棘巨蜈蚣或其近缘动物的干燥全虫。蜈蚣含组胺样物质及溶血性蛋白质二种类似蜂毒的有毒成分以及羟基赖氨酸等多种氨基酸。药理作用：①止痉；②抗肿瘤；③抗真菌。后世蜈蚣主治小儿撮口、小儿惊风、破伤风、天吊惊风、口眼歪斜、丹毒瘤肿、瘰疬溃疮、臁疮黑腐、传尸劳、疮癣、骨疽、蛇咬伤、蛀癣、疯犬及百虫咬伤、疔疮阳毒等，较《神农本草经》大为扩展。

355 马 陆

【原文】

马陆味辛温。主腹中大坚癥，破积聚，息肉，恶疮，白秃。一名百足。

【重辑】

马陆味辛性温。主治：①腹大坚癥；②积聚；③息肉；④恶疮；⑤白秃。

【理论】

《名医别录》 马陆治寒热痞结，胁下满。一名马轴。

《本草经集注》 李当之云此虫形长五六寸，状如大蛩，夏月登树鸣，冬则蛰，今人呼为飞蚿，恐不必是马陆尔。今有一细黄虫，状如蜈蚣而甚长，俗名土虫，鸡食之醉闷亦至死。书云百足之虫，至死不僵。此虫足甚多，寸寸断便寸行，或欲相似，方家既不复用，市人亦无取者，未详何者的是。

《新修本草》 此虫大如细笔管，长三四寸，斑色，一如蚰蜒，襄阳人名为马蚿，亦呼马轴，亦名刀环虫，以其死侧卧，状如刀环也。有人自毒，服一枚便死也。

《本草衍义》 马陆即今百节虫也，身如槎节，节有细蹙纹，起紫黑色，光润，百足。死则侧卧如环，长二三寸，尤者粗如小指。西京上阳宫及内城砖墙中甚多，入药至鲜。

【临床】

待考。

【按语】

马陆是圆马陆科动物宽跗陇马陆的全虫，中药药名。马陆含有芳香醛、酮类、氨基酸、多肽和蛋白质、醌类物质等。中药药理：①抗菌作用；②兴奋呼吸作用；③调节血管功能作用。后世少用。

356　　地　　胆

【原文】

地胆味辛寒。主鬼疰寒热,鼠蝼恶疮,死肌,破癥瘕,堕胎。一名蚖青。

【重辑】

地胆味辛性寒。主治:①癥瘕;②寒热;③恶疮;④死肌;⑤鼠瘘;⑥鬼疰。

【理论】

《名医别录》　地胆蚀疮中恶肉,鼻中息肉,散结气石淋。一名青蛙。

《本草经集注》　真者出梁州,状如大马蚁,有翼;伪者即斑蝥所化,状如大豆,大都疗体略同,必不能得真尔,此亦可用,故有蚖青之名。

《新修本草》　形如大马蚁者,状如大豆者,未见也。

《药性论》　地胆能宣,出瘰疬病根从小便出,上亦吐之。治鼻衄。

【临床】

《备急千金要方》　地胆甘草散治浮沮漏始发于颈如两指,使人寒热欲卧。此得之忧愁思虑,其根在胆。地胆主之,甘草为之佐:地胆、甘草、雄黄、干姜、龙胆草、石决明、续断、菴茴根、细辛、大黄等味10味,治下筛敷疮,《古今录验》无雄黄有硫黄。《千金方衍义》:《本经》言地胆治鬼疰寒热,鼠瘘,恶疮死肌,破百瘕,堕胎。其破血辟毒之力最猛。甘草之佐,非助其力,解其毒耳。其余诸味,虽寒热错杂,不出解散之意,以浮沮病不在里,仅用外敷足矣。

《外台秘要》　①卷23,引《广济方》治九种瘘不过此方:地胆、芫青、海藻、昆布、雄黄、狸骨、牡蛎、青木香等8味,捣筛为散,酒服一钱匕。②卷23,引《集验方》治九种瘘:地胆、空青、商陆根、狸骨、知母、茬子、桔梗、雄黄、黄芩、礜石、防风、矾石、白术、炙甘草、雌黄、芍药、斑蝥、白芷等18味,捣散,苦酒服一刀圭。③卷23,空青商陆治野狼瘘发于颈,头肿有根,起于缺盆,上转连延耳根肿大。此得之,因忧恚气上不得下,其根在肺:地胆、空青、猬脑、猬肝、独活、川芎、女妇草、黄芩、鳖甲、斑蝥、干姜、当归、茴香、矾石等15味,捣散,酒服方寸匕。④卷23,引《刘涓子鬼遗方》地胆甘草散(名见《普济方》卷293)治浮沮瘘发于颈如两指,寒热欲卧:地胆、甘草、雄黄、干姜、龙胆、石决明、续断、菴茴根、细辛、大黄等10味,捣散敷疮。

《太平圣惠方》　①卷66,内消地胆散治热毒瘰疬:地胆、滑石、朴硝等3味,常规剂量,捣散粥服。②卷66,蜥蜴丸治瘰疬久不愈,出脓水肿痛,日夜不止:蜥蜴、地胆、芫青、麝香、犀角屑、斑蝥、大豆黄卷、炙甘草等8味,常规剂量,捣末蜜丸如绿豆大,每次粥饮送服10丸。

《圣济总录》　①卷126,地胆丸治瘰疬成疮有脓:地胆、斑蝥、牛黄、芫青、生大豆黄等4味,常规剂量,捣末蜜丸,清茶送服。②卷148,地胆散治一切虫啮:地胆、地锦等2味,常规剂量,捣散熬热涂啮。

《普济方》　卷324,阿魏丸配伍地胆治妇人干血,气血癥块:阿魏、地胆、血竭、硇砂、丁香、蓬术、荆三棱、没药、芫青、红娘子、虻虫、水蛭、干漆、斑蝥、海马、甘遂、人参、当归、猪脊、麝香、穿山甲等21味,常规剂量,捣末醋糊为丸如梧桐子大,每次醋汤送服30丸。

【按语】

地胆是芫青科动物地胆和长地胆的全虫。地胆主治瘘、瘰疬、虫啮等。后世少用。

357 萤 火

【原文】

萤火味辛微温。主明目，小儿火疮伤，热气，蛊毒，鬼疰，通神。一名夜光。

【重辑】

萤火味辛性温。主治：①小儿火疮；②热气；③蛊毒；④鬼疰。功效：明目通神。

【理论】

《名医别录》 萤火无毒，一名放光，一名熠耀。

《本草经集注》 此是腐草及烂竹根所化，初犹未如虫，腹下已有光，数日便变而能飞。方术家捕取纳酒中，令死乃干之，俗药用之亦稀。

《药性论》 萤火亦可单用，治青盲。

《本草衍义》 萤，常在大暑前后飞出，是得大火之气而化，故如此明照也，今人用者少。《月令》虽曰腐草所化，然非阴湿处终无。

《本草崇原》 萤火主明目，《本经》名夜光，《别录》云萤火。萤有三种，一种茅根所化。《吕氏月令》所谓腐草化为萤者是也。一种长如蛆，尾后有光，无翼不飞，乃竹根所化，其名曰蠲。《明堂月令》所谓腐草化为蠲者是也。一种水萤，居水中。唐李子卿《水萤赋》所谓彼何为而草化，此何为而居泉是也。入药用飞萤，润下作咸，其臭腐。腐草为萤，禀水气也。萤为火宿，名曰萤火，禀火气也。生于七月，其时大火西流，故气味辛温。水之精，火之神，共凑于目，故《本经》主明目，而《别录》又云通神精。

【临床】

《千金翼方》 卷10，务成子萤火丸辟恶气、虎狼、蛇虺、蜂虿诸毒：萤火、鬼箭羽、蒺藜、雄黄、雌黄、矾石、羚羊角、锻灶灰、铁锤柄入铁处等9味，常规剂量，捣散鸡子黄并丹雄鸡冠一具和之如杏仁大，三角绛囊盛五丸，带左臂；若从军系腰中勿离身。

《太平圣惠方》 治劳伤肝气，目暗：萤火虫、鲤鱼胆等2味，常规剂量，纳萤火虫于鲤鱼胆中阴干百日，捣罗为末少许点眼。

《急救广生集》 萤火虫二七枚捻发，白可变黑。

【按语】

萤火是萤科昆虫萤火虫的全虫，中药药名。后世萤火主治蜂虿诸毒、劳伤肝气。后世少用。

358 衣 鱼

【原文】

衣鱼味咸温。主妇人疝瘕，小便不利，小儿中风，项强，背起摩之。一名白鱼。

【重辑】

衣鱼味咸性温。主治：①妇人疝瘕；②小便不利；③小儿中风；④项强。

【理论】

《名医别录》 衣鱼治淋，堕胎，涂疮，灭瘢。

《本草经集注》 衣中乃有，而不可常得，多在书中，亦可用。小儿淋闭，以摩脐及小腹，即溺通也。

《药性论》 衣中白鱼，使，有毒，利小便。

《本草图经》 衣鱼，生咸阳平泽，今处处有之。衣中乃少，而多在书卷中。《尔雅》所谓(潭寻二音)，白鱼。段成式云：补阙张周封见壁上瓜子化为白鱼，因知《列子》朽瓜为鱼之言不虚也。古方：主小儿淋闭，取以摩脐及小腹，溺即通。又合鹰屎、僵蚕同敷疮瘢即灭。今人谓之壁鱼，俗传壁鱼入道经函中，因蠹食神仙字，则身有五色，人能得而吞之，可致神仙。唐·张汤之少子，惑其说，乃多书神仙字，碎剪置瓶中，取壁鱼投之，冀其蠹食而不能得，遂致心疾。

《本草衍义》 衣鱼多在故书中，久不动，帛中或有之，不若故纸中多也。身有浓粉，手搐之则落，亦啮虫衣，用处亦少。其形稍似鱼，其尾又分二歧，世用以灭瘢痕。

【临床】

《证类本草》 载《备急千金要方》治沙石草落目中，眯，不出。白鱼乳汁和注目中。《外台秘要》 治眼瞖：白鱼末注少许于瞖上。孙真人曰：猝患偏风，口喝语涩，取白鱼摩耳下。向左摩右，向右摩左，正即。止人无故遗血溺：衣中白鱼三十个纳阴中。

【按语】

衣鱼是衣鱼科昆虫衣鱼的全虫，中药药名。衣鱼血淋巴含脂质，包括游离脂肪酸、磷脂、单甘油酯、二酰甘油酯、三酰甘油酯；所含游离氨基酸包括丙氨酸、甘氨酸、异亮氨酸、牛磺酸等多种氨基酸。后世少用。

359 鼠 妇

【原文】

鼠妇味酸温。主气癃不得小便,女人月闭,血瘕,痫痉,寒热,利水道。一名眉蟠,一名蜲蝛。

【重辑】

鼠妇味酸性温。主治:①气癃;②月闭;③血瘕;④痫痉;⑤寒热。功效:利水道。

【理论】

《名医别录》 鼠妇微寒,无毒。

《本草经集注》 一名鼠负,言鼠多在坎中,背则负之,今作妇字,如似乖理。又一名鼠姑。

《蜀本草图经》 《尔雅》云,蟠,鼠负是也。多在瓮器底及土坎中,常惹著鼠背,故名之也。俗亦谓之鼠粘,犹如莫耳,名羊负来也。

《日华子本草》 鼠妇虫,有毒。通小便,能堕胎。

《本草图经》 鼠妇多在下湿处瓮器底及土坎中,常惹著鼠背,故名鼠负,今作妇字,谬也。《诗·东山》云:威在室。郑笺云:此物家无人则生。然《本经》亦有此名,是其主寒热也。

《本草衍义》 鼠妇,此湿生虫也,多足,其色如蚓,背有横纹蹙起,大者长三四分,在处有之,砖甃及下湿处多,用处绝少。

《本经疏证》 鼠妇利水,白鱼亦利水,又皆气血交阻。但白鱼所主是寒湿阻气,因而及血;鼠妇所主是气阻及血,因袭湿热,故有异云。

【临床】

《肘后备急方》 卷7,巴豆方(名见《普济方》卷308)治卒中射工水弩毒:鼠妇虫、豆豉、巴豆等3味,捣末合猪脂涂之。

《备急千金要方》 卷2,秦椒丸荡涤腑脏使玉门受子精治妇人绝产,生来未产:秦椒、天雄、玄参、人参、沙参、白薇、鼠妇、白芷、黄芪、桔梗、露蜂房、僵蚕、桃仁、蛴螬、白薇、细辛、芫荑、牡蒙、防风、甘草、牡丹皮、牛膝、卷柏、五味子、芍药、桂枝、大黄、石斛、白术、柏子仁、茯苓、当归、干姜、泽兰、干地黄、川芎、干漆、白石英、紫石英、附子、钟乳、水蛭、蝱虫、麻布叩复头等44味,常规剂量,捣末蜜丸如梧桐子大,每次温酒送服20丸。《千金方衍义》:此即第一方白薇丸之立法,方中附子不逮,益以天雄、白术、蝱虫、鼠妇;不逮,益以蜂房。以蜂房能治崩中漏下五色,又解钟乳、白术相反之毒,苏颂所谓下乳石毒也。

《千金翼方》 卷7,鼠妇散治产后小便不利:鼠妇7枚熬黄酒服之。

《太平圣惠方》 ①治小儿撮口及发噤:鼠妇绞汁与儿少许服之。②治牙齿虫蚀有蛀孔疼痛:湿生虫一枚锦裹干蛀疼处咬之。③治风虫牙痛:鼠妇一枚绵裹咬之。

《本草纲目》 ①《肘后备急方》治射工溪毒:鼠妇、豆豉、巴豆等3味,常规剂量,捣末脂和敷涂。②《千金翼方》治产妇尿秘:鼠妇七枚,研末酒服。③《寿域方》治鹅口白疮:鼠妇研水涂之。④《经效济世方》治风牙疼痛:鼠妇、巴豆、胡椒等3味,常规剂量,研匀饭丸水服。⑤《痘疹论》治痘疮:鼠妇为末酒服。⑥《经验济世良方》治风牙疼痛:鼠妇、巴豆仁、胡椒各一枚研匀,饭丸咬之,良久涎出吐去。⑦《寿域神方》治鹅口白疮:鼠妇研水涂之。

【按语】

鼠妇是鼠妇科动物平甲虫的干燥全虫,中药药名。鼠妇含粘多糖、硫酸软骨素、透明质酸酶、神经胺酶等。血淋巴含卵黄蛋白原,外皮腺含多酚氧化酶。全体含糖原、血淋巴蛋白、表皮腺三磷酸酯酶、胆甾醇等。中药药理:鼠妇溶液或片剂口服或局部应用治疗麻风。后世鼠妇主治小儿撮口、发噤、产妇尿秘、鹅口白疮、风牙疼痛、痘疮等,较《神农本草经》有扩展。

360 水　蛭

【原文】

水蛭味咸平。主逐恶血瘀血,月闭。破血瘕积聚,无子,利水道。

【重辑】

水蛭味咸性平。主治:①恶血;②瘀血;③闭经;④血瘕;⑤积聚。功效:利水道。

【理论】

《名医别录》　水蛭堕胎,一名蚑,一名至掌。

《本草经集注》　蚑有数种,此用马蜞,得啮人腹中有血者,仍干为佳。山蚑及诸小者皆不用。楚王食寒菹,所得而吞之,果能去结积,虽曰阴祐,亦是物性兼然。

《新修本草》　此物有草蛭、水蛭。大者长尺,名马蛭,一名马蜞。并能咂牛、马、人血。今俗多取水中小者,用之大效。草蛭在深山草上,人行即敷着胫股,不觉,遂于肉中产育,亦大为害,山人自有疗法也。

陈藏器《本草拾遗》　水蛭本功外,人患赤白游疹及痈肿毒肿,取十余枚,令啖病处,取皮皱肉白,无不瘥也。崔知悌令两京无处预养之,以防缓急。

《药性论》　水蛭破女子月候不通,欲成血痨癥块。能治血积聚。

《日华子本草》　水蛭破癥结。然极难修制,须细锉后用微火炒,令色黄乃熟,不尔,入腹生子为害。

《医学衷中参西录》　水蛭味咸色黑,气腐,性平。为其味咸,故善入血分;为其原为噬血之物,故善破血;为其气腐,其气味与瘀血相感召,不与新血相感召,故但破瘀血而不伤新血。且其色黑下趋,又善破冲任中之瘀,盖其破瘀血者乃此物之良能,非其性之猛烈也。《神农本草经》谓主妇人无子,因无子者多系冲任瘀血,瘀血去自能有子也。特是,其味咸为水味,色黑为水色,气腐为水气,纯系水之精华生成,故最宜生用,甚忌火炙。凡破血之药,多伤气分,惟水蛭味咸专入血分,于气分丝毫无损。且服后腹不觉疼,并不觉开破,而瘀血默消于无形,真良药也。愚治妇女月闭癥瘕之证,其脉不虚弱者,恒但用水蛭轧细,开水送服一钱,日两次。虽数年瘀血坚结,一月可以尽消。水蛭、䗪虫皆为破瘀血之品。然愚尝单用以实验之,䗪虫无效,而水蛭有效。以常理论之,凡食血之物,皆能破血。然䗪虫之食血以嘴,水蛭之食血以身。其身与他物紧贴,即能吮他物之血,故其破瘀血之功独优。近世方书,多谓水蛭必须炙透方可用,不然则在人腹中,能生殖若干水蛭害人,诚属无稽之谈。曾治一妇人,经血调和,竟不产育。细询之,少腹有瘕一块。遂单用水蛭一两,香油炙透,为末。每服五分,日两次,服完无效。后改用生者,如前服法。一两犹未服完,瘕尽消,逾年即生男矣。惟气血亏损者,宜用补助气血之药佐之。或问,同一水蛭也,炙用与生用,其功何如此悬殊?答曰:此物生于水中,而色黑味咸气腐,原得水之精气而生。炙之,则伤水之精气,故用之无效。水族之性,如龙骨、牡蛎、龟板大抵皆然。故王洪绪《外科证治全生集》谓用龙骨者,宜悬于井中,经宿而后用之,其忌火可知,而在水蛭为尤甚。特是水蛭不炙,为末甚难,若轧之不细,晒干再轧或纸包置炉台上令干亦可。此须亲自检点,若委之药坊,至轧不细时,必须火焙矣。西人治火热肿疼,用活水蛭数条,置患处,复以玻璃杯,使吮人毒血,亦良法也。

【临床】

《伤寒论》　抵挡汤治治下焦蓄血所致的发狂或如狂,少腹硬满,小便自利,喜忘,大便色黑易解及妇女经闭少腹硬满拒按:水蛭、䗪虫、大黄、桃仁等4味,常规剂量,水煎服。(注:抵挡丸药物组成同抵挡汤。)《删补名医方论》柯琴曰:膀胱为水府,血本无所容蓄者也。少腹者膀胱之室也,热结硬满当小便不利,而反利者是病不在膀胱内而在少腹内也。可知其随经之营血,因瘀热而结于少腹之里,而非膀胱之里也。故小便虽利,而硬满急结,蓄血仍瘀于少腹也。热淫于内,神魂不安,故发狂。血瘀不行,则营不运,故脉微而沉,营不运,则气不宣,故沉而结也。营气不周于身,则身黄。消谷善饥者,胃火炽盛也。大便反易者,血之濡也,色黑者,蓄血渗入也。善忘者,血不荣、智不明也。此皆瘀血之征兆,非至峻之剂,不足以抵其巢穴而当此重任,故立抵当汤。蛭,虫之善饮血者而利于水。虻,虫之善吮血者而猛于陆。并取水陆之善取血者以攻之,同气相求,更佐桃仁之苦甘,推陈致新,大黄之苦寒,荡涤邪热,故名抵当也。若热虽盛而未狂,少腹满而未硬,宜小其制,为丸以缓治之。若外证已解,少腹急结,其人如狂,是转属阳明,用调胃承气加桃仁、桂枝之行血者于其中,以微利之,胃和则愈矣。此桃仁承气为治之缓也。

《备急千金要方》 ①卷4,抵当汤治月经不利,腹中满及男子膀胱满急:水蛭、虻掌、大黄、桃仁等4味,常规剂量,水煎顿服,当下恶血为度。②卷4,大虻虫丸治月经不通或肿满气逆,腹胀瘕痛:虻虫、水蛭、蛴螬、干地黄、牡丹皮、干漆、芍药、牛膝、土瓜根、桂枝、吴茱萸、桃仁、黄芩、牡蒙、茯苓、海藻、芒硝、人参、葶苈等19味,常规剂量,捣末蜜丸如梧桐子大,每次温酒送服7丸。《千金方衍义》:癥结岁久,月闭不通,非师《金匮》之法,无以措指。方中虻虫、水蛭、蛴螬、干漆、桃仁、芍药、地黄、黄芩等味,大黄(庶虫)虫丸中药也;其外牡蒙、土瓜根、牛膝、牡丹专疗瘀积之症;葶苈、海藻、芒硝专破血化之水;参、苓、桂心专扶正气,而行药力也。

《太平圣惠方》 ①卷72,水蛭丸(名见《普济方》卷333)治妇人月水不通,心腹滞闷,四肢疼痛:水蛭、川椒、硇砂、獭胆、狗胆等5味,常规剂量,捣末面丸,当归酒送服。②卷79,水蛭散治产后恶血不尽,经脉日久不通,渐成癥块,脐腹胀硬,时时疼痛:水蛭、虻虫、牛膝、丹皮、桃仁、桂心、菴䕡子、当归、鳖甲、干漆、鬼箭羽、琥珀、吴茱萸、芫花、麝香等15味,常规剂量,捣散酒服。

《圣济总录》 ①卷151,水蛭饮治室女月水不通,腹满有瘀血:水蛭、桃仁、虻虫、大黄等4味,常规剂量,捣散,水煎服。②卷151,水蛭丸治室女月水不通:水蛭、虻虫、硇砂、延胡索、琥珀、白花蛇、川芎、白附子等8味,捣末熬膏和丸,酒服。

《东垣试效方》 卷9,补气泻荣汤治疠风,满面连须极痒,眉毛脱落:水蛭、虻虫、全蝎、地龙、升麻、连翘、苏木、当归、黄连、黄芪、黄芩、人参、生地黄、桃仁、桔梗、麝香、胡桐泪、甘草等18味,常规剂量,捣散,每次5钱水煎温服。

《卫生宝鉴》 卷18,见晛丸治寒气客于下焦,血气闭塞而成瘕聚,坚大久不消:附子、水蛭、鬼箭羽、紫石英、泽泻、肉桂、玄胡索、木香、槟榔、血竭、京三棱、桃仁、大黄等13味,常规剂量,捣末糊丸如梧桐子大,每次温水送服5丸。

《伤寒全生集》 卷2,抵当汤治下焦蓄血:水蛭、大黄、桃仁、虻虫、枳实、当归等6味,常规剂量,水煎服。

《古今医统大全》 卷32,水蛭丸治血蛊气蛊,腹硬如石:水蛭、虻虫、三棱、莪术、干漆、牛膝、琥珀、肉桂、硇砂、大黄等10味,常规剂量,捣末,生地黄自然汁和米醋调匀为丸,温酒送服。

《医学纲目》 卷5,百劳丸治劳瘵积滞:水蛭、虻虫、当归、乳香、没药、人参、熟大黄等7味,常规剂量,捣末蜜丸如梧桐子大,每次温水送服百丸。

《急救异痧奇方》 化郁膏治痞块:水蛭、当归、鳖甲、巴豆、黄连、三棱、莪术、山甲、指甲、硼砂、硇砂、阿魏、麝香、高丽参、三七、肉桂等16味,常规剂量,捣散煎膏摊贴。

【按语】

水蛭是水蛭科动物日本医蛭、宽体金线蛭、茶色蛭等的全体,中药药名。水蛭含17种氨基酸、蛋白质、肝素、抗凝血酶、水蛭素。中药药理:①抗凝;②抗血栓;③降脂;④消除血肿;⑤终止妊娠;⑥扩张毛细血管。后世水蛭主治下焦蓄血、膀胱满急、癥瘕、经闭、臌胀、积聚等,较《神农本草经》大有扩展。

361 木 虻

【原文】

木虻味苦平。主目赤痛，眦伤泪出，瘀血血闭，寒热酸惭无子。一名魂常。

【重辑】

木虻味苦性平。主治：①目赤痛；②眦伤泪出；③瘀血；④血闭无子；⑤寒热酸惭。

【理论】

《名医别录》 木虻有毒，生汉中。

《本草经集注》 此虻不啖血，状似虻而小，近道草中不见有，市人亦少有卖者，方家所用，惟是蜚虻也。

《新修本草》 虻有数种，并能啖血。木虻长大绿色，殆如次蝉，噬牛马或至顿仆。蜚虻状如蜜蜂，黄黑色，今俗用多此也。又一种小虻，名鹿虻，大如蝇，啮牛马亦猛，市人采卖之。三种体以不为嫌。《本经》既出木虻，又出蜚虻，明知木虻是叶内之虻，飞虻是已飞之虫，飞是羽化，亦犹在蛹，如蚕之与娥，既是一物，不合二出。

《本草蒙筌》 木虻味苦气平微寒。见啖牛马腹有血者为良；收取阴干，去净翅足炒用。逐瘀血血闭，寒热酸楚；能止两目赤疼，眦伤泪出。蜚虻亦能飞者，其形大似蜜蜂。

【临床】

《外台秘要》 卷30，引《集验方》乌癞白癞丸方治癞病：魁蛤蝮蛇头、木虻、虻虫、蛴螬、陵鲤甲、葛上亭长、斑蝥、蜈蚣、附子、蜘蛛、水蛭、雷丸、巴豆、水银、大黄、真丹、桂心、射罔、黄连、石膏、蜀椒、芒硝、龙骨、甘遂、滑石等25味，常规剂量，捣散蜜丸分服。

《圣济总录》 卷91，载伏牛花丸治虚劳脱营，痿躄为挛：伏牛花、女萎、细辛、卷柏、威灵仙、附子、羚羊角、木虻、硇砂等9味，常规剂量，捣末硇砂酒面糊为丸，分服。

【按语】

木虻可能是虻科昆虫雄性复带虻的全体，后世文献缺乏。

362 蜚 虻

【原文】

蜚虻味苦微寒。主逐瘀血,破下血积坚痞癥瘕,寒热,通利血脉及九窍。

【重辑】

蜚虻味苦性寒。主治:①瘀血;②下血;③积聚;④坚痞;⑤癥瘕;⑥寒热。功效:①通利血脉;②通利九窍。

【理论】

《名医别录》 蜚虻治女子月水不通,积聚,除贼血在胸腹五脏者及喉痹结塞。

《本草经集注》 此即啖牛马血者,伺其腹满掩取干之,方家皆呼为虻虫矣。

《新修本草》 三虻俱食牛马,非独此也,但得即堪用,何假血充,然始掩取。如以义求,应如养鹰,饥则为用,若伺其饱,何能除疾尔。

《药性论》 虻虫一名蜚虻,恶麻黄。

《日华子本草》 破癥结,消积脓,坠胎。入丸散,除去翅足炒用。

【临床】

《肘后备急方》 治蛇螫人九窍皆血出方:取虻虫初食牛马血腹满者三七枚,烧服之。

《杨氏产乳》 治母困笃恐不济去胎方:虻虫十枚捣末酒服即下。

《备急千金要方》 卷4,大虻虫丸治月经不通或肿满气逆,腹胀瘕痛:虻虫、蛴螬、干地黄、牡丹皮、干漆、芍药、牛膝、土瓜根、桂心、吴茱萸、桃仁、黄芩、牡蒙、茯苓、海藻、水蛭、芒硝、人参、葶苈等19味,捣末蜜丸如梧桐子大,温酒送服。《千金方衍义》:癥结岁久,月闭不通,非师《金匮》之法无以措指。方中虻虫、水蛭、蛴螬、干漆、桃仁、芍药、地黄、黄芩等味,大黄蟅虫丸中药也;其外牡蒙、土瓜根、牛膝、牡丹专破瘀积之症;葶苈、海藻、芒硝专破血化之水;参、苓、桂心专扶正气,而行药力也。

《太平圣惠方》 ①卷67,虻虫散(名见《普济方》卷311)治跌打损伤,腹中有瘀血:虻虫、丹皮、生地黄等3味,常规剂量,捣散,每次温酒调服2钱。②卷68,虻虫散治金疮内漏腹中瘀血胀满:虻虫、桃仁、桂枝、大黄、水蛭等5味,常规剂量,捣散,每次温酒调服2钱。③卷71,虻虫散别名桃仁散治妇人脏腑宿冷经脉不利,腹中有瘀血攻刺疼痛:虻虫、水蛭、桃仁、乌贼鱼骨、牛膝、鲤鱼鳞、桂枝、芫花、枳壳、当归、赤芍、硇砂等12味,常规剂量,捣散,每次温酒调服1钱。④卷72,虻虫散治妇人月水不通,血气攻刺,腹胁疼痛,四肢干瘦,不欲饮食:虻虫、水蛭、当归、人参、木香、红蓝花、童子头发、井内倒悬草、干姜、赤芍、姜黄、荷叶等12味,常规剂量,捣散,每次温酒调服1钱。⑤卷79,虻虫散治产后日久月水不通:虻虫、大黄、乱发灰、蒲黄、麒麟竭、延胡索、伏龙肝、当归、赤芍、狗胆、蟅虫、水蛭、麝香、朱砂等14味,常规剂量,捣散,每次温酒调服2钱。⑥卷80,虻虫散治产后恶露不下腹中疼痛不止:虻虫、水蛭、延胡索、棕榈皮、赤鲤鱼鳞、荷叶、藕节等7味,常规剂量,捣散,每次温酒调服1钱。

《圣济总录》 ①卷100,鹳骨丸配伍虻虫治尸注恶气兼治百病:鹳骨、桂枝、虻虫、斑蝥、巴豆等5味,常规剂量,捣末蜜丸如小豆大,每次温水送服2丸下。②卷148,虻虫散治蛇螫人窍出血:虻虫7枚捣末温水调服。

【按语】

蜚虻又名虻虫,是虻科虻属动物华虻及其同属多种昆虫和黄虻属双斑黄虻的雌性全体。虻虫含蛋白质、氨基酸、胆固醇及钙、镁、磷、铁、钴、铜、锰、锶、锌、铝等24种无机元素。中药药理:①抗凝;②抑制小肠功能;③抗炎;④镇痛;⑤兴奋子宫。后世蜚虻主治积聚、癥瘕、闭经、喉痹、脓肿等,较《神农本草经》有扩展。

363 蜚廉

【原文】

蜚廉味咸寒。主血瘀,癥坚,寒热,破积聚,喉咽痹,内寒,无子。

【重辑】

蜚廉味咸性寒。主治:①血瘀;②癥坚;③寒热;④积聚;⑤喉痹;⑥无子。

【理论】

《名医别录》 蜚蠊通利血脉。蜚蠊形似蚕蛾,腹下赤。

《本草经集注》 形亦似蜚虫而轻小能飞,本在草中。八月、九月知寒,多入人家屋里逃尔。有两三种,以作廉姜气者为真,南人亦啖之。

《新修本草》 此虫味辛辣而臭,汉中人食之言下气,名曰石姜。

【临床】

《备急千金要方》 卷4,牛膝丸配伍蜚蠊治产后月水往来乍多乍少,仍复不通时时疼痛,小腹里急下引腰身重:牛膝、蜚蠊、芍药、人参、大黄、丹皮、甘草、当归、川芎、桂枝、䗪虫、蛴螬、虻虫、水蛭等味,常规剂量,捣末蜜丸如梧桐子大,每次温酒送服5丸。《千金方衍义》:此方于大黄䗪虫丸中采取虻、蛭、蛴、大黄、芍药、甘草七味,加入蜚蠊、牛膝、丹、桂、芎、归、人参七味,较大黄䗪虫丸中干漆、地黄、黄芩、桃、杏仁之力倍峻,总由百劳、薯蓣方中参入川芎、人参鼓舞诸虫破血之力,端不出《金匮》之绳墨也。

康复新液内服治疗胃、十二指肠溃疡、阴虚肺痨;外用于金疮、外伤、溃疡、瘘管、烧伤、烫伤、褥疮之创面:美洲大蠊干燥虫体提取物。

【按语】

蜚廉又名蟑螂,是蜚蠊科动物美洲大蠊、东方蜚蠊、澳洲蜚蠊的全体,中药药名。蜚蠊含乙酰胆碱酯酶、蜚蠊酮、多巴胺、脂肪酸、糖原磷酸化酶。脂肪体还含丙酮酸激酶、黄嘌呤氧化酶。神经系统及神经组织含肽类、多巴胺、N-乙酰基多巴胺、色氨酸、5-羟色胺、酪氨酸、脂肪酸。脑中含乙酰胆碱、多巴胺、5-羟色胺、谷氨酸脱羟酶、γ-氨基丁酸转氨酶及酸性和碱性磷酸酯酶。血淋巴含17种游离氨基酸。中药药理:抑制癌细胞生长作用。后世主治消化道溃疡及外伤创面。后世少用。

364 䗪 虫

【原文】

䗪虫味咸寒。主心腹寒热洗洗,血积癥瘕,破坚下血闭,生子大良。一名地鳖。

【重辑】

䗪虫味咸性寒。主治:①心腹寒热;②血积;③癥瘕;④血闭。

【理论】

《名医别录》 䗪虫一名土鳖,生河东。

【临床】

《金匮要略方论》 ①大黄䗪虫丸缓中补虚治五劳虚极羸瘦,腹满不能饮食,食伤、忧伤、饮伤、房室伤、饥伤、劳伤、经络营卫气伤,内有干血,肌肤甲错,两目黯黑:大黄、䗪虫、甘草、黄芩、桃仁、杏仁、水蛭、虻虫、蛴螬、芍药、干地黄、干漆等12味,常规剂量,捣末蜜丸,温酒送服。《医方考》:凡疟疾寒热,皆是邪气与正气分争,久之不愈,则邪正之气结而不散,按之有形,名曰疟母。始虽邪正二气,及其固结之久,则顽痰、死血皆有之矣。然其为患,或在肠胃之中,或薄肠胃之外,不易攻去,仲景公先取灰酒,便是妙处。盖灰从火化,能消万物,今人取十灰膏以作烂药,其性可知;渍之以酒,取其善行。若鳖甲、鼠妇、䗪虫、蜣螂、蜂窝者,皆善攻结而有小毒,以其为血气之属,用之以攻血气之凝结,同气相求,功成易易耳! 乃柴胡、厚朴、半夏,皆所以散结气;而桂枝、丹皮、桃仁,皆所以破滞血;水谷之气结,则大黄、葶苈、石韦、瞿麦可以平之;寒热之气交,则干姜、黄芩可以调之;人参者,所以固元于克伐之场;阿胶、芍药者,所以养阴于峻厉之队也。乌羽、赤消、紫盛,隋唐医哲皆不知之,故以乌羽作乌扇,赤消更海藻,紫盛更紫葳、紫菀。今详四物,亦皆攻顽散结之品,更之未为不可,然依旧本,仍录乌羽、赤消、紫盛者,不俗遽然去之,盖曰爱礼存羊云尔! ②下瘀血汤治产妇腹内有干血著于脐下,腹痛服枳实芍药散不愈者,亦治经水不利:大黄三两,桃仁、䗪虫各二十枚,上3味,常规剂量,捣末蜜丸如弹子大,每次酒煎1丸顿服。

《太平圣惠方》 卷67,䗪虫散治跌打损伤,腹内瘀血:蟅虫、虻虫、水蛭、桂心、桃仁、大黄等6味,常规剂量,捣散,水酒合煎温服。

《圣济总录》 卷127,地鳖散治瘰疮肿:地鳖虫、麝香等2味,常规剂量,研匀干掺或贴。

《伤科方书》 地鳖紫金丹治跌打内伤,面黄肌瘦,四肢无力,腰痛:土鳖虫、青皮、黄芩、赤苓、乌药、红花、赤芍、血竭、朱砂、自然铜、土狗、猴骨、虎骨、牛膝、威灵仙、五灵脂、木香、寸香、香附、肉桂、枳壳、丹皮、桃仁、贝母、刘寄奴、陈皮、苏木、远志、当归、桂枝、木通、三棱、莪术、秦艽、五加皮、续断、杜仲、补骨脂、骨碎补、羌活、葛根、蒲黄、泽泻、松节、枸杞、韭菜子、硼砂等47味,常规剂量,捣末,温酒送服。

《镐京直指》 卷2,大黄䗪虫丸治腹胀血盅先有积块化胀,或石瘕肠蕈脉实形壮:生锦纹、荆三棱、䗪虫、蓬莪术、干漆、元明粉等6味,常规剂量,捣末蜜丸如梧桐子大,每次温水送服30丸。

《辨证录》 卷8,三清丸配伍䗪虫治瘰瘵转相染易:苍术、䗪虫、人参、山茱萸、白薇、阿胶、白芍、鳖甲、鳗鱼骨、白术、柏子仁、地骨皮、沙参、肉桂、地栗粉、神曲、贝母等17味,常规剂量,捣末蜜丸如梧桐子大,每次温水送服30丸。

中风回春片配伍䗪虫治:当归、川芎、红花、桃仁、丹参、鸡血藤、忍冬藤、络石藤、地龙、土鳖虫、伸筋草、牛膝、蜈蚣、茺蔚子、全蝎、威灵仙、僵蚕、木瓜、金钱白花蛇等19味,常规剂量,捣末压制成片,每次温水送服5片。

【按语】

䗪虫又名地鳖虫,是鳖蠊科昆虫地鳖或姬蠊科昆虫赤边水蟅的雄性全虫,中药药名。中药药理:抑制白血病患者白细胞作用。结核散,在试臂内对人型结核杆菌无抑菌作用。后世䗪虫主治五劳虚极、跌打损伤、瘰疮肿,较《神农本草经》有扩展。

365 贝 子

【原文】

贝子味咸平。主目翳,鬼疰,虫毒,腹痛,下血,五癃,利水道,烧用之良。

【重辑】

贝子味咸性平。主治:①目翳;②鬼疰;③蛊毒;④腹痛;⑤下血;⑥五癃。功效:利水道。

【理论】

《名医别录》 贝子除寒热温疰,解肌,散结热。一名贝齿,生东海。

《本草经集注》 贝子治目翳,鬼疰,蛊毒,腹痛下血,五癃,利水道。除寒热温疰,解肌,散结热。烧用之良。一名贝齿。生东海池泽。此是今小小贝子,人以饰军容服物者,乃出南海。烧作细屑末吹眼中治翳良。真马珂捣末亦疗盲翳。

《本经逢原》 贝生南海,云南极多,土人用为钱货交易。因其味咸软坚,故《本经》专主目翳,其治五癃等病,取咸润走血之力。《千金》脚气丸中用之,专取咸能破坚之意,虽数十年之疾,靡不克效,以其透入骨空搜逐湿淫之气,和诸药蒸蒸作汗,次第而解也。古方点目用贝子粉入龙脑少许,有息肉加珍珠末吹点,亦入老翳诸方。紫贝治小儿痘疹、目翳。今人用以砑纸谓之砑赢,大者曰珂,亦名马轲螺。治目消翳,去筋膜肉与贝子相类,分紫、白、灰用之。

【临床】

《备急千金要方》 ①卷6,贝齿散(名见《普济方》卷82)治目生息肉肤翳,欲满目闭瞳子及生珠管或目眯不出:贝齿、真珠等2味,常规剂量,捣末注翳肉上。②卷7,风缓汤配伍贝齿治脚弱举体痹不仁,热毒气入脏,胸中满塞不通,食即呕吐:独活、麻黄、犀角屑、贝齿、半夏、大枣、乌梅、桂枝、鳖甲、升麻、橘皮、枳实、吴茱萸、大黄、生姜、石膏、甘草等17味,常规剂量,捣散,每次5钱水煎分服。③卷24,贝齿散(名见《普济方》卷251)治中射罔脯毒,食饼臛中毒:贝子捣末水服。

《太平圣惠方》 ①卷16,贝齿散治时气热毒流注小肠小便不通:贝齿、白鲜皮、猪苓、大黄、瞿麦等5味,常规剂量,捣散,蜜调送服。②卷33,贝齿散治眼翳:贝齿、琥珀、朱砂、龙脑、马牙硝等5味,常规剂量,捣末点翳。③卷33,贝齿煎治眼生肤翳:贝齿烧灰、豆豉为末,共研粉末醋和微火煎膏点眦头。④卷33,贝齿散治眼生珠管:贝齿烧灰、手爪甲烧灰、龙骨等3味,常规剂量,捣末点珠管。⑤卷62,贝齿散治发背溃后脓水不尽:贝齿、黄芪、当归、赤芍、生地、黄连、升麻、桂心、犀角屑、甘草等19味,常规剂量,捣散,温水调服。⑥卷79,贝齿散治产后尿淋疼痛,或时便血,或如豆汁,或如稠胶:贝齿、冬葵子、石膏、滑石、阿胶等5味,常规剂量,捣散,水煎服。

《圣济总录》 ①卷111,贝齿散治风热赤翳:贝齿、真珠、龙脑等3味,常规剂量,捣末点翳。②卷121,揩齿贝齿散治口气:贝齿、文蛤、石膏、凝水石、石决明、丹砂、龙脑、海蛤等8味,常规剂量,捣散早晨、临卧以指点药揩齿。

《鸡峰普济方》 卷16,贝齿膏治结气成淋小便引痛至小腹,或时溺血,或如豆汁,或如胶饴,每发欲死,食不生肌,面目萎黄:贝齿作末、葵子、石膏、滑石等4味,常规剂量,水煎服。

《普济方》 卷84,贝齿散治风毒脑肉欲满及生浮翳珠管:贝齿、铅丹等2味,常规剂量,捣末点眼。

《本草纲目》 贝子主治:①目花翳痛:贝子一两烧研成粉,加龙脑少许点眼。若有息肉,再加真珠末等分。②鼻渊脓血:贝子烧研每服二钱,温酒送服。③大便不通:贝子三个、甘遂一钱五分,共研为末,浆水调服。④小便不通:贝子一对,一个生用,一个烧过,共研为末,温酒送服。⑤下疳阴疮:贝子三个煅红研末,搽患处。

【按语】

贝子又名贝齿,是宝贝科动物货贝或环纹货贝等的贝壳,中药药名。贝齿含碳酸钙及钠、钾等微量元素并含天冬氨酸、谷氨酸等14种氨基酸。后世贝子主治卒生胬肉、鼻渊脓血、大便不通、下疳阴疮等,较《神农本草经》有扩展。

张雯跋

《神农本草经》创建中国医药学药学体系。COVID-19肆虐全国期间，蔡定芳老师开设复旦大学附属中山医院经典医著学堂，讲授《神农本草经》《伤寒杂病论》《黄帝内经》，师生共聚线上畅所欲言，其乐融融。授业之余先生撰著《〈神农本草经〉理论与临床》。先生尝谓：学无止境，开卷受益。读书不仅要读有字之书，尤须于无字句处读书。已故中医学家姜春华先生尝教诲吾辈：读三大经典不一定成名，不读经典万万不能成名。史崧序《灵枢经》曰：夫医者在读医书耳。读而不能为医者有矣，未有不读而能为医者也。读医书又非世业，杀人尤毒于挺刃。是故古人有言曰：为人子而不能读医书，尤为不孝也。南宋著名理学大家朱熹教育后世：凡读书须要读得字字响亮，不可误一字，不可少一字，不可多一字，不可倒一字，不可牵强暗记。只是要多诵数遍，自然上口，久远不忘。古人云，读书百遍，其义自见。谓读得熟，则不待解说自晓其义也。余尝谓读书有三到，谓心到，眼到，口到。心不在此，则眼不看仔细，心眼既不专一，却只漫朗诵读，决不能记，记亦不能久也。三到之中，心到最急。心既到矣，眼口岂不到乎？

蔡老师为我们影印顾观光本《神农本草经》供朗读之用，购买竖线本供我们誊抄之用，先生要求我们务必做到以下几点：①朗读。每日大声朗读原著半小时并录音。②誊抄。根据各自研读理解摘抄原文加深印象。③重辑。将药物的气味主治便于记忆。④识药。常去中药房识别中药饮片形状加深感性认识。⑤笔记。注释原文病证术语。《神农本草经读书笔记》重点阐述《神农本草经》每味药物的临床应用。如丹砂，《神农本草经》原文曰：丹砂味甘微寒。主身体五脏百病，养精神，安魂魄，益气，明目，杀精魅邪恶鬼。久服通神明不老。能化为汞。先生重辑：丹砂味甘性微寒。主治：五脏百病。功效："①养精神；②安魂魄；③益气；④明目；⑤杀精魅；⑥邪恶鬼；⑦能化为汞。讲授丹砂临床应用：《肘后备急方》丹砂丸治尸注、鬼疰、变动多端；《刘涓子鬼遗方》丹砂膏治百病；《删繁方》丹砂丸治五尸蛊疰，中恶客忤，心腹刺痛；《太平圣惠方》丹砂丸治风虚惊悸；丹砂丸治中风手足不遂；丹砂丸治风癫；丹砂丸治虚劳骨热心躁虚汗；丹砂丸治产后血邪攻心迷冈；《伤寒总病论》丹砂丸治温疟寒热相半兼治间日疟；《伤寒微旨论》丹砂丸治遍身发黄；《类证活人书》丹砂丸治伤寒阴阳二毒危恶形证；《苏沈良方》辰砂散治风邪诸痫，狂言妄走；《宣明论方》辰砂大红丸治血气硬块疼痛；《圣济总录》丹砂丸治五种风痫；丹砂煎治风癫时发时省；丹砂丸治诸风头痛；丹砂酒治心神不定；丹砂丸治九种心痛；丹砂丸治小儿五疳八痢；丹砂丸治小儿中风口眼牵急；《太平惠民和剂局方》辰砂天麻丸治诸风痰盛眩晕欲倒；《鸡峰普济方》丹砂丸治积聚积冷作痛不止；丹砂丸治癫气；《幼幼新书》辰砂丹治小儿惊风搐搦潮发；辰砂膏治小儿惊热；《内外伤辨惑论》朱砂安神丸治寤寐不安；《卫生宝鉴》辰砂丹治疟疾；《普济方》辰砂丹治足掌疼痛；《丹溪心法附余》辰砂汤治邪热心惊；《痘疹传心录》辰砂饼治小儿惊风；《袖珍方》辰砂膏治痔漏；辰砂锭子治痔瘘等疮；《灵苑方》辰朱虎睛丸治小儿惊痫；《观聚方》定辰香散治气滞上逆寒热头痛。每药按语更有画龙点睛之妙：丹砂为天然辰砂矿石。劈开辰砂矿石，取出岩石中夹杂的少数朱砂。朱砂主要成分为硫化汞。但常夹杂种种物质，其中最常见者为雄黄、磷灰石、沥青质等。药理作用：①镇静作用；②催眠作用；③外用有杀菌及寄生虫作用。注释：①精魅即鬼魅，鬼神之属。②邪恶鬼：即邪恶鬼毒，鬼疰传染病的病源。后世丹砂主治尸注、鬼疰、惊悸、中风、风癫、虚劳、骨热、癫邪、风痫、头痛、卒心痛、疟痢、中风等，较《神农本草经》大为扩展。

《〈神农本草经〉理论与临床》跃然纸上的不仅是先生对我辈的殷切期望，字里行间更折射出先生治本草之学的严谨与辛勤。此书问世之际，略述数语，以志我辈敬师之意。

2023年癸卯立秋张雯跋于复旦大学附属中山医院

附：药物笔画索引

图书在版编目（CIP）数据

《神农本草经》理论与临床/蔡定芳著. —上海：复旦大学出版社,2023.12
ISBN 978-7-309-17159-4

Ⅰ.①神…　Ⅱ.①蔡…　Ⅲ.①《神农本草经》　Ⅳ.①R281.2

中国国家版本馆 CIP 数据核字（2023）第 255714 号

《神农本草经》理论与临床
蔡定芳　著
责任编辑/刘　冉

复旦大学出版社有限公司出版发行
上海市国权路 579 号　邮编：200433
网址：fupnet@ fudanpress. com　http://www.fudanpress.com
门市零售：86-21-65102580　　团体订购：86-21-65104505
出版部电话：86-21-65642845
上海盛通时代印刷有限公司

开本 890 毫米×1240 毫米　1/16　印张 27.25　字数 900 千字
2023 年 12 月第 1 版
2023 年 12 月第 1 版第 1 次印刷

ISBN 978-7-309-17159-4/R·2068
定价：150.00 元